SECOND EDITION

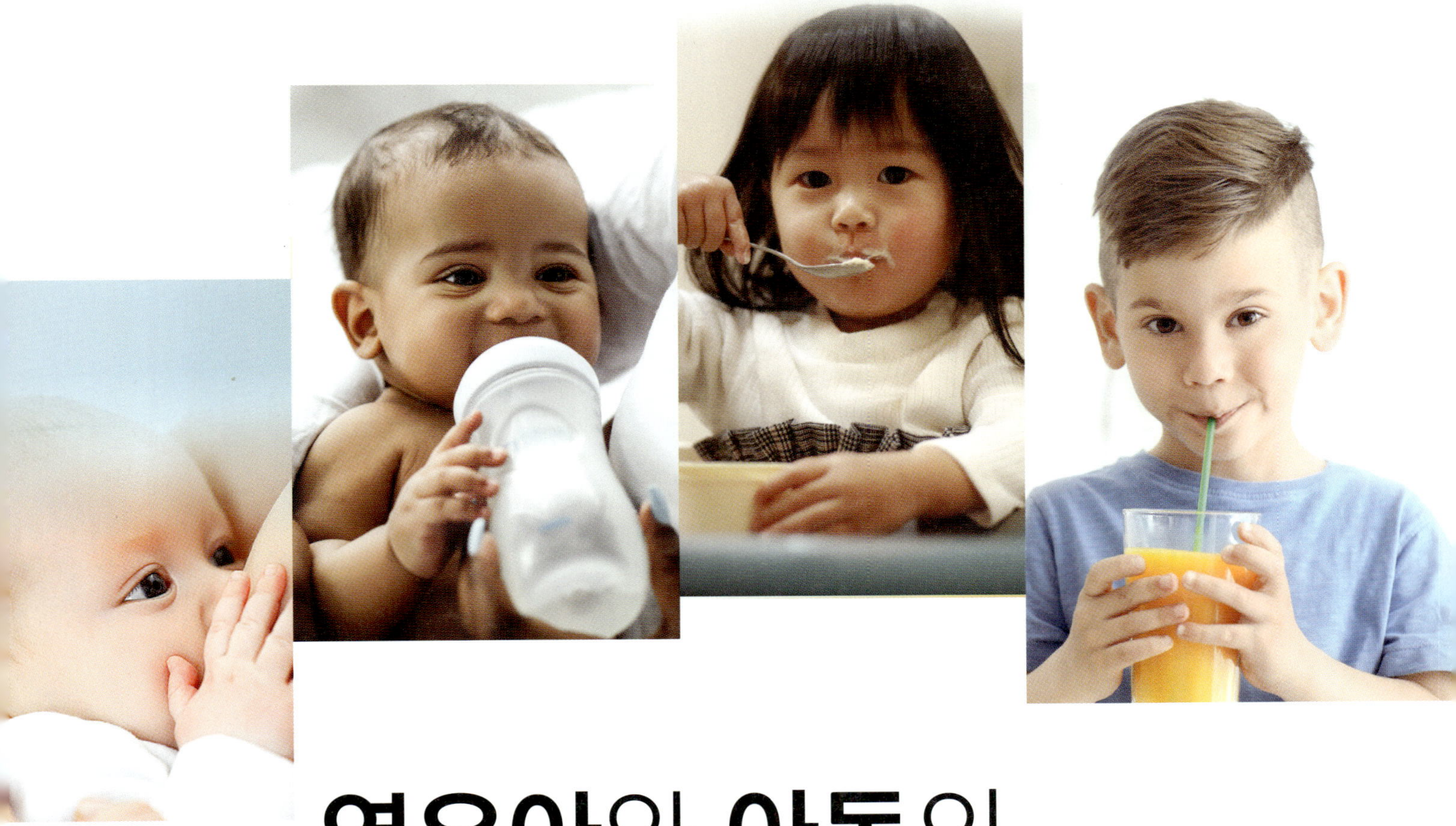

영유아와 아동의 먹기와 삼키기

작업치료 평가와 중재

Infant and Child Feeding and Swallowing

OCCUPATIONAL THERAPY ASSESSMENT AND INTERVENTION

Sherna Marcus, MHS, BScOT
Suzanne Breton, MA, BScOT 공저

장기연, 김유진 외 공역

계축문화사

Contents

Chapter 4. 모유 수유 또는 젖병 수유의 어려움 53

Chapter 5. 퓌레, 고형식, 컵으로 마시기 전환의 어려움 91

Chapter 6. 삼킴 문제 133

Chapter 10. 미숙아의 수유와 영양 323

Chapter 11. 구조적 결함 : 1부 – 머리얼굴 이상, 식도폐쇄증, 기관식도 누출관, 후두연화증, 후두갈림증 385

Chapter 12. 구조적 결함 : 2부 – 심장 이상 445

감사의 말

이 책의 글을 쓸 수 있게 해주신 모든 분들께 감사드리며, 먼저 우리는 재활의학과 동료들의 격려에 감사드립니다. 세계적 수준의 치료와 임상적 우수성으로 명성이 높은 어린이 병원에서 일하게 되어 매우 행운이었으며, 이를 통해 섭식 및 삼킴 장애가 있는 수많은 영유아와 아동을 평가하고 치료할 수 있는 기회를 얻게 되었습니다. 우리는 구강 운동 발달 작업치료 그룹을 통해 이 책에 포함된 많은 평가와 치료 전략으로 이어진 비판적 사고와 문제 해결을 촉진한 현재와 이전의 작업치료 동료들에게 빚을 지고 있습니다. 이 믿을 수 없는 작업치료사들의 전문지식이 없었다면 우리는 이 책을 집필할 수 없었을 것 입니다.

또한 이책의 공동 저자인 Joan Brennan, Kate Turner, Ashley Graham, Lisa Hoffman, Brittany St. John, Libby Hladik, Patricia Novak, Sharon Gartland, and Karla Ausderau에게도 감사를 표합니다. 이 책의 여러 장의 다양한 실습 영역에서 믿을 수 없을 정도로 귀중한 지식과 전문성을 더할 수 있었습니다. 그리고 우리는 복잡한 수유와 삼킴 문제를 가진 영유아와 아동들의 요구를 충족시키기 위해 노력하면서 특히 병원 전체의 전문가 동료들 방사선과, 임상 영양학과, 소아과, 신생아과, 이비인후과, 일반 외과 및 기타 치료 분야의 동료들에게 많은 것을 배우고 함께 일하고 있음을 감사드립니다.

우리는 함께 일하며 우리에게 많은 것을 가르쳐 준 아이들과 가족들에게 특히 다른 사람들을 도울 수 있도록 이 책에 아이들의 사진을 포함시킬 수 있게 해주신 분들께 특별한 감사를 드립니다.

마지막으로 우리는 이 책을 쓰는 동안 계속해서 사랑과 지원과 격려를 해준 Steve, Lauren, and Hannah Marcus; Lily and Claire Breton 가족에게 감사를 표하고 싶습니다.

– Sherna Marcus and Suzanne Breton

역자서문

우선 이 영유아와 아동을 위한 삼킴장애 교재의 번역을 완료하고 여러분께 소개할 수 있게 되어 매우 기쁩니다.

삼킴 재활의 수요와 임상적 중요성이 증가함에 따라, 국내 삼킴재활 전문가와 전공생들을 위한 관련 교재가 여러 권 출간되었습니다. 그러나 영유아와 아동의 섭식과 삼킴문제를 학습하기 위해서는 여전히 원서를 참고해야 하는 어려움이 있습니다. 이에, 국내 아동 삼킴재활 임상가로서 역자들은 한국어판 교재의 부재로 인해 전공생들과 초임 임상가들이 겪는 어려움을 공감하며, 영유아와 아동의 섭식과 삼킴장애를 임상적으로 의미 있고, 심도 있게 다룬 영유아와 아동의 먹기와 삼키기 책을 번역하게 되었습니다.

이 교재는 영유아와 아동의 삼킴재활에 대한 이해를 높이고, 치료와 교육 분야에서 활동하는 전문가들을 위한 포괄적이고 실용적인 정보를 제공합니다. 다양한 아동의 섭식과 삼킴장애 유형, 평가 방법, 치료 기법, 예방 전략 등을 다루고 있습니다. 또한, 아동과 가족들을 위한 지원 및 관리 전략에 대한 내용도 포함되어 있습니다.

이 교재의 특징 중 하나는 섭식 및 삼킴재활에 대한 팀 접근방식을 강조한다는 것입니다. 본 교재는 다학제적 접근에 참여하는 전문가들에게 유용하며, 각 장마다 임상 사례가 포함되어 있어 진단, 평가 및 치료 과정을 확인할 수 있습니다. 연령과 질환에 따라 사용할 수 있는 점도 증진제, 분유 및 특수 젖병의 종류와 특성을 제시하며, 또한 식이 평가 도구, 상담 설문지 및 단계별 식이 평가 기록 양식을 포함하고 있습니다. 정상적인 식이 단계를 보여주는 사진과 함께 비디오 투시 삼킴 검사(VFSS)를 사용하여 식별할 수 있도록 하며 국제 삼킴장애 식이 표준화 시스템에 따라 평가 및 치료 방법을 문서화할 수 있도록 합니다.

본 역서는 실제 아동 삼킴재활의 경험이 많은 임상전문가들의 노력으로 발간하였다는 점에 큰 의미를 두고 싶습니다. 역자들은 머리를 맞대고 1년 6개월 동안 번역작업을 진행하였습니다. 6번의 임상 회의를 통해 해부학적, 의학적 용어의 정의를 통일하고, 번역에 어려움을 겪는 부분을 함께 논의하였으며, 3번의 수정 과정을 거쳐 번역의 정확성과 일관성을 유지하였습니다. 역자들이 평소 임상에서 중요하다고 생각했던 부분들이 임상가의 언어로 잘 표현되어 있어 쉽게 읽히고 학습하기 용이하다는 점에서 큰 박수를 보내셔도 될 것입니다.

섭식과 삼킴에 어려움을 가지는 아동과 그 가족들에 대한 사랑과 헌신이 없었다면 이 책의 번역작업은 시작되지 않았을 것입니다. 모든 과정에서 넘치는 열정과 배려와 사랑, 인내를 보여주신 김유진 선생 외 번역작업에 참여하신 임상전문가 여러분의 노고에 감사드리며, 영유아와 아동의 먹기와 삼키기 출판사 담당자분들에게도 감사의 말씀을 드립니다. 이 교재의 학습을 통해 영유아와 아동의 삼킴장애에 대한 이해를 높이고, 치료 및 교육 분야의 전문가들과 전공학생들에게 도움이 되기를 바랍니다.

2024년 4월

번역자 일동

CHAPTER 1

아동 섭식 장애: 작업치료의 역할
(Pediatric Feeding Disorder: Occupational Therapy's Role)

SHERNA MARCUS, MHS, BScOT, and SUZANNE BRETON, MA, BScOT

챕터 하이라이트

- 아동 섭식 장애(Pediatric feeding disorders)
- 아동 섭식에서의 작업치료 역할에 대한 개요(Overview of occupational therapy's role in pediatric feeding)
- 전문가 간 섭식 팀(Interprofessional feeding team)

주요 용어 및 개념

- 광섬유 내시경 검사(Fiberoptic endoscopic evaluation of the swallow)
- 기질적 원인(Organic causes)
- 먹기(Eating)
- 비기질적 원인(Nonorganic causes)
- 비디오 투시 삼킴 검사(Videofluoroscopic swallowing studies)
- 섭식(Feeding)
- 수행기술(Performance skills)
- 아동 섭식 장애(Pediatric feeding disorders)
- 자녀 양육(Child rearing)
- 전문가 간 섭식 팀(Interprofessional feeding team)
- 함께하는 작업(Co-occupation)

섭식은 중추 및 말초 신경계, 심폐 시스템, 소화기 시스템, 입인두 기전, 근골격계 등 여러 시스템의 상호작용을 포함하는 복잡한 과정이다(Goday et al., 2019). 위장관, 심폐, 구조, 운동, 삼킴, 감각과 같은 다양한 생물학적 문제는 불쾌함, 고통스러움, 또는 무서운 경험을 초래하여 이차적인 섭식 문제를 일으킬 수 있다. 게다가 영유아와 아동의 경우 보호자와 자녀의 관계 내에서 섭식이 이루어지므로 결과적으로 섭식은 생물학적, 심리적, 사회적 요인 간의 복잡한 상호작용을 포함한다(Henton, 2018; Sharp et al., 2010).

1. 아동 섭식 장애
PEDIATRIC FEEDING DISORDERS

영유아와 아동에게 흔히 발생하는 섭식 장애는 불충분한 섭취, 낮은 체중 증가, 제한된 식습관과 섭식 기술의 점진적인 지연을 초래할 수 있다. 건강한 아동의 최대 25%와 발달에 문제가 있는 아동의 최대 80%가 섭식문제를 가지고 있는 것으로 추정된다(Levy et al., 2009; Sharp et al., 2017). 게다가 아동의 섭식 문제는 증가하고 있다(Kovacic et al., 2021; Milano et al., 2019; Rybak, 2015; Schwemmle & Arens, 2018).

섭식장애는 역사적으로 기질적 또는 비기질적인 원인에 의해 발생하는 것으로 여겨져 왔다. **기질적 원인(Organic causes)**은 섭식에 영향을 미치는 식별 가능한 건강 또는 발달적 문제인 반면, **비기질적 원인(nonorganic causes)**은 심리적 또는 심리사회적 문제로 간주된다. 이 이분법적 논리는 기질적 문제(예; 소화기 상태, 신경장애, 구조적 이상)를 가진 아동들이 종종 먹으려는 시도가 잘 이루어지지 않으면 섭식 회피로 발전하기 때문에 실제로 이치에 맞지 않는다. 한편으로는 비기질적 원인이나 종종 "행동적" 섭식 문제(예; 음식 거부, 편식)라고 불리는 문제를 가진 아동은 영양부족(Toomey, 2019)과 다양한 유형의 구강 섭식에 대한 경험 부족으로 인해 신체적 문제가 발생할 수 있다.

아동 섭식 장애의 진단 기준에 대한 협의는 거의 이루어지지 않았다. Goday et al. (2019)는 아동의 섭식 문제에 대한 다면적이고 종종 중복되는 원인을 인식하면서 **아동 섭식 장애(Pediatric feeding disorders – PFDs)**를 연령에 적합하지 않고 의학적, 영양학적, 섭식 기능 및 또는 심리사회적 기능 장애와 관련된 구강 섭취 장애로 정의할 것을 제안하였다. Goday et al. (2019)는 아동 섭식 장애(PFDs)의 기초가 되는 중요한 영역을 간략하게 설명하였다.

1. *의학(Medical)*: 예를 들어, 심폐, 소화계, 신경학적 또는 근골격계 시스템의 구조적 또는 기능적 손상
2. *영양(Nutritional)*: 예를 들어, 영양실조, 영양과잉 또는 소량의 영양소 결핍
3. *섭식 기술(Feeding skill)*: 예를 들어, 감각, 구강–운동 또는 삼킴 장애
4. *심리사회적(Psychosocial)*: 예를 들어, 정신 건강이나 도전적 행동, 사회적 영향 또는 환경적 요인들과 같은 아동, 보호자 또는 아동–보호자 간의 심리사회적 요인

이러한 영역 간의 상호작용으로 인해 한 영역의 손상은 다른 영역의 기능장애로 이어질 수 있으며, 결과적으로 섭식 장애가 발생할 수 있다(Goday et al., 2019).

2. 작업치료 역할에 대한 개요 OVERVIEW OF THE ROLE OF OCCUPATIONAL THERAPY

작업치료의 핵심 신념은 작업과 건강사이에 긍정적인 관계가 존재하며 사람들은 작업적 존재라는 것이다. (American Occupational Therapy Association [AOTA], 2020). 작업치료 제공의 의미는 클라이언트가 일상생활이나 작업에 참여할 수 있도록 핵심 신념, 지식 및 기술을 적용하는 것이다(AOTA, 2020). 성장을 위해 적절한 영양을 안전하고 효과적으로 섭취하는 능력은 영유아와 아동의 중요한 작업이다.

작업치료사는 일상생활 활동, 수단적 일상생활 활동, 휴식과 수면, 교육, 일, 놀이, 여가 및 사회참여를 포함한 작업의 많은 영역을 다룬다(AOTA, 2020). **먹기(Eating)**는 "음식물이나 액체를 입에 머금고 다루며, 그것을 삼키는 것(즉, 입에서 위로 옮기는 것)"이다(AOTA, 2020, p. 30). **섭식(Feeding)**은 "음식물이나 액체를 준비하고, 정리하고, 그릇에서 입으로 가져오는 과정"이며 스스로 먹기와 다른 사람이 먹이는 것을 포함한다(AOTA, 2020, p. 30). 먹기와 섭식 모두 영유아와 아동을 위한 일상생활 활동이다.

자녀 양육(Child rearing)은 수단적 일상생활 활동으로로 "아동의 발달과정에서 필요한 것들을 지원하기 위해 돌봄과 감독을 제공하는 것"으로(AOTA, 2020, p. 31), 아동이나 영유아의 섭식은 자녀 양육의 수단적 일상생활 활동에 포함된다.

함께하는 작업(co–occupation)은 두 명 이상의 사람들이 참여하는 작업으로 "신체적, 감정적, 의도적인 측면을 포함한다"(AOTA, 2020, p. 76). 영유아의 섭식 또는 먹기는 먹여주는 보호자와 섭식하거나 먹는 영유아의 능동적인 참여를 수반하기 때문에 함께하는 작업의

한 예이다. 돌봄과 같은 함께하는 작업은 신생아 중환자실과 같은 "초 기술적이고 복잡한 환경"에서도 함께하는 사람들 사이의 관계에 의해 영향을 받는다(Cardin, 2020, p. 2). 영유아 또는 아동과 보호자 간의 관계가 섭식 또는 먹기에 영향을 미친다는 것은 잘 알고 있다(Frolek Clark & Kingsley, 2020; Thoyre & Brown, 2004).

클라이언트의 작업 참여는 수행에 영향을 미치는 사회적 및 물리적 환경 또는 문화적, 개인적, 시간적, 가상적, 신체적, 사회적 조건을 포함하는 맥락 내에서 이루어진다(AOTA, 2020). 예를 들어 문화와 사회적 규범은 영유아가 어떻게 먹었는지, 영유아가 어떻게 섭식을 경험했는지에 영향을 미침으로써 보호자와 영유아 모두의 행동과 신념을 형성할 수 있다(Dickin et al., 2021; Imms, 2001).

1) 섭식, 먹기, 삼키기에서 작업치료의 역할 (Occupational Therapy's Role in Feeding, Eating, and Swallowing)

작업치료사는 먹기 및 섭식을 포함하여 일상생활 활동 수행에 있어 전 생애에 걸쳐 클라이언트를 지원하는 전문지식을 가지고 있으며(AOTA, 2020), 아동의 섭식, 먹기, 그리고 삼키기에 대한 종합적인 관리에 필수적인 서비스를 제공한다(AOTA, 2017). 작업치료사는 생리학적 요소뿐만 아니라 수행에 영향을 미칠 수 있는 심리적, 문화적, 환경적 요소들을 평가하고 다루는 전문적이고 전체론적인 관점으로 섭식, 먹기, 삼키기와 관련된 어려움을 평가하고 치료하는 고유한 위치에 있다(AOTA, 2017). 일반적으로 섭식과 먹기는 활동이 일어나는 맥락 환경 내에서 평가된다(AOTA, 2017).

작업치료사는 "클라이언트가 원하는 작업 수행의 질에 영향을 미치는 관찰 가능하고 목표 지향적인 활동"인 **수행기술**(performance skills)을 관찰하고 분석한다(AOTA, 2020, p. 80). 운동 및 실행 기술, 감각-지각 기술, 감정 조절 기술, 인지 기술, 그리고 의사소통 및 사회적 기술을 포함한 클라이언트의 수행기술의 범주는 밀접하게 연관되어 있다(AOTA, 2020). 중재의 초점은 아동의 섭식, 먹기, 그리고 삼키기 참여 능력을 향상시키는 요소에 맞추어 환경 수정, 자세 조절, 보조도구의 사용, 섭식 및 삼키기 전략과 수정기술, 그리고 클라이언트와 보호자 교육이 포함될 수 있다(AOTA, 2017). 이 책에서는 영유아와 아동의 섭식, 먹기, 삼키기에 필요한 수행기술과 치료사가 보호자와 영유아 및 아동의 섭식, 먹기, 삼키기의 함께하는 작업을 성공적으로 도울 수 있는 실현 가능한 중재 전략을 논의하고 분석한다.

2) 아동 섭식 장애를 위한 작업치료 평가와 중재 (Occupational Therapy Assessment and Intervention for Pediatric Feeding Disorders)

섭식, 먹기, 삼키기에 문제가 있는 영유아와 아동은 저하된 구강 섭식 기술, 음식 질감에 대한 민감성, 기침과 음식으로 인한 질식, 구역질, 불충분한 섭취, 한정된 종류의 허용 음식, 음식 거부, 식사시간의 부적절한 행동 등의 주된 문제로 평가와 중재를 위해 작업치료로 의뢰된다(Cerezo et al., 2011; Milano et al., 2019). 작업치료사는 병원, 재활 센터, 외래 진료소, 학교, 사설 센터, 가정과 지역사회를 포함한 여러 환경에서 평가와 중재를 제공하기 위해 개별적으로 또는 협업 팀의 일원으로 일한다. 작업치료사들은 그들의 지식과 기술을 사용하여 전 연령, 의학적 상태, 사회적 또는 문화적 상황에 맞는 서비스를 제공한다(AOTA, 2017).

작업치료사들은 삼킴의 구강 및 인두 단계의 방사선학적 검사인 **비디오 투시 삼킴 검사**(videofluoroscopic swallowing studies – VFSS)와 **광섬유 내시경 검사**(fiber-optic endoscopic evaluation of the swallow – FEES) 등 도구적 삼킴 평가에 참여할 뿐만 아니라 선별 및 심층 임상평가를 실시하며, 인두 및 후두 구조를 직접 확인하기 위해 아동용 소형 내시경을 비강으로 통과하여 삼킴 기능을 평가한다(Miller, 2011). 근본적인 섭식 평가를 위해서는 작업치료사가 섭식 및 먹기와 관련된 다양한 영역에 대한 폭넓은 지식을 가지고 있어야 한다. 섭식 평가는 행동, 자기 조절, 근 긴장도, 자세 조절, 구강 반사, 구조적으로 완전한 상태, 구강-운동 기술, 감각처리 기술과 안전하게 삼키는 것을 포함하여 아동들의 많은 기능적 요소들을 확인한다.

섭식 문제가 있는 아동은 종종 구강 섭식 능력에 영향을 미치는 의학적 문제(예; 심폐, 신경, 소화기 상태)를 가지고 있다. 작업치료사는 자세 조절, 구강-운동, 감각, 삼킴, 행동과 관련된 문제를 포함하여 섭식, 먹기, 삼키기의 다양한 구성 요소들에 집중적인 중재를 제공한다. 치료사는 영유아와 아동의 의학적 문제와 이러한 문제가 섭식, 먹기, 삼키기에 어떤 영향을 미칠 수 있는지 철저하게 이해해야 한다. 또한 치료사는 성공적인 구강 섭식에 필수적인 가족들의 정서적 건강과 부모-자녀 간의 상호작용과 관계를 다룬다(Ray, 2015; Scott et al., 2020).

3) 작업치료 교육과 훈련(Occupational Therapy Education and Training)

직업치료사들은 섭식, 먹기, 삼킴 장애를 가진 클라이언트에게 서비스를 제공하는데 필요한 기본적인 지식과 기술을 습득하고 학업을 마친다(AOTA, 2017). 또한 해부학, 생리학, 의학적 상태, 그리고 섭식, 먹기, 삼키기에 영향을 미치는 신체적, 인지적, 사회적, 정서적, 문화적 구성요소의 보편적인 발달에 대한 지식을 가지고 있다.

아동기 클라이언트와 함께 일하는 작업치료사는 섭식, 먹기, 삼키기 영영에서 연속적인 서비스를 제공하는데 필요한 상위 지식과 기술을 개발한다. 이러한 상위 기술은 기존 지식, 수행기술, 비판적 추론, 대인관계 능력 및 윤리적 추론을 기반으로 한다(AOTA, 2017). 작업치료사들은 임상 경험이 풍부한 선임 작업치료사가 진행하는 연수 및 학회, 연구 및 책 읽기, 멘토링 과정 등을 통해 영유아와 아동의 섭식, 먹기 및 삼키기에 대한 상위 지식과 기술을 습득한다. 게다가 이런 경험을 통해 작업치료사는 더 높은 수준의 지식, 기술과 임상적 추론을 개발한다(AOTA, 2020).

3. 전문가 간 섭식 팀 INTERPROFESSIONAL FEEDING TEAM

아동 섭식 장애의 복잡한 다면적 특성 때문에 이러한 문제를 적절하게 평가하고 치료하기 위하여 전문가들로 구성된 **전문가 간 섭식 팀**(Interprofessional feeding team)이 필요하다. 이러한 팀 접근 방식은 아동 섭식 문제의 진단 및 관리를 위한 최상의 전략으로 간주된다(Cerezo et al., 2011).

섭식 문제를 가진 아동의 종합적인 평가는 의학적, 영양학적, 발달적, 구강-운동, 삼킴, 감각과 행동 또는 심리사회적 요인을 포함하는 것이 필요하다. 전문가 간 섭식 팀의 각 구성원은 그들의 고유한 관점과 전문영역을 제공하며, 이과정에서 제시된 의견들은 아동과 가족을 위한 평가와 전반적인 계획에 포함된다. 때때로 평가는 공동으로 수행되거나 팀 구성원이 평가 구성 요소를 개별적으로 수행하고 그 결과를 팀 구성원들과 논의할 수 있다. 전문가 간 섭식 팀은 가족 및 다른 보호자들과 협력하며, 아동의 병력 및 섭식 이력과 관련된 정보를 제공하고, 섭식 권고사항을 실행하므로 아동의 섭식 문제를 평가하는데 중요한 역할을 한다.

전문가 간 섭식 팀의 구성은 아동과 가족의 환경과 필요에 따라 달라진다. 일반적으로 팀은 다음의 전문가 중 2명 이상으로 구성된다.

① **의사 또는 임상간호사**(Physician or nurse practitioner-NP): 내과의사는 신체적, 의학적 평가와 필요한 중재를 제공하고 기록한다. 내과의사 또는 임상간호사는 아동의 전반적인 건강과 더 나은 삶을 추적 관찰하고 필요에 따라 질병 또는 장애별 중재를 제공한다. 내과의사 또는 임상간호사는 아동에게 필요한 약물을 처방하고 모니터링할 책임이 있으

며, 일반적으로 아동이 받는 치료 서비스를 조정해야 할 책임이 있다.

② **작업치료사(Occupational therapist)**: 작업치료사는 구강-운동 기능의 감소, 빨기, 삼키기 및 호흡의 부조화, 삼킴 기능 장애, 감각처리 문제, 자세 조절의 문제와 같은 부적절한 섭식의 원인을 해결하기 위한 중재를 개발함으로써 영유아와 아동의 섭식 문제를 관리하는데 중요한 역할을 한다. 작업치료사는 섭식과 삼킴의 임상적 평가뿐만 아니라 비디오 투시 삼킴 검사, 광섬유 내시경 검사와 같은 도구적 삼킴 평가를 수행한다. 또한 작업치료사는 자세 수정, 적절한 도구 사용, 환경적 적응, 특정 섭식 기술 및 구강 섭식이 가능하도록 하기 위한 직접적인 개입을 포함한 중재를 제공한다(Howe & Wang, 2013; Limperopoulos & Majnemer, 2002; Marcus, 2009).

③ **언어병리학자(Speech-language pathologist-언어재활사)**: 언어병리학자(SLP-언어재활사)는 호흡, 삼킴, 발화를 담당하는 상부 호흡 소화기관의 정상 및 이상 해부학, 생리학, 신경생리학에 대해 잘 알고 있다. 언어병리학자(언어재활사)는 삼킴 및 섭식 장애가 있는 영유아와 아동의 평가 및 치료와 관련된 다양한 역할을 담당하며, 섭식과 삼킴의 임상적 평가뿐만 아니라 비디오 투시 삼킴 검사, 광섬유 내시경 검사와 같은 도구적 삼킴 평가를 수행한다.

④ **간호사(Nurse)**: 간호사는 내과의사와 협력하여 기본적인 신체의 의학적 평가와 중재를 제공한다.

⑤ **영양사(Dietitian)**: 일반적으로 영양사는 성장과 영양의 평가와 모니터링을 담당한다. 체중 증가와 성장 속도를 평가하는 것 이외에 에너지와 영양소 섭취, 음식의 종류 및 섭취 방법의 관한 권고 사항을 제안한다.

⑥ **전문의(Medical specialists)**: 섭식 문제가 있는 영유아와 아동은 종종 전문의의 전문지식이 필요한 기저 질환을 가지고 있다. 예를 들어 위 식도 역류 및 다른 소화기에 영향을 미치는 질환은 흔하게 나타나고 이러한 경우 소화기 내과 전문의의 평가와 중재가 필요하다. 또한 입인두, 기도, 소화기 시스템의 구조적 이상(예: 입술 갈림증, 입천장 갈림증, 기관식도 누출관, 식도폐쇄증, 후두갈림증)은 섭식에 큰 영향을 미칠 수 있고, 이비인후과, 일반외과, 성형외과 전문의의 진단과 관리가 필요하다. 방사선사는 흉부 X선과 비디오 투시 삼킴 검사와 같은 방사선 영상 해석에 참여한다.

⑦ **수유상담사(Lactation consultant)**: 수유상담사는 영유아의 모유 수유 능력과 산모의 수유 상태를 평가하고 산모가 모유 수유 목표를 달성하도록 지원한다(Hurst, 2018; Mannel et al., 2013).

⑧ **심리학자 또는 정신과 의사 (Psychologist or psychiatrist)**: 심리학자 또는 정신과 의사는 섭식에 영향을 미치는 영유아-보호자 상호작용, 음식 거부 또는 선택과 관련된 행동 문제 및 기타 문제와 관련된 애착 문제를 관리하는데 도움을 제공한다.

⑨ **행동치료사(Behavioral therapist)**: 행동치료사는 음식 선택, 거부 또는 제한된 음식 섭취와 같은 섭식 문제를 일으키는 도전적 행동을 다룬다.

⑩ **치과의사(Dentist)**: 소아 치과의사는 구강 건강과 구조적 문제에 대한 정보를 제공한다. 치과의사는 머리얼굴 이상(예; 입술 갈림증, 입천장 갈림증, 피에르 로빈 시퀀스)을 가진 아동을 위한 팀의 중요한 구성원이며, 치과의사는 구강 섭식에 영향을 미치는 설소대 단축증(혀유착증)을 가진 유아와 아동의 평가와 치료에도 관여한다.

영유아와 아동의 섭식, 먹기, 삼키기와 같은 복잡한 문제에 대한 평가와 관리는 전문의 팀이 가장 잘 감독할 수 있다. 작업치료사는 이 과정에서 고유한 지식과 관점을 제공하고 전문가 간 섭식 팀의 중요한 구성원이다.

요약

영유아 및 아동의 섭식 장애는 복잡하고 다면적이기 때문에 전문가 간 섭식 팀의 평가와 관리가 필요하다. 작업치료사는 전문가 간 섭식 팀의 중요한 구성원으로 작업과 함께하는 작업에 대한 교육과 훈련을 통해 섭식, 먹기, 삼키기에 어려움이 있는 아동과 가족들에게 적절한 도움을 제공한다.

참고문헌

American Occupational Therapy Association. (2017). The practice of occupational therapy in feeding, eating, and swallowing. American Journal of Occupational Therapy, 71(Suppl. 2), 7112410015. https://doi.org/10.5014/ajot.2017.716S04

American Occupational Therapy Association. (2020). Occupational therapy practice framework: Domain and process (4th ed.). American Journal of Occupational Therapy, 74(Suppl. 2), 7412410010. https://doi.org/10.5014/ajot.2020.74S2001

Cardin, A. D. (2020). Parents' perspectives: An expanded view of occupational and co-occupational performance in the neonatal intensive care unit. American Journal of Occupational Therapy, 74(2), 7402205030. https://doi.org/10.5014/ajot.2020.034827

Cerezo, C. S., Lobato, D. J., Pinkos, B., & LeLeiko, N. S. (2011). Diagnosis and treatment of pediatric feeding and swallowing disorders: The team approach. Infant, Child, and Adolescent Nutrition, 3(6), 321–323. https://doi.org/10.1177/1941406411420141

Dickin, K. L., Litvin, K., McCann, J. K., & Coleman, F. M. (2021). Exploring the influence of social norms on complementary feeding: A scoping review of observational, intervention, and effectiveness studies. Current Developments in Nutrition, 5(2), nzab001. https://doi.org/10.1093/cdn/nzab001

Frolek Clark, G., & Kingsley, K. L. (2020). Occupational therapy practice guidelines for early childhood: Birth–5 years. American Journal of Occupational Therapy, 74(3), 7403397010. https://doi.org/10.5014/ajot.2020.743001

Goday, P. S., Huh, S. Y., Silverman, A., Lukens, C. T., Dodrill, P., Cohen, S. S., . . . Phalen, J. A. (2019). Pediatric feeding disorder: Consensus definition and conceptual framework. Journal of Pediatric Gastroenterology and Nutrition, 68(1), 124–129. https://doi.org/10.1097/MPG.0000000000002188

Henton, P. A. (2018). A call to reexamine quality of life through relationship-based feeding. American Journal of Occupational Therapy, 72(3), 7203347010. https://doi.org/10.5014/ajot.2018.025650

Howe, T.-H., & Wang, T. N. (2013). Systematic review of interventions used in or relevant to occupational therapy for children with feeding difficulties ages birth–5 years. American Journal of Occupational Therapy, 67, 405–412. https://doi.org/10.5014/ajot.2013.004564

Hurst, N. (2018). Clinical evaluation of breastfed infants with dysphagia: A lactation consultant's perspective. In J. Ongkasuwan & E. H. Chiou (Eds.), Pediatric dysphagia, challenges, and controversies (pp. 13–47). Springer. https://doi.org/10.1007/978-3-319-97025-7_3

Imms, C. (2001). Feeding the infant with congenital heart disease: An occupational performance challenge. American Journal of Occupational Therapy, 55(3), 277–284. https://doi.org/10.5014/ajot.55.3.277

Kovacic, K., Rein, L. E., Szabo, A., Kommareddy, S., Bhagavatula, P., & Goday, P. S. (2021). Pediatric feeding disorder: A nationwide prevalence study. Journal of Pediatrics, 228, 126–131.e3. https://doi.org/10.1016/j.jpeds.2020.07.047

Levy, Y., Levy, A., Zangen, T., Kornfeld, L., Dalal, I., Samuel, E., . . . Levine, A. (2009). Diagnostic clues for identification of nonorganic vs organic causes of food refusal and poor feeding. Journal of Pediatric Gastroenterology and Nutrition, 48(3), 355–362. https://doi.org/ 10.1097/mpg.0b013e31818b1936

Limperopoulos, C., & Majnemer, A. (2002). The role of rehabilitation specialists in Canadian NICUs: A national survey. Physical and Occupational Therapy in Pediatrics, 22(1), 57–72. https://doi.org/10.1080/J006v22n01_05

Mannel, R., Martens, P. J., & Walker, M. (2013). Core curriculum for lactation consultant practice. Jones and Bartlett Learning.

Marcus, S. (2009). Interprofessional practice and the role of occupational therapy in the management of infant feeding issues. Occupational Therapy Now, 11(6), 17–18.

Milano, K., Chatoor, I., & Kerzner, B. (2019). A functional approach to feeding difficulties in children. Current Gastroenterology Reports, 21(10), 51. https://doi.org/10.1007/s11894-019-0719-0

Miller, C. K. (2011). Aspiration and swallowing dysfunction in pediatric patients. Infant, Child, and Adolescent Nutrition, 3, 336–343. https://doi.org/10.1177/1941406411423967

Ray, S. (2015). Addressing the relation-based feeding needs of young children. Early Intervention and School Special Interest Section Quarterly, 22(1), 1–4.

Rybak, A. (2015). Organic and nonorganic feeding disorders. Annals of Nutrition and Metabolism, 66(Suppl. 5), 16–22. https://doi.org/10.1159/000381373

Schwemmle, C., & Arens, C. (2018). Feeding, eating, and swallowing disorders in infants and children: An overview. ENT, 66(7), 515–526. https://doi.org/10.1007/s00106-017-0388-y

Scott, S. R., Nealey-Moore, J. B., & Zylstra, S. E. (2020). Relationship between parental attachment and stress elevation and synchrony in pediatric occupational therapy patient–parent dyads. American Journal of Occupational Therapy, 75, 7501205100. https://doi.org/10.5014/ajot.

2021.041483
Sharp, W. G., Jaquess, D. L., Morton, J. F., & Herzinger, C. V. (2010). Pediatric feeding disorders: A quantitative synthesis of treatment outcomes. Clinical Child and Family Psychology Review, 13, 348–365. https://doi.org/10.1007/s10567-010-0079-7
Sharp, W. G., Volkert, V. M., Scahill, L., McCracken, C. E., & McElhanon, B. (2017). A systematic review and meta-analysis of intensive multidisciplinary intervention for pediatric feeding disorders: How standard is the standard of care? The Journal of Pediatrics, 181, 116–124.e4. https://doi.org/10.1016/j.jpeds.2016.10.002
Thoyre, S. M., & Brown, R. L. (2004). Factors contributing to preterm infant engagement during bottle-feeding. Nursing Research, 53(5), 304–313. https://doi.org/10.1097/00006199-200409000-00005
Toomey, K. A. (2019). When children won't eat: Understanding the "why's" and how to help. SOS Approach to Feeding. https://sosapproachto-feeding.com/when-children-wont-eat-understandingthe-whys-and-how-to-help/

CHAPTER 2

구강-운동 기술의 발달
(Development of Oral Motor Skills)

SHERNA MARCUS, MHS, BScOT, and SUZANNE BRETON, MA, BScOT

챕터 하이라이트

- 구강 및 인두 구조의 해부학(Anatomy of the oral and pharyngeal structures)
- 정상 삼킴의 단계(Stages of the normal swallow)
- 구강-운동 기술들의 발달(Development of oral-motor skills)

주요 용어 및 개념

- 구강(Oral cavity)
- 구강-운동 기술(Oral-motor skills)
- 모유 배출(Let-down)
- 목뿔(Hyoid)
- 물렁 입천장(Soft palate)
- 미성숙한 빨기 패턴(Immature sucking pattern)
- 비영양적 빨기(Nonnutritive sucking)
- 빨기 폭발(Sucking bursts)
- 삼킴(Swallowing)
- 삼킴의 구강 단계(Oral phase of the swallow)
- 삼킴의 식도 단계(Esophageal phase of the swallow)
- 삼킴의 인두 단계(Pharyngeal phase of the swallow)
- 상부 식도 조임근(Upper esophageal sphincter)
- 성숙한 빨기 패턴(Mature sucking pattern)
- 성숙한 빨기(Sucking)
- 식도(Esophagus)
- 신생아 빨기(Suckling)
- 씹기(Chewing)
- 아래턱(Mandible)
- 압착(Compression)
- 영양적 빨기(Nutritive sucking)
- 우적우적 씹기(Munching)
- 원시적 물고놓기 패턴(Phasic bite-and-release pattern)
- 인두(Pharynx)
- 입인두(Oropharynx)
- 입천장(Palate)
- 자발적 빨기(Volitional sucking)
- 지방 패드(Fat pads)
- 초기 반사적 빨기(Early reflexive suckling)
- 턱운동(Jaw excursions)
- 하부 식도 조임근(Lower esophageal sphincter)
- 혀(Tongue)
- 후두 닫힘 메커니즘(Laryngeal closure mechanism)
- 후두(Larynx)
- 후두덮개(Epiglottis)
- 흡인(Aspiration)
- 흡입(Suction)

구강-운동 기술(Oral-motor skills)은 턱, 혀, 입술과 뺨을 포함한 구강 구조의 운동 기술이다. 생후 2년 동안 아동은 중요한 해부학 및 발달상의 변화를 겪게 된다. 이 장에서 우리는 정상적인 구강-운동 기술 습득의 여러 단계와 이러한 기술이 보편적으로 발달하는 나이를 확인한다. 또한 우리는 생후 1년 동안 구강과 인두의 구조에서 발생하는 해부학적 변화와 이러한 변화가 구강-운동 기술 및 삼킴 기능의 발달에 미치는 영향에 대해 논의한다. 게다가 우리는 정상 삼킴 단계의 간략한 개요를 제공한다(이 장 마지막에 있는 자료 2.1에서 해부학적 용어와 정의를 참조).

1. 구강과 인두 구조의 해부학 ANATOMY OF THE ORAL AND PHARYNGEAL STRUCTURES

생후 첫 몇 개월 동안, 구강과 인두 구조의 해부학은 구강 섭식에 용이하도록 발달한다. 아래턱(madible)은 머리뼈에 비해 작으며, 혀의 뒷부분은 구강 내에 위치하고 혀(tongue)는 구강(oral cavity)을 채우고 있어 혀 움직임의 변화를 위한 공간이 거의 없다(Delaney & Arvedson, 2008; Glass & Wolf, 1994; 그림 2.1 참조). 볼의 지방조직이 촘촘하게 뭉쳐진 지방 패드(fat pad)는 구강을 좁히고 볼을 안정시키는데 도움을 제공한다. 지방 패드는 영유아가 젖꼭지 주위를 다물어 공간을 쉽게 만들고 유지할 수 있도록 하여 턱이 아래로 내려갈 때, 입 안에 음압 또는 흡입을 형성하므로 젖꼭지에서 효율적으로 액체를 빨아들이도록 한다. 목뿔(hyoid), 후두(larynx), 후두덮개(epiglottis)가 목보다 더 높은 위치에 있고(Delzell et al., 1999; Matsuo & Palmer, 2008), 후두덮개가 물렁 입천장(soft palate)과 닿아있다(Ahn & Musso, 2018; Tutor & Gosa, 2012; 그림 2.1 참조). 후두와 목뿔은 혀와 후두덮개 아래에 위치한다. 이 위치는 액체가 후두의 입구를 지나갈 때

그림 2.1. 신생아의 입과 인두의 해부학

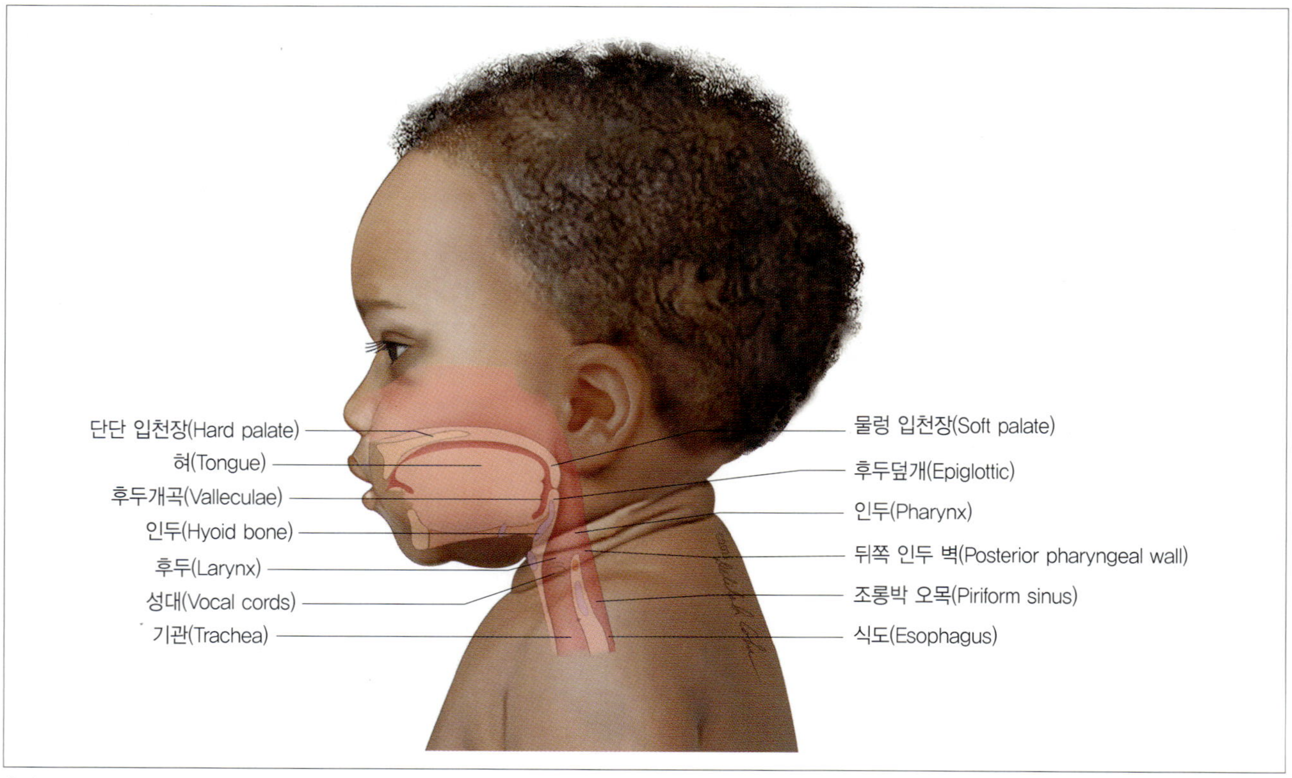

그림 2.2. 아동의 입과 인두의 해부학

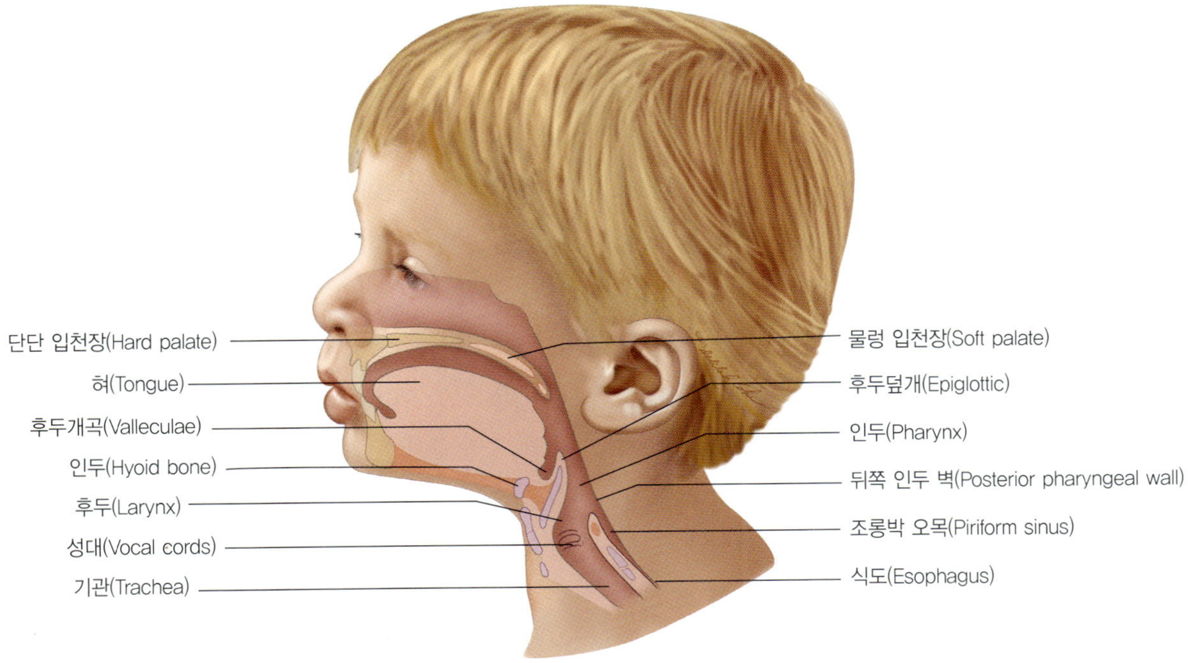

그림 2.3. 인두의 후면 모습

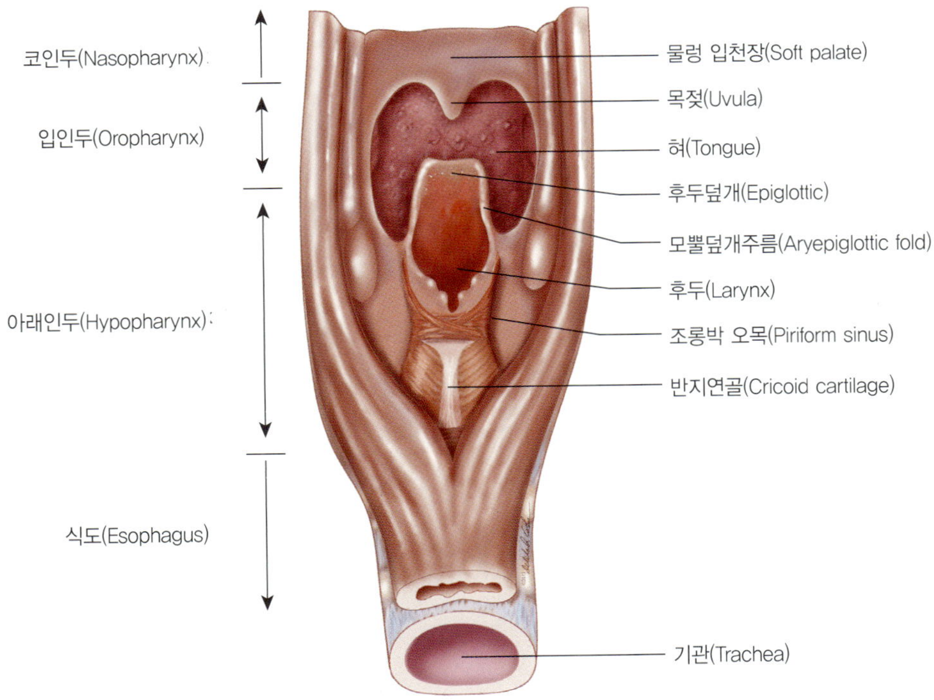

기도를 보호한다(Delzell et al., 1999).

영유아가 성장함에 따라 구강과 **인두**(Pharynx)의 해부학적 변화가 발생하여 아래턱의 앞쪽 및 아래쪽 성장, 볼의 지방 패드 감소 등 구강 내 공간을 증가시킨다(Miller, Cohen, & Willging, 2020). 인두가 길어지며 늘어나고 후두와 목뿔이 내려와 혀의 뒤쪽 1/3이 인두에 위치하게 되고, 물렁 입천장과 후두덮개가 더 이상 닿지 않게 된다(Delaney & Arvedson, 2008; 그림 2.2와 2.3 참조). 이러한 변화는 구강 내에 더 넓은 공간을 형성하여 구강 구조의 움직임을 증가시킨다. 움직임의 증가는 빨기 반사에 의해 유발되는 **초기 반사적 빨기**(early reflexive sucking)에서 혀를 안팎으로 움직이지 않고 수직적으로 움직이며 턱을 덜 움직이므로 자발적으로 조절하는 **자발적 빨기**(volitional sucking)로 전환하는데 필요하다(Delaney & Arvedson, 2008). 구강 구조의 더 큰 움직임을 허용하는 넓어진 공간은 숟가락으로 먹이기, 컵으로 마시기와 고형 음식 씹기로의 전환에도 필요하다(Rogers & Arvedson, 2005). 또한 이 시기에 발생하는 젖병 수유나 모유 수유 중에 젖꼭지 주변으로 입술이 더 활발하게 다무는 현상이 나타나 입 안에 흡입을 발생시키는데 필요한 공간의 압력이 유지되도록 한다.

후두와 후두덮개가 아래로 내려감에 따라 기도 보호 기능이 떨어져 **흡인**(aspiration)의 위험이 높아진다(Tutor & Gosa, 2012). 이러한 해부학적 변화가 일어나면서 영유아의 운동 조절 능력이 향상되고 **후두 닫힘 메커니즘**(laryngeal closure mechanism)이 성숙해진다(Delzell et al., 1999). 운동 장애가 있는 영유아는 이러한 운동 조절의 개선이 해부학적 변화와 같은 속도로 일어나지 않을 수 있으며, 결과적으로 생후 5–6개월 후에 삼킴 장애와 흡인의 위험이 증가한다.

2. 정상 삼킴의 단계
STAGE OF THE NORMAL SWALLOW

삼킴(Swallowing)은 (1) 구강, (2) 인두, (3) 식도의 세 단계로 나눌 수 있는 복잡한 기능이다(단계별로 더 자세히 알아보려면 6장을 참조한다).

1) 구강 단계(Oral Phase)

삼킴의 구강 단계(oral phase of the swallow)는 삼킴의 구강 준비 단계와 옮기는 단계를 포함한다(Miller, Kelchner, & Willging, 2020). 이 단계는 삼키기 위해 음식덩어리를 준비하고 이것을 구강을 통해 인두로 이동하는 일련의 구강–운동 움직임을 포함한다(Miller, Kelchner, & Willging, 2020). 젖병 수유나 모유 수유 동안 구강 준비 단계는 젖꼭지에서 액체를 빨아들이는 것을 포함한다. 음식덩어리를 준비하는 동안 물렁 입천장은 혀 뒤쪽에 장벽을 형성하여 영유아가 삼킬 준비가 되기 전에 음식덩어리가 인두로 먼저 들어가는 것을 방지한다(Goldfield et al., 2010; Gonzalez–Fernandez et al., 2009).

삼킴의 구강 단계는 일반적으로 수의적인 신경 조절 하에 있지만(Miller, Kelchner, & Willging, 2020), 빨기는 영유아기 초기에 반사적으로 가능하게 된다(Arvedson & Brodsky, 1993; Miller, Cohen, & Willging, 2020). 구강 단계에서는 기도가 열려 있으며, 비강 호흡이 가능하다. 삼킴의 시작은 삼킴의 구강 단계와 인두 단계 사이에서의 전환을 나타낸다.

2) 인두 단계(Pharyngeal Phases)

삼킴의 인두 단계(Pharyngeal phase of swallow)는 삼킴의 시작과 함께 **상부 식도 조임근**(upper esophageal sphincter)이 열리고 음식덩어리가 인두에서 **식도**(esophagus)로 이동하면서 끝이 난다. 인두 단계는 반사적이며 음식이나 액체의 흡인을 방지하기 위해 기도 폐쇄와 함께 음식덩어리가 인두로 이동하면서 시작된다. 호흡의 멈춤은 삼킴의 인두 단계에서 뇌줄기의 신경 조절 중추뿐만 아니라 기도 폐쇄의 결과로 발생한다(Matsuo & Palmer, 2009). 삼키는 동안 호흡이 멈추는 시간은 다양하지만 건강한 성인의 경우 약 0.5–1.5

초(Matsuo & Palmer, 2009), 유아의 경우 1초 미만(Kelly et al., 2006)이다.

3) 식도 단계(Esophageal Phase)

삼킴의 식도 단계(esophageal phase of the swallow)는 음식덩어리가 상부 식도 조임근을 통해 식도로 이동할 때 시작되어 음식덩어리가 **하부 식도 조임근(lower esophageal sphincter - LES)**을 통해 위로 이동할 때 끝난다. 식도 단계는 구강과 인두 단계보다 긴 7~15초 동안 지속되며 이 단계는 완전히 불수의적 신경 조절의 지배를 받기 때문에 호흡을 할 수 있다.

3. 구강-운동 기술의 발달 DEVELOPMENT OF ORAL-MOTOR SKILLS

이 부분에서는 다양한 구강-운동 기술이 발달하는 보편적인 나이에 대해 설명한다. 보편적으로 발달 중인 영유아들 사이에서 구강-운동 기술을 습득하는 나이와 관련하여 큰 변동성이 존재한다는 것을 기억하는 것이 중요하다(Green et al., 2017). 이러한 변동성은 보호자들이 다른 음식을 접하게 하는 나이에 의해 크게 영향을 받는다(Sheppard, 2008). 모든 운동 과제의 경우와 마찬가지로 구강-운동 기술은 연습에서 경험하는 시행착오를 통해 더 정확하고 효율적이게 된다(Cichero, 2016; Green et al., 2017; Sheppard, 2008). 그러므로 작업치료사들은 이 기술들이 보편적으로 발달하는 나이보다 구강-운동 기술의 발달 단계를 이해하는 것이 더욱 중요하다.

1) 젖병 수유와 모유 수유 (Bottle-Feeding and Breast-Feeding)

젖병 수유와 모유 수유는 모두 영유아기에 타고난 빨기 기술에 달려있다. 영유아는 (1) 비영양적 빨기와 (2) 영양적 빨기의 두 가지 유형의 빨기 패턴을 나타낸다.

(1) 비영양적 빨기(Nonnutritive sucking)

비영양적 빨기(Nonnutritive sucking)는 영양분을 공급하지 않는 빨기이다. 영유아들은 각성을 높이고, 화가 났을 때 스스로를 진정시키거나, 스트레스를 받았을 때 스스로를 조절하기 위해 비영양적 빨기(예; 젖꼭지, 손가락, 기타 물건)를 사용한다(Chorna et al., 2014; Frolek Clark & Kingsley, 2020; McGrath & Medo-Cooper, 2002). 비영양적 빨기는 수유 전 각성을 높이고 빨기를 조직화하는데 도움이 됨으로써 미숙아의 구강 수유를 향상시키는 것으로 밝혀졌다(Hill, 2005).

비영양적 빨기는 영양적 빨기와는 속도와 리듬이 다르다. 비영양적 빨기는 영양적 빨기의 약 2배 즉, 1초당 2회의 빨기가 일어난다(Palmer, 1993) 이 리듬은 **빨기 폭발(sucking bursts)**의 반복적인 패턴을 포함하며 일반적으로 건강하게 만삭 분만한 영유아의 경우 한 번의 빨기 폭발 당 7~8회를 빨고, 빨기 폭발 사이에 6~7초 간격의 멈춤을 포함한다(Wolff, 1968). 비영양적 빨기 동안의 수직적인 **턱 운동(Jaw excursions)**은 움직임이 빠르고 짧으며, 혀는 음식덩어리를 오목하게 감싸고 단단 입천장에 대고 잡고 있고, 입술은 수동적인 움직임을 유지한다(Palmer et al., 1993; Palmer & Vandenberg, 1998).

(2) 영양적 빨기(Nutritive sucking)

영양적 빨기(Nutritive sucking)는 모유 수유나 젖병 수유 동안 영양분을 공급하는 빨기이며, 영유아가 적절한 성장과 발달을 위한 영양분을 섭취하는데 필수적이다(Wolf & Glass, 1992). 영양적 빨기는 턱의 움직임이 더 넓기 때문에 비영양적 빨기보다 더 느린 속도로 발생한다(일반적으로 1초당 1회 정도의 빨기 - Palmer et al., 1993). 더 넓은 턱의 움직임은 더 큰 밀폐된 공간을 만들고, 이것은 효율적인 속도로 젖꼭지에서 액체를 빨아들이는데 필요한 입안의 음압이 더 커지게 만든다. 영양적 빨기는 빨아들이는 속도가 더 느리기 때문에 삼킴이 일어날 수 있는 시간을 허용한다.

영유아 발달 과정에서 신생아 빨기와 성숙한 빨기라는 두 가지 뚜렷한 영양적 빨기 패턴이 발생한다. **신생아 빨기(Suckling)**는 영유아가 출생부터 약 6개월까지 사용하는 첫 번째 빨기 패턴이다(Morris & Klein, 2000). 젖을 빠는 동안 혀, 입술, 볼, 치조 융기 및 입천장이 젖꼭지와 접촉하여 음식덩어리를 위한 원통형 경로를 형성한다(Scarborough et al., 2018). 혀의 앞뒤 움직임은 턱의 뚜렷한 열림과 닫힘이 결합된 리드미컬한 핥기 동작을 통해 액체를 입으로 빨아들인다(Morris & Klein, 2000). 입술은 느슨하게 젖꼭지 가까이 닿아 있으나 빨기에 적극적으로 관여하지 않는다(Morris & Klein, 2000; Palmer et al., 1993).

일반적으로 생후 6–9개월 사이에 나타나기 시작하는 **성숙한 빨기(sucking)**는 혀의 몸통은 오르내리고 턱은 신생아 빨기 때 사용되는 것보다 더 작은 수직 움직임을 보인다(Arvedson & Brodsky, 1993; Morris & Klein, 2000). 신생아 빨기보다 성숙한 빨기에서 혀의 수직 움직임과 함께 입술로 더 강하게 젖꼭지를 물기 위한 활동은 입안에 음압이 형성되어 액체와 부드러운 음식을 입안으로 빨아들일 수 있게 한다. 입술이 구강을 막고 혀가 젖꼭지를 제자리에 고정시키는 것을 돕기 위해 혀가 위아래로 더 자유롭게 움직일 수 있도록 하는 입술 폐쇄의 강도(젖꼭지 주변)는 혀 움직임 패턴의 전환에 중요한 요소이다(Morris & Klein, 2000). 성숙한 빨기와 신생아 빨기를 할 때 혀의 양쪽이 위로 말려 올라가 중앙에 홈을 형성하여 음식덩어리가 만들어지고 혀 뒤쪽으로 이동하는 것을 돕는다.

신생아 빨기와 성숙한 빨기라는 용어는 문헌에서 영유아가 수유 시 사용하는 빨기의 초기 단계를 언급할 때 같은 의미로 사용된다. 주목해야 할 것은 생후 6개월 무렵부터 나타나기 시작하는 혀, 턱, 입술 움직임의 변화이다. 이 책에서 우리는 "빨기"라는 용어를 성숙한 빨기와 신생아 빨기 모두를 의미하는 것으로 사용한다.

일부 저자들은 "성숙" 대 "미성숙" 빨기 패턴을 언급한다. **성숙한 빨기 패턴(mature sucking pattern)**은 일부 만삭으로 태어난 신생아에게 존재하며, 빨기 폭발 사이에 잠시 멈춤과 함께 10~30회 길고 폭발적인 빨기를 할 때 발생한다(Palmer & Vandenberg, 1998). 의학적 또는 기타 임상적 문제가 없는 일부 신생아는 한번에 10회 미만의 빨기로 구성된 **미성숙한 빨기 패턴(immature sucking pattern)**을 보인다(da Costa et al., 2010).

영양적 빨기 폭발의 길이(즉, 폭발적인 빨기를 시작할 때 빠는 횟수)는 영유아가 가장 배고플 때인 수유 시작 부분에서 긴 빨기 폭발이 나타나며 수유가 진행되는 동안 짧은 빨기 폭발로 감소하는 등 수유 전반에 걸쳐 다양하다. 수유가 진행되고 빨기 폭발이 감소함에 따라 빨기 폭발 사이의 멈춤 시간이 증가한다. 일반적으로 어린 영유아는 수유를 시작할 때 매번 빨고 난 후 삼키고, 수유가 진행됨에 따라 빠는 힘이 약해지므로 비효율적인 2~3회 빨고 난 후 삼키는 것으로 변화된다(da Cota et al., 2010; Palmer et al., 1993). 생후 첫 몇 개월 동안 영유아가 성장함에 따라 수유는 더욱 효율적으로 이루어진다. 영유아는 더 빨리 빨 수 있고(즉, 시간 간격 당 빨아들이는 횟수가 증가한다.; Lang et al., 2011), 빨기 폭발은 빨 때마다 빨아들여지는 액체의 양이 많을수록 더 길어진다(da Costa et al., 2010). 영유아는 영양적 빨기 동안 두 가지 유형의 압력을 발생시킨다.

① **압착(Compression)**: 혀와 아래턱이 올라와 젖꼭지를 **단단 입천장(hard palate)**으로 압박한다. 혀와 턱이 위쪽으로 움직이는 이 움직임으로 **압착(compression)** 또는 표출이라고 하는 압력을 형성한다(Palmer & Vandenberg, 1998). 생성된 압력은 젖꼭지에서 모유가 배출되도록 한다(Miller, Cohen, & Willging, 2020).

② **흡입(Suction)**: 두 번째 유형의 빨기 압력인 **흡인(suction)**은 혀와 아래턱이 아래쪽으로 이동하여 구강을 확장하는 동안 혀가 젖꼭지 주변의 중앙 홈을 유지하고 입천장에 단단히 고정시키면서 형성되는 구강내 압력을 포함한다(Palmer & Vandenberg,

1998). 생후 첫 몇 개월 동안 입술은 영양적 빨기가 이루어지는 동안 수동적인 상태를 유지한다. 영유아가 성숙함에 따라 볼의 안쪽 움직임과 젖꼭지에 대한 입술의 밀폐로 흡입이 강화된다(Wolf & Glass, 1992). 압착만으로도 젖꼭지에서 액체를 빨아들일 수 있지만, 적절한 음압과 흡입을 생성하는 기능은 영유아 수유 중 효율적인 액체 흐름에 매우 중요하다(Miller, Cohen, & Willging, 2020).

(3) 빨고-삼키고-숨쉬기의 협응(Coordination of sucking, swallowing, and breathing)

모유 수유와 젖병 수유 중에 영유아는 기도로 액체가 흡입되는 것을 방지하기 위해 빨고-삼키고-숨쉬기의 협응이 주의 깊게 일어나야 한다(Bowman et al., 2020; Miller & Willging, 2007). 만삭 분만으로 태어난 영유아는 한 번에 10~30회를 빠는 성숙한 빨기 패턴을 보이는 경우가 많으며, 그 이유는 그들이 빨기 폭발 동안 삼키기와 호흡의 협응된 움직임을 할 수 있기 때문이다(Mizuno & Ueda, 2006; Palmer & Vandenberg, 1998).

입인두(oropharynx)에 음식덩어리가 있는 것은 삼킴을 시작하는 자극이 되기 때문에 빨기는 삼킴에 직접적인 영향을 미친다. 삼킴은 항상 호흡의 멈춤과 동시에 발생하며 영유아의 호흡 멈춤의 평균 시간은 1초 미만이다(Kelly et al., 2006). 삼킴과 호흡의 관계는 상황에 따라 다를 수 있다(예; 분비물 삼키는 것과 영양적 빨기). 수유 시간에 따라 다를 수 있으며 성숙 정도에 영향을 받을 수 있다. 삼킴은 보편적으로 발달하는 영유아에서 호기(숨을 내쉼이라고 함) 후, 흡기(숨을 들이마심이라고 함)후 및 흡기 중에 우선적으로 발생하는 것으로 보고되고 있다(Lau et al., 2003). 빨고-삼키는 비율을 결정하는 요인은 입으로 들어가는 액체의 유속이다. 유속이 빠르면 빨 때마다 삼킴을 동반해야만 하지만, 유속이 느리면 삼키기에 충분한 큰 음식덩어리를 만들기 위해 여러 번 빨아야 할 수 있다. 삼킬 때 호흡의 멈춤이 동반되기 때문에 액체의 유속이 빠를수록 더 자주 삼키고 호흡할 수 있는 시간이 줄어든다. 따라서 유속이 느린 젖꼭지보다 유속이 빠른 젖꼭지에서 빨고-삼키고-숨쉬기 협응이 더 어렵다.

일부 영유아들은 압착만 사용하거나 빨아들이는 속도를 느리게 하여 더 빠른 젖꼭지에서 나오는 액체의 유속을 줄임으로써 빨기를 수정하는 것으로 밝혀졌다(Amaizu et al., 2008). 또한 영유아는 유속이 너무 빠르면 삼켜야 하는 양을 줄이기 위해 젖꼭지를 입으로 다무는 것을 느슨하게 하고 입 밖으로 약간의 액체가 흘러내리도록 할 수 있다. 모유 수유 동안 엄마의 유방에서 모유가 배출되는데 이를 **모유 배출(let-down)**이라고 하며 젖을 빠는 첫 1-2분 동안 발생한다(Miller, Cohen, & Willging, 2020). 모유배출 중에는 유방에서 나오는 모유의 유속이 빨라지고 빨고-삼키고-숨쉬기 협응이 더 어려워져 결과적으로 영유아는 덜 효율적인 빨기로 전환될 수 있다(Wolf & Glass, 1992). 증가된 유속을 감당할 수 없는 영유아는 불규칙한 빨기 패턴이나 흡인의 징후를 보일 수 있다(예; 기침; Miller, Cohen, & Willging, 2020).

빠는 속도와 강도는 빨고-삼키기 비율에 영향을 미칠 수 있다. 빠는 속도의 증가(빠른 빨기)와 빠는 힘의 증가(이로 인해 결과적으로 음식덩어리가 더 커짐)는 더 자주 삼킬 필요성을 야기한다(Barlow, 2009). 영유아는 빠는 속도와 강도를 어느 정도 제어할 수 있는 것으로 나타났으며 액체의 유속, 액체의 유형, 포만감이나 피로의 정도에 따라 조정될 수 있다(Scheel et al., 2005). 예를 들어, 영유아는 입으로 들어오는 액체의 양과 필요한 삼킴의 빈도를 조절하기 위해 유속이 느린 젖꼭지보다 유속이 빠른 젖꼭지에서 더 약한 빨기를 사용할 수 있다(Scheel et al., 2005).

작업치료사들은 영유아의 빨기 강도와 수유 효율성에 미치는 영향을 평가한다. 영유아의 빨기에 영향을 미치는 유속을 인식하는 것과 수유방법을 변경하기 전에 이를 고려하는 것은 중요하다. 예를 들어, 유속이 빠른 젖꼭지로 수유하는 영유아는 비효율적인 빨기를 보일 수 있으며, 이는 영유아가 호흡 시간을 늘리기 위해 입으로 들어가는 액체의 유속을 늦추려 하는 의도적인 시도일 수 있다. 볼과 턱을 받쳐주거나 더 빠른 유속의 젖꼭지를 제공하여 수유 효율을 높이려는 시도는 수유가 좋아지기보다는 나빠지는 결과를 초래할 수 있다.

2) 숟가락 섭식(Spoon Feeding)

미국 소아과학회(2021)는 영유아에게 생후 6개월 동안은 모유나 조제분유만 먹일 것을 권고한다. 부모는 일반적으로 생후 4-6개월부터 퓌레로 만든 음식을 먹이기 시작한다(Kuo et al., 2011). 숟가락 섭식을 시작하여도 영유아는 숟가락에서 음식을 가져가기 위해서 윗입술을 사용하지 못한다(Miller, Cohen, & Willging, 2020; Morris & Klein, 2000). 일반적으로 먹이는 사람이 윗잇몸에 음식을 긁어 유아의 입으로 넣어준다. 젖병 수유 또는 모유 수유 중에는 음식덩어리가 입안 뒤 쪽에 축적되기 때문에 영유아가 음식을 삼키기 위해 입 앞쪽에서 뒤쪽으로 음식덩어리를 옮기는 것은 새로운 기술이다. 영유아는 혀를 안팎으로 움직이고 턱을 위아래로 움직이는 것과 같은 신생아 빨기 패턴을 사용하여 음식덩어리를 입안으로 다시 옮긴다. 입으로 들어간 음식은 혀가 안팎으로 움직이고 입술의 활동성이 부족하기 때문에 대부분 밖으로 밀려 나오는 경우가 많다(Alexander et al., 1998; Miller, Cohen, & Willging, 2020; 그림 2.4 참조). 걸쭉하거나 끈적거리는 퓌레는 영유아가 입 안에서 이동시키기 어렵고 구역질을 유발할 수 있기 때문에 첫 번째 음식은 미끄럽고 묽은 퓌레 질감이어야 한다(Cichero, 2017).

생후 6개월이 되면, 영유아는 숟가락 위의 음식물을 받아들이기 위해 입을 벌리고 혀를 입 안에 가만히 둘 수 있다(Morris & Klein, 2000). 신생아 빨기와 성숙한 빨기 패턴의 조합을 사용하여 음식덩어리를 입안으로 다시 옮긴다(Alexander et al., 1998). 생후 6개월에서 9개월 사이에 윗입술은 숟가락에서 음식물을 가져오기 위해 더 활발하게 움직인다(Morris & Klein, 2000; 그림 2.5 참조). 입술의 움직임이 더 많이 활발해지면 구강 닫힘이 개선되고 입 안의 음식덩어리를 유지하여 구강을 통해 음식덩어리를 운반하고 삼키는데 도움이 되는 음압을 형성한다(Manno et al., 2005). 이 나이의 영유아는 새로운 질감에 의해 쉽게 유발되는 상당히 강한 구

그림 2.4. 혀를 안팎으로 움직이고 턱을 위아래로 움직이는 미성숙한 숟가락 섭식으로 인해 입 밖으로 음식물의 흘러내림이 나타난다.

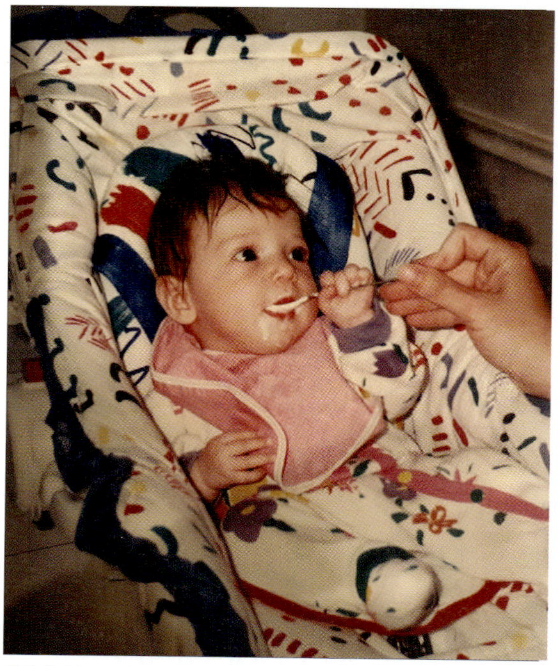

출처: S. Marcus. Used with permission.

그림 2.5. 생후 6-9개월 사이에 윗입술은 숟가락에서 음식물을 가져오기 위해 더 발활하게 움직인다.

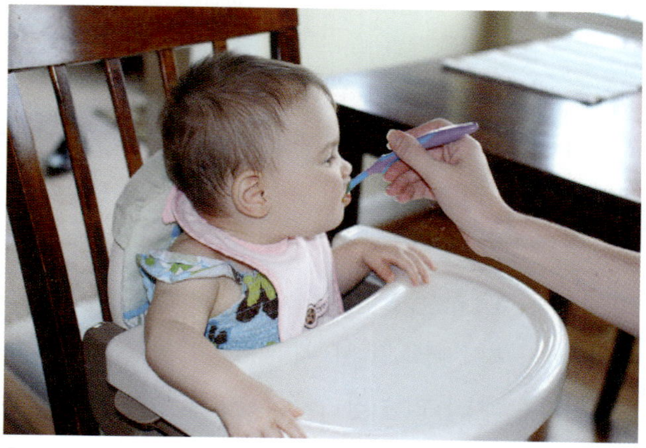

출처: A Hofmann. Used with permission.

역질 반사가 유발된다(Alexander et al., 1998). 새로운 질감에 지속적으로 노출되면 구역질 반사가 점차 덜 민감해진다.

생후 12개월이 되면 윗입술의 움직임이 더 활발해지고 숟가락에서 음식물을 가져오기 위해 안쪽으로 움직인다(Alexander et al., 1998). 영유아는 음식덩어리를 다시 입으로 옮기기 위해 신생아 빨기 동작보다 성숙한 빨기 동작을 더 자주 사용하기 시작한다(Alexander et al., 1998).

생후 24개월이 되면 숟가락 섭식을 하는 동안 성숙한 패턴이 나타난다(Miller, Cohen, & Willing, 2020; Morris & Klein, 2000). 윗입술은 숟가락에서 음식물을 가져올 때 적극적이며, 아랫입술도 안쪽으로 움직여 수저 바닥을 깨끗하게 한다. 성숙한 빨기 패턴이 우세하고, 음식덩어리를 다시 입으로 옮기는데 사용되는 수직적인 혀 움직임은 턱의 움직임과 독립적으로 발생한다(Morris & Klein, 2000).

입 밖으로 음식물이 흐르지 않거나 최소량이 흐르게 되며, 아동은 능동적인 혀 움직임을 사용하여 윗입술과 아랫입술에 묻은 음식을 깨끗하게 할 수 있다(Miller, Cohen, & Willging, 2020). 표 2.1은 숟가락 섭식, 컵으로 마시기, 물기, 씹기에 필요한 구강-운동 기술의 발달 단계를 요약한 것이다.

3) 컵으로 마시기(Cup Drinking)

일반적으로 컵으로 마시기는 생후 일년의 후반기에 시작된다. 처음 컵으로 마시게 되면 혀가 안팎으로 움직이고 턱이 위아래로 움직이는 미성숙한 빨기 패턴이 다시 나타난다(Morris & Klein, 2000). 최소한의 입술 다물기와 넓은 턱 운동으로 인해 입 밖으로 상당히 많은 양의 액체가 흘러내리게 된다(Alexander et al., 1998; Miller, Cohen, & Willging, 2020). 영유아는 빨고-삼키고-숨쉬기 협응과 빠르게 흐르는 액체 덩어리를 조절하는데 어려움을 겪게 되며 그 결과로, 기침과 질식이

표 2.1. 섭식을 위한 구강-운동 기술

구강-운동 기술	신생아기 또는 미성숙한 패턴	전환기 패턴	성숙한 패턴
숟가락 섭식	• 신생아 빨기 패턴 • 입술 움직임 없음	• 숟가락이 오면 입을 벌리고 혀는 입 안에 가지런히 있음 • 신생아 빨기와 성숙한 빨기의 결합 • 윗입술은 숟가락에서 음식물을 가져오는 것을 도움	• 윗입술과 아랫입술이 활성화됨 • 성숙한 빨기 패턴이 우세함 • 혀와 턱의 독립적인 움직임
컵으로 마시기	• 신생아 빨기 패턴 • 최소한의 입술 다물기 • 입 밖으로 많은 액체가 흐름	• 혀는 여전히 입 안에 있음 • 턱의 위아래 움직임 • 턱의 안정성을 위해 컵의 가장자리를 물 수 있음 • 입 밖으로 약간의 액체가 흐름	• 성숙한 빨기 패턴 • 안정적인 턱의 위치 • 입술 다물기 가능 • 액체 흐름이 없음
물기	• 원시적 물기와 놓기 • 기능을 발휘할 만큼 힘이 있지 않음	• 치아와 잇몸 사이로 쿠키를 잡을 수 있음	• 통제가능하고 지속적인 물기 가능 • 나이가 들수록 무는 강도가 증가됨
씹기	• 우적우적 씹기 패턴(턱과 혀의 위아래 움직임) • 음식물을 입 가운데에서 입 가쪽으로 옮길 수 없음	• 턱의 위아래 및 대각선 움직임 • 혀의 측면 움직임 • 음식물이 입 가운데에서 가쪽으로 다시 가운데로 옮길 수 있음	• 턱의 회전 움직임 • 입의 한쪽에서 다른 쪽으로 음식물을 옮길 수 있음 • 치아 표면에서 음식덩어리를 유지하도록 입술과 볼이 활성화됨

흔하게 나타난다(Alexander et al., 1998).

생후 약 12개월이 되면 컵으로 마시는 동안 더 성숙한 빨기 패턴이 나타난다. 혀는 입 안에 있으면서 턱과 함께 위아래로 움직인다(Morris & Klein, 2000). 윗입술은 아직 컵 위에 적극적으로 다물어지지 않지만(Alexander et al., 1998), 혀의 움직임이 앞–뒤에서 위–아래로 전환되기 때문에 입 밖으로 액체가 덜 흐르게 된다. 입을 벌리거나 다무는 자세 모두에서 턱을 안정화하는 능력은 효율적인 컵으로 마시기를 위한 필수 조건이다(Miller, Cohen, & Willging, 2020; 그림 2.6). 이 발달 단계에 있는 일부 영유아는 컵을 깨물어 감소된 턱의 안정성을 보상하려고 시도하거나(Miller, Cohen, & Willging, 2020; Morris & Klein, 2000), 컵 아래로 혀를 살짝 내밀어 떨어진 턱의 안정성을 보상하기 위한 움직임을 시도한다(Alexander et al., 1998).

24개월이 되면 컵 사용에 대한 성숙한 패턴이 나타난다(Morris & Klein, 2000). 영유아는 혀를 사용한 빨기 패턴을 사용하면서 안정적으로 턱을 유지할 수 있고, 컵 주변으로 입술을 잘 유지하고 다물 수 있다.

4) 물기(Biting)

생후 5–6개월의 영유아는 쿠키와 같은 단단한 음식이 치아나 잇몸 표면에 올려 놓았을 때 턱을 위–아래로 반복적으로 움직이는 **원시적 물고–놓기 패턴(Phasic bite–and–release pattern)**을 보인다(Morris & Klein, 2000). 이 정상적인 패턴은 리드미컬한 턱의 열고 닫힘을 포함하며 매우 부드럽지 않은 쿠키 한 조각을 떼어낼 수 있을 만큼 강력하지 않다(그림 2.7).

생후 9개월이 되면, 영유아는 턱의 안정성이 향상되고 쿠키를 한 조각 떼어 내는 동안 치아 사이에 물고 있을 수 있다(Morris & Klein, 2000). 생후 12개월이 되면, 무는 것이 더 지속되고 통제되며, 영유아는 부드럽고 쉽게 녹는 쿠키를 깨물 수 있다(Miller, Cohen, & Willging, 2020). 이후 2년 동안은 무는 힘이 계속해서 증가하며(Morris & Klein, 2000), 일반적으로 36개월이 되면 무는 기술이 성숙해진다(Miller, Cohen, & Willging, 2020).

그림 2.6. 효율적인 컵 마시기를 위해 안정적인 턱 자세가 요구된다.

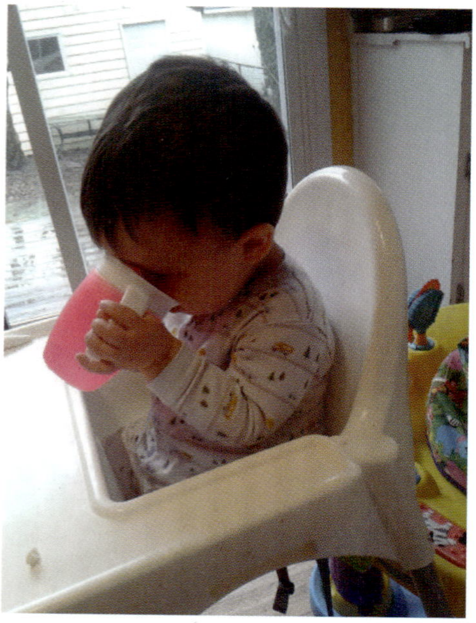

출처: S. Spence. Used with permission.

그림 2.7. 단단한 음식을 처음 접하게 될 때 원시적 물고 놓기의 패턴이 적용되는 반복적인 턱의 열림과 닫힘이 나타난다.

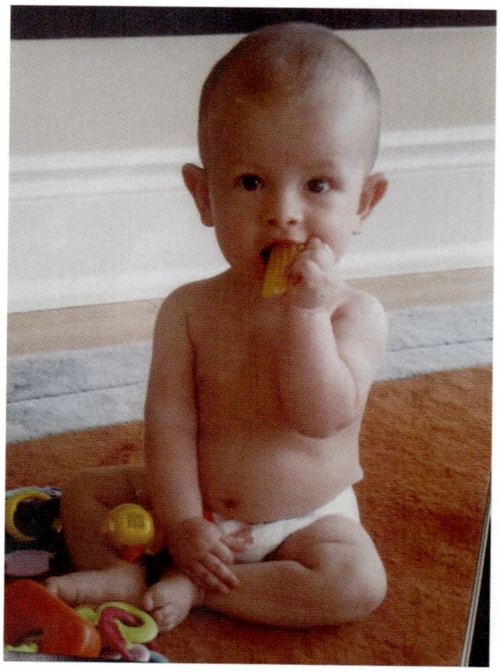

출처: S. Spence. Used with permission.

5) 씹기(Chewing)

씹기(Chewing)는 음식을 효과적으로 더 작게 분해하고 그것을 침과 결합한 후 삼키기 위해 입 뒤쪽으로 운반해야 하는 복잡한 과정이다(Cichero, 2016). 고형식을 처음 접하게 되면, 영유아는 원시적 물고-놓기 패턴의 움직임과 혀의 신생아 빨기 또는 성숙한 빨기의 움직임을 사용한다(Alexander et al., 1998). 영유아는 연습을 통해 혀의 평평한 움직임, 위-아래 움직임과 결합된 턱의 위-아래 움직임을 사용하기 시작한다(Alexander et al., 1998). 이것은 작은 조각의 부드러운 음식이나 쉽게 녹는 음식을 효과적으로 분해하는 패턴인 **우적우적 씹기(munching)**라고 한다.

혀의 측면 움직임이 발달함에 따라 음식덩어리를 입 가쪽으로 움직여 씹을 수 있게 되면서 복잡한 턱의 움직임이 증가하여 음식물을 치아 사이로 짓누르면서 분해할 수 있다. 아동이 질감이 있는 음식을 더 많이 씹을수록 턱의 움직임의 범위도 증가하는 것으로 보인다(Gisel, 1991). 생후 9개월이 되면, 턱의 위-아래 움직임과 대각선 움직임이 결합되며 영유아는 씹기 위해 입 가운데에서 가쪽으로 음식물을 옮긴 다음 다시 가운데로 옮길 수 있다(Miller, Cohen, & Willging, 2020; Morris & Klein, 2000). 턱의 대각선 움직임이 나타남으로 영유아는 씹기가 더 어려운 고형물을 분해할 수 있다(그림 2.8 참조).

그림 2.8. 생후 10개월이 된 영유아는 씹는 동안 턱의 대각선 움직임과 혀의 측면 움직임을 보인다.

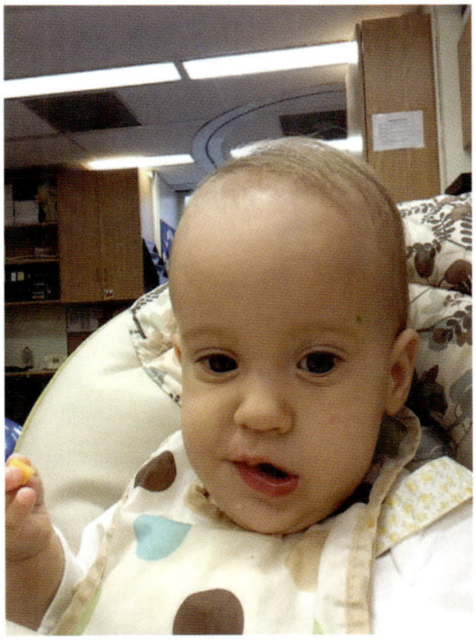

출처: N. Brookes. Used with permission.

턱의 회전 움직임은 약 12개월부터 시작된다(Gisel, 1991). 영유아가 씹기 위해 음식물을 입의 가쪽으로 옮길 때 입술과 볼은 치아로 물고 있는 음식물을 유지하기 위해 더 능동적으로 움직인다(Alexander et al., 1998). 협응되어 이루어지는 씹기는 생후 12개월에 확립되는 것으로 생각되지만 효율성은 약 3세까지 계속 성숙한다(Gisel, 1991). 근력, 체력, 움직임의 정확성은 씹기 어려운 음식에 점진적으로 노출되면서 시간이 지남에 따라 서서히 향상된다(Cichero, 2016).

3세가 되면, 성숙한 씹기 패턴은 턱의 회전하는 움직임과 음식을 입의 한쪽에서 다른 쪽으로 옮기는 능력이 포함된다(Gisel et al., 1986; Morris & Klein, 2000). 아동은 이제 씹을 수 있도록 치아의 어금니 표면에 단단한 음식을 위치시키는데 필요한 혀끝을 측면으로 움직이는 것을 보여준다. 그 결과 아동은 고기와 생야채를 포함하여 단단하고 섬유질이 많은 고형물과 같이 씹기가 더 어려운 음식을 적절하게 분해하여 먹을 수 있게 된다.

다른 운동기술과 마찬가지로 씹는 기술의 발달은 해부학적 성장, 신경의 성숙 및 많은 경험의 조합에 따라 달라진다(Green et al., 2017). 씹어야 하는 음식에 노출되는 것은 씹기 발달을 위해 필요하다. 질감이 낮은 음식물에만 노출되는 것은 부족한 씹기 기술 발달에 영향을 미칠 수 있다(Field et al., 2003). 연구에 따르면 9개월 이후까지 덩어리진 음식을 경험하는 것을 미루는 것은 음식 거부, 씹기의 어려움, 퓌레 음식의 장기간 섭취와 같은 섭식 장애로 이어질 수 있다(Coulthard et al., 2009). 점진적으로 질감과 단단함이 증가하는 음식에 노출되는 것은 아동이 다양한 고형식을 안전하게 씹고 삼킬 수 있는 성숙하고 복잡한 씹기 기술과 체력

자료 2.1. 해부학적 용어와 정의들

- 구강(Oral cavity)은 입 안에 있는 빈 구멍이다.
- 구강–운동 기술들(Oral–motor skills)은 턱, 혀, 입술, 볼을 포함한 구강 구조의 운동 기술이다.
- 목뿔(Hyoid)은 아래턱뼈의 아래와 후두의 바로 위에 기다랗게 놓여진 움직일 수 있는 U자 모양의 뼈이다.
- 물렁 입천장(Soft palate)은 단단 입천장 뒤쪽에서 시작하여 삼키는 동안 비강을 막는 연조직이다.
- 상부 식도 조임근(Upper esophageal sphincter)은 인두와 식도 사이에 위치하며 삼킬 때 음식덩어리가 인두에서 식도로 이동할 수 있도록 개방된다.
- 식도(Esophagus)는 인두와 위를 연결하는 근육질의 관이다.
- 씹기(Chewing)는 음식물을 치아 사이로 으깨어 부수는 것이다.
- 아래턱(Mandible)은 아래쪽의 턱이다.
- 원시적 물고–놓기 패턴(Phasic bite–and–release pattern)은 턱의 반복적인 위–아래 움직임이다.
- 인두(Pharynx)는 입과 비강 사이와 식도 위에있는 위장관의 일부이다.
- 입인두(Oropharynx)는 물렁 입천장과 후두덮개 사이의 인두 부분이다.
- 입천장(palate)은 단단 입천장과 물렁 입천장으로 구성된 입의 천장이다.
- 지방 패드(Fat pads)는 어린 영유아들의 볼에서 발견되는 지방 조직 덩어리이다.
- 하부 식도 조임근(Lower esophageal sphincter)은 식도와 위 사이에 위치하며 삼킬 때 열리므로 음식덩어리가 식도에서 위로 이동할 수 있다.
- 혀(Tongue)는 움직일 수 있는 근육질의 기관으로 입의 바닥을 형성하고 음식을 먹고 삼키고 말하는데 중요한 역할을 한다.
- 후두(Larynx)는 목에 있는 기관으로 인두와 성대 사이에 위치하며 삼킬 때 기관(trachea)을 보호하는 역할을 한다.
- 후두닫힘 메커니즘(Laryngeal closure mechanism)은 후두의 상승과 후두 전정의 압착 폐쇄를 포함하여 후두 전정의 폐쇄를 초래하는 작용이다.
- 후두덮개(Epiglottis)는 삼키는 동안 후두 입구를 덮어 보호하는 조직의 덮개이다.
- 흡인(Aspiration)은 성대 아래의 이물질이 기관으로 들어가는 것이다.

을 발달시키기 위해 필요하다(Cichero, 2017).

요약

중요한 해부학적 및 발달적 변화는 젖병 수유와 모유 수유, 숟가락 섭식, 컵으로 마시기, 물기, 씹기 등의 구강–운동 기술 습득에 영향을 미치는 생후 첫 2–3년 동안에 발생한다. 작업치료사가 영유아의 섭식 능력을 평가하고 섭식 문제를 해결하기 위한 중재를 설계할 때 정상적인 구강–운동 기술 습득 단계를 이해하는 것은 중요하다.

참고문헌

Ahn, A. K., & Musso, M. F. (2018). Embryology and anatomy. In J. Ongkasuwan, J., & E. H. Chiou (Eds.), Pediatric dysphagia: Challenges and controversies (pp. 3–16). Springer.

Alexander, R., Boehme, R., & Cupps, B. (1998). Normal development of functional motor skills. PRO-ED.

Amaizu, N., Shulman, R. J., Schanler, R. J., & Lau, C. (2008). Maturation of oral feeding skills in preterm infants. Acta Paediatrica, 97(1), 61–67. https://doi.org/10.1111/j.1651-2227.2007.00548.x

American Academy of Pediatrics. (2021). Infant Food and Feeding. Healthy active living for families. https://www.aap.org/en/patient-care-pages-in-progress/healthy-active-living-for-families/infant-food-and-feeding/

Arvedson, J. C., & Brodsky, L. (Eds.). (1993). Pediatric swallowingand feeding: Assessment and management (2nd ed.). Singular Publishing.

Barlow, S. M. (2009). Oral and respiratory control for preterm feeding. Current Opinion in Otolaryngology and Head and Neck Surgery, 17(3), 179–186. doi.org/10.1097/MOO.0b013e32832b36fe

Bowman, O. J., Hagan, J. L., Toruno, R. M., & Wiggin, M. M. (2020). Identifying aspiration among infants in neonatal intensive care units through occupational therapy feeding evaluations. American Journal of Occupational Therapy, 74(1), Article 7401205080. https://doi.org/

10.5014/ajot.2020.022137
Chorna, O. D., Slaughter, J. C., Wang, L., Stark, A. R., & Maitre, N. L. (2014). A pacifier-activated music player with mother's voice improves oral feeding in preterm infants. Pediatrics, 133(3), 462–468. https://doi.org/10.1542/peds.2013-2547

Cichero, J. A. Y. (2016). Introducing solid foods using baby-led weaning vs. spoon feeding: A focus on oral development, nutrient intake and quality of research to bring balance to the debate. Nutrition Bulletin, 41(1), 72–77. https://doi.org/10.1111/nbu.12191

Cichero, J. A. Y. (2017). Unlocking opportunities in food design in infants, children, and the elderly: Understanding milestones in chewing and swallowing across the lifespan for new innovations. Journal of Texture Studies, 48(4), 271–279. https://doi.org/10.1111/jtxs.12236

Coulthard, H., Harris, G., & Emmett, P. (2009). Delayed introduction of lumpy foods to children during the complementary feeding period affects child's food acceptance and feeding at 7 years of age. Maternal and Child Nutrition, 5, 75–85. https://doi.org/10.1111/j.1740-8709.2008.00153.x

da Costa, S. P., van der Schans, C. P., Boelema, S. R., van der Meij, E., Boerman, M. K., & Bos, A. F. (2010). Sucking patterns in fullterminfants between birth and 10 weeks of age. Infant Behavior and Development, 33(1), 61–67. https://doi.org/10.1016/j.infbeh. 2009.11.007

Delaney, A. L., & Arvedson, J. C. (2008). Development of swallowing and feeding: Prenatal through the first year of life. Developmental Disabilities Research Reviews, 14(2), 105–117. https://doi.org/10.1002/ddrr.16

Delzell, P. B., Kraus, R. A., Gaisie, G., & Lerner, G. E. (1999). Laryngeal penetration: A predictor of aspiration in infants? Pediatric Radiology, 29, 762–765. https://doi.org/10.1007/s002470050690

Field, D., Garland, M., & Williams, K. (2003). Correlates of specific childhood feeding problems. Journal of Pediatrics and Child Health, 39(4), 299–304. https://doi.org/10.1046/j.1440-1754.2003.00151.x

Frolek Clark, G., & Kingsley, K. L. (2020). Occupational therapy practice guidelines for early childhood: Birth–5 years. American Journal of Occupational Therapy, 74(3), Article 740397010. https://doi.org/10.5014/ajot.2020.743001

Gisel, E. G. (1991). Effect of food texture on the development of chewing of children between six months and two years of age. Developmental Medicine and Child Neurology, 33(1), 69–79. https://doi.org/10.1111/j.1469-8749.1991.tb14786.x

Gisel, E. G., Schwaab, L. M., Lange-Stemmler, L., Niman, C. W., & Schwartz, J. L. (1986). Lateralization of tongue movements during eating in children 2 to 5 years old. American Journal of Occupational Therapy, 40(4), 265–270. https://doi.org/10.5014/ajot.40.4.265

Glass, R. P., & Wolf, L. S. (1994). A global perspective on feeding assessment in the neonatal intensive care unit. American Journal of Occupational Therapy, 48(6), 514–526. https://doi.org/10.5014/ajot.48.6.514

Goldfield, E. C., Buonomo, C., Fletcher, K., Perez, J., Margetts, S., Hansen, A., . . . Wolff, P. H. (2010). Premature infant swallowing: Pattern of tongue–soft palate coordination based on videofluoroscopy. Infant Behavior and Development, 33, 209–218. https://doi.org/10.1016/j.infbeh.2009.10.001

Gonzalez-Fernandez, M., Monahan, D. M., Matsuo, K., & Palmer, J. B. (2008). Dysphagia. In J. Stein, R. Harvey, R. Macko, C. Winstein, & R. Zorowitz (Eds.), Stroke recovery and rehabilitation (pp. 183–200). Demos Medical.

Green, J. R., Simione, M., Le Reverend, B., Wilson, E. M., Richburg, B., Alder, M., . . . Loret, C. (2017). Advancement in texture in early complementary feeding and the relevance to developmental outcomes. In R. E. Black, M. Makrides, & K. K. Ong (Eds), Complementary feeding: Building the foundations for a healthy life (Vol. 87, pp. 29–38). Karger and Nestle Nutrition Institute. https://doi.org/10.1159/000448935

Hill, A. S. (2005). The effects of nonnutritive sucking and oral support on the feeding efficiency of preterm infants. Newborn and Infant Nursing Reviews, 5(3), 133–141. https://doi.org/10.1053/j.nainr.2005.04.004

Kelly, B. N., Huckabee, M. L., Jones, R. D., & Frampton, C. M. A. (2006). Nutritive and non-nutritive swallowing apnea duration in term infants: Implications for neural control mechanisms. Respiratory Physiology and Neurobiology, 153(3), 372–378. https://doi.org/10.1016/j.resp.2006.01.009

Kuo, A. A., Inkelas, M., Slusser, W. M., Maidenberg, M., & Halfon, N. (2011). Introduction of solid food to young infants. Maternal and Child Health Journal, 15, 1185–1194. https://doi.org/10.1007/s10995-010-0669-5

Lang, W. C., Buist, N. R. M., Geary, A., Buckley, S., Adams, E., Jones, A. C., . . . Rogers, B. R. (2011). Quantification of intraoral pressures during nutritive sucking: Methods with normal infants. Dysphagia, 26(3), 277–286. https://doi.org/10.1007/s00455-010-9305-1

Lau, C., Smith, E. O., & Schanler, R. J. (2003). Coordination of suck–swallow and swallow respiration in preterm infants. Acta Paediatrica, 92(6), 721–727. https://doi.org/10.1111/j.1651-2227.2003.tb00607.x

Manno, C. J., Fox, C., Eicher, P. S., & Kerwin, M. E. (2005). Early oralmotor interventions for pediatric feeding problems: What, when and how. Journal of Early and Intensive Behavioral Intervention, 2(3), 145–159. https://doi.org/10.1037/h0100310

Matsuo, K., & Palmer, J. B. (2008). Anatomy and physiology of feeding and swallowing: Normal and abnormal. Physical Medicine and Rehabilitation Clinics of North America, 19, 691–707. https://doi.org/10.1016/j.pmr.2008.06.001

Matsuo, K., & Palmer, J. B. (2009). Coordination of mastication, swallowing and breathing. Japanese Dental Science Review, 45(1), 31–40. https://doi.org/10.1016/j.jdsr.2009.03.004

McGrath, J. M., & Medoff-Cooper, B. (2002). Alertness and feeding competence in extremely early born preterm infants. Newborn and Infant Nursing Reviews, 2(3), 174–186. https://doi.org/10.1053/nbin.2002.35127

Miller, C. K., Cohen, A. P., & Willging, J. P. (2020). Oral motor development. In J. P. Willging, C. K. Miller, & A. P. Cohen. Pediatric dysphagia (pp. 61–79). Plural Publishing.

Miller, C. K., Kelchner, L. N., & Willging, J. P. (2020). Three phases of swallowing. In J. P. Willging, C. K. Miller, & A. P. Cohen. Pediatric dysphagia (pp. 49–51). Plural Publishing.

Miller, C. K., & Willging, J. P. (2007). The implications of upper-airway obstruction on successful infant feeding. Seminars in Speech and Language, 28(3), 190–203. https://doi.org/10.1055/s-2007-984725

Mizuno, K., & Ueda, A. (2006). Changes in sucking performance from non-nutritive sucking to nutritive sucking during breast- and bottle-feeding. Pediatric Research, 59, 728–731. https://doi.org/10.1203/01.pdr.0000214993.82214.1c

Morris, S. E., & Klein, M. D. (2000). Pre-feeding skills (2nd ed.). PRO-ED.

Palmer, M. M. (1993). Identification and management of the transitional suck pattern in premature infants. Journal of Perinatal and Neonatal Nursing, 7(1), 66–75. https://doi.org/10.1097/00005237-199306000-00009

Palmer, M. M., Crawley, K., & Blanco, I. (1993). The Neonatal Oral-Motor Assessment Scale: A reliability study. Journal of Perinatology, 13(1), 28–35.

Palmer, M. M., & Vandenberg, K. A. (1998). A closer look at neonatal sucking. Neonatal Network, 17(2), 77–79.

Rogers, B., & Arvedson, J. (2005). Assessment of infant oral sensorimotor and swallowing function. Mental Retardation and Developmental Disabilities Research Reviews, 11(1), 74–82. https://doi.org/10.1002/mrdd.20055

Scarborough, D., Brink, K. E., & Bailey-Van Kuren, M. (2018). Open-cup drinking development: A review of the literature. Dysphagia, 33, 293–302. https://doi.org/10.1007/s00455-017-9871-6

Scheel, C. E., Schanler, R. J., & Lau, C. (2005). Does the choice of bottle nipple affect the oral feeding performance of very-low-birthweight (VLBW) infants? Acta Paediatrica, 94(9), 1266–1272. https://doi.org/10.1111/j.1651-2227.2005.tb02087.x

Sheppard, J. J. (2008). Using motor learning approaches for treating swallowing and feeding disorders: A review. Language, Speech, and Hearing Services in Schools, 39(2), 227–236. https://doi.org/10.1044/0161-1461(2008/022)

Tutor, J. D., & Gosa, M. M. (2012). Dysphagia and aspiration in children. Pediatric Pulmonology, 47(4), 321–337. https://doi.org/10.1002/ppul.21576

Wolf, L. S., & Glass, R. P. (1992). Feeding and swallowing disorders in infancy: Assessment and management. Therapy Skill Builders.

Wolff, P. H. (1968). The serial organization of sucking in the young infant. Paediatrics, 42(6), 943–956.

CHAPTER 3

섭식 평가
(Feeding Assessment)

SUZANNE BRETON, MA, BSCOT, and SHERNA MARCUS, MHS, BScOT

챕터 하이라이트

- 비판적 분석 및 문제-해결 접근(Critical analysis and problem-solving approach)
- 아동 섭식 모델(Model of Pediatric Feeding)
- 포괄적인 섭식 평가 수행(Performing a comprehensive feeding assessment)

주요 용어 및 개념

- 구강 감각 과민(Oral hypersensitivity)
- 구강 감각 저하(Oral hyposensitivity)
- 구강 민감도(Oral sensitivity)
- 구강 잔여물(Oral residue)
- 기관식도 누출관(Tracheoesophageal fistula)
- 도구적 삼킴 평가(Instrumental swallowing assessment)
- 목 청진(Cervical auscultation)
- 병력 및 섭식이력(Medical and feeding history)
- 비영양적 빨기(Nonnutritive sucking)
- 비판적 분석 및 문제-해결 접근(Critical analysis and problem-solving approach)
- 설하수증(Glossoptosis)
- 성문개방음(Glottic release sound)
- 숙면(Deep sleep)
- 식도폐쇄증(Esophageal atresia)
- 아동 섭식 모델(Model of Pediatric Feeding)
- 아래턱 후퇴(Retrognathia)
- 영양적 빨기(Nutritive sucking)
- 울음(Crying)
- 임상 섭식 평가(Clinical feeding assessment)
- 입술 갈림증(Cleft lip)
- 입주위 민감도(Perioral sensitivity)
- 입천장 갈림증(Cleft palate)
- 작은턱증(Micrognathia)
- 졸림(Drowsy)
- 참여 행동(Engagement behaviors)
- 코인두 역류(Nasopharyngeal regurgitation)
- 큰혀증(Macroglossia)
- 편안한 각성 상태(Quiet alert state)
- 활동성 수면(선잠)(Active (light) sleep)
- 활발한 각성 상태(Active alert state)
- 후두갈림증(Laryngeal cleft)

섭식 및 삼킴 문제가 있는 아동의 평가는 병력 및 섭식 이력 검토를 포함한다. 아동의 섭식에 대한 관찰(임상 섭식 [수유] 평가 또는 침상에서의 섭식 평가라고 함)과 더불어 필요한 경우 비디오 투시 삼킴 검사(VFSS) 또는 광섬유 내시경 검사(FEES)와 같은 도구적 삼킴 평가를 사용한다. **임상 섭식 평가(clinical feeding assessment)**는 섭식 치료시간 동안 관찰된 징후의 분석을 포함한다. 이 정보는 병력 및 섭식 이력 분석과 함께 섭식 문제의 근본적인 원인을 찾고 가족 및 팀의 목표를 결정하여 적절한 중재를 수행하는데 도움을 준다.

섭식은 운동, 감각, 신경, 심폐 및 소화 기관 등 많은 기관의 통합을 필요로 하는 복잡한 과정이다. 이 기관들 중 어느 것이든 어려움을 겪는다면 영유아와 아동의 섭식에 영향을 미치고 섭식 문제를 초래할 수 있다. 이 장에서는 섭식 문제를 일으킬 수 있는 다양한 문제에 대한 정보를 제공한다. 저자가 개발한 포괄적인 영유아와 아동의 섭식 및 삼킴 문제의 평가와 중재 방법을 설명하고 임상 섭식 평가를 수행하는 단계를 설명한다(비디오 투시 삼킴 검사 수행에 대한 자세한 내용은 6장 "삼킴 문제"를 참조).

1. 비판적 분석 및 문제-해결 접근 CRITICAL ANALYSIS AND PROBLEM-SOLVING APPROACH

이 장의 저자들은 **비판적 분석과 문제-해결 접근**(critical analysis and problem-solving - CAPS approach)이라고 불리는 아동 섭식 평가를 가르치고 중재하기 위한 접근법을 개발하였다. 이 접근법은 영유아와 아동의 구강 섭식에 영향을 미칠 가능성이 있는 문제를 고려하고 각 문제에 대한 임상 징후와 실질적 중재 전략을 설명한다(표 3.1 참조). 비판적 분석과 문제-해결 접근의 목표는 작업치료사가 비판적 분석을 사용하여 임상 징후를 기반으로 섭식 문제의 근본적인 원인을 판단하고 중재할 때 가장 적절한 접근 방식으로 문제를 해결하는데 도움이 되는 실용적인 가이드를 제공하는 것이다. 이 책 전반에 걸쳐 비판적 분석과 문제-해결 접근은 다양한 섭식 문제를 탐구하는데 사용되고, 또한 이 접근법은 각 장의 끝에 있는 사례 연구에 포함되어 있다.

2. 아동 섭식 모델 MODEL OF PEDIATRIC FEEDING

비판적 분석과 문제-해결 접근(CAPS)에는 영유아와 아동의 구강 섭식 기능 장애를 일으킬 가능성이 있는 모든 문제를 조사하는 틀인 **아동 섭식 모델**(Model of Pediatric Feeding) (그림 3.1)이 포함된다(Marcus, 2009). 이러한 발생가능한 문제들을 임상가가 인지하고 임상 섭식 평가를 완료하는 것이 중요하다. 이 장에서는 이러한 각 문제에 대해 설명한다.

1) 각성 수준(Level of Alertness)

효과적인 구강 섭식에는 각성이 명료한 상태에서 다가오는 자극에 반응하면서 침착함을 유지하는 능력이 필수적이다. Brazelton이 설명한 영유아에서 관찰된 행동 상태로는 숙면, 활동성 수면, 졸음, 편안한 각성, 활발한 각성, 그리고 울음이 있다(Brazelton & Nugent, 1995; 표 3.2. 참조). 영유아는 고요하게 깨어있는 상태일 때 가장 잘 먹을 수 있다. 때때로 미숙아와 의학적 또는 신경학적 문제가 있는 영유아와 아동은 과도하게 나른해하거나 졸려하며 섭식(수유)을 위해 깨어있고 명료한 상태를 유지하는데 어려움이 있을 수 있다. 여러 가지 이유로 쉽게 화내고 질서가 없는 일부 영유아와 아동은 활발한 각성 상태에 이르지만 편안한 각성 상태에는 도달하지 못한다. 젖병 수유와 모유 수유 중 편안한 각성 상태는 빨기 능력(McGrath & Medoff-Cooper, 2002)과 수유 섭취량에 긍정적인 영향을 미치는 것으로 밝혀졌다(McCain, 1995). 또한 명료한 상태에 이르게 하고 유지할 수 있는 영유아가 더 체계적인 빨기 패턴을 가지며 수유를 완성할 가능성이 더 높다(Lubbe, 2018; Ludwig & Waitzman, 2007; McGrath & Medoff-Cooper, 2002; Thoyre et al., 2005).

하지만 영유아가 편안한 각성 상태에서 가장 잘 수행할 수 있다고 젖병 수유나 모유 수유에도 명료한 각성만이 필요한 것은 아니며, 영유아는 졸린 상태에서도 수유를 잘 할 수 있다(White-Traut et al., 2005). 수유를 하기 전에 손을 입으로 가져가거나 손이나 혀를 빠는 것과 같은 영유아의 수유 준비 징후는 효율적인 수유 능력의 향상을 나타내는 것으로 밝혀졌다(White-Traut et

표. 3.1. 비판적 분석과 문제-해결 접근: 임상 징후 및 효과적인 중재 전략

섭식 문제	가장 근본적인 섭식 문제	임상 징후 (임상 섭식 평가 중에 관찰되고 섭식이력에서 수집된 임상 징후는 무엇인가?)	중재 전략 (어떤 중재가 도움이 되는가?)
젖병 또는 모유 수유의 어려움	• 각성 수준 • 구강–운동 문제 • 심폐 문제 • 감각 문제 • 구조적 문제 • 위장 문제		
숟가락으로 먹여주기 및 고형식에 대한 어려움	• 각성 수준 • 구강–운동 문제 • 감각 문제 • 삼킴 문제 • 구조적 문제 • 위장 문제		
컵으로 마시기의 어려움	• 각성 수준 • 구강–운동 문제 • 감각 문제 • 삼킴 문제 • 구조적 문제 • 위장 문제		

그림 3.1. 아동 섭식 모델

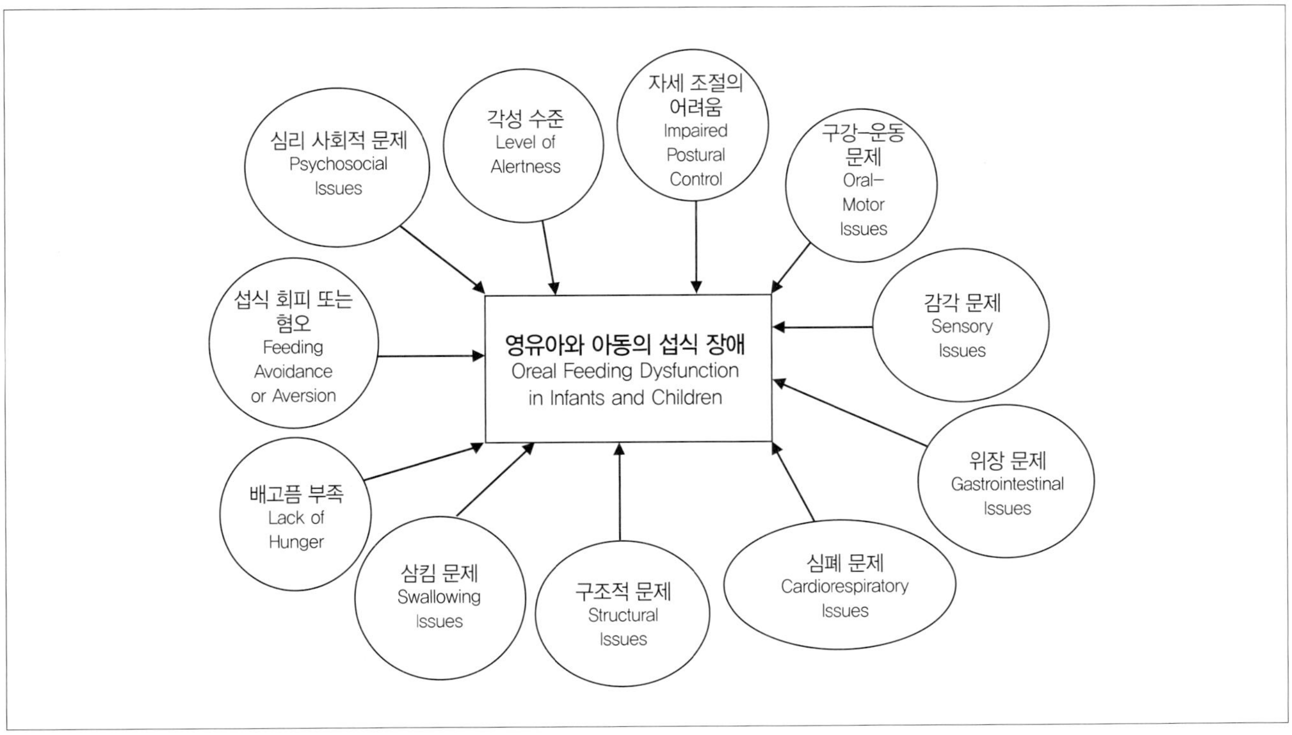

출처: Adapted from Marcus (2009). Used with permission.

표 3.2. 영유아의 행동 상태 및 각성 수준

상태	표현
숙면	• 움직임 없이 조용히 누워 있음 • 눈을 감고, 눈의 움직임은 최소화됨 • 활동적인 움직임 없이 깊고 규칙적인 호흡 • 잠깐 깜짝 놀랄 수 있지만 깨지는 않음
활동성 수면(선잠)	• 잠자고 있는 동안 움직임 • 소음에 놀람 • 빠른 안구 운동(Rapid Eye Movement – REM) 수면 상태이므로 눈꺼풀 아래 눈의 회전 운동이 느려질 수 있음 • 신체 경련이 있을 수 있으며 불규칙하거나 얕은 호흡이 뚜렷할 수 있음 • 찡그린 얼굴, 찌푸린 얼굴, 미소, 경련, 입 움직임, 빠는 것과 같은 안면 움직임을 보임
졸음	• 눈을 떴다 감았다 할 수 있지만 눈이 흐릿하게 보일 수 있음 • 규칙적으로 호흡하지만 수면 중보다 더 빠르고 얕게 호흡함 • 더 명료하고 반응적인 상태로 활성화될 수 있음
편안한 각성 상태	• 눈은 밝고 빛나지만 몸과 얼굴은 비교적 편안하고 활동적이지 않음 • 시각과 소리는 예측 가능한 반응을 보임
활발한 각성 상태	• 울음으로 넘어가는 과도기 상태 • 진정되거나 명료한 상태가 될 수 있음 • 자극이 너무 많으면 까다로워질 수 있음 • 영유아를 깜짝 놀라게 할 수 있는 갑작스럽고 무질서한 움직임이 있을 수 있음
울음	• 비명을 지르는 듯 울음 • 배고픔, 고통, 지루함, 불편함, 피곤함을 알리는 다양한 유형의 울음이 있음

출처: Adapted from the Centre for Perinatal Psychology (2016).

al., 2005). 영유아의 구강 수유를 위한 준비는 영유아가 수유를 하는 동안 적극적인 상태를 유지할 수 있는 능력에 상당한 영향을 미친다(Ludwig & Waitzman, 2007; Shaker, 2017). 수유 준비를 위한 징후는 다음을 포함한다.

- 능동적으로 젖꼭지를 찾고, 입술에 닿는 젖꼭지의 촉감에 반응하는 것
- 먹이 찾기 반사
- 젖꼭지를 입에 넣으면 즉시 빠는 것

구강 수유를 위한 준비가 되지 않았을 때 젖꼭지를 물리는 경우 영유아는 수유하는 동안 참여를 유지할 가능성이 적으며(Thoyre & Brown, 2004), 잘 먹을 확률 또한 낮다(영유아의 구강 수유를 위한 준비 징후에 대한 자세한 내용은 10장 “미숙아의 수유와 영양”을 참조).

또한 낮아진 각성 상태는 숟가락으로 먹일 때, 컵으로 마실 때와 고형식을 먹는데 영향을 미칠 수 있다. 낮아진 각성 상태를 보이는 아동은 종종 입 안에 있는 음식물의 자극에 덜 반응하고 구강이나 구강 인두에 음식물이 고이도록 놔두는 경우가 있다. 이러한 아동은 차갑거나, 탄산이 든 음료 또는 매운 음식과 같이 감각입력을 증가시켜 명료도와 반응성을 높일 수 있는 음식과 액체를 가장 잘 먹을 수 있다(Morris & Klein, 2000).

신경학적 장애가 있는 일부 영유아와 아동은 감각 입력에 의해 당황하고 짜증내며 구강 섭식을 하는 동안 침착함을 유지하는데 어려움을 겪는다. 짜증을 내는 영유아나 아동은 외부 자극이 최소화된 환경(예; 시각적 자극이 적은 어둡거나 조용한 방)에서 가장 잘 먹는다.

또한 깊은 압박(감싸주거나 안정적인 촉감과 억제를 제공하여) 및 흔들기는 섭식을 위해 차분하고 명료한 각성 상태에 도달하는데 도움을 준다.

2) 자세 조절 장애(Impaired Postural Control)

신경발달 장애 아동의 약 80%가 섭식과 삼킴 장애를 가지고 있다(Cerezo et al., 2011). 근 긴장도, 자세 정렬, 움직임 패턴의 이상과 지속되는 원시반사는 구강-운동 기술을 방해할 수 있다(Miller, Cohen, & Willging, 2020). 머리와 몸통 조절은 구강 구조의 정렬(Redstone & West, 2004)과 구강 내에서 정교한 움직임을 수행하는 능력에 영향을 미친다(Manno et al., 2005). 성공적으로 음식을 삼키는 것은 머리와 몸통 조절의 기초에 따라 혀, 입술, 턱의 협응된 움직임을 필요로 한다(Redstone & West, 2004).

운동 문제가 있는 아동은 종종 머리와 몸통을 적절히 조절하지 못하는 경우가 많으며 이는 다양한 구강 구조의 움직임을 분리하고 협응하는 능력에 영향을 미친다. 자세 조절이 어려운 영유아와 아동이 효과적인 구강 섭식을 위해 구강-운동 움직임에 집중하게 하기 위해서는 머리와 몸통 조절에 도움을 줄 수 있는 지지적인 자세 또는 지지대가 있는 의자를 제공해야 한다. 미국 질병통제예방센터(n.d.)는 영유아가 거의 또는 완전히 도움을 받지 않고 머리를 잘 조절할 수 있을 때까지 숟가락으로 먹여주는 것을 시작하지 않을 것을 권고한다. 그러나 운동 문제가 있는 일부 영유아와 아동은 머리 조절 발달이 현저하게 느리거나 머리 조절을 전혀 해내지 못할 수도 있다. 이러한 경우 우리의 경험 상 아동이 충분한 구강-운동과 삼키는 기술을 가지고 있고 저하된 머리와 몸통 조절을 보조할 수 있는 적절한 자세를 유지할 수 있어야 한다(자세한 내용은 5장 "퓌레, 고형식, 컵으로 마시기 전환의 어려움"을 참조).

3) 구강-운동 문제(Oral-Motor Issues)

손상된 구강-운동 조절은 젖병 수유와 모유 수유뿐만 아니라 숟가락으로 먹여주기, 컵으로 마시기, 씹기로의 전환에도 영향을 미칠 수 있다. 구강-운동 조절과 턱, 혀, 입술, 뺨과 같은 다양한 구조의 기능은 아동이 효율적이고 안전하게 먹도록 하는데 영향을 미친다(구강-운동 문제, 임상 징후 및 중재 전략에 대한 자세한 설명은 4장 "모유 수유 또는 젖병 수유의 어려움"과 5장을 참조).

4) 감각 문제(Sensory Issues)

감각 문제를 가지고 있는 영유아와 아동은 모유 수유, 젖병 수유, 컵으로 마시기 그리고 퓌레에서 고형식으로 전환할 때 어려움을 겪는다. 이러한 영유아와 아동은 섭식 능력에 영향을 미치는 **구강 감각 과민**(oral hypersensitivity, 구강 내 과도한 민감성)과 **구강 감각 저하**(oral hyposensitivity, 구강 내 민감성 감소)를 가지고 있을 수 있다. 감각 과민이 있는 아동은 감각 역치가 보편적인 수준보다 낮아져 미각, 후각, 촉각(질감) 등의 감각 입력에 대한 반응으로 얼굴을 찡그리거나 구역질을 하는 등의 과민 반응이나 방어적인 반응을 보인다. 감각 저하의 경우 아동의 감각 역치가 보편적인 수준보다 높아져 음식에 대한 반응이 감소할 수 있으며, 여기에는 음식을 먹는데에 관심이 부족하거나 또는 입 안 어디에 음식이 있는지 인지하기가 어렵거나(Morris & Klein, 2000; Siktberg & Bantz, 1999), 구강 내 음식을 입에 가득 머금거나, 구강 내 볼 틈 사이에 넣는 경향(Miller & Maybee, 2020)이 포함된다(감각 문제에 대한 자세한 내용은 4장과 5장을 참조).

5) 위장 문제(Gastrointestinal Issues)

위 식도 역류, 지연된 위 배출, 우유 단백질 알레르기 또는 변비와 같은 위장 문제가 있는 영유아와 아동은 불편함, 메스꺼움, 통증 그리고 배고픔 부족을 경험할 수 있으며 이로 인해 구강 섭식을 꺼리거나 제한된 구강 섭취 등의 심각한 섭식 문제를 초래할 수 있다. 위장 상태에 대한 중재의 대부분은 의학적이거나 영향학적이지만, 작업치료사가 이러한 문제와 그 문제가 구강 섭식에 미치는 영향을 이해하고 관련 전문가 간 팀의 적절한 중재를 도울 수 있어야 한다(Marcus, 2009)(위장 문제와 그것이 구강 영양에 미치는 영향에 대한 자세한 내용은 7장 "위 식도 역류 및 기타 위장 문제"를 참조).

6) 심폐 문제(Cardiorespiratory Issues)

영유아나 아동이 구강으로 음식을 먹기 위해서는 음식을 먹기 전, 먹는 중, 그리고 음식을 먹은 후에 안정적인 심박수, 호흡수 및 산소포화도를 유지할 수 있어야 한다. 호흡수 또는 호흡을 증가시키기 위한 움직임이 필요한 의학적 질환이 있는 영유아는 모유 수유나 젖병 수유 중에 어려움을 겪을 수 있다. 호흡기 문제가 있는 영유아는 모유 수유나 젖병 수유 중에 나타나는 호흡의 멈춤을 견디지 못할 수 있다(Barlow, 2009; Glass & Wolf, 1994; Miller & Willging, 2007). 이러한 영유아는 빨기 폭발 중에 또는 그 사이에 충분한 호흡을 할 수 없기 때문에 빨고–삼키고–숨쉬기 협응에 어려움을 겪는다(4장에서는 섭식 중 빨고–삼키고–숨쉬기의 협응의 어려움에 대한 자세한 정보를 제공한다). 호흡기 문제는 아동이 음식이나 액체를 입에 물고 숨을 쉬기 위해 자주 휴식을 취하는 것이 가능한 숟가락으로 먹기, 컵으로 마시기 또는 고형식 섭취에는 영향을 덜 미친다.

7) 구조적 문제(Structural Issues)

기도, 구강, 인두 및 식도 구조의 결함은 구강 섭식(수유)에 영향을 미칠 수 있다. 예를 들어, 입천장 갈림증은 젖병 수유 또는 모유 수유 중 영유아의 빨기 능력에 영향을 미친다. 입천장의 갈림은 영유아가 구강 내 압력을 형성하고 젖꼭지에서 액체를 빨아 들이는 것을 방해하며, 또한 액체가 코인두로 들어가 코 밖으로 나오게 된다(Glass & Wolf, 1999).

작거나 뒤쪽에 위치한 턱이나 혀는 영유아가 효과적인 빨기를 위해 젖꼭지 주위를 혀로 감싸는 것을 어렵게 하며(Glass & Wolf, 1999), 뒤쪽에 위치되어 있는 혀는 기도 폐쇄와 호흡곤란을 일으킬 수 있다(Miller, 2011).

후두갈림증, 기관식도 누출관 또는 식도폐쇄증과 같은 소화 호흡기관의 다른 구조적 결함은 구강 수유를 방해하고 영유아를 흡인의 위험에 처하게 할 수 있다. 이러한 구조적 결함은 일반적으로 출생 직후 진단되며 아동이 안전하게 먹을 수 있도록 하기 위해 의학적 또는 외과적 처치가 필요하다(구조적 문제에 대한 설명은 자료 3.1.을 참조하고 구강 섭식에 영향을 미치는 구조적 문제에 대한 자세한 내용은 11장 "구조적 결함: 1부"를 참조).

8) 삼킴 문제(Swallowing Issues)

삼킴의 안전성과 기능은 임상 섭식 평가 중에 평가되어야 한다. 임상 섭식 평가의 목표는 삼킴 문제의 여부를 결정하고, 도구적 삼킴 평가가 필요한지 확인하며, 필요한 경우 도구적 삼킴 평가의 실행 단계를 계획하는데 도움이 되는 정보를 수집하는 것이다(삼킴 기능 장애에 대한 평가 및 중재는 6장에서 자세히 설명한다).

9) 배고픔 부족(Lack of Hunger)

경관 섭식을 하거나 위장 문제(예; 우유 단백질 과민증으로 인한 메스꺼움)가 있는 영유아와 아동은 자주 배고픔 부족을 경험하며, 이는 구강으로 음식을 먹으려는 의지에 영향을 미친다. 배고픔 부족의 근본적인 원인이 위장 문제로 인한 것이라면 영유아나 아동이 구강 섭식을 확립하기 위한 치료를 진행하기 전에 그 문제를 해결해야 한다(7장에서는 위장 문제에 대한 자세한 내용을 제공한다). 마찬가지로, 모든 영양을 경관으로 공급받는 영유아와 아동은 경관 섭식을 줄이고 배고픔을 느낄 수 있을 때까지 구강 섭식을 시작하는데 제한된 기능적 향상을 보일 수 있다(배고픔을 촉진하는 것에 대한 자세한 내용은 8장 "섭식 혐오와 경관 섭식에서 구강 섭식으로의 전환" 참조).

자료 3.1. 구조적 문제

- **기관식도 누출관(Tracheoesophageal fistula)**: 식도와 기관 사이에 비정상적인 연결(누공)이 있는 선천성 기형
- **식도폐쇄증(Esophageal atresia)**: 식도가 위장(GI)에 정상적으로 연결되지 않고 끝이 막힌 주머니로 끝나는 선천성 질환
- **입술 갈림증(Cleft lip)**: 잇몸으로 확장되지 않는 입술의 갈라짐
- **입천장 갈림증(Cleft palate)**: 입천장을 형성하는 머리뼈의 두 판이 완전히 결합되지 않은 상태
- **후두갈림증(Laryngeal cleft)**: 후두, 기관 및 식도와 관련된 드문 선천성 기형으로 음식이나 액체가 기도로 들어갈 수 있음

10) 섭식 회피 또는 혐오(Feeding Avoidance or Aversion)

일부 영유아와 아동은 구강으로 음식을 먹는 것에 관심이 없거나 거부하며, 여러 가지 이유로 먹는 것을 회피한다. 배고픔에 영향을 미치거나 불쾌한 섭식 경험을 초래할 수 있는 의학적 질환이나 기능-기반 손상(예; 위 식도 역류 질환, 구강-운동 기능 저하, 감각 처리 문제, 삼킴 문제)은 섭식 회피로 이어질 수 있다. 섭식 회피 행동(예; 섭식 거부하며 다만, 주의를 흩뜨려 놓았을 때만 섭식을 함)은 항상 이유가 있기 때문에 근본적인 원인을 파악하고 해결하는 것이 중요하다. 섭식 회피는 불쾌하거나 불편하거나 고통스럽거나 무서운 섭식 상황에 대한 적응 반응으로 시작된다. 섭식 회피가 있는 아동이 음식을 먹도록 강요되거나 불쾌한 섭식 경험을 반복적으로 겪으면 섭식 혐오가 발생할 수 있다. 자세한 내용은 8장을 참조한다.

11) 심리사회적 문제(Psychosocial Issues)

식사 시간 동안 부모-자녀 간 상호작용은 섭식의 어려움을 초래하거나 강화할 수 있다(Frolek Clark & Kingsley, 2020). 음식을 먹이기 어렵거나 섭식에 부정적인 행동을 보이는 아동은 부모나 보호자가 무능함, 좌절감, 슬픔 등의 감정을 느끼게 할 수 있으며, 부정적인 섭식 관계의 원인이 될 수 있다. 근본적인 원인과 관계없이 섭식 회피는 부모가 아동에게 음식을 먹도록 유도하려 할 때 부모-아동 간 부적응적 상호작용으로 이어진다. 아동이 섭식 회피를 보일 때, 보호자는 아동이 선호하는 음식만 제공하거나, 음식을 먹을 수 있도록 달래거나, 보상을 주거나, 먹는 동안 장난감이나 영상으로 아동의 주의를 분산시키거나, 아동을 따라다니며 놀이 중에 음식을 몰래 입에 넣는 것과 같은 다양한 방법으로 음식을 먹여보려는 전략을 실행할 수도 있다. 그러나 이러한 전략들이 짧은 기간 동안 효과적일 수 있으나, 일반적으로 결국 아동이 음식에 대한 저항성이 강화되는 역효과를 낳는다(Manikam & Perman, 2000).

영유아의 행동과 부모의 반응 사이의 만성적인 불일치는 섭식 중 부정적인 결과와 갈등을 초래할 수 있다(Chatoor, 2002; Harada et al., 2019; Satter, 1990). 영유아기에 보호자가 영유아의 신호를 읽지 못하거나 수유 중에 의도적으로 이를 무시하는 것은 영유아가 수유 중 스스로 조절하고 통제할 수 있는 능력을 키우기 어렵게 만든다. 미숙아의 구강 수유 중 각성, 집중력, 순응을 유지하는 능력은 영유아의 특성뿐만 아니라 수유 전반에 걸쳐 영유아와 보호자 간의 공동조절에도 달려 있다(Thoyre & Brown, 2004). 수유를 하는 동안 영유아의 능력과 도움의 필요성을 보호자가 이해하는 것은 수유에 대한 영유아의 참여를 촉진한다. **참여 행동(Engagement behaviors)**에는 각성 수준에 이르는 것과 활동에 대한 신체 인식이 포함되는 반면, 이탈 행동(disengagement behaviors)에는 능동적 회피(예; 젖꼭지에서 머리를 돌리는 것) 또는 수동적 회피(예; 잠드는 것)가 포함된다. 보호자는 상호작용을 조정하기 위해 이러한 신호를 이해할 필요가 있으며 수유를 하는 동안 자극의 적절한 정도와 타이밍을 제공해 줄 필요가 있다(Thoyre et al., 2016).

긍정적인 수유 관계는 성공적인 섭식 발달에 매우 중

요하다(Chatoor et al., 1984). 우울하거나, 불안하거나, 스트레스 요인에 의해 압도된 부모는 통제적이거나 관대하거나 또는 관여하지 않는 수유 방식을 보이는 것으로 밝혀졌으며(Hurley et al., 2008), 영유아의 과민성 또는 무반응에 대처하는데 어려움을 겪을 수 있다. 이로 인해 의도치 않게 영유아의 조절능력과 섭식의 어려움을 극대화시킬 수 있다(Chatoor, 2002; Chatoor et al., 1984).

3. 포괄적인 섭식 평가 수행
PERFORMING A COMPREHENSIVE FEEDING ASSESSMENT

섭식 평가의 목적은 아동의 섭식 문제의 적절한 중재가 이루어질 수 있도록 근본적인 원인을 파악하는 것이다. 포괄적인 섭식 평가는 세 부분으로 구성된다.

1. **병력 및 섭식이력**(medical and feeding history)은 보호자, 다른 전문가, 아동의 의무기록 등을 포함한 다양한 영역에서 얻는다.
2. **임상 섭식 평가**(clinical feeding assessment)는 섭식 평가 중 관찰을 포함한다. 목 청진(cervical auscultation-CA)을 사용하거나 표준화된 섭식 및 삼킴 평가를 완료하는 등의 추가적인 도구가 포함될 수 있다(표준화된 섭식 및 삼킴 평가 목록은 부록 3.A.를 참조).
3. **도구적 삼킴 평가**(instrumental swallowing assessment)는 삼킴의 안정성과 기능에 대한 보다 완전한 평가가 필요한 경우(예; 비디오투시 삼킴 검사-VFSS, 광섬유 내시경 검사-FEES) 실시할 수 있다.

이 장의 나머지 부분에서는 병력 및 섭식 이력과 임상 섭식 평가를 완료하는 것에 대한 세부 정보를 제공한다. 도구적 삼킴 평가 완료에 대한 정보는 6장에서 찾을 수 있다.

1) 병력 및 섭식이력(Medical and Feeding History)

작업치료사는 섭식과 관련된 모든 사항을 포함하여 가능한 병력 및 섭식이력을 최대한으로 수집한다. 이는 아동의 섭식 및 삼킴에 영향을 미칠 수 있는 문제에 대한 정보를 제공한다. 또한 아동의 현재와 과거의 섭식 경험과 능력을 명시한다.

작업치료사는 병력 및 섭식이력 설문지(부록 3.B.)를 사용하며 모든 정보가 수집되었는지 확인할 수 있다. 가능하다면 기록은 최대한 다음 정보가 포함되어야 한다.

① **진단**(Diagnoses): 위 식도 역류, 성대마비, 심장 이상, 구조적 결함 및 만성 폐질환과 같은 섭식 및 삼킴 문제로 이어질 수 있는 진단을 포함한다.

② **의뢰 사유**(Reason for the referral): 의뢰기관에 의해 확인된 우려 사항은 무엇인가?

③ **병력**(Medical history): 섭식 및 삼킴과 관련된 모든 부분에 대한 확인(예; 상부위장관 연구, 비디오 투시 삼킴 검사)과 중재(예; 위 바닥 주름술)를 포함한다.

④ **과거 및 현재의 섭식 방법**(Previous and current methods of feeding) (예; 구강 또는 경관 섭식): 아동의 과거 및 현재의 섭식이력을 확인해야 한다. 아동은 과거에 경관 섭식 또는 구강 섭식 중 무엇을 하였는가? 과거의 섭식과 관련된 문제는 무엇이었는가? 섭식 문제가 시간이 지남에 따라 개선 또는 악화 되었는가? 아동이 경관 섭식을 하였다면, 경관 섭식을 시작한 이유(예; 불충분한 구강 섭취, 삼킴 안전의 우려, 위 식도 역류와 같은 위장 문제)를 찾아내야 한다. 아동이 구강 섭식을 하였다면, 먹었던 음식의 유형(예; 액체, 퓌레, 고형식), 음식을 먹는 동안 아동의 일반적인 자세, 사용된 섭식 도구, 섭취한 음식 또는 액체의 양, 섭식의 지속 시간 및 아동의 행동(예; 섭식에 대한 의지 또는 저항, 특정 질감에 대한 구역질)이 포함된다. 이 단계의 섭식이력은 아동의 과거 및 현재 섭식 능력과 섭식에 영향을 미칠 수 있는 운동 또는 감각 문제에 대한 정보를 제공한다.

⑤ **구강 섭식 중 삼킴 문제를 시사하는 과거 및 현재 징후**(Any previous or current signs suggesting a swallowing issue during oral feeding): 기침, 질식 또는는

젖은 숨소리와 같은 징후에 주의해야 한다(자세한 내용은 6장을 참조).

⑥ 위장 문제를 시사하는 징후(Any signs suggesting a GI issue): 구강 수유 중 또는 후에 얼굴을 찡그리거나, 등이 활처럼 휘거나, 울거나, 구토를 하는 등과 같은 징후를 유의해야 한다. 또한 구강 섭식 중 발생하는 구토를 주의해야 한다(위장 문제의 징후는 7장을 참조).

⑦ 경관 섭식 정보(Tube feeding information): 아동이 경관 섭식을 하는 경우 사용하는 경관의 유형, 섭식 시간 및 섭식 중에 보이는 불편한 기색을 기록한다. 이 정보는 구강 섭식을 시작하는 것이 적절한지 여부를 결정하는데 중요하다. 예를 들어, 아동이 24시간 내내 경관 섭식을 하고 있다면 그 아동은 배고픔을 경험할 기회가 없을 수 있으며, 이는 구강 섭식에 대한 관심에 영향을 미칠 수 있다. 또한 아동이 경관 섭식 중에 불편함이나 구토를 경험한다면 해결되지 않은 위장 문제가 있을 수 있으며, 그것 또한 구강 섭식에 영향을 미칠 수 있다.

⑧ 아동 또는 보호자의 관점에서 보는 섭식 문제 및 목표(Feeding issues and goals from the perspective of the child or caregiver): 아동이나 보호자에 의해 확인된 문제와 섭식 목표를 이해하는 것은 중요하며, 이러한 문제와 목표는 의뢰기관과 다를 수 있다.

2) 임상 섭식 평가(Clinical Feeding Assessment)

임상 섭식 평가는 섭식을 하는 아동을 관찰하는 것을 포함한다. 작업치료 임상 섭식 평가 양식(부록 3.C.)은 작업치료사가 평가를 완료하는데 도움을 제공하는 틀로 사용될 수 있다.

(1) 의뢰 사유 및 섭식 문제(Reason for referral and feeding concerns)

의뢰 사유와 섭식 문제를 기록하는 것은 작업치료사가 가족 및 전문가 간 팀과 함께 적절한 목표를 설정하는데 도움이 된다.

(2) 병력 및 섭식이력(Medical and feeding history)

병력 부분에는 병력 및 섭식이력 설문지(부록 3.B.)를 통해 얻은 정보의 요약이 포함된다.

(3) 신경발달 선별 검사(Neurodevelopmental screen)

영유아나 아동의 근 긴장도, 전반적인 운동 기술(특히 머리 및 몸통 조절) 및 원시반사의 유무가 섭식 중 구강 구조와 기능에 영향을 미치기 때문에 신경발달 선별 검사를 실시하는 것이 중요하다. 섭식에 대한 기대는 아동의 연령이 아니라 발달 수준을 기반으로 가져야 한다. 적절한 섭식 목표를 세우고 기대치를 설정하기 위해 아동의 현재 신경발달 수준을 이해하는 것이 필수적이다.

신경발달 선별 검사의 일부는 다음과 같다.

① 자세 긴장도(Postural tone): 영유아 또는 아동의 섭식 중 자세 긴장도와 정렬을 확인한다.

② 시각 및 청각 반응(Visual and auditory responses): 영유아나 아동이 보고 들을 수 있는지, 시각 및 청각 입력에 적절하게 반응하는지에 대해 확인한다. 이 정보는 아동이 섭식 상황에 반응하는 방식과 섭식 방법에 영향을 미칠 수 있다. 예를 들어, 아동이 음식을 보지 못하는 것 같으면 음식이 오고 있다는 청각적, 촉각적, 또는 후각적 신호가 필요할 것이다.

③ 움직임 패턴(Movement patterns): 구강-운동 조절 또는 삼킴을 방해할 수 있는 비정상적인 목, 몸통, 및 팔-다리 움직임 패턴을 보이는지 확인한다.

④ 대운동 기능(Gross motors kills): 다양한 자세에서 영유아 또는 아동의 대운동 기능을 확인한다. 대운동 기능이 느린 아동은 구강-운동과 섭식 또한 늦어질 수 있다.

⑤ 미세운동 기능(Fine motor skills): 아동이 팔과 손을 어떻게 사용하는지, 그리고 이 기능이 스스로 음식

을 섭취하는 능력에 미치는 영향을 확인한다.

⑥ 감각 처리(Sensory processing): 촉각, 시각, 청각, 온도 및 미각과 같은 감각 정보에 대한 영유아나 아동의 반응과 그 능력이 구강 섭식에 어떻게 영향을 미치는지 확인한다. 다양한 감각 경험에 적응할 수 있는 영유아의 능력은 부모–영유아 수유 관계에도 영향을 미칠 수 있다.

⑦ 언어 기능(Language skills): 영유아나 아동의 언어 능력 및 구강–운동 조절과 기능에 대한 영향을 확인한다.

⑧ 개인 사회성 기능(Personal social skills): 영유아나 아동이 보호자 및 다른 사람과의 상호작용과 그것이 섭식에 영향을 미치는지 관찰한다.

(4) 섭식 평가(Feeding assessment)

섭식 평가의 한 부분으로 평가되는 요소는 다음과 같다.

① 반사(Reflexes): 구강 섭식을 돕거나 방해할 수 있는 구역질, 기침, 빨기, 삼킴, 그리고 먹이 찾기 반사(rooting reflexes)와 같은 원시 및 보호 반사의 유무를 나타낸다. 이 정보는 아동의 신경학적 온전함을 보여준다. 또한 비대칭성 긴장성 목반사(asymmetrical tonic neck reflex – ATNR) 또는 물기반사(bite reflex)와 같은 구강 섭식에 영향을 미치는 다른 원시반사도 유의해야 한다.

② 구강 구조(Oral structures): 구강 섭식에 영향을 미칠 수 있는 구조적 문제가 있는지 확인한다. 영향을 미칠 수 있는 구조적 문제로는 입술 갈림증과 입천장 갈림증, 작은턱증(micrognathia), 아래턱 후퇴(retrognathia), 설하수증(glossoptosis), 또는 큰혀증(macroglossia)이 있다.

③ 음성의 질(Voice quality): 영유아나 아동의 음성의 질을 기록한다. 쉰 목소리나 목소리가 나오지 않는 것은 성대마비를 나타내거나 삽관이나 위 식도 역류로 인한 성대부종의 결과일 수 있다. 성대 기능이 영향을 받으면 삼킴이 안전하게 이루어지지 못할 수도 있다.

④ 분비물 관리(Secretion management): 영유아 또는 아동이 자신의 분비물을 얼마나 잘 관리하는지 표시하여 삼킴 기능에 대한 중요한 정보를 제공한다. 침을 과도하게 흘리거나, 석션이 필요하거나, 젖은 숨소리가 지속적으로 나는 영유아나 아동은 액체나 음식을 삼키는데 어려움이 있을 수 있다.

⑤ 각성 수준(Level of arousal or alertness): 영유아나 아동의 각성 상태가 구강 섭식에 대한 반응에 어떠한 영향을 미치는지 설명한다. 섭식 전, 중, 후의 각성 상태를 평가하면 아동이 구강 섭식을 위해 차분하거나 편안한 각성 상태에 이르고 유지하는 것이 얼마나 쉽고 어려운지, 그리고 아동의 각성 상태가 어떻게 섭식에 영향을 미치는지 알 수 있다.

⑥ 행동(Behavior): 영유아나 아동의 섭식 전, 중, 후의 행동을 기록한다. 행동은 아동이 겪는 섭식의 어려움의 본질에 관한 중요한 정보를 제공할 수 있다. 행동 징후는 침착하거나, 흥분하거나, 짜증이 나거나, 울거나, 불편한 기색을 보이거나, 음식을 먹으려는 의지 또는 거부를 나타내는 것을 포함할 수 있다.

⑦ 심폐기능 상태(Cardiorespiratory status): 심폐기능 상태는 심박수, 호흡수, 산소포화도, 호흡을 증가시키기 위한 움직임, 숨소리(예; 젖음, 쌕쌕거림, 협착음) 및 섭식 전, 중, 그리고 후에 관찰되는 모든 흡인 징후를 포함한다. 구강 섭식을 시작하기 전에 안정적인 호흡수를 유지하는 능력은 영유아의 섭식 능력에 직접적인 영향을 미친다. 예를 들어, 영유아가 너무 빠르게 호흡하는 경우, 젖병 수유 또는 모유 수유 중 빨고–삼키고–숨쉬기 협응에 어려움이 있거나 또는 빠르게 피로해지기 때문일 수 있다. 속도를 조절하거나 양을 제한하는 것과 같은 기술은 영유아의 수유를 효과적으로 도울 수 있지만, 영유아나 아동의 호흡 상태가 매우 불안정할 경우 구강 섭식을 위한 준비가 되지 않았을 수 있다.

구강 섭식 중에 생기는 호흡 상태의 변화는 중요한 정보를 제공해 줄 수 있다. 예를 들어, 산소포화도나 심박수의 감소는 부족한 빨기와 숨쉬기의 협응, 피로 또는 흡인으로 인해 산소 섭취가 충분하게 이루어지지 못한다는 것을 나타내는 것일 수 있다. 급격한 심박수 감소, 무호흡 또는 젖은 숨소리가 나는 것과 같은 숨소리의 변화는 음식물이 기도로 흡인되었다는 신호일 수 있다. 코에서 젖은 소리 또는 꾸르륵거리는 소리의 증가는 음식을 삼키는 동안 음식물이 비강으로 이동하는 **코인두 역류**(nasopharyngeal regurgitation)로 인해 발생할 수 있다.

섭식 후 영유아의 호흡 상태는 기준선으로 적당히 빠르게 돌아와야 한다. 그렇지 않은 경우 영유아는 스트레스를 받거나, 지나치게 피곤하거나, 섭식하는 동안 과도한 에너지를 소비하게 될 수 있다. 섭식 후 호흡 곤란을 의미하는 것일 수 있는 징후로는 흡인과 위 식도 역류가 있다.

(5) 젖병 수유 또는 모유 수유(Bottle-feeding or breastfeeding)

모유 수유 또는 젖병 수유의 일부로 평가해야 할 몇 가지 요소가 있다. **비영양적 빨기**(Nonnutritive sucking)는 노리개 젖꼭지를 빠는 것처럼 영양분 전달을 수반하지 않는 빨기이다. **입 주위 민감도**(perioral sensitivity, 즉, 입 주변) 및 **구강 민감도**(oral sensitivity, 즉, 구강 내), 구강-운동 기술 및 호흡 상태를 포함하여 비영양적 빨기 동안 관찰한 것을 기록한다.

① **입 주위 및 구강 민감도**(Perioral and oral sensitivity)는 노리개 젖꼭지, 손가락 또는 기타 비영양적 자극에 대한 영유아 또는 아동의 반응을 통해 결정될 수 있다. 감각 과민이 있는 영유아는 자극이 제공되었을 때 밀어내거나 입을 막을 수 있으며, 감각 저하가 있는 영유아는 자극에 반응하지 않을 수 있다.

② **구강-운동 기술**(Oral-motor skill)에는 빨기의 강도가 포함되며, 이는 영유아가 장갑 낀 손가락을 빨게 하거나 노리개 젖꼭지를 빨고 있을 때 잡아당겨 평가할 수 있다. 비영양적 빨기의 속도(즉, 초당 빨기 횟수)는 영양적 빨기보다 빨라야 한다.

③ **심폐기능 상태**(Cardiorespiratory status)는 비영양적 빨기가 영유아의 심박수, 호흡수, 호흡을 증가시키기 위한 움직임(영유아가 숨을 쉬기 위해 얼마나 많은 노력을 기울여야 하는지) 및 산소포화도에 미치는 영향을 포함한다. 비영양적 빨기로 호흡 곤란 증세를 보이는 영유아는 젖병 수유 또는 모유 수유를 할 준비가 되지 않았을 가능성이 높다.

영양적 빨기(Nutritive sucking)는 모유 수유 또는 젖병 수유와 같은 영양소를 공급하는 빨기이다. 모유 수유 또는 젖병 수유 중 임상평가의 일부로 다음과 같은 영양적 빨기의 요소를 평가한다.

① **자세**(Position)는 수유 중 일반적인 자세와 자세 유지, 그리고 자세가 아동의 수유 능력에 미치는 영향을 포함하여 기록한다. 수유 중 영유아 또는 아동의 자세는 행동 체계, 구강-운동 기능, 빨기와 숨쉬기의 협응, 삼킴 및 위장 문제에 영향을 미칠 수 있다. 평가 도중 자세가 변경됐다면 변경된 자세와 영유아 또는 아동이 받은 영향을 기록해야 한다.

② **수유 도구**(Feeding equipment)는 젖꼭지의 유형, 젖꼭지의 형태, 단단함, 그리고 유속을 포함한다. 모양, 유속 및 단단함은 영유아의 효과적인 빨고-삼키고-숨쉬기 그리고 안전한 삼킴에 영향을 미칠 수 있다. 아동은 한 종류의 젖꼭지나 모유에서는 잘 먹을 수 있지만 다른 젖꼭지로 먹기에는 어려움을 겪을 수 있다.

③ **액체의 점도**(Viscosity of liquids)의 평가는 구강-운동 조절, 빨고-삼키고-숨쉬기의 협응 및 삼킴 기능에 영향을 미칠 수 있다.

④ **입 주위 및 구강 민감도**(Perioral and oral sensitivity)의 반응은 구강 수유 중 감각 경험을 기반으로 기록해야 한다. 만약 아동의 영양적 자극과 비영양적 자극에 대한 반응이 다른 경우(예; 구역질, 젖꼭지 밀기, 고개 돌림), 아동에게 위장, 삼킴, 감각, 그리고 행동 문제가 있을 수 있다.

⑤ 구강-운동 기술(Oral-motor skills)은 모유 수유 또는 젖병 수유 중에 평가되어야 한다(결과를 문서화 하려면 표 3.C.1.을 사용한다). 턱, 입술, 혀의 움직임과 기능, 그리고 비영양적 빨기보다 느려야 하는 영양적 빨기의 속도를 기록한다(자세한 내용은 4장 참조). 이 표는 전형적인 빨기와 수유 문제가 없는 영유아가 보이는 빨기 패턴과 비전형적인 구강-운동 기술을 가진 영유아의 빨기 패턴을 기록한다.

⑥ 빨고-삼키고-숨쉬기의 협응(suck-swallow-breathe coordination)은 안전한 모유 수유 또는 젖병 수유에 중요한 영향을 미칠 수 있기 때문에 평가되어야 한다. 확인되지 않은 문제는 적절하지 않은 중재로 이어질 수 있다(자세한 내용은 4장 참조). 결과를 문서화하려면 표 3.C.2.를 사용한다. 이 표는 충분한 빨고-삼키고-숨쉬기의 협응을 가진 영유아의 빨기 패턴과 어려움이 있는 영유아의 빨기 패턴을 기록한다.

⑦ 심폐기능 상태(Cardiorespiratory status)는 수유 중 및 후에 관찰된 심박수, 호흡수, 산소포화도, 호흡을 증가시키기 위한 움직임, 숨소리(예; 젖은 숨소리, 쌕쌕거림, 협착음)를 포함해야 한다.

⑧ 삼킴기능(Swallow function)은 심폐기능 또는 행동적 변화를 관찰하여 평가한다. 목 청진(CA)을 사용하여 추가 정보를 얻을 수도 있다. 작업치료사는 삼킴의 시작을 관찰하고 확인할 수 있으며 삼킴이 지연되는지 주의를 기울여야 한다. 삼킴의 시작이 늦어지는 것은 아동이 삼키기 전 흡인을 겪는 것에 영향을 미친다. 젖은 숨소리, 기침 또는 질식과 같은 흡인의 징후를 관찰한다. 또한 삼킴 후 인두에 남아 있는 잔여물이 기도로 흘러 들어가는 경우를 주의해야 한다(자세한 내용은 6장 참조).

⑨ 역류 또는 기타 위장 문제의 징후(Signs of reflux or other GI issues)는 수유 중 또는 후에 보이는 배고픔 부족, 불편함, 몸부림, 등을 활처럼 휨, 찡그림, 마른 삼킴 또는 기침과 같은 사항을 기록해야 한다(보다 자세한 내용은 7장 참조).

(6) 숟가락으로 먹이기, 씹기, 컵으로 마시기(Spoon feeding, biting and chewing, and cup drinking)

숟가락으로 먹이기, 씹기 및 컵으로 마시기에 대한 임상 평가의 일부로는 다음과 같은 요소가 있다

① 자세(Position): 먼저 아동이 식사할 때 취하는 일반적인 자세를 평가한다. 평가 중 구강-운동 조절을 증가시키거나 삼킴 기능을 개선하거나 역류를 줄이기 위해 필요한 수정 사항을 기록한다.

② 섭식 도구(Feeding equipment): 평가 중 사용된 모든 유형의 섭식 도구(예; 숟가락, 컵 종류)를 기록한다.

③ 음식이나 액체의 질감 또는 점도(Food or liquid texture or viscosity): 평가 중 섭취한 음식과 액체를 나열하고 각각 다른 음식과 액체에 대한 구강-운동 조절, 감각 반응, 삼킴 안전 및 기능에서 발견된 차이점을 기록한다(예; 아동이 퓌레 음식을 잘 삼킬 수 있지만 고형식은 구역질을 하거나 액체를 마실 때에는 기침을 할 수도 있다).

④ 입 주위 및 구강 민감도(Perioral and oral sensitivity): 구강 감각 저하(예; 구강 내 음식에 대한 제한된 반응) 또는 구강 감각 과민(예; 특정 음식에 구역질)을 포함하여 구강 섭식의 감각 경험에 대한 영유아 또는 아동의 반응을 기록한다.

⑤ 구강-운동 기술(Oral-motor skills): 표 3.C.3.은 섭식 중 턱, 혀, 그리고 입술의 움직임 및 기능을 기록한다. 이 표에는 보편적으로 발달하는 아동에게서 볼 수 있는 성숙하고 미성숙한 움직임 패턴과 비전형적인 움직임 패턴이 나열되어 있다(자세한 내용은 5장 참조).

⑥ 음식덩어리 조절과 음식덩어리의 후방 이동(Bolus control and posterior transport of bolus): 영유아나 아동이 끈끈하게 달라 붙는 힘이 있는 음식덩어리를 만들고 삼키기 위한 효율적인 입 뒤쪽 이동 능력에 대해 기록한다. 아동이 삼킬 준비가 되기 전에 음식이나 액체가 가쪽 고랑이나 구강인두로 떨어지는 것과 같은 음식덩어리 조절이 저하되는 징후를 확인해

야 한다. 삼킨 후 구강 내에 남아 있는 음식이나 액체 등 **구강 잔여물**(oral residue)을 기록한다.

⑦ **씹기 기술**(Chewing skills): 다양한 고형식을 삼키기 위해 음식을 적절하게 분해하는 아동의 능력을 기록한다.

⑧ **삼킴기능**(Swallow function): 심폐기능 또는 행동 변화를 관찰한다. 목 청진을 사용하여 더 많은 정보를 추가할 수 있다. 작업치료사는 삼킴의 시작을 관찰하고 들을 수 있으며, 삼킴이 지연되는지 주의를 기울여야 한다. 삼킴의 시작이 늦어지는 것은 아동이 삼키기 전 흡인을 겪는 것에 영향을 미친다. 젖은 숨소리, 기침 또는 질식과 같은 흡인의 징후를 관찰하고, 삼킴 후 기도로 흘러 들어갈 수 있는 인두 잔여물의 흔적을 기록한다(6장 참조).

⑨ **섭식 중 및 후의 심폐기능 상태**(Cardiorespiratory status during and after the feed): 영유아나 아동의 섭식 중 섭식 후의 심박수, 호흡수, 산소포화도, 호흡을 증가시키기 위한 움직임 및 숨소리를 관찰하고 기록한다.

⑩ **섭식 중 및 후 역류 또는 기타 위장 문제의 징후**(Signs of reflux or other GI issues during and after feeding): 배고픔 부족, 불편함, 몸부림, 등을 활처럼 휨, 찡그림, 마른 삼킴 또는 기침이 관찰된다면 기록해야 한다(자세한 내용은 7장 참조).

(7) 섭취량 및 식사 지속 시간(Quantity taken and duration of meal)

섭취한 음식 또는 액체의 양과 식사를 완료하는데 걸리는 시간은 임상 섭식 평가의 일부로 기록된다.

(8) 목 청진(Cervical auscultation)

목 청진(Cervical auscultation - CA)은 아동의 심폐기능 상태(섭식 전, 중, 후), 빨고-삼키고-숨쉬기의 협응 및 삼킴 기능에 대한 추가 정보를 제공하기 위해 임상 섭식 평가의 보조도구로 사용될 수 있다. 목 청진은 청진기(어떤 경우 마이크와 가속도계도 사용한다)를 영유아나 아동의 목 측면이나 전면에 놓고 삼키는 소리와 숨쉬는 소리를 듣는 것을 포함한다(Frakking, Chang, O'Grady, David, Walker-Smith, et al., 2016; Thoyre et al., 2005). 숨소리의 변화뿐만 아니라 호흡의 빈도와 삼킴과 관련된 타이밍도 감지할 수 있으며, 삼킴 기능에 대한 정보도 얻을 수 있다. 예를 들어, 협착음은 공기가 부분적으로 닫히거나 막힌 기도를 통과하는 것을 나타내는 것일 수 있으며, 꿀꺽 삼키는 소리는 영유아가 수분 섞인 삼킴을 할 때 날 수 있다. 작업치료사는 삼킴의 시작이 늦어졌는지, 여러 번 삼켰는지 들을 수 있다. 젖은 숨소리는 기도 근처, 후두계곡 또는 부비동 안에 액체가 있다는 뜻일 수 있다(Arvedson & Brodsky, 2002; Arvedson & Lefton-Greif, 1998; Logemann, 1998; Raol et al., 2018; Tutor & Gosa, 2012; Weir et al., 2011). 목 청진 중 젖은 숨소리의 위치는 임상 관찰만으로 하는 것보다 더 쉽게 식별할 수 있다. 예를 들어, 코인두로 액체가 들어가면 비강에서 코막힘 소리가 들릴 수 있다.

Frakking, Chang, O'Grady, David, and Weir (2016)는 젖은 숨소리가 기침, 쌕쌕거림, 수포음, 잔기침 및 협착음과 같은 소리 중 하나 이상의 소리와 결합되어 나타나는 것을 발견하였고, 그것은 비디오 투시 삼킴 검사에서의 흡인과 상관관계가 있는 것으로 나타났다. 연구자들은 **성문개방음**(Glottic Release Sound - GRS)이 없는 것과 함께 더불어 젖은 숨소리가 난다면 흡인을 의심해볼 수 있다는 것을 발견하였다. 성문개방음은 인두 삼킴 이후에 성대가 열리고 공기가 배출됨으로써 발생한다. 삼킴 후 성문개방음이 정상적인 숨소리와 함께 들린다면 흡인이 없는 삼킴으로 이어지는 좋은 신호이다. 흡인성 삼킴은 삼킴 전 그리고 후에 성문개방음과 정상적인 숨소리가 날 가능성이 훨씬 적다. 또한 Frakking, Chang, O'Grady, David, Walker-Smith, et al. (2016)은 무작위 배정 임상시험을 통해 임상 섭식 평가와 목 청진을 함께 사용하는 것이 아동의 흡인을 의심하는데 효과적이지만 과대 예측하는 경향이 있음을 발견하였다. 그들은 1세 미만의 영유아와 모든 아동을 대상으로 점도가 증진된 액체를 평가할 때 목 청진과 임상 섭식 평가를 함께 사용할 때 정확도가 크게 증가한다는 사실을 발견하였다.

목 청진과 임상 섭식 평가를 함께 사용하면 흡인이 의심되는 아동을 찾아내는 민감도를 높이는데 매우 효과적인 것으로 밝혀졌다(Frakking, Chang, O'Grady, David, Walker-Smith et al., 2016). 그러나 이러한 방법은 연습이 필요하고, 과도하게 흡인을 의심하게 하는 경향이 있다.

요약

섭식은 많은 신체 기능의 통합을 포함하는 복잡한 과정이다. 섭식 평가를 수행할 때 작업치료사는 영유아 또는 아동의 구강 섭식 능력에 영향을 미칠 수 있는 모든 가능한 문제(예; 운동, 감각, 심폐기능, 구조)를 고려한다. 그리고 난 후 다른 의료팀과 협력하여 영유아나 아동이 겪고 있는 섭식 문제를 해결하기 위해 적절한 중재 계획을 세울 수 있다.

참고문헌

Arvedson, J. C., & Brodsky, L. (Eds.). (2002). Pediatric swallowing and feeding: Assessment and management (2nd ed.). Delmar Cengage Learning.

Arvedson, J. C., & Lefton-Greif, M. A. (1998). Pediatric videofluoroscopic swallow studies: A professional manual with caregiver guidelines. Communication Skill Builders.

Barlow, S. M. (2009). Oral and respiratory control for preterm feeding. Current Opinion in Otolaryngology & Head and Neck Surgery, 17(3), 179–186. https://doi.org/10.1097%2FMOO.0b013e32832b36fe

Brazelton, T., & Nugent, J. K. (1995). The Neonatal Behavioral Assessment Scale. McKeith Press.

Centers for Disease Control and Prevention. (n.d.). When, what, and how to introduce solid foods. https://www.cdc.gov/nutrition/InfantandToddlerNutrition/foods-and-drinks/when-to-introducesolid-foods.html

Centre for Perinatal Psychology. (2016). Six states of alertness for newborns. https://www.centreforperinatalpsychology.com.au/states-of-alertness

Cerezo, C. S., Lobato, D. J., Pinkos, B., & LeLeiko, N. S. (2011). Diagnosis and treatment of pediatric feeding and swallowing disorders: The team approach. Infant, Child, & Adolescent Nutrition, 3(6), 321–323. https://doi.org/10.1177/1941406411420141

Chatoor, I. (2002). Feeding disorders in infants and toddlers: Diagnosis and treatment. Child & Adolescent Psychiatric Clinics, 11(2), 163–183. https://doi.org/10.1016/s1056-4993(01)00002-5

Chatoor, I., Schaefer, S., Dickson, L., & Egan, J. (1984). Non-organic failure to thrive: A developmental perspective. Pediatric Annals, 13, 829–843.

Frakking, T., Chang, A., O'Grady, K., David, M., & Weir, K. (2016). Aspirating and nonaspirating swallow sounds in children: A pilot study. Annals of Otology, Rhinology & Laryngology, 125(12), 1001–1009. https://doi.org/10.1177/0003489416669953

Frakking, T., Chang, A. B., O'Grady, K.-A. F., David, M., Walker-Smith, K., & Weir, K. A. (2016). The use of cervical auscultation to predict oropharyngeal aspiration in children: A randomized controlled trial. Dysphagia, 31(6), 738–748. https://doi.org/10.1007/s00455-016-9727-5

Frolek Clark, G., & Kingsley, K. L. (2020). Occupational therapy practice guidelines for early childhood: Birth–5 years. American Journal of Occupational Therapy, 74, 7403397010. https://doi.org/10.5014/ajot.2020.743001

Glass, R. P., & Wolf, L. S. (1994). A global perspective on feeding assessment in the neonatal intensive care unit. American Journal of Occupational Therapy, 48, 514–526. https://doi.org/10.5014/ajot.48.6.514

Glass, R. P., & Wolf, L. S. (1999). Feeding management of infants with cleft lip and palate and micrognathia. Infants and Young Children, 12(1), 70–81.

Harada, M., Amariglio, N., Wills, H., & Koolwijk, I. (2019). Feeding issues in young children. Advances in Pediatrics, 66, 123–145. https://doi.org/10.1016/j.yapd.2019.03.004

Hurley, K. M., Black, M. M., Papas, M. A., & Caufield, L. E. (2008). Maternal symptoms of stress, depression, and anxiety are related to nonresponsive feeding styles in a statewide sample of WIC participants. The Journal of Nutrition, 138(4), 799–805. https://doi.org/10.1093/jn/138.4.799

Logemann, J. A. (1998). Evaluation and treatment of swallowing disorders (2nd ed.). PRO-ED.

Lubbe, W. (2018). Clinicians guide for cue-based transition to oral feeding in preterm infants: An easy-to-use clinical guide. Journal of Evaluation in Clinical Practice, 24(1), 80–88. https://doi.org/10.1111/jep.12721

Ludwig, S. M., & Waitzman, K. A. (2007). Changing feeding documentation to reflect infant-driven feeding practice. Newborn and Infant Nursing Reviews, 7(3), 155–160. https://doi.org/10.1053/j.nainr.2007.06.007

Manikam, R., & Perman, J. A. (2000). Pediatric feeding disorders. Journal of Clinical Gastroenterology, 30(1), 34–46.

Manno, C. J., Fox, C., Eicher, P. S., & Kerwin, M. E. (2005). Early oral-motor interventions for pediatric feeding problems: What, when and how. Journal of Early and Intensive Behavioural Intervention, 2(3), 145–159. https://doi.org/10.1037/h0100310

Marcus, S. (2009). Interprofessional practice and the role of occupational therapy in the management of infant feeding issues. Occupational Therapy Now, 11(6), 17–18.

McCain, G. C. (1995). Promotion of preterm infant nipple feeding with nonnutritive sucking. Journal of Pediatric Nursing, 10(1), 3–8. https://doi.org/10.1016/S0882-5963(05)80093-4

McGrath, J. M., & Medoff-Cooper, B. (2002). Alertness and feeding competence in extremely early born preterm infants. Newborn and Infant Nursing Reviews, 2(3), 174–186. https://doi.org/10.1053/nbin.2002.35127

Miller, C. K. (2011). Feeding issues and interventions in infants and children with clefts and craniofacial syndromes. Seminars in Speech and Language, 32(2), 115–126. https://doi.org/10.1055/s-0031-1277714

Miller, C. K., & Willging, J. P. (2007). The implications of upper-airway obstruction on successful infant feeding. Seminars in Speech and Language, 28(3), 190–203. https://doi.org/10.1055/s-2007-984725

Miller, C. K., Cohen, A. P., & Willging, J. P. (2020). Oral motor development. In J. P. Willging, C. K. Miller, & A. P. Cohen (Eds.), Pediatric dysphagia: Etiologies, diagnosis, and management (pp. 61–79). Plural Publishing.

Miller, C. K., & Maybee, J. (2020). Interventions for sensory processing disorders. In J. P. Willging, C. K. Miller, & A. P. Cohen (Eds.), Pediatric dysphagia: Etiologies, diagnosis, and management (pp. 565–575). Plural Publishing.

Morris, S. E., & Klein, M. D. (2000). Pre-feeding skills: A comprehensive resource for mealtime development (2nd ed.). PRO-ED.

Raol, N., Schrepfer, T., & Hartnick, C. (2018). Aspiration and dysphagia in the neonatal patient. Clinics in Perinatology, 45(4), 645–660. https://doi.org/10.1016/j.clp.2018.07.005

Redstone, F., & West, J. F. (2004). The importance of postural control for feeding. Pediatric Nursing, 30(2), 97–100.

Satter, E. (1990). The feeding relationship: Problems and interventions. Journal of Pediatrics, 117(2, Pt. 2), S181–S189. https://doi.org/10.1016/S0022-3476(05)80017-4

Shaker, C. S. (2017). Infant-guided, co-regulated feeding in the neonatal intensive care unit. Part I: Theoretical underpinnings for neuroprotection and safety. Seminars in Speech and Language, 38(2), 96–105. https://doi.org/10.1055/s-0037-1599107

Siktberg, L. L., & Bantz, D. L. (1999). Management of children with swallowing disorders. Journal of Pediatric Health Care, 13(5), 223–229. https://doi.org/10.1016/S0891-5245(99)90003-2

Thoyre, S. M., & Brown, R. L. (2004). Factors contributing to preterm infant engagement during bottle-feeding. Nursing Research, 53(5), 304–313. https://doi.org/10.1097/00006199-200409000-00005

Thoyre, S., Shaker, C., & Pridham, K. (2005). The Early Feeding Skills Assessment for preterm infants. Neonatal Network, 24(3), 7–16. https://doi.org/10.1891/0730-0832.24.3.7

Thoyre, S. M., Hubbard, C., Park,J., Pridham, K., & McKechnie, A. (2016). Implementing co-regulated feeding with mothers of preterm infants. American Journal of Maternal/Child Nursing, 41, 204–211. https://doi.org/10.1097/NMC.0000000000000245

Tutor, J. D., & Gosa, M. M. (2012). Dysphagia and aspiration in children. Pediatric Pulmonology, 47(4), 321–337. https://doi.org/10.1002/ppul.21576

Weir, K. A., McMahon, S., Taylor, S., & Chang, A. B. (2011). Oropharyngeal aspiration and silent aspiration in children. Chest, 140(3), 589–597. https://doi.org/10.1378/chest.10-1618

White-Traut, R. C., Berbaum, M. L., Lessen, B., McFarlin, B., & Cardenas, L. (2005). Feeding readiness in preterm infants: The relationship between preterm behavioral state and feeding readiness behaviors and efficiency during transition from gavage to oral feeding. The American Journal of Maternal/Child Nursing, 30(1), 52–59.

부록 3.A. 삼킴 및 섭식 평가

측정 도구	모집단	목적	시행	채점	설명
브리프 운동 기능-운동 기능 감퇴 척도 평가(Brief Assessment of Motor Function – Oral Motor Deglutition Scale – BAMF-OMD) (Sonies et al., 2009)	• 신경 발달 장애 • 6개월~18세	• 구강-운동 감퇴 시 클라이언트의 가장 높은 수준의 운동 기술을 평가	• 관찰 • 11개 항목 • 5~15분	• 11점 척도	• 교육이 필요하지 않음 • 심층 검사가 필요한지 여부를 결정하기 위한 선별 및 기준선 평가에 유용함 • 다양한 환경에서 전반적인 진행 상황을 차트로 표시하는 치료 척도(치료실 내에서) • 임상적 유용성에 대한 CanChild Outcome Measures Rating Form*에서 7/9점 획득
섭식 시 구강 기능 행동 평가 척도(Behavioral Assessment Scale of Oral Functions in Feeding – BASOFF) (Stratton, 1981)	• 발달 지연 • 10~38개월	• 섭식 장애와 관련된 구강 기능의 강점과 약점 기록	• 관찰 • 14개 항목 • 20~30분 • 평가	• 순서 척도 항목 0(수동) ~5(정상)	• 교육이 필요하지 않음 • 임상적 유용성에 대한 CanChild Outcome Measures Rating Form*에서 5/9점 획득
브리스톨 모유 수유 평가 도구(Bristol Breastfeeding Assessment Tool – BBAT) (Ingram et al., 2015)	• 만삭 영유아	• 모유 수유 중인 영유아의 자세, 애착, 빨기 및 삼킴 평가 • 평가	• 관찰 도구 • 4개 항목 • 시간은 지정되지 않음	• 항목 별 점수 0(나쁨), 1(보통) 또는 2(좋음) • 총 점수 범위 0~8점	• 교육이 필수적이지 않음; 어머니를 중재하기 위해 모유 수유를 관찰하는 사람들이 일반적으로 사용할 수 있음 • 특히 설소대 단축증 영아의 경우 모유 수유의 고통을 덜 수 있도록 자세와 애착을 형성 • 설소대 절개 후 모유 수유 개선을 위한 변화에 민감함 • 모유 수유에 대한 자기효능감과 강한 상관관계, 모유 수유에 대한 자신감 증가와 관련된 보다 효율적인 모유 수유 기술, 더 오랜 시간 모유 수유 지속
삼킴 장애 설문조사(Dysphagia Disorders Survey – DDS) (Sheppard et al., 2014)	• 발달 장애 • 3~13세	• 마시고 먹기 위한 삼킴 및 섭식 기능 평가	• 관찰 • 1부: 삼킴 장애 요인 • 2부: 삼킴 능력 • 15개 항목 • 10~15분 • 선별 및 평가 도구	• 점수 범위는 0~38점 • 점수가 높을 수록 삼킴 장애의 징후가 더 많음을 나타냄	• 교육 후 자격증을 발급받아야 메뉴얼 대로 이용 가능 • 임상적 유용성에 대한 CanChild Outcome Measures Rating Form*에서 9/9점 획득 • 능숙한 삼킴 및 섭식을 식별하고 장애의 중증도를 평가할 수 있음 • 환경적 요인에는 거주지, 학교, 그룹 홈, 연구실이 포함됨 • 네덜란드어 및 슬로베니아어로 제공

(Continued)

측정 도구	모집단	목적	시행	채점	설명
조기 수유 기술 평가 (Early Feeding Skills Assessment – EFSA) (Thoyre et al., 2005)	• 미숙아	• 수유에 지속적으로 관여하는 구강–운동 기능을 조직화, 빨고–삼키고–숨쉬기 협응 능력을 포함하여 수유 준비 상태 평가 • 수유 기술 수준 결정	• 모유 수유 또는 젖병 수유 • 관찰; 체크리스트 • 36개 항목 • 평가 제한시간 없음	• 척도 선택 항목 (예–아니요, 전혀–가끔–자주, 거의–일부–없음) • 점수; 영유아가 수유하는 동안 기술을 유지하는 정도를 나타냄	• 교육: 워크숍 2일
기능적 섭식 평가 (Functional Feeding Assessment, modified – FFAm) (Kenny 외, 1989)	• 발달 장애 • 2~16세	• 특정 섭식 과제 중 구강–운동 기술을 평가하는 종합 섭식 프로필의 하위 항목	• 관찰 • 6가지 섭식행동 • 종합 섭식 프로필 전체에 대해 30–45분 • 평가	• 채점; 부재, 일관성 없음, 존재, 판단 불가, 정상 및 비정상 패턴에 기반함 • 해석; 정상, 경계선, 부적절함	• 교육이 필수는 아님 • 임상적 유용성에 대한 CanChild Outcome Measures Rating Form*에서 6/9점 획득
영유아 모유 수유 평가 도구 (Infant Breastfeeding Assessment Tool – IBAT) (Ingram et al., 2015)	• 만삭 영유아 • 저체중 출생아	• 영유아의 수유 준비 상태, 먹이 찾기 반사, 수유량, 빨기 행동 및 수유에 대한 어머니의 만족도를 측정	• 체크리스트 • 6개 항목 • 평가 제한시간 없음 • 어머니 또는 임상의에 의해 시행됨	• 점수; 각 항목 당 0~3점 • 총 점수 범위는 0~12점 • 12점; 효과적인 수유를 나타냄	• 교육은 필요하지 않음 • 시간이 지남에 따른 모유 수유 능력의 변화를 식별함
구강–운동 평가 척도 (Oral Motor Assessment Scale – OMAS) (De Oliveira Lira Ortega et al., 2009)	• 뇌성 마비 • 3~13세	• 다양한 질감(부드러움, 고형식, 액체)을 제공하여 구강–운동 장애를 판별함 • 구별 및 평가	• 관찰 • 7개 항목 • 평가 제한시간 없음	• 0에서 3까지의 3점 서열 척도 • 정상 = 21 • 비정상 < 21	• 교육이 필수는 아님 • 임상적 유용성에 대한 CanChild Outcome Measures Rating Form*에서 5/9점 획득

(Continued)

측정 도구	모집단	목적	시행	채점	설명
신생아 모유 수유 기술 평가(LATCH) (Kumar et al., 2006)	• 신생아	• 모유 수유 기술 평가 • 체계적인 기록 및 표준화 정보 전달 제공	• 관찰 • 물기: 물기 능력 • 삼킴 소리 듣기 • 젖꼭지의 종류 • 편안함 • 안기: 섭식 자세/도움의 양 • 어머니 또는 전문의에 의해 시행 • 시간: 수유 시간 중	• Apgar 점수 체계 모델 • 총 점수 범위는 0~10 • 점수가 높을 수록 어머니가 모유 수유에 필요한 도움이 적다는 것을 의미함	• 교육은 필요하지 않음 • 어머니의 모유 수유를 돕기 위해 적절하고 시기적절한 중재를 지시함 • 간호사의 일일 차트에 작성됨 • 이상적으로는 24시간 동안 두 번 평가를 수행함 • 병원에서 퇴원 준비 결정 지원
비영양적 빨기 평가 시스템(Non-Nutritive Sucking Scoring System – NNSS) (Neiva et al., 2008)	• 임신 연령 ≤36주 조산아 • 미숙아 • 신생아	• 미숙아의 비영양적 빨기 기술을 평가하여 구강 수유를 시작하기에 안전한지 판단	• 12개 항목 • <10분	• 리커트 척도 • 각 항목에 대해 각 응답에 할당된 서로 다른 숫자 값	• 교육이 필요하지 않음 • 적절한 평가자간 신뢰도 및 구성 타당도
신생아 구강-운동 평가 척도(Neonatal Oral Motor Assessment Scale – NOMAS) (Longoni et al., 2018)	• 조산아와 만삭아	• 영아의 구강-운동 행동을 평가, 수량화 및 조직화함 • 영양적 및 비영양적 빨기 중 턱과 혀의 움직임을 예로 들 수 있음	• 관찰; 체크리스트 • <5분 • 모유 수유 또는 젖병 수유 • 28개 항목	• 수치화된 점수는 없음 • 점수는 관찰된 턱 및 혀 움직임의 유무를 기반으로 함 • 정상, 불규칙함 또는 기능 장애 범주로 분류	• 교육: 3일 과정 • 건강한 신생아와 위험에 처한 신생아 및 영유아의 소집단에서 사용됨 • 치료 효과를 결정하고, 발달 패턴을 기록하고, 구강-운동 기능 장애 또는 불규칙함을 확인하기 위한 평가 • 24개월에 발달 결과를 예측하기 위한 것
미숙아 모유 수유 행동(Preterm Infant Breastfeeding Behaviour – PIBBS) (Nyqvist et al., 1996)	• 미숙아	• 미숙아의 모유수유 행동을 관찰하는 방법을 제공 • 어머니가 영유아의 새로운 능력을 식별하도록 도움	• 관찰 • 6개 항목 • 평가 제한시간 없음	• 총 점수 범위는 0~20 • 점수가 높을수록 높은 수행도를 나타냄	• 교육이 필수는 아님 • 임신 연령이 다른 영아들 간 신뢰할만한 판별

(Continued)

측정 도구	모집단	목적	시행	채점	설명
구강-운동 평가 척도 (Oral Motor Assessment Scale – OMAS) (Skuse et al., 1995)	• 8~24개월 • 비기질성 성장 장애 • 뇌성 마비 • 보편적으로 발달 중인 영유아	• 구강-운동 기술을 기록하고 섭식 어려움 영역을 설명 • 다양한 질감 평가 (액체, 퓌레, 씹을 수 있는 고형식) • 판별	• 체계적인 섭식시간 비디오 녹화 • 약 20분	• 이진 점수 • 퓌레: 보통 < 3 • 반고형식: 보통 < 4 • 고형식: 보통 < 4 • 크래커: 보통 < 9 • 젖병: 보통 < 5 • 연습용 컵: 정상 < 5 • 컵: 보통 < 5	• 자격증 교육 • 사용 가능한 설명서 • 임상적 유용성에 대한 CanChild Outcome Measures Rating Form*에서 9/9점 획득
모유 수유 영유아의 체계적 평가 (Systematic Assessment of the Infant at Breast – SAIB) (Shrago & Bocar, 1990)	• 건강한 만삭아	• 영유아의 모유 수유 능력을 평가하여 초기 모유 수유 문제를 식별	• 관찰: 체크리스트 • 18개 항목 • 정렬, 유륜 물기, 유륜 압박 및 들리는 삼킴 소리 포함 • 평가 제한시간 없음	• 수치화된 점수는 없음	• 교육이 필수는 아님 • 어머니가 모유 수유를 시작하는데 도움이 필요할 때 피드백과 중재를 제공하는 교육 가이드 역할을 함 • 의료서비스 제공자는 음식 섭취를 직접 관찰해야 함

출처: Created by Kathleen Lai, BHSc, MScOT. Used with permission.

*Clinical utility on the CanChild (2004) Outcome Measures Rating Form Guidelines considers clarity of instructions, format, physically invasiveness, active participation of client, special equipment required, time to complete the assessment, scoring and administration, and examiner qualifications. See https://www.canchild.ca/system/tenon/assets/attachments/000/000/371/original/measguid.pdf

참고문헌

Barton, C., Bickell, M., & Fucile, S. (2018). Pediatric oral motor feeding assessments: A systematic review. Physical & Occupational Therapy in Pediatrics, 38(2), 190–209. https://doi.org/10.1080/01942638.2017.1290734

Benfer, K. A., Weir, K. A., & Boyd, R. N. (2012). Clinimetrics of measures of oropharyngeal dysphagia for preschool children with cerebral palsy and neurodevelopmental disabilities: A systematic review. Developmental Medicine & Child Neurology, 54(9), 784–795. https://doi.org/10.1111/j.1469-8749.2012.04302.x

Bickell, M., Barton, C., Dow, K., & Fucile, S. (2018). A systematic review of clinical and psychometric properties of infant oral motor feeding assessments. Developmental Neurorehabilitation, 21(6), 351–361.doi:10.1080/17518423.2017.1289272

CanChild. (2004). Outcome measures rating form guidelines. https://www.canchild.ca/system/tenon/assets/attachments/000/000/371/original/measguid.pdf

da Costa, S. P., van Den Engel-Hoek, L., & Bos, A. F. (2008). Sucking and swallowing in infants and diagnostic tools. Journal of Perinatology, 28(4), 247–257. https://doi.org/10.1038/sj.jp.7211924

De Oliveira Lira Ortega, A., Ciamponi, A. L., Mendes, F. M., & Santos, M. T. B. R. (2009). Assessment scale of the oral motor performance of children and adolescents with neurological damages. Journal of Oral Rehabilitation, 36(9), 653–659. https://doi.org/10.1111/j.1365-2842.2009.01979.x

Heckathorn, D. E., Speyer, R., Taylor, J., & Cordier, R. (2016). Systematic review: Non-instrumental swallowing and feeding assessments in pediatrics. Dysphagia, 31(1), 1–23. https://doi.org/10.1007/s00455-015-9667-5

Hill, P. D., & Johnson, T. S. (2007). Assessment of breastfeeding and infant growth. Journal of Midwifery & Women's Health, 52(6), 571–578. https://doi.org/10.1016/j.jmwh.2007.07.009

Howe, T. H., Sheu, C. F., & Holzman, I. R. (2007). Bottle-feeding behaviors in preterm infants with and without bronchopulmonary dysplasia. American Journal of Occupational Therapy, 61(4), 378–383. https://doi.org/10.5014/ajot.61.4.378

Ingram, J., Johnson, D., Copeland, M., Churchill, C., & Taylor, H. (2015). The development of a new breastfeeding assessment tool and the relationship with breast feeding self-efficacy. Midwifery, 31(1), 132–137. https://doi.org/10.1016/j.midw.2014.07.001

Kenny, D. J., Koheil, R. M., Greenberg, J., Reid, D., Milner, M., Moran, R., & Judd, P. L. (1989). Development of a multidisciplinary feeding profile for children who are dependent feeders. Dysphagia, 4(1), 16–28. https://doi.org/10.1007/BF02407398

Kumar, S. P., Mooney, R., Wieser, L. J., & Havstad, S. (2006). The LATCH scoring system and prediction of breastfeeding duration. Journal of Human Lactation, 22(4), 391–397. https://doi.org/10.1177/0890334406293161

Longoni, L., Provenzi, L., Cavallini, A., Sacchi, D., di Minico, G. S., & Borgatti, R. (2018). Predictors and outcomes of the Neonatal Oral Motor Assessment Scale (NOMAS) performance: A systematic review. European Journal of Pediatrics, 177(5), 665–673. https://doi.org/10.1007/s00431-018-3130-1

Morris, S. E. (1990). Issues in anatomy and physiology of swallowing: Impact on assessment and treatment of children with dysphagia. New Visions. http://www.new-vis.com/fym/pdf/papers/feeding.10.pdf

Neiva, F. C. B., Leone, C., & Leone, C. R. (2008). Non-Nutritive Sucking Scoring System for preterm newborns. Acta Paediatrica, 97(10), 1370–1375. https://doi.org/10.1111/j.1651-2227.2008.00943.x

NOMAS International. (n.d.). About the NOMAS. http://www.nomasinternational.org/index.php

Nyqvist, K. H., & Ewald, U. (1999). Infant and maternal factors in the development of breastfeeding behaviour and breastfeeding outcome in preterm infants. Acta Paediatrica, 88(11), 1194–1203. https://doi.org/10.1080/080352599750030284

Nyqvist, K. H., Rubertsson, C., Ewald, U., & Sjödén, P.-O. (1996). Development of the Preterm Infant Breastfeeding Behavior Scale (PIBBS): A study of nurse–mother agreement. Journal of Human Lactation, 12, 207–219. https://doi.org/10.1177/089033449601200318

Reilly, S., Skuse, D., Mathisen, B., & Wolke, D. (1995). The objective rating of oral–motor functions during feeding. Dysphagia, 10(3), 177–191. https://doi.org/10.1007/BF00260975

Skuse, D., Stevenson, J., Reilly, S., & Mathisen, B. (1995). Schedule for Oral-Motor Assessment (SOMA): Methods of validation. Dysphagia, 10, 192–202. https://doi.org/10.1007/BF00260976

Sonies, B. C., Cintas, H. L., Parks, R., Miller, J., Caggiano, C., Gottshall, S. G., & Gerber, L. (2009). Brief Assessment of Motor Function: Content validity and reliability of the oral motor scales. American Journal of Physical Medicine & Rehabilitation, 88(6), 464–472. https://doi.org/10.1097/PHM.0b013e3181a5abad

Sheppard, J. J., Hochman, R., & Baer, C. (2014). The Dysphagia Disorder Survey: Validation of an assessment for swallowing and feeding function in developmental disability. Research in Developmental Disabilities, 35(5), 929–942. https://doi.org/10.1016/j.ridd.2014. 02.017

Shrago, L., & Bocar, D. (1990). The infant's contribution to breastfeeding. Journal of Obstetric, Gynecologic, and Neonatal Nursing, 19, 209–215. https://doi.org/10.1111/j.1552-6909.1990.tb01638.x

Stratton, M. (1981). Behavioral Assessment Scale of Oral Functions in Feeding. American Journal of Occupational Therapy, 35(11), 719–721. https://doi.org/10.5014/ajot.35.11.719

Thoyre, S., Shaker, C., & Pridham, K. (2005). The early feeding skills assessment for preterm infants. Neonatal Network, 24(3), 7–16. https://doi.org/10.1891/0730-0832.24.3.7

부록 3.B. 병력 및 섭식이력 설문지

이름 :

임신연령:

생년월일:

교정연령:

등록번호:

상담날짜:

진단명:

의뢰기관:

치료사 이름:

의뢰 사유:

병력:

☐ 위 식도 역류

☐ 재발성 흉부감염

☐ 성대마비

☐ 발작

☐ 기타:

☐ 입원

과거 섭식이력(현재 섭식과 다른 경우 과거에 아동에게 음식을 제공한 방법):

약물복용:

검사:	날짜:	결과:
상부위장관 조영술/식도조영술		
흉부 X선 촬영		
비디오 투시 삼킴 검사		
광섬유 내시경 검사		
기관지 내시경 검사/후두 내시경 검사		
기타		

검사:	날짜:	결과:
수술		
위루관 삽입		
위공장루관 삽입		
위바닥주름술		

분비물 관리

☐ 좋음

☐ 침흘림

☐ 석션 필요

☐ 섭식과 관련 없는 젖은 호흡음

☐ 기타:

체중 증가:

☐ 적절함	☐ 과도함
☐ 부족함	☐ 기타:

현재 섭식 방식:

아동은 어떻게 먹고 있나?	
☐ 구강 ___ %	☐ 위루관 ___ %
☐ 코위영양관 ___ %	☐ 위공장루관 ___ %
☐ 정맥 영양 ___ %	☐ 기타:

구강 섭식: ☐ N/A

액체 또는 음식의 형태:	
☐ 액체	
☐ 걸쭉한 액체	
☐ 부드럽게 걸쭉한 액체 (IDDSI 2 단계)	
☐ 중간 정도 걸쭉한 퓌레	
☐ 매우 걸쭉한 정도 (퓌레; IDDSI 4 단계)	
☐ 갈아놓은 촉촉한 고형식	
☐ 부드러운 한 입 크기의 고형식	
☐ 씹기 쉬운 고형식	
☐ 일반음식	
☐ 과도기의 음식(예: 분해 가능한 고형식, 젤리, 아이스크림)	
도구 사용:	
☐ 모유	☐ 젖병 (젖병 젖꼭지 유형 및 유속: ________)
☐ 숟가락	☐ 빨대 컵 (유형: ________)
☐ 컵	☐ 빨대
☐ 손	☐ 기타:
섭식 빈도:	
☐ 3시간 마다	☐ 4시간 마다
☐ 하루 3번 식사/2번 간식	☐ 변동적임
☐ 기타:	
섭식 시간:	
☐ 20~30분	☐ 30~45분
☐ 1시간 이상	☐ 변동적임
☐ 기타:	
섭식량:	
☐ 액체:	☐ 퓌레:
☐ 고형식:	☐ 기타:
섭식 자세:	
☐ 비스듬히 기댐	☐ 똑바른 자세
☐ 옆으로 누움	☐ 음식제공자의 팔에 안긴 자세
☐ 영유아용 의자	☐ 영유아용 다리가 긴 의자
☐ 맞춤형 의자 또는 휠체어	☐ 기타:
섭식 시 행동:	
☐ 먹고 싶어함	☐ 협조적임

☐ 격려가 필요함	☐ 거부/화냄
☐ 명료함 유지	☐ 졸림
☐ 기타:__________	
삼킴 문제 징후:	
☐ 기침	☐ 질식
☐ 젖은 소리	☐ 젖은 호흡음
☐ 산소포화도 감소	☐ 심박수 감소
☐ 무호흡	☐ 협착음
☐ 쌕쌕거림	☐ 기타:__________
섭식 시 불편함:	
☐ 등이 활처럼 휨	☐ 얼굴을 찡그림
☐ 몸부림침	☐ 울음
☐ 기타:	
섭식 시 구토:	
☐ 아니요	☐ 예; 빈도 및 양:__________
영양관: ☐ N/A	
☐ 코위영양관	☐ 코콩장루관
☐ 위루관	☐ 위공장루관
☐ 기타:__________	
섭식 계획:	
☐ 음식덩어리 주입	☐ 매일 섭식 빈도 또는 회수:______
☐ 섭식 시 양:______	☐ 각 섭식 지속 시간:______
☐ 지속 주입	☐ 하루에 섭식이 실행되는 시간:______
섭식 시 불편함:	
☐ 등이 활처럼 휨	☐ 얼굴을 찡그림
☐ 몸부림침	☐ 울음
☐ 기타:	
섭식 시 구토:	
☐ 아니요	☐ 예; 빈도 및 양:__________

구강 섭식을 하지 않는다면 언제, 왜 구강 섭식이 중단되었습니까?

영유아 또는 아동의 현재 섭식 문제는 무엇입니까?

보호자 또는 아동의 섭식 목표는 무엇입니까?

부록 3.C. 작업치료 임상 섭식 평가

이름: ____________ 생년월일: ____________ 임신연령: ____________
교정연령: ____________ 등록번호: ____________ 평가날짜: ____________
의뢰기관: ____________

의뢰 사유/섭식 관심사:

병력 및 섭식이력:

신경발달 판별:

자세 긴장도:

시각 및 청각 반응:

움직임 패턴:

대근육 운동 기술:

소근육 운동 기술:

감각 처리:

언어 능력:

개인 사회적 기술:

섭식 평가:

구강 반사(예: 구역, 먹이 찾기, 빨기, 기침):

구강 구조(예: 작은턱증, 아래턱 후퇴, 입술 갈림증 / 입천장 갈림증, 높은 입천장, 안면비대칭):

소리 특성(정상, 쉰소리, 없음):

분비물 관리(예; 좋음, 흘림, 석션 필요함, 젖은 호흡음):

각성 수준 또는 각성도(예; 활동적 각성, 편안한 각성, 졸림, 수면):
- 섭식 전:
- 섭식 중:
- 섭식 후:

행동(예; 편안함, 짜증냄, 불안함, 울음, 불편한 징후, 섭식에 대한 저항/의지, 배고픔 징후):
- 섭식 전:
- 섭식 중:
- 섭식 후:

섭식 전 심폐기능 상태(예; 호흡수, 산소포화도, 호흡을 증가시키기 위한 움직임, 호흡음, 협착음):

모유 또는 젖병 수유:
- 비영양적 빨기(예; 노리개 젖꼭지 또는 손가락):
  - 구강 주변 및 구강 민감도:
  - 구강-운동 기술:
  - 심폐기능 상태(예; 심박수, 호흡수, 산소포화도, 호흡을 증가시키기 위한 작업, 호흡음, 협착음):
- 영양적 빨기(젖병 수유 또는 모유 수유):
- 자세:
- 사용된 수유 도구:
- 점도
  - ☐ 매우 묽은 액체 (IDDSI 0 단계)
  - ☐ 묽은 액체 (IDDSI 0 단계)
  - ☐ 쉽게 흐를 정도의 약간 걸쭉한 정도 (IDDSI 1 단계)
  - ☐ 부드럽게 걸쭉한 정도 (IDDSI 2 단계)
  - ☐ 중간 정도 걸쭉한 정도 (IDDSI 3 단계)

  (자세한 내용은 6장, "삼킴 문제"를 참조)
- 구강 주변 및 구강 민감도:
- 구강-운동 기술(표 3.C.1 참조):

• 빨고-삼키고-숨쉬기 협응(표 3.C.2 참조):

• 수유 중 심폐기능 상태(예; 심박수, 호흡수, 산소포화도, 호흡을 증가시키기 위한 움직임, 호흡음, 협착음):

• 삼킴 기능:
  - 삼킴 시작(지연 없음, 약간 지연, 상당한 지연):

  - 흡인 또는 인두 잔여물의 징후(호흡음 변화, 젖은 호흡음, 기침, 질식):

• 수유 중 역류 징후 또는 위장 문제(배고픔 부족, 불편함, 몸부림침, 얼굴 찡그림, 기침):

표 3.C.1. 젖병 수유 또는 모유 수유 중 전형적 및 비전형적 구강-운동 기술

전형적	비전형적
__젖꼭지를 물림과 동시에 빨기가 유도됨	__젖꼭지를 물림과 동시에 빨기가 유도되지 않음 __입천장이나 혀를 자극해야만 빨 수 있음
__강한 빨기; 젖꼭지를 입 안에서 안정되게 유지함	__약한 빨기; 먹이는 사람이 잡아당기면 젖꼭지가 입에서 쉽게 제거됨
__혀가 젖꼭지 주위를 오므려 단단 입천장과 압착을 형성	__혀 오므리기 감소 __이완 __둥근모양+ __기타
__앞에서 뒤로의 혀 움직임	__뒤에서 앞으로의 혀 움직임 __체계적이지 못한 혀 움직임
__비영양적 빨기 보다 느린 영양적 빨기 속도	__영양적 빨기와 비영양적 빨기 사이의 속도 변화없음
__규칙적인 턱의 운동	__불규칙적인 턱의 운동
__혀와 단단입천장이 맞닿아 있는 것을 유지하면서 적절한 턱의 열림	__턱의 열림 감소 __혀와 단단입천장이 맞닿는 것을 방해하는 지나치게 넓은 턱 운동
__액체를 빨아들이기 위한 적절한 턱의 닫힘	__액체를 빨아들이기 위한 부적절한 턱의 닫힘
__빨기 폭발의 지속	__짧은 빨기 폭발: __잠시 멈춤 후 빨기를 재개하려면 자극이 필요함
__입 가쪽으로 액체가 흘러내리지 않음	__입 가쪽으로 액체가 흘러내림: __혀 오므리기 저하
__효율적인 수유 (충분한 수유를 하는데 20~30분 걸림)	__느리게 먹는 영유아: __장시간 빨아도 섭취한 액체가 적음

표 3.C.2. 젖병 수유 또는 모유 수유 중 전형적 및 비전형적 빨고–삼키고–숨쉬기 협응

전형적	빨고–삼키고–숨쉬기 협응의 어려움
__강한 빨기	__액체의 유속을 늦추기 위해 의도적으로 약한 빨기(혀의 계획적이지 못한 움직임, 불규칙한 턱 움직임)
__영양적 빨기 사용	__액체의 유속을 늦추는데 사용되는 비영양적 빨기
__빨고–삼키기 주기에 통합된 숨쉬기와 함께 지속적인 빨기 폭발	__자발적인 숨쉬기를 위해 잠시 멈추기 때문 짧은 빨기 폭발 __숨을 쉬지 않고 지속적인 빨기 폭발 __빠르고 얕은 숨쉬기 __산소포화도 감소
__입 가쪽으로 액체가 흘러내리지 않음	__삼켜야 하는 액체의 양을 줄이고 더 많은 호흡시간을 허용하기 위해 입 가쪽으로 액체가 흘러내림
__수유 중 차분하고 편안한 행동 상태	__숨을 쉬기 위해 젖꼭지에서 입을 떼어냄 __당황한 표정을 지음 __젖꼭지를 입 밖으로 밀어냄 __자는 척함
__효율적인 수유(충분한 수유를 하는데 20~30분 걸림)	__비효율적인 빨기, 빈번한 빨기 멈춤과 피로 때문에 느리게 먹음

섭식 평가:(계속)

순가락으로 먹이기

- 자세:
- 섭식 도구:
- 음식 질감 또는 점도:
  - ☐ 부드럽게 걸쭉한 정도 (IDDSI 2 단계)
  - ☐ 중간 정도 걸쭉한 정도 (액상화된: IDDSI 3 단계)
  - ☐ 매우 걸쭉한 정도 (퓌레로 만든; IDDSI 4 단계)
- 구강 주변 및 구강 민감도 :
- 구강–운동 기술(표 3.C.3 참조):
- 음식덩어리 조절(예; 좋음, 보통, 부족함):
- 음식덩어리 후방 이동(예; 효율적, 느림, 나타나지 않음):
- 삼킴 기능:
  - 삼킴 시작(지연 없음, 약간 지연, 상당한 지연):
  - 흡인 또는 인두 잔여물의 징후(호흡음 변화, 젖은 호흡음, 기침, 질식):

• 심폐기능 상태(예; 심박수, 호흡수, 산소포화도, 호흡을 증가시키기 위한 움직임, 호흡음, 섭식 중 협착음):

• 씹기 및 베어 물기:
  - 자세:

  - 먹은 음식 및 농도
    □ 촉촉하게 다져 놓은 정도 (IDDSI 5 단계)
    □ 부드럽게 씹을 수 있는 정도 (IDDSI 6 단계)
    □ 쉽게 씹을 수 있는 정도 (IDDSI 7 단계)
    □ 일반 음식 (IDDSI 7 단계)
    □ 과도기 음식(예; 분해 가능한 고형식)
• 구강 주변 및 구강 민감도:

• 구강-운동 기술(표 3.C.3 참조):

• 음식덩어리 조절(예; 효율적, 느림, 나타나지 않음):

• 음식덩어리 후방 이동(예; 효율적, 느림, 나타나지 않음):

• 삼킴 기능:
  - 삼킴 시작(지연 없음, 약간 지연, 상당한 지연):

  - 흡인 또는 인두 잔여물의 징후(호흡음 변화, 젖은 호흡음, 기침, 질식):

• 심폐기능 상태(예; 심박수, 호흡수, 산소포화도, 호흡을 증가시키기 위한 움직임, 호흡음, 섭식 중 협착음):

컵으로 마시기
• 자세:

• 섭식 도구(예; 오픈 컵, 빨대, 빨대 컵, 코 부위가 잘려 있는 컵):

• 점도
  □ 매우 묽은 액체 (IDDSI 단계 0)
  □ 묽은 액체 (IDDSI 0 단계)
  □ 쉽게 흐를 정도의 약간 걸쭉한 정도 (IDDSI 1 단계)
  □ 부드럽게 걸쭉한 정도 (IDDSI 2 단계)
  □ 중간 정도 걸쭉한 정도 (IDDSI 3 단계)
• 구강 주변 및 구강 민감도 :

• 구강-운동 기술(표 3.C.3 참조):

• 음식덩어리 조절(예; 효율적, 느림, 나타나지 않음):

• 음식덩어리 후방 이동(예; 효율적, 느림, 나타나지 않음):

- 삼킴 기능:
  - 삼킴 시작(지연 없음, 약간 지연, 상당한 지연):
  - 흡인 또는 인두 잔여물의 징후(호흡음 변화, 젖은 호흡음, 기침, 질식):
- 심폐기능 상태(예: 심박수, 호흡수, 산소포화도, 호흡을 증가시키기 위한 움직임, 호흡음, 섭식 중 협착음):
- 섭식 중 역류 징후 또는 위장 문제(배고픔 부족, 불편함, 몸부림침, 얼굴 찡그림, 기침):

표 3.C.3. **숟가락으로 먹이기, 씹기, 베어 물기 또는 컵으로 마시는 동안의 성숙, 미성숙 그리고 비전형적인 구강–운동 기술**

구강–운동 기술	구강 구조	비전형적	미성숙	성숙
숟가락으로 먹이기	턱	__입 다물기 감소 __턱 악물기(꾹 다물기) __턱 내밀기	__위–아래 턱 움직임	__숟가락을 향해 입 다물기 __안정적인 턱 위치
	혀	__최소한의 움직임 __과도한 돌출 또는 혀 내밀기 __당김	__안–밖 움직임 __입 밖으로 돌출	__위–아래 움직임 __입안에 유지 __턱과 분리된 움직임
	입술	__당김 __오므림	__비활동적 __음식 흘림	__활동적인 입술 다물기 __음식을 흘리지 않음
씹기	턱	__최소한의 움직임 __입 다물기 감소 __턱 악물기(꾹 다물기) __턱 내밀기	__우적우적 씹기(위 아래) __측면 움직임 __대각선 움직임	__회전 움직임
	혀	__최소한의 움직임 __과도한 혀 돌출 또는 혀 내밀기 __당김	__안–밖 움직임 __입 밖으로 돌출	__위–아래 움직임 __측면 움직임 __입안에 유지 __턱과 분리된 움직임
	입술	__당김 __오므림	__비활동적 __음식 흘림	__활동적인 입술 다물기 __음식을 흘리지 않음
베어 물기	턱	__입 다물기 감소 __턱 악물기(꾹 다물기) __턱 내밀기	__위–아래 움직임(씹기 반사) __음식을 보유하고 유지하는 것이 약함 __음식을 조각으로 자를수 있도록 알맞게 보유함	__고형식도 베어 물기
컵으로 마시기	턱	__입 다물기 감소 __턱 악물기(꾹 다물기) __턱 내밀기	__위–아래 움직임 __안정성을 위해 컵을 물기	__컵에 대고 입 다물기 __안정적인 턱 위치

	혀	__최소한의 움직임 __과도한 돌출 또는 혀 내밀기 __당김	__안-밖 움직임 __입 밖으로 돌출	__입안에 유지 __위-아래 움직임 __턱과 분리된 움직임
	입술	__당김 __오므림	__비활동적 __음식 흘림	__활동적인 입술 다물기 __음식을 흘리지 않음

• 섭식 후 심폐기능 상태(예; 호흡음, 호흡수, 호흡을 증가시키기 위한 움직임, 산소포화도, 섭식 중 협착음):

• 섭식 후 역류 징후(예; 불편함 징후, 몸부림침, 활처럼 등이 휨, 얼굴 찡그림, 마른 삼킴, 기침):

• 섭취량 및 식사 지속 시간:

Note. IDDSI = 국제 삼킴 장애 식이 표준화 체계

CHAPTER 4

모유 수유 또는 젖병 수유의 어려움
(Difficulty Breastfeeding or Bottle-Feeding)

SUZANNE BRETON, MA, BScOT, and SHERNA MARCUS, MHS, BScOT

챕터 하이라이트

- 심폐 문제(Cardiorespiratory issues)
- 구강-운동 문제(Oral-motor issues)
- 감각 문제(Sensory issues)
- 구조적 문제(Structural issues)
- 기타 문제(Other issues)

주요 용어 및 개념

- 구강 감각 과민(Oral hypersensitivity)
- 구강 감각 저하(Oral hyposensitivity)
- 뒤 콧구멍 폐쇄증(Choanal atresia)
- 뒤 혀유착증(Posterior tongue-tie)
- 빨고-삼키고-숨쉬기의 협응(Suck-swallow-breathe coordination)
- 설하수증(Glossoptosis)
- 성숙한 빨기 패턴(Mature sucking pattern)
- 수유상담사(Lactation consultant)
- 습관화(Habituation)
- 아래턱 후퇴(Retrognathia)
- 압착(Compression)
- 약한 빨기(Weak suck)
- 입천장 갈림증(Cleft palate)
- 작은턱증(Micrognathia)
- 정상적인 영유아의 빨기(Normal infant suck)
- 조롱박 오목 협착(Pyriform aperture stenosis)
- 주름띠절개술(Frenectomy)
- 피에로 로빈 시퀀스(Pierre Robin sequence)
- 혀유착증(Tongue-tie)
- 호흡곤란(Aerophagia)

영유아에게 구강 수유는 수많은 근육과 뇌신경, 자발적이고 반사적인 조절 구조, 안전한 삼킴을 위한 감각 피드백을 포함하는 매우 복잡한 과정이다(Barlow, 2009). 구강-운동 기술은 적절한 빨기를 위해 필요하고 빨기는 삼키기, 숨쉬기 모두와 복잡하게 협응되어야 한다(Gewolb & Vice, 2006; Lau, 2015; Miller & Willging, 2007; Viswanathan & Jadcherla, 2020). 보편적인 발달 중인 영유아의 25-45%와 발달에 어려움을 보이는 영유아 또는 아동의 80%가 구강 수유의 어려움을 경험한다(Lau, 2015). 이 장에서는 모유 수유와 젖병 수유 시 나타나는 일반적인 수유 문제를 개괄적으로 설명하며 각 문제에 대한 임상 사례와 중재 전략을 설명한다.

1. 심폐 문제 CARDIORESPIRATORY ISSUES

1) 빨고-삼키고-숨쉬기의 부족한 협응 (Poor Suck-Swallow-Breathe Coordination)

영유아의 구강 수유는 높은 수준의 빨기, 삼키기, 숨쉬기가 통합되거나 적절한 **빨고-삼키고-숨쉬기(SSB)의 협응**(suck-swallow-breathe coordination)이 필요하다. Lau(2015)는 빨고-삼키기와 그 이후의 삼키고-호흡하기 사이의 협응을 확인해야 한다고 주장하였다. 삼킴의 구강기, 인두기의 빠른 신경 근육 협응은 삼키는 과정에서 호흡과 조화를 이루어야 한다(Lau, 2015; Miller & Willging, 2007). 빨고-삼키고-숨쉬기 협응의 어려움은 종종 미성숙의 신호이다. 호흡과 삼킴의 협응은 재태 기간 34-42주 동안 큰 발달적 성숙을 겪는다(Gewolb & Vice, 2006; Rogers & Arvedson, 2005; Viswanathan & Jadcherla, 2020).

보편적으로 발달하는 만삭 영유아는 빨기 폭발 시 약 10-30회 가량 **성숙한 빨기 패턴**(mature sucking pattern)을 나타내며 삼키고-호흡하기가 순차적으로 나타난다(Mizuno & Ueda, 2006; Palmer & VandenBerg, 1998). 많은 미숙아와 일부 만삭아들은 호흡과 함께 빨고 삼키는 협응 능력이 발달하지 않았기 때문에 구강 수유 중에 어려움을 겪는다(Gewolb & Vice, 2006; Palmer & VandenBerg, 1998). 호흡 상태 및 호흡수의 증가 또는 호흡을 위한 움직임의 증가를 초래하는 의학적 상태를 가진 영유아도 종종 빨고-삼키고-숨쉬기 협응에 어려움을 겪는다(Barlow, 2009; Glass & Wolf, 1994; Miller & Willging, 2007).

수유와 호흡은 인두 내에서 공통의 공간을 공유한다. 수유를 하는 동안 미세한 호흡은 감소하여 날숨은 길어지고 들숨은 짧아지게 된다. 이때 음식덩어리가 인두를 적절한 시기에 통과하는 것이 중요하다(Lau, 2015). 삼키는 동안 삼킴과 관련된 반사 자극에 의해 호흡이 억제되며(Amaizu et al., 2008; Timms et al., 1993), 영유아는 회복을 위해 삼킴과 삼킴 사이에 적절한 호흡을 해야 한다(Barlow, 2009; Miller & Willging, 2007). 호흡에 문제가 있는 영유아는 종종 수유 동안 발생하는 호흡의 멈춤을 견디기 힘들어한다(Barlow, 2009; Glass & Wolf, 1994; Miller & Willging, 2007). 이러한 영유아들은 빨기 동안이나 빨기 사이에 적절한 호흡을 할 수 없기 때문에 빨고-삼키고-숨쉬기의 협응에 어려움을 가진다. 이 문제는 만성 폐질환(Gewolb et al., 2001; Howe et al., 2007; Mizuno et al., 2007; Thoyre et al., 2012; Viswanathan & Jadcherla, 2020), 심장 이상(Clemente et al., 2001; Jones et al., 2021), 신생아의 지속성 폐동맥 고혈압, 선천성 가로막 탈장, 후두연화증(Miller & Willging, 2007) 및 영유아의 호흡 상태에 영향을 미치는 기타 의학적 상태로 설명할 수 있다.

2) 부족한 빨고-삼키고-숨쉬기 협응의 임상 징후 (Clinical Presentation of Poor SSB Coordination)

부족한 빨고-삼키고-숨쉬기 협응을 가진 영유아는 구강 수유를 하는 과정에서 다음 중 하나 이상의 징후를 나타낼 수 있다.

- 빨기 폭발 중에 숨을 쉬지 못함
- 젖꼭지에서 멀어짐
- 당황하거나 겁에 질린 것처럼 보임
- 눈의 움직임이나 표정의 변화를 보임
- 입 가쪽으로 액체가 흘러내림
- 비영양적 빨기 패턴으로 전환
- 비효율적인 빨기 또는 비조직적인 혀의 움직임 사용
- 호흡곤란 징후를 보임
- 매우 얕은 호흡을 하거나 호흡수의 증가
- 산소포화도 감소 또는 심박수의 감소
- 여러 번 삼키기
- 멈춤이 빈번한 짧은 빨기 폭발
- 산소 섭취량을 늘리는 전략 사용하기

- 피로한 척 하기
- 자는 척 하기
- 초기 몇 번의 수유 이후 수유 거부
- 수유 중 흡인의 징후를 보임

(1) 빨기 폭발 중에 숨을 쉬지 못함(Is unable to breathe during sucking burst)

성숙한 빨기 패턴을 가진 영유아는 빨고-삼키기 주기에 호흡을 통합함으로써 빨기 폭발 중에 호흡을 멈추지 않고 숨을 길게 들이마실 수 있다. 빨고-삼키고-숨쉬기의 협응이 좋지 않은 영유아는 빨기 폭발 중에 숨을 쉬지 않고 빨기를 한다(Pineda et al., 2020; Thoyre et al., 2005). 이 빨기 패턴은 괴로움, 젖꼭지에서 멀어지기, 호흡 증가 또는 빨기 폭발 이후에 숨쉬기, 빨고-삼키고-숨쉬기 협응의 부조화로 인해 나타나는 산소포화도 또는 심박수 감소와 같은 다른 징후로 이어진다.

(2) 젖꼭지에서 멀어짐(Pulls away from the nipple)

빨고-삼키고-숨쉬기 협응이 좋지 않은 영유아가 빨기 폭발 중에 숨을 쉴 수 없고 빨기를 멈출 수 없는 경우 숨을 쉬기 위해 젖꼭지에서 멀어지려는 시도를 할 수 있다.

(3) 당황하거나 겁에 질린 것처럼 보임(Appears panicked or frightened)

영유아가 수유 중 당황하거나 겁에 질린 것처럼 보이기 시작할 때 숨을 쉬어야 하지만 그렇게 할 수 없다는 표시이다.

(4) 눈의 움직임이나 표정의 변화를 보임(Displays changes in eye behavior or facial expression)

영유아들은 빨고-삼키고-숨쉬기의 협응에 어려움을 겪고 있다는 미묘한 표시로 때때로 눈을 감거나 눈썹을 치켜올리는 등의 감지하기 힘든 신호를 보낸다(Shaker, 2013; Thoyre et al., 2005).

(5) 입 가쪽으로 액체가 흘러내림(Loses liquid from corners of mouth)

빨고-삼키고-숨쉬기의 협응이 좋지 않은 일부 영유아는 호흡할 시간이 더 필요하여 액체를 조금만 삼키고 나머지 액체는 입 가쪽으로 흘러내린다(Thoyre et al., 2005). 또한 영유아는 의도적으로 젖꼭지를 입으로 물고 있기만 하여 빨기의 효율성을 감소시키고 유속을 늦출 수 있다. 이로 인해 입 가쪽으로 액체가 흘러내릴 수 있다. 이 움직임은 구강-운동 조절의 어려움, 즉 종종 입술을 제대로 닫지 못하거나, 혀를 동그랗게 말지 못하거나, 약한 빨기 또는 이 세 가지 결합의 어려움으로 나타난다. 이러한 문제를 개선하기 위한 전략(예: 볼 지지 제공, 젖꼭지 구멍 확대)은 입으로 들어가는 우유의 양을 증가시키고 빨고-삼키고-숨쉬기의 협응을 더 어렵게 만들 수 있다(Palmer, 1993; Shaker, 2017a; Wolf & Glass, 1992).

구강-운동 조절의 어려움과 빨고-삼키고-숨쉬기 협응의 어려움으로 인해 나타나는 징후인 입 가쪽으로 액체가 흘러내리고 있는지의 여부를 판단하는 접근법은 영유아의 비영양적 빨기의 강도를 평가하는 것이다. 빨기는 강하지만 빨고-삼키고-숨쉬기의 협응이 좋지 않은 영유아는 약한 영양적 빨기를 사용하여 입으로 들어가는 액체의 유속을 줄일 수 있고 효율적인 비영양적 빨기를 보여준다(Barlow, 2009; Lau & Kusnierczyk, 2001). 비영양적 빨기는 영유아가 호흡과 함께 삼키는 것을 조절할 필요가 없다는 점에서 영양적 빨기와는 다르다(Palmer & VandenBerg, 1998; Rogers & Arvedson, 2005). 작업치료사는 영유아의 입에 손가락을 넣어 혀가 오므라지는 것과 빨아들이는 것을 느끼며 비영양적 빨기의 강도를 평가할 수 있다. 또한 영유아가 젖꼭지를 빨 때 젖꼭지를 부드럽게 당기는 방법으로도 비영양적 빨기의 강도를 평가할 수 있다. 비영양적 빨기에 강한 영유아가 수유 중 입 가쪽으로 액체가 흘러내린다면 이것은 빨고-삼키고-숨쉬기의 부족한 협응 때문일 것이다(Glass & Wolf, 1994).

(6) 비영양적 빨기 패턴으로 전환(Switches to a nonnutritive sucking pattern)

빨고-삼키고-숨쉬기의 협응이 좋지 않은 일부 영유아는 영양적 빨기에서 비영양적 빨기로 완전히 전환하여 빨기의 강도를 감소시킨다. 이러한 전환은 유속을 감소시키고 영유아가 호흡할 수 있는 시간을 더 많이 제공한다(Mathew, 1991; Shaker, 2017a). 빨기 유형의 전환은 약한 빨기로 오인될 수 있으나 영유아는 수유 중 숨을 가다듬기 위해 간헐적으로 이 패턴을 사용하고 다시 영양적 빨기로 전환할 수 있다.

또한 일부 영유아들은 다른 이유(예; 배고픔이나 위장 문제로 인해 수유를 피하기 위해)로 비영양적 빨기를 한다. 감각적인 문제를 보이거나 어머니의 젖꼭지에서 모유를 빨아들이기 어려울 때(약한 빨기 또는 유속이 너무 느려서) 젖꼭지를 노리개로 인식하여 비영양적 빨기 패턴을 사용한다. 이 경우 입으로 들어가는 우유의 양을 증가시키면[예; 더 빠른 젖꼭지로 전환, 젖꼭지의 고리(nipple collar) 풀기, 볼 지지하기] 자연스럽게 영양적 빨기가 된다(이 장의 뒷부분에 있는 "비영양적 빨기 패턴에서 영양적 빨기 패턴으로 전환하기의 실패" 참조).

만약 빨고-삼키고-숨쉬기의 부족한 협응으로 비영양적 빨기를 하는 영유아를 영양적 빨기 패턴으로 전환하려 한다면 영유아의 빨고-삼키고-숨쉬기 협응은 더 어려워지게 되고 결과적으로 수유에 더 악영향을 미치게 된다(Mathew, 1991; Shaker, 2017b). 영유아가 적절한 시간 내에 수유하는 것이 어렵다면 비영양적 빨기를 간헐적으로 사용한다.

(7) 비효율적인 빨기 또는 비조직적인 혀의 움직임 사용(Uses an inefficient suck or disorganized tongue movement)

빨고-삼키고-숨쉬기의 협응이 좋지 않은 일부 영유아는 비효율적인 빨기 또는 혀의 비조직적인 움직임을 보인다(Gewolb et al., 2001). 두 가지 모두 더 많은 숨쉴 시간을 갖기 위해 구강으로 유입되는 액체의 양을 늦추기 위한 의도적인 시도이다. 일부 영유아들은 항상 비조직적인 패턴을 사용하고 일부 영유아들은 비조직적인 패턴을 간헐적으로 사용한다. 두 경우 모두 구강-운동 조절의 문제로 오인될 수 있다.

약한 빨기를 보상하기 위한 전략(예; 턱과 볼 지지대 제공, 젖꼭지 구멍 확대)은 유량을 증가시키기 때문에 수유를 악화시키는 경향이 있으며, 이는 빨고-삼키고-숨쉬기의 협응을 더 어렵게 만든다(Thoyre et al., 2005). 일반적으로 액체의 유속을 줄이기 위해 비효율적인 영양적 빨기를 사용하는 영유아는 강하고 리드미컬한 비영양적 빨기를 보인다. 그러나 일단 액체가 유입되거나 수유 중에 스트레스를 받거나 피곤해지면 비조직적인 빨기를 한다(Shaker, 2017b).

(8) 호흡곤란 징후를 보임(Shows signs of respiratory distress)

빨고-삼키고-숨쉬기의 협응이 좋지 않은 영유아는 빨기 폭발 중에 적절한 호흡을 하는데 어려움이 있으며 수유 중에 호흡곤란의 징후를 보인다. 코 찡그림과 같은 호흡을 증가시키기 위한 움직임의 증가, 기관 잡아당김(흉골하절흔 잡아당기기), 호흡수의 증가, 산소포화도의 감소, 심박수의 감소가 포함될 수 있다.

(9) 매우 얕은 호흡을 사용하거나 호흡수의 증가(Uses very shallow respirations or has increased respiratory rate)

빨고-삼키고-숨쉬기의 협응이 좋지 않은 영유아는 빨기 폭발 동안 적절한 호흡을 하는데 어려움을 겪는다. 이러한 영유아 중 일부는 빨기 폭발 사이에 매우 얕은 호흡 또는 매우 빠른 호흡을 하고 종종 산소포화도 감소 또는 심박수의 감소를 보인다(Glass & Wolf, 1994; Mizuno et al., 2007; Shaker, 2017b; Shiao, 1997; Thoyre et al., 2005). 이런 식으로 호흡하는 영유아들은 적절한 산소를 공급받을 만큼 충분히 깊게 또는 자주 호흡하지 않기 때문에 수유할 때 피로해지는 경우가 많다(Glass & Wolf, 1994).

(10) 산소포화도 또는 심박수의 감소(Exhibits a decrease in oxygen saturation or decrease in heart rate)

산소포화도 감소와 심박수 감소는 영유아가 빨기를 하는 동안이나 그 사이에 적절한 호흡을 하지 않는 경우에도 발생할 수 있다. 이러한 감소는 일반적으로 빨기 폭발 동안 숨을 쉴 수 없고 숨을 쉬기 위해 빨기를 억제할 수 없는 빨고-삼키고-숨쉬기의 협응이 어려운 영유아에게서 발생한다(Barlow, 2009; Glass & Wolf, 1994; Mizuno et al., 2007). 얕은 호흡을 하는 영유아도 산소포화도 감소 또는 심박수 감소가 나타날 수 있다. 빨고-삼키고-숨쉬기 협응을 개선하기 위한 중재는 이러한 문제를 최소화하는 것이다. 그러나 중재가 실패할 경우 산소포화도 또는 심박수의 감소는 삼키는 동안 나타나는 흡인의 신호일 수 있다(빨기의 임상 징후는 6장 "삼킴 문제" 참조).

(11) 여러 번 삼키기(Uses multiple swallows)

유속이 너무 빠른 젖꼭지로 수유를 하는 영유아는 이로 인해 머금게 된 많은 양의 분유를 한 번에 삼킬 수 없다. 이를 위해서는 영유아가 구강과 인두강을 통해 여러 번 삼켜야 한다. 여러 번 삼키는 동안 기도가 닫힌 상태를 유지하기 때문에 일부 영유아는 호흡이 적어지게 되고 산소포화도가 감소하거나(Thoyre et al., 2005) 빨고-삼키고-숨쉬기의 부족한 협응의 다른 징후를 경험할 수 있다.

(12) 멈춤이 빈번한 짧은 빨기 폭발(Uses short sucking bursts with frequent pauses)

빨기 폭발 중에 숨을 쉬기 어려운 영유아는 호흡을 자주 멈추며 짧은 빨기를 한다. 이 동작은 기능적인 적응법으로 반드시 변경할 필요가 없다(Lau et al., 2003). 영유아가 빨기 폭발 중에 숨을 쉬기 위해 잠시 빨기를 멈추었다면 빨기를 다시 시작하려 시도하지 않는다. 왜냐하면 영유아가 호흡해야 할 때 계속 빨기를 해야 하기 때문에 수유가 제대로 이루어지지 않을 수 있다(Thoyre et al., 2005).

일부 영유아는 빨기를 잠시 멈추었다가 너무 빨리 빨기로 다시 돌아간다. 산소를 다시 섭취하지 않았음에도 휴식을 중단하고 빨기를 다시 시작한다면 멈춤을 연장하기 위한 도움이 필요하다(Shaker, 2017b; Thoyre et al., 2005). 반대로, 일부 영유아는 빨기 폭발 이후 오랜 시간 동안 빨기를 중단한다. 영유아가 독립적으로 호흡을 멈추고 적절한 시간(30-40분 이내)에 적당량의 수유가 이루어진다면 중재를 적용할 필요가 없으나, 멈춤이 지나치게 길어져서 수유가 너무 느리게 진행된다면 빨고-삼키고-숨쉬기의 협응을 개선하는 중재가 필요하다. 몇 가지의 중재는 빨기 폭발을 방해하는 긴 시간 동안의 멈춤을 개선한다. 긴 시간 동안 멈춤을 보인 일부 영유아에게 입안의 젖꼭지를 제거했다가 다시 삽입하여 빨기를 유도한다. 영유아에게 계속 젖꼭지를 빨도록 상기시키는 것은 긴 시간 동안 빨기를 멈추었어도 여전히 영유아가 수유에 참여하고 있는 경우에만 사용해야 한다. 영유아가 피곤해 하거나 수유의 의욕이 저하된 의사표현의 방법으로 긴 멈춤을 사용한다면, 보호자는 영유아가 긴 멈춤을 사용하는 것을 격려하지 않아야 한다(스트레스 및 불참여 징후에 대한 자세한 내용은 10장 "미숙아의 수유와 영양" 참조). 지나치게 긴 멈춤은 습관화의 징후일 수 있다(이 장의 뒷부분에 있는 "젖꼭지의 습관화" 참조).

(13) 산소 섭취량을 늘리는 전략 사용하기(Uses strategies to increase oxygen intake)

수유를 하는 동안 산소 공급을 유지하는데 어려움을 겪는 영유아는 기도를 열고 더 많은 공기를 마시려는 시도로 코를 벌리거나 목을 펴는 등의 행동을 할 수 있다. 어깨를 으쓱하거나 흉골을 아래로 당기기도 하고 기관을 당기는 것과 같은 다른 전략을 보일 수도 있으며 깊은 호흡을 위해 보조 근육을 사용하기도 한다(Thoyre et al., 2005).

(14) 피로한 척 하기(Exhibits fatigue)

빨고-삼키고-숨쉬기의 협응이 좋지 않은 영유아는 구강 수유 중에 산소 섭취가 적어지기 때문에 더 빨리 피로해질 수 있다. 호흡할 시간을 늘리면 산소 공급을 개선하고 피로가 줄어들어 더 오래 수유를 지속할 수 있다. 보호자는 젖병 수유 중 영유아가 피곤해하면 젖 빨기에 많은 힘을 쓸 필요가 없는 유속이 빠른 젖꼭지로 바꿔주면 도움이 될 것으로 생각한다. 하지만 빠는 것이 영유아를 피곤하게 하는 것이 아니라 삼킬 때 호흡을 멈추는 것이 영유아의 피로를 유발하는 것이다. 그러므로 유속을 늦추면 삼킴의 빈도가 줄어들고 호흡할 수 있는 시간이 늘어나 피로가 줄어들게 된다.

(15) 자는 척 하기(Pretends to sleep)

빨고-삼키고-숨쉬기의 협응이 좋지 않은 일부 영유아는 자는 척을 하면서 수유를 회피하려고 한다. 이러한 행동은 나쁜 각성 상태 또는 피로로 오인될 수 있지만 이 영유아들은 종종 침대에 누이면 즉시 "깨어난다." 각성을 증가시키는 전략은 영유아가 실제로 잠을 자고 있지 않거나 이러한 전략을 사용하면 즉시 깨어나기 때문에 성공할 가능성이 낮다. 하지만 만약 이러한 전략으로 깨어났을 때 젖꼭지를 제공한다면 즉시 "수면" 상태로 돌아갈 것이다. 빨고-삼키고-숨쉬기 협응을 개선하기 위한 중재는 영유아에게 수유 스트레스를 덜 주고 잠자는 척과 같은 회피 기술 사용의 필요성을 줄이는 것이다.

(16) 초기 몇 번의 수유 이후 수유 거부(Refuses to feed after initial few feeds)

구강 수유를 막 시작한 영유아가 처음 몇 번의 수유 이후 다음 수유를 거부하기 시작하였다면 이전의 수유가 불쾌했다는 표현이다. 빨고-삼키고-숨쉬기의 협응이 좋지 않은 영유아는 수유 중에 적절한 호흡을 할 수 없기 때문에 종종 수유를 두려워한다(Palmer, 1993; Thoyre et al., 2005). 숨을 쉬고 싶은 욕구는 수유 욕구나 필요성보다 우선시 하기 때문에 영유아는 젖병을 입으로 가져가는 것을 거부하기 시작한다. 빨고-삼키고-숨쉬기 협응을 개선하기 위한 전략은 영유아를 더 편안하게 만들고 영유아가 더욱더 먹을 수 있도록 하는 것이다. 보호자는 수유 중에 영유아의 빨고-삼키고-숨쉬기 협응과 관련된 이상 징후를 눈치채지 못했거나 무시했을 가능성이 있다.

(17) 수유 중 흡인의 징후를 보임(Demonstrates signs of aspiration during feeding)

빨고-삼키고-숨쉬기 협응이 좋지 않은 영유아는 수유 중 부적절한 빨기를 보이며 이 주기의 부적절한 지점에서 숨을 쉴 수 있다. Shaker(2017b)는 이를 "긴급 호흡(urgent breath)"이라고 언급하며 흡인을 유발한다고 하였다(Glass & Wolf, 1994; Mathew, 1991; Thoyre et al., 2005). 이 흡인은 삼킴의 문제로 나타나는 것이 아니라 빨고-삼키고-숨쉬기 협응의 어려움으로 인한 부적절한 빨기 타이밍 때문에 발생한다고 하였다.

3) 부족한 빨고-삼키고-숨쉬기 협응의 중재 (Intervention for Poor SSB Coordination)

빨고-삼키고-숨쉬기의 협응에 어려움을 보이는 영유아는 일반적으로 유속을 늦추거나 유량을 더 잘 조절하여 호흡할 수 있는 시간을 더 많이 갖게 하는 중재를 적용하면 더 잘 먹을 수 있다(Miller & Willging, 2007; Palmer, 1993; Shaker, 2017b).

또한 이러한 영유아에게 빨기의 효율성 개선을 위한 목적으로 빨기 속도 증가를 위한 중재(예; 볼과 턱 지지대 제공, 젖꼭지 구멍 확대)를 제공하면 큰 효과를 보지 못한다. 이 중재는 영유아의 수유를 악화시키고 빨기의 위험을 증가시킬 수 있다. 영유아가 스트레스나 피로의 징후를 보일 때 구강 수유를 하거나 계속 수유를 강요하면 영유아는 수유를 완전히 거부할 수 있다. 다음의 중재는 부족한 빨고-삼키고-숨쉬기 협응을 가진 영유아에게 도움 되는 전략이다.

(1) 일관성 확립하기(Establish consistency)

영유아에게 매번 동일한 수유 방식을 적용한다. 수유 방식에 일관성을 확립하면 영유아는 젖병 수유나 모유 수유가 안전하다는 것을 학습할 수 있다. 하지만 병원에 입원한 영유아는 여러 사람으로부터 수유를 받기 때문에 일관된 수유 방식을 적용받는 것이 어려울 수 있다. 가능한 부모가 자주 수유를 하여 그때마다 영유아가 보내는 신호를 파악하는 것이 가장 이상적이지만 항상 가능한 것은 아니기 때문에 병원에서는 영유아에게 수유를 하는 모든 사람이 따를 수 있는 구체적인 수유 권고 사항을 게시하도록 한다(Morag et al., 2019). 하지만 가장 좋은 방법은 영유아를 지속적으로 돌볼 수 있는 소수의 정규 간호사 또는 간병인을 배치하는 것이다.

(2) 양이 아닌 질에 집중하기(Focus on quality, not quantity)

구강 수유 시 섭취하는 양이 아닌 구강 수유의 질에 초점을 맞춘다. 보호자는 수유할 때 영유아가 젖꼭지에서 손을 떼거나 얼굴을 찡그리거나 호흡이 증가하거나 호흡이 중단되는 징후(빨기, 음색 손실 또는 각성 수준의 저하)를 보일 때 이 신호에 대한 반응으로 수유를 멈추거나 멈추는 방법을 배워야 한다. 영유아가 수유할 때 편안하고 긍정적인 경험이 될 수 있도록 시간과 연습을 통해 양을 늘려야 한다. 영유아가 스트레스를 받거나 불편함을 느낄 때 수유를 강요받게 되면 이후의 구강 수유에 부정적인 영향을 미칠 수 있다(자세한 내용은 10장의 "세심하고 발달에 도움이 되는 구강 수유 제공" 부분 참조).

(3) 외부 조율 제공하기(Provide external pacing)

간헐적으로 젖병을 기울이거나 입에서 젖꼭지를 떼어 영유아의 빨기 폭발 및 멈춤의 속도를 조절하면 영유아가 숨을 쉴 시간이 충분하고 깊은 호흡을 할 수 있다(Law-Morstatt, 2003). 호흡을 위해 빨기를 일시적으로 멈추는 것은 수유가 진행됨에 따라 영유아가 스스로 속도를 조절하는 훈련이 된다. 수유 초기에는 수유를 제공하는 사람에 의해 속도가 조절되고 그 이후에는 자발적으로 멈추기 시작한다. 속도 조절은 숨을 쉬어야 할 때 빨기를 멈출 수 없는 영유아(Premji et al., 2004; Shaker, 2017b; VandenBerg, 1990; Wolf & Glass, 1992)와 수유하는 동안 얕고 빠른 호흡을 하는 영유아에게 특히 효과적이다. 빨기를 중단하는 것은 깊은 호흡을 위해 도움이 되기 때문이다.

영유아의 빨기 폭발 및 일시 멈춤의 속도를 조절하려면 다음 중 하나의 방법을 사용한다.

① 젖병 기울이기(Tilt the bottle): 영유아가 숨을 쉬어야 할 때 액체가 더 이상 젖꼭지에 들어가지 않도록 젖꼭지를 입에 물고 있는 동안 젖병을 아래로 기울인다(그림 4.1 참조). 이 동작은 영유아가 빨기를 다시 시작하기 전에 숨을 쉴 수 있게 한다. 숨을 들이쉴 시간을 준 다음 젖병을 다시 위로 기울여 액체가 젖꼭지에 들어가게 한다.

② 입에서 젖꼭지 제거하기(Remove the nipple from the mouth): 젖꼭지가 아래로 기울어져도 영유아가 계속 빨면 입에서 젖꼭지를 완전히 제거한다. 젖꼭지를 제거하기 전에 먼저 젖꼭지를 영유아의 턱 쪽, 즉 아래로 기울여 젖꼭지에서 조제분유가 나오도록 하고, 영유아가 입 안에 있는 조제분유를 다 삼킬 때까지 기다린다.

입 안에 아직 조제분유가 남아 있을 때 젖꼭지를 제거하면, 빨기 동작이 중단되어 음식덩어리 조절을 하기 어려울 수 있다. 또한 어머니는 모유 수유 중에 손가락을 사용하여 영유아의 입에서 젖꼭지를 제거할 수도 있다.

③ 빨기 폭발의 길이 결정(Determine the length of the sucking burst): 영유아가 견딜 수 있다면 빨기 폭발

그림 4.1. 젖꼭지를 입에 물고 있을 때 젖병을 아래로 기울여 젖꼭지에 우유가 들어가지 않도록 하면 영유아에게 호흡을 위한 휴식 시간이 주어진다.

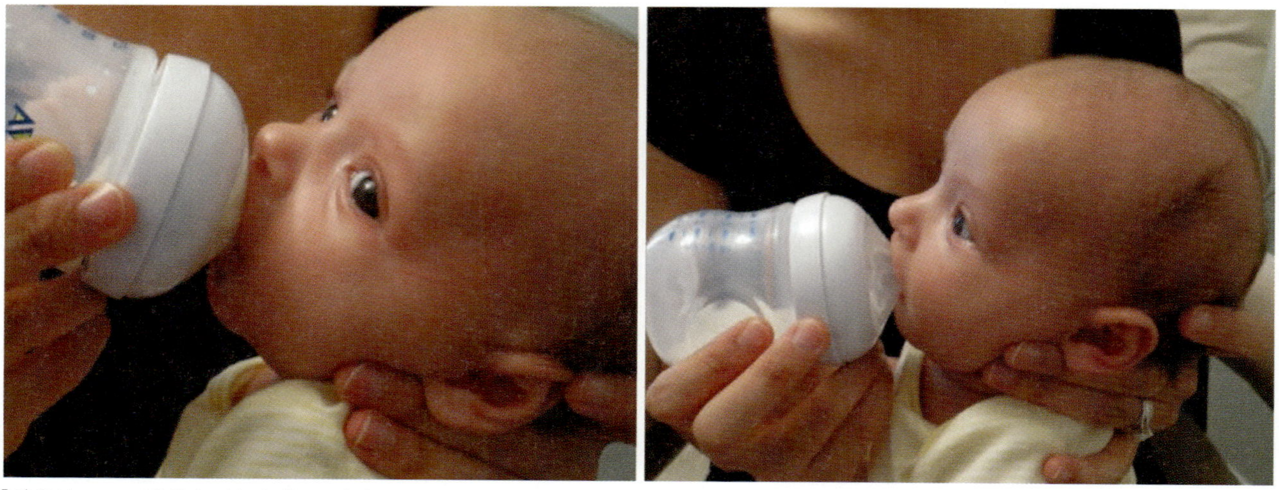

출처: S. Marcus and S. Breton, Used with permission.

의 시간을 결정하기 위해 영유아가 자발적으로 빨기를 하는 동안 보이는 고통의 징후를 살핀다. 예를 들어, 입에서 젖꼭지를 떼어내려고 시도한다거나, 겁에 질린 표정을 보이는 것과 같은 고통의 징후를 관찰한다. 산소포화도 모니터를 사용하는 경우 산소포화도의 감소 여부와 감소 시작 시기를 관찰한다. 이러한 방식으로 영유아가 숨을 쉴 수 있도록 젖꼭지를 기울이거나 입에서 제거하기 전에 영유아가 편안하게 빨 수 있는 횟수를 결정한다. 일반적으로 영유아는 멈춤이 필요하기 전에 5–6회 빨 수 있지만, 호흡속도가 정상보다 빠른(분당 약 50–60회[bpm] 이상) 영유아 또는 호흡 예비력이 감소한 영유아는 호흡을 위해 멈춤이 필요하기 전에 짧은 빨기 폭발(예: 3–4회 빨기)만 견딜 수 있다.

영유아가 숨을 쉬기 위해 빨기를 멈추는 능력이 일관되지 않은 즉, 때로는 자발적으로 멈추고 다른 때는 그렇지 않다면 젖병을 기울이기를 적용할 수 있다. 이상적으로는 영유아가 스트레스를 경험하기 시작하는 징후를 보일 때 영유아가 보내는 신호를 관찰하고 해당 신호에 따라 속도를 조절하는 것이다. 그러나 영유아가 보내는 신호가 미묘하거나 그 신호를 읽기 어렵거나 영유아의 빨기를 멈출 수 없다면 영유아가 고통을 보이기 전에 일정한 간격으로 젖병을 기울인다(Thoyre et al., 2005).

숨을 자주 멈추는데 어려움을 보이는 영유아는 수유를 시작하는 초기 단계에서 더 어려움이 있다. 반면 이 영유아가 배가 심하게 고플 때 수유를 시작하면 수유가 진행됨에 따라 빨기가 계속 진행되고 스스로를 더 잘 조절할 수 있으며 덜 격렬한 빨기를 한다. 따라서 조절은 수유 초기에 필요하고 이후에는 필요하지 않을 수 있다. 보호자는 수유를 하는 동안 영유아를 주의 깊게 관찰하고 영유아가 보내는 신호를 학습하면 부정적인 경험이 발생하기 전에 수유의 속도를 조절할 수 있다. 이것은 영유아에게 성공적이고 즐거운 수유의 경험을 제공하게 된다. 또한 영유아의 기술과 호흡 상태가 개선됨에 따라 빨고–삼키고–숨쉬기를 협응하는 능력에 도움을 주게 될 것이다.

(4) 수유 중 휴식 시간 제공하기(Provide rest periods during feeding)

일부 영유아는 수유 중 30–60초 동안의 휴식을 몇 번 취하고 산소를 다시 공급하기 위해 잠시 멈추는 것이 도움이 된다(Shaker, 2017b). 영유아가 오랫동안 멈추어 피곤하거나 숨이 차면 젖꼭지를 제거하여 쉬도록 한 후 다시 젖꼭지를 물린다. 이러한 멈춤은 영유아가 지속적으로 수유에 참여하도록 하기 위한 더 많은 에너지를 제공한다.

(5) 액체의 유속 늦추기(Decrease the flow rate of liquid)

영유아의 입과 인두로 들어가는 액체의 속도를 늦추면 삼킴과 삼킴 사이에 숨 쉬는 시간이 더 길어진다. 액체의 유속을 느리게 하는 방법은 다음과 같다.

① 젖병 수유 시 느린 유속의 젖꼭지 사용(Use a slow flow-rate nipple for bottle-feeding)

젖꼭지 구멍의 크기와 젖꼭지의 단단함은 유속에 영향을 미친다. 일반적으로 미숙아용 젖꼭지는 영유아용 젖꼭지보다 유속이 더 느리다. 일부 미숙아용 젖꼭지(예; 로스 미숙아용 젖꼭지- Ross Premature Nipple)는 신생아와 다른 미숙아용 젖꼭지(닥터브라운 울트라 미숙아용 또는 미숙아용 젖꼭지-Dr. Brown's® Ultra-Preemie or Preemie Nipple) 보다 유속이 빠르기도 하고, 느리기도 하다. 접이식 실리콘 젖병의 젖꼭지는 유속이 더 느린 경향이 있다. 다양한 종류로 판매되는 젖꼭지가 있으며, 이 젖꼭지들은 고유한 방식으로 표시되어 있으나 유속에 대한 유용한 정보를 항상 제공하는 것은 아니다(Pados et al., 2019). 다양한 젖꼭지의 유속 수준은 비슷하나 브랜드 간에 일관성은 없다(예; 한 브랜드의 레벨 1 젖꼭지가 다른 브랜드의 레벨 1과 반드시 같은 유속이 아님). 사용하는 젖꼭지를 평가하여 영유아에게 적절한 유속을 제공하는지 확인해야 한다. 병원에서 사용하는 일부 일회용 젖꼭지는 유속(매우 느림, 느림, 규칙적)에 따라 다르게 표기되어 있으며 젖꼭지마다 유속이 다른 것으로 보고되고 있다(Pados et al., 2019).

젖꼭지의 고리(collar)를 조이면 공기 교환이 감소하고 유속이 느려진다. 이것은 젖꼭지를 젖병 위에 얼마나 단단히 조이느냐에 따라 유속이 변할 수 있으므로 중요하다(Shaker, 2017b). 젖꼭지에서 충분한 액체가 나오지 않는 것이 우려된다면 젖꼭지가 젖병에 단단히 고정되어 있는지 확인해야 한다. 또한 공기 빨기를 최소화하고 일관된 속도를 유지하기 위해 젖꼭지에 액체가 가득 차 있는지 확인하는 것이 중요하다. 젖꼭지의 일부만 차 있는 경우 공기 교환이 더 크고 입으로 액체가 유입되는 속도가 더 빠르다(Ross & Fuhrman, 2015).

보호자는 유속이 느린 젖꼭지로 수유할 때 영유아가 "너무 열심히 빨고 있다."고 걱정을 한다. 병원 직원들과 부모들은 효율적인 수유를 위해 유속이 더 빠른 젖꼭지로 변경하여 영유아가 세게 빠는 것을 줄이기를 원한다. 이것이 피로의 원인이라고 생각할 수 있으나, 실제로 유속은 수유의 효율성과 음의 상관관계가 있다. 빨고 삼키는 것을 호흡과 협응하는 것이 영유아에게 피곤한 것이지 빠는 행위 자체가 피곤한 것이 아니다(Mathew, 1991; Shaker, 2017b). 또한 강한 빨기 능력을 가진 영유아가 느린 유속의 젖꼭지를 사용하는 경우 발생할 수 있는 젖꼭지 접힘시에도 젖꼭지로 유입되는 분유의 양은 적지만, 젖꼭지가 회전되거나 젖꼭지에서 입이 멀어지는 즉시 젖꼭지를 재빠르게 다시 물 수 있다. 이때 입 안에 조제분유는 빠른 속도로 입속으로 유입되며 큰 음식덩어리를 머금게 된다(Garber, 2013).

② 모유 수유 중 유속 줄이기(Reduce the flow rate during breastfeeding)

빨고-삼키고-숨쉬기 협응이 어려운 영유아는 젖병 수유보다 모유 수유를 더 잘한다(da Costa et al., 2010). 모유 수유는 유속을 더 잘 제어할 수 있고 일반적으로 젖병 수유 보다 빨아들일 수 있는 우유의 양이 더 적다. 특히 모유 수유 시작 후 처음 몇 분 동안 더욱 그렇다(Furman & Minich, 2004). 또한 모유 수유 중 일부 영유아는 혀를 입천장에 갖다 대어 젖꼭지를 압박하고 모유의 흐름을 멈추게 함으로써 젖꼭지의 변화에 적응할 수 있다(Cannon et al., 2016). 그러나 모유 수유를 하는 경우 모유가 빨리 흘러내릴 때 빨고–삼키고–숨쉬기 협응에 어려움을 겪을 수 있다. 만약 모유가 빠른 속도록 배출된다면 어머니가 모유의 흐름을 늦추기 위해 수유 시간 직전이나 수유에 가까운 시간에 모유를 미리 유축하도록 하는 것이 도움이 될 수 있다. 영유아의 협응력이 향상됨에 따라 어머니는 유축과 유축 사이의 시간을 연장하여 더 많은 모유를 수유할 수 있다. 모유 수유 전에 모유의 흐름을 줄이기 위해 유축을 하는 것은 영유아가 빨고–삼키고–숨쉬기 협응을 배울 때 사용하는 일시적인 방법이다. 이 전략을 장기간 사용하면 어머니의 모유 양이 증가하여 결과적으로 모유의 흐름이 더 빨라지게 된다. 또한 모유의 흐름속도를 감소시키기 위해 젖꼭지 보호대를 사용할 수 있다. 하지만 이것은 항상 적용 가능한 것은 아니기에 사용하기 전에 평가가 먼저 이루어져야 한다(Chow et al., 2015; Walker, 2014).

영유아가 모유 수유에 어려움을 겪는 경우 영유아의 어머니는 **수유상담사**(Lactation consultant – LC)의 평가를 통해 도움을 받을 수 있다. 수유상담사는 모유 수유 중 유속을 늦추거나 영유아가 모유의 흐름을 관리하는데 도움이 되는 방법을 평가하고 제안할 수 있다.

③ 영유아의 자세를 수정하기(Modify the position of the infant)

영유아의 자세를 수정하는 것은 수유 시 유속을 늦추고 빨고–삼키고–숨쉬기 협응을 개선하는데 도움이 될 수 있다. 옆으로 누이거나 옆으로 높이 세워 누

그림 4.2. 젖꼭지를 수평으로 하고, 영유아의 다리를 보호자의 몸 옆에 위치시켜 엉덩이가 지나치게 구부러지지 않도록 옆으로 눕힌 자세에서 수유를 하면 더 쉽게 호흡할 수 있고 액체의 흐름을 더 잘 조절할 수 있다(a). 영유아의 엉덩이가 굽혀진 상태에서 옆으로 눕힌 자세는 호흡을 증가시키기 위한 움직임이 많아지고 빨고–삼키고–숨쉬기 협응이 더 어려워진다(b).

(a) (b)

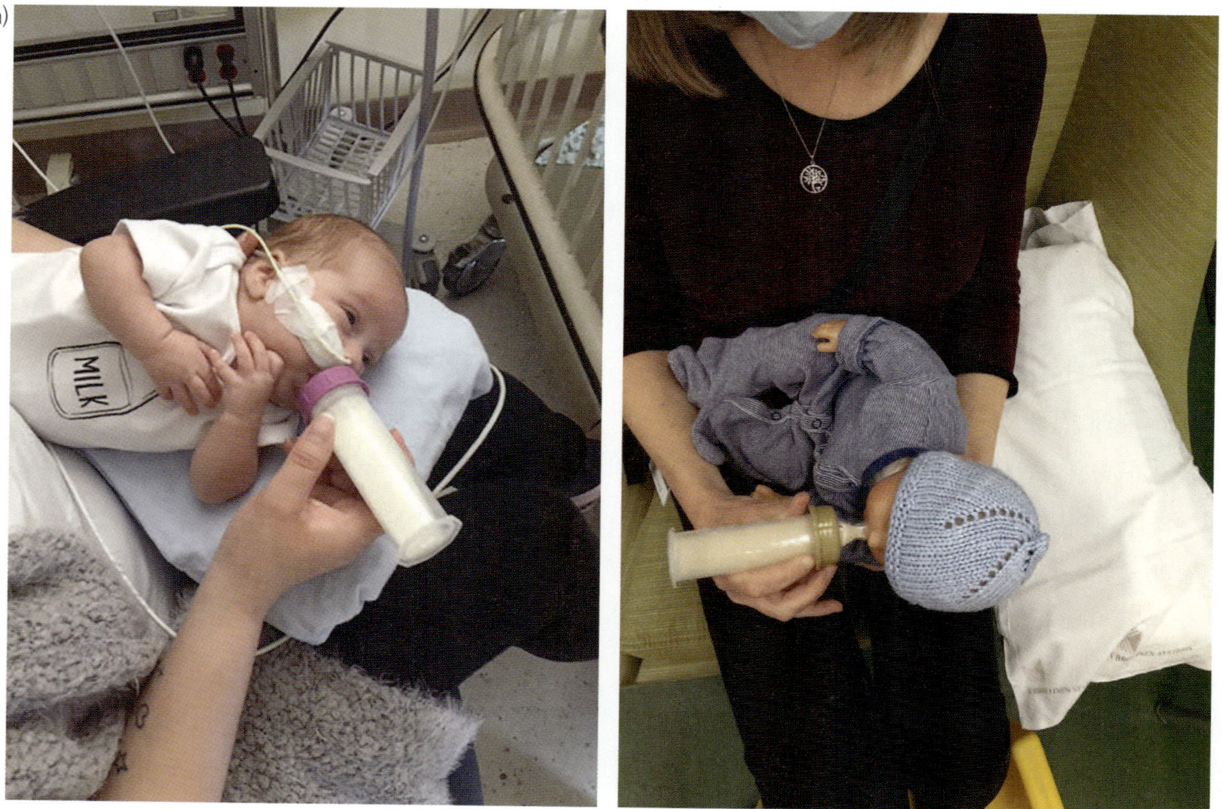

출처: S. Marcus. Used with permission.

이는 것이 좋은 자세이다. 이 자세에서 젖꼭지는 입과 수평이 되고 우유 흐름에 대한 중력의 영향은 최소화된다. 이로써 영유아는 더 많은 통제력을 갖게 되고 젖꼭지를 빨지 않을 때 우유가 입으로 유입될 가능성을 줄일 수 있다. 옆으로 누인 자세는 빨고 있지 않을 때 액체가 볼으로 덜 유입되고 중력에 의해 구강 인두로 흐르지 않아 영유아가 액체를 더 잘 통제할 수 있다. 이것은 삼키고 숨쉬며 산소 공급을 유지하는데 더 많은 시간을 제공한다(Girgin et al., 2018; Shaker, 2017b). 영유아는 종종 다른 자세에 비해 옆으로 누인 자세에서 더 쉽게 숨을 쉰다. 이때 영유아의 엉덩이가 너무 굽혀지지 않도록 하는 것이 중요하다. 엉덩이 관절이 굽혀지면 복부를 압박하여 호흡을 위한 움직임을 증가시키고 영유아가 빨고-삼키고-숨쉬기의 협응을 더 어렵게 할 수 있다(그림 4.2 참조).

그림 4.3. 영유아를 반쯤 뒤로 기울인 자세로 수유할 경우 중력의 영향으로 음식덩어리가 더 빨리 흘러 영유아의 통제력이 떨어진다.

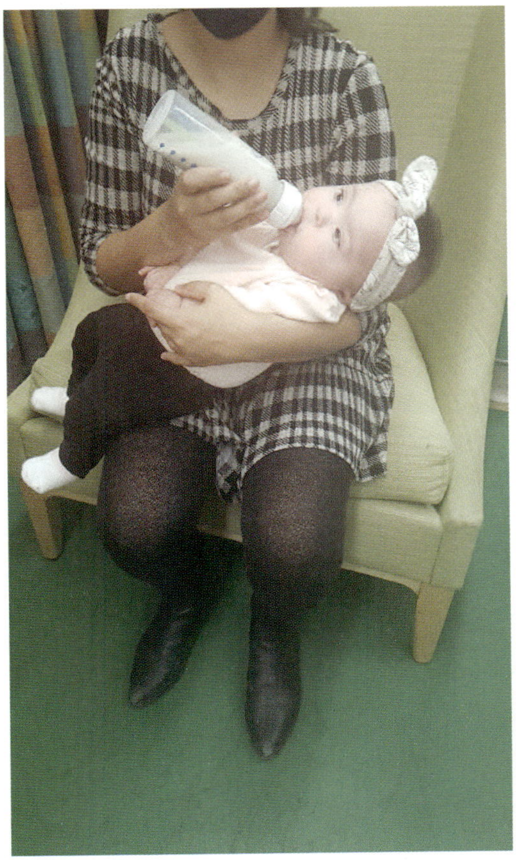

출처: S. Marcus. Used with permission.

그림 4.4. 이 인형은 젖병 수유를 하는 동안 똑바로 앉은 자세를 취하면 엉덩이가 구부러지고 목이 펴져 호흡을 위한 움직임이 증가하고 영유아가 음식덩어리의 흐름을 조절하는 것을 더 어렵게 만들 수 있음을 보여준다.

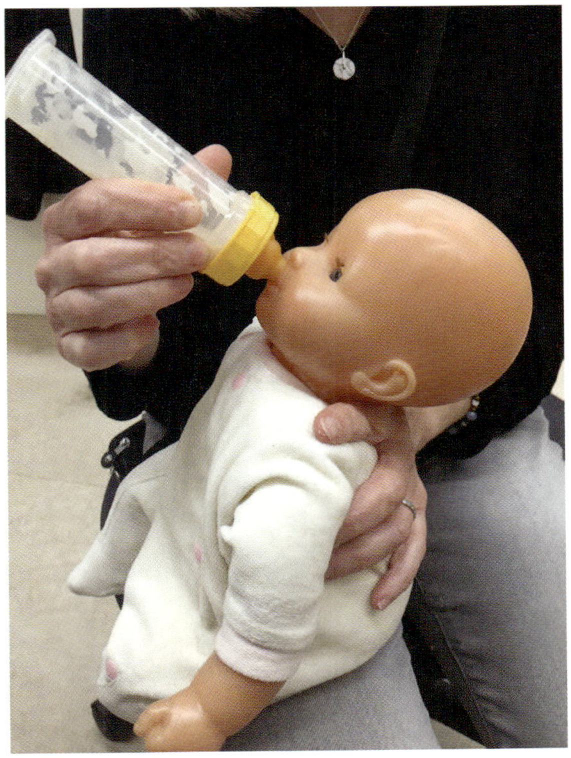

출처: S. Marcus. Used with permission.

그림 4.5. 빨고-삼키고-숨쉬기 협응에 어려움을 보이는 영유아에게 엉덩이를 덜 굽히고 젖병을 수평으로 유지한 상태에서 약간 뒤로 기울인 자세가 도움이 될 수 있다.

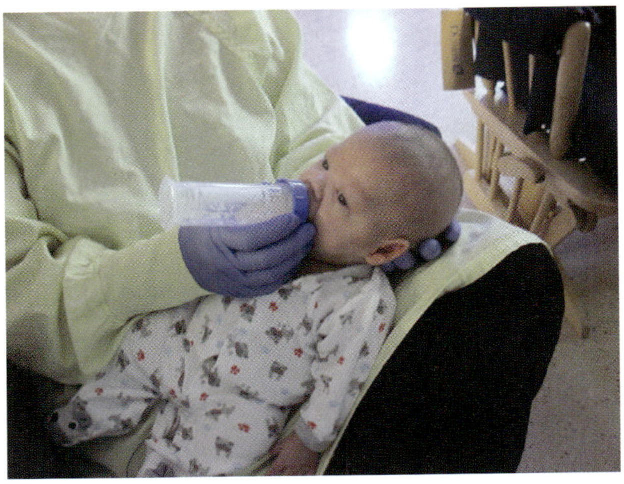

출처: S. Marcus. Used with permission.

또한 옆으로 누인 자세는 머리와 목의 정렬을 더 쉽게 유지할 수 있고, 중력의 영향으로 영유아의 혀가 수축되어 뒤로 떨어질 가능성이 적다. 이와는 대조적으로 바로 누워 반쯤 뒤로 기울인 자세는 영유아의 머리가 보호자의 팔 위에서 과도하게 펴 될 위험이 더 높아지며, 중력에 의해 음식덩어리가 더 빨리 흐르기 때문에 통제력이 떨어지고 안전한 호흡을 하기 더 어렵게 만든다(그림 4.3 참조).

영유아를 똑바로 앉힌 자세로 안고 젖병을 수평으로 유지하면 중력의 영향을 받지 않고, 영유아가 능동적으로 젖꼭지를 빨지 않을 때 젖꼭지에서 액체가 떨어지는 것을 방지할 수 있다. 그러나 일부 영유아는 이 자세에서 호흡의 증가를 경험한다. 이는 엉덩이 관절이 굽혀지기 때문에 호흡할 때 복부 내용물을 압박하게 되고 호흡하는 중에 가슴이 팽창하는 것을 감소시키기 때문이다. 똑바로 앉은 자세는 영유아의 가슴에 가해지는 중력의 영향으로 호흡이 더 어려워진다(Shaker, 2017b). 게다가 영유아가 지지를 받아 똑바로 앉아 있는 자세에서 수유할 때 보호자는 젖병의 내용물이 줄어들수록 젖병을 기울이게 된다. 이때 영유아의 머리는 과도하게 펴지게 되고 이는 음식덩어리 조절을 더 어렵게 만든다(그림 4.4 참조). 영유아를 완전히 똑바로 앉힌 자세보다 엉덩이를 덜 구부리고 젖병을 수평으로 유지한 약간 뒤로 젖힌 자세가 더 바람직하다(그림 4.5 참조). 그러나 일반적으로 빨고-삼키고-숨쉬기 협응에 어려움이 있는 영유아는 호흡에 미치는 영향이 적고 젖병도 수평 위치에 있기 때문에 옆으로 누인 자세에서 가장 잘 먹는다. 일부 보호자들은 옆으로 누인 자세가 부자연스러워 보이기 때문에 이 자세로 수유하는 것을 걱정한다. 모유 수유 중에 영유아를 옆으로 누이는 자세를 취하는 경우가 많다는 점을 보호자에게 안내한다.

모유 수유 중 자세 수정은 빨고-삼키고-숨쉬기 협응에 어려움을 보이는 영유아에게도 도움이 될 수 있다. 영유아가 어머니의 가슴을 가로지르는 교차 요람 자세(그림 4.6 참조) 또는 영유아가 어머니 옆에 위치한 풋볼 자세는 모두 영유아를 옆으로 누여 영유아가 모유의 흐름을 제어할 수 있도록 한다. 또 다른 방법은 어머니가 침대에 누워 영유아를 옆으로 누이는 것이다. 어머니는 모유 수유 중에 영유아의 입으로 모유가 들어가는 속도를 늦추기 위해 영유아가 유방 위에 있도록 할 수 있다(그림 4.7 참조). 영유아를 엄마의 다리에 똑바로 앉힌 자세로 유방을 향하게 하거나 어머니 옆에 앉게 하는 것도 모유의 흐름을 늦출 수 있지만 이 자세는 엉덩이를 구부리게 하여 영유아의 호흡을 증가시키기 위한 움직임을 증가시키고 빨고-삼키고-숨쉬기 협응을 더 어렵게 만들 수 있다(그림 4.8 참조).

그림 4.6. 모유 수유 중 교차 요람 자세는 영유아를 옆으로 눕혀 영유아가 모유의 흐름을 조절할 수 있게 한다.

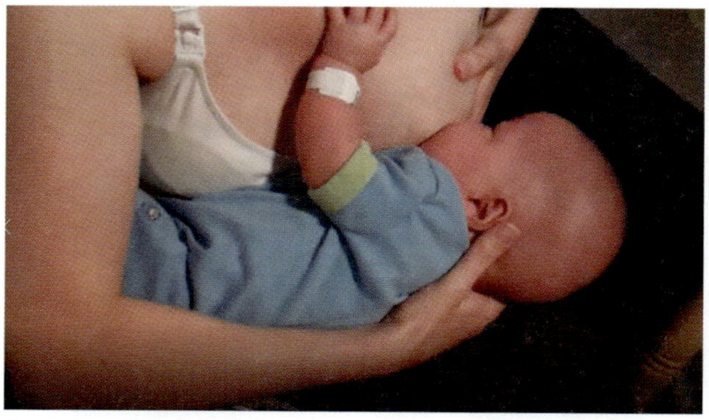

출처: S. Marcus. Used with permission.

그림 4.7. 모유 수유 중 어머니가 뒤로 젖힌 자세로 있으면 영유아의 입으로 들어가는 모유의 속도가 느려진다.

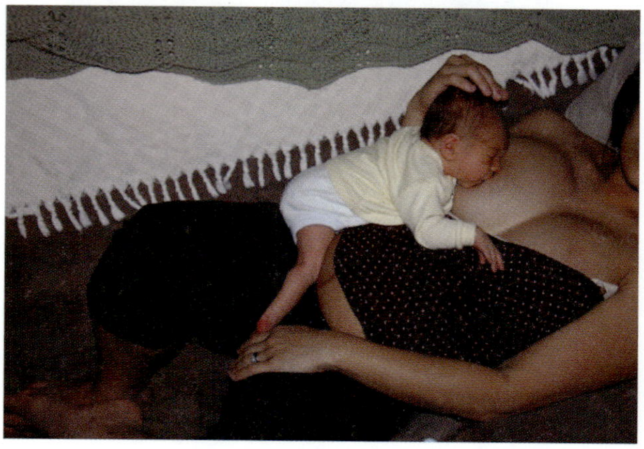

출처: S. Marcus and S. Breton. Used with permission.

그림 4.8. 모유 수유 중 바르게 세운 자세는 호흡을 더 힘들게 만들고 빨고-삼키고-숨쉬기 협응을 더 어렵게 만들 수 있다.

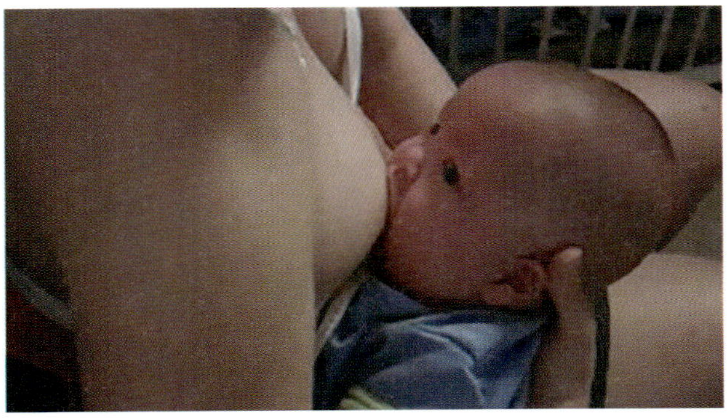

출처: S. Marcus and S. Breton. Used with permission.

④ 액체의 점도를 증진하기(Thicken the liquid)

젖꼭지를 바꾸거나, 수유 방법을 변경하거나, 수유 자세를 변경하는 것이 충분히 효과적이지 않다면 영유아의 소아과 주치의와 논의하여 영유아용 곡물 분말이나 시중에 판매되는 점도 증진제를 첨가하여 우유의 점도를 증진시키는 것이 허용되는지 확인한다(점도 증진제에 대한 내용은 제6장 참조). 우유의 점도가 증진되면 영유아의 입과 인두로 들어가는 속도가 느려지므로 유속이 빠른 젖꼭지를 사용하여 점도가 증진된 우유를 빨아들이도록 한다. 입구가 더 큰 젖꼭지를 사용하면 입 안에 들어가는 우유의 양이 더 많아지지만 점도가 증진된 우유는 입과 인두를 통해 더 느리게 이동하여 영유아에게 호흡할 수 있는 시간을 더 많이 제공하게 된다.

유축 모유는 영유아용 곡물 분말로 일관되게 점도를 증진할 수 없다. 그러나 영유아용으로 설계된 일부 점도 증진제는 유축 모유의 점도를 일관되게 증진할 수 있지만 사용하려면 소아과 의사의 처방이 필요하다. 특히 영유아를 중심으로 점도 증진의 부정적 효과에 대한 우려가 증가하고 있으므로 빨고-삼키고-숨쉬기 협응을 개선하기 위한 다른 전략을 실패한 경우에만 사용한다. 빨고-삼키고-숨쉬기 협응 개선을 위해 점도 증진제를 사용하는 경우 단기간 사용되는 처방이어야 하며 영유아는 가능한 한 빨리 점도 증진제 사용을 중단해야 한다(점도 증진의 잠재된 영향에 대한 자세한 내용은 6장 참조).

⑤ 현실적인 목표 설정(Set realistic goals)

일부 영유아들은 의학적으로나 발달적으로 완전한 구강 수유의 준비가 되어 있지 않은 경우가 많다. 이러한 상황에서 구강 수유의 목표를 설정할 때에는 양보다는 질에 초점을 맞춘다. 구강 수유를 시도하면 부정적인 수유 경험을 초래할 수 있으며 이로 인해 영유아는 수유를 거부하게 된다(Palmer, 1993; Wolf & Glass, 1992). 영유아들의 요구에 따라 수유를 제공하는 것이 이상적이지만 아직 완전한 구강 수유의 준비가 되지 않은 심각한 호흡기 및 의학적 문제가 있는 영유아에게 제한된 구강 수유의 경험은 수유를 연습하고 즐길 기회가 된다. 이 경우 작업치료사는 영유아가 의학적으로 더 안정될 때까지 구강 수유를 할 수 있는 특정 양 또는 시간을 권고할 수 있다.

2. 구강-운동 문제 ORAL-MOTOR ISSUES

1) 약한 빨기(Weak Suck)

정상적인 영유아의 빨기(Normal infant suck)는 압착과 흡입의 조합을 포함한다. 먼저 혀와 아래턱은 젖꼭지를 단단 입천장 쪽으로 압착하기 위해 위쪽으로 움직인다. **압착(Compression)**이라고 불리는 이 동작은 젖꼭지에서 액체의 일부를 빨아들이기 위한 음압을 형성한다. 다음으로 혀가 젖꼭지 주위를 오므리는 동안 턱은 아래로 내려가고 단단 입천장으로 음압을 유지한다. 턱의 아래쪽 움직임은 닫힌 구강을 확대하고 구강 내 음압 또는 흡입을 생성하여 젖꼭지에서 액체를 더 빨아들이도록 한다(Hayashi et al., 1997; Hwang et al., 2010). 흡입은 젖병 수유 및 모유 수유 중 압착보다 훨씬 더 효율적이다.

일부 영유아는 구강-운동 기능 장애로 인해 **약한 빨기(Weak suck)가 나타나며, 이는 젖꼭지에서 액체를 효율적으로 빨아들이기 위한 충분한 압착과 흡입에 어려움을 준다. 신경학적 또는 신경 근육 이상(예; 근육의 이상) 발달이 지연된 영유아는 구강-운동 기술의 문제로 빨기가 약한 경우가 있다(da Costa et al., 2008; Motion et al., 2002; Palmer & Heyman, 1999; Rogers & Arvedson, 2005). 또한 약한 빨기는 구강 안면 긴장도와 관련이 있고(Palmer, 2002), 과긴장의 영유아는 턱의 움직임 범위가 감소하거나(Palmer, 2002), 질이 좋지 않은 움직임으로 턱이 과도하게 넓게 벌어질 수 있다. 과긴장의 영유아는 혀가 볼록하게 보일 수 있고, 저긴장의 영유아는 혀가 이완되어 젖꼭지 주위를 적절히 감싸지 못할 수 있다(Palmer, 2002). 혀로 젖꼭지 주변을 적절히 감싸지 못하거나 너무 적거나 넓은 턱 움직임은 압착과 흡입에 영향을 미치므로 약한 빨기를 초래한다(Hwang et al., 2010; Palmer, 1993). 근 긴장 이상을 보이는 영유아는 턱이나 볼을 안정시키기 어려워 입술과 혀의 움직임 조절에 더 어려움을 겪을 수 있다.

빨기의 강도를 향상시키거나 또는 감소된 빨기 강도를 보상하기 위해 입으로 액체가 유입되는 속도를 증가시키는 중재는 약한 빨기를 가진 영유아의 수유 효율성을 개선한다. 이러한 영유아들 중 일부는 신경학적 문제로 인해 삼킴 문제 및 빨기의 위험이 발생하므로 유속을 증가시키는 중재를 시행할 때 주의 깊게 평가되어야 한다(6장 참조).

빨고-삼키고-숨쉬기 협응력이 부족하거나 수유에 대한 관심의 감소를 초래하는 기저 질환이 있는 영유아들은 때때로 약한 빨기를 하는 것처럼 보일 수 있다. 이러한 비효율적인 빨기는 약한 빨기처럼 보이지만 실제로 영유아가 섭취를 제한하기위해 의도적으로 시도하는 방법이다. 이 영유아들은 일반적으로 노리개 젖꼭지와 같은 비영양적 빨기는 강하지만 영양적 빨기는 비효율적이다. 영유아는 때에 따라 효율적이거나 비효율적인 빨기를 한다. 이러한 영유아들은 의도적으로 약한 빨기를 사용하기 때문에 약한 빨기를 개선하기 위한 중재는 수유의 어려움을 더욱 악화시킨다. 약한 빨기는 구조적 문제에 의해서도 발생할 수 있기 때문이며 이에 대한 더 자세한 내용은 뒷장의 "구조적 결함"에서 논의된다.

이 장에서는 구강-운동 문제로 인해 약한 빨기를 보이는 영유아의 임상 징후와 중재를 설명한다.

2) 약한 빨기의 임상 징후(Clinical Presentation of Weak Suck)

약한 빨기를 하는 영유아는 다음 중 하나 이상의 징후를 보인다.

- 오랫동안 빨지만 액체는 거의 나오지 않음
- 젖꼭지를 물고 있을 때 젖꼭지를 잡아당기면 입에서 쉽게 제거됨
- 젖꼭지가 입에서 멀어지면서 딸깍하는 소리가 남
- 수유가 까다로워질 수 있음
- 턱을 너무 넓게 벌리거나 충분히 넓게 벌리지 않음
- 젖꼭지 주위를 혀로 적절히 감싸는 것이 어려운 영유아는 입 가쪽으로 액체가 흘러내림
- 영양적 빨기 뿐 아니라 비영양적 빨기에서도 약한 빨기가 나타남
- 모유 수유 중 젖꼭지를 입으로 끌어당기기 어렵고 젖꼭지를 입안에 유지하기에 충분한 흡입을 만들 수 있음

3) 약한 빨기의 구강-운동 원인(Oral-Motor Causes of Weak Suck)

운동 문제로 인한 약한 빨기는 입안에서 빨기에 필요한 음압을 형성하기 어렵기 때문에 대부분 압착을 사용하나 이는 흡입보다 훨씬 비효율적이다. 일부 영유아는 입으로 젖꼭지를 적절히 물지 못하므로 압착이 효과적이지 않다. 적절한 흡입 또는 압착의 어려움은 지나치게 넓은 턱의 움직임, 질이 좋지 않은 턱의 움직임, 매우 작은 턱의 움직임과 부적절한 혀의 움직임 때문이다.

(1) 지나치게 넓거나 질이 좋지 않은 턱의 움직임 (Excessively wide or poorly jaw excursions)

턱의 움직임의 질이 좋지 않은 영유아는 턱을 지나치게 넓게 움직여 결과적으로 턱이 너무 벌어지고 혀와 입천장 사이의 음압이 깨지게 된다. 따라서 젖꼭지에서 액체를 효율적으로 빨아들이는데 필요한 음압 또는 흡입 능력이 상실되어 영유아는 젖꼭지의 압력에만 의존해야 한다. 이 문제는 근육긴장항진(hypertonia)을 보이는 영유아에게 가장 흔하게 나타나고 근육긴장저하(hypotonia) 또는 정상적인 근긴장도를 가진 영유아에서도 나타난다.

(2) 매우 작은 턱의 움직임과 혀의 올림(Minimal jaw movement and tongue elevation)

매우 작은 턱 움직임은 근 긴장도의 증가 또는 감소 때문일 수 있다. 빨기 동안 턱이 충분히 내려가지 않으면 충분한 음압이 형성되지 않고 흡입이 떨어진다. 그 결과 영유아는 젖꼭지에서 액체를 빨아들이기 위해 압착에만 의존하고 비효율적인 빨기를 하게 된다. 어떤 영유아는 턱을 적절하게 닫고 혀를 올리는 움직임에 어려움을 겪으며 이것은 젖꼭지의 압착을 감소시킨다.

(3) 부적절한 혀의 움직임(Inadequate tongue cupping)

비정상적인 구강안면 근 긴장도를 가진 영유아들은 종종 부적절한 혀의 움직임을 보인다. 근육긴장항진을 보이는 영유아들은 혀가 볼록하게 보이는 반면 근육긴장저하를 보이는 영유아들은 종종 납작한 혀를 보인다. 근육긴장저하 또는 근육이 약한 영유아는 혀를 동그랗게 구부릴 수 있지만 이를 유지하며 수유를 하는데 어려움이 있을 수 있다. 이때 딸깍하는 소리와 함께 간헐적으로 흡입의 어려움이 발생한다. 또한 이 영유아들은 음식덩어리를 조절하기 어렵기 때문에 입의 가쪽으로 액체가 흘러내릴 수 있다.

4) 약한 빨기를 위한 중재(Intervention for Weak Suck)

약한 빨기를 위한 중재는 비정상적인 움직임 패턴을 보상하고 액체의 유속을 증가시키는 전략이 포함된다.

(1) 자세(Positioning)

근육긴장항진을 보이는 영유아는 입을 다문 상태로 빠는 것이 어렵다. 영유아가 목, 몸통, 팔다리를 굽힘 상태로 유지하는 것은 폄근의 긴장도를 감소시키고 구강구조의 움직임을 더 잘 조절할 수 있게 한다. 근육긴장저하를 보이는 영유아의 머리, 목, 몸통을 잘 지지한 채 굽힘 자세로 정중선에 위치시키면 안정성이 확보되어 턱과 혀를 보다 안정적으로 움직일 수 있다.

그림 4.9. 보호자가 턱과 볼을 지지해 주는 경우 약한 빨기를 가진 영유아의 빨기 효율성을 증진시킬 수 있다.

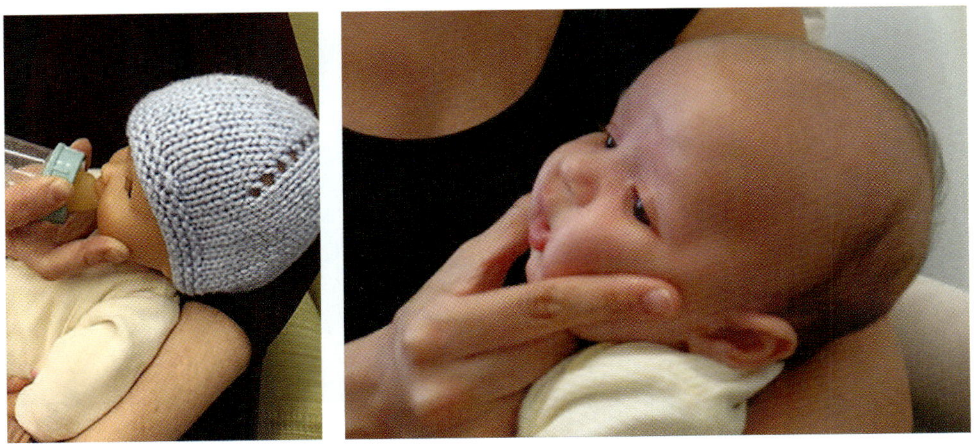

출처: S. Marcus and S. Breton. Used with permission.

(2) 외부 촉진(External facilitation)

약한 빨기의 원인에 따라 외부 촉진 전략의 유형이 달라진다.

① 과도하게 넓은 턱의 움직임(Excessively wide jaw excursions): 턱 움직임의 양을 제한하기 위해 손가락으로 혀 뿌리 부분(아래턱 바로 뒤)을 위쪽으로 압력을 제공하거나 또는 볼을 지지하기 위해 엄지와 검지손가락으로 볼을 눌러 부드럽게 앞으로 당겨 젖꼭지 주변을 입으로 물고 있을 수 있도록 한다(그림 4.9 참조). 이때 보편적인 발달을 보이는 영유아는 치료사의 손을 밀어 턱을 더 많이 벌어지게 되는 결과를 초래하므로 아래 턱을 위쪽으로 압력을 가하지 않는다. 근 긴장도가 증가한 영유아는 혀 뿌리 부분만 자극해도 턱을 더 많이 내미는 경우가 있으며, 볼 지지만으로도 더 잘 할 수 있다.

② 매우 작은 턱의 움직임과 혀의 올림(Minimal jaw movement and tongue elevation): 혀 뿌리 부분을 위쪽으로 압력을 제공하여 턱의 닫힘 및 혀의 올림을 증가시키기거나 엄지와 검지손가락으로 볼을 눌러 볼을 지지하여 젖꼭지에서 액체를 잘 빨아들이도록 한다.

③ 부적절한 혀의 움직임(Inadequate tongue cupping): 엄지와 검지손가락으로 볼을 눌러 젖꼭지 주변을 입으로 더 잘 물고 있도록 볼을 지지한다.

(3) 수유 도구(Feeding equipment)

수유 도구의 변경은 액체의 유속을 증가시키고 약한 빨기를 보상하여 효율적인 수유를 제공한다. 신경학적 문제가 있는 영유아는 삼킴 장애로 인해 빨기 위험의 가능성이 있기 때문에 빨기 기술 향상을 위한 중재 적용 시 삼킴의 기능을 신중하게 평가해야 한다(삼킴에 대한 자세한 내용은 6장 참조).

젖꼭지 또는 입으로 액체가 더 빨리 유입될 수 있도록 하는 다른 전략을 사용할 때에도 삼킴의 안전성을 평가하는 것이 중요하다. 만약 유속이 빨라짐에 따라 영유아가 흡인의 위험에 처하게 된다면 볼을 눌러 지지해주는 것이 더 나을 수 있다. 이는 빨기의 효율성 증가 외에도 젖꼭지 주변을 입으로 더 잘 물고 있게 하여 음식덩어리를 원활하게 조절할 수 있게 한다.

효율적인 영양 공급을 위한 도구 수정은 다음과 같다.

① 유속이 더 빠른 젖꼭지를 사용하면 보다 효율적으로 빨기가 가능해진다.

② 뚱뚱한 젖꼭지(예; 치아 교정술 또는 누크 젖꼭지-NUK® ; 그림 4.10 참조)를 사용하면 압착을 보다 효율적으로 만들고 감소된 빨기를 보상한다.

③ 액체가 가득 차지 않도록 젖꼭지를 약간 기울여 액체가 더 빨리 흘러나오게 한다.

④ 젖꼭지의 유속은 젖꼭지의 고리를 조이는 정도에 따라 달라진다. 젖꼭지의 고리를 풀면 유속 증가에 도움이 될 것이다.

⑤ 닥터브라운(Dr. Brown)사의 특수 수유 시스템과 같은 압착 기반 젖꼭지를 사용한다. 이것은 약한 빨기 능력을 가진 영유아가 액체를 빨아들일 수 있도록 밸브 압착 기법을 적용한 젖꼭지이다.

그림 4.10. 누크(NUK®) 젖꼭지와 같은 뚱뚱한 젖꼭지는 효율적인 압착을 만드는데 도움이 된다.

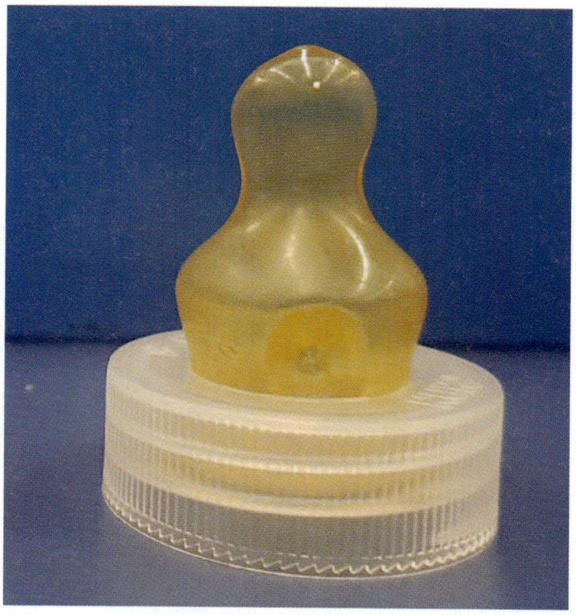

출처: S. Marcus and S. Breton. Used with permission.

그림 4.11. 메델라 사의 특수 젖병(Medela Special Needs Feeder®)은 젖꼭지에서 압착만으로 액체를 빨아들일 수 있다.

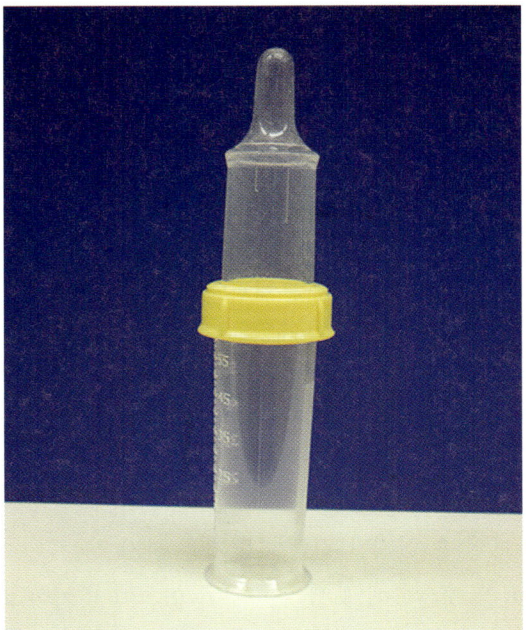

출처: S. Breton. Used with permission.

⑥ 메델라 사의 특수 젖병(Medela Special Needs Feeder; 그림 4.11 참조)과 같이 젖꼭지에서 액체를 빨아들이기 위해 압착(흡입 아님)만 필요한 젖꼭지를 사용한다. 이때 젖꼭지 아랫부분을 짜면 안 된다. 왜냐하면 영유아가 제어할 수 없는 큰 음식덩어리가 입으로 들어가 흡인을 유발할 수 있기 때문이다. 영유아의 빨기가 좋아지면 더 일반적인 젖꼭지로 바꾼다.

3. 감각 문제 SENSORY ISSUES

감각 문제가 있는 영유아는 과소반응 또는 과민반응을 보일 수 있다. 과소반응 영유아들은 **구강 감각 저하**(Oral hyposensitivity)를 가지고 있으며 입안의 감각 입력을 덜 인식하는 것처럼 보이므로 반응을 이끌어내기 위해서는 더 많은 감각 입력이 필요하다. 이 영유아들은 종종 낮은 각성상태와 수동적인 양상을 보인다. 이는 저산소성 허혈성 뇌병변(HIE; Gupta et al., 2018; Kruger et. al., 2019)과 특정 유전 질환(예; 프라더 윌리 증후군)이 있는 영유아에게서 나타난다.

과민반응 영유아들은 **구강 감각 과민**(Oral hypersensitivity)을 보이는 경향이 있으며 입 안과 입 주변의 감각 입력에 지나치게 민감하다. 영유아는 수유 시도 중에 조절 장애를 보일 수 있으며, 구강 섭취 시 침착하고 명료한 행동 상태를 유지하는데 어려움을 겪는다. 또한 영유아는 다른 외부 감각 입력에 과민반응을 보인다. 예를 들어, 청각 자극에 쉽게 놀라고 움직임이나 자세 변화에 민감해질 수 있으며 체온, 심박수, 소화 등과 같은 내부 감각 정보의 변화를 처리하는데 어려움을 겪는다. 신생아 금단 증후군(neonatal abstinence syndrome – NAS)은 과민성, 초조함, 떨림, 과도한 울음을 자주 보인다(Kocherlakota, 2014; Maguire et al., 2015). 신경계 조절 장애와 불안정성은 이러한 영유아가 외부 자극에 대처하는 것을 어렵게 만들고, 과민성, 과도한 울음, 영양 부족, 수면 부족의 부적응 주기에 쉽게 빠지게 한다(Kocherlakota, 2014).

1) 과소반응(Hyporesponsiveness)

구강의 민감도와 반응 저하를 보이는 영유아는 구강 수유에 영향을 미치는 다음과 같은 문제를 보일 수 있다.

- 빨기의 부재
- 젖꼭지의 습관화
- 비영양적 빨기 패턴에서 영양적 빨기 패턴으로 전환하기의 실패

(1) 빨기의 부재(Absence of suck)

신경학적 손상이 있는 신생아는 때때로 빨기 반사가 없는 것 처럼 보인다(Modrell & Tadi, 2021). 빨기는 뇌신경 V, VII, XII의 지배를 받으며 이들 신경의 기능은 뇌줄기에서 조절된다(Volpe, 2001). 저산소성 허혈성 뇌병변 및 뇌줄기 손상을 포함하는 기타 신경학적 문제가 있는 영유아는 빨기 기술이 부족할 가능성이 크다. 영유아는 배가 고픈데도 젖꼭지나 손가락을 입에 넣으면 반응

하지 않는다. 빨기가 나타나지 않기 때문에 주변 사람들은 영유아가 입으로 음식을 먹을 수 없다고 가정한다. 그러나 빨기를 자극하기 위한 중재를 통해 영유아는 종종 구강 수유를 위한 기능적 빨기를 성공한다(Shandley et al., 2021). 초기에 빈번한 구강 자극은 성공적인 구강 수유로 이어질 가능성이 있다. 특히 신생아는 원시적인 빨기 반사가 존재해야 하고 종종 자극으로 원시 반사가 나타나거나 강화될 수 있기 때문이다.

이러한 상황은 태어날 때 젖꼭지를 빨기는 했지만 구강 수유 경험의 부족으로 젖병의 젖꼭지, 유방 또는 노리개 젖꼭지 등을 빨지 않는 영유아와는 다르다. 초기의 빨기는 반사적으로 나타나며 생후 3-4개월 정도에 자발적인 통제를 받는다(Salandy et al., 2019). 어떤 이유로든 자발적인 통제를 받는 시기의 영유아가 젖병 젖꼭지나 노리개 젖꼭지를 빠는 연습을 하지 않는다면 빨기 능력을 잃을 수 있다. 일반적으로 이러한 경우 구강 자극으로 빨기 반사를 다시 이끌어내는 것을 성공하지 못한다.

빨기를 하지 않은 영유아는 신경학적 손상으로 약하거나 부족한 구역질 반사(Sullivan et al., 2000) 및 삼킴 기능 장애(Gupta et al., 2018)로 수유 중 빨기에 위험이 있다. 따라서 여기에서 논의된 중재를 사용할 때 삼킴의 기능과 안전성을 신중하게 평가하는 것이 중요하다(삼킴 평가의 정보는 6장 참조). 신중한 평가와 중재를 통해 많은 영유아가 안전한 구강 수유를 확립할 수 있다.

① 빨기 부재의 임상 징후(Clinical presentation of absence of suck)

배고픔 부족이나 구강 수유에 대한 관심 부족으로 인한 빨기의 부재와 진짜 빨기 능력이 없는 영유아를 구별하는 것은 중요하다. 경관 수유와 같은 다른 수유 방법으로 필요한 전체 열량을 섭취하는 영유아는 배가 고프지 않을 것이고, 이 영유아는 빨기를 하지 않는 것처럼 보일 것이다. 배고픔이나 메스꺼움 감소를 유발하는 기저 질환(예; 우유 단백질 불내증, 지연된 위 배출)을 보이는 영유아들도 빨기 능력이 없는 것처럼 보일 수 있다. 배고픔이나 수유에 대한 관심 부족으로 빨지 않는 영유아는 노리개 젖꼭지나 손가락으로 비영양적 빨기는 하지만 젖병이나 유방의 젖꼭지는 빨지 않을 수 있다. 이 영유아들은 표현에 일관성이 없으며 감정에 따라 빨기와 빨지 않기가 번갈아 나타난다. 그러나 진짜 빨기 능력이 없는 영유아는 손가락이나 노리개 젖꼭지 등의 비영양적 빨기가 자발적으로 나타나지 않고 아무리 배가 고파도 젖꼭지 빨기 등의 영양적 빨기를 하지 않는다. 영유아는 자극에 대한 반응으로 혀의 작은 움직임이나 마찰을 보일 수 있지만 진정한 빨기는 하지 않는다.

어린 영유아에게 빨기 반사가 있는지 평가할 때 기저 질환과 이를 관리하는 방법을 고려하는 것이 중요하다. 신경학적 손상이 있는 영유아는 생후 처음 며칠에서 몇 주 사이에 빠르게 변화가 나타날 수 있으므로 자주 평가해야 한다. 뇌 손상을 입은 영유아는 처음에는 빨기가 없는 상태일 수 있지만 주의 깊게 관찰하면 호전되는 경우가 많다. 또한 영유아의 의학적 상태 관리에 사용되는 약물과 진정제는 각성 및 빨고 삼키는 수준에 영향을 미친다.

② 빨기 부재의 중재(Interventions for absence of suck)

빨지 못하는 어린 영유아(3개월 미만)는 종종 빨기 반사를 자극하기 위한 특정 중재로 빨기가 향상될 수 있다. 이러한 중재는 안정적인 젖병 수유 또는 모유 수유로의 전환으로 이어진다. 일단 빨기가 더 쉽게 유도되고 지속되면 규칙적인 젖병 수유 또는 모유 수유로 전환이 훨씬 수월해진다. 또한 이러한 영유아는 모유 수유가 더 어려울 수 있다. 왜냐하면 유방은 부드럽고 입에서 빨기를 유도할 수 있는 적절한 자극을 제공하지 않기 때문에 젖꼭지 보호대를 사용하여 입안에 넣는다. 젖꼭지 보호대는 더 많은 감각 입력을 제공하기 때문에 영유아가 자발적으로 젖꼭지를 물지 않을 때 도움을 줄 수 있다. 또한 젖꼭지 보호대는 어머니의 유방에서 나온 모유가 보호대의 끝 부분을 채우므로 주로 압착을 통해 모유를 얻게 된다(Chow et al., 2015).

모유 수유 초기, 수유 시작에 문제를 보이는 일부 영유아가 젖병의 젖꼭지를 효과적으로 빨기가 가능하면 젖병 수유에서 모유 수유로 전환이 가능하다. 이것은 모유 수유 전에 젖병 수유가 도움이 되는 사례 중 하나이다.

빨지 않는 것에 대한 중재는 빨기 반사를 위해 노리개 젖꼭지를 사용하는 것이 젖병 수유 또는 모유 수유보다 영유아의 입에 더 많은 감각 자극을 제공한다. 다음과 같은 중재는 빨기를 유도하고 구강 수유에 도움이 될 수 있다.

㉠ **구강 수유 전과 구강 수유 중에 각성 높이기**(Increase arousal and alertness before and during feeding): 영유아가 주변 환경에 주의를 기울이고 반응하도록 하면 영양적 빨기를 유도하는데 도움이 된다. 졸음 때문에 영유아가 아기띠 등에 감싸져 있다면 아기 띠를 풀어준다. 영유아를 똑바로 세우는 것도 각성 및 반응성을 높일 수 있다.

㉡ **비영양적 빨기 유도**(Elicit nonnutritive sucking): 수유 전과 수유 사이에 비영양적 빨기를 유도한다. 영유아가 더 많은 구강 자극을 받을수록 빨기 반사를 더 쉽게 유도할 수 있다. 약하거나 지속적이지 않은 빨기를 유도해 낼 수 있다면 영유아가 구강 수유를 시작할 가능성이 높아진다. 의학적으로 구강 수유를 할 준비가 되지 않는 영유아의 부모는 비영양적 빨기를 준비하고 자극하는 방법을 배워야 한다. 부모는 구강 수유가 시작되기를 기다리는 동안 할 일이 있다는 것에 위안을 느낄 수 있다.

비영양적 빨기는 다음 중 한가지 방법으로 유도할 수 있다.

- 손가락으로 단단 입천장을 뒤에서 앞으로 쓰다듬기(Stroke the hard palate from the back to the with a finger): 영유아의 입 안 단단 입천장과 단단 입천장 사이의 교차점에 검지 손가락의 패드가 위를 향하여 닿도록 한다. 손가락으로 입천장을 위쪽으로 강하게 누르며 입천장의 뒤에서 앞으로 천천히(초당 1회 정도) 쓰다듬는다. 입 뒤쪽에서 손가락을 들어 위치를 변경하고 반복한다. 앞뒤 자극은 빨기 반사를 유발할 수 있으므로 단단 입천장 앞쪽에서 뒤쪽으로 쓰다듬으면 안된다. 성공적인 빨기를 위해 며칠에 걸쳐 이것을 여러 번 반복한다.
- 손가락으로 혀를 뒤에서 앞으로 쓰다듬기(Stroke the tongue from the back to the front with a finger): 일부 영유아는 단단 입천장 자극에 더 반응하는 반면 다른 영유아는 혀를 만지는 것에 더 잘 반응한다. 검지 손가락의 패드가 아래를 향하도록 하여 영유아의 입에 넣고 혀를 약간 아래로 누른다. 혀를 뒤에서 앞으로 천천히(초당 약 1회) 쓰다듬는다. 혀 뒤쪽에서 손가락을 들어 위치를 변경하고 반복한다. 혀를 앞쪽에서 뒤쪽으로 쓰다듬으면 안 된다.

㉢ **젖병 젖꼭지로 영양적 빨기 유도**(Elicit nutritive sucking with bottle nipple): 비영양적 자극에 반응하지 않는 영유아는 영양적 자극에 10배 더 반응한다. 빠는 것과 삼키는 것 사이에 밀접하게 신경이 연결되어 있어(Barlow, 2009), 이 영유아들은 종종 삼킴이 시작되면서 빨기가 일어난다. 영유아의 목이 잘 받쳐진 상태로 중립에 정렬되어 있는지 또는 약간 구부러졌는지 확인한다. 영유아에게 쥐기 반사가 있다면 빨기와 쥐기는 원시 반사로써 서로를 촉진하기 때문

에 쥐기를 권장한다. 단단 입천장 뒤쪽의 물렁 입천장과 연결되는 부분에 단단하고 곧은 젖꼭지(그림 4.12 참조)를 물린다. 젖꼭지를 위쪽으로 부드럽게 누른 후 영유아가 빨기 시작하는지 확인한다. 입천장의 이 부분에 대한 자극은 때때로 짜증을 유발할 수 있다. 단단한 젖꼭지는 더 많은 감각 입력을 제공하며 부드러운 젖꼭지보다 빨기가 더 수월하다.

빨지 않으면 젖꼭지로 입천장을 뒤에서 앞으로 1초에 약 1번씩 3-4회 쓰다듬고 멈춘다. 젖꼭지를 영유아의 단단 입천장에 대고 눌러 빨기를 기다린다. 이 동작은 영유아의 입으로 우유 한 방울을 넣는 것과 유사한 자극이다. 영유아가 빨기 시작하면 젖꼭지를 단단 입천장에 대고 유지하되 쓰다듬기를 멈추고 빨게 한다. 이때 움직임이나 자극을 다양화하면 영유아는 혼란을 느낄 수 있다. 영유아가 빨기를 멈춘다면 다시 쓰다듬어준다.

일단 빨기가 유도되면 비효율적인 빨기를 하는 영유아에게 약한 빨기를 개선할 수 있는 중재도 적용할 수 있다. 영유아가 빨거나 삼키지 않을 경우 입으로 나온 액체가 흡인되지 않도록 자세히 관찰해야 한다. 일반적으로 약한 빨기를 위한 중재는 유방의 젖꼭지가 젖병의 젖꼭지보다 부드럽고 충분한 감각 입력을 제공하지 않기 때문에 유방은 사용할 수 없다. 젖꼭지 보호대는 유방을 그냥 무는 것 보다 단단하기 때문에 시도할 수 있지만 젖꼭지 보호대 유무와 관계없이 어머니가 유방의 젖꼭지를 사용하여 영유아의 입천장을 쓰다듬는 것은 어렵다.

㉣ **손가락 수유로 영양적 빨기 유도**(Elicit nutritive sucking with finger feeding)

변형된 형태의 손가락 수유는 단단 입천장의 자극에 반응하여 약간의 빨기를 시작하는 영유아에게 효과적이다. 일부 영유아는 손가락이 입천장에 맞닿아 있어 더 많은 감각 자극을 제공하기 때문에 손가락은 잘 빨지만 유방의 젖꼭지나 젖병의 젖꼭지를 빨지 않는다. 손가락 수유시 작업치료사는 검지 손가락으로 빨기를 자극하고 영유아의 입으로 들어가는 액체의 흐름을 조절할 수 있다(자료 4.1. 참조).

그림 4.12. 단단하고 곧은 젖꼭지는 단단 입천장과 물렁 입천장 사이의 교차점에 감각 입력을 제공하여 빨기를 유도한다.

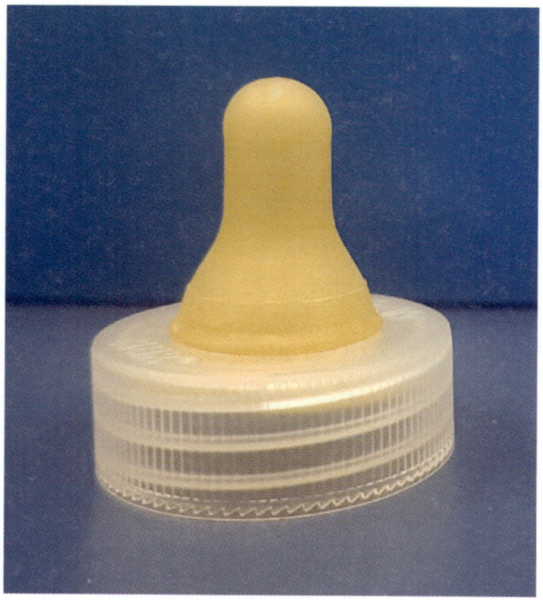

출처: S. Marcus. Used with permission.

(2) 젖꼭지의 습관화(Habituation to the nipple)

일부 영유아는 빨기를 시작하지만 짧은 빨기 폭발 이후에 젖꼭지의 감각 자극에 익숙해져서 반응을 멈추는데 이를 **습관화**(Habituation)라고 한다. 그 이후 또 다시 빨기 폭발이 일어나기 위해서는 자극이 필요하다. 10번의 빨기를 다시 유도하는데 필요한 자극의 양은 빨기 폭발에 따라 증가한다. 습관화는 구강 내 감각 인식 감소의 결과로 해석된다(Palmer & Heyman, 1993).

① 젖꼭지 습관화의 임상 징후(Clinical presentation of habituation to the nipple)

영유아는 젖꼭지가 입에 들어가자마자 젖을 빨기 시작하지만 짧은 빨기 폭발(5-10 빨기) 후에 빨기를 멈춘다. 잠깐 멈춘 후에 또 다른 빨기 폭발을 자동으

자료 4.1. 영양적 빨기를 위한 손가락 수유 방법

손가락 수유를 위해 다음 5단계를 따르십시오.

1. 영양관 끝이 손가락 끝을 지나치지 않도록 #5 French 코위영양관을 검지 옆에 테이프로 고정한다. 물, 유축 모유 또는 조제분유로 채워진 10ml 주사기를 부착한다.
2. 영유아의 입 안 단단 입천장과 물렁 입천장의 교차점에 검지손가락 패드가 위를 향하도록 넣는다. 손가락으로 입천장을 위쪽으로 강하게 누르고 입의 뒤에서 앞으로 천천히(초당 약 1회) 쓰다듬어 준다. 항상 손가락을 들어 입 뒤쪽에 대고 뒤에서 앞으로 쓰다듬는다. 앞에서 뒤로 쓰다듬지 않는다. 이 과정을 3-4회 실시 후 쓰다듬기를 중단하되 손가락을 단단 입천장에 대고 누른 상태를 유지한다.
3. 영유아의 반응이 느껴지면(아주 미세하게 깜빡거리기 등) 입 안으로 액체를 한두 방울 떨어뜨려 삼키는지 주의 깊게 관찰한다. 영유아의 목 측면에 청진기를 대고 삼키는 소리를 듣거나 귀가 움직이는 것으로 삼키는 것을 확인할 수 있다.
4. 영유아가 삼키기를 시작하면 2단계와 3단계를 반복한다. 일부 영유아는 삼키기 시작하면 빨기 시작한다.
5. 일단 빨기가 유발되면 처음에는 빨기의 지속성이 약할 수 있다. 자극을 계속 제공하면 빨기는 더 길게 유지된다. 처음에 영유아는 한두 번 빨다가 더 많이 빨기 위해 반복적인 자극이 필요할 수 있다. 반복적인 연습으로 빨기 폭발은 더 길어지고 빨기 폭발을 방해하는 자극은 줄어든다. 빨기의 징후를 주의 깊게 관찰한다.

영유아가 지속적으로 손가락을 빨기 시작하면 지침에 설명된 대로 젖병의 젖꼭지로 전환하여 "젖병의 젖꼭지로 영양을 섭취하도록 유도"한다.

로 다시 시작하지 못한다. 입에 자극을 가하면(예; 젖꼭지를 흔들거나 부드럽게 당기고, 젖꼭지를 입 안에서 제거했다가 다시 넣기) 또 다른 빨기 폭발을 유도할 수 있다. 이는 영유아가 관심이 없거나 피로해져서 수유를 중단하고 싶다는 의사를 전달하는 경우와 다르다.

젖꼭지에 습관화된 영유아는 유방의 젖꼭지가 젖병의 젖꼭지보다 부드럽고 감각적인 입력이 적기 때문에 모유 수유에 더 어려움을 겪는다. 또한 모유 수유 중에는 젖꼭지를 지그시 움직이거나 젖꼭지를 입 안에서 자주 제거했다가 다시 삽입하는 등의 방법으로 입안에 자극을 주기는 더욱 어렵다. 초기에 빨지 않는 영유아는 중재를 통해 빨기가 유도될 수 있는 수준까지 향상될 수 있지만 종종 젖꼭지에 대한 습관화가 관찰된다.

② 젖꼭지의 습관화 중재(Interventions for habituation to the nipple)

습관화를 위한 중재는 입안의 감각 자극을 증가시켜 빨기를 더 쉽게 유도하고 지속하는 것을 포함한다.

㉠ 수유 사이에 비영양적 빨기 촉진하기(Facilitate a nonnutritive suck between feeds): 반복적인 빨기 자극은 영유아가 입 안의 자극에 더 잘 반응하게 하여 수유 중 습관화를 감소시킨다. 비영양적 빨기를 유도하기 위한 자극은 "비영양적 빨기 유발" 부분에서 이전에 설명한 대로 단단 입천장 또는 혀에 제공될 수 있다. 일부 영유아는 단단 입천장 자극에 더 잘 반응하고 일부 영유아는 혀를 만지면 더 잘 반응한다.

㉡ 구강 수유 전과 구강 수유 중에 각성 및 주의력 높이기(Increase arousal and alertness before and during oral feeding): 영유아가 주변 환경에 주의를 기울이고 반응하도록 하면 지속적인 영양 섭취를 유도하는데 도움이 된다. 졸려서 아기 띠에 감싸져 있는 아기는 아기 띠를 풀어준다. 영유아를 똑바로 세우거나 약간만 눕히는 것도 주의력 및 반응성을 높일 수 있다.

㉢ 구강 수유 중 입안의 감각 입력 증가시키기(Increase sensory input in the mouth oral feeding): 입안의 감각 입력이 증가하면 더 긴 빨기 폭발을 유도하고 빨기를 잠시 멈춘 후 다시 빨기를 시작할 때 도움이 된다. 단단하고 곧은 젖꼭

지는 부드러운 젖꼭지보다 더 많은 감각 입력을 제공한다(그림 4.12 참조). 젖꼭지를 입 안에 충분히 넣고 약간 위로 기울여 단단 입천장과의 교차점에서 단단 입천장에 닿도록 한다. 입천장의 이 부분에 대한 자극은 종종 빨기를 유도한다. 젖꼭지를 단단 입천장 쪽으로 견고하게 고정하여 더 긴 빨기 폭발을 유도한다. 영유아가 빨기를 멈추면 숨을 쉴 수 있도록 잠시 기다린다. 영유아가 충분히 멈춘 이후에도 빨기를 다시 시작하지 않으면 젖꼭지를 위쪽으로 더 눌러 압력을 가하여 빨기를 다시 시작하는지 확인한다. 만약 이 기술이 성공하지 못했다면, 젖꼭지를 입에서 살짝 빼면서 단단 입천장에 대고 밀어 올린다. 이렇게 해도 효과가 없으면 젖꼭지를 완전히 제거한 후 영유아의 입에 다시 넣는다. 자극을 제거했다가 다시 제공하는 방법은 다른 중재에 반응이 없었던 영유아에게 성공적으로 반응을 이끌어 낼 수 있다.

㉣ **검지 또는 중지 손가락을 사용하여 혀의 뿌리 부분을 위쪽으로 압력 가하기**(Provide upward pressure to base of tongue with index or middle finger): 아래턱뼈 바로 뒤에 있는 혀의 뿌리 부분에 손가락을 사용하여 윗쪽으로 압력을 가하면 영유아가 젖꼭지에서 받는 감각 입력이 증가하여 더 지속적인 빨기 폭발을 유도할 수 있다.

㉤ **액체의 점도를 증진하기**(Thicken the liquid): 점도가 증진된 액체 또한 입안에서 더 많은 감각 입력을 제공한다. 점도가 증진된 액체와 유속이 빠른 단단한 젖꼭지를 사용하여 앞에서 설명한 바와 같이 단단 입천장을 쓰다듬는다. "젖병의 젖꼭지로 영양적 빨기 유도하기" 이 기술은 점도가 증진된 액체를 젖꼭지에서 입으로 짜내어 영유아가 젖꼭지에 익숙해질 때 빨기를 유도한다. 특히 영유아의 경우 점도 증진제의 부정적인 영향에 대한 우려가 증가하고 있으므로(자세한 내용은 6장 참조) 이 기술은 습관화를 해결하기 위한 다른 전략에 실패할 경우에만 사용한다. 점도 증진제는 일시적으로만 사용해야 하며 영유아는 가능한 한 빨리 점도 증진제가 첨가된 분유를 단유하고 이유식을 시작해야 한다.

(3) 비영양적 빨기 패턴에서 영양적 빨기 패턴으로 전환하기의 실패(Failure to switch from non-nutritive sucking pattern)

젖꼭지나 손가락으로 비영양적 빨기를 평가한다. 비영양적 빨기의 속도는 초당 약 2회이다(Miller et al., 2020; Palmer, 1993; Rogers & Arvedson, 2005). 영유아가 젖병 수유나 모유 수유하는 동안 영양적 빨기를 평가한다. 영양적 빨기의 속도는 대략 초당 1회로(Miller et al., 2020; Palmer, 1993) 비영양적 빨기에 비해 느리다. 영양적 빨기는 더 넓은 턱 운동, 더 많은 구강내 음압 생성, 더 강한 흡입, 더 효율적인 빨기가 나타난다(Shandley et al., 2021).

일반적으로 영유아들은 비영양적 빨기 패턴을 사용하여 젖병이나 유방의 젖꼭지를 빨기 시작한다. 소량의 액체가 입으로 들어가면 보다 효율적으로 영양적 빨기를 할 수 있다. 구강 감각 저하를 보이는 영유아는 때때로 소량의 액체에 반응하지 않으므로 비영양적 빨기에서 보다 효율적인 영양적 빨기로 전환하지 못한다. 또한 빨기가 매우 약하거나 느린 유속의 젖꼭지를 사용하는 영유아는 영양적 빨기로 전환할 만큼의 충분한 액체를 빨아들일 수 없고 각성이 저하된 영유아 역시 빨기 패턴 전환에 어려움이 있다.

① 영양적 빨기 패턴으로 전환을 돕기 위한 중재 (Interventions to assist with transitioning to a nutritive sucking pattern)

중재는 비영양적 빨기에서 영양적 빨기로 전환하는데 필요한 입안의 감각 입력을 증가시키는 것을 포함한다.

㉠ **구강 수유 전과 구강 수유 중에 각성과 주의력 높이기**(Increase arousal and alertness before and during oral feeding): 영유아가 환경에 민감하게 반응하도록 하는 것은 영양적 빨기 패턴을 유도하는데 도움이 될 수 있다. 졸려서 아기 띠에 감싸져 있는 아기는 아기 띠를 풀어준다. 영유아를 똑바로 세우거나 약간만 눕히는 것도 주의력 및 반응성을 높일 수 있다.

㉡ **감각 입력 증가시키기**(Increase sensory input): 입안의 감각 입력의 양을 증가시키는 중재는 비영양 빨기에서 영양적 빨기로 전환할 때 도움이 될 수 있다.

- 젖꼭지의 아래부분은 빨기 폭발이 시작될 때 압착되어 더 큰 음식덩어리의 액체가 입으로 들어가게 한다(특히 유속이 느린 젖꼭지를 사용하는 경우). 이는 영유아가 비영양적 빨기에서 영양적 빨기로 전환하도록 유도하기에 충분하다.
- 빨기의 효율성을 높이기 위해 먹기 시작할 때 볼을 지지하는 것은 영유아가 더 많은 양의 액체를 빨 수 있도록 도와주고, 입 안의 감각 입력을 증가시켜 영양적 빨기로 유도할 수 있다. 영유아가 더 효율적으로 빨기 시작하면 볼을 지지하는 것은 즉시 중단되어야 한다.
- 액체의 점도를 증진시키고 유속이 더 빠른 젖꼭지를 사용하는 보상 전략도 도움이 된다. 이는 걸쭉해진 액체가 영양적 빨기로의 전환을 유도할 수 있는 더 많은 감각적 입력을 제공하여 영유아가 영양적 빨기로 전환하도록 신호를 주기 때문이다. 특히 영유아의 경우 점도 증진제의 부정적 영향에 대한 우려가 문헌에서 많이 언급되고 있으므로 점도를 증진시키는 방법은 다른 전략을 실패한 경우에만 사용해야 한다. 점도 증진제를 사용하는 경우 일시적인 조치여야 하며 영유아는 가능한 빨리 점도 증진제가 첨가된 분유를 단유하고 이유식을 시작해야 한다(점도 증진제의 잠재적 영향에 대한 자세한 내용은 6장 참조).

빨고-삼키고-숨쉬기의 협응이 좋지 않거나 수유에 대한 관심이 줄어든 영유아는 때때로 비영양적 빨기에서 영양적 빨기로 전환하지 못한다. 이러한 영유아들은 모유 수유나 젖병 수유 중에 의도적으로 비영양적 빨기를 사용하여 입으로 들어가는 액체의 양을 감소시킨다. 배고픔이 부족하거나 위장 문제가 있는 영유아들은 수유를 최소화하기 위해 비영양적 빨기를 사용할 수도 있다. 이러한 상황에서 영양적 빨기를 유도하기 위해 감각 입력을 증가시키는 중재는 성공하지 못할 것이며, 영양적 빨기를 악화시킬 수 있다.

2) 과민반응(Hyperresponsiveness)

과민반응을 보이는 영유아는 종종 구강 감각 과민을 나타나며, 구강 수유 시도로 인해 조절 장애 및 과민반응을 보일 수 있다. 영유아는 구강 수유를 위한 차분한 행동 상태를 달성하고 유지하는데 어려움을 겪을 수 있다. 이러한 영유아들은 종종 감각 입력에 대해 과장된 반응을 보이는 경우가 많기 때문에 다양한 감각 입력을 포함하는 구강 수유는 민감한 반응을 더 일으킬 수 있다. 이는 신생아 금단 증후군(NAS)의 영유아(Maguire et al., 2015; Taylor & Maguire, 2020)와 일부 신경학적 손상이 있는 영유아에서 자주 보고된다.

(1) 과민반응의 임상 징후(Clinical presentation of hyperresponsiveness)

과민반응을 보이는 영유아는 차분하고 명료한 행동 상태를 유지하는데 어려움이 있으며 구강 수유를 시도하는 동안 얼굴을 찡그리거나, 울거나, 짜증을 내거나, 혼란스러워한다. 또한 이러한 영유아는 영양적 빨기를 시작하기 위해 입으로 젖꼭지를 찾고 적응하는데 어려움이 있어 입을 지나치게 크게 벌리거나 젖꼭지 주변에서 입을 벌리기도 한다. 신생아 금단 증후군의 영유아는 수유 기간 동안 보채는 양상을 자주 보인다(Maguire et al., 2015).

구역질은 종종 구강 과민증의 결과로 인식된다. 그러나 구역질은 기본적으로 위장 문제로 인한 메스꺼움이 원인일 수 있다(Morris & Klein, 2000). 특히 어린 영유아는 구역질이 구강 과민증과는 별개로 메스꺼움과 관련이 있다는 것이 우리의 경험이었다. 그리고 구토가 관찰되면 적절한 중재를 시작할 수 있도록 근본적인 원인을 파악하는 것이 중요하다(자세한 내용은 7장 "위식도 역류 및 기타 위장 문제" 참조).

(2) 수유 중 과민반응에 대한 중재는 영유아가 구강 수유를 위해 차분하고 명료한 행동 상태를 갖도록 도움(Interventions for hyperresponsiveness during feeding Help the infant achieve a calm, alert behatioral state for oral feeding)

제공되는 감각의 유형에 따라 입력된 감각 자극에 대한 조절이 어려운지, 또는 입력된 감각이 영유아를 안정시키는지 확인해야 한다. 예를 들어, 시각 자극(예; 어두운 조명)과 청각 자극(예; 조용한 방에서 수유)을 줄이는 것과 깊은 압박(예; 영유아를 포대기로 감싸거나, 단단하고 견고하게 접촉하기) 및 안뜰 감각 입력(예; 느린 움직임 또는 흔들기)이 일부 영유아에게 조직화된 형태로 나타날 수 있다. 영유아가 차분하고 조절된 각성 상태가 될 수 있도록 도움을 주는 감각 입력은 구강 수유 중에 영유아의 입 안에 있는 젖꼭지와 같은 다른 감각 자극을 더 잘 견디게 해준다. 일부 영유아는 모든 감각 입력이 부정적이라고 생각하여 관련된 촉각, 안뜰 및 몸 감각 입력의 양을 최소화하는 것이 필요하다. 수유할 때 침대에서 옆으로 누운 자세를 취하거나 영유아용 의자에 앉혀서 수유를 한다면 가장 잘 받아들을 수 있을 것이다. 부드럽게 다루기, 포대기 사용, 음악 치료 및 마사지와 같은 비약물적 중재는 신생아 금단 증후군 영유아의 약물 금단 증상 관리에 도움이 된다(Kocherlakota, 2014).

① 영유아가 감각 입력에 적응할 수 있도록 조심스럽게 젖꼭지 넣기(Introduce the bottle nipple carefully to allow the infant to accommodate to the sensory input)

가능하다면 젖꼭지를 영유아의 입에 넣기 전에 먹이 찾기 반사를 유도해야 영유아는 곧 일어날 감각 입력을 예상할 수 있다. 젖꼭지를 입 앞에 놓고 단단 입천장에 닿도록 하여 영유아가 혀를 젖꼭지까지 올리고 입 안으로 젖꼭지를 끌어당길 수 있도록 한다. 또한 이 방법은 먹이찾기 반사가 과도하게 나타나는 영유아에게도 도움이 된다. 만약 영유아가 조절할 수 있을 경우 곧 일어날 구강 감각 경험을 예상하고 자극을 더 잘 견딜 수 있다. 또한 젖꼭지를 영유아의 입가에 놓고 젖꼭지가 혀에 너무 많이 닿지 않도록 영유아의 혀 위에 천천히 올려놓을 수도 있다.

② 젖꼭지에 우유가 채워지지 않도록 젖병을 아래로 기울인 상태 유지하기(Keep the bottle tripped down so that there is no milk in the nipple)

영유아가 빈 젖꼭지를 빨기 시작할 때까지 기다린 후 젖꼭지를 수평 위치로 기울인다. 영유아가 빨기 시작하기 전에 젖꼭지에서 우유가 떨어지면 영유아는 짜증 등 감정 조절의 어려움을 겪을 수 있다.

③ 젖병 수유 보다 모유 수유를 더 잘 견딜 수 있음(Breastfeeding may be easier for the infant to tolerate than bottle-feeding)

모유 수유 중에 발생하는 어머니와의 피부 스킨십은 일부 과민 반응을 보이는 영유아들을 진정되게 할 수 있다. 유방의 젖꼭지는 젖병의 젖꼭지보다 부드러우므로 입안에서 더 참기 쉬울 수 있다. 또한 모유 수유 중인 영유아는 젖꼭지를 더 적극적으로 물고 있어야 하므로(보호자가 영유아의 입 안에 젖꼭지를 넣어주는 젖병 수유와 다름) 영유아가 더 잘 통제할 수 있고 이로 인해 발생할 수 있는 감각 경험을 예상할 수 있다.

4. 구조적 문제 STRUCTURAL ISSUES

1) 혀유착증(Tongue-Tie)

혀유착증(Tongue-Tie) 또는 설소대 단축증은 "짧은 설소대로 인한 제한된 혀의 움직임"이라고 이비인후과학, 두경부 외과학 임상 학회에서 제시하였다(Messner et al., 2020, p. 600). 지난 10년 동안 북미에서 신생아의 혀유착증 진단과 중재가 꾸준히 증가하였으며 영유아의 4%-11%에서 혀유착증이 나타났다(Lisonk et al., 2017; Walsh et al., 2017). 모유 수유의 관심 증가, 혀유착증에 대한 인식 증가, 치료하는 의료 종사자의 가용성 확대로 혀유착증의 과잉 진단과 불필요한 치료가 논쟁의 대상이 되고 있다(Butenko et al., 2019; Lisonek et al., 2017; Messner et al., 2020; Walsh et al., 2017).

설소대 기능을 평가하기 위한 Hazelbaker Assessment Tool for Lingual Frenulum Function (Hazelbaker, 2010), The Bristol Tongue Assessment Tool (Ingram et al., 2015), and Martinelli's Neonatal Tongue Screening Test (Martinelli et al., 2012) 등 다양한 분류체계가 있다. 하지만 진단 기준, 수유시 발생 가능한 문제, 외과적 수술 이후의 부작용에 대한 협의가 거의 이루어지지 않았다(Walsh 등, 2017). 이러한 평가는 영유아가 쉬고 있을 때와 울고 있을 때 입술과 혀의 위치, 설소대의 두께, 혀가 설소대에 부착된 상태를 평가하지만 수유 기능을 직접적으로 평가하지 않는다. 혀유착증이 혀의 움직임에 영향을 미칠 수 있지만, 젖병 수유와 모유 수유에 미치는 영향에 대해서는 논란의 여지가 있다(Hogan et al., 2005; Pransky et al., 2015). 일부 학자들은 혀유착증을 가진 많은 영유아들이 모유 수유를 할 수 있다고 언급하였다. 그러나 영유아가 수유에 어려움을 겪는 경우 혀의 유착 부위를 절제하면 영유아의 입으로 들어오는 모유의 전달 개선, 모유 수유 시 어머니의 젖꼭지 통증 감소 및 모유 수유 기간이 증가한다(Edmunds et al., 2011; Ghaheri et al., 2017). 최적의 수유를 제공하기 위해 적절한 자세를 취하고 수유상담사의 도움을 받는 등의 중재를 하였지만 영유아가 계속해서 모유 수유에 어려움을 겪는다면 설소대를 제거하는 간단한 수술인 **소대절제술(Frenectomy)**을 고려해야 한다(Douglas, 2017; Messner et al., 2020).

혀유착증을 보이는 대부분의 영유아들은 대부분 어려움 없이 젖병 수유를 할 수 있다(Butenko et al., 2019). 혀유착증으로 인한 혀의 운동 장애는 공기의 삼킴을 증가시킬 수 있으며, **공기삼킴증(Aerophagia)**은 위식도 역류를 유발한다(Ghaheri et al., 2017; Hand et al., 2020; Hill & Pados, 2020). 그리고 영유아가 젖꼭지를 물고 있거나 혀의 부적절한 움직임으로 젖꼭지 주위를 입으로 다물고 있기 어렵다면 비효율적인 영양 공급, 액체의 소실 또는 과도한 공기 삼킴, 반사가 나타날 수 있다. 이러한 경우에는 소대절제술로 젖꼭지를 꽉 물 수 있게 하고, 구강 내 흡입이 증가하는 효과를 볼 수 있다. 이것으로 빨기의 효율성은 향상되고 공기 삼킴증은 감소하게 된다(Ghaheri et al., 2017; Hand et al., 2020; Hill & Pados, 2020).

최근 이비인후과학, 두경부 외과학에서 **뒤 혀유착증(Posterior tongue-tie)**은 설소대가 혀의 뿌리 부분으로 들어가거나 점막 밑에 연결되어 있는 상태로 설명한다(Messener et al., 2020). Brooks et al. (2020)은 신경학적으로 정상인 영유아의 뒤 소대절제술 후 삼킴의 문제(예; 인두 잔여물 및 흡인)가 개선된 사례를 보고하였다. 혀유착증의 징후가 심각한 영유아가 약한 빨기로 비효율적인 젖병 수유 또는 모유 수유를 한다면 소대절제술을 의료진과 논의해 보아야 한다. 더불어 모유 수유 시 약한 빨기 개선을 위한 중재를 적용함에도 큰 효과를 보지 못했다면 복부 팽만과 역류를 의심해 볼 수도 있다. 혀유착증으로 혀가 고정된 영유아의 소대절제술은 잠재적으로 기도보호 및 삼킴에 영향을 미칠 수 있으므로 특정 조건(예; 베크위트 위드만 증후군, 피에로 로빈 시퀀스, 신경 근육 이상)을 가진 영유아는 특별한 주의가 필요하다.

(1) 젖병 수유 및 모유 수유 중 혀유착증의 임상 징후(Clinical presentation of tongue-tie affecting function during bottle-feeding and breast-feeding)

영유아가 보일 수 있는 혀유착증의 징후는 다음과 같다.

① 혀의 움직임 감소
② 흡입의 감소
③ 턱의 과도한 움직임
④ 빨기 중에 딸깍하는 소리가 들리며 흡입 손실을 보임
⑤ 약한 빨기
⑥ 수유 시간이 길어짐
⑦ 과도하게 많은 가스
⑧ 위 식도 역류의 징후

(2) 혀유착증으로 유발된 수유 문제의 중재(Interventions for feeding issues resulting from tongue-tie)

혀유착증으로 인해 수유에 어려움을 보이는 영유아는 다음과 같은 중재가 도움이 된다.

① **외부 촉진(External facilitation)**: 엄지와 검지 손가락으로 볼을 눌러 젖꼭지 주위로 입을 다물 수 있도록 하여 볼을 지지해주는 것은 혀유착증 때문에 수유의 효율성이 떨어진 영유아의 모유 수유 또는 젖병 수유 시 빨기의 강도와 효율성을 증가시킬 수 있다. 이것은 또한 복부 팽만감이나 역류를 유발할 수 있는 공기삼킴증(공기삼킴) 감소에도 도움이 된다.

② **젖병 수유가 필요한 영유아를 위한 수유 도구(Feeding equipment for bottle-fed infants)**: 수유 도구를 변경하는 것은 액체의 유속을 높이고 혀유착증으로 인한 비효율적인 빨기를 보상할 수 있다. 혀의 움직임이 감소하여 영유아의 빨기가 비효율적이라면 같은 이유로 영유아의 음식덩어리 조절 능력도 저하될 수 있다. 음식덩어리가 너무 커서 인두로 조기에 떨어지면 흡인이 발생할 수 있기 때문에 도구를 변경할 때 삼킴 안정성 평가를 하는 것이 중요하다. 더 효율적인 수유를 위해 수유 도구를 다음과 같이 변경할 수 있다.

㉠ 유속이 빠른 젖꼭지 사용
㉡ 두꺼운 젖꼭지(예; 치아 교정술 또는 누크 젖꼭지: 그림 4.10 참조)를 사용하여 효율성 증진
㉢ 젖꼭지가 액체로 가득 차지 않도록 살짝 기울여 액체가 더 빨리 흐를 수 있게 함
㉣ 젖꼭지 압착만으로도 액체를 빨아들일 수 있는 밸브가 있는 닥터브라운(Dr. Brown)사의 특수 젖병 사용

③ **자세(Positioning)**

㉠ 혀의 이동성이 저하되어 음식덩어리 조절이 어려운 경우 젖꼭지를 입과 수평으로 위치시키고 음식덩어리를 뒷쪽으로 움직일 때 중력의 영향을 덜 받는 바로 세운 자세 또는 옆으로 누인 자세를 취한다.
㉡ 공기삼킴증 때문에 역류의 징후를 보이는 경우 역류를 최소화하는 자세 즉 왼쪽 옆으로 눕히거나 엉덩이를 약간 굽힌 후 뒤로 약간 기대는 자세로 젖병 수유 또는 모유 수유를 시도한다(자세한 내용은 7장 참조).

혀유착증 때문에 모유 수유에 어려움을 겪는 영유아는 수유상담사에게 의뢰하여 도움을 받는다.

2) 입술/입천장 갈림증(Cleft Lip and Palate)

입술 갈림증(Cleft lip)은 입의 조직이 제대로 형성되지 않아 입술이 갈라져 잇몸으로 확장되지 않을 때 발생한다. **입천장 갈림증(Cleft lip)**은 입천장이 불완전하게 융합되어 입천장이 벌어지는 선천성 기형으로 입술 갈림증이 있든 없든 발생할 수 있다. 입천장 갈림증과 같은 구조적 결함

이 있는 영유아는 구강 내 압력 형성에 필요한 젖꼭지 주변의 밀폐된 공간 확보가 어렵기 때문에 약한 흡입이 나타날 수 있다(Glass & Wolf, 1999). 입술 갈림증만 있을 경우 젖꼭지 주위를 입술로 밀폐하는 능력은 저하되지만 다른 구강 기능의 문제는 없다(Glass & Wolf, 1999).

입술/입천장 갈림증의 유형, 위치, 크기에 따라 빨기의 강도에 미치는 영향의 정도는 다르다.

(1) **분리된 입술 갈림증(Isolated cleft lip)**: 일반적으로 입술 갈림증을 보이는 영유아는 모유 수유나 젖병 수유를 거의 어렵지 않게 할 수 있다. 특히 갈라진 입술이 넓은 경우 밀폐된 공간을 형성하기 위해 넓은 젖꼭지를 제공하거나, 입술의 갈라진 틈을 막기 위해 엄마의 유방과 유방 사이의 오목한 부분에 위치시킨다(Glass & Wolf, 1999). 모유 수유 또는 젖병 수유 시, 엄마는 갈라진 틈새에 엄지나 검지 손가락을 넣어 구멍을 막거나 볼을 지지하여 갈라진 틈새의 폭을 줄이고 젖꼭지 주변의 압력을 증가시킬 수 있다(Miller, 2011).

(2) **입술과 치조의 갈라진 틈(Cleft of the lip and alveolus)**: 입술과 잇몸선이 갈라진 영유아 중 갈라짐이 심하지 않다면 일반적으로 젖병 수유나 모유 수유에 큰 어려움이 없다(Samaan, 2012). 하지만 갈라진 틈새가 넓은 경우 밀폐된 공간을 만들기 위해 넓은 젖꼭지 또는 유방의 위치를 변경할 필요가 있으며 앞서 언급한 바와 같이 엄마는 엄지와 검지 손가락을 사용하여 틈새를 막거나 볼을 지지할 수 있다(Miller, 2011).

(3) **입천장 갈림증(입술 갈림증을 동반 또는 동반하지 않음)(Cleft palate – with or without cleft lip)**: 단단 입천장 갈림증 또는 물렁 입천장 갈림증이 있거나 둘 다 있는 영유아는 입천장 갈림증으로 인해 공기 누출, 흡입 상실, 비효율적인 빨기로 젖꼭지 주변의 공간을 밀폐할 수 없다(Miller, 2011; Samaan, 2012). 입천장 갈림증이 있는 영유아는 적절한 흡입을 하는 것이 어렵기 때문에 모유를 효율적으로 빨아들이기 어렵다(Samaan, 2012). 젖병 수유 중에는 압착 기반의 특수 젖병의 젖꼭지가 필요하다. 부모들은 자녀에게 효율적인 모유 수유를 위해 특수 젖병으로 유축 모유를 수유할 수 있다.

입천장 갈림증이 있는 영유아의 수유를 위한 중재에는 특수 도구의 사용, 빨기의 효율성 증가를 위한 기술, 코인두 역류를 최소화하기 위한 자세가 적용된다(자세한 내용은 11장 "구조적 결함: 1부" 참조).

3) 작은턱증, 아래턱 후퇴 및 설하수증 (Micrognathia, Retrognathia, and Glossoptosis)

일부 영유아들은 작은턱증, 아래턱 후퇴 또는 설하수증을 보인다. **작은턱증(Micrognathia)**이 있는 영유아의 턱은 정상 턱보다 작으며 종종 턱이 아래쪽에 위치한다. **아래턱 후퇴(Retrognathia)**를 가진 영유아의 턱은 정상 턱보다 더 뒤쪽에 위치하고, **설하수증(Glossoptosis)**은 혀가 비정상적으로 아래 또는 뒤쪽에 위치한다. 이 증상들은 빨기의 강도에 영향을 미친다. 영유아는 젖꼭지 주위를 혀로 감싸 입천장에 대고 밀폐하기 어려워지기 때문에 흡입을 형성하기 어렵다(Glass & Wolf, 1999). 이것은 수유하는 동안 영유아가 적절한 호흡을 위해 지나치게 힘을 많이 주어 수유하는 동안에 빨고-삼키고-숨쉬기의 협응을 어렵게 만든다. 또한 혀가 뒤쪽에 위치하면 혀가 인두 공간을 막기 때문에 기도 폐쇄를 초래하며(Evans et al., 2011), 기도 폐쇄는 위 식도 역류의 위험을 증가시킨다.

피에르 로빈 시퀀스(Pierre Robin sequence)는 선천성 질환으로 출생 시 입천장 갈림증을 동반한 작은턱증, 아래턱 후퇴, 설하수증의 징후들을 보인다(Harkness & Saaman, 2011). 작은턱증, 아래턱 후퇴, 설하수증을 보이는 영유아의 수유를 위한 중재는 기도 폐쇄, 코인두 역류, 위 식도 역류를 줄이기 위한 자세의 수정, 수유 도구 변경, 부족한 빨고-삼키고-숨쉬기의 협응과 약한 빨기를 보상하기 위한 기술 사용이 포함된다(자세한 내용은 제11장 참조).

4) 뒤 콧구멍 폐쇄증 또는 조롱박 오목 협착증 (Choanal Atresia or Pyriform Apeture Stenosis)

뒤 콧구멍 폐쇄증과 조롱박 오목 협착증은 코와 기도 폐쇄를 초래하는 선천성 기형으로 비강 호흡을 방해하여 호흡곤란을 유발한다.

뒤 콧구멍 폐쇄증(Choanal Atresia)은 비강 뒤쪽의 공간이 연조직이나 뼈에 의해 막히는 것이다. 양측성 폐쇄는 급성 호흡곤란을 유발하므로 즉시 관리해야 하며(Andaloro & La Mantia, 2021) 편측성 폐쇄는 하나의 콧구멍은 폐쇄되지 않았기 때문에 중재가 필요할 수도 있고 필요하지 않을 수도 있다. 폐쇄는 비강과 코인두 사이의 구멍을 만들기 위해 외과적으로 복구하고 비강 스텐트의 삽입 또는 비삽입으로 해결할 수 있다(Albdah et al., 2019; Andaloro & La Mantia, 2021).

조롱박 오목 협착증(Pyiriform Apeture Stenosis)은 조롱박 오목이 비강의 통로가 과도하게 커짐에 따라 좁아진다. 조롱박 오목이 코 기도의 가장 좁은 부분으로 협착되거나 좁아지면 단면적이 감소하여 비강 호흡곤란을 유발한다(Alvo et al., 2021). 영유아가 수면 무호흡, 삽입되어 있는 관 제거의 어려움, 수유 중 청색증과 같은 심각한 징후를 보인다면 비강 통로가 과도하게 커진 부위까지 드릴로 뚫는 수술을 해야 한다(Galluzzi et al., 2021). 수술 후 비강 스텐트는 일반적으로 2-4주 동안 그대로 둔다(Galluzzi et al., 2021).

(1) 뒤 콧구멍 폐쇄증 또는 조롱박 오목 협착증을 보이는 영유아의 구강 수유 어려움의 임상 징후 (Clinical presentation of oral feeding difficulties in infants with choanal atresia or pyriform apeture stenosis)

뒤 콧구멍 폐쇄 또는 조롱박 오목 협착증을 보이는 영유아는 외과적 수술 후에도 계속해서 비강 호흡곤란을 보일 수 있다. 이것은 구강이 젖꼭지에 의해 막히기 때문이며 젖병 수유 또는 모유 수유가 어려울 수 있다. 빠는 동안 고통이나 빨고-삼키고-숨쉬기 협응의 어려움이 관찰될 수 있다

① 비영양적 빨기 동안 괴로워하는 영유아(Infant becomes distressed during nonnutritive sucking)

비강 호흡이 어려운 경우 구강의 막힘으로 영유아는 비영양적 빨기 시 호흡곤란을 경험한다. 또한 호흡을 위한 움직임의 증가와 고통의 징후(예; 불편하거나 공황 상태)가 관찰된다. 영유아가 호흡곤란 및 괴로워하는 등의 고통의 징후를 보이지 않음에도 불구하고 비영양적 빨기를 할 수 없다면 젖병 수유 또는 모유 수유의 영양적 빨기를 시작할 준비가 안 되었다는 신호이다.

② 빨고-삼키고-숨쉬기 협응의 어려움(Difficulty with SSB coordination)

젖병 수유 또는 모유 수유 동안 부적절한 호흡을 하는 영유아는 젖꼭지에서 멀어지기, 겁먹은 것처럼 보이기, 산소포화도 감소, 호흡량 증가와 같은 빨고-삼키고-숨쉬기 협응에 어려움을 보이는 영유아와 유사한 징후를 보인다(이전 부분의 "심폐 문제" 참조).

(2) 중재(Intervention)

영유아가 생리식염수나 석션으로 비강 호흡을 개선할 수 있다면 구강 수유 시도 전에 이를 시도해본다. 비강 호흡이 계속 어려운 영유아는 구강 수유에 어려움을 겪을 것이다. 이러한 영유아는 유속이 느린 젖꼭지를 사용하여 소량의 구강 수유만 견딜 수 있고 비강 호흡이 개선될 때까지 경관 수유로 보충해야 한다.

5. 다른 문제들 OTHER ISSUES

1) 지구력 저하(Decreased Endurance)

이제 막 수유하는 방법을 배우거나 특정 질병이 있는 일

부 영유아는 구강 수유시 대한 지구력이 저하될 수 있다.

(1) 지구력 저하에 대한 임상 징후(Clinical presentation for poor endurance)

모든 열량을 구강으로 섭취하는 영유아와 구강 수유가 끝날 즈음에 피로감을 느끼는 영유아는 피로감으로 충분한 양을 섭취하지 못한다. 피로감으로 수유 양의 일부만 섭취한 후 잠이 들거나 지친 것처럼 보이는 경향이 있다.

(2) 지구력 저하에 대한 중재(Interventions for poor endurance)

지구력 저하에 대한 다음 중재의 목표는 수유 중 영유아의 에너지 소비를 줄여 오랫동안 수유를 지속하도록 하는 것이다.

① **지지하는 자세 제공(Provide supportive positioning)**: 영유아를 잘 지지하는 자세(예; 팔로 영유아를 안은 다음, 팔다리를 몸에 밀착시키거나 담요로 감싸기)로 자세 유지에 불필요한 에너지를 소비하지 않도록 하며 수유를 위한 에너지를 비축한다.

② **필요에 따라 자주 휴식을 제공(Provide frequent as needed)**: 영유아가 수유 중에 더 많은 양을 섭취하기 시작하면 수유 중간에 30-60초의 주기적인 휴식을 제공한다. 수유 중 휴식은 산소를 보충하고 지구력을 기르는데 도움이 된다(Shaker, 2017b). 영유아에게 휴식이 필요한 징후는 다음과 같다.

㉠ 호흡을 증가시키기 위한 움직임의 증가
㉡ 근긴장도 저하
㉢ 약한 빨기
㉣ 각성의 저하

③ **수유 일정 수정(Modify the feeding schedule)**: 일부 영유아는 적은 양을 더 자주 수유하는 방법이 적절할 수 있다. 다른 영유아들에게는 수유 사이에 충분한 휴식 시간이 제공되지 않기 때문에 이와 같은 방법은 도움이 되지 않을 수 있다.

④ **수유 시간 제한(Limit feeding time)**: 수유 시간이 길어질수록 피로는 증가하므로 영유아의 수유량을 늘리기 위해 장시간의 수유를 하지 않도록 한다. 그리고 영유아가 수유 중에 피로 또는 멈춤의 징후를 보이면 구강 수유를 중단함으로써 수유 시간이 길어지는 것을 피할 수 있고 시간이 지남에 따라 점차적으로 지구력이 향상될 것이다.

⑤ **경관 수유로 구강 수유 보충(Supplement oral feeding with tube feeding)**: 수유에 어려움을 보이는 영유아들이 구강 수유로 충분한 영양분을 섭취하는 것은 현실적으로 불가능하므로 일정 기간 동안 경관으로 보충해야 할 수 있다. 경관 수유를 진행 중인 영유아는 경관 수유와 구강 수유를 번갈아 하거나 구강 수유 시간과 양을 제한하고 경관 수유를 더 늘린다. 만약 영유아가 잠에서 깨어나 수유 시간에 신호를 보낸다면 구강 수유 시간을 짧게 하고 수유할 때마다 경관으로 보충하는 것이 효과적일 수 있다. 영유아가 잠을 더 자고 싶어 하거나 잠에서 덜 깨어 있는 경우 두 가지의 수유 방법을 번갈아 하는 것이 효과적이다.

영유아는 약한 빨기 또는 빨고-삼키고-숨쉬기 협응의 어려움으로 인해 지구력이 저하될 수 있다. 이러한 문제해결을 위한 중재를 통해 지구력이 향상될 수 있다(자세한 내용은 빨고-삼키고-숨쉬기 협응의 어려움 및 약한 빨기에 대한 이전 섹션을 참조).

2) 젖병 수유 동안 젖꼭지 물기 어려움(Difficulty Latching Onto Nipple During Bottle-Feeding)

일부 영유아는 젖병의 젖꼭지가 입에 들어갈 때 젖꼭지를 물고 빨기 시작하는데 어려움을 보인다.

(1) 젖꼭지 물기 어려움의 임상 징후(Clinical presentation for difficulty latching on)

젖꼭지를 물기 어려운 영유아는 힘차게 먹고 있는 것처럼 보이지만 입을 다물고 젖꼭지를 물지 않는데 이것은 먹기 싫어서 입을 벌리고 있는 영유아와는 다르다.

(2) 젖병 수유 동안 젖꼭지 물기 어려움에 대한 중재(Interventions for difficulty latching on during bottle-feeding)

젖꼭지 물기의 어려움에 대한 중재는 영유아가 더 체계적으로 젖꼭지를 물 수 있도록 자세와 수유 기술을 수정하고, 젖꼭지 주변을 입으로 잘 다물 수 있도록 하는 것이 포함된다.

① 굽힘 자세(Position in flexion): 영유아를 굽힘 자세로 만들어 불필요한 움직임을 최소화하여 조금 더 조직적으로 움직임을 만들어 낼 수 있도록 한다. 영유아의 목이 뒤로 젖혀져 있으면 입으로 젖꼭지 주위를 다물기 더 어렵기 때문에 영유아의 목을 좀 더 굽힌 자세로 만든다.

② 외부 자극 줄이기(Reduce external stimuli): 외부 자극(예; 빛, 소리)을 제한하면 영유아가 더 차분해지고 조직화되어 젖꼭지를 잘 물고 있을 수 있다.

③ 젖꼭지로 단단 입천장 자극하기(Provide stimulation with the nipple to the hard palate): 입 안의 단단 입천장을 젖꼭지로 세게 누른다. 이 감각 자극은 입으로 젖꼭지 주변을 다물도록 돕는다. 영유아가 여전히 젖꼭지를 잘 물지 못하는 경우 혀 및 턱 아랫부분을 부드럽게 압력을 가하여 턱이 다물어 지는 것을 유도하거나 볼의 안쪽을 앞쪽 방향으로 부드럽게 압력을 제공한다. 영유아가 빨기 시작하면 볼이나 턱의 지지는 중단할 수 있고 영유아는 효과적인 빨기를 지속할 것이다.

모유 수유 중 젖꼭지 물기가 어려운 영유아는 수유상담사의 도움이 필요하다. 젖꼭지 물기가 어려운 일부 영유아는 전반적으로 감각 과민 반응을 나타내어 구강 수유를 위해 차분하고 조직적인 상태를 유지하기 어렵다(자세한 내용은 이전 부분 "감각 문제"를 참조).

요약

영유아는 젖병 수유 또는 모유 수유에 영향을 미칠 수 있는 다양한 문제를 가지고 있으며 서로 다른 문제가 비슷한 방식으로 나타날 수도 있다. 예를 들어 비효율적인 빨기를 보이는 영유아는 빨고–삼키고–숨쉬기 협응의 어려움 때문에 의도적으로 입으로 들어가는 액체의 유속을 늦추기 위한 시도를 할 수 있다. 또는 영유아의 빨기 강도에 영향을 미치는 운동 문제가 있을 수 있다. 임상 섭식(수유) 평가를 통해 적절한 중재가 시작될 수 있도록 수유 문제의 근본적인 원인을 파악하는 것이 중요하다. 사례 4.1과 4.2는 서로 다른 수유 문제와 평가 결과, 수유 문제 개선을 위한 중재를 제공한다.

사례연구 4.1. AHMED: 빨고–삼키고–숨쉬기 협응의 저하

병력 및 수유 이력(부모 보고)

Ahmed는 만삭아로 제왕절개를 통해 태어났으며 신생아 폐동맥 고혈압이 지속되었다. Ahmed는 출산 직후 신생아 집중치료실로 옮겨졌으며 지속적인 기도 양압을 위해 기계식 인공호흡기가 필요하였다. 그는 3시간마다 약 30분씩 코위영양관으로 영양분을 섭취하였고 생후 5일 만에 자가 호흡을 할 수 있었다. 간호사는 일반적인 젖병, 즉 규칙적인 유속의 젖꼭지가 부착된 젖병으로 수유를 하며 관찰된 다음의 징후를 의료팀에 보고하였다. Ahmed의 안정 시 호흡수는 모니터 확인 결과 60–75bpm 이며 노리개 젖꼭지 빠는 것을 좋아하였다. 젖병 수유 동안 몇 차례 심장박동수가 분당 80회 이하로 떨어지는 산소포화도 저하와 서맥의 문제가 있었다. 의료팀은 서맥과 산소포화도 저하가 흡인의 징후로 생각되어 수유 평가를 위해 작업치료사에게 의뢰되었다.

임상 섭식 평가 중 관찰 사항

초기 평가(Initial assessment): 간호사가 규칙적인 유속의 젖꼭지로 젖병 수유를 하였다.

자세(Position): 간호사가 그의 머리를 받치고 반쯤 기대어 누운자세로 있었다.

사례연구 4.1. AHMED: 빨고-삼키고-숨쉬기 협응의 저하(Cont.)

안정 시 및 젖병 수유 중 심폐 상태(Cardiorespiratory status at rest and during bottle-feeding): 안정 시 호흡수 60bpm, 분당 심박수 120회이며, 휴식 시 산소포화도 100%. 호흡을 증가시키기 위한 움직임 증가의 일부 징후(예: 갈비뼈 하부 흡기, 콧구멍 팽창) 및 75bpm까지의 호흡수가 기록되었다. 산소포화도는 젖병 수유 동안 90%까지 감소하였다.
구강-운동 기술(Oral-motor skills): 부드러운 젖꼭지 및 일반 젖꼭지를 강하게 빠는 것이 가능하였다.
빨고-삼키고-숨쉬기 협응(SSB coordination): 얕은 숨을 쉬며 빨고-삼키기 주기에 호흡을 통합하는데 어려움이 있었고, 6-8회 빨기 이후 숨을 쉬기 위해 젖꼭지에서 입을 떼어내었다.
행동 반응(Behavioral response): 초기 수유 시 차분하며 명료한 상태였으며, 수유하는 동안 눈을 크게 뜨고 젖꼭지에서 멀어졌다.
삼킴(Swallowing): 젖은 숨소리나 기침소리가 들리지는 않았다.

비판적 분석 및 문제-해결 접근

잠재적 문제	임상 징후(관찰, 병력)	분석
구강-운동	• 효과적인 빨기	• 적절한 구강-운동 기술
빨고-삼키고-숨쉬기 협응	• 빨기 폭발 동안 얕은 호흡 • 호흡 곤란 징후(예: 호흡을 위한 움직임, 비강 팽창, 호흡수 증가) • 산소포화도 저하 • 숨을 쉬기 위해 젖꼭지에서 멀어짐	• 빨고-삼키고-숨쉬기 협응 감소
행동 반응	• 수유 동안 차분하고 명료함 • 6-8회 가량 빨기 후 스트레스 징후(젖꼭지에서 멀어짐, 눈 커짐)	• 빨기 폭발 동안 적절한 호흡을 하기 어려운 것과 관련하여 스트레스 징후가 나타남
삼킴	• 흡인의 징후가 없음	• 명백한 삼킴 문제 없음
위장	• 수유 시 배고픔의 징후 • 구토 없음 • 거부 없음 • 30분 이상 소요되는 코위영양관 수유 시 참을 수 있음	• 명백한 위장 문제 없음

Note. NG = 코위; SSB = 빨고-삼키고-숨쉬기

분석

Ahmed는 충분한 빨기를 하지만 빨기 폭발 중에 적절한 호흡을 하기는 어려웠다. 이로 인해 호흡곤란과 수유에 대한 불편함 증가의 징후가 나타났다(젖꼭지에서 멀어지기, 눈 크게 뜨기).

섭식 평가 추적 관찰 사항

Ahmed는 수유 시간에 다음의 내용이 평가되었다. 작업치료사는 유속이 느린 젖꼭지를 사용하여 Ahmed를 높이 세워 옆으로 누인 자세로 수유를 진행하였다. 젖꼭지에서 멀어지기 전에 5-6회 빨 때마다 숨을 쉴 수 있도록 외부 조절을 제공하였다.

임상 섭식 평가 중 관찰 사항

자세(Position): 높이 세워 옆으로 누인 자세로 있었다.
젖병 수유 중 심폐 상태(Cardiorespiratory status during bottle-feeding): 호흡수는 수유 전체에 걸쳐 약 65bpm, 산소포화도는 95%에서 안정적으로 유지되었다. 숨 들이쉬기와 코 막힘은 관찰되지 않았다.
빨고-삼키고-숨쉬기 협응(SSB coordination): 호흡을 증가시키기 위한 움직임의 증가 또는 산소포화도 감소는 없었으며, 수유동안 편안해 보였다.
행동 반응(Behavior response): 차분하고 명료한 상태로 수유에 참여하였다.

사례연구 4.1. AHMED: 빨고-삼키고-숨쉬기 협응의 저하(Cont.)

삼킴(Swallowing): 거친 숨소리 또는 기침은 관찰되지 않았다

분석

Ahmed는 빨고-삼키고-숨쉬기의 협응이 좋지 않았기 때문에 수유의 속도를 줄이는 전략으로 변경되었다. 숨을 쉴 수 있도록 젖꼭지를 빨고 멈추는 속도를 조절하여 수유하는 동안 산소포화도와 호흡수를 적절한 수준으로 유지할 수 있었다. 이 경험은 Ahmed에게 수유에 대한 즐거운 경험이 될 것으로 확신하였다.

중재

간호사와 보호자에게 수유 시 다음과 같은 권고 사항을 제공하였다.

- 옆으로 누인 자세로 수유하면 우유의 유속을 늦추고 Ahmed가 입과 인두로 들어가는 우유를 더 쉽게 조절할 수 있다.
- 젖병 수유 시 유속이 느린 젖꼭지를 사용한다.
- 빨기 폭발 시 빨기를 중단하려면 젖꼭지를 아래로 기울인다. 그리고 만약 Ahmed가 빨기를 멈추지 않는다면 빨기 5-6회마다 입에서 젖꼭지를 제거하여 숨을 쉴 수 있도록 한다.

사례연구 4.2. GRACE: 과소반응과 약한 빨기

병력 및 수유 이력(부모 보고)

Grace는 만삭으로 태어났지만 낮은 긴장도, 낮은 반응성, 약한 빨기, 구강 수유 시 산소포화도 저하 등의 징후를 보였다. Grace는 순조로운 임신과 출산 과정을 통해 태어났지만 근 긴장도가 떨어지고 구강 수유의 어려움 때문에 신생아 집중치료실로 옮겨졌다. 산부인과에서 모유 수유를 시도하였으나 젖을 빨지 않았다. 현재는 30분 이상 코위영양관으로 수유를 받고 있으며 총 수분 섭취량을 잘 참고 견뎌낸다고 간호사는 보고하였다.

임상 섭식 평가 중 관찰 사항

자세(Positioning): 어머니 무릎에 살짝 기댄 자세로 유속이 일정한 젖꼭지로 수유하였다.
심폐 상태(Caridiorespiratory status): 안정된 상태에서 쉽게 호흡하였고, 젖병 수유 중 심폐 상태에 뚜렷한 변화가 없이 산소포화도가 95% 이상 유지되었다.
근긴장도 및 운동 기술(Muscle tone and motor skills): 근 긴장도 저하 및 머리 조절의 어려움이 있었다.
행동 반응(Behavior response): 졸림에도 눈을 뜨고 있었고, 노리개 젖꼭지 빨기, 울음, 짜증과 같은 명백한 수유 준비 징후는 관찰되지 않았다.
구강-운동 기술(Oaral-motor skills): 노리개 젖꼭지와 장갑을 낀 손가락을 잠깐 빨지만 지속되지 않았다. 약하고 지속되지 않은 젖병의 젖꼭지 빨기, 혀 움직임의 감소로 흡입의 저하가 관찰되었다. 젖병 수유 시 적은 우유가 입으로 들어갔다.
삼킴(Swallow): 거친 숨소리나 기침은 나타나지 않지만 적은 양의 우유를 삼키는 모습이 관찰되었다.

비판적 분석 및 문제-해결 접근

잠재적 문제	임상 징후(관찰, 병력)	분석
구강-운동	• 혀 움직임 저하로 인한 약한 빨기 • 전반적으로 낮은 긴장도	• 부족한 구강-운동 기술
빨고-삼키고-숨쉬기 협응	• 빠는 동안 젖꼭지가 입으로 거의 들어가지 않았기 때문에 평가 불가	• 알 수 없음
감각	• 입의 감각 입력에 대한 반응성 감소 • 노리개 젖꼭지, 손가락, 젖병의 젖꼭지를 짧고 지속적으로 빨기 어려움	• 구강 과소반응 • 부분적으로 주의력 저하와 연관 있을 수 있음

사례연구 4.2. GARACE: 과소반응과 약한 빨기(Cont.)

행동 반응	• 졸음을 보였고 명백한 수유 신호는 없음	• 각성 저하
삼킴	• 흡인의 징후 없음	• 제한된 섭취로 전체적인 평가 불가능
위장	• 수유 도중 배고픔의 징후 없음 • 코위영양관 수유를 잘 견딤	• 배고픔의 징후가 나타나지 않은 것은 위장 문제 또는 각성 저하와 연관 있을 수 있음

Note. SSB = 빨고–삼키고–숨쉬기

분석

Grace는 각성 저하, 구강 과소반응, 구강–운동 기능 저하, 구강 수유의 관심 부족 등이 관찰되었다.

중재

의료팀과의 논의를 통해 다음의 권고 사항을 제시하였다.

- 당분간 코위영양관 수유만 제공하며 부모는 수유 전과 수유 중, 수유 사이에 비영양적 빨기를 제공한다.
- 부모는 Grace의 단단 입천장을 손가락으로 뒤에서 앞으로 쓰다듬어 빨기 자극을 위한 비영양 감각 입력 방법을 배운다.
- 작업치료사는 Grace가 각성 증가와 수유 시작에 대한 준비 신호를 보이기 시작하면 구강 수유를 재평가 할 것이다.

섭식 평가 추적 관찰 사항

그레이스는 그 후 2일 동안 명료함을 더 많이 나타내어 재평가를 진행하였다.

임상 섭식 평가 중 관찰 사항

자세(Positioning): 굽힘 상태로 작업치료사의 팔에 지지되어 약간 기댄 자세로 누워있었다.
심폐 상태(Caridiorespiratory status): 휴식 상태와 젖병 수유 동안 맑은 호흡 소리로 쉽게 호흡하였다.
행동 반응(Behavior response): 수유 시작에 대한 신호에 명료하게 반응하며 수유 중에 불편함의 징후가 관찰되지 않았다.
구강–운동 기술(Oaral–motor skills): 치료사는 효율적인 빨기를 위해 단단하고 유속이 일정한 젖병의 젖꼭지를 단단 입천장에 대고 젖병 수유를 하였다. 혀의 움직임 저하와 약한 빨기로 비효율적인 빨기 폭발을 보였다. 닥터브라운사의 특수 젖병 1단계(Dr. Brown, Specialty Feeding System 레벨 1) 젖꼭지 시도 결과 젖꼭지에서 액체를 더 잘 빨아들였지만 음식덩어리 조절에는 어려움을 보였다. 이후 일반 젖꼭지로 전환하여 혀의 움직임 개선을 위해 볼을 지지해준 결과 음식덩어리 조절을 적절히 할 수 있었고, 흡인의 징후가 없는 효율적인 빨기를 보이며, 20분 안에 20ml를 섭취할 수 있었다.
빨기–삼키기–숨쉬기 협응(SSB coordination): 빨고–삼키기 주기에 호흡을 통합하여 산소포화도 저하가 나타나지 않았다.
삼킴(Swallow): 수유 제공자가 볼을 지지해준 상태로 일반 젖꼭지로 먹었을 때 흡인의 임상적 징후는 관찰되지 않았다.

비판적 분석 및 문제–해결 접근

잠재적 문제	임상 징후(관찰, 병력)	분석
행동 반응	• 먹기 위해 잠에서 깬 후 더 명료해짐	• 각성 증가
구강–운동	• 혀의 움직임 저하로 인한 약한 빨기 • 닥터브라운사의 특수 젖병 1단계(Dr. Brown, Specialty Feeding System 레벨 1) 젖꼭지로 더 효율적인 빨기가 가능하지만 음식덩어리 조절의 어려움으로 흡인 발생 • 전반적으로 낮은 긴장도	• 부족한 구강–운동 기술
빨고–삼키고–숨쉬기 협응	• 산소포화도 저하 없음 • 삼킴 주기 시 흡기에 호흡을 통합할 수 있음	• 빨고–삼키고–숨쉬기 협응에 어려움 없음
삼킴	• 일반적인 젖꼭지와 볼 지지대를 사용한 수유 시 흡인의 징후 없음	• 명백한 삼킴의 문제 없음

사례연구 4.2. GARACE: 과소반응과 약한 빨기(Cont.)

위장	• 수유 시 배고픔의 징후를 보이기 시작함 • 구토 없음 • 구강 수유 중 불편함의 징후가 없음 • 코위영양관 수유를 잘 견딤	• 명백한 위장의 문제 없음

Note. SSB = 빨고-삼키고-숨쉬기

중재

의료팀과 협력하여 다음과 같은 수유 권고 사항을 제공하였다.

- 잠에서 깼을 때 보호자(수유가)는 규칙적인 유속을 가진 젖꼭지를 단단 입천장에 고정하고 볼을 지지해 준 후 젖병 수유를 한다.
- 필요에 따라 코위영양관 수유로 영양분을 보충한다.
- Grace의 턱을 아래로 내리고 잘 지지되고 약간 뒤로 누인 자세로 수유한다.

Grace는 적은 양을 구강으로 섭취하기 시작하였으나 15–20분 동안 15ml만 젖병으로 수유할 수 있었다. 병원에 입원한 몇 주 동안 수유량의 30%만 구강으로 수유하였고, 나머지는 코위영양관으로 보충하였다.

섭식 평가 추적 관찰 사항

그녀는 닥터브라운사의 특수 젖병 1단계(Dr. Brown, Specialty Feeding System 레벨 1) 젖꼭지 사용 후 추적 관찰을 위한 평가를 진행하였다. 이 젖꼭지로 더 효율적인 빨기를 할 수 있었고 구강–운동 기술의 향상으로 원활한 음식덩어리 조절과 삼킴 시 흡인의 징후도 나타나지 않았다.

중재

의료팀과 협력하여 다음과 같은 권고 사항을 제시했다.

- 닥터브라운사의 특수 젖병 1단계 젖꼭지를 사용하여 빨기의 효율성을 높이고 영양 섭취량을 개선한다.
- Grace를 잘 지지한 채 약간 뒤로 누인 자세를 지속적으로 유지한다.
- 영양사는 체중 증가를 저해하지 않도록 수유 시 열량의 밀도는 높이고 음식의 부피는 줄일 수 있는 식단을 제공한다.

최종 분석

Grace는 자세 유지를 위한 근 긴장의 저하, 구강 감각 과소반응, 약한 빨기로 인해 젖병 수유에 어려움을 보였다. 그러나 지속적인 평가와 수유 도구 및 수유 기술의 수정을 통해 수유 기술의 향상과 효율적인 젖병 수유에 도움을 주었다. 이는 결과적으로 수유에 긍정적인 영향을 주어 성장을 저해하지 않고 완전한 구강 수유를 달성하는 긍정적인 결과를 만들었다.

참고문헌

Amaizu, N., Shulman, R. J., Schanler, R. J., & Lau, C. (2008). Maturation of oral feeding skills in preterm infants. Acta Paediatrica, 97(1), 61–67. https://doi.org/10.1111/j.1651-2227.2007.00548.x

Barlow, S. M. (2009). Oral and respiratory control for preterm feeding. Current Opinion in Otolaryngology and Head and Neck Surgery, 17(3), 179–186. https://doi.org/10.1097/MOO.0b013e32832b36fe

Brooks, L., Landry, A., Deshpande, A., Marchica, C., Cooley, A., & Raol, N. (2020). Posterior tongue tie, base of tongue movement, and pharyngeal dysphagia: What is the connection? Dysphagia, 35, 129–132. https://doi.org/10.1007/s00455-019-10040-x

Butenko, H., Fung, V., & White, S. (2019). Effectiveness of frenectomy for ankyloglossia correction in terms of breastfeeding and maternal outcomes: A critically appraised topic. Evidence-Based Communication Assessment and Intervention, 13(1–2), 32–50. https://doi.org/10.1080/17489539.2019.1598012

Cannon, A. M., Sakalidis, V. S., Lai, C. T., Perrella, S. L., & Geddes, D. T. (2016). Vacuum characteristics of the sucking cycle and relationships with milk removal from the breast in term infants. Early Human Development, 96, 1–6. https://doi.org/10.1016/j.earlhumdev.2016.02.003

Chow, S., Chow, R., Popovic, M., Lam, H., Merrick, J., Ventegodt, S., . . . Popovic, J. (2015). The use of nipple shields: A review. Frontiers in Public Health, 3, Article 236. https://doi.org/10.3389/fpubh.

2015.00236

Clemente, C., Barnes, J., Shinebourne, E., & Stein, A. (2001). Are infant behavioural feeding difficulties associated with congenital heart disease? Child: Care, Health and Development, 27(1), 47–59. https://doi.org/10.1046/j.1365-2214.2001.00199.x

da Costa, S. P., van den Engel–hoek, L., & Bos, A. F. (2008). Sucking and swallowing in infants and diagnostic tools. Journal of Perinatology, 28(4), 247–257. https://doi.org/10.1038/sj.jp.7211924

da Costa, S. P., van der Schans, C. P., Boelema, S. R., van der Meij, E., Boerman, M. K., & Bos, A. F. (2010). Sucking patterns in fullterm infants between birth and 10 weeks of age. Infant Behavior and Development, 33(1), 61–67. https://doi.org/10.1016/j.infbeh.2009.11.007

Douglas, P. (2017). Making sense of studies that claim benefits of frenotomy in the absence of classic tongue-tie. Journal of Human Lactation, 33(3), 519–523. https://doi.org/10.1177/0890334417706694

Edmunds, J., Miles, S., & Fullbrook, P. (2011) Tongue-tie and breastfeeding: A review of the literature. Breastfeeding Review, 19(1), 19–26. https://search.informit.org/doi/10.3316/informit.974915303319900

Evans, K. N., Sie, K. C., Hopper, R. A., Glass, R. P., Hing, A. V., & Cunningham, M. L. (2011). Robin sequence: From diagnosis to development of an effective management plan. Pediatrics, 127(5), 936–948. https://doi.org/10.1542/peds.2010-2615

Furman, L., & Minich, N. (2004). Efficiency of breastfeeding as compared to bottle-feeding in very low birth weight (VLBW, < 1.5kg) infants. Journal of Perinatology, 24, 706–713. https://doi.org/10.1038/sj.jp.7211175

Garber, J. (2013). Oral–motor function and feeding intervention. Physical & Occupational Therapy in Pediatrics, 33, 111–138. https://doi.org/10.3109/01942638.2012.750864

Gewolb, I. H., Bosma, J. F., Taciak, V. L., & Vice, F. L. (2001). Abnormal developmental patterns of suck and swallow rhythms during feeding in infants with bronchopulmonary dysplasia. Developmental Medicine and Child Neurology, 43(7), 454–459.

Gewolb, I. H., & Vice, F. L. (2006). Maturational changes in the rhythms, patterning, and coordination of respiration and swallow during feeding in preterm and term infants. Developmental Medicine and Child Neurology, 48(7), 589–594.

Ghaheri, B. A., Cole, M., Fausel, S. C., Chuop, M., & Mace, J. C. (2017). Breastfeeding improvement following tongue-tie and lip-tie release: A prospective cohort study. The Laryngoscope, 127(5), 1217–1223. https://doi.org/10.1002/lary.26306

Girgin, B. A., Gözen, D., & Karatekin, G. (2018). Effects of two different feeding positions on physiological characteristics and feeding performance of preterm infants: A randomized controlled trial. Journal for Specialists in Pediatric Nursing, 23, e12214. https://doi.org/10.1111/jspn.12214

Glass, R. P., & Wolf, L. S. (1994). A global perspective on feeding assessment in the neonatal intensive care unit. American Journal of Occupational Therapy, 48(6), 514–526. https://doi.org/10.5014/ajot.48.6.514

Glass, R. P., & Wolf, L. S. (1999). Feeding management of infants with cleft lip and palate and micrognathia. Infants and Young Children, 12(1), 70–81.

Gupta, S., Bapuraj, J. R., Carlson, G., Trumpower, E., Dechert, R. E., & Sarkar, S. (2018). Predicting the Need for home gavage or g-tube feeds in asphyxiated neonates treated with therapeutic hypothermia. Journal of Perinatology, 38, 728–733. https://doi.org/10.1038/s41372-018-0080-4

Hand, P., Olivi, G., Lajolo, C., Gioco, G., Marigo, L., Castagnola, R., & Cordaro, M. (2020). Short lingual frenum in infants, children, and adolescents. Part 1: Breastfeeding and gastroesophageal reflux disease improvement after tethered oral tissues release. European Journal of Paediatric Dentistry, 21(4), 309–317. https://doi.org/10.23804/ejpd.2020.21.04.10

Harkness, M., & Samaan, S. (2011, September 23–24). An occupational therapist's approach to infant feeding and swallowing in the cleft and craniofacial population [Presentation]. Ontario Society of Occupational Therapists Conference, Niagara Falls, Ontario.

Hayashi, Y., Hoashi, E., & Nara, T. (1997). Ultrasonographic analysis of sucking behavior of newborn infants: The driving force of sucking pressure. Early Human Development, 49(1), 33–38. https://doi.org/10.1016/S0378-3782(97)01872-0

Hazelbaker, A. K. (2010). Tongue-tie morphogenesis, impact, assessment and treatment. Aidan and Eva Press.

Hill, R. R., & Pados, B. F. (2020). Symptoms of problematic feeding in infants under 1 year of age undergoing frenotomy: A review article. Acta Paediatrica, 109(12), 2502–2514. https://doi.org/10.1111/apa.15473

Hogan, M., Westcott, C., & Griffiths, M. (2005). Randomized, controlled trial of division of tongue-tie in infants with feeding problems. Journal of Paediatrics and Child Health, 41, 246–250. https://doi.org/10.1111/j.1440-1754.2005.00604.x

Howe, T. H., Sheu, C. F., & Holzman, I. R. (2007). Bottle-feeding behaviors in preterm infants with and without bronchopulmonary dysplasia. American Journal of Occupational Therapy, 61(4), 378–383. https://doi.org/10.5014/ajot.61.4.378

Hwang, Y.-S., Lin, C.-H., Coster, W. J., & Bigsby, R., & Vergara, E. (2010). Effectiveness of cheek and jaw support to improve feeding performance of preterm infants. American Journal of Occupational Therapy, 64(6), 886–894. https://doi.org/10.5014/ajot.2010.09031

Ingram, J., Johnson, D., Copeland, M., Churchill, C., Taylor, H., & Emond, A. (2015). The development of a tongue assessment tool to assist with tongue-tie identification. Archives of Disease in Childhood—Fetal and Neonatal Edition, 100(4), F344–F349. https://doi.org/

10.1136/archdischild-2014-307503

Jones, C. E., Desai, H., Fogel, J. L., Negrin, K. A., Torzone, A., Willette, S., . . . Butler, S. C. (2021). Disruptions in the development of feeding for infants with congenital heart disease. Cardiology in the Young, 31, 589–596. https://doi.org/10.1017/S1047951120004382

Kocherlakota, P. (2014). Neonatal abstinence syndrome. Pediatricts, 134, e547–561, https://doi.org/10.1542/peds.2013-3524.

Krüger, E., Kritzinger, A.,& Pottas, L. (2019). Oropharyngeal dysphagia in breastfeeding neonates with hypoxic–ischemic encephalopathy on therapeutic hypothermia. Breastfeeding Medicine, 14, 718–723. https://doi.org/10.1089/bfm.2019.0048

Lau, C. (2015). Development of suck and swallow mechanisms in infants. Annals of Nutrition and Metabolism, 66(Suppl. 5), 7–14. https://doi.org/10.1159/000381361

Lau, C., & Kusnierczyk, I. (2001). Quantitative evaluation of infant's non-nutritive and nutritive sucking. Dysphagia, 16, 58–67. https://doi.org/10.1007/s004550000043

Lau, C., Smith, E. O., & Schanler, R. J. (2003). Coordination of suck-swallow and swallow respiration in preterm infants. Acta Paediatrica, 92(6), 721–727. https://doi.org/10.1111/j.1651-2227.2003.tb00607.x

Law-Morstatt, L., Judd, D. M., Snyder, P. R., Baier, J., & Dhanireddy, R. (2003). Pacing as a treatment technique for transitional sucking patterns. Journal of Perinatology, 23, 483–488. https://doi.org/10.1038/sj.jp.7210976

Lisonek, M., Liu, S., Dzakpasu, S., Moore, A. M., & Joseph, K. S. (2017). Changes in the incidence and surgical treatment of ankyloglossia in Canada. Paediatrics and Child Health, 22(7), 382–386. https://doi.org/10.1093/pch/pxx112

Maguire, D. J., Rowe, M. A., Spring, H. & Elliott, A. F. (2015). Patterns of disruptive feeding behaviors in infants with neonatal abstinence syndrome. Advances in Neonatal Care, 15, 429–439. https://doi.org/10.1097/ANC.0000000000000204

Martinelli, R. L. C., Marchesan, I. Q., & Berretin-Felix, G. (2012). Lingual frenulum protocol with scores for infants. The International Journal of Orofacial Myology, 38, 104–112. https://doi.org/10.52010/ijom.2012.38.1.8

Mathew, O. P. (1991). Breathing patterns of preterm infants during bottle-feeding: Role of milk flow. The Journal of Pediatrics, 199(6), 960–965. https://doi.org/10.1016/S0022-3476(05)83056-2

Messner, A. H., Walsh, J., Rosenfeld, R. M., Schwartz, S. R., Ishman, S. L., Baldassari, C., . . . Satterfield, L. (2020). Clinical consensus statement: Ankyloglossia in children. Otolaryngology–Head and Neck Surgery, 162(5), 597–611. https://doi.org/10.1177/0194599820915457

Miller, C. K. (2011). Feeding issues and interventions in infants and children with clefts and craniofacial syndromes. Seminars in Speech and Language, 32(2), 115–126. https://doi.org/10.1055/s-0031-1277714

Miller, C., Cohen, A. P., & Willging, J. P. (2020). Clinical oral motor feeding assessment. In J. P. Willging, C. Kane Miller, & A. P. Cohen (Eds.), Pediatric dysphagia: Etiologies, diagnosis, and management (pp. 289–325). Plural Publishing.

Miller, C. K., & Willging, J. P. (2007). The implications of upper-airway obstruction on successful infant feeding. Seminars in Speech and Language, 28(3), 190–203. https://doi.org/10.1055/s-2007-984725

Mizuno, K., Nishida, Y., Taki, M., Hibino, S., Murase, M., Sakurai, M., & Itabashi, K. (2007). Infants with bronchopulmonary dysplasia suckle with weak pressures to maintain breathing during feeding. Pediatrics, 120(4), e1035–e1042. https://doi.org/10.1542/peds.2006-3567

Mizuno, K., & Ueda, A. (2006). Changes in sucking performance from non-nutritive sucking to nutritive sucking during breastand bottle-feeding. Pediatric Research, 59, 728–731. https://doi.org/10.1203/ 01.pdr.0000214993.82214.1c

Modrell, A. K., & Tadi, P. (2021). Primitive reflexes. In StatsPearls [Ebook]. StatsPearls Publishing. https://www.ncbi.nlm.nih.gov/books/NBK554606/

Morag, I., Hendel, Y., Karol, D., Geva, R., & Tzipi, S. (2019). Transition from nasogastric tube to oral feeding: The role of parental guided responsive feeding. Frontiers in Pediatrics, 7, 190. https://doi.org/10.3389/fped.2019.00190

Morris, S. E., & Klein, M. D. (2000). Pre-feeding skills: A comprehensive resource for mealtime development (2nd ed.). PRO-ED.

Motion, S., Northstone, K., Stucke, S., & Golding, J. (2002). Early feeding problems in children with cerebral palsy: Weight and neurodevelopmental outcomes. Developmental Medicine and Child Neurology, 44(10), 40–43. https://doi.org/10.1111/j.1469-8749.2002.tb00257.x

Pados, B. F., Park, J., & Dodrill, P. (2019). Know the flow: Milk flow rates from bottle nipples used in the hospital and after discharge. Advances in Neonatal Care, 19, 32–41. https://doi.org/10.1097/ANC.0000000000000538

Palmer, M. M. (1993). Identification and management of the transitional suck pattern in premature infants. The Journal of Perinatal and Neonatal Nursing, 7(1), 66–75. https://doi.org/10.1097/00005237-199306000-00009

Palmer, M. M. (2002). Recognizing and resolving infant suck difficulties. Journal of Human Lactation, 18(2), 166–167. https://doi.org/10.1177/089033440201800208

Palmer, M. M., & Heyman, M. B. (1993). Assessment and treatment of sensory- versus motor-based feeding problems in very young children. Infants and Young Children, 6(2), 67–73.

Palmer, M. M., & Heyman, M. B. (1999). Developmental outcome for neonates with dysfunctional and disorganized sucking patterns: Preliminary findings. Infant–Toddler Intervention, 9(3), 299–308.

Palmer, M. M., & VandenBerg, K. A. (1998). A closer look at neonatal sucking. Neonatal Network, 17(2), 77–79.

Pineda, R., Prince, D., Reynolds, J., Grabill, M., & Smith, J. (2020). Preterm infant feeding performance at term equivalent age differs from that of full-term infants. Journal of Perinatology, 40(4), 646–654. https://doi.org/10.1038/s41372-020-0616-2

Pransky, S. M., Lago, D., & Hong, P. (2015). Breastfeeding difficulties and oral cavity anomalies: The influence of posterior ankyloglossia and upper-lip ties. International Journal of Pediatric Otorhinolaryngology, 79(10), 1714–1717. https://doi.org/10.1016/j.ijporl.2015.07.033

Premji, S. S., McNeil, D. A., & Scotland, J. (2004). Regional neonatal oral feeding protocol. Changing the ethos of feeding preterm infants. Journal of Perinatal and Neonatal Nursing, 18(4), 371–384. https://doi.org/10.1097/00005237-200410000-00008

Rogers, B., & Arvedson, J. (2005). Assessment of infant oral sensorimotor and swallowing function. Mental Retardation and Developmental Disabilities Research Reviews, 11(1), 74–82. https://doi.org/10.1002/mrdd.20055

Ross, E., & Fuhrman, L. (2015). Supporting oral feeding skills through bottle selection. Perspectives, 24(2), 50–57. https://doi.org/10.1044/sasd24.2.50

Salandy, S., Rai, R., Gutierrez, S., Ishak, B., & Tubbs, R. S. (2019). Neurological examination of the infant: A comprehensive review. Clinical Anatomy, 32, 770–77. https://doi.org/10.1002/ca.23352.

Samaan, S. (2012, June). Oral feeding babies with a cleft lip and/or cleft palate. AboutFace E-Newsletter. http://files.ctctcdn.com/6a2a4e4b001/559f370b-cf45-47b8-8300-6a7049fb4c20.pdf

Shaker, C. S. (2013). Cue-based feeding in the NICU: Using the infant's communication as a guide. Neonatal Network, 32(6), 404–408. https://doi.org/10.1891/0730-0832.32.6.404

Shaker, C. S. (2017a). Infant-guided, co-regulated feeding in the neonatal intensive care unit. Part I: Theoretical underpinnings for neuroprotection and safety. Seminars in Speech and Language, 38(2), 96–105. https://doi.org/10.1055/s-0037-1599107

Shaker, C. S. (2017b). Infant-guided, co-regulated feeding in the neonatal intensive care unit. Part II: Interventions to promote neuroprotection and safety. Seminars in Speech and Language, 38(2), 106–115. https://doi.org/10.1055/s-0037-1599108

Shandley, S., Capilouto, G., Tamilia, E., Riley, D., Johnson, Y., & Papadelis, C. (2021). Abnormal nutritive sucking as an indicator of neonatal brain injury. Frontiers in Pediatrics, 8, Article 599633. https://doi.org/10.3389/fped.2020.599633

Shiao, S.-Y. P. K. (1997). Comparison of continuous versus intermittent sucking in very-low-birth-weight infants. Journal of Obstetric, Gynecologic, and Neonatal Nursing, 26(3), 313–319. https://doi.org/10.1111/j.1552-6909.1997.tb02147.x

Sullivan, P. B., Lambert, B., Rose, M., Ford-Adams, M., Johnson, A., & Griffiths, P. (2000). Prevalence and severity of feeding and nutritional problems in children with neurological impairment: Oxford Feeding Study. Developmental Medicine and Child Neurology, 42(10), 674–680.

Taylor, K., & Maguire, D. (2020). A review of feeding practices in infants with neonatal abstinence syndrome. Advances in Neonatal Care, 20, 430–439. https://doi.org/10.1097/ANC.0000000000000780

Thoyre, S., Shaker, C. S., & Pridham, K. F. (2005). The early feeding skills assessment for preterm infants. Neonatal Network, 24(3), 7–16. https://doi.org/10.1891/0730-0832.24.3.7

Thoyre, S. M., Holditch-Davis, D., Schwartz, T. A., Melendez Roman, C. R., & Nix, W. (2012). Coregulated approach to feeding preterm infants with lung disease: Effects during feeding. Nursing Research, 61(4), 242–251. https://doi.org/10.1097/NNR.0b013e31824b02ad

Timms, B. J. M., DiFlore, J. M., Martin, R. J., & Miller, M. J. (1993). Increased respiratory drive as an inhibitor of oral feeding of preterm infants. The Journal of Pediatrics, 123(1), 127–131. https://doi.org/ 10.1016/S0022-3476(05)81555-0

VandenBerg, K. A. (1990). Nippling management of the sick neonate in the NICU: The disorganized feeder. Neonatal Network, 9(1), 9–16.

Viswanathan, S., & Jadcherla, S. (2020). Feeding and swallowing difficulties in neonates. Clinics in Perinatology, 47(2), 223–241. https://doi.org/10.1016/j.clp.2020.02.005

Volpe, J. J. (2001). Neurology of the newborn (4th ed.). W. B. Saunders.

Walker, M. (2014). Breastfeeding management for the clinician: Using the evidence (3rd ed.). Jones & Bartlett Learning.

Walsh, J., Links, A., Boss, E., & Tunkel, D. (2017). Ankyloglossia and lingual frenotomy: National trends in inpatient diagnosis and management in the United States, 1997–2012. Otolaryngology–Head and Neck Surgery, 156(4), 735–740. https://doi.org/10.1177/0194599817690135

Wolf, L. S., & Glass, R. P. (1992). Feeding and swallowing disorders in infancy: Assessment and management. San Antonio, TX: Therapy Skill Builders.

CHAPTER 5

퓌레, 고형식, 컵으로 마시기 전환의 어려움

(Difficulty Transitioning to Purees, Solid Foods, and Cup Drinking)

SHERNA MARCUS, MHS, BScOT, and SUZANNE BRETON, MA, BScOT

챕터 하이라이트

- 퓌레 및 고형식으로 전환의 어려움(Difficulty transitioning to pureed and solid foods)
- 구강-운동, 감각, 구조적 문제(Oral-motor, sensory, and structural issues)
- 인두 및 식도 단계 삼킴 관련 문제(Pharyngeal and esophageal phase swallowing issues)
- 컵으로 마시기 전환의 어려움(Difficulty transitioning to cup drinking)

주요 용어 및 개념

- 감각 구별 장애(Sensory discrimination impairment)
- 감각 처리 문제(Sensory processing problem)
- 과긴장성(Hypertonicity)
- 구강 감각 과민(Oral hypersensitivity)
- 구강 감각 저하(Oral hyposensitivity)
- 구강 잔여물(Oral residue)
- 구역질 반사(Gag reflex)
- 기관식도 누출관(Tracheoesophageal fistula)
- 나누어 삼키기(Piecemeal deglutition)
- 미성숙한 빨기 패턴(Immature suckle pattern)
- 비영양적 자극(Nonnutritive stimulation)
- 식도폐쇄증(Esophogeal atresia)
- 우적우적 씹기(Munching movements)
- 음식 체계(Food chaining)
- 입천장 갈림증(Cleft palate)
- 저긴장성(Hypotonicity)
- 턱 내밀기(Jaw thrust)
- 혀 돌출(Tongue protrusion)
- 혀 밀기(Tongue thrusting)
- 혀유착증(Tongue-tie)
- 호산구 증가성 식도염(Eosinophilic esophagitis)
- 흩어지는 음식(Scatter foods)

감각, 운동, 삼킴 문제를 가진 영유아와 아동들은 모유 및 젖병 수유에서 퓌레, 고형식, 컵으로 마시기 전환에 어려움을 보일 수 있다. 임상 섭식 평가의 주요 목표 중 하나는 아동의 섭식에 영향을 미치는 잠재적인 원인을 파악하는 것을 통해 적절한 중재 전략을 세우는 것이다. 이번 장에서는 아동의 감각, 구강-운동, 구조 및 삼킴 문제에서 비롯되는 고형식 및 컵으로 마시기 전환의 어려움을 평가하는 방법과 각 문제에 따른 중재 전략에 대해 다룰 것이다. 각각의 문제가 개별적으로 존재하더라도 아동은 하나 이상의 문제를 동시에 보일 수 있으며 이에 따라 통합된 중재 접근이 필요할 수 있음을 기억해야 한다.

1. 퓌레 및 고형식으로 전환의 어려움 DIFFICULTY TRANSITIONING TO PUREED AND SOLID FEEDS

구강-운동, 감각, 구조, 삼킴에 문제가 있는 아동은 조제 분유나 모유에서 부드럽거나, 질감이 있거나, 덩어리진 퓌레 및 고형식으로 전환하는 것에 어려움을 보일 수 있다.

1) 구강-운동 문제(Oral-Motor Issues)

영유아에게 처음 숟가락으로 먹이기를 시도할 때 영유아는 음식물을 뒤로 보내어 삼키기 위해 혀를 앞-뒤로 움직임과 동시에 턱을 위-아래로 움직이는 **미성숙한 빨기 패턴(Immature sucle pattern)**을 사용한다. 이때 혀가 앞-뒤로 움직이면서 입술의 움직임은 제한적이기 때문에 입 앞쪽 밖으로 음식물이 흘러나오게 된다(Alexander et al., 1998; Miller, Coehn, & Willlging, 2020b). 입술, 혀, 그리고 턱 움직임의 조절이 증가하면서 보다 성숙한 패턴의 움직임이 나타나게 된다. 보편적으로 발달하는 아동은 이 과정에서 윗입술과 아랫입술이 각각 숟가락의 음식물을 말끔하게 가져가도록 움직인다. 또한 턱은 음식을 모아 뒤로 옮겨 삼키는 움직임을 하는 것과 동시에 혀를 위-아래로 움직이며 빨기 패턴을 사용하게 되어 고형식 섭취를 위한 성숙한 섭식 기술이 발달하게 된다(Morris & Klein, 2000).

자세 긴장도의 문제와 운동발달 지연, 또는 전반적인 발달 지연을 보이는 아동들은 종종 구강-운동 발달이 지연되는 것을 관찰할 수 있다. 이러한 아동들은 퓌레나 고형식으로의 전환이 어려울 수 있으며 아동의 운동 기술에 따라 부드러운 퓌레는 다룰 수 있지만 보다 정교하고 협응된 입술, 혀, 볼, 턱의 움직임을 필요로 하는 음식들(예; 혼합된 질감의 음식이나 딱딱한 음식)을 섭취하는 것은 어려울 수 있다. 긴장도와 움직임 패턴의 문제, 그리고 통합되지 않고 남아있는 원시 반사는 아동이 섭식을 하는 동안 구강-운동 기능에 영향을 미칠 수 있다. 일반적으로 섭식은 아동의 생활 연령이 아닌 발달 연령에 기초하여 그 수준을 예측해야 한다(Arvedson, 2000). 예를 들어, 만약 2세의 아동이 현재 6개월 수준의 대근육 및 소근육 기능 수준을 보이고 있다면 이 아동에게는 6개월에 맞는 음식을 제공하는 것이 안전하다고 생각되어질 것이다.

이 장에서는 구강-운동 문제를 가진 아동이 퓌레나 같은 음식, 그리고 고형식으로 전환하는 과정에서 겪을 수 있는 어려움들을 확인할 것이다. 또한 각각의 문제에 따라 보여질 수 있는 임상적 관찰 내용과 중재 전략을 알아보려 한다. 중재 방법의 대부분은 아동의 섭식 기술을 향상시키고 안전하게 구강 섭식을 할 수 있도록 하기 위한 방법들이 사용될 수 있다. 비정상적인 근 긴장도, 자세 조절, 구강-운동 문제를 비영양적 자극을 통해 해결하는 중재와 구강 섭식을 준비하기 위해 구강 내외의 운동 또한 도움이 되겠지만 이 책에서 중점적으로 다루고자 하는 내용은 아니다.

(1) 머리와 몸통 조절의 어려움(Poor head and trunk control)

머리와 몸통의 자세 안정성은 구강 구조의 올바른 정렬(Redstone & West, 2004)과 구강 내의 정교한 움직임을 만들어내는데 영향을 미친다. 구강 내에서 성공적으로 음식물이 처리되기 위해서는 머리와 몸통 조절을 기반으로 한 혀, 입술, 턱의 협응된 움직임에 달려있다(Redstone & West, 2004). 움직임이 어려운 아동의 경우 각각의 구강 구조물들의 독립적이고 협응된 움직임을 가능하게 하는 머리와 몸통 조절이 저하되어 있을 수 있다. 머리와 몸통 조절이 어려운 아동을 위한 중재는 다음과 같은 방법들을 포함한다.

① 지지하는 자세를 제공(Provide supportive positioning)

신체를 안정화하고 머리, 목, 몸통 그리고 사지의 올바른 정렬을 제공하는 지지하는 자세는 구강-운동의 협응과 안전한 삼킴을 위해 필요한 호흡을 촉진한다(Miller, Cohen, & Willging, 2020c; 그림 5.1 및

그림 5.1. 머리와 몸통의 지지와 정렬을 제공하는 자세(a)는 운동 장애를 가진 아동이 섭식을 위한 구강-운동을 분리하고 협응하는 것(b)을 가능하게 한다

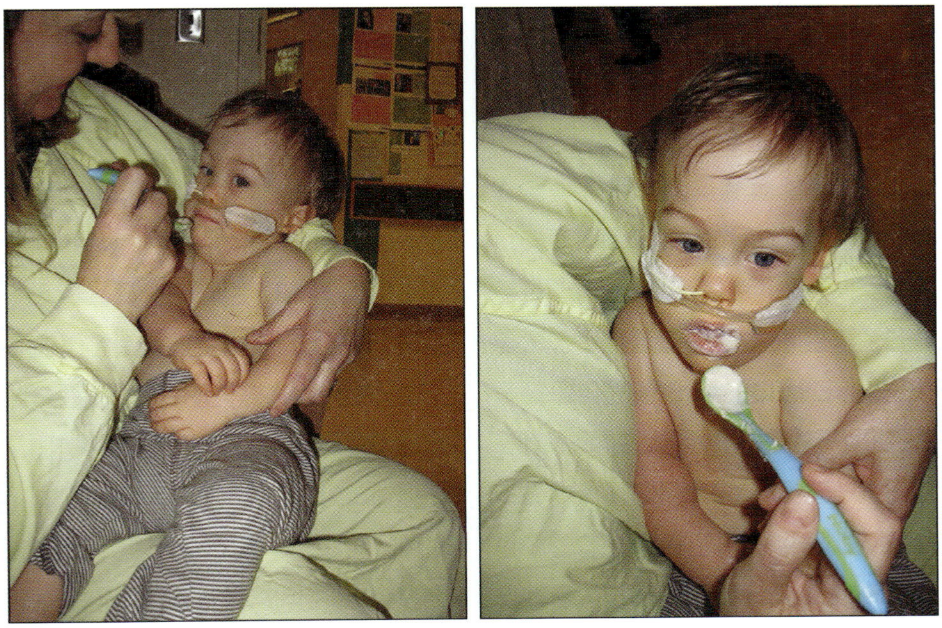

(a) (b)

출처: S. Marcus. Used with permission.

그림 5.2. 지지를 제공해 줄 수 있는 영유아용 의자에 앉은 아동

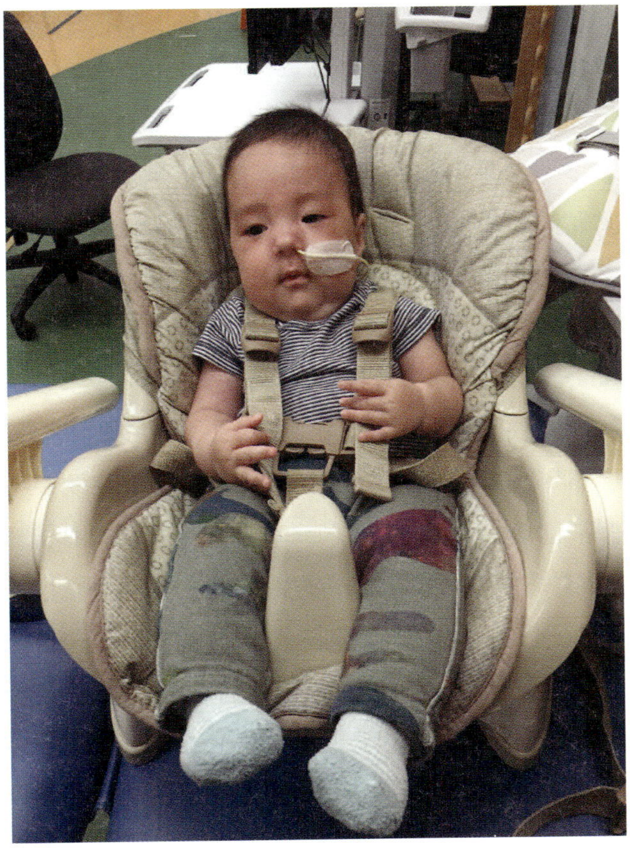

출처: S. Breton with permission.

5.2 참조). 보호자들 중 일부는 아동이 머리와 몸통 조절을 획득하기 전까지 이유식 시작 시기를 미뤄야 하다고 생각하는 경우가 많다. 적절하게 지지하는 자세가 제공된다면, 비록 머리와 몸통 조절이 어려운 아동이더라도 이유식 제공은 가능해질 수 있다 (Morris & Klein, 2000).

② 머리와 목의 적절한 정렬 형성(Ensure appropriate alignment of the head and neck)

흡인의 위험을 감소시키기 위해 머리의 가운데 정렬과 함께 살짝 목을 굽힌 자세가 권장된다(Alghadir et al., 2017; Arvedson & Lefton-Grief, 1998; Logemann, 1998). 또한 구강-운동 조절이 어려운 아동에게 있어서 머리와 목을 굽힌 자세는 구강 안쪽으로 음식물이 떨어지는 것과 삼킴이 일어나기 전 인두로 음식덩어리가 조기 유출되는 것에 대한 위험을 낮출 수 있다. 운동 장애를 가진 아동들의 경우 때때로 음식덩어리를 구강 뒤쪽으로 이동시켜 삼킴을 유발하는 것에 어려움을 가진다. 이러한 경우

목을 뒤로 폄을 통해 중력으로 하여금 음식덩어리가 뒤쪽으로 이동하도록 도울 수 있다(Calvo et al., 2017; Legemann, 1998). 그리고 머리와 목을 굽히는 것은 음식덩어리의 이동을 느리게 하고 삼킴의 시작을 지연시킬 수 있다. 그러나 목을 펴는 것은, 만약 아동이 삼킴의 인두 단계에 어려움이 있는 경우 삼킴을 더 어렵게 만들 수 있다(Calvo et al., 2017).

목의 굽힘은 아동이 호흡을 증가시키기 위한 움직임을 필요로 하며, 호흡에 어려움이 있는 아동은 이를 보상하기 위해 목을 펴기도 한다(Miller, Cohen & Willging, 2020c). 아동의 머리와 목의 자세가 섭식에 어떻게 영향을 미치는지 평가하는 것은 매우 중요하며, 가장 안전하고 기능적인 섭식을 위해 필요한 자세를 선택하여 사용할 수 있어야 한다.

(2) 과도한 혀 돌출로 인해 입 밖으로 음식물이 흘러내림(Excessive tongue protrusion and loss of food from the front of the mouth)

운동 장애가 있는 아동의 경우 종종 미성숙한 빨기 패턴이 지속적으로 남아있어 숟가락을 이용한 이유식 섭식 시 혀는 앞–뒤로, 턱은 위–아래로 움직일 수 있다. 이러한 경우 입술 밖으로 혀가 과도하게 돌출되고, 입술의 움직임이 감소하게 되면서 결과적으로 음식물이 입 밖으로 흘러내리게 된다. 이 과장된 **혀 돌출 움직임(Tongue protrusion)**은 혀 밀기와는 별개의 움직임으로 혀 밀기의 경우 비정상적인 근 긴장도를 보이는 아동에게 주로 관찰된다(Morris & Klein, 2000). **혀 밀기(Tongue thrusting)**는 섭식 전, 섭식 중 혀의 강한 폄과 함께 내미는 움직임을 말한다(Howe, 2018).

과도한 혀 돌출 및 혀 밀기로 인한 음식물의 흘러내림을 중재하기 위한 방법은 다음을 포함한다.

① 머리와 목의 올바른 정렬 형성(Ensure good alignment of the head and neck)

과도한 혀 돌출은 목이 펴져있었을 때 더 심한 양상을 보인다. 머리와 목을 자연스러운 정렬에 두거나 살짝 굽히면 혀 돌출의 정도를 감소시키는데 도움이 될 수 있다.

② 숟가락을 올바르게 위치하여 입술의 움직임 활성화 촉진(Facilitate lip activation with correct placement of the spoon)

보호자들은 때때로 숟가락을 입에서 빼낼 때 윗니나 어금니로 긁어내듯이 위쪽 방향으로 움직이곤 한다. 이러한 움직임으로 숟가락이 제거되었을 때 혀의 미성숙한 앞–뒤 움직임과 입술의 부족한 움직임으로 인해 음식물이 입 밖으로 흘러내리는 것의 원인이 될 수 있다. 이것을 예방하기 위해 숟가락 위의 음식이 윗입술 아랫부분에 부드럽게 닿을 수 있도록 수평으로 놓고 윗입술을 움직여 숟가락 주위로 다물 수 있을 때까지 기다린다. 만약 이 움직임이 관찰되지 않는다면 숟가락을 윗입술에 대고 살짝 위로 기울여 움직여주는 것도 도움이 될 수 있다(그림 5.3). 이것은 입 다물기를 돕고 혀의 앞–뒤 움직임이 감소될 수 있도록 할 수 있다.

그림 5.3. 숟가락을 윗입술의 아랫부분에 수평으로 닿도록 제공하는 방법은 아동의 구강–운동 움직임을 유도하는데 도움이 된다.

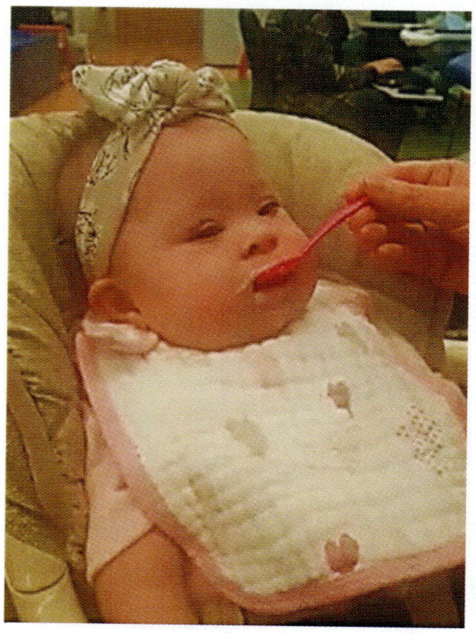

출처: S. Marcus. Used with permission.

③ 혀끝에 숟가락이 닿는 것 피하기(Avoid touching the tip of the tongue)

만약 아동이 혀 밀기(Tongue thrusting) 움직임을 보인다면 숟가락이 혀끝에 닿는 것이 종종 혀 내밈을 유발하기 때문에 이를 피하는 것이 좋다. 대신 앞에서 설명한 것과 같이 윗입술의 아랫부분에 음식물이 부드럽게 닿을 수 있도록 숟가락을 수평으로 제공하는 것이 좋다.

④ 혀의 편측화 발달시키기(Work on developing tongue lateralization)

혀의 편측화 움직임이 잘 발달하지 않아 부족하면 아동은 음식물을 뒤로 움직이기 위한 시도로 혀의 과장된 돌출 움직임을 시도할 수 있다(Morris & Klein, 2000). 식사 시간 외에 숟가락이나 누크(NUK)칫솔(그림 5.4 참조), 치발기 등을 이용하여 혀의 가쪽 쓸어주기를 통해 혀의 편측화를 발달시킬 수 있다. 혀의 옆면을 세 번 두드린 후 볼 쪽으로 자극을 옮기는 방법(Beckman, 2003)을 이용하면 혀의 횡단반사의 결과로 혀가 자극이 있는 방향으로 자동적으로 이동하는 것을 볼 수 있을 것이다.

그림 5.4. NUK® 칫솔

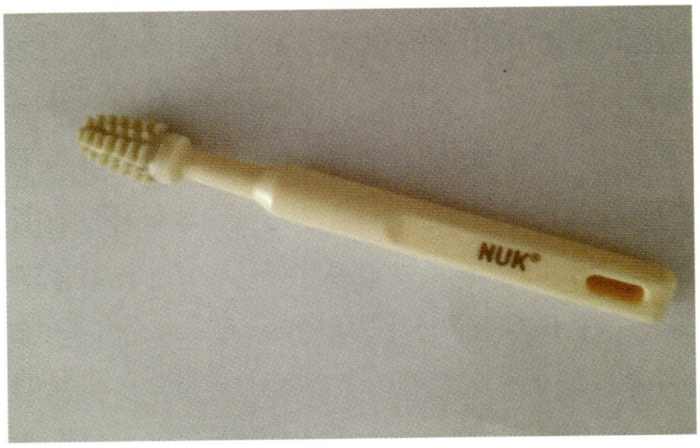

출처: S. Marcus. Used with permission.

⑤ 혀끝의 올림 발달시키기(Work on developing tongue tip elevation)

아직 혀끝 올림이 발달하지 않은 영유아는 삼키는 동안 안정성을 확보하기 위해 혀를 더 적극적으로 앞으로 움직일 수 있다(Morris & Klein, 2000). 누크 칫솔을 이용하여 혀끝을 세게 만진 후 입천장(앞쪽 근처) 또는 윗잇몸 바깥쪽을 만져 혀끝 올림을 자극하여 수유 및 삼킴 시 혀끝 올림을 발달시키도록 한다(Beckman, 2003).

⑥ 아동의 현재 구강-운동 기술 수준에 맞는 적절한 음식 제공하기(Offer foods that are appropriate to the child's level of oral-motor skill)

미성숙한 빨기 패턴을 계속해서 사용하거나 과도한 혀 돌출을 보이는 아동은 혀의 움직임 조절이 저하되어 있기 때문에 음식덩어리를 조절하는데 어려움을 겪을 수 있다. 음식덩어리를 조절하기 위한 구강-운동 기술을 충분히 가지지 못한 아동에게는 음식의 점도를 증진하여 제공하거나 뭉쳐진 형태의 퓌레 음식(예: 푸딩이나 뻑뻑한 질감의 요거트)을 제공하여 구강 내에서 음식물이 천천히 움직일 수 있도록 하는 것이 도움이 된다. 액체나 묽은 퓌레, 끈적이는 퓌레 또는 흩어지는 질감의 음식(예: 쌀)은 높은 수준의 구강-운동 기술을 필요로 하기 때문에 피하는 것이 좋다.

(3) 음식덩어리를 형성하거나 이동시키는 것의 어려움(Difficulty with bolus formation and bolus transport)

고형식을 먹기 위해서는 구강 내 음식들을 하나로 뭉쳐 음식덩어리를 형성하고 이를 앞에서 뒤로 움직여 삼킬 수 있어야 한다. 이 움직임은 미성숙한 구강-운동 조절을 보이거나 구강-운동 기술이 손상된 아동에게는 어려울 수 있다. 젖병이나 모유 수유를 하는 동안에는 빨기가 유도되고 이 빨기 움직임이 리듬과 유속을 생성하여 영유아가 액체를 모아 뒤로 넘겨 삼키는 것을 돕는다. 음식이 숟가락으로 제공될 때는 이 리듬이 깨지게 되기 때문에 아동은 음식을 모아 삼키는 것에 어려움을 보일 수 있다(Morris & Klein, 2000). 숟가락으로 음식을 제공할 때에는 음식덩어리를 구강 뒤쪽으로 이동시키기 위해 많은 조절을 해야 하는 반면 수유시에는 숟가락으로 음식물이 제공될 때보다 음식덩어리가 더 구강 뒤쪽으로 이동되게 된다. 운동 문제가 있는 아동들의 경우 음식이 구강 내에서 작은 조각으로 흩어지면 이것이 구강 내에 고여 있게 되거나 물고 있다가 인두로 흘러들어가 구역질, 흡인이 유발될 수 있다. 음식덩어리 형성과 이동에 어려움이 있는 아동을 중재하기 위한 방법은 다음을 포함한다.

① 숟가락을 올바르게 위치하여 입술의 움직임 및 빨기를 촉진(Facilitate lip activation and sucking with correct placement of the spoon)

입술을 다물게 되면 혀를 아래로 내려 구강내 압력을 형성하는 것이 보다 쉬워진다(Morris & Klein, 2000). 음식을 뒤로 옮겨 삼키기 위해서는 구강 내 압력을 형성해야 하는데 이를 위해서는 입술을 다무는 것이 필요하게 된다(Manno et al., 2005). 숟가락의 위치를 올바르게 두는 것은 아동의 입술 다물기를 촉진하고 빠는 행위를 자극하는데 도움을 주기 때문에 아동이 음식덩어리를 모으고 삼키기 위해 구강 뒤쪽으로 보내는 것을 용이하게 한다. 숟가락으로 음식물을 떠서 입에 넣어주는 것보다 숟가락이 윗입술의 아랫부분에 부드럽게 닿도록 하여 약간 위로 기울인다(그림 5.3 참조). 이 방법은 입술의 움직임을 활성화하고 음식덩어리를 구강내로 빨아들이는 움직임을 촉진한다.

② 음식을 먹인 후 노리개 젖꼭지를 제공하기(Offer a soother after a bolus of food)

노리개 젖꼭지를 사용하는 영유아에게 음식을 먹인 후 노리개 젖꼭지를 제공해주는 것은 빨기를 촉진시켜 음식을 뒤로 넘겨 삼키는 것을 도와줄 수 있다.

③ 구강 외부의 움직임 조절을 제공(Provide external oral control)

구강 외부의 움직임 조절을 제공해주는 것은 입을 다무는 것을 돕고 원시 구강반사를 억제하며 입술과 턱, 혀의 움직임을 촉진한다(Arvedson & Brodsky, 2002; Redstone & West, 2004). 엄지 손가락으로 입술과 턱을 다물 수 있도록 하거나 검지와 중지 손가락으로 혀 뿌리쪽에서 윗 방향으로 압력을 제공한다(그림 5.5 참조). 이 중재는 아동이 입술과 입을 다물고 음식덩어리를 뒤쪽으로 옮기는 것을 촉진할 수 있다. 아래턱에 압력을 주지 않도록 조심해야 하는데 이는 입을 다무는 대신 턱을 벌리도록 자극할 수도 있기 때문이다.

그림 5.5. 엄지 손가락으로 입술과 턱을 다물 수 있도록 하고, 검지와 중지 손가락으로 혀 뿌리쪽에서 압력을 제공하여 입 다물기 및 음식덩어리를 뒤쪽으로 옮겨 삼킴을 유발하도록 한다.

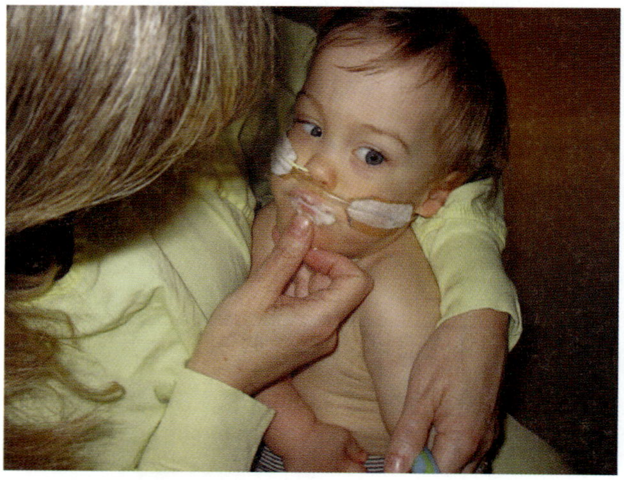

출처: S. Breton. Used with permission.

④ 빈 숟가락을 제공하기(Offer an empty spoon)

숟가락에 가득 담긴 음식을 받아먹은 후에 빈 숟가락을 제공하며 윗입술의 아랫부분을 부드럽게 자극하는 것은 입 다물기와 빨기 움직임을 촉진하여 구강 내에 남아있는 잔여 음식물을 삼키는 것을 도울 수 있다.

⑤ 천으로 입을 닦아주기(Wipe the mouth with a cloth)

입을 닦는 것은 입술 다무는 것을 촉진하기도 하며 또한 음식덩어리를 뒤로 보내도록 빨기 움직임을 자극할 수 있어 구강 내 음식물을 옮기는 것을 돕는다.

⑥ 적절한 음식을 제공하기(Offer appropriate foods)

음식덩어리를 형성하고 이동시키는 것에 어려움을 가진 아동은 푸딩이나 걸쭉한 요거트와 같이 점도가 있어 쉽게 뭉쳐지고 구강 내에서 느리게 움직이는 퓌레와 같은 질감을 잘 다루는 경향을 보인다. 액체 형태나 묽은 퓌레, 끈적이는 퓌레, 혼합된 질감의 음식이나 쌀과 같이 잘 흩어지는 음식은 높은 수준의 구강-운동 조절을 필요로 하기 때문에 피하는 것이 좋다.

⑦ 구강 섭식을 위한 최적의 자세를 제공하기(Determine the best position for oral feeding)

구강-운동에 어려움이 있는 아동은 일반적으로 몸을 바르게 세운 자세가 가장 좋은 섭식 자세로, 이는 음식덩어리의 이동 속도를 늦춰 움직임에 대해 보다 쉽게 반응하게 하고, 삼킴이 일어나기 전 인두로 음식물이 조기 유출되는 위험을 감소시킬 수 있다. 다만 음식덩어리를 구강 뒤쪽으로 이동시켜 삼킴을 유발하는 것이 어려운 아동의 경우 살짝 뒤로 누인 자세를 통해 중력을 이용하여 음식덩어리를 옮기는 것이 더 도움이 될 수 있다.

⑧ 감각 입력을 증가시키기(Increase sensory input)

운동 문제를 가진 많은 아동들은 감각 인식 저하를 보이는 경우가 많으므로 이런 경우 맵거나 차가운 음식과 같이 감각 입력을 증가시킬 수 있는 음식을 제공해주는 것도 도움이 될 수 있다. 또한 이러한 음식들은 아동의 전반적인 각성 수준을 증가시켜 구강 섭식을 개선하는데 도움이 될 수 있다. 하지만 과긴장성(Hypertonicity)을 보이는 아동(예; 높아진 근 긴장도)의 경우 다양한 감각 입력을 줄 수 있는 음식을 제공하게 되면 근 긴장도가 올라가는 반응을 보일 수 있다.

(4) 인두로 음식물이 조기 유출되는 경우(Premature spillage of the bolus into the pharynx)

구강-운동 조절이 부족한 아동들은 음식물을 하나로 모아 삼킴을 위해 구강 뒤쪽으로 보내는 것이 어려울 수 있다. 이때 아동은 음식덩어리를 잘 조절해내지 못해 미처 삼킴 준비를 하지 못한 상태에서 인두로 음식물이 들어가 흡인이 발생할 수 있다. 이와 같은 음식물의 조기 유출을 중재하기 위한 방법은 다음을 포함한다.

① 몸을 바로 세우고 목을 자연스러운 정렬 또는 살짝 굽힌 자세(Position the child upright with the neck in neutral alignment or slight flexion)

이 자세는 음식물이 구강 내에 머물도록 하여 음식덩어리가 중력에 의해 인두로 흘러들어가는 것을 막고, 음식물을 잘 조절하여 뒤로 이동시키도록 도와준다.

② 적절한 음식 제공하기(Offer appropriate foods)

구강-운동 조절의 어려움으로 음식물의 조기 유출을 경험한 아동들은 점도가 높고, 잘 뭉쳐져 느리게 움직이는 음식들을 더 잘 조절해내는 경향을 보인다. 액체나 묽은 퓌레, 쌀과 같이 잘 흩어지는 음식들의 경우 조절하기 어렵기 때문에 피하는 것이 좋다.

③ 숟가락을 올바르게 위치하여 입술의 움직임 및 빨기를 촉진(Facilitate lip activation and sucking with correct placement of the spoon)

숟가락을 올바른 위치에 두는 것은 입술 다물기를 유발하고 빨기를 자극하여 아동이 음식물을 모으고 구강 뒤쪽으로 이동시켜 삼키는 것을 잘 수행할 수 있도록 돕는다. 또한 빠는 동안 생성되는 구강 내 및 인두의 감각정보는 삼킴을 시작하고 조절하는 것을 돕기 때문에 빨고 삼키는 것은 서로 밀접한 관계가 있다(Barlow, 2009). 숟가락으로 음식물을 떠서 입에 넣어주는 것 보다 숟가락이 윗입술의 아랫부분에 부드럽게 닿도록 하여 약간 위로 기울인다(그림 5.3 참조). 이렇게 하면 입술을 다물기와 빨기를 촉진하고, 음식덩어리를 더 잘 조절하여 이동시키는 것을 향상시킨다.

(5) 감소된 입 다물기(Decreased mouth closure)

저긴장성(Hypotonicity)을 보이는 아동(예; 낮은 근 긴장)은 얼굴 근육의 긴장도 저하로 인해 입을 벌리고 있는 모습을 취할 수 있다(Manno et al., 2005). 입 다물기의 감소는 혀가 턱으로부터 분리되고, 독립적인 움직임을 어렵게 할 수 있다. 그로 인해 혀와 턱이 동시에 움직이며 혀의 미성숙한 앞-뒤 움직임을 보일 수 있다(Manno et al., 2005). 입 다물기의 감소는 삼킴을 시작하는 것을 어렵게 하기도 하는데, 이는 음식덩어리가 구강과 인두를 지나가기 위해 적절한 압력을 형성하고 뒤로 이동시키는데 필요한 혀 올림을 촉진하기 때문이다.

강한 뻗침 패턴의 움직임과 같이 과 긴장성을 보이는 아동은 숟가락을 제공했을 때 **턱 내밀기(Jaw thrust)** 반응을 보일 수 있다(Morris & Klein, 2000). 이는 아동이 섭식 시 입 다무는 것을 어렵게 하는 원인이 된다. 목을 폄 자세로 입을 벌리게 되면 보통 턱 내밀기가 동반되며 이에 대한 결과로 인두로 음식물이 흘러들어가 흡인이 유발될 수 있다. 감소된 입 다물기를 중재하기 위한 방법은 다음을 포함한다.

① 목의 폄을 제한하기(Limit neck extension)

낮은 근 긴장을 보이는 아동은 목을 폄 상태에서 입을 다무는 것에 더욱 어려움을 보일 수 있다. 아동의 목이 자연스러운 정렬 또는 살짝 굽힌 자세로 잘 지지되었을 때, 입 다물기를 수월하게 할 수 있으며 입술과 턱, 혀의 조절된 움직임을 잘 수행할 수 있게 된다. 긴장도가 높은 아동은 목과 몸통을 폄 자세와 함께 턱 내밀기가 유발되는 경향을 보인다. 폄 자세를 최소화하는 자세를 취하고 목을 자연스러운 정렬 또는 살짝 굽힌 자세를 유지하는 것은 턱 내밀기가 발생할 가능성을 낮추는데 도움이 될 수 있다.

② 몸을 바로 세우고 목을 자연스러운 정렬 또는 살짝 굽힌 자세(Position the child upright with the neck in neutral alignment or slight flexion)

입 다물기가 감소되거나 턱을 내미는 아동은 음식덩어리의 조절이 어렵게 되고 이는 삼킴이 일어나기 전 음식물이 인두로 조기 유출되어 흡인을 유발하는 결과를 불러일으킬 수 있다. 아동의 목을 자연스러운 정렬 또는 살짝 굽힌 상태에서 몸을 바로 세운 자세를 유지하도록 하는 것은 아동이 음식덩어리를 뒤로 옮겨 삼킬 준비가 될 때까지 음식덩어리가 구강 내에 머무르게 하는데 도움이 된다.

③ 구강 외부의 조절을 통한 입 다물기를 돕기(Assist with mouth closure through external oral control)

낮은 근 긴장도를 가진 아동을 위해 엄지 손가락으로 입술과 턱 다물기를 보조하고 검지와 중지 손가락으로 혀 뿌리쪽에서 윗 방향으로 압력을 제공한다(그림 5.5 참조). 이 중재는 아동이 입술과 입을 다물 수 있게 하고 음식덩어리를 뒤로 이동시키도록 촉진한다. 턱 내밀기가 있는 높은 근 긴장도를 가진 아동에게 구강 외부 촉진과 함께 입 다물기를 제공할 경우 턱 내밀기가 더 심해질 수 있다. 그렇기 때문에 뻗치는 자세를 감소시키기 위해 근 긴장을 낮출 수 있는 전략과 자세 취하기를 제공하고 아동이 차분해질 때까지 기다린 후 입 다물기를 유도하는 방법이 효과적이다.

④ 적절한 음식을 제공하기(Offer appropriate foods)

다물기가 감소되어 있거나 턱 내밀기가 있는 아동의 경우 음식덩어리 조절이 어렵기 때문에 삼킴이 일어나기 전 인두로 음식물이 조기에 유출되어 흡인을 유발할 수 있다. 이러한 아동에게 걸쭉하고, 잘 뭉쳐져 느리게 움직일 수 있고, 중력으로 인해 인두로 흘러들어갈 위험이 적은 퓌레 형태의 음식을 제공하는 것이 좋다. 액체나 묽은 퓌레는 빠르게 움직이고 조절하기가 어렵기 때문에 피하는 것이 좋다.

(6) 나누어 삼키기와 구강 잔여물(Piecemeal deglu-tition and oral residue)

구강-운동 조절이 어려운 아동은 음식덩어리를 하나로 모으고 구강 뒤쪽으로 이동시켜 삼키는 것이 곤란해 질 수 있다. 구강 잔여물은 삼킴이 일어난 후에도 구강 내에 남아있을 수 있으며 경우에 따라 입 안의 음식을 모두 삼키기 위해 여러 번의 삼킴이 필요할 수 있다. 이를 **나누어 삼키기(Piecemeal deglutition)**라고 한다. 감각적 어려움을 보이는 아동 중 일부는 입 안에 남아있는 음식물에 대해 알아차리지 못하기 때문에 성공적인 삼킴을 통해 구강 내부를 깔끔하게 하려는 시도가 보이지 않을 수 있다. 결국 음식이 입 안에 남을 수 있으며 이것을 **구강 잔여물(oral residue)**이라고 한다. 이 구강 잔여물은 침과 함께 섞여 구강인두로 흘러 들어가 흡인을 유발할 수 있다. 이러한 경우에는 아동이 식사를 마친 후 얼마 지나지 않았을 때나 식사 후 뒤로 기대는 자세를 취할 때 기침을 하는 모습이 관찰될 수 있다. 구강 잔여물을 중재하기 위한 방법은 다음을 포함한다.

① 적절한 음식을 제공하기(Offer appropriate foods)

일반적으로 부드럽고 점도가 높으나 끈적이지 않는 퓌레 형태의 음식(예; 그릭 요거트)이 가장 권장된다. 점도가 너무 높거나 끈적이는 음식(예; 으깬 감자)은 아동이 구강 내부를 깔끔하게 비워내며 삼키기가 어렵기 때문에 피하는 것이 좋다. 혼합된 질감의 음식과 잘 흩어지는 음식(예; 쌀, 퀴노아) 또한 조절하기가 쉽지 않아 입 안에 일부가 남아있을 수 있기 때문에 권고되지 않는다.

② 빈 숟가락을 제공하기(Offer an empty spoon)

식사의 마지막에 아동에게 빈 숟가락을 제공하는 것은 입 다물기, 빨기 움직임 및 마른 삼킴을 촉진하고 이를 통해 구강 내에 남은 음식물을 깨끗하게 삼키는 것을 돕는다.

③ 천으로 입을 닦아주기(Wipe the mouth with a cloth)

입을 닦아줌으로써 입술 다물기를 촉진할 수 있으며 이는 빨기 움직임을 자극해 구강 내에 남은 음식물을 삼키도록 돕는다.

④ 식사의 마지막에 음료나 아주 묽은 퓌레를 제공하기(Offer a drink or thinner puree at the end of the meal)

(이와 같은 질감의 음식을 안전하게 다룰 수 있는 경우) 입 안에 남은 음식을 삼키는 것을 도울 수 있다.

⑤ 식사가 끝난 후 아동의 입 안에 남아있는 음식물이 있는지 확인하기(Check to make sure that the child's mouth is clear of food after the meal is completed)

식사 후 구강 흡입기를 사용하거나 천을 이용하여 입 안을 닦아주는 것이 도움이 될 수 있다.

(7) 삼킴 시작의 지연(Delay in the initiation of the swallow)

구강-운동이나 혀 움직임 조절이 부족한 아동은 음식덩어리를 뒤쪽으로 밀어내어 삼킴을 유발하는 것이 어려울 수 있다. 삼킴의 시작이 지연되는 문제는 종종 빠르게 움직이는 액체에서 심각하게 나타나지만 점도가 높거나 끈적이는 퓌레 또한 삼킴을 시작하는데 더 많은 힘을 필요로 한다. 삼킴보다 먼저 음식물이 구강인두나 인두저에 고이는 삼킴 지연의 결과로 아동은 삼킴이 유발되기 전에 젖은 숨소리가 관찰될 수 있다. 또한 음식덩어리가 인두에 쌓이고 인두가 기도 가까이에 있기 때문에 이 쌓인 음식물이 기도로 넘어가며 흡인이 발생할 수 있다. 이러한 상황에서 전반적인 삼킴 기능을 평가하고 중재 전략을 세우기 위해 비디오 투시 삼킴 검사가 필요할 수 있으며, 이와 관련된 자세한 내용은 6장 "삼킴 문제"에서 확인할 수 있다. 삼킴 시작의 지연을 중재하기 위한 방법은 다음을 포함한다.

① 점도가 높으나 끈적이지 않은 음식 제공하기(Use foods that are thick but not sticky)

천천히 삼키는 아동은 반응할 시간을 더 많이 주기 위해 점도가 높고 걸쭉하여 천천히 움직일 수 있는 음식을 제공하는 것이 좋다. 점도가 높은 음식은 구강인두로 조기 유출되는 경향이 적으며 흡인의 위험도 감소한다. 또한 끈적이지 않은 음식(예; 푸딩, 요거트, 사과소스)이 도움이 될 수 있으며 이러한 음식들은 인두로 옮기기 위한 혀의 움직임을 적게 요구하기 때문이다.

② 바로 세운 자세를 취하기(Position upright)

바로 세워 앉은 자세는 음식덩어리가 인두로 조기 유출되는 위험을 감소시키기 때문에 도움이 될 수 있다.

③ 감각 입력을 증가시키기(Increase sensory input)

삼킴 시작의 지연을 보이는 아동 중 일부는 감각을 잘 인지하지 못하기 때문에 맵거나 차가운 음식처럼 감각 입력을 높일 수 있는 음식들이 도움이 될 수 있다. 또한 이러한 음식들은 아동의 전반적인 각성 수준을 증가시켜 반응성을 높이고 삼킴 시작의 지연을 감소시킬 수 있다.

④ 구강 외부의 움직임 조절 제공하기(Provide external oral control)

음식물을 구강 내에서 이동시키고 삼키는데 필요한 구강 내 압력을 형성하기 위해서는 입술 다물기가 필요하다(Manno et al., 2005). 엄지 손가락을 사용하여 입술과 턱을 닫는 것을 돕고 검지와 중지 손가락으로 혀 뿌리쪽에서 윗 방향으로 압력을 제공하여 입을 닫고 삼킴을 유도한다(그림 5.5 참조).

(8) 씹기 기술이 발달되지 않았거나 미성숙한 경우 (Absent or immature chewing skills)

다른 운동 기술과 마찬가지로 씹기의 발달은 해부학적 성장, 신경 성숙 및 충분한 경험의 조화에 달려 있다(Green et al. 2017). 초기 씹기 패턴은 생후 6개월 무렵부터 나타나기 시작하며(Morris & Klein, 2000), 다양한 음식에 노출됨에 따라 구강-운동 기술은 보다 효율적이고 효과적인 씹기가 가능하도록 발달한다. 성숙한 씹기란 턱, 혀, 입술, 볼의 정교하고 협응된 움직임을 필요로 하는 복잡한 기술이다. 아동들은 입 안의 음식물을 이 사이에 두고 씹기 위해 혀의 편측화를 습득하게 된다(Morris & Klein, 2000). 만약 아동이 부드러운 단일 질감의 음식만 섭취를 하는 등 씹어서 섭취해야 하는 음식에 대한 적절한 경험을 하지 못하게 되면, 이는 씹기 기술이 발달하지 못하는 결과를 초래한다(Field et al., 2003).

아동이 처음 씹기 시작할 때에는 혀와 턱의 위-아래 움직임을 함께 사용한다(Alexander et al., 1998). 턱 움직임의 범위는 더 많은 질감을 가진 음식을 경험하면서 증가하게 된다(Gisel, 1991). 점차 턱의 대각선 및 회전 움직임이 다양하게 나타나게 되며 이를 통해 아동은 씹기가 어려운 단단한 고형식을 섭취할 수 있게 된다. 성숙한 씹기를 위해서는 혀끝을 가쪽으로 보내어 음식을 어금니쪽으로 이동시키는 능력과 치아 표면에 음식덩어리를 유지하기 위한 입술과 볼의 움직임을 필요로 한다. 씹기가 어려운 음식들을 경험함에 따라 근력, 체력, 움직임의 정밀도가 시간이 지나면서 단계적으로 발달하게 된다(Cichero, 2016).

운동 장애가 있는 아동들은 종종 씹기 기술이 발달하지 않거나 미성숙한 씹기 기술을 보인다. 아동은 미성숙한 빨기 또는 빨기 패턴을 이용하여 음식을 구강 뒤쪽으로 옮기려고 하거나 음식덩어리를 씹지 않고 그대로 삼키려고 할 수 있다. 이는 음식이 삼키기에 충분히 분해되지 않았기 때문에 아동이 삼키는 동안 구역질을 하거나 질식되는 결과를 초래할 수 있다.

미성숙한 씹기를 보이는 아동들은 씹기를 시도하기는 하나 모든 유형의 고형식을 충분히 으깨고 분해하기 위한 구강-운동 기술과 힘을 가지고 있지 않을 수 있다. 씹기 기술이 아직 발달되지 않았거나 미성숙한 아동에게 그들이 가지고 있는 구강-운동 기술보다 더 높은 수준을 요구하는 음식을 제공하게 되면 이러한 음식들을 삼키는데 어려움을 겪을 수 있다. 또한 충분히 씹지 않은 상태로 음식덩어리를 삼키려 하여 구역질을 하거나 삼키면서 질식될 수 있다. 이 아동들은 불쾌한 섭식 경험의 결과로 고형식에 대한 혐오감이 생길 수 있으며 시간이 지남에 따라 고형식을 거부하기 시작할 수도 있다.

삼키는 동안 관찰되는 구역질 반응이나 질식은 종종 보호자나 다른 전문가들에게 삼킴 문제로 잘못 해석될 수 있다. 그러나 이러한 아동들은 구강 인두의 음식물 일부를 배출하기 위한 보호 전략으로 구역질을 하거나 질식되는 등의 구강-운동 문제가 나타날 수 있다. 미성숙하거나 씹기 기술이 발달하지 않는 아동을 중재하기 위한 방법은 다음을 포함한다.

① 보호자가 현실적인 목표를 가지도록 돕기(Help care-givers to have realistic expectations)

아동들은 생활 연령이 아닌 아동의 발달 연령에 맞추어 적절한 음식을 제공받아야 한다(Arvedson, 2000). 본인의 아동이 전반적인 운동 발달 측면에서 현재 나이보다 더 낮은 수준의 기능을 보이고 있더라도 아동이 발달 연령에 맞는 적절한 음식을 섭취하길 기대하는 보호자들은 그렇게 많지 않다.

② 아동의 구강-운동 기술에 맞는 음식을 고르기(Choose foods that match the child's oral-motor skill)

씹기가 발달되지 않았거나, 음식덩어리나 고형식을 씹지 않고 그대로 삼키려고 하는 아동에게는 씹어야 할 필요가 없는 알갱이가 작은 음식이나 부드러운 퓌레와 같은 음식을 제공해주어야 한다. 만약 아동에게 덩어리가 크거나 딱딱한 고체 음식 조각이 섞여있는 퓌레와 같이 질감이 혼합된 음식을 제공하게 되면, 아동은 음식을 씹지 않고 입 안에 넣자마자 바로 삼키려 할 수 있다.

미성숙한 씹기 기술을 보이는 아동에게는 그들이 가진 구강-운동 기술에 맞는 적절한 고형식을 제공해주어야 한다. 예를 들어, 혀의 편측화가 이제 막 시작된 초기 씹기 기술을 보이거나 턱에서 관찰되는 움직임이 대부분 위-아래 수직적인 움직임의 아동이라면 쉽게 분해되는 고형식이나 부드러운 고형식, 일부의 바삭한 고형식(예; 잘 부서지는 크래커나 쿠키 종류)은 적절하게 씹어 분해시킬 수 있지만 보다 딱딱하고 섬유질이 많은 고형식의 경우 더 성숙한 씹기 기술을 요구하기 때문에 섭취하는데 어려움을 겪을 수 있다.

수직과 대각선의 턱 움직임과 함께 더 성숙한 씹기 기술로 전환되는 과정에 있는 아동은 껍질을 벗긴 사과 조각과 같은 조금 더 단단한 음식들도 적절히 씹어 삼킬 수 있다. 그러나 껍질이 있는 사과 조각이나 생 당근, 섬유질이 많은 고기 부위와 같이 더 많이 씹어 분해해야 하는 음식물을 삼키는데 어려움을 보일 수 있다(자세한 내용은 2장 "구강-운동 기술의 발달"을 참조).

고형식을 삼키기 위해 필요한 구강-운동 기술이 발달중에 있는 아동들은 종종 음식을 삼키기 위해 비효율적이며 더 많은 양의 에너지를 소비하기도 한다. 이러한 아동들이 성장에 필요한 충분한 영양과 열량을 섭취하도록 하기 위해 식사 초반에 도전이 될 수 있는 질감의 음식을 제공한 후 좀 더 적은 노력으로 삼킬 수 있는 퓌레와 같은 음식을 나중에 제공해주는 것이 좋다. 또한 간식 시간에 도전이 되는 질감의 음식을 제공하고 식사 시간에는 덜 도전적인 음식을 제공하는 것도 좋은 방법이 될 수 있다.

③ 씹기 기술 교육하기(Teach chewing skills)

씹기 기술이 발달되지 않았거나 미성숙한 아동들은 음식덩어리를 구강의 가운데에서 측면으로, 그리고 다시 가운데로 옮기기 위한 혀의 편측화를 발달시킬 필요가 있다. 또한 턱을 회전시키지 않으면서 아랫턱을 내렸다 올리는 움직임을 통해 앞니와 어금니로 음식을 부수는 **우적우적 씹기(Munching)**에 대해서도 교육해야 한다(Gisel, 1991). 결과적으로 씹기 발달이 미숙한 아동들은 턱의 측면, 대각선 및 회전 움직임을 이용한 아래턱과 위턱의 움직임을 통해 음식을 부수고 갈아내는 보다 성숙한 씹기 기술을 배울 필요가 있다(Gisel, 1991). 단단하고 섬유질이 많은 고형식을 씹기 위한 턱의 힘을 발휘하기 위해서는 구강 내 음식물을 어금니 표면의 더 뒤쪽에 위치시켜야 하기 때문에 이를 위해 혀끝의 편측화 또한 필요하다.

그러나 아동의 씹기 기술과 관련하여 현실적인 기대와 목표를 갖는 것도 중요하다. 머리와 몸통을 조절하기 어려울 정도의 심각한 운동 장애를 가진 아동들이 고형식을 효과적으로 씹을 만큼의 구강-운동 기술을 결코 발달시키지 못할 것이다. 씹기 기술은 다음과 같은 방법으로 교육할 수 있다.

㉠ **혀의 가쪽 자극하기**(Stimulate tongue lateralization): 손가락이나 누크 칫솔(그림 5.4 참조) 또는 츄이튜부(Chewy tube)와 같은 도구를 이용하여 혀의 가쪽을 쓸어주며 자극한다. 또한 혀의 옆을 3번 두드린 다음 자극을 볼 안쪽으로 이동시키는 방법도 있다(Beckman, 2003). 이때 혀는 혀 횡단반사의 결과로 자극이 있는 곳을 향해 움직일 것이다.

㉡ **혀끝 편측화 발달시키기**(Work on developing tongue tip lateralization): 아동이 구강 내에서 음식물을 한쪽에서 다른 방향으로 옮기려 할 때 혀끝의 편측화가 강화된다. 아동의 입 안에 막대기 모양의 물체(예를 들어, 누크 칫솔, 막대 모양의 치발기)를 제공하는 것은 혀끝의 편측화를 촉진하는데 도움이 될 수 있다. 막대 사탕이나 반지 형태의 딱딱한 사탕은 아동이 음식을 구강의 중앙에서 가쪽으로, 그리고 중앙선을 가로질러 반대 방향으로 옮기는 것을 연습하는데 사용될 수 있다(Manno et al., 2005).

㉢ **씹는 움직임을 교육하기**(Teach chewing movements): 누크 칫솔 또는 이와 비슷한 도구를 어금니나 잇몸 표면 사이에 놓고 아동이 이를 씹을 수 있도록 한다. 아동이 씹는 동작을 흉내 내지 못하거나 지시를 따르지 못하는 경우, 누크 칫솔로 3~4회 리듬감 있게 아래 방향으로 눌러주는 자극을 통해 우적우적 씹기를 자극할 수 있다(Beckman, 2003).

㉣ **아동이 음식을 삼킬 필요 없이 씹기를 연습할 수 있는 기회를 제공하기**(Provide other opportunities for the child to practice chewing without the need to swallow a solid): 예를 들어, 거즈 안에 과일을 넣어 사용할 수 있다. 이 중재 기술은 아동이 과일이 으깨지며 나오는 과일즙을 맛보면서 씹기를 연습할 수 있게 한다. 또한 시중에 판매되는 과즙망을 구매하여 사용할 수 있다. 시중에 판매되는 과즙망 중 일부는 아동의 치아 표면 위에 두기에 너무 큰 제품들도 있다. 씹기 및 혀의 편측화를 촉진하기 위해 자극을 입의 가쪽에 위치시키기에는 작은 제품을 골라 사용하는 것이 좋다. 감각의 문제가 있는 아동들은 거즈나 무명천의 자극을 견디기 어려울 수 있으며 이때는 실리콘 재질로 된 시중에 판매되는 과즙망을 사용하는 편이 낫다(그림 5.6 참조). 시중에 판매되는 제품 중 일부는 영유아에게 권고되며 더 강한 씹기 기술을 가진 아동에게는 안전하지 않을 수 있기 때문에 반드시 사용 설명서를 읽어보아야 한다.

㉤ **음식을 이용하여 우적우적 씹기와 혀의 편측화 촉진하기**(Encourage munching and tongue

그림 5.6. 실리콘 과즙망

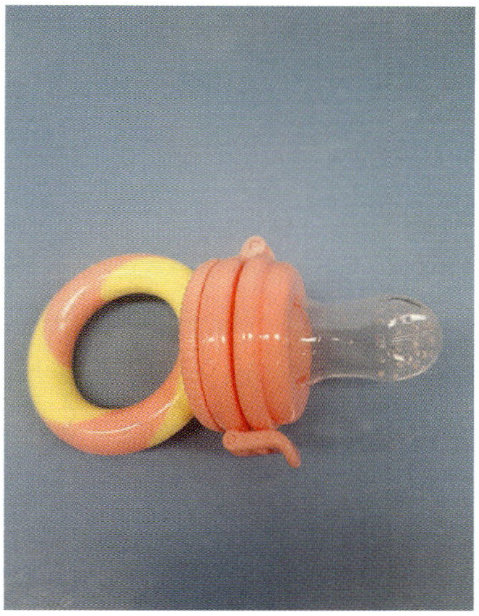

출처: S. Marcus. Used with permission.

lateralization with food items): 말린 망고나 육포와 같이 길쭉한 형태의 씹을 수 있는 음식들은 한 조각의 고형 상태로 오랫동안 유지되기 때문에 구강의 가쪽에 위치시킨 채로 우적우적 씹기와 혀의 편측화를 촉진할 수 있다. 그러나 이 음식들은 부드러워지면 조각조각으로 분해될 가능성이 있기 때문에 입 안에 남지 않도록 제거해 주어야 한다. 분해가 잘 되는 조각의 부드러운 고형 과자들을 구강의 가쪽에 위치시켜 혀의 편측화와 우적우적 씹는 움직임을 촉진할 수 있다(예; 시리얼 과자, 퍼프 과자-Gerber Gradues Fruit Puffs®, Pirate's Booty® 등; 사례 연구 5.1 참조). 또한 막대 형태의 분해가 잘되는 고형 과자를(예; 치즈 퍼프과자, Harvest Snaps®) 또한 구강의 가쪽에 고정하여 제공할 수 있다. 이러한 고형 과자들은 침으로 쉽게 분해되며 조금만 씹거나 아예 씹지 않아도 안전하게 삼킬 수 있다. 혀와 인두의 표면에 닿을 때쯤이면 음식덩어리가 부드러워져서 씹기를 배우는 중인 감각 문제가 있는 아동들도 구역질 반응을 줄이며 연습할 수 있을 것이다. 땅콩버터나 크림치즈와 같은 끈적거리는 음식도 혀의 편측화를 촉진하기 때문에 구강의 가쪽으로 제공할 수 있다.

ⓑ 음식덩어리를 조절하는 움직임을 연습할 수 있도록 돕기(Help the child practice bolus movement): 아동이 조금이라도 혀의 편측화 모습을 보이기 시작한다면 구강의 중앙에 잘 분해되는 고형식을 두어 아동이 음식덩어리를 가운데에서 가쪽으로 이동시켜 씹는 움직임을 연습할 수 있도록 할 수 있다.

ⓢ 퓌레에 질감을 추가하기(Begin adding texture to pureed foods): 만약 아동이 부드러운 퓌레만 섭취하고 질감이 있는 퓌레를 삼켜본 경험이 없다면, 퓌레에 질감을 추가함과 동시에 아동이 고형식을 씹는 것을 연습하기 시작하는 것이 중요하다(미각, 점도, 맛의 점진적 변화를 만드는 방법에 대한 자세한 정보는 "감각 문제" 부분 참조). 아무리 고형식을 씹을 수 있다 하더라도 대부분의 고형식들은 완전히 부드러워지기 어렵기 때문에 아동이 고형식으로 전환하기 위해서는 반드시 질감이 있는 음식들이 구강과 인두에 머무르는 것에 대해 견딜 수 있어야 한다. 이것은 감각적 문제와 항진된 구역질 반사를 보이는 아동들에게 특히 중요하다.

ⓞ 부드러운 고형식을 조각으로 제공하기(Introduce small pieces of soft solid foods): 일단 아동이 잘 분해되는 고형식을 잘 씹을 수 있게 되면, 부드러운 고형식 조각(예; 부드럽게 조리되거나 통조림으로 만들어진 야채, 부드러운 과일, 파스타, 부드러운 치즈 조각) 또는 바삭바삭한 고형식(예; 바삭바삭한 쿠키, 크래커, 시리얼 조각)을 구강의 가쪽(혹은 혀의 편측화를 잘 만들어내는 아동이라면 구강 내 중앙)에 제공하기 시작한다. 너무 작은 음식 조각을 제공하면 아동이 씹지 않고 그대로 삼킬 수 있기 때문에 주의해야 한다. 아동이 질식할 것을 우려하는 보

호자는 아동이 통째로 삼키기 쉬울 정도로 작은 조각으로 제공을 하기도 한다.

ⓩ **치아 표면에 음식덩어리를 유지할 수 있도록 돕기**(Help keep the bolus on the teeth surface): 길쭉하고 얇은 형태의 부드러운 음식(예; 치즈, 껍질 벗긴 핫도그를 길쭉하고 얇게 자른 것, 부드럽게 조리한 야채) 또는 바삭바삭한 고형식(예; 크래커)을 제공하는 것은 음식을 씹는 동안 치아 표면에 음식물을 유지할 수 있도록 하는데 도움이 된다.

ⓒ **점차 씹기 어려운 고체 음식을 제공하기**(Gradually offer solids that are more difficult to chew): 아동의 씹기 기술이 증진되고 음식이 가진 질감을 더 잘 견뎌냄에 따라 천천히 더 씹기 어려운 고형식(예; 덜 익은 채소, 사과나 딸기 조각과 같이 더 단단한 과일)을 제공하기 시작한다. 점차 아동은 더 많이 부수고 갈아야 하는 고형식(예; 껍질을 벗기지 않은 과일이나 채소, 말린 과일, 생야채나 피자 가장자리, 고기와 같이 단단하고 섬유질이 많은 고형식)을 먹을 준비를 할 것이다. 아동이 더 많은 노력이 필요한 고형식을 씹는 연습을 할수록 아동의 턱에서 더 성숙한 대각선과 회전 움직임이 나타나기 시작할 것이다.

(9) 혼합된 질감의 음식과 잘 흩어지는 음식을 다루기 어려운 경우(Difficulty with mixed-texture and scatter foods)

구강-운동 문제가 있는 아동들은 고형식을 액체/퓌레로부터 분리하고, 액체/퓌레를 삼킨 다음 고형식을 따로 씹어야 하는 혼합된 질감의 음식(예; 고기나 야채가 들어간 스프, 우유에 말아진 시리얼, 과일 덩어리가 들어간 요거트)을 먹는 것에 어려움을 겪을 수 있다. 이는 높은 수준의 협응 기술이 필요하고(Morris & Klein, 2000) 구강-운동에 어려움이 있는 아동은 액체로 된 음식덩어리를 조절하는 것이 어려울 수 있으며, 음식물이 인두로 조기 유출되어 흡인을 유발할 수 있다. 일부 아동은 고체 음식을 통째로 삼켜버리거나 고체 부분을 먼저 삼킨 후 액체를 삼키는 것으로 보상하려 할 수 있다(Morris & Klein, 2000).

잘 흩어지는 음식(scatter food)은 많은 작은 조각들로 부서지고 쉽게 뭉쳐지지 않는다(예; 쌀, 퀴노아, 견과류). 이러한 음식들은 작은 음식 조각들을 뭉쳐서 음식덩어리를 만들고 유지하기 위해 상당히 높은 수준의 구강-운동 기술을 필요로 한다. 구강-운동 조절이 미숙한 아동들은 이 음식들을 씹기 위해 음식덩어리를 형성하는 것을 어려워할 수 있으며 이로 인해 음식을 씹기보다는 빨아서 다루고자 하는 시도들이 관찰될 수 있다(Morris & Klein, 2000). 음식 조각들을 잘 다루지 못하게 되면 조각이 인두로 조기 유출되며 흡인을 유발할 수 있다.

혼합된 농도 또는 잘 흩어지는 음식을 다루는 것이 어려운 아동을 중재하기 위한 방법은 다음을 포함한다.

① 보다 일관된 질감을 가진 음식을 제공하기(Offer foods with more consistent textures)

예를 들어, 스프를 갈아 퓌레에 가까운 농도로 만들거나 우유에 말은 시리얼의 경우 먹기 전 시리얼이 충분히 우유를 흡수해 부드러워질 수 있게 한 후 제공한다. 씹기 연습을 하는 동안 조절하기 쉽도록 고형식을 여러 개 제공하기 보다는 한 조각씩만 제공한다.

② 혼합된 농도와 흩어지는 음식을 다루기 위한 기술 증진하기(Build skill in managing mixed consistency and scatter foods)

먼저 응집력이 있는 소스와 함께 버무린 약간 큰 조각의 음식을 제공한다(예; 마카로니와 치즈, 으깬 감자와 함께 제공되는 셰퍼드 파이).

아동의 기술이 향상됨에 따라 이전보다 응집력이 적은 소스와 제공되는 작은 조각의 음식(예; 토마토

소스를 곁들인 별 모양의 파스타)이나 잘 흩어지지 않는 큰 조각의 음식(예; 스크램블 에그), 음식이 쪼개졌을 때 침과 쉽게 섞여 음식덩어리를 형성할 수 있는 음식(예; 통밀 크래커) 등 점차 더 도전적인 음식으로 천천히 전환할 수 있도록 한다. 이후 쌀이나 쿠스쿠스(파스타면의 한 종류)와 같이 작은 조각으로 잘 흩어지는 음식을 최소한의 양념 또는 양념이 없이 제공하여 씹는 연습을 하며 전환할 수 있도록 한다.

(10) 음식물을 입안에 가득 머금기(Stuffing the mouth)

구강-운동에 어려움이 있는 아동들은 때때로 이를 보상하기 위해 입 안에 음식물을 가득 머금는 모습을 보이기도 한다. 입 안에 음식물이 가득 차 있으면 음식덩어리를 씹기 위해 가쪽으로 옮기거나 삼키기 위해 뒤쪽으로 옮길 때 필요한 혀의 움직임이 최소화되는 반면, 작은 조각의 음식들은 이를 조절하기 위해 더 많은 움직임을 필요로 한다(Morris & Klein, 2000). 입 안에 가득 머금는 행동을 중재하기 위한 방법은 다음을 포함한다.

① 적절한 음식을 제공하기(Choose appropriate foods)

아동이 씹기를 연습하기에 용이하고 더 잘 조절해 낼 수 있는 고형식을 한 조각씩 제공한다. 쌀과 같이 작은 조각들로 이루어져 있는 음식은 아동이 조절하기 어렵기 때문에 피하는 것이 좋다.

② 구강-운동 기술을 향상시키기(Work on improving oral-motor skills)

구강-운동 기술을 향상시키는데 도움이 되는 어려운 고형식, 혼합된 농도, 잘 흩어지는 음식으로 점차 난이도를 높인다(앞에서 설명한 "씹는 움직임을 교육하기"와 "혼합된 농도와 흩어지는 음식 다루기 위한 기술 증진하기" 부분 참조).

③ 제공되는 음식의 양을 조절하기(Control the amount of food)

만약 음식을 입 안에 가득 머금는 것이 문제가 된다면(예; 인두로 음식물이 조기 유출되어 흡인이 발생함), 아동에게 한 번에 제공하는 음식의 양을 조절하고 음식을 또 제공하기 전에 아동이 구강 내부를 말끔하게 비우기를 기다린다.

④ 음식의 감각 입력을 증가시키기(Increase sensory input of food)

입 안에 음식을 가득 머금는 아동들은 운동 문제뿐만 아니라 감각적인 문제도 있을 수 있다. 향신료와 양념을 첨가하거나, 차갑게 식힌 퓌레나 강한 맛을 가진 고형식(예; 짜거나 맵고 신 음식) 및 바삭한 음식(예; 감자칩, 크래커)을 제공하여 감각 입력을 증가시키는 것이 도움이 된다.

2) 감각 문제(Sensory Issues)

감각 문제가 있는 아동들은 새로운 섭식 경험을 견뎌내는 것에 어려움을 겪을 수 있다. 예를 들어, 오로지 액체로 된 음식만 경험한 아동의 경우 퓌레 질감의 음식이 가진 농도를 견뎌내는 것이 도전이 될 수 있다. 감각 문제가 있는 아동 중 일부는 부드러운 퓌레는 어려움 없이 삼킬 수 있으나 질감이나 덩어리가 있는 퓌레는 견뎌내지 못한다. 또한 그들이 견뎌낼 수 있는 몇 가지 특정 음식에 영향을 주는 다른 맛이나 냄새에 더 많은 어려움을 겪을 수 있다.

(1) 감각적 문제의 원인(Causes of sensory issues)

① 제한된 구강 감각 경험(Limited oral sensory experiences)

구강 섭식에 영향을 주는 감각 문제의 근본적인 원인은 다양하다. 의학적 원인으로 영유아기에 비구강 수유를 시행하였고, 이로 인해 조기 구강 섭식 경험이 제한된 아동은 구강 내 감각 지각이 변화하는 것을 볼 수 있다(Morris & Klein, 2000). 이러한 아동들은 종종 구강 과민증과 항진된 구역질 반사를 보인다(Harding et al., 2010).

신생아는 구강 앞부분에 촉각 자극을 제공하는 것만으로도 유발될 정도의 강한 구역질 반사를 가지고 있지만, 정상적인 구강 감각 경험을 통해 구역질 반사는 시간이 지남에 따라 강도가 감소한다. 영유아가 6-7개월이 되면 혀 뒤쪽 1/4지점을 자극했을 때만 구역질 반사가 유발된다(Senez et al., 1996). 경관수유를 했거나 정상적인 구강 수유를 경험하는데 실패한 영유아는 종종 강한 구역질 반사가 지속되기도 한다(Scarborough & Isaacson, 2006).

아동에게 덩어리진 음식이나 질감이 있는 퓌레 또는 음식을 늦게 제공해주는 것 또한 구강 감각 문제를 일으키는 것으로 나타났다. Norhstone 외(2001)는 생후 10개월 이후에 덩어리진 음식을 접한 아동이 6개월 이내에 접한 아동에 비해 구강 섭식에 더 많은 어려움을 겪고 있는 것을 발견하였다. Illingworth와 Lister(1964)는 생후 6-7개월 사이의 영유아가 질감이 있거나 덩어리진 음식을 받아들일 준비가 되어 있다는 감각적으로 민감한 시기에 대해 기술한 바 있다. 영유아가 이 시기를 놓치면 이러한 덩어리진 음식들을 참아내는데 더 많은 어려움을 겪을 것이다.

② 위장 문제(Gastrointestinal issues)

역류 및 기타 위장 문제가 있는 영유아와 아동은 종종 과민성 구역질 반사를 보인다(Strudwick, 2003). 이는 모유 수유나 젖병 수유에서 퓌레와 고형식으로의 전환을 어렵게 만들 수 있다.

③ 감각 처리 장애(Sensory processing disorder)

감각 처리 문제(Sensory processing problem)는 환경으로부터 오는 감각 자극을 생산적인 방식으로 처리하는 것이 어려운 것을 의미한다(Dunn, 2001). 구강 감각 입력을 해석하고 이 정보를 통합하며, 적절한 운동 반응을 조절하는 능력은 구강 섭식과 삼킴에 필수적이다(Miller, Maybee 외 2020). 아동의 감각 처리 문제로 인해 구강 섭식에 영향을 미치는 감각적 문제는 아동이 구강 섭식 중 경험할 수 있는 감각에 대해 반응하는 방식에 영향을 미칠 수 있다(Thompson 외, 2010). 일부 아동들은 **구강 감각 저하**(Oral hyposensitivity)를 보이며 구강 내 감각 자극 입력에 대해 잘 반응하지 않아 다양한 질감 자극과 강렬한 맛을 필요로 한다. 또 다른 아동들은 **구강 감각 과민**(Oral hypersensitivity)으로 인해 다양한 맛과 질감에 대해 과민 반응을 보이고 구강 내 새로운 감각 경험을 참는 것에 어려움을 겪는다. 식사 시간 동안 감각 처리 장애가 있는 아동은 청각, 시각, 후각, 미각, 촉각, 전정 및 고유 감각과 같은 감각 입력을 처리하는데 어려움을 겪을 수 있으며, 이는 음식 섭취와 식사 시간의 다양성에도 영향을 미칠 수 있다(Miller & Maye, 2020b).

(2) 구강 감각 문제의 임상적 징후(Clinical presentation of oral sensory issues)

구강 감각 문제의 임상적 징후는 아동이 구강 감각 과민 또는 구강 감각 저하를 가지고 있는지에 따라 달라질 수 있다. 그러나 어떤 아동들은 여러 가지 문제가 복합적으로 존재하며 일부 감각 입력에 대해 과민함과 동시에 또 다른 감각에 대해서는 민감성이 저하된 모습을 보일 수 있음을 인지해야 한다.

① 구강 감각 과민(Oral hypersensitivity)

구강 감각 과민을 보이는 아동은 퓌레, 질감이 있거나 고체 음식으로 전환하는 능력에 영향을 미치며, 종종 아동들은 다음과 같은 임상 징후 중 하나 이상이 관찰된다.

㉠ 구강과 구강 주변의 감각 방어(Sensory defensiveness in and around the mouth): 일부 아동들은 입이나 얼굴에 닿는 모든 촉각 자극을 싫어한다. 예를 들면 이러한 아동들은 세수나 양치질 등에 과민한 반응을 보일 수 있다. 구강

감각 과민을 보이는 아동들은 종종 타인에 의해 제공되는 촉각 자극보다 자기 스스로 주는 접촉이나 감각 입력을 더 잘 견딜 수 있다(Morris & Klein, 2000).

ⓛ **손가락이나 장난감 등으로 구강 탐색하지 않음**(No mouthing of fingers and toys): 일부 아동들은 감각적인 문제나 의학적 또는 다른 이유로 인해 손가락과 장난감(치발기)을 구강으로 탐색해 본 경험이 없을 수 있다. 구강 탐색은 감각 입력을 제공하고, 구역질 반사에 대한 민감도를 낮추는데 도움을 주며, 숟가락이나 다양한 질감의 음식으로부터 오는 감각 경험을 준비할 수 있도록 한다(Morris & Klein, 2000). 구강 탐색의 경험이 없는 아동들은 종종 과민한 구역질 반사와 새로운 음식으로 전환하는 것에 어려움을 겪는다.

ⓒ **과민성 구역질 반사**(Hypersensitive gag reflex): 구강 감각 과민을 보이는 아동들은 종종 구역질 반사가 과민해진 모습을 볼 수 있다. 이는 이전의 제한적인 구강 감각 경험의 결과일 수 있지만 위 식도 역류 등과 같은 위장 문제의 결과일 수도 있다. 이 아동들은 보통 새로운 음식으로 전환하는 것에 어려움을 겪는다. 구강섭식에서 관찰되는 구역질은 메스꺼움의 징후일 수 있으며 메스꺼움은 지연된 위 배출(Jericho et al., 2014; Waseem et al., 2012), 우유 단백질 알레르기(Ewing & Allen, 2005), 그리고 변비(Borowitz & Sutphen, 2004)와 관련이 있는 것으로 밝혀졌다. 해결되지 않은 위장 문제로 인한 메스꺼움 때문에 발생하는 구역질과 감각 문제에 기반한 구역질을 구분하는 것은 중요하다. 왜냐하면 감각 문제로 인한 과민성 구역질을 해결하기 위해 사용되는 중재는 메스꺼움으로 인한 구역질에는 효과가 없을 수 있기 때문이다(자세한 내용은 7장 "위 식도 역류 및 기타 위장 문제"를 참조).

ⓔ **특정 종류의 음식을 참기 어려움**(Difficulty tolerating certain types of food): 구강 감각 과민을 보이는 아동들은 특정 종류의 음식을 참는 것에 어려움을 겪는다. 일부 아동들은 액체는 잘 섭취하지만 퓌레 음식을 먹는 것은 어렵다. 흔히 구강 감각 과민이 있는 아동들은 부드러운 퓌레는 잘 견디지만 더 질감이 느껴지는 퓌레에는 구역질을 할 수 있다. 특히 덩어리가 있는 퓌레를 섭취하는 것이 어려워 예상하지 못한 덩어리가 느껴지면 구역질 반응이 나타날 가능성이 높다. 일부 아동들은 입 안에서 작은 조각으로 흩어지는 음식을 잘 견디지 못해 구역질을 할 수 있으며(Morris & klein, 2000), 또 다른 아동들은 바삭바삭한 음식은 좋아하지만 미끌거리거나 끈적거리는 음식은 거부할 수 있다. 이러한 아동들은 특정 음식으로 인해 구역질 또는 얼굴을 찌푸리거나, 재빨리 음식을 삼키고 음식으로부터 오는 감각 경험을 제한하기 위해 음료를 마실 수도 있다. 아동이 선호하는 음식과 거부하는 음식에 대한 섭식 이력을 살펴보는 것은 아동의 감각적 선호와 문제에 대한 단서를 제공받을 수 있다.

ⓜ **음식이 입 안에 있을 때 구역질을 함**(Gags when the food is in the mouth): 새로운 질감을 접하게 되었을 때 구강 감각 과민이 있는 아동들은 종종 구역질을 하며, 구역질은 음식물이 입 안에 있을 때 발생한다. 때때로 구역질은 혀 앞부분에 음식이 닿자마자 시작되며, 그보다 더 자주 구역질을 하는 것은 새로운 질감이 혀의 중간이나 뒤쪽에 닿았을 때 발생한다. 보호자들은 이 구역질을 질식으로 잘못 이해하기도 한다. 그 결과 부모를 비롯한 의료 전문가들은 아동이 삼킴 문제나 삼킴을 어렵게 하는 구조적 문제를 가지고 있다고 우려하는 경우도 많다. 아동이 삼킴 문제를 가지고 있다면 구역질을 할 수 있지만, 이

는 음식덩어리를 삼키고 나서 관찰될 것이다. 음식물이 구강 내에 있는 상태에서 구역질이 발생한다면 그것은 삼킴이 아니라 감각적 문제 때문일 것이라고 추측할 수 있다. 일부 아동들은 자신이 싫어하는 음식을 먹지 않기 위해 특정 음식을 회피하기 위한 전략으로 구역질을 학습하기도 한다.

ⓑ **덩어리가 있는 퓌레보다 더 적합한 분해가 잘되는 고형식**(Does better with dissolvable solids than lumpy purees): 구강 감각 과민이 있는 아동들은 고형식 조각이 예측하기 쉬운 감각적 자극을 주기 때문에 덩어리진 퓌레보다 분해가 잘되는 고형식에서 침을 덜 흘린다. 덩어리진 퓌레가 입안에 퍼지면서 예측하지 못한 덩어리가 생기는 것과 달리, 분해가 잘되는 고형식의 경우 아동이 구강 내부에 음식이 어느 곳에 위치하는지 느낄 수 있다. 또한 잘 녹는 고형식은 분해되면서 부드러워지기 때문에 아동들이 견디기 쉬워진다.

ⓢ **덩어리 뱉어내기**(Spits out lumps): 감각 문제가 있는 아동들은 덩어리가 섞인 퓌레나 혼합된 질감, 예를 들어, 야채 조각이 들어간 수프나 과일 조각이 섞인 요거트 등을 제공받을 때 작은 고형식 조각들을 뱉어내고 남은 액체나 부드러운 퓌레만 삼키는 모습을 보인다(Palmer & Heyman, 1993). 이 행동은 상당한 양의 구강-운동 조절을 필요로 하며, 아동들이 운동 문제가 아닌 감각 문제를 가지고 있음을 뚜렷하게 보여준다. 이러한 아동들은 구강 뒤쪽이나 인두 근처에 덩어리지거나 혼합된 질감이 닿는 감각적 경험을 참기 어려워하며, 그 덩어리들은 뱉어내고 액체나 부드러운 퓌레만 삼켜 구강 뒤쪽과 인두에 닿도록 함으로써 이러한 경험을 피하는 것을 학습한 것이다.

ⓞ **입에 가득 머금기**(Stuffs the mouth): 구강 감각 과민이 있는 아동들은 음식물의 예측 불가능한 움직임이 불편하고 고통스러울 수 있다(Morris & Klein, 2000). 이러한 아동들은 작은 음식 조각들이 돌아다니면서 발생시킬 수 있는 무작위적인 촉각 자극을 감소시키기 위해 입안에 음식물을 가득 채우려 할 수 있다(Morris & Klein, 2000).

ⓙ **선호하는 스스로 먹기**(Prefers to self-feed): 감각 문제를 가진 아동은 섭식이 불쾌한 경험이라고 생각할 수 있다. 이 아동들은 종종 스스로 먹는 것을 선호하는데 이는 음식물이 구강 내에 언제, 얼마나 많이 들어갈 수 있는지 조절할 수 있기 때문이다. 과민성 구역질 반사를 보이는 아동들은 자신이 구강 감각 경험을 예측하지 못할 때 예를 들어, 아동이 산만할 때 입 안으로 음식물이 들어오는 경우 더 심하게 구역질을 할 수 있다. 스스로 먹기는 아동이 곧 일어날 구강 감각 경험을 스스로 예측하고 통제할 수 있게 한다.

ⓒ **구토를 유발하는 구역질**(Gagging leads to vomiting): 어떤 경우에는 특히 위 식도 역류질환이 있는 아동의 경우 까다로운 질감으로 인해 발생하는 구역질이 구토를 초래한다. 구토는 아동이 먹고 토해버린 음식을 먹이느라 많은 시간을 할애한 부모나 보호자에게 좌절감을 줄 수 있다. 그 결과 구토하는 상황을 피하기 위해 부모는 아동에게 도전이 될 수 있는 질감의 음식을 주는 것을 피하게 된다.

ⓚ **미성숙한 씹기 기술**(Immature chewing skills): 구강 감각 과민이 있는 아동은 질감이나 덩어리가 있는 퓌레에 대한 경험이 제한적인 경우가 많으며, 이는 씹기 기술 발달에 영향을 미치는 것으로 나타났다(Eckman et al., 2008). 액체나 부드러운 퓌레만 섭취해온 아동들은 고형식을 먹는데 필요한 혀의 편측화, 씹기와 같은 보다 성숙한 혀와 턱의 움직임을 연습할 기회를 갖지

못한다. 그 결과 이 아동들은 근본적인 운동 장애가 없더라도 경험 부족으로 인해 씹기가 미성숙 하거나 발달하지 못한 모습을 보일 수 있다.

ⓔ **한정된 음식 종류**(Have a limited repertoire of foods): 구강 감각 장애가 있는 아동들은 구강내 특정 감각 경험에 대해 참기가 어렵고 특정 음식을 더 많이 찾거나 피할 수 있다. 이로 인해 아동이 먹고자 하는 음식의 종류가 제한되는 결과가 나타날 수 있다. 시간이 지남에 따라 일부 아동들은 음식 선택에 있어 극도로 까다로워질 수도 있다. 예를 들면, 아동은 자신에게 있어서 음식의 감각적 특성에 대해 확신을 주는 특정 브랜드에서 나온 특정 음식만을 먹으려 할 수 있다.

② 구강 감각 저하(Oral hyposensitivity)

구강 감각 저하를 보이는 아동들은 감각 구별에 어려움을 보일 수 있다. **감각 구별 장애**(Sensory discrimination impairment)는 음식이 주는 느낌, 냄새, 맛 등에서 오는 감각 자극의 질을 구분해내기 어려운 것을 말한다(Miller & Maybee, 2020a). 이는 퓌레와 고형식으로 전환하는 과정에서 어려움을 초래할 수 있다. 구강 감각 저하가 있는 아동은 다음과 같은 문제를 겪을 수 있다.

ⓐ **입 안에 가득 머금기**(Mouth-stuffing): 민감도가 저하된 아동은 입 안에 음식물을 가득 머금고 있을 때 음식을 더 잘 느낄 수 있다. 입 안이 음식물로 꽉 차면, 아동은 구강의 경계와 구강 내 음식물의 존재 및 위치에 대한 더 많은 감각 정보를 얻는다(Morris & Klein, 2000).

ⓑ **감소된 음식덩어리 조절 및 구강 잔여물**(Decreased bolus control and oral residue): 구강 감각 저하가 있는 아동은 섭식 중 협응된 운동의 움직임에 필요한 정확한 감각 정보가 부족하기 때문에 구강-운동 조절에 어려움을 겪을 수 있다. 혼합된 농도의 음식이나 흩어지는 음식과 같이 도전이 될 수 있는 까다로운 음식들이 가장 어려울 수 있다. 이러한 음식들은 음식 조각들이 입 안에서 분산되어 식사가 끝나고 많은 시간이 지난 후에도 이를 알아차리지 못한 상태로 남아 있을 수도 있다(Morris & Klein, 2000).

ⓒ **감각적 특성이 강한 음식에 대한 선호**(Preference for foods with strong sensory characteristics): 구강 민감도가 저하된 아동은 강한 맛이나 차가운 온도, 또는 바삭거리는 질감과 같이 강한 감각적 특성을 가진 음식을 선호할 수 있다. 이러한 음식들은 감각적 입력을 제공하고 아동이 입 안에서 음식덩어리가 어디에 위치해 있는지 알 수 있도록 돕기 때문이다.

ⓓ **미성숙한 씹기 기술**(Immature chewing skills): 구강 민감 저하가 있는 아동은 씹기를 배우는 것이 늦어질 수 있다. 일반적으로 질감이 있고 덩어리진 퓌레로 전환하는 시기에 씹는 움직임이 자극되고 아동들은 씹기 기술을 발달시키기 시작한다. 구강 민감 저하가 있는 아동은 음식덩어리의 존재를 알아차리지 못할 수 있으므로 아동은 적절한 씹기 기술을 발달시키지 못하게 된다.

(3) 구강 감각 문제에 대한 중재 전략(Intervention strategies for oral sensory issues)

감각 장애로 인해 퓌레 및 고형식으로 전환이 어려운 아동에 대한 중재는 감각 지각을 정상화하고 구강과 인두의 액체 및 음식 수용을 높이기 위한 단계적 감각 입력을 제공하는 것을 포함한다. 또한 아직 발달하지 않은 아동의 특정 구강-운동 기술을 가르치는 것을 포함한다.

① 비영양적 구강 자극 제공하기(Encourage nonnutritive oral stimulation)

손가락이나 치발기를 구강으로 탐색하도록 하는 것과 같은 **비영양적 자극**(Nonnutritive stimulation)은 구강 감각 과민을 감소시키고 아동에게 긍정적인 구강 감각 경험을 제공한다. 감각 문제가 있는 아동들은 보통 자기 스스로 비영양적 자극을 줄 때(예; 자신의 손가락이나 치발기를 입 안에 넣음) 더 잘 견디며, 타인에 의해 비영양적 자극을 제공받을 때 더 견디는 것을 어려워한다. 비영양적 자극을 제공하는 것은 특히 경관 섭식을 하고 있거나 아직 구강 섭식을 할 수 없는 아동들에게 유용하며 이를 통해 지속적으로 구강 감각 입력을 경험할 수 있게 된다.

대부분의 치발기는 영유아의 입안 깊숙이 들어가지 못하는 형태로 만들어져 있다. 먼저 영유아가 구강 앞부분에 자극이 닿는 것을 잘 견디면 좀 더 안쪽으로 넣어볼 수 있는 치발기를 제공하여 영유아가 혀 뒤쪽에 닿는 감각 입력을 견디는 것을 연습할 수 있다(그림 5.7 참조). 일부 아동은 진동 감각이 즐겁고 안정된다고 느끼며 진동이 울리는 치발기나 칫솔 등을 즐길 수 있다. 아동에게 안전하고 즐거운 일일 경우 치발기에 액체나 퓌레를 묻힌 후 제공하면 다양한 맛과 질감에 노출될 수 있고, 아동이 삼킴을 연습할 수 있는 기회를 제공할 수 있다. 아동이 음식이나 액체를 입으로 편안하고 안전하게 섭취할 수 있게 되면 영양적 자극을 시작해야 한다.

② 비영양적 자극을 잘 견디지 못하더라도 영양적 구강 자극 제공을 시작하기(Introduce nutritive oral stimulation, even if nonnutritive stimulation is not well tolerated)

종종 영유아가 액체나 음식을 통한 영양적 자극이 제공되기 전에 구강내 비영양적 자극을 먼저 견딜 수 있어야 한다고 여겨지지만 이는 사실이 아니다. 손가락, 누크 칫솔, 치발기와 같은 비영양적 자극은 때때로 아동에게 더 참기 어려운 자극일 수 있으며 액체 몇 방울을 입 안에 떨어트려 주거나 숟가락으로 소량의 퓌레를 제공하는 것보다 더 많은 구역질을 유발하는 결과를 초래할 수 있다. 감각 문제가 있는 아동들이 입으로 들어오는 감각 입력을 조절할 수 있고, 무슨 일이 일어날지 스스로 예측할 수 있다면 입안의 감

그림 5.7. 구강 안쪽으로 넣어볼 수 있는 치발기는 아동의 구강 감각 입력을 견디는 것을 연습할 수 있다.

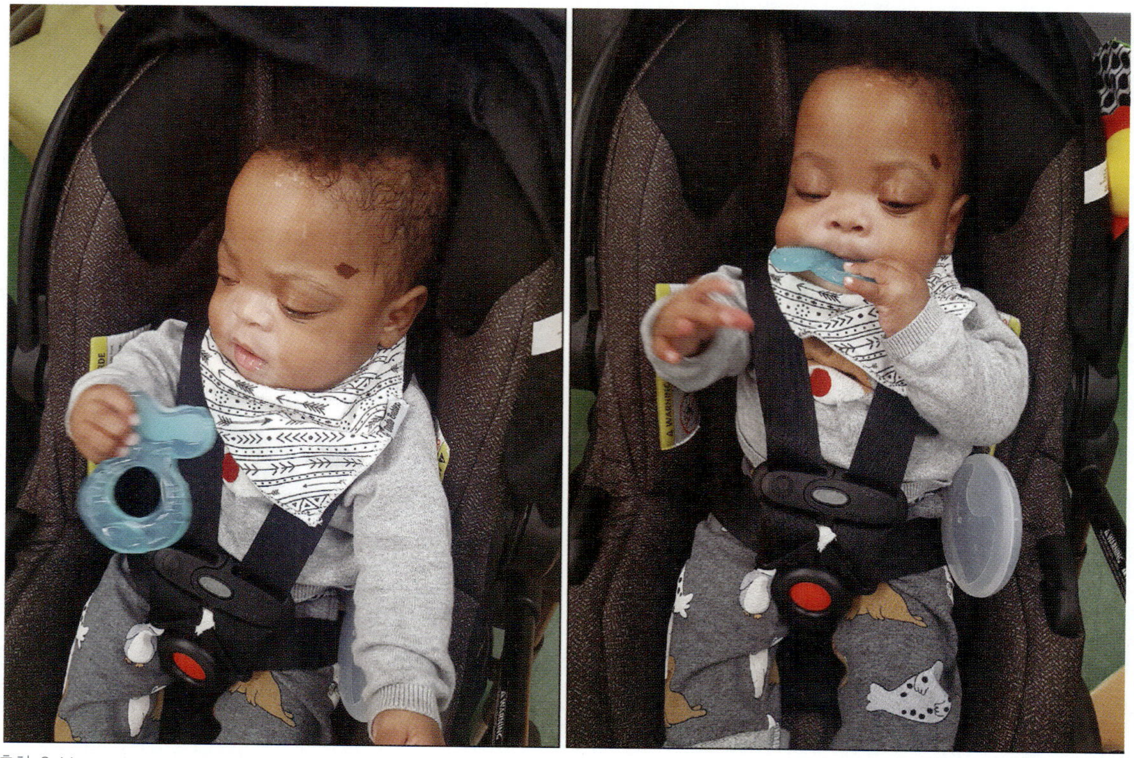

출처: S. Marcus. Used with permission.

각 입력을 더 잘 견뎌낼 수 있다. 치료사가 아동에게 비영양적 자극을 제공했을 때 감각 입력이 강렬하며 예측 불가능하여 아동이 통제되지 않을 수 있다. 입 앞쪽에 액체를 몇 방울 떨어트려 주거나 소량의 퓌레를 숟가락으로 제공하면 덜 강렬한 감각 경험을 할 수 있고, 아동이 음식덩어리를 입 안으로 옮길지 여부를 적극적으로 선택하여 통제하는 경험을 하게 된다.

③ 적절한 시작점을 찾기(Find a place to start)

아동이 잘 참을 수 있는 것을 출발점으로 찾아본다. 아동에 따라 물을 몇 방울 흘려주거나 부드러운 퓌레를 숟가락이나 약병으로 제공하는 것이 허용될 수 있다. 감각 문제가 있는 영유아는 종종 숟가락 또는 부드러운 약병으로 제공되는 액체를 젖병 젖꼭지로 제공받는 것보다 더 잘 견뎌낼 수 있다. 이는 젖꼭지의 경우 일부 아동이 견디기 어려운 예측 불가능하고 강렬한 감각 입력을 제공하기 때문이다. 또한 젖꼭지는 혀의 뒷부분까지 닿기 때문에 구역질 반사가 유도될 가능성이 더 높다.

게다가 감각 문제가 있는 영유아는 일반적으로 퓌레보다 액체를, 걸쭉한 퓌레보다 묽은 퓌레를, 그리고 덩어리진 퓌레보다 부드러운 퓌레를 더 잘 견딜 수 있다. 위장 문제나 심각한 감각 문제가 있는 아동들은 보통 물을 가장 잘 마시며 그 외에 다른 종류의 액체에 대해서는 거부하는 모습을 보인다. 이것을 염두에 두고 아동이 가장 잘 견딜 수 있고 편안하게 받아들일 수 있는 시작점이 될만한 것을 찾아보도록 한다.

④ 한 번에 하나씩 변화를 제공하기(Make only one change at a time)

한 번에 하나의 변화만 적용하도록 한다. 예를 들어, 유아가 젖병이나 모유 수유는 잘 견디지만 숟가락으로 퓌레를 제공했을 때 구역질이 일어난다면, 조제분유나 모유를 숟가락으로 제공하기 시작함으로써 아동이 숟가락에 편안해지도록 한다(제공하는 음식의 맛과 농도는 그대로 유지한 채로). 그리고 난 후 숟가락으로 제공하는 음식의 종류를 변경한다.

⑤ 놀이를 통해 새롭고, 도전이 되는 음식을 접할 수 있도록 하기(Introduce new, challenging foods through play)

아동이 새로운 음식을 맛보고, 물고, 씹기 전에 음식이 가진 후각, 시각, 촉각적 특성에 노출될 수 있도록 놀이를 통해 제공한다(Miller & Maybee, 2020a).

⑥ 점진적인 맛, 점도, 질감의 변화를 제공하기(Make gradual changes to taste, viscosity, and texture)

새로운 맛과 점도, 질감을 단계적으로 접할 수 있도록 한다.

㉠ 다양한 맛에 편안해지도록 하기(Increase comfort with different tastes): 오로지 숟가락으로 제공되는 물만 견딜 수 있는 영유아에게 물에 주스나 우유를 몇 방울 첨가하여 단계적으로 다른 맛에 대해 편안해 지도록 한다. 물에 새로운 풍미를 가진 얼음 조각을 띄워 얼음이 녹으면서 점차 맛이 물에 섞이도록 할 수 있다(Morris & Klein, 2000).

㉡ 질감을 서서히 추가하기(Add texture gradually): 만약 아동이 묽은 액체만 견딜 수 있다면, 점진적으로 부드러운 퓌레를 액체에 추가하며 아동이 퓌레를 참아낼 수 있을 때까지 천천히 액체의 농도를 높여 나간다.

㉢ 덩어리가 없는 질감을 접하게 하기(Introduce texture without lump): 일단 아동이 부드럽고 꽤 걸쭉한 퓌레(예; 요거트, 사과 소스)를 견딜 수 있게 되면, 퓌레에 질감을 섞어 접하게 하기기 시작한다. Palmer와 Heyman(1993)은 퓌레에 질감을 높이기 위해 밀 배아를 첨가할 것을 추천하였다. 밀 배아는 음식의 점도를 높이고, 입자를 "거칠게(grainy)" 만들며 구역질 반사를 둔감화 하는데 도움을 준다. 통밀 쿠키 부스러

기, 갈은 아마씨, 빵 부스러기 같은 음식들도 부드러운 퓌레에 섞어 아동이 너무 놀라지 않는 선에서 질감을 추가하여 제공해 줄 수 있다.

㉣ **친숙한 음식과 함께 새로운 음식을 접하게 하기**(Introduce new foods in combination with familiar foods): Morris와 Klein(2000)은 새로운 음식과 친숙한 음식을 한 그릇에 담아 제공하는 한 그릇 식사법(Around the bowl)을 제안하였다. 친숙한 음식에 새로운 음식을 아주 소량씩 추가하여 새로운 음식의 양을 식사 과정에 따라 천천히 증가한다(Morris & Klein, 2000).

㉤ **잘 분해되는 고형식을 접하게 하기**(Introduce dissolvable solids): 부드러운 퓌레를 잘 견디는 아동들은 보통 침과 섞이면 금새 부드러워지고, 잘 분해되는 고형식을 받아들일 준비가 되어 있다. 구강 가쪽으로 분해되는 고형식을 주는 것은 혀 위 정중앙에 고형식을 주는 것보다 구역질이 유발될 가능성이 낮기 때문에 도움이 될 수 있다. 분해되는데 더 오랜 시간이 걸리는 고형식은 아동에게 구강 가쪽에 음식물을 두고 유지할 수 있도록 하여 더 많은 통제를 경험시켜 줄 수 있다.

㉥ **다른 고형식으로 전환하기**(Transition to other solids): 아동이 분해되는 고형식을 다룰 수 있게 되면, 부드러운 고형식을 도전해 볼 수 있으며, 결과적으로 단단하거나 바삭바삭한 고형식으로도 전환할 수 있다.

맛, 점도, 질감에 대한 점진적인 변화가 일어나는 만큼 아동의 반응을 관찰하고 섭식 경험이 불쾌해지지 않는 수준에서 아동이 견딜 수 있는 한 빠른 변화를 만들어내는 것이 중요하다. 아동들은 고형식을 잘 먹기 전에 구강과 인두에서 질감들을 잘 견뎌낼 수 있어야 한다. 왜냐하면 비록 아동이 아주 좋은 씹기 기술을 가지고 있더라도, 대부분의 고형식들은 삼켜질 때 완전하게 부드러워지지 않기 때문이다.

⑦ 덩어리진 퓌레와 혼합된-질감 음식을 피하기(Avoid lumpy purees and mixed-texture foods)

과일 조각이 들어간 요거트와 같이 덩어리진 퓌레나 혼합된 질감의 음식들은 감각 문제들을 잘 견뎌내지 못하는 아동들이 가장 어려운 음식이다. 예측하지 못한 갑작스러운 덩어리는 종종 구강 감각 과민을 보이는 아동들이 구역질을 하게 되는 원인이 된다. 구강 감각 저하가 있는 아동들은 덩어리를 알아차리지 못하고 큰 조각을 씹지 않고 그대로 삼킬 수 있는데, 이는 아동에게 크기와 상관없이 모든 음식을 씹지 않고 그대로 삼켜도 된다고 학습될 수 있다. 큰 음식덩어리를 그대로 삼키는 것은 질식의 원인이 될 수 있다.

많은 부모들은 고형식을 먹기 전에 혼합된 질감 음식이나 덩어리진 퓌레를 섭취할 수 있어야 한다고 생각한다. 덩어리진 퓌레를 경험하는 것은 아동에게 씹기 기술을 가르치는데 도움이 되기는 하지만, 덩어리진 퓌레를 건너뛰고 잘 분해되는 부드러운 고형식으로 씹는 것을 배우는 것 또한 가능하다. 다양한 단계의 퓌레 질감에 대해 완전히 익히지 않아도 아동들은 씹어서 먹는 음식에 대한 준비를 할 수 있다(Arvedson, 2000). 실제로 감각 문제가 있는 아동들은 혼합된 질감과 덩어리진 퓌레를 가장 어려워하며, 보다 조심스럽게 감각이 입력되고 구강 뒤쪽과 인두에 음식이 닿을 때쯤 부드럽게 변하는 분해되는 고형식을 사용하는 것이 더 나을 수 있다. 감각 문제가 있는 아동들은 덩어리진 퓌레와 혼합된 질감의 음식을 피할 수 있지만, 액체와 부드러운 퓌레, 고형식 등을 통해 균형 있고 연령에 적절한 음식을 섭취할 수 있다.

⑧ 액체와 음식의 감각 입력을 증가시키기(Increase the sensory input of liquids and foods)

구강 감각 과민이 있는 일부의 아동들은 감각 입력이 증가된 음식을 더 잘 섭취한다. 아동에게 차갑거나 탄산이 섞이거나(연령에 적절하다면), 또는 강한 맛이 나는 액체 음료를 제공하고 차갑게 식힌 퓌레에 향신료나 양념을 추가하면 감각 입력이 증가된다. 강한 맛의 고형식(예; 짜고, 맵고, 신 음식)과 바삭한 고형식(예; 감자칩, 크래커)을 선택하는 것 또한 감각 입력을 증가시킬 수 있다

⑨ 식사 시작 전이나 간식 시간에 도전이 될 수 있는 음식을 접하게 하기(Introduce challenging foods at the beginning of the meal or at snack time)

부모들은 때때로 아동들에게 도전적인 음식을 제공하기를 꺼린다. 왜냐하면 이러한 음식들은 구역질과 구토를 유발할 수 있기 때문이다. 아동을 먹이는데 오랜 시간을 소비한 부모는 식사 시간이 끝난 후 아동이 먹은 음식 모두를 토해내는 것을 보면 좌절감을 느낄 수 있다. 그러나 아동이 입으로 도전적인 음식을 먹어보는 경험을 하지 않는 한 구역질 반사의 민감도는 줄어들지 않을 것이다. 구역질이 구토와 음식 섭취량 감소로 이어지지 않기 위해 식사가 시작될 때 도전적인 음식을 접하게 하는 것이 도움이 된다. 또한 간식 시간은 적절한 열량 섭취를 보장해야 한다는 압박감이 적고, 보통 간식 시간에 섭취하는 양이 많지 않기 때문에 구토할 가능성이 낮아 도전적인 음식을 시도해보기에 좋은 기회가 된다.

⑩ 아동이 조절할 수 있는 기회 제공하기(Give the child control)

감각 문제가 있는 영유아는 구강 감각 입력의 시기와 양을 조절할 수 있을 때 더 나은 반응을 보인다(Morris & Klein, 2000). 다음을 통해 영유아가 섭식 중 통제할 수 있도록 기회를 주는 것이 도움이 된다.

㉠ 아동의 언어적, 비언어적 의사소통에 주의를 기울이기(Pay attention to the child's verbal and nonverbal communication): 아동이 먹을 준비가 되지 않았거나 제공되는 새로운 맛이나 질감을 견딜 수 없음이 분명히 나타나는 경우 섭식을 강요하지 않는다(그림 5.8 참조).

㉡ 아동이 음식이나 액체를 입으로 가져오도록 하기(Allow the child to bring the food or liquid into the mouth): 숟가락으로 음식을 제공하는 동안 영유아가 음식이나 액체를 입으로 빨아 들일 때까지 기다리며 숟가락을 평평하게 잡고 윗입술 또는 아랫입술에 대고 유지한다. 이 전략은 아동이 음식이나 액체를 섭취하는 양과

그림 5.8. 음식을 먹을 준비가 되지 않았음을 가리키는 비언어적 의사소통과(a), 음식을 받아들일 준비가 되어 있는 상태(b)

(a) (b)

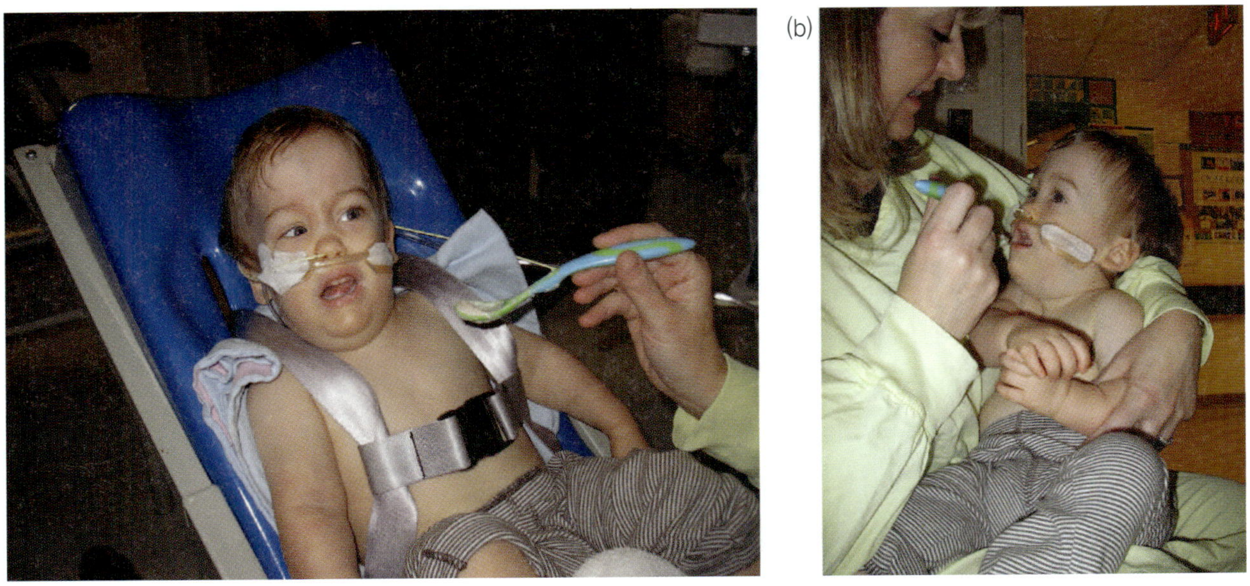

출처: S. Breton. Used with permission.

속도를 조절할 수 있게 해준다.

ⓒ **아동이 음식덩어리 이동을 조절할 수 있는 자세를 취하도록 돕기**(Use positioning to assist the child in controlling bolus transport): (특히 액체나 묽은 퓌레를 먹일 때)영유아의 몸을 바로 세워 중력으로 인해 음식덩어리가 구강인두로 빠르게 떨어지는 것 대신 아동 스스로 음식덩어리 이동을 조절해 볼 수 있도록 한다.

ⓔ **구강 가쪽에 음식물을 두기**(Place food in the side of the mouth): 음식물이 혀 표면에 있을 때보다 볼 안쪽에 위치해 있을 때 구역질이 유발될 가능성이 낮다. 이때 아동은 혀 표면으로 음식덩어리를 가져올지 여부와 시기를 조절할 수 있다.

ⓜ **가능하면 스스로 먹기를 허용하기**(Allow self-feeding if the child is able to do this): 만약 아동이 치발기를 구강으로 탐색하며 놀 수 있다면 치발기에 액체, 퓌레, 또는 음식 부스러기를 묻혀 구강 내에 새로운 맛과 질감을 아동 스스로 접할 수 있도록 하고 조절해 볼 수 있도록 한다(사례연구 5.1 참조). 듀오 숟가락(Duo spoon), 추미 숟가락(ChooMe spoon), 냠냠 숟가락(NumNum spoon)(그림 5.9–5.11 참조)과 같은 부드러운 숟가락들은 퓌레가 숟가락에 달라붙기 때문에 아동에게 숟가락을 이용한 먹기를 접하게 할 때 사용될 수 있다. 또한 이 숟가락들은 부드럽기 때문에 스스로 먹기를 연습하는 동안 아동이 다칠 염려가 없다. 아동이 숟가락을 너무 깊숙이 넣지 않도록 만든 숟가락들 또한 스스로 먹기를 연습할 때 도움이 될 수 있다(그림 5.12 참조).

ⓑ **음식을 뱉는 것을 허용하기**(Allow spitting): 음식을 입에 넣거나 특정 음식을 삼키기를 두려워하는 아동에게 음식을 뱉을 수 있도록 허용하고 아동에게 이 상황을 어떻게 해결할지 가르치는 것은 도움이 된다. 만약 아동이 극도로 불쾌해하는 경우 억지로 음식물을 삼키는 것이 아니라 입 안에 있는 음식을 없앨 수 있다는 것을 안다면, 아동은 새로운 음식을 시도하면서 오는 위험을 감수할 가능성이 더 높다.

그림 5.9. 듀오 숟가락(DuoSPOON®)

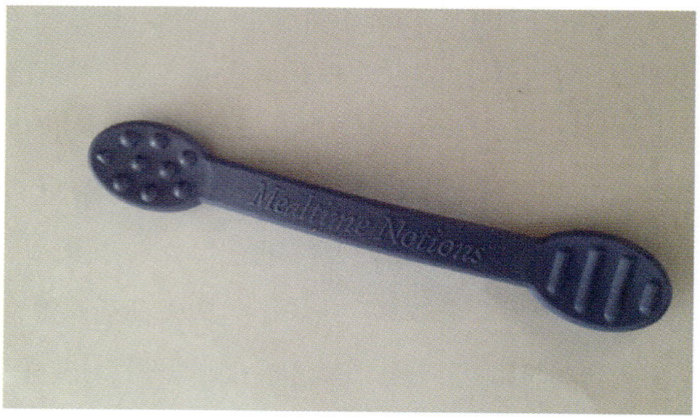

출처: S. Marcus. Used with permission.

그림 5.10. 냠냠 숟가락(NumNum®)으로 구강 탐색 중인 영유아

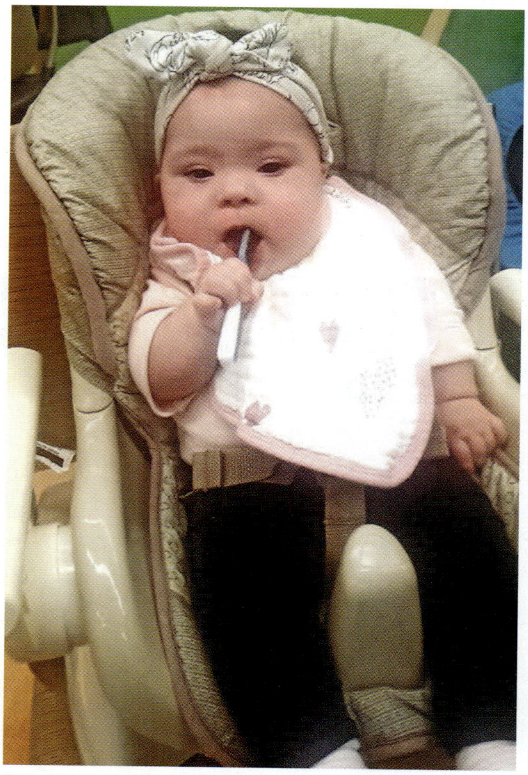

출처: S. Marcus. Used with permission.

그림 5.11. 추미 숟가락(ChooMee® spoon)을 이용하여 스스로 먹기

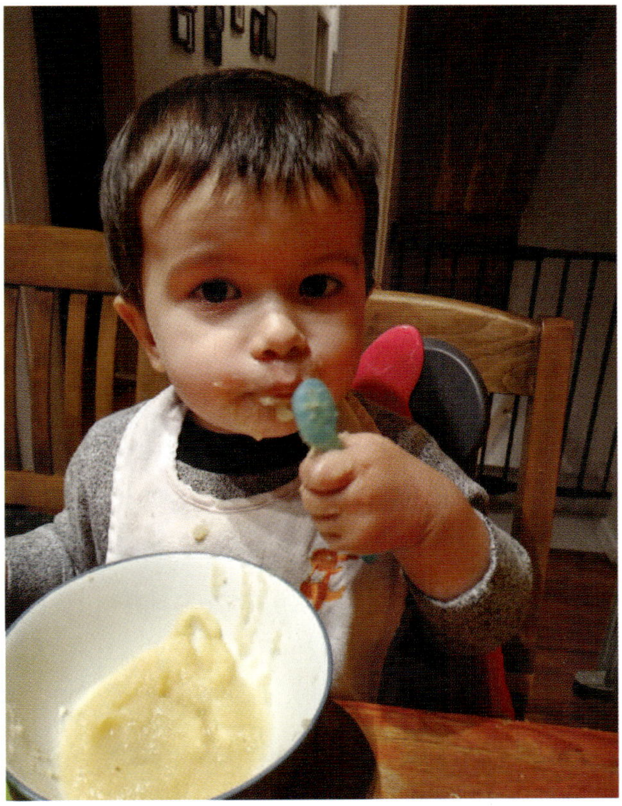

출처: S. Spence. Used with permission.

그림 5.12. 거버사의 영유아용 숟가락(Gerber Lil Dippers®)

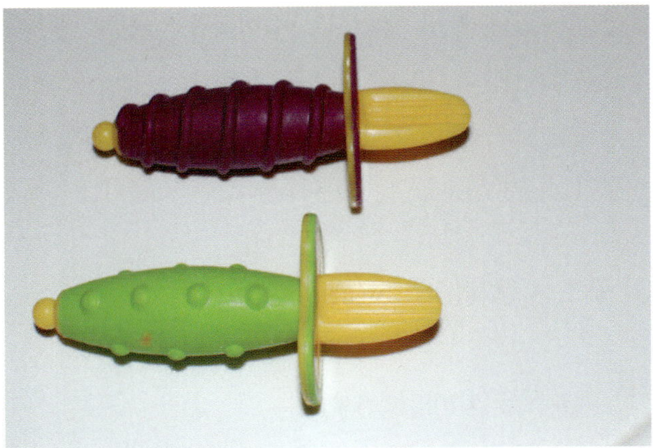

출처: A. Hofmann. Used with permission.

⑪ 보호자가 구역질과 질식의 차이에 대해 이해하도록 돕기(Help caregivers understand the difference between gagging and choking)

일부 부모나 보호자들은 구역질을 질식으로 오인하기 때문에 아동에게 새로운 음식을 시도하면서 아동이 구역질을 하는 상황이 오는 것을 두려워하게 된다. 이런 경험을 하고 난 후 몇몇의 부모는 아동이 구역질 없이 견딜 수 있는 음식으로 다시 돌아가기도 하고 아동이 좀 더 준비가 되었을 때 다시 시도해보는 것으로 계획을 바꾸기도 한다. 불행하게도 구강 감각 과민을 보이는 아동들은 시간이 흐르는 것만으로는 나아지지 않는다. 구강 민감도가 저하되기 위해서는 아동의 구강과 인두에 다양한 음식 점도와 질감을 경험시키고 익숙해지게 해야 한다.

구역질과 질식은 같지 않다는 것을 보호자가 이해하도록 돕는 것이 중요하다. **구역질 반사(Gag reflex)**는 인두 및 물렁 입천장뿐만 아니라 혀에 대한 자극과 함께 발생하는 보호 반응이다(Scarborough & Isaacson, 2006). 구역질 반사는 정상적인 삼킴이 일어날 때를 제외하고 구강 내용물이 인두에 도달하지 않게 방지하며 질식을 예방하는데 도움이 된다(Bensard & Beauchamp, 2012). 구역질은 기도가 포함되지 않는 감각 반응이므로 질식과 달리 위험하지 않다. 만약 보호자들이 구역질이 위험하지 않다는 것을 이해한다면, 구역질 반응에 적절하게 대응하고 구역질이 나타남에도 불구하고 지속적으로 도전적인 음식을 시도하는 것이 조금 더 쉬워질 것이다.

⑫ 보호자에게 구역질에 대한 적절한 대처를 교육하기(Teach caregivers to respond appropriately to gagging)

구역질은 아동들에게 무서운 경험이 될 수 있다. 만약 보호자가 아동의 구역질에 대해 두려워하는 반응을 보인다면, 이는 아동이 겪을 수 있는 두려움과 공포를 강화시킨다. 때문에 보호자에게 아동의 구역질이 발생했을 때 침착함을 유지하며 아동을 안심시키도록 교육한다. 부정적인 섭식 경험이 있는 아동들은 의사소통의 방법으로 구역질을 사용하는 법을 학습했을 가능성도 있다(Morris & Klein, 2000). 아동이 식사 도중 울거나 고개를 돌리는 것에 대해 무시하는 것

으로 대응하던 보호자들도 아동이 구역질을 하면 식사를 멈추곤 한다. 이에 아동은 구역질하는 것이 식사를 중단하기 위한 효과적인 방법임을 빠르게 학습한다. 만약 아동이 구강 섭식 중 구역질을 한다면, 최소한 한번 정도 다시 음식을 제공하여 구역질이 식사를 끝내기 위한 방법이 아니라는 것을 배울 수 있도록 알려주어야 한다. 만약 아동이 식사를 끝내는 수단으로 구역질을 사용하는 법을 배웠다면, 보호자는 구역질을 가능한 한 무시하며 특정 행동이 주의를 끄는데 효과적이지 않다는 것을 아동에게 교육해야 한다.

⑬ 구역질을 최소화하기 위해 주의를 분산시키기(Use distraction to minimize gagging)

Palmer와 Heyman(1993)은 아동의 주의를 분산시키고 구역질 반사의 강도를 줄이기 위해 "식사 시간 장난감 가방(mealtime toy bag)" 사용하기를 권고하였다. 비록 많은 전문가들이 식사 시간 동안 장난감 사용을 권고하지 않지만, 구강 방어가 심하고 과민한 구역질 반사를 보이는 아동들은 때때로 산만함을 이용하여 강한 구강 내 감각 자극을 견딜 수 있다(Palmer & Heyman, 1993). Morris와 Klein(2000)은 아동의 주의를 구역질로부터 환기시키고 스스로 구역질을 조절해보는 기회를 제공하기 위해 노래 부르기나 장난감 보여주기와 같이 놀이감을 이용하여 볼 것을 제안하였다. 그러나 이 방법은 먹기를 거부하는 아동에게는 추천되어지지 않는다(자세한 내용은 8장 "섭식 혐오와 경관 섭식에서 구강 섭식으로의 전환"을 참조).

⑭ 음식 종류를 확장하기 위해 음식 체계를 이용하기(Use food chaining to expand repertoire)

극단적인 선택적 음식 섭취를 보이는 아동들은 음식 체계라는 치료 접근법을 이용하여 먹고자 하는 음식의 종류를 확장시키는데 도움을 받을 수 있다. **음식 체계**(Food chaining)는 아동이 기존에 받아들인 음식과 먹기로 결정한 새로운 음식간의 유사한 특징(예; 맛, 질감, 온도)을 강조함으로써 음식 종류를 확장하도록 설계된 체계적인 치료 방법이다(Fishbein et al., 2006). 음식 체계의 시작은 아동이 흔쾌히 받아들이고 안정적으로 먹는 것이 허용된 음식에서부터 시작한다. 목표가 되는 음식은 치료사, 부모 또는 아동이 정한다(Fishbein et al., 2006). 아동이 현재 섭취하고 있는 음식과 동일한 특징(예; 맛, 질감, 색)을 가진 음식 목록이 음식 체계가 된다(Frake et al., 2007). 비슷하지만 정확히 똑같지는 않은 음식에 아동을 노출시키는 것은 아동이 점진적이고 위협적이지 않은 방식으로 새로운 음식을 받아들이도록 하는데 효과적인 방법이다.

⑮ 씹기 기술을 교육하기(Teach chewing skills)

질감이 있거나 덩어리진 퓌레를 경험해보지 못한 아동들은 씹는 방법을 배우지 못하게 된다. 씹기 기술의 발달에는 결정적인 나이가 있는 것으로 보이며, 이와 관련된 연구에 따르면 만약 아동이 생후 9개월까지 덩어리지고 질감이 있는 퓌레를 경험하지 못한다면, 씹기를 배우는 것이 어려울 것이라고 말한다(Coulthard et al., 2009). 이 아동들은 씹는 방법을 교육해야 한다. 씹기 기술을 교육하는 방법에 대한 자세한 내용은 "씹기가 발달되지 않았거나 미성숙한 씹기 기술" 부분을 참조한다.

3) 구조적 문제(Structural Issues)

(1) 혀유착증(Tongue-tie)

설소대 단축증으로 알려져 있는 **혀유착증**(Tongue-tie)은 혀의 움직임을 제한하는 비정상적으로 짧고 굵거나 꽉 조이는 설소대를 수반하는 선천적 이상이다. 젖병 수유나 모유 수유에 혀유착증이 미치는 영향은 문헌에서 광범위하게 연구되고 논의되어 왔다(자세한 내용은 4장 "모유 수유 또는 젖병 수유의 어려움"을 참조). 고형식 섭취에 혀유착증이 미치는 영향은 덜 알려져 있으며 최근에야 문헌에 보고되었다. 연구결과, 혀유착증은 음식물의 느린 구강 내 이동, 질식, 구역질, 음식물의 유출, 먹는 것에 대한 좌절, 선택적 식단 등 고형식의 섭식 문제와 관련이 있는 것으로 밝혀졌다(Baxter & Hughes, 2018; Baxter et al., 2020). 이 모든 문제들은 적절한 설소대 수술을 통해 해결되었다고 한다(Baxter & Hughes, 2018; Baxter et al., 2020). 최근 생후 21개월 된 혀유착증을 가진 유아의 사례 연구에서는 혀 기저부의 움직임 손상, 부족한 압력 생성, 흡인을 유발할 수 있는 인두의 분산된 잔여물 등을 포함한 중요한 인두 단계 삼킴 문제를 보고하였고, 이는 설소대 수술로 해결되었다(Brooks et al., 2020). 구강-운동 문제나 인두 단계 삼킴 문제(특히 부족한 인두 비움 능력)가 있는 아동들 중 다른 신경학적 문제나 발달 문제로 설명할 수 없는 섭식 문제를 가진 경우 더욱더 혀유착증의 유무에 대한 평가를 실시해야 한다.

(2) 입천장 갈림증 또는 입술 및 입천장 갈림증 (Cleft palate or cleft lip and palate)

입천장 갈림증(Cleft papte)이 있는 영유아는 구강과 비강 사이에 구멍을 만드는 단단 입천장과 물렁 입천장에 갈림증을 가지고 태어난다. 만약 그 갈라진 틈이 메워지지 않았다면 먹는 동안 음식물이 코로 빠져나갈 수 있다. 그렇기 때문에 고형식을 시작하면 코 역류와 음식물이 흘러내리는 것이 흔히 발생한다. 영유아가 갈라진 입천장을 지나 음식물을 옮기는 법을 학습하기 위한 연습이 필요하다. 산도가 높거나 매운 음식은 비강에 자극을 줄 수 있으며, 영유아가 이러한 종류의 음식 때문에 불쾌해 할 경우 제공하는 것을 피해야 한다. 코로의 역류에도 불구하고 영유아가 고형식을 섭취하는데 필요한 구강-운동 기술을 발달시킬 수 있도록 연령에 적합한 시기에 고형식을 제공하는 것이 권고되어진다(자세한 내용은 11장 "구조적 결함: 제1부"의 머리얼굴 이상 부분을 참조).

4) 인두 단계 삼킴 문제(Pharyngeal Phase Swallowing Issues)

인두로 음식덩어리를 효율적으로 이동시키는 것에 영향을 미치는 삼킴 장애가 있는 아동들은 퓌레나 고형식으로 전환하는 것이 어려울 수 있다. 인두로 음식덩어리를 깨끗하게 내보내지 못하고, 음식 잔여물이 삼킴 이후에도 인두에 남아있게 되면, 이것이 기도가 열렸을 때 들어가 흡인이 될 수 있다. 이러한 문제를 가진 아동들은 일반적으로 걸쭉한 점도의 음식이 액체나 묽은 퓌레에 비해 인두에서 깨끗하게 비워내기 어렵기 때문에 섭취하기가 더 어려울 수 있다. 아동들은 삼킴 이후에 젖은 숨소리가 나거나 기침을 할 수 있고, 반복된 삼킴을 통해 인두에 남은 잔여물을 깨끗하게 삼켜내기도 한다. 이런 경우 비디오 투시 삼킴 검사를 통해 아동의 삼킴 기능과 중재 전략을 전반적으로 평가할 필요가 있다(자세한 내용은 6장을 참조).

(1) 구조적 문제를 위한 중재 방법(Intervention for structural issues)

① 음식의 질감과 점도를 수정하기(Modify texture or viscosity of food)

음식의 질감과 점도를 수정해주는 것을 통해 인두 비움을 촉진할 수 있다. 수정 방법에는 다음과 같은 내용을 포함할 수 있다.

㉠ 아동에게 일반적으로 인두에서 쉽게 제거될 수 있는 액체나 묽은 퓌레와 같이 묽은 질감의 음식을 제공하고(Logemann, 1998; Wolf & Glass, 1992),

㉡ 끈적한 음식(예; 으깬 감자)보다 인두를 통과하기 쉬운 미끌거리는 음식(예; 요거트, 푸딩)을 제공한다.

② 천천히 먹이기(Feed slowly)

인두를 지나는 음식덩어리를 깨끗하게 삼키기 위해 여러 번 삼킬 수 있도록 아동에게 천천히 음식을 제공한다(Legemann, 1998).

③ 마른 삼킴을 촉진하기(Encourage dry swallows, i.e., swallows without food)

삼킴을 촉진하기 위해 노리개 젖꼭지를 제공하여 마른 삼킴(음식물 없이 삼키는 것)을 유도하거나(Brooks et al., 2020), 만약 아동이 지시 따르기가 가능하다면 삼킴을 할 수 있도록 언어적 지시를 제공한다. 또는 손가락을 혀 뿌리 부분에 두고 위쪽 방향으로 밀어 혀를 올리고 삼킴을 촉진할 수 있다. 또한 빈 숟가락을 윗입술에 대고 기울이는 것은 아동의 빨기를 촉진해 마른 삼킴을 유도할 수 있다.

④ 잔여물을 제거하기 위해 묽은 음식덩어리를 제공하기(Offer a thinner bolus to clear residue)

아동이 묽은 점도를 안전하게 삼킬 수 있다면 인두 내 음식 잔여물을 깨끗하게 제거하기 위해 걸쭉한 음식덩어리를 삼킨 후에 액체나 묽은 퓌레와 같은 묽은 음식덩어리를 제공한다(Wofl & Glass, 1992).

⑤ 자세를 수정하기(Modify positioning)

아동의 식사 자세를 수정하는 것은 인두 비움을 촉진하고 흡인의 위험성을 낮출 수 있다. 자세 수정은 다음과 같은 내용을 포함할 수 있다.

㉠ 목 굽힘(Neck flexion): 이 자세는 혀 뿌리 부분이 인두벽에 더 가깝게 이동되기 때문에 혀 뿌리 부분의 수축을 증진하는데 도움이 된다(Logemann, 1998). 또한 후두가 약간 위로 움직이도록 만들기 때문에 삼킴을 하는 동안 후두가 이동하는데 필요한 거리를 감소시켜 후두 상승을 증가시킬 수 있다(Wolf & Glass, 1992). 향상된 후두 상승은 상부 식도 조임근의 개방을 돕는다(logemann, 1998).

㉡ 바로 세운 자세(An upright position): 이 자세는 뒤로 기댄 자세에 비해 중력의 영향을 받아 삼킴 시 인두를 지나는 음식덩어리를 제거하는 것을 돕는다.

㉢ 뒤로 기댄 자세(A reclined position): 이 자세는 만약 인두벽 또는 부비동에 잔여물이 있는 경우 중력으로 인해 잔여물이 기도 근처로 가지 않도록 도와주기 때문에 흡인의 위험을 줄이는데 도움이 될 수 있다(Gonzelez-Fernandez et al., 2009; Logemann, 1998).

5) 식도 단계 삼킴 문제(Esophageal Phase Swallowing Issues)

식도에 문제가 있는 아동들은 운동 장애나 식도 협착으로 인해 식도에서 음식물을 깨끗히 제거하는 것에 어려움을 겪을 수 있다. 이 아동들은 액체보다 고형식을 삼키기가 더 어려울 것이며, 식도의 협착이나 운동 저하가 있을 경우 걸쭉한 질감의 음식덩어리가 식도에 걸리거나 매우 느리게 움직일 수도 있다. 젖은 숨소리나 젖은 목소리, 기침과 같은 일반적인 인두 삼킴 문제나 흡인의 징후들이 식도 단계에서는 이미 인두를 지나 음식덩어리가 식도까지 이동을 했기 때문에 식도 단계 삼킴 문제가 있는 아동들에게서는 관찰이 되지 않을 수 있다. 예외로는, 만약 식도 문제로 인해 음식이나 액체가 식도에 쌓여 인두를 통과하는 음식덩어리의 움직임이 느려지거나 식도에서 인두로 역류하는 결과를 초래하는 경우이다.

식도를 통과하는 음식덩어리의 이동에 영향을 미치는 상황들은 다음과 같을 수 있다.

(1) 호산구 증가성 식도염(Eosinophilic esophagitis): 호산구 증가성 식도염(Eosinophilic esophagitis-EoE)은 식도 점막에 염증이 생기는 것으로, 호산구 증가성 식도염을 가진 많은 환자들이 어떤 종류의 음식알레르기를 가지고 있다는 연구결과(Dauer et al., 2005)를 미루어 보아 알레르기 병인으로 인한 것으로 여겨지고 있다(Pentiuk et al, 2007). 호산구 증가성 식도염을 가진 영유아는 구토와 섭식 거부 등

위 식도 역류 질환과 유사한 증상을 보이는 경우가 많지만 역류 치료법에는 반응하지 않는다(Pentiuk et al., 2007). 호산구 증가성 식도염 환자는 고형식을 삼키는데 어려움을 겪는 경우가 많으며 고형식이 식도에 걸려본 경험을 가지고 있을 수 있다(Dauer et al., 2005). 이러한 고형식 삼킴 장애는 식도염에 의한 식도 운동장애에 기인한다(Boyer, 2010).

(2) **식도폐쇄증과 기관식도 누출관(Esophageal atresia and tracheoesophageal fistula)**: **식도폐쇄증(Esophageal atresia-EA)**은 식도가 위와 연결되지 못하고 조기에 닫히는 질환이다(Miller, Cohen, & Willging, 2020a). **기관식도 누출관(Tracheoesophageal fistula-TEF)**은 식도와 기관 사이의 비정상적인 연결로, 일반적으로 식도폐쇄증과 함께 발생한다. 식도와 기도 사이의 연결을 닫고 식도 끝을 연결해 인두에서 위까지 연속적인 식도 내강을 확립하는 외과적 수술이 필요하다(Miller, Cohen, & Willging, 2020a). 식도 운동 장애는 식도폐쇄증을 가진 아동에게 흔하다(Sanghavi & Rosen, 2018). 수술 부위의 협착이나 좁아지는 것 또한 자주 관찰되며, 액체와 고형식의 삼킴에 영향을 미칠 수 있지만, 보통 액체보다 걸쭉한 퓌레나 고형식을 삼킬 때 문제가 더 두드러지는 경향을 보인다(Sanghavi & Rosen, 2018)(식도폐쇄증과 기관식도 누출관에 대한 더 자세한 내용은 11장을 참조).

(3) **식도의 외부적인 압박(External compression of the esophagus)**: 식도를 둘러싸고 압박 또는 폐색을 일으키는 이상 혈관들이 간혹 존재하며(Miller, Cohen, & Willging, 2020a), 특히 이는 고형식 삼킴에 영향을 미칠 수 있다. 식도가 부분적으로 폐색된 환자는 삼키는 동안 불편감을 느낄 수 있고, 고형식 거부 또는 구토, 부드러운 음식과 액체만 섭취하려는 선호도를 보일 수 있다(Miller, Cohen, & Willging, 2020a).

식도 문제로 인한 삼킴 장애를 보이는 경우 소화기내과 전문의, 일반외과 전문의 또는 의료 전문가에게 진단 및 치료를 의뢰해야 한다.

2. 컵으로 마시기 전환의 어려움 DIFFICULTY TRANSITIONING TO CUP DRINKING

운동 장애가 있는 아동들에게 조화롭고 효율적인 컵으로 마시기는 도전이 될 수 있다. 컵을 유지하고 입술과 혀의 정교한 움직임을 만들어내기 위해서는 턱의 안정성을 필요로 한다(Morris & Klein, 2000). 컵을 받치고, 입과 구강으로부터 액체를 운반하며, 입 앞에서 액체가 흘러내리는 것을 방지하기 위해서는 입술의 조절된 움직임이 필요하다. 크고 빠르게 움직이는 액체 음식덩어리를 모아 입 앞쪽으로 받아들이고(젖병-수유 시에는 구강 뒤쪽으로 음식덩어리를 받아들이는 것과 달리) 구강 뒤쪽으로 이를 옮겨 삼키기 위해서는 숙련된 혀 움직임 조절이 필요하다(자세한 내용은 2장을 참조).

1) 컵으로 마시기가 어려운 아동의 임상적 징후 (Clinical Presentation of Difficulty With Cup Drinking)

젖병-수유나 모유 수유를 하는 동안 빨기가 유발되고, 이것은 아동이 음식덩어리를 모으고 구강 뒤쪽으로 옮기는데 필요한 리듬과 유속을 만들어낸다(Morris & Klein, 2000). 액체가 컵으로 제공되면 이 빨기 리듬이 발생하지 않아 아동이 액체를 모아 음식덩어리를 만들고 삼키기 위해 뒤로 옮기는 것이 보다 어려워진다. 게다가 젖병 수유를 할 때는 컵으로 액체가 제공될 때보다 더 구강 뒤쪽으로 제공되기 때문에 컵으로 마시기를 할 때 아동은 음식덩어리를 구강 앞에서 뒤쪽으로 옮겨야만 한다.

구강-운동 조절이 손상되거나 미성숙한 아동들은 종종 컵으로 마시기 전환에 어려움을 겪을 수 있으며 다음과 같은 임상적 징후를 보일 수 있다.

(1) 입 앞쪽으로 액체가 흘러내림(Loss of liquid from the front of the mouth)

입 앞쪽으로 액체가 흘러내리는 것은 다음 중 하나 또는 그 이상에 의해 발생할 수 있다.

① 컵 주입구 주변으로 입을 다물고 유지하기가 어려움

② 턱의 안정성을 확보하지 못해 턱을 위–아래로 움직이거나 보상적인 전략(예: 컵을 깨묾)을 사용하는 모습을 보임

③ 컵을 지지하고 구강 내에 액체를 유지시키기 위한 입술 다물기가 저하되어 있음

④ 액체 음식덩어리를 모으고 구강 뒤쪽으로 옮기기 위한 혀 움직임 조절이 저하되어 있음

(2) 흡인의 징후(Signs of aspiration)

구강–운동 조절이 잘 되지 않는 아동들은 액체 음식덩어리를 모으고 이를 조절하여 구강 뒤쪽으로 보내어 삼키는 것이 어려울 수 있다. 아동은 음식덩어리를 조절할 수 없게 되고, 음식덩어리가 아동이 삼킴 시작을 준비하기 전에 인두로 조기 유출될 수 있다. 이것의 결과로 흡인이 발생할 수 있으며, 기침, 젖은 숨소리, 젖은 목소리와 같은 흡인의 임상적 징후가 관찰될 수 있다. 아동이 처음 컵으로 마시기를 연습할 때 흡인을 경험하는 일은 종종 발생하며, 이는 운동 장애가 없는 아동들 또한 마찬가지이다.

2) 컵으로 마시기가 어려운 아동을 위한 중재 방법(Interventions for Difficulty With Cup Drinking)

(1) 자세 취하기(Positioning)

아동의 목을 자연스러운 정렬에 두거나 살짝 굽힌 채 몸을 바로 세운 자세를 취한다. 이 자세는 음식덩어리를 구강에 머무르도록 하므로 중력으로 인해 인두로 음식덩어리가 떨어지는 것이 아닌 아동 스스로 조절해 뒤쪽으로 넘길 수 있도록 도와준다.

(2) 액체의 점도를 증진하기(Thickening liquids)

점도가 증진된 액체는 잘 응집되어 느리게 움직이기 때문에 묽은 액체보다 조절하기가 쉬워 구강–운동 기술이 미성숙하거나 손상된 아동들에게 도움이 될 수 있다. 점도가 증진된 액체는 아동에게 컵으로 마시기를 교육할 때 사용될 수 있으며 아동의 구강–운동 기술이 증진됨에 따라 점도를 조절해 나갈 수 있다(사례연구 5.1 및 5.2 참조). 물이나 주스에 과일 퓌레를 섞거나, 우유에 요거트를 섞는 것과 같은 방법으로 액체의 점도를 증진할 수 있으며 영유아용 곡물 분말이나 시중에 판매되는 점도 증진제 등을 이용하여 액체의 점도를 높일 수도 있다. 기본적으로 점도가 높은 진한 과일즙이나 요구르트 드링크 또한 사용될 수 있다(다양한 점도 증진 방법에 대해서는 6장을 참조).

(3) 스파우트 컵으로 마시기를 교육하기(Teaching cup drinking with a cup with spout)

스파우트 컵은 입으로 들어가는 액체의 유속을 늦추고 입술 다물기를 촉진할 수 있기 때문에 주입구가 열려있는 컵에 비해 초기에 컵으로 마시기를 연습하고 있는 아동들이 쉽게 사용할 수 있다. 스파우트 컵으로 마시기를 배우기 위한 전략은 다음과 같다.

① 자유 유출 빨대 컵을 사용하기(Use a free–flowing sippy cup)

이 종류의 빨대 컵은 컵이 기울어질 때 스파우트로 액체가 흘러나온다. 이는 아동이 스파우트를 빨도록 유도하는데 도움을 줄 수 있다. 이제 막 컵으로 마시기를 배우는 아동들에게 액체가 너무 빠르게 흐르면 아동들이 압도되고 더 이상 빨지 않고 멈출 수 있기 때문에 컵을 기울였을 때 너무 빠르지 않게 액체가 조금씩 흘러나오게 만들어진 컵 형태이다. 이런 형태의 컵의 예시로는 TOMY®컵이 있다(그림 5.13 참조).

그림 5.13. TOMY사에서 판매중인 Take and toss 컵

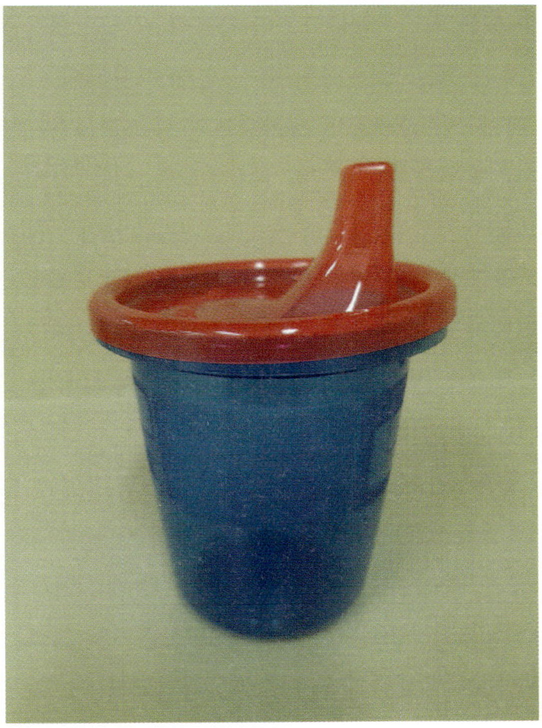

출처: S. Marcus. Used with permission.

② 흘림 방지 컵 사용하기(Use a nonspill cup)

흘림 방지 처리된 빨대 컵은 컵이 기울어져 있을 때 자유롭게 액체가 유출되지 않는다. 컵으로 마시기를 연습중인 일부 영유아는 스파우트를 빨아들일 필요가 있는지 이해하지 못하거나 액체가 추출될 만큼 강한 힘으로 빠는 것이 어려울 수 있다. 일반적으로 흘림 방지 컵은 제거할 수 있는 밸브가 있어 아동이 스파우트를 빨도록 유도할 때 이를 자유롭게 흐르도록 할 수 있다. 그러나 대부분의 흘림 방지 컵에서 밸브가 제거되면 액체가 너무 빨리 흐르게 되고 이는 아동이 제어하기 어려운 상황이 될 수 있다. 스파우트에서 나오는 액체의 유속이 너무 빠르면 아동이 기침을 하거나 스파우트를 빨지 않고 깨물어 입으로 유입되는 액체의 유속을 감소시키려고 할 수 있다. 이 경우 점도가 증진된 액체를 제공하는 것을 통해 유속을 느리게 할 수 있다. 먼저 아동이 스파우트를 빨아들이는 것을 익힌 후 밸브를 교체하고 보다 묽은 액체를 흘림 방지 컵으로 마시는 것을 수행하도록 한다.

③ 액체의 유속을 결정하기 위해 다양한 컵을 아동에게 시도해보기(Experiment with different cups to determine the flow rate of liquid)

만약 유속이 너무 빠르면 아동의 기술이 향상될 때까지 액체의 점도를 증진하여 유속을 느리게 제공해 줄 수 있다.

④ 다양한 스파우트 크기 살펴보기(Explore different spout sizes)

일부 아동들은 스파우트의 크기가 좁은 컵에서, 또 다른 아동들은 스파우트가 넓은 컵에서 입술 다물기를 보다 더 잘 수행하기도 한다.

⑤ 점도가 증진된 액체는 유속이 빠른 컵으로 제공하기(Use a fast flow-rate cup for thickened liquid)

어떤 빨대 컵은 굉장히 빠른 유속을 보이는데 이러한 컵은 안전한 삼킴에 문제가 있어 점도가 증진된 액체를 마시는 아동들에게 사용될 수 있다. 이러한 컵은 보통 부드러운 스파우트에 좁은 틈이 있어 걸쭉한 액체가 효율적으로 추출될 수 있도록 만들어져 있다.

(4) 주입구가 개방된 컵으로 마시기를 교육하기 (Teaching cup drinking with an open cup)

주입구가 개방된 컵(일반 컵)으로 마시는 것은 더 높은 수준의 구강-운동 기술을 필요로 한다. 주입구가 개방된 컵으로 마시기에 필요한 기술을 발달시키는 동안 아동이 겪을 어려움을 감소시키기 위해 다음과 같은 전략을 사용할 수 있다.

① 숟가락으로 액체를 떠 먹이는 연습부터 시작하기(Start by practicing with liquids by spoon)

숟가락으로 액체를 떠주어 마치 작은 컵처럼 사용하면 컵으로 마시기에 필요한 구강-운동 조절 기술을 발달시킬 수 있다(사례 연구 5.1과 5.2 참조). 숟

그림 5.14. 숟가락으로 액체를 떠 먹이기

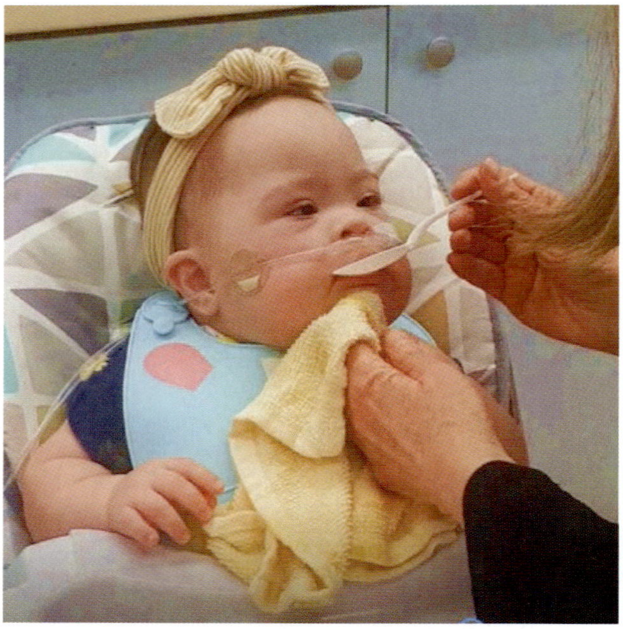

출처: S. Marcus. Used with permission.

가락이 윗입술 밑면에 부드럽게 닿도록 하고 약간 위로 기울인다(그림 5.14 참조). 이것은 아동이 입술을 다물고 액체를 구강 안쪽으로 빨아들이도록 촉진하게 된다. 만약 아동의 아랫입술이 숟가락 밑면에 충분히 닿지 않으면, 입술 다물기를 보조하기 위해 외부적인 촉진법을 사용할 수 있다(그림 5.14 참조). 숟가락을 올바른 위치에 제공하면 아동이 입술을 모으고 음식덩어리를 모아 뒤로 옮겨 삼키는 것을 돕기 위한 빨기 동작을 자극해 줄 수 있다. 음식이나 액체를 구강 내부에서 이동시켜 삼킬 때 음압을 형성해야 하는데 이때 활발한 입술 다물기가 필요하다(Manno et al., 2005). 또한 보호자는 아동의 올바른 구강-운동 움직임을 강화하고 구강-운동 기술을 증진하기 위해 퓌레를 숟가락으로 제공할 때 숟가락을 적절히 배치하는 방법(그림 5.3 참조)을 배울 수 있다(사례 연구 5.2 참조).

② 작은 컵으로 전환하기(Transition to a small cup)

유연성이 있는 작은 컵(예; 약을 먹일 때 쓰는 컵, 작은 실리콘 연습용 컵)은 액체가 아동의 입으로 흘러 들어가는 것을 도와주기 위해 액체를 짜낼 수 있다. 또한 작은 컵은 아동이 사용하는 동안 목을 자연스러운 정렬 또는 살짝 굽힌 상태로 유지할 수 있기 때문에 아동이 액체 음식덩어리를 조절하기 쉬워지므로 인두로 액체가 조기 유출되는 것을 방지할 수 있다. 숟가락과 마찬가지로 컵을 기울이면 액체가 입술 상단에 닿아 컵 가장자리에 입을 다물도록 유도하고 액체를 빨아들여 구강 내부로 들어올 수 있도록 한다(사례 연구 5.2 참조).

③ 코가 닿는 부분이 잘려진 컵으로 전환하기(Transition to a cup with a piece cut out for the nose)

코가 닿는 부분이 잘려진 작은 컵(예; Nosey 컵, 그림 5.15 참조)은 아동의 목이 젖혀지지 않고 컵을 제공하는 보호자가 컵 안의 액체를 보고 입으로 흘러 들어가는 유속을 조절할 수 있다는 점에서 도움이 될 수 있다(사례 연구 5.2 참조).

④ 투명하게 비치는 컵을 사용하기(Use a see-through cup)

투명한 플라스틱으로 만들어진 컵은 보호자가 컵 안에든 액체를 볼 수 있어 아동의 입 안으로 흘러들어가는 액체의 양을 조절하기 용이하다.

⑤ 두 개의 손잡이가 달린 컵을 사용하기(Use an open cup with two handles)

아동이 컵의 손잡이 두 개를 잡고 테이블 위에 팔꿈치를 대고 물을 마실 수 있도록 한다. 이것은 아동이 머리를 자연스러운 위치에 두고 입으로 흘러 들어가는 액체의 흐름을 제한하는데 도움이 될 수 있다.

(5) 빨대로 마시기 교육하기(Teaching straw drinking)

만약 아동이 빨대 주위에 입술을 다물 수 있고 구강 안으로 액체를 빨아들이기 위해 적절한 흡입을 할 수 있다면 빨대로 마시기 또한 좋은 선택지가 될 수 있다. 빨대

그림 5.15. 코가 닿는 부분이 잘려진 컵은 아동이 사용시 목을 뒤로 젖힐 필요가 없어 도움이 될 수 있다(a). 또한 종이컵을 잘라서 사용할 수도 있다(b).

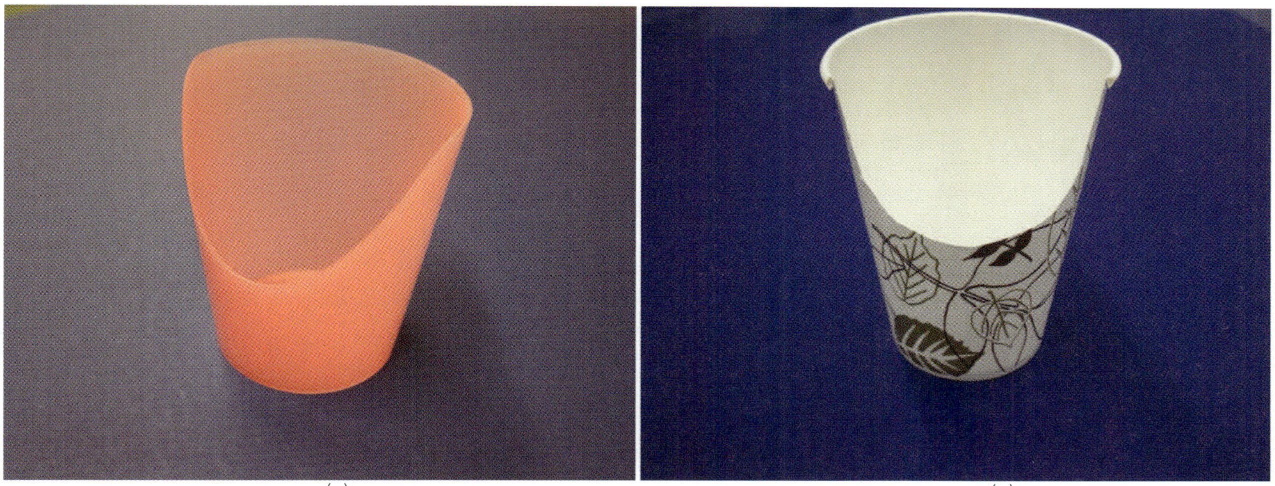

(a)　　(b)

출처: S. Breton. Used with permission.

로 마시는 동안 구강 내로 들어오는 액체의 양은 아동이 조절하기 용이하며, 주입구가 개방된 컵이나 스파우트 컵을 사용할 때보다 목의 굽힘을 유지하기가 더 쉽다.

빨대로 마시기를 교육하기 위해 다음과 같은 기술이 사용될 수 있다.

1. 이유식 파우치(그림 5.16 참조)를 이용하여 빨대 주변으로 입술을 다무는 것을 알려준다. 파우치의 스파우트 부분을 윗입술이나 아랫입술에 대고 약간의 퓌레를 짜준다. 아동이 파우치의 스파우트 주변으로 입술을 다물 때까지 잠시 기다렸다가 이유식을 조금 더 짜준다. 이 기술은 아동에게 입술을 다물고 입으로 퓌레를 빨아들이는 법을 교육하는데 도움이 된다. 한번 아동이 파우치로부터 퓌레를 빨아들이는 것이 가능해지면 파우치에 물을 섞어 조금씩 묽어지게 만들어 제공할 수 있다.
2. 빨대의 한쪽 끝을 액체가 담긴 컵에 담근 후 빨대의 다른 쪽 끝에 손가락으로 막는다. 이렇게 한 후 컵에서 빨대를 꺼내면 빨대 안에 액체가 남게 된다(부모가 빨대를 빨아 더 많은 액체가 빨대 안에 들어오도록 할 수도 있다). 빨대를 아동의 입에 넣고 한 쪽 끝을 막고 있던 손가락을 천천히 놓아 액체가 아동의 입으로 흘러 들어가게끔 한다. 이 기술은 아동이 빨대를 빨기 시작하도록 자극할 것이다.
3. 액체가 나올 수 있도록 짜줄 수 있는 부드러운 용기에 담긴 빨대 컵으로 전환한다. 주스 상자나 플라스틱 빨대가 달린 짜줄 수 있는 형태의 병 등을 이용한다. 빨대를 아동의 입 안에 놓고 부드럽게 용기를 짜주어 빨대 꼭대기로 액체가 이동할 수 있도록 하면 아동은 빨대를 오래 빨지 않아도 액체를 빨아올릴 수 있다. 또는 아동의 구강 앞쪽에 빨대로 액체

그림 5.16. 이유식 파우치

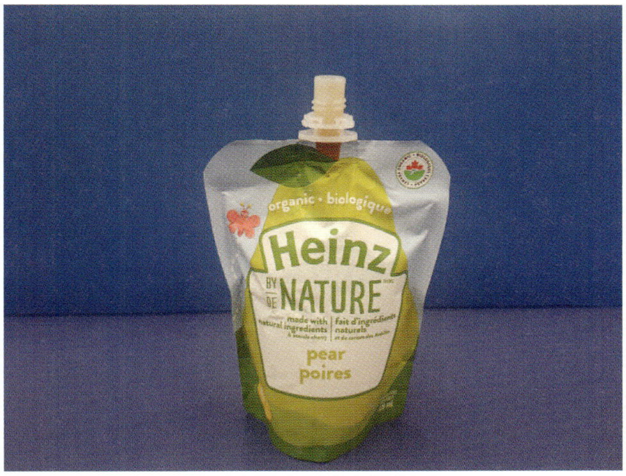

출처: S. Marcus. Used with permission.

몇 방울을 흘려 이것이 빨대 빨기와 입술 다물기를 자극하는지 확인한다.

4. 일단 아동이 빨대를 빨 수 있게 되면 다양한 빨대의 길이와 크기를 제공해본다. 예를 들어, 짧은 빨대는 액체가 입으로 들어가기 위해 더 적게 빨아도 된다. 빨대가 얇을수록 입술을 더 많이 다물어야 하고 입으로 들어가는 액체의 양은 적어진다.

(6) 다른 액체 섭취 방법을 고려하기(Considering other methods of liquid intake)

심각한 운동 장애를 가진 아동들은 컵으로 마시기를 배우는데 어려움을 겪을 수 있고 일부는 컵으로는 결코 안전하고 효율적으로 묽은 액체를 마시지 못할 수도 있다. 아동은 컵으로 마시기를 배우는 동안 다른 방법을 이용하여 구강으로 액체를 제공받아야 할 수도 있다.

① 젖병으로 마시기(Bottle-feeding)

심각한 운동 장애가 있는 아동들에게는 젖병 젖꼭지를 빠는 것이 액체를 뒤로 옮겨 삼킴을 촉진시키기 때문에 컵으로 마시기보다 더 효율적이고 안전할 수 있다. 게다가 액체 음식덩어리가 구강 안쪽으로 이동되기 때문에 삼킴 시 음식덩어리를 구강 식도에 닿도록 하기 위한 움직임을 더 적게 필요로 한다. 이러한 이유로 심각한 운동 손상이 있는 아동들 중 일부는 젖병 사용을 가장 잘할 수 있으며(비록 그들의 실제 연령에 적합하지 않더라도), 젖병 사용을 중단하기 전에 아동이 안전하고 효율적인 컵으로 마시기로 전환하기 위한 구강-운동 기술을 가지고 있는지 확인을 해야 한다.

② 주사기로 액체를 제공하기(Syringe feeding)

때때로 보호자들은 주사기를 이용하여 아동에게 액체를 제공하기도 한다. 우리는 작업치료사로서 섭식 거부가 있거나 느린 아동들을 먹이기 위한 방법으로 주사기를 사용할 수 있기 때문에 주사기를 사용하여 액체를 제공하는 것에 대해 관심이 많다. 만약 아동이 액체를 마시고 싶어 하지만 구강-운동 기술이 컵에서 흐르는 액체를 다루기 부족한 경우, 액체가 구강 내부에 놓여지는 위치나 양 등을 조절하기 쉬운 주사기를 이용하여 아동에게 물을 제공하도록 할 수 있다. 이는 컵으로 마시기보다 안정적이고 효율적인 액체 제공 방법이 될 수 있다. 아동이 주사기로 액체를 마시고 있다면 작업치료사는 아동의 자세, 액체의 양, 제공되는 속도, 액체가 구강 내부에 놓여지는 위치 등이 적절한지 평가하고, 이 방법이 아동에게 있어서 안전하고 쾌적한 구강 섭취 방법인지 확인하는 것이 필요하다.

요약

운동, 감각, 삼킴 문제가 있는 아동들은 모유 수유나 젖병 수유에서 이유식 섭취, 컵으로 마시기, 씹기 등 보다 성숙한 섭식 방법으로 전환되는 과정에서 종종 어려움을 겪는다. 모든 섭식 문제의 원인을 파악하고 적절한 중재 전략을 안내하기 위해 작업치료사에 의한 아동의 섭식 기술에 대한 포괄적인 평가가 필요하다.

사례연구 5.1. HENRY: 고형식과 컵으로 마시기 전환의 어려움

병력 및 섭식 이력(부모 보고)

Henry는 유전 증후군과 전반적인 발달 지연을 가진 17세 소년으로 현재 7개월 수준의 대동작 기술을 가지고 있다. 그는 심각한 섭식 못견딤증이 있었던 이력이 있었지만 현재는 많이 좋아졌고, 지금은 위루관 섭식을 통해 느린 속도로 식이를 제공받고 있었다. 섭식 못견딤증으로 인해 한번도 젖병 수유를 경험해본 적이 없지만, 위루관 섭식을 하기 전 숟가락으로 부드러운 퓌레를 받아 먹어본 적이 있으며 당시 꽤 잘 진행되었다고 한다. 그는 어떠한 흉부 감염을 경험한 적이 없이 체중 또한 잘 늘고 있었으며, 컵으로 액체를 제공했을 때 기침을 하고 고형식으로 전환하는 것에 어려움이 있어 작업치료사에게 섭식 평가가 의뢰되었다.

사례연구 5.1. HENRY: 고형식과 컵으로 마시기 전환의 어려움(Cont.)

Henry의 어머니는 주입구가 개방된 형태의 컵을 이용하여 컵으로 마시기를 시도하였지만, Henry가 기침을 하여 삼킴에 문제가 있는 것은 아닐지 걱정된다고 보고하였다. 그녀는 Henry가 위루관을 제거할 수 있도록 구강으로 액체를 더 많이 먹기를 원한다고 하였다. 그녀는 Henry에게 잘 녹는 고형식(예; 거버사의 유아용 과일 퍼프 과자) 또한 제공해 보았으나 Henry가 구역질을 했다고 보고하였으며, Henry는 덩어리나 질감이 있는 퓌레에도 구역질을 한다고 하였다.

임상 섭식 평가 중 관찰 사항

자세(Positioning): 자세를 지지해주는 의자에 바르게 앉아있었다.

식사 전 심폐기능 상태(Cardiorespiratory status before feeding): 맑은 호흡 소리, 주목할 만한 특별한 호흡 문제없이 편안하게 숨을 쉬었다.

행동 반응(Behavioral response): 경관 섭식을 마친 후 2시간 동안 섭식 평가가 진행되었으며, 아동은 먹는 것에 관심을 보였고 제공되는 모든 음식과 음료를 기꺼이 받아먹었다.

구강-운동 및 삼킴 기능(Oral-motor skills and swallow function):

- 부드럽고 중간 정도의 걸쭉한 액체(IDDSI 3단계)를 숟가락으로 제공; 아동의 어머니가 음식을 제공하였고, 아동은 입을 벌려 숟가락이 입 안으로 들어오도록 하였으며, 숟가락 위의 퓌레를 입으로 가져오기 위해 입술을 잘 다물었다. 음식덩어리를 입 안에서 잘 조절하였으며 삼킴을 위해 효율적으로 뒤로 보낼 수 있었다. 삼킴에는 특별한 어려움이 관찰되지 않았다. 호흡소리는 맑았고, 흡인이나 인두 잔여물의 징후는 발견되지 않았다.
- 질감이 다소 느껴지는 매우 걸쭉한 퓌레(IDDSI 4단계) 제공; 음식물을 떠서 아동의 입 안에 제공하자 눈에 띄게 구역질을 하였다.
- 빨대컵으로 아주 묽은 액체(물)을 제공; 아동의 어머니가 가정에서 사용하는 부드러운 스파우트 컵에 물을 담아 아동에게 제공하였다. 아동은 스파우트를 이로 깨물었고, 그로 인해 약간의 물이 아동의 입으로 들어가는 것이 관찰되었다. 입술 앞으로 액체가 흘러내렸고 액체의 일부만이 삼켜졌으며, 이것은 흡인의 징후로 이어졌다(예; 기침).
- 약간 걸쭉한 액체(점도를 증진한 물; IDDSI 1-2단계)를 숟가락으로 제공; 치료사가 아동의 입술 위쪽으로 수평이 되도록 숟가락을 놓으며 제공하였다. 점도를 증진한 물이 아동의 입 안으로 빨려 들어갔고, 음식덩어리를 아주 잘 조절하였으며, 효율적으로 음식덩어리를 뒤쪽으로 옮기는 것이 관찰되었다. 점도가 증진된 소량의 액체(IDDSI 1-2단계)를 삼켰을 때 흡인의 징후는 관찰되지 않았다.
- 약간 걸쭉한 액체(점도를 증진한 물; IDDSI 1단계)를 TOMY사의 Take and Toss 컵으로 제공; 처음에는 스파우트를 이로 깨물었다가 이후에 빨아들이는 모습이 관찰되었다. 소량의 액체를 빨아들이고 음식덩어리를 잘 조절해냈으며 효율적으로 뒤로 이동시킬 수 있었다. 삼키면서도 흡인의 징후는 발견되지 않았다.
- 아주 묽은 액체(물)을 숟가락으로 제공; 치료사가 아동의 입술 위쪽으로 수평이 되도록 숟가락을 놓으며 제공하였다. 물이 아동의 입 안으로 빨려 들어갔고, 음식덩어리 조절이 감소되어 삼키면서 흡인의 징후(예; 기침)가 관찰되었다.
- 분해되는 고형식(거버사의 유아용 과일 퍼프 과자): 아동의 어머니가 작은 조각을 아동의 혀 가운데에 놓아주었다. 과자가 뒤로 넘어가면서 아동은 구역질을 하고 입 밖으로 내뱉어내었다. 조각을 입 안의 가쪽에 제공했을 때 약간의 혀의 편측화가 일어났고, 분해된 과자가 뒤로 옮겨져 삼켜졌으나 구역질이나 삼킴의 어려움이 관찰되지 않았다.

비판적 분석 및 문제-해결 접근

잠재적 문제	임상 징후(관찰 및 과거력)	분석
행동 반응	• 먹고 마시고 싶어함	• 식사 시간에 배고파함 • 공격적인 반응이 없음
구강-운동	• 중간 정도의 걸쭉한 액체(IDDSI 3단계) 질감을 잘 다룰 수 있음 • 숟가락으로 제공되는 점도를 증진한 액체(IDDSI 1-2단계)를 적당히 다룰 수 있음 • 숟가락이나 빨대 컵으로 제공되는 묽은 액체를 다루기 어려움 • 구강 안쪽에 분해되는 고형식을 제공했을때 약간의 혀 편측 움직임을 할 수 있으나 우적우적 씹는 모습은 관찰되지 않음	• 중간 정도의 걸쭉한 액체와 점도가 증진된 액체를 숟가락으로 소량 제공 시 적당한 수준으로 구강-운동 조절을 함 • 숟가락이나 빨대 컵으로 묽은 액체를 제공하면 미성숙한 구강-운동 기술을 보임 • 미성숙한 씹기 기술

사례연구 5.1. HENRY: 고형식과 컵으로 마시기 전환의 어려움(Cont.)

감각	• 질감이 있는 퓌레에 구역질을 함 • 구강 가운데 분해되는 고형식을 제공하면 구역질을 함	• 구강 감각이 과민하며 이는 질감이 있는 음식에 대한 제한적인 경험과 관련이 있을 수 있음
삼킴	• 묽은 액체를 삼킨 후 기침을 함	• 삼킴 문제 또는 묽은 액체에 대한 미성숙한 구강-운동 기술로 인한 흡인
위장	• 1시간에 걸친 위루관 섭식을 견딤 • 숟가락으로 퓌레를 제공하는 것을 견딤	• 위장 문제는 관찰되지 않았으나, 음식 섭취량이 적음 • 아동이 위루관으로 제공받는 속도보다 더 빠르게 컵으로 액체를 제공했을 때 견딜 수 있을지 명확하지 않음

Note. GI = 위장; G-tube = 위루관; IDDSI = 국제 삼킴 장애 식이 표준화 체계

분석

Henry는 중간 정도의 걸쭉함을 가진 퓌레(IDDSI 3단계)와 점도가 증진된 액체(IDDSI 1–2단계)를 숟가락으로 제공할 때 적절한 구강-운동 기술과 안전한 삼킴이 가능하였다.

컵이나 숟가락으로 묽은 액체를 제공할 때 흡인의 징후(기침)가 나타나는 것은 묽고 빠르게 움직이는 음식덩어리를 조절하기 위한 구강-운동 조절의 부족함과 연관이 있었다. 액체를 삼킬 때 나타나는 비기능적 요소와 관련이 있을 수 있지만, 아동의 구강-운동 기술이 증진되기 전까지는 이 부분에 대해 평가를 하기 어려웠다. 액체를 자유 유출 빨대 컵으로 마실 때 부드러운 스파우트 부분을 이로 깨물고 빨지 못하는 모습 또한 관찰되었다. 이는 유속이 너무 빨라 액체를 빨아들이기 주저했기 때문일 가능성이 높으므로 점도가 증진된 액체를 제공하여 유속이 느려졌을 때는 스파우트를 빨아들이는 것이 관찰되었다. 제한된 경험의 결과로 Henry는 부드럽지 않은 퓌레나 분해된 고형식에 대해 항진된 구역질 반응을 보이는 감각 문제 또한 있었다. 게다가 씹기 기술을 발달시킬 수 있는 기회가 없었으며 이에 대해 미성숙한 씹기 기술을 보이고 있었다.

경관 섭식을 필요로 하게 된 위장 문제가 해결되었는지 현재로서는 알 수 없었으며, 아동은 꽤 많은 양의 퓌레를 먹고 견딜 수 있지만 액체는 적은 양만 섭취할 수 있었다. 따라서 아동이 구강으로 더 많은 양의 액체를 삼킬 수 있을지 불분명하며, 만약 그게 가능해진다면 현재 섭식이 1시간 이상씩 걸리는 것에 비해 더 빨리 식사를 하는 것이 가능해질 것이다.

중재

다음과 같은 권고사항을 가족들이 따르도록 하였다.

- 혀 뒤쪽의 감각 입력에 대한 내성을 높이고 구역질의 민감도를 감소시키기 위해 입 안 깊숙이 집어넣을 수 있는 치발기를 이용하여 비영양적 구강 자극을 제공한다.
- 치발기에 퓌레를 묻혀 아동 스스로 먹어볼 수 있도록 하기 위해 Henry가 사용할 수 있는 듀오 숟가락, 추미 숟가락, 또는 냠냠 숟가락과 같이 부드러운 숟가락을 제공한다. 이 숟가락들은 걸쭉한 퓌레를 찍어먹을 수 있고 또한 부스러기를 묻혀 새로운 질감을 접하도록 할 때도 사용될 수 있다. Henry가 스스로 먹는다면 질감이 있는 걸쭉한 퓌레를 먹는 것을 견딜 수 있기 때문에 좋은 방법이 될 것이다.
- 아동이 스스로 걸쭉한 퓌레 먹는 것을 견딜 수 있게 되면 더 걸쭉하고 부드러운 퓌레와 질감이 있는 퓌레를 숟가락으로 제공하여 먹도록 한다. 밀 배아, 통밀 쿠키 부스러기, 갈은 아마씨, 빵 부스러기 등을 이용하여 퓌레에 질감을 추가하고 걸쭉하게 만들며, 이는 갑작스러운 덩어리로 인한 구역질 반응 없이 보다 "거친(grainy)" 퓌레를 제공할 수 있다.
- 분해되는 고형식을 구강 가쪽으로 제공하여 혀의 편측화 및 우적우적 씹기를 촉진한다. 이러한 고형식은 아동이 혀끝에 음식을 올려둘 때쯤 녹아서 부드러워질 것이다. 그렇기 때문에 구강 가운데에 음식이 제공될 때보다 구역질을 할 가능성이 낮다.
- 치아 표면 사이에 누크 칫솔을 두고 Henry가 씹을 수 있도록 리드미컬하게 3–4회 아래 방향으로 눌러 주어 움직임을 배울 수 있도록 한다.
- 컵으로 마시기로 전환을 위해 약간 걸쭉한 액체(IDDSI 1단계)를 숟가락으로 제공하기 시작한다. 숟가락이 윗입술 아랫면에 부드럽게 닿도록 놓고 위쪽으로 약간 기울여 제공하면 입술을 다물고 액체를 빨아들이도록 유도할 것이다.
- TOMY사의 Take and Toss 컵을 이용하여 약간 걸쭉한 액체(IDDSI 1단계)를 제공한다. 이 컵은 걸쭉한 액체를 Henry에게 적당한 유속으로 제공한 바 있다.
- 처음에는 약간 걸쭉한 액체를 입으로 소량 제공하고 점차 아동이 견딜 수 있는 만큼 양을 늘려간다. 구토를 하는 경우 제공되는 양을 제한한다.

사례연구 5.1. HENRY: 고형식과 컵으로 마시기 전환의 어려움(Cont.)

- 구강 섭취량이 증가됨에 따라 경관 공급량과 비율을 조절하기 위해 의사 및 영양사와 상담한다.

고형식과 컵으로 마시기로 전환하는 것을 돕기 위해 Henry를 지속적으로 관찰하며, 아동의 구강-운동 기술 증진으로 묽은 액체를 삼키는 기능을 평가할 것이다. 컵으로 마시기 기술 증진을 위한 구강-운동 기술로 흡인 증상이 지속된다면, 삼킴 기능 평가를 위해 비디오 투시 삼킴 검사가 도움이 될 것이다.

사례연구 5.2. NATHANIEL: 묽은 액체 섭취와 컵으로 마시기 전환의 어려움

병력 및 섭식 이력(부모 보고)

Nathaniel은 전반적인 발달지연을 보이는 3세 남아이며 묽은 액체에 대한 삼킴 장애 이력을 가지고 있다. 최근 실시한 비디오 투시 삼킴검사에서 젖병으로 묽은 액체를 제공하였을 때 흡인이 관찰되었으나 약간 걸쭉한 액체(IDDSI 1단계)는 안전하였다. 아동은 현재 약간 걸쭉한 액체(IDDSI 1단계)를 젖병으로 섭취하고 있으며 퓌레와 부드럽고 분해되는 고형식을 구강으로 섭취하고 있었다. 아동의 부모는 Nosey 컵(코가 닿는 부분이 잘려진 컵)을 이용하여 컵으로 마시기 전환을 시도하고 있으나, 아동은 매번 기침 반응을 보였다고 하였다. Nathaniel은 삼킴 안정성 평가 및 컵으로 마시기 전환을 돕기 위해 작업치료사에게 의뢰되었다. 아동의 부모는 그들의 목표가 Nathaniel의 젖병 사용을 중단하고 서서히 점도 증진제를 사용하여 전환하는 것이라고 하였다. 그들은 아동의 이전 비디오 투시 삼킴 검사에서 약간 걸쭉한 액체(IDDSI 1단계)를 젖병으로는 안전하게 삼킬 수 있으나 컵을 이용했을 때 기침했던 것에 대해 우려했으며 이에 대해 다시 한번 비디오 투시 삼킴 검사를 진행할 것을 요청하였다.

임상 섭식 평가 중 관찰 사항

자세(Positioning): 주문 제작한 의자에 바르게 앉아있었다.

식사 전 심폐기능 상태(Cardiorespiratory status before feeding): 안정 상태에서 편안하게 숨을 쉬었으며, 호흡을 위한 움직임의 증가 징후는 관찰되지 않았다.

행동 반응(Behavioral response): 제공되는 음식과 액체를 기꺼이 받아 먹었다.

구강-운동 및 삼킴 기능(Oral-motor skills and swallow function): 다음은 아동의 어머니가 아동에게 식사를 제공하는 동안 평가된 내용이다.

- 매우 걸쭉한(IDDSI 4단계) 질감의 액체를 숟가락으로 제공: Nathaniel은 숟가락 위의 음식을 받아 먹기 위해 입을 벌렸고, 아동의 어머니는 아동의 윗니로 음식을 긁어 숟가락을 빼내었다. 숟가락이 제거되자 아동은 입을 다물었고, 음식덩어리를 잘 조절하지 못하는 모습과 함께 혀의 앞-뒤 움직임과 턱의 위-아래 움직임이 관찰되었다. 입술 다물기가 감소되었으며, 입술 앞쪽으로 음식물이 흘러내렸다. 음식덩어리는 효율적으로 구강 뒤쪽으로 옮겨졌고, 삼키는데 어려움은 없었다. 흡인의 징후나 인두 잔여물은 관찰되지 않았고, 삼킴 이후 호흡 소리 또한 맑았다. 삼킴 후 약간의 구강 내 음식 잔여물이 있었으나 몇 번의 마른 삼킴 후 모두 제거되었다.
- 약간 걸쭉한 액체(IDDSI 1단계)를 3단계 젖꼭지를 사용한 젖병으로 제공: 효율적이고 지속적인 빨기가 시작되었고 빨고-삼키고-숨쉬기 협응 또한 잘 이루어졌다. 삼킴 이후 흡인의 임상적 양상이 관찰되지 않았고 호흡 소리 또한 맑았다.
- 약간 걸쭉한 액체(IDDSI 1단계)를 Nosey 컵으로 제공: Nathaniel은 컵을 향해 입을 벌렸고, 아동의 어머니는 아동의 구강 앞쪽에 점도가 증진된 액체를 소량 부어주었다. 음식물이 입 안에 들어가자 아동은 입을 다물었고, 음식덩어리가 잘 조절되지 않는 모습과 함께 혀의 앞-뒤 움직임 및 턱의 위-아래 움직임이 관찰되었다. 입술 다물기가 감소되었으며, 입술 앞쪽으로 음식물이 흘러내렸다. 음식덩어리 중 일부는 삼킴을 위해 구강 뒤쪽으로 이동했고, 삼킴 후 흡인의 징후(예: 기침)를 보였다.
- 중간 정도의 걸쭉한 액체(IDDSI 2단계)를 Nosey 컵으로 제공: Nathaniel은 컵을 향해 입을 벌렸고, 아동의 어머니는 아동의 구강 앞쪽에 점도가 증진된 액체를 소량 부어주었다. 음식물이 입 안에 들어가자 아동은 입을 다물었고, 음식덩어리가 잘 조절되지 않는 모습과 함께 혀의 앞-뒤 움직임이 관찰되었다. 약간의 액체가 입 밖으로 흘러내리기도 하였으나, 대부분은 구강 뒤쪽으로 이동시켜 삼켰다. 삼키는 데 어려움은 없었으며 흡인이나 인두 잔여물의 징후는 보이지 않았고, 삼킴 이후 호흡 소리는 맑았다.

다음은 중재 일부를 시도하기 위한 평가 중 치료사에 의해 음식이 제공되었을 때 관찰된 부분이다.

- 매우 걸쭉한 액체(IDDSI 4단계)단계를 숟가락으로 제공: 구강-운동 기술을 평가하기 위해 숟가락을 올바른 위치에 두고 아동에게 음식물을 제공하였으며 숟가락은 윗입술 방향으로 살짝 기울여 제공되었다. 아동은 숟가락 주변으로 더 나은 입술 다물기를 수행했고 혀의 앞-뒤 움직임보다 위-아래 움직임을 더 많이 보였다. 입술 앞쪽으로 음식물의 흘러내림은 관찰되지 않았고, 음식덩어리 조절을 보다잘 수행할 수 있었다.
- 약간 걸쭉한(IDDSI 1단계) 액체를 숟가락으로 제공: 숟가락을 올바른 위치에 두고 소량의 음식덩어리를 제공했을 때 안전하게 삼킬 수 있

사례연구 5.2. NATHANIEL: 묽은 액체 섭취와 컵으로 마시기 전환의 어려움(Cont.)

는지 평가하기 위해 치료사가 아동에게 음식을 제공하였다. 소량의 음식덩어리가 담긴 숟가락은 입술 윗 방향으로 약간 기울여 제공되었다. 입술 다물기가 관찰되었고, Nathaniel은 약간 걸쭉한 액체를 빨아들이기 시작하였다. 증진된 음식덩어리 조절을 보였고, 구강 앞쪽으로 소량의 음식물의 흘러내림이 있었으나 삼킴 시 흡인의 징후는 보이지 않았고, 호흡소리 또한 맑았다.

비판적 분석 및 문제-해결 접근

잠재적 문제	임상 징후(관찰 및 과거력)	분석
행동 반응	• 먹고 싶어함	• 특별한 어려움은 없음
구강-운동	• 입술 다물기가 감소됨 • 숟가락으로 음식을 제공하거나 컵으로 마시기를 수행할 때 혀의 앞-뒤 움직임과 턱의 위-아래 움직임이 관찰됨 • 음식덩어리 조절이 어렵고 특히 점도가 묽을수록 어려움 • 구강 안쪽으로 음식 및 액체가 흘러내리고 특히 점도가 묽을수록 어려움	• 미성숙한 구강-운동 기술
감각	• 질감이 있는 퓌레와 분해되는 고형식을 견딜 수 있음	• 특별한 어려움은 없음
삼킴	• 숟가락으로 퓌레를 제공할 때 기침이나 젖은 숨소리 등이 관찰되지 않음 • 약간 걸쭉한 액체(IDDSI 1단계)를 젖병으로 제공할 때 기침이나 흡인이 관찰되지 않음(비디오 투시 삼킴 및 임상 섭식 평가 중 관찰사항) • 약간 걸쭉한 액체(IDDSI 1단계)를 컵으로 제공할 때 기침을 함	• 약간 걸쭉한 액체를 젖병으로 제공할 때와 퓌레를 제공할 때 안전하게 삼킬 수 있음 • 구강-운동 조절의 감소로 컵으로 약간 걸쭉한 액체(IDDSI 1단계)를 제공할 때 흡인의 징후를 보임
위장	• 배고픔의 징후를 보임 • 섭식 시 구토나 불편감을 표현한 이력이 없음 • 먹고 마시고 싶어함	• 특별한 어려움은 없음

Note. IDDSI = 국제 삼킴 장애 식이 표준화 체계, VFSS = 비디오 투시 삼킴 검사(VFSS)

분석

Nathaniel은 숟가락을 이용한 음식물 섭취와 컵으로 마시기 시 미성숙한 구강-운동 기술을 보였다. 이는 구강 앞쪽으로 음식물과 액체의 흘러내림, 음식덩어리 조절의 감소, 그리고 특히 묽은 농도에서 인두로 음식물이 조기에 유출되는 결과로 이어졌다. 약간 걸쭉한 액체(IDDSI 1단계)를 컵으로 제공했을 때 Nathaniel이 삼킴을 시작하기 이전에 발생한 음식덩어리의 조기 유출과 음식덩어리 조절 감소의 결과로 흡인의 징후(예: 기침)가 관찰되었다. Nathaniel은 약간 걸쭉한 액체(IDDSI 1단계)를 젖병으로 제공했을 때 구강 뒤쪽으로 음식덩어리를 이동시키는 조절을 더 잘 수행하기 위한 빨기가 가능했기 때문에 음식물을 안전하게 삼킬 수 있었다. 액체가 컵으로 제공되었을 때에는 이 빨기 리듬이 발생되지 않아 삼키기 위해 음식물을 모으고 뒤쪽으로 이동시키는 것이 보다 어려웠다. 비록 이것이 삼킴의 문제처럼 보일 수 있지만, Nathaniel은 구강-운동 문제로 인해 아주 묽은 액체를 컵으로 제공하게 되면 이를 조절하기 어려워지기 때문에 흡인으로 이어지는 결과가 나타날 수 있다. 이러한 경우 반복적으로 비디오 투시 삼킴 검사를 시행하더라도 유용한 정보를 제공받지 못할 것이며, 컵으로 마시기를 개선하기 위한 중재는 반드시 구강-운동 기술을 증진하는 것에 초점을 맞추어야 할 것이다.

중재

다음과 같은 권고사항을 아동의 부모님이 따르도록 하였다.

- 퓌레를 숟가락으로 제공하는 동안 숟가락을 올바른 위치에 두며 입술 다물기와 구강-운동 조절 증진을 위한 중재를 시작한다. 음식덩어리를 떠서 입안에 넣어주는 것보다, 숟가락이 윗입술 아랫면에 부드럽게 닿도록 살짝 윗 방향으로 기울여 제공한다. 이는 입술 다물기를 수행하도록 돕고 혀가 나왔다 들어가는 움직임을 감소시키면서 더 성숙한 움직임을 촉진할 것이다.

사례연구 5.2. NATHANIEL: 묽은 액체 섭취와 컵으로 마시기 전환의 어려움(Cont.)

- 숟가락이 올바른 위치에 놓이도록 유의하며 중간 정도로 걸쭉한 액체(IDDSI 2단계)를 제공하기 시작한다. 숟가락을 옆으로 놓고 부드럽게 윗입술 아랫면에 닿도록 살짝 위쪽으로 기울여 제공한 다음 Nathaniel이 입술을 숟가락에 닿도록 다물고 걸쭉한 액체를 숟가락으로부터 빨아들일 때까지 기다린다.

진료 이후 이어진 몇 달 동안 Nathaniel은 기술이 향상되면서 보다 도전적인 컵으로 마시기 활동으로 단계적으로 전환할 수 있었다.

- 약간 걸쭉한 액체(IDDSI 1단계)를 숟가락으로 올바른 위치에 놓는다.
- 그리고 난 후 숟가락으로 묽은 액체를 제공하여 올바른 숟가락 위치를 확인하였다.
- Nathaniel의 어머니는 컵을 위로 기울이고 입술을 다물 수 있도록 기다리면서 약간 걸쭉한 액체(IDDSI 1단계)를 약병으로 제공하였다.
- Nathaniel의 어머니는 컵을 위로 기울이고 입술을 다물 수 있도록 기다리면서 약간 걸쭉한 액체(IDDSI 1단계)를 Nosey 컵으로 제공하였다.

Nathaniel은 이러한 변화 속에서 어떠한 흡인 징후도 관찰되지 않았다. 아동의 숨소리는 맑았고, 가정에서 부모가 아동에게 식사를 제공하는 동안 이루어진 임상 평가에서도 기침이 관찰되지 않았다. 아동은 호흡기계 감염 이력 없이 건강함을 유지하였다.
묽은 액체를 컵으로 먹으려는 시도는 아동의 미성숙한 구강-운동 기술과 묽은 액체에 대한 삼킴 문제 잔존 가능성으로 성공적으로 수행할 수 없었다(기침이 지속적으로 관찰됨). 아동의 부모는 아동이 젖병 사용을 중단하도록 했기 때문에 재실시한 비디오 투시 삼킴 검사에서 젖병을 이용한 묽은 액체 마시기 시 안전한 삼킴을 평가하는 것은 완료하지 못하였다. 그러나 묽은 액체를 컵으로 마실 때 관찰되는 명백한 임상적 흡인 징후(예: 기침)로 인해 비디오 투시 삼킴 검사가 어떠한 도움이 되는 정보를 추가적으로 제공하기 어렵다고 판단하였다.
Nathaniel은 Nosey 컵을 이용하여 걸쭉한 액채(IDDSI 1단계)를 마시는 수준이었다. 아동의 구강-기술이 향상됨에 따라 컵으로 묽은 액체를 마시는 것으로 전환하기 위해 계속해서 이를 연습하고 변화를 관찰할 것이다. 그리고 삼킴 기능을 평가하기 위한 비디오 투시 삼킴 검사의 재평가 또한 이후에 도움이 될 수 있을 것이다.

참고문헌

Alexander, R., Boehme, R., & Cupps, B. (1998). Normal development of functional motor skills. PRO-ED.

Alghadir, A., Zafar, H., Al-Eisa, E., & Iqbal, Z. (2017). Effect of posture on swallowing. African Health Sciences, 17(1), 133. https://doi.org/10.4314/ahs.v17i1.17

Arvedson, J. C. (2000). Evaluation of children with feeding and swallowing problems. Language, Speech, and Hearing Services in Schools, 31(1), 28–41. https://doi.org/10.1044/0161-1461.3101.28

Arvedson, J. C., & Brodsky, L. (Eds.). (2002). Pediatric swallowing and feeding: Assessment and management (2nd ed.). Delmar Cengage Learning.

Arvedson, J. C., & Lefton-Greif, M. A. (1998). Pediatric videofluoroscopic swallow studies: A professional manual with caregiver guidelines. Communication Skill Builders.

Barlow, S. M. (2009). Oral and respiratory control for preterm feeding. Current Opinion in Otolaryngology and Head and Neck Surgery, 17(3), 179–186. https://doi.org/10.1097/MOO.0b013e32832b36fe

Baxter, R., & Hughes, L. (2018). Speech and feeding improvements in children after posterior tongue-tie release: A case series. International Journal of Clinical Pediatrics, 7(3), 29-35. https://doi.org/10.14740/ijcp295w

Baxter, R., Merkel-Walsh, R., Stark Baxter, B., Lashley, A., & Rendell, N. R. (2020). Functional improvements of speech, feeding, and sleep after lingual frenectomy tongue-tie release: A prospective cohort study. Clinical Pediatrics, 59(9–10), 885–892. https://doi.org/10.1177/0009922820928055

Beckman, D. (2003). Beckman oral motor assessment and intervention [Workshop]. Cornwall, Ontario, Canada.

Bensard, D. D., & Beauchamp, K. M. (2012). Gag reflex. In J. L. Vincent & J. B. Hall (Eds.), Encyclopedia of intensive care medicine (Vol. 2, p. 963). Springer. https://doi.org/10.1007/978-3-642-00418-6_416

Borowitz, S. M., & Sutphen, J. L. (2004). Recurrent vomiting and persistent gastroesophageal reflux caused by unrecognized constipation. Clinical Pediatrics, 43(5), 461–466. https://doi.org/10.1177/000992280404300507

Boyer, A. (2010). Understanding eosinophilic esophagitis: A rare form of dysphagia in adults. Gastrointestinal Nursing, 8(9), 29–34. https://doi.org/10.12968/gasn.2010.8.9.79851

Brooks, L., Landry, A., Deshpande, A., Marchica, C., Cooley, A., & Raol, N. (2020). Posterior tongue-tie, base of tongue movement, and pharyngeal dysphagia: What is the connection? Dysphagia, 35, 129–132. https://doi.org/10.1007/s00455-019-10040-x

Calvo, I., Sunday, K., Macrae, P., & Humbert, I. (2017). Effects of chin-up posture on the sequence of swallowing events. Head & Neck, 39(5), 947–959. https://doi.org/10.1002/hed.24713

Cichero, J. A. Y. (2016). Introducing solid foods using baby-led weaning vs. spoon feeding: A focus on oral development, nutrient intake and quality of research to bring balance to the debate. Nutrition Bulletin, 41(1), 72–77. https://doi.org/10.1111/nbu.12191

Coulthard, H., Harris, G., & Emmett, P. (2009). Delayed introduction of lumpy foods to children during the complementary feeding period affects child's food acceptance and feeding at 7 years of age. Maternal and Child Nutrition, 5, 75–85. https://doi.org/10.1111/j.1740-8709.2008.00153.x

Dauer, E. H., Freese, D. K., El-Youssef, M., & Thompson, D. M. (2005). Clinical characteristics of eosinophilic esophagitis in children. Annals of Otolaryngology, Rhinology and Laryngology, 114(11), 827–833. https://doi.org/10.1177%2F000348940511401103

Dunn, W. (2001). The sensations of everyday life: Empirical, theoretical, and pragmatic considerations. American Journal of Occupational Therapy, 55(6), 608–620. https://doi.org/10.5014/ajot.55.6.608

Eckman, N., Williams, K. E., Riegel, K., & Paul, C. (2008). Teaching chewing: A structured approach. American Journal of Occupational Therapy, 62(5), 514–521. https://doi.org/10.5014/ajot.62.5.514

Ewing, W. M., & Allen, P. J. (2005). The diagnosis and management of cow protein intolerance in the primary care setting. Pediatric Nursing, 31(6), 486–493.

Field, D., Garland, M., & Williams, K. (2003). Correlates of specific childhood feeding problems. Journal of Pediatrics and Child Health, 39(4), 299–304. https://doi.org/10.1046/j.1440-1754.2003.00151.x

Fishbein, M., Cox, S., Swenny, C., Mogren, C., Walbert, L., & Fraker, C. (2006). Food chaining: A systematic approach for the treatment of children with feeding aversion. Nutrition in Clinical Practice, 21(2), 182–184. https://doi.org/10.1177/0115426506021002182

Fraker, C., Fishbein, M., Cox, S., & Walbert, L. (2007). Food chaining: The proven 6-step program to stop picky eating. Marlowe.

Gisel, E. (1991). Effect of food texture on the development of chewing of children between six months and two years of age. Developmental Medicine and Child Neurology, 33(1), 69–79. https://doi.org/10.1111/j.1469-8749.1991.tb14786.x

Gonzalez-Fernandez, M., Monahan, D. M., Matsuo, K., & Palmer, J. B. (2009). Dysphagia. In J. Stein, R. L. Harvey, R. F. Macko, C. J. Winstein, & R. D. Zorowitz (Eds.), Stroke recovery and rehabilitation (pp. 183–200). Demos Medical Publishing.

Green, J. R., Simione, M., Le Révérend, B., Wilson, E. M., Richburg, B., Alder, M., . . . Loret, C. (2017). Advancement in texture in early complementary feeding and the relevance to developmental outcomes. In R. E. Black, M. Makrides & K. K. Ong (Eds.), Complementary feeding: Building the foundations for a healthy life (Vol. 87, pp. 29–38). Karger and Nestlé Nutrition Institute. https://doi.org/10.1159/000448935

Harding, C., Faiman, A., & Wright, J. (2010). Evaluation of an intensive desensitisation, oral tolerance therapy and hunger provocation program for children who had prolonged periods of tube feeds. International Journal of Evidence-Based Healthcare, 8(4), 268–276. https://doi.org/10.1111/j.1744-1609.2010.00184.x

Howe, T. H. (2018). Oromotor therapy. In J. Ongkasuwan & E. H. Chiou (Eds.), Pediatric dysphagia: Challenges and controversies (pp. 119–134). Springer. https://doi.org/10.1007/978-3-319-97025-7_10

Illingworth, R. S., & Lister, J. (1964). The critical or sensitive period, with special reference to certain feeding problems in infants and children. Journal of Pediatrics, 65(6, Pt. 1), 839–848. https://doi.org/10.1016/S0022-3476(64)80006-8

Jericho, H., Adams, P., Zhang, G., Rychlik, K., & Saps, M. (2014). Nausea predicts delayed gastric emptying in children. The Journal of Pediatrics, 164(1), 89–92. https://doi.org/10.1016/j.jpeds.2013.09.019

Logemann, J. A. (1998). Evaluation and treatment of swallowing disorders (2nd ed.). PRO-ED.

Manno, C. J., Fox, C., Eicher, P. S., & Kerwin, M. L. E. (2005). Early oral-motor interventions for pediatric feeding problems: What, when and how. Journal of Early and Intensive Behavior Intervention, 2(3), 145–159. https://doi.org/10.1037/h0100310

Miller, C., Cohen, A. P., & Willging, J. P. (2020a). Functional disorders of the esophagus. In J. P. Willging, C. Kane Miller, & A. P. Cohen (Eds.), Pediatric dysphagia: Etiologies, diagnosis, and management (pp. 139–142). Plural Publishing.

Miller, C., Cohen, A. P., & Willging, J. P. (2020b). Oral–motor Development. In J. P. Willging, C. Kane Miller, & A. P. Cohen (Eds.), Pediatric dysphagia: Etiologies, diagnosis, and management (pp. 61–79). Plural Publishing.

Miller, C., Cohen, A. P., & Willging, J. P. (2020c). Overview of treatment strategies. In J. P. Willging, C. Kane Miller, & A. P. Cohen (Eds.), Pediatric dysphagia: Etiologies, diagnosis, and management (pp. 467–490). Plural Publishing.

Miller, C., & Maybee, J. (2020a). Interventions for sensory processing disorders. In J. P. Willging, C. Kane Miller, & A. P. Cohen (Eds.), Pediatric dysphagia: Etiologies, diagnosis, and management (pp. 565–575). Plural Publishing.

Miller, C., & Maybee, J. (2020b). Sensory processing disorders and regulatory issues that affect feeding. In J. P. Willging, C. Kane Miller, & A. P. Cohen (Eds.), Pediatric dysphagia: Etiologies, diagnosis, and management (pp. 553–563). Plural Publishing.

Miller, C., Maybee, J., Cohen, A. P., & Willging, J. P. (2020). Sensory processing disorders. In J. P. Willging, C. Kane Miller, & A. P. Cohen (Eds.), Pediatric dysphagia: Etiologies, diagnosis, and management (pp. 147–149). Plural Publishing.

Morris, S. E., & Klein, M. D. (2000). Pre-feeding skills: A comprehensive resource for mealtime development (2nd ed.). PRO-ED.

Northstone, K., Emmett, P., & Nethersole, F. (2001). The effect of age of introduction to lumpy solids on foods eaten and reported feeding difficulties at and 15 months. Journal of Human Nutrition and

Dietetics, 14(1), 43–54. https://doi.org/10.1046/j.1365-277x.2001.00264.x

Palmer, M. M., & Heyman, M. B. (1993). Assessment and treatment of sensory- versus motor-based feeding problems in very young children. Infants and Young Children, 6(2), 67–73.

Pentiuk, S. P., Miller, C. K., & Kaul, A. (2007). Eosinophilic esophagitis in infants and toddlers. Dysphagia, 22, 44–48. https://doi.org/10.1007/s00455-006-9040-9

Redstone, F., & West, J. F. (2004). The importance of postural control for feeding. Pediatric Nursing, 30(2), 97–100.

Sanghavi, R., & Rosen, R. (2018). Esophageal dysphagia. In J. Ongkasuwan & E. Chiou (Eds.), Pediatric dysphagia (pp. 215–238). Springer. https://doi.org/10.1007/978-3-319-97025-7_18

Scarborough, D. R., & Isaacson, L. G. (2006). Hypothetical anatomical model to describe the aberrant gag reflex observed in a clinical population of orally deprived children. Clinical Anatomy, 19(7), 640–644. https://doi.org/10.1002/ca.20301

Senez, C., Guys, J. M., Mancini, J., Paz Peredes, A., Lena, G., & Choux, M. (1996). Weaning children from tube to oral feeding. Child's Nervous System, 12, 590–594. https://doi.org/10.1007/BF00261653

Strudwick, S. (2003). Gastro-oesophageal reflux and feeding: The speech and language therapist's perspective. International Journal of Pediatric Otorhinolaryngology, 67(Supp. 1), S101–S102. https://doi.org/10.1016/j.ijporl.2003.08.039

Thompson, S. D., Bruns, D. A., & Rains, K. W. (2010). Picky eating habits or sensory processing issues? Exploring feeding difficulties in infants and toddlers. Young Exceptional Children, 13(2), 71–85. https://doi.org/10.1177/1096250609351805

Waseem, S., Islam, S., Khan, G., Moshiree, B., & Talley, N. (2012). Spectrum of gastroparesis in children. Journal of Pediatric Gastroenterology and Nutrition, 55(2), 166–172. https://doi.org/10.1097/MPG.0b013e31824cf06e

Wolf, L. S., & Glass, R. P. (1992). Feeding and swallowing disorders in infancy: Assessment and management. Therapy Skill Builders

CHAPTER 6

삼킴 문제
(Swallowing Issues)

SUZANNE BRETON, MA, BScOT, and SHERNA MARCUS, MHS, BScOT

챕터 하이라이트

- 국제 삼킴 장애 식이 표준화 체계(International Dysphagia Diet Standardisation Initiative – IDDSI)
- 비디오 투시 삼킴 검사 시행(Performing a videofluoroscopic swallowing study)
- 삼킴 평가(Swallowing assessment)
- 삼킴 장애를 위해 점도가 증진된 액체(Thickening liquids for dysphagia)
- 섭식 의사결정 나무 모형(Feeding Decision Tree)
- 식도 단계 삼킴 문제(Esophageal phase swallowing issues)
- 영유아와 아동의 해부학적 비교(Anatomy of the infant versus child)
- 인두 단계 삼킴 문제와 중재(Pharyngeal phase swallowing problems and interventions)
- 정상 삼킴(Normal swallow)
- 해부학적 구조(Anatomical structures)

주요 용어 및 개념

- 경도 후두 침습(Mild laryngeal penetration)
- 광섬유 내시경 검사(Fiberoptic endoscopic evaluation of swallowing – FEES)
- 구강(Oral cavity)
- 국제 삼킴 장애 식이 표준화 체계(International Dysphagia Diet Standardisation Initiative)
- 기관(Trachea)
- 기도 폐쇄(Airway closure)
- 뒤 콧구멍(Choanae)
- 목 청진(Cervical auscultation)
- 무증상 흡인(Silent aspiration)
- 물렁 입천장(Soft palate)
- 바닥(Floor)
- 볼(Cheeks)
- 비강(Nasal cavity)
- 비디오 투시 삼킴 검사(Videofluoroscopic swallowing study – VFSS)
- 삼킴 평가(Swallowing assessment)
- 삼킴의 시작(Initiation of the swallow)
- 삼킴의 구강 단계(Oral phase of the swallow)
- 삼킴의 식도 단계(Esophageal phase of the swallow)
- 삼킴의 인두 단계(Pharyngeal phase of the swallow)
- 상부 식도 조임근(Upper esophageal sphincter)
- 성문 방출음(Glottic release sound)
- 식도 삼킴 장애(Esophageal dysphagia)
- 식도(Esophagus)
- 심부 후두 침습(Deep laryngeal penetration)
- 아래인두(Hypopharynx)
- 음식덩어리 이동(Bolus transport)
- 음식덩어리 준비(Bolus preparation)
- 음식덩어리 형성(Bolus formation)
- 인두 비움(Pharyngeal clearance)
- 인두(Pharynx)

- 입인두(Oropharynx)
- 입술(Lips)
- 입천장인두 폐쇄(Velopharyngeal closure)
- 잔여물(Residue)
- 조롱박 오목(Pyriform sinuses)
- 중등도 후두 침습(Moderate laryngeal penetration)
- 천장(Roof)
- 코 사이막(Nasal septum)
- 코인두 역류(Nasopharyngeal reflux)
- 코인두(Nasopharynx)
- 코인두 폐쇄(Nasopharyngeal closure)
- 하부 식도 조임근(Lower esophageal sphincter)
- 혀(Tongue)
- 후두(Larynx)
- 후두개곡(Valleculae)
- 후두덮개(Epiglottis)
- 후두 전정(Laryngeal vestibule)
- 후두 침습(Laryngeal penetration)
- 흡인(Aspiration)
- 흡인성 폐렴(Aspiration pneumonia)

작업치료사는 삼킴 장애가 있는 영유아와 아동의 평가 및 관리에 중요한 역할을 한다. 이 장에서는 정상적인 삼킴의 단계와 나이가 들면서 발생하는 해부학적 변화를 포함한 삼킴과 관련된 해부학적 구조를 다루고 있다. 삼킴 평가의 구성요소에 대해 논의하고 각각의 임상 징후 및 중재 전략을 포함한 다양한 유형의 삼킴 문제를 검토한다. 평가 양식과 부모용 유인물은 이 장의 마지막에 포함하고 있다.

1. 해부학적 구조 ANATOMICAL STRUCTURES

삼킴과 관련된 해부학적 구조에 대한 지식은 삼킴을 이해하는데 매우 중요하다.

1) 비강(코 안)(Nasal Cavity)

비강(nasal cavity)은 콧구멍에서 인두까지 이어지며 머리뼈의 기저부와 입천장 사이에 위치하고 있다. 수직 구획인 코사이막은 코 안을 좌우로 나눈다(Tortora & Derrickson, 2014). 인두의 시작부를 **뒤 콧구멍(choanae)**이라고 한다(Tortora & Derrickson, 2014). 비강은 물렁 입천장이 완전히 올라갔을 때 삼키는 동안 입인두와 구강으로부터 닫힌다. 공기가 폐에 도달하기 전에 콧구멍으로 들어가면서 비강에서 깨끗해지고 보습된다.

2) 구강(입 안)(Oral cavity)

구강(oral cavity)은 다섯 부분으로 구성된다.

1. **바닥(floor)**은 아래턱뼈(mandible), 턱목뿔근(mylohyoid muscles) 및 턱끝목뿔근(geniohyoid muscles) 그리고 두힘살근(digastric muscle)의 앞쪽 배로 구성된다. 혀는 관련된 외재근 및 내재근과 함께 입의 바닥을 형성하고 있다(Tortora & Derrickson, 2014).
2. **천장(roof)**은 단단 입천장(hard palate), 물렁 입천장(soft palate)과 목젖(uvula)의 뒤쪽까지로 구성되어 있다. 단단 입천장은 위턱뼈(maxillae)와 입천장뼈의 입천장돌기(palatine process)로 형성되어 있다. 단단 입천장은 구강과 비강을 분리하여 동시에 씹고, 숨쉬는 것이 가능하게 한다(Tortora & Derrickson, 2014). **물렁 입천장(soft palae)**은 입인두와 코인두 사이의 아치 모양의 근육 구획이다(Tortora & Derrickson, 2014).
3. **입술(lips)**은 입둘레근(orbicularis muscle)과 연부조직(soft tissue)으로 형성된다. 각 입술의 안쪽 표면은 점막의 정중선 주름인 입술주름띠로 잇몸에 부착된다(Tortora & Derrickson, 2014).
4. **볼(cheeks)**은 볼근(buccinator muscles)과 깨물근(masseter muscles)으로 형성되어 있다(영유아기에는 볼에 지방 패드를 가짐).
5. **혀(tongue)**는 아래턱뼈(mandible), 목뿔뼈(hyoid

bone) 및 머리뼈(skull)의 붓돌기(styloid process)에 부착되는 외재성 근육(Arvedson & Brodsky, 2002)과 혀 안의 결합 조직에서 시작하여 혀에 부착되는 내재성 근육으로 구성된다(Tortora & Derrickson, 2014).

3) 인두(Pharynx)

인두(pharynx)는 소화계통과 호흡계통 둘 다에 포함된다(그림 6.1). 기능은 음식을 식도와 위로, 공기를 기관과 폐로 이동시키는 것을 돕는다. 인두의 벽은 위인두수축근(uperior pharyngeal constrictors), 중간인두수축근(middle pharyngeal constrictors), 아래인두수축근(inferior pharyngeal constrictors)과 같이 3개의 근육으로 구성되어 있다. 인두의 세 부분은 다음과 같다.

1. **코인두(nasopharynx)**는 물렁 입천장 위쪽, 비강 뒤쪽에 위치한다(Rathod et al., 2018). 코인두는 삼키는 동안 나머지 인두 부분을 차단하는 제한된 역할을 한다. 아데노이드는 코인두의 천장에 위치하며 삼킴과 직접적인 관련은 없지만, 비대해진 아데노이드는 비강의 공기 흐름을 방해하고 섭식을 방해하게 된다(Arvedson & Brodsky, 2002).
2. **입인두(oropharynx)**는 구강 뒤에 위치하며 물렁 입천장 아래쪽에서 후두덮개 위쪽 가장자리까지 뻗어 있다(Rathod et al., 2018). **후두개곡(valleculae)**은 혀의 기저부와 후두덮개 사이의 쐐기 모양의 공간이다. 입인두의 옆쪽 벽과 뒤쪽 벽은 중간인두수축근과 아래인두수축근의 일부분에 의해 형성되어 있다. 목뿔뼈의 몸체는 혀의 기저부에 부착되며, 혀의 기저부는 입인두 앞쪽 벽의 일부를 형성한다(Arvedson & Brodsky, 2002). 입천장편도(palatine tonsils)는 입인두의 옆쪽 벽에 위치한다. 아데노이드(adenoids)처럼 편도(tonsils)는 삼킴에 관여

그림 6.1. **인두(Pharynx)**

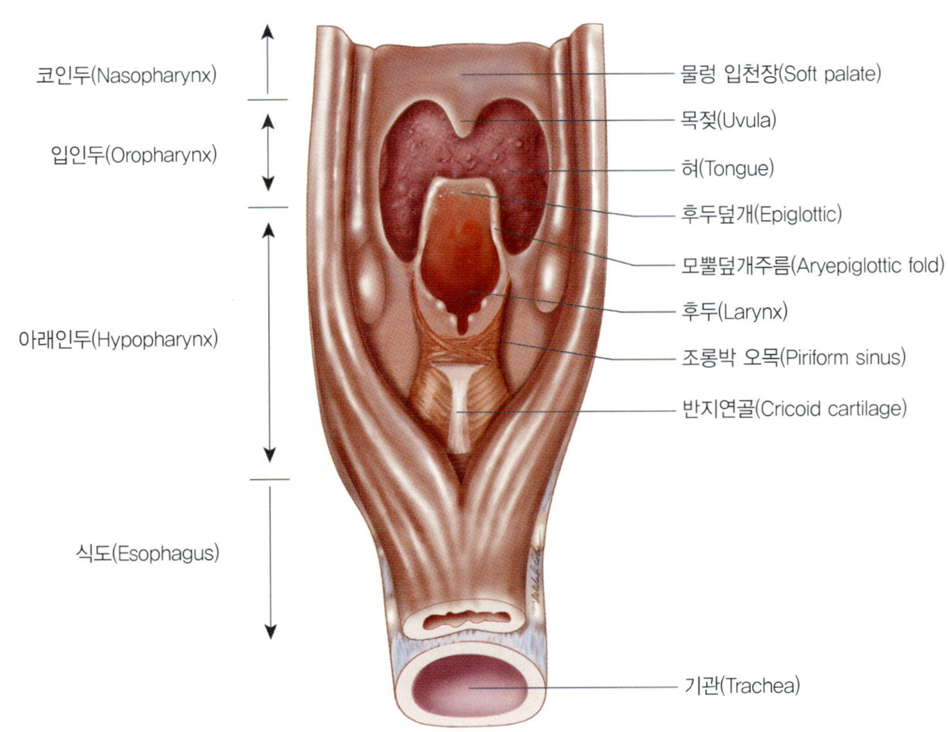

출처: Copyright © 2013 by Delilah Cohn, The Medical Illustration Studio, Nashville, TN. Used under license

하지 않지만 편도가 비대해지면 입인두를 통한 음식 덩어리의 통과를 방해하는 물리적 장벽이 된다(Clayburgh et al., 2011).

3. **아래인두(hypopharynx)**는 목뿔뼈와 후두개곡의 높이에서 반지 인두 조임근(cricopharyngeal sphincter)까지 뻗어 있으며 후두 뒤쪽에 위치한다(Rathod et al., 2018). 아래 인두 조임근의 섬유는 전방으로 방패 연골(thyroid cartilage)의 옆쪽 면에 부착되어 **조롱박 오목(pyriform sinuses)**이라 불리는 방패 연골의 각 옆면 사이에 공간을 형성한다. 조롱박 오목은 반지인두근(cricopharyngeus muscle)까지 뻗어있다(Arvedson & Brodsky, 2002).

4) 후두(Larynx)

후두(larynx)는 아래인두(hypopharynx – 후두인두라고도 함)와 기관(trachea)을 연결하는 짧은 통로이다(Tortora & Derrickson, 2014, 그림 6.2). 목뿔뼈와 목뼈에 근육질로 연결되어 있는 연골 구조로 가성대(false vocal cords)와 진성대(true vocal cords)를 포함한다. 가성대 위의 후두 부분을 **후두 전정(laryngeal vestibule)**이라 한다(Tortora & Derrickson, 2014). 성문은 성대와 그 사이의 공간으로 구성된다(Tortora & Derrickson, 2014).

후두는 인간의 세 가지 기본적인 기능, 즉 (1) 기도 보호, (2) 호흡, (3) 발성 기능을 수행한다. 삼키는 동안 **후두덮개(epiglottis–커다란 잎 모양의 탄력 연골의 한 부분)**가 후두개 주름을 폐쇄하기 위해 아래로 접힌다. 이 점막의 삼각형 주름은 후두 입구에 위치한 인대 및 근육 섬유를 둘러싸고 있으며 후두덮개 가쪽 가장자리에서 모뿔 연골(arytenoid cartilages)까지 뻗어있다. 또한 삼키는 동안 후두가 올라가서 꽉 닫히게 되고, 진성대가 닫히고 이어서 가성대가 닫히게 되어 음식이 기관으로 들어가는 것을 방지한다.

5) 기관(Trachea)

기관(trachea)은 식도 앞쪽에 위치한 관 모양의 통로이며 후두에서 제5등뼈(기관분기부)의 위쪽 가장자리까지 뻗어 있으며, 오른쪽과 왼쪽 일차 기관지로 나뉘어

그림 6.2. 후두(Larynx)

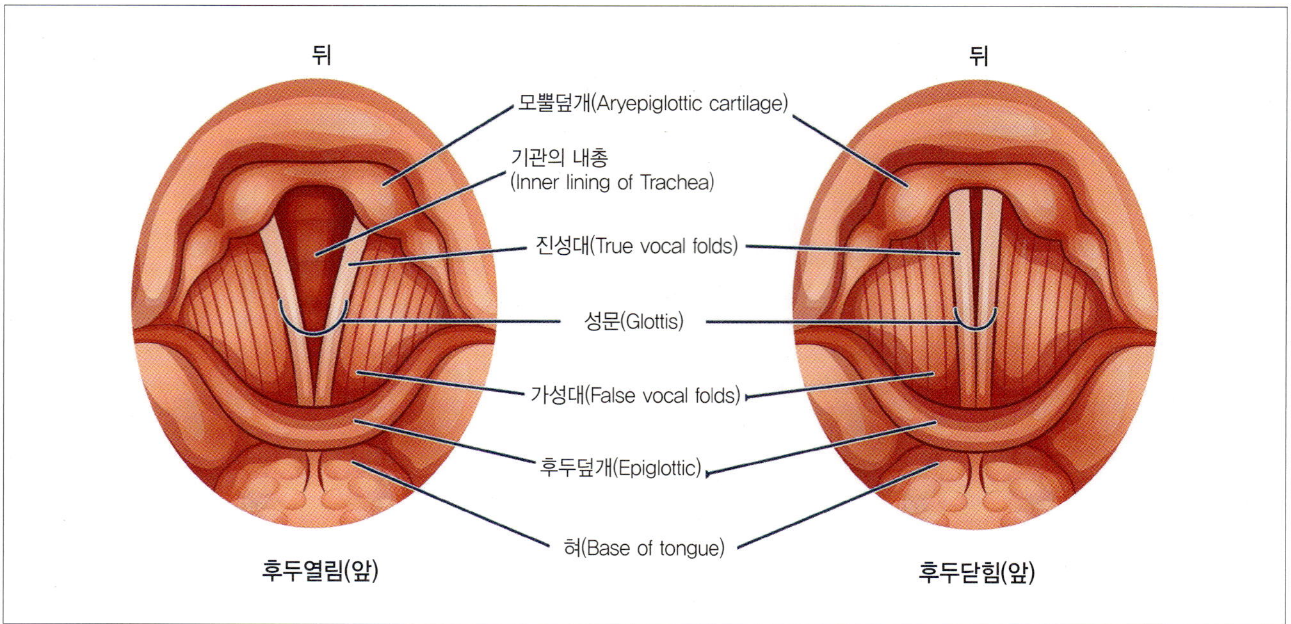

출처: Getty Images. Used under license.

폐로 이어진다(Tortora & Derrickson, 2014). 기관의 개방은 성대에 의해 보호되는데, 삼키는 동안 폐쇄되어 기도로 음식물이 들어가는 것을 방지한다. 이 기능은 폐 안의 음식이나 액체로 인해 호흡기 질환이나 **흡인성 폐렴(aspiration pneumonia)**이 유발될 수 있기 때문에 매우 중요하며, 이는 음식물(예: 침, 액체 또는 음식, 위 내용물)이 기도로 유입되어 발생하는 폐의 감염이다(Sanivarapu & Gibson, 2020).

6) 식도(Esophagus)

식도(esophagus)는 기관 뒤에 위치하고 있는 근육질의 관이다(Tortora & Derrickson, 2014). 아래인두 하단 끝부분에서 시작되어 식도 열공으로 불리는 입구를 통해 가로막을 지나 하부 식도 조임근까지 위치한다(Tortora & Derrickson, 2014). **상부 식도 조임근(upper esophageal sphincter - UES)**이라고도 불리는 반지 인두 조임근은 아래인두와 식도 사이를 연결하고 휴식 시 닫힌 상태를 유지한다. 삼키는 동안 상부 식도 조임근은 식도로 음식덩어리가 통과할 수 있도록 열리게 된다. 삼킨 후에는 상부 식도 조임근이 닫히면서 음식물이 아래인두로 오는 것을 막는다. 음식덩어리는 식도 상부 내 가로무늬근의 연동운동에 의해 식도를 지나가며, 식도 하부는 민무늬근으로 구성되어 있다(Martin-Harris, 2015). **하부 식도 조임근(lower esophageal sphincter - LES)**은 식도와 위 사이를 연결하며 가로막다리와 복강 내 압력의 도움을 받아 위식도 역류를 방지하기 위한 장벽을 형성한다(Martin-Harris, 2015).

2. 영유아와 아동의 해부학적 비교 ANATOMY OF INFANT VERSUS CHILD

생후 몇 달 동안, 영유아의 구강 및 인두 구조의 해부학적 구조는 삼키는 동안 구강 섭식을 용이하게 하고 기도 보호를 제공한다(2장 "구강-운동 기술의 발달"의 그림 2.1 참조). 다음과 같은 해부학적 특징을 보인다.

- 아래턱은 머리뼈에 비해 작고, 혀가 구강에 가득 차 있어서 혀 움직임의 변화를 위한 공간이 제한적이다(Delaney & Arvedson, 2008; Matsuo & Palmer, 2008). 빨기를 하는 동안 상대적으로 큰 혀와 제한된 혀 움직임은 영유아가 턱이 아래로 떨어지는 동안 혀와 단단 입천장 사이의 압력을 유지할 수 있게 하여 엄마의 유방에서 모유를 효율적으로 빨아들일 수 있게 한다.
- 볼의 깨물근 내에 촘촘히 밀집되어 있는 지방조직 덩어리인 지방패드가 구강을 좁히고 볼을 안정시키는데 도움을 주어 입술과 혀가 더 효과적으로 움직일 수 있게 한다.
- 혀의 뒷부분은 구강에 놓여 있다(Delaney & Arvedson, 2008).
- 목뿔뼈, 후두, 후두덮개는 목에서 높은 곳에 위치하며(Delzell et al., 1999; Matsuo & Palmer, 2008), 후두덮개는 물렁 입천장과 인접해 있다(An & Musso, 2018; Tutor & Gosa, 2012).
- 후두와 목뿔뼈는 혀와 후두덮개의 아래에 위치하여, 액체가 후두 입구로부터 멀어지게 하여 기도 보호를 한다(Delzell et al., 1999; Matsuo & Palmer, 2008).

구강과 인두의 해부학적 변화는 생후 몇 달 후에 나타난다(2장 그림 2.2 참조). 따라서 6개월 정도 되면 다음과 같은 특징을 보인다.

- 지방 패드가 줄어들면서 구강 내 공간이 넓어진다.
- 인두가 길어지고, 후두와 목뿔뼈가 아래로 내려가 혀의 뒤쪽 1/3이 인두에 위치하고, 물렁 입천장과 후두덮개가 더 이상 맞닿지 않게 된다(Delaney & Arvedson, 2008).

이러한 변화는 뇌줄기(brain stem)의 영향을 받는 초기 반사적 빨기에서 좀 더 자발적인 빨기로 전환하는데 필요한 아동의 구강 구조의 움직임을 증가시켜 수의적으로 조절할 수 있게 한다. 생후 약 6개월이 되면, 빨기를 하는 동안 더 수직적인 혀의 움직임이 나타나며, 앞-뒤 움직임이 감소하고, 턱의 수직적인 움직임도 감소한다(Delaney & Arvedson, 2008). 작아진 턱의 움직임, 증가된 혀의 움직임과 같은 해부학적인 변화는 아동이 액체가 아닌 다른 음식물을 숟가락으로 효율적으로 먹을 수 있도록 하고, 입 안의 음식덩어리를 조절하여 단단한 음식을 씹는데 필요하다(Morris & Klein, 2000). 아동은 또한 머리와 몸통의 안정성이 증가하고 구강-운동 조절 능력이 향상되면서 혀가 턱으로부터 독립적으로 움직일 수 있게 되며 입 안에 음식을 두고 음식덩어리를 더 잘 조절할 수 있게 된다.

후두와 후두덮개가 아래로 내려감에 따라 해부학적으로 기도 보호가 덜 제공되므로 **흡인**(aspiration)의 위험이 더 높아지는데(Tutor & Gosa, 2012), 이는 음식이나 액체가 성대 아래의 기관으로 유입되는 것이다(Friedman & Frazier, 2000; Raol et al., 2018; Weir et al., 2011). 후두와 후두덮개가 아래로 내려가는 것과 동시에 영유아의 운동 조절이 개선되고 후두 폐쇄 메커니즘이 성숙되어 더 나은 기도 보호 기능을 제공한다(Delzell et al., 1999). 후두 폐쇄는 섭식 중 음식이나 액체가 기도로 들어가지 않도록 하면서 더욱 효율적이게 된다.

운동 능력이 지연된 영유아의 경우 보편적인 아동과 동일한 속도로 운동 조절의 개선이 나타나지 않을 수 있다. 결과적으로 더 큰 인두의 공간과 아래쪽에 위치한 후두와 후두덮개를 포함한 해부학적 변화는 운동발달의 지연이 있는 영유아는 생후 5~6개월 후에 흡인 위험이 증가할 수 있다(Tutor & Gosa, 2012).

3. 정상 삼킴 NORMAL SWALLOW

정상적인 삼킴은 3단계로 구성된다(그림 6.3 참조). 첫 번째 단계는 구강 내에 음식덩어리가 있는 구강 단계(oral phase)이다. 두 번째 단계는 삼킴의 시작으로 음식덩어리가 상부 식도 조임근을 통과하면서 끝나는 인두 단계(phryngeal phase)이다. 삼킴의 마지막 단계는 음식덩어리가 식도로 들어가는 것으로 시작하여 음식덩어리가 하부 식도 조임근을 통해 위로 통과하는 것으로 끝나는 식도 단계(esophageal phase)이다.

1) 구강 단계(Oral Phase)

삼킴의 구강 단계(oral phase of the swallow) 동안, 음식덩어리가 입안에 있으며 기도는 열려 있다. 구강 단계는 음식덩어리 준비, 음식덩어리 형성, 음식덩어리 이동을 포함한다.

(1) 음식덩어리 준비(Bolus preparation)

음식덩어리 준비(bolus preparation)는 모유 수유 또는 젖병 수유를 하는 동안 유방(젖병)에서 액체를 빨아들이는 것을 포함한다. 고형식의 경우 음식덩어리를 인두와 식도를 통과할 수 있을 만큼 충분히 작아지도록 씹는 과정이 음식덩어리 준비에 포함된다(Wolf & Glass, 1992). 음식덩어리를 준비하는 동안 물렁 입천장과 혀의 뒷부분은 음식덩어리가 인두로 너무 빨리 빠져나가는 것을 방지하는 장벽을 형성한다(Goldfield et al., 2010; Gonzalez-Fernandez et al., 2008).

(2) 음식덩어리 형성(Bolus formation)

음식덩어리 형성(bolus formation)은 입안 뒤쪽으로 이동하여 삼키기 준비를 하기 위해 음식 또는 액체를 모으는 것을 포함한다(Wolf & Glass, 1992).

(3) 음식덩어리 이동(Bolus transport)

음식덩어리 이동(Bolus transport)은 구강을 통해 음식덩어리를 이동하기 위한 압력을 제공하는 순차적인 움직임으로 혀가 위로 올라가면서 단단 입천장에 닿는다(Gonzalez-Fernandez et al., 2008; Martin-Har-

그림 6.3. 5단계로 나누어진 정상적인 삼킴 단계

정상 삼킴 단계

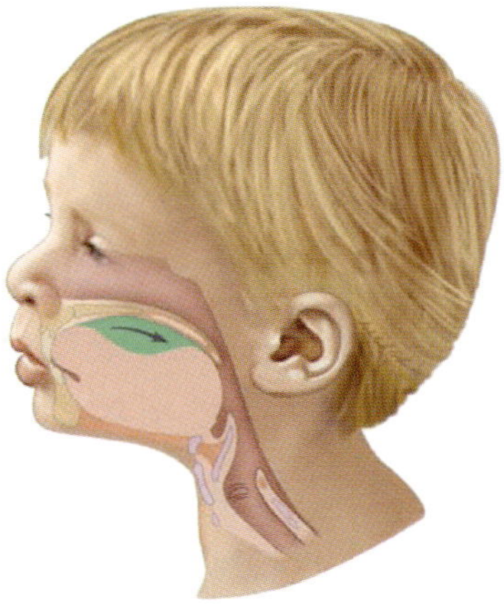

1.

삼킴의 구강 단계 동안 음식덩어리는 입안에 있으며 기도는 열려있다. 혀의 뒷 부분과 물렁 입천장은 음식덩어리가 인두로 빨리 빠져나가는 것을 방지한다.

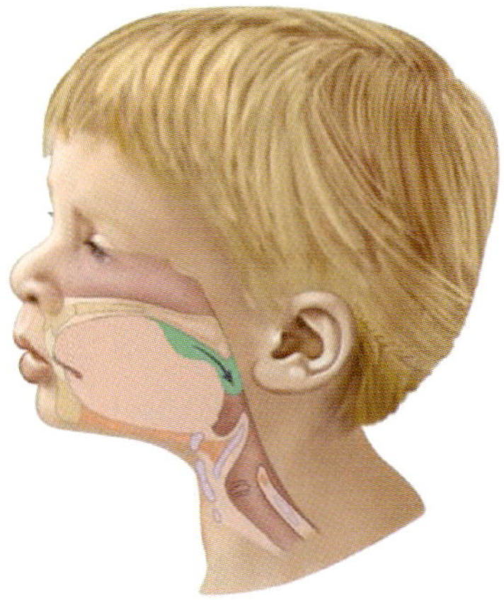

2.

음식덩어리가 혀의 뒷 부분에 도달하면 삼킴이 시작된다. 물렁 입천장이 올라가고 후인두 벽이 활성화되어 비강을 닫아 코인두 역류를 방지한다.

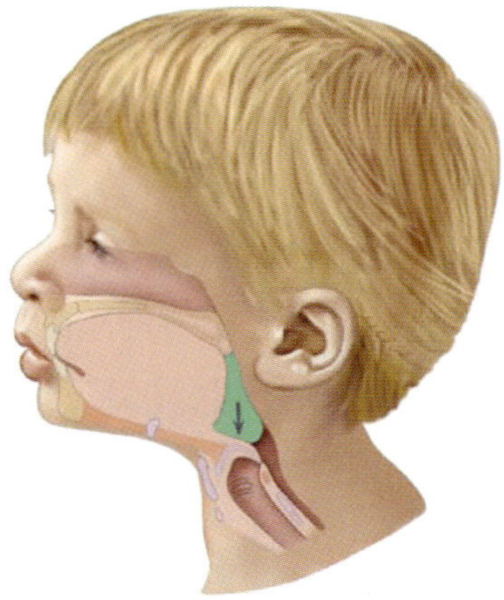

3.

삼킴이 시작되면 후두덮개의 안쪽번짐(inversion, 내번), 후두 올림(elevation), 후두 전정 폐쇄 및 성대 폐쇄가 나타난다.

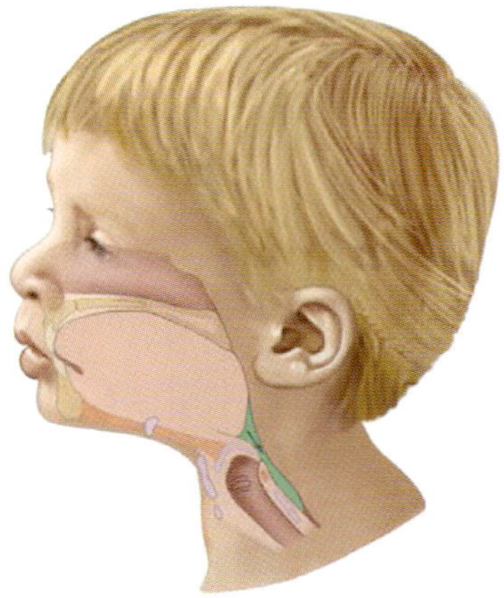

4.

음식덩어리는 혀 기저부의 수축과 인두 조임근의 순차적인 수축에 의해 형성된 압력에 의해 인두를 통해 이동한다. 상부식도 조임근이 열리면서 음식덩어리는 식도로 이동한다.

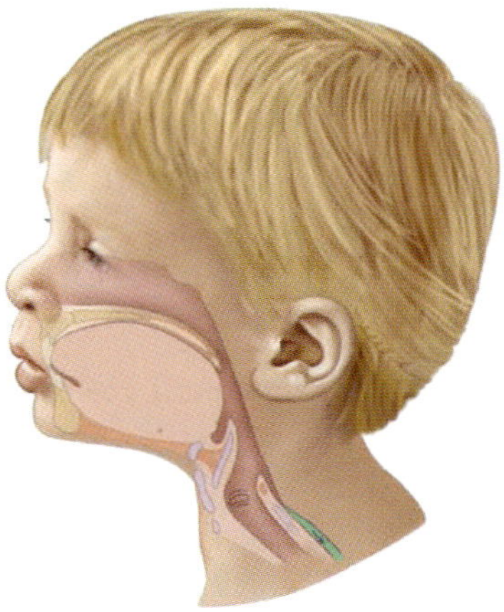

5.

음식덩어리가 식도에 도달하면 상부 식도가 닫혀 음식덩어리가 인두로 역류하는 것을 방지하고 기도가 다시 열린다.

ris, 2015). 이 움직임의 결과로 입인두로 음식덩어리가 이동하게 되고 구강은 깨끗하게 정리된다(Martin-Harris, 2015).

2) 인두 단계(Pharyngeal Phase)

삼킴의 인두 단계(pharyngeal phase of the swallow)는 음식덩어리가 인두로 들어갈 때 시작되고, 음식덩어리가 상부 식도 조임근(반지인두조임근이라고도 함)을 통과하여 식도로 들어갈 때 삼킴이 시작되면서 끝난다. 인두 단계 동안 기도는 닫히고 식도 단계까지 다시 열리지 않는다. 삼킴의 인두 단계에는 네 가지 생리적인 활동 (1) 삼킴의 시작, (2) 코인두의 폐쇄, (3) 기도의 폐쇄, (4) 인두 비움을 포함한다.

(1) 삼킴의 시작(Initiation of the swallow)

인두 단계는 **삼킴의 시작**(Initiation of the swallow)과 함께 시작된다. 삼킴의 시작은 목뿔뼈의 위쪽-앞쪽으로 움직임과 함께 발생한다(Martin-Harris, 2015). 6개월까지의 어린 영유아의 경우, 음식덩어리가 앞쪽 가장자리 또는 후두개곡에 도달할 때 삼킴이 시작되면 정상적인 것으로 간주한다(Logemann, 1998; Newman et al., 2001; Weckmueller et al., 2011; Wolf & Glass, 1992). 그러나 일반적으로 생후 6개월 이상의 영유아와 아동의 경우 삼킴은 음식덩어리가 혀의 뒤쪽 부분에 도달할 때 시작된다(Logemann, 1998).

(2) 코인두의 폐쇄(Closure of the nasopharynx)

삼킴이 시작되면 물렁 입천장은 올라가고 수축되며, 뒤쪽 및 가쪽 인두벽은 비강을 막기 위하여 수축된다(Gonzalez-Fernandez et al., 2008). 물렁 입천장과 뒤쪽 및 가쪽 인두벽이 완전히 맞닿으면서 음식덩어리가 코인두로 역행하는 것을 방지한다(Martin-Harris, 2015). 또한 **코인두 폐쇄**(Nasopharyngeal closure)는 인두를 통해 음식덩어리를 성공적으로 이동시키는데 필요한 인두 내 압력을 형성하는 것을 돕는다(Logemann, 1998; Weckmueller et al., 2011).

(3) 기도의 폐쇄(Closure of the airway)

다음과 같은 **기도 폐쇄**(airway closure) 메커니즘이 삼키는 동안 발생한다.

① **후두 올림**(Laryngeal elevation): 삼킴이 시작되면서 목뿔뼈는 앞쪽과 위쪽으로 움직이기 시작한다. 목뿔뼈는 후두를 둘러싼 방패 연골과 근육으로 연결되어 있다. 목뿔뼈의 앞쪽 및 위쪽 움직임은 기도 입구를 막는 후두의 올림을 초래한다(Gonzalez-Fernandez et al., 2008). 생후 6개월까지의 어린 영유아의 경우 후두는 영유아의 목 보다 더 높은 곳에 위치한다. 그 결과 어린 영유아가 삼키는 동안 최소한의 후두 올림만이 일어난다(Tutor & Gosa, 2012).

② **후두덮개의 안쪽번짐**(Epiglottic inversion): 후두와 목뿔뼈의 앞쪽 및 위쪽 움직임은 후두를 혀의 기저부 아래로 밀어 넣고 후두덮개를 젖혀서 후두를 덮도록 하여 음식덩어리가 기도로부터 멀어지고 인두로 향하도록 한다(Gonzalez-Fernandez et al., 2008). 또한, 혀 기저부의 뒤당김과 음식덩어리의 아래쪽 이동은 후두덮개의 안쪽번짐을 돕는다(Logemann, 1998).

③ **성대 폐쇄**(Vocal corx closure): 기도 보호의 또 다른 메커니즘은 후두 전정과 기관 사이에 있는 진성대와 가성대의 폐쇄이다(Rathod et al., 2018).

④ **후두 전정 폐쇄**(Laryngeal vestibular closure): 후두 올림 및 성대 폐쇄뿐만 아니라 후두개 주름 닫힘은 후두에 공간을 없애고 침투한 모든 음식물을 제거한다(Logemann, 1998; Rathod et al., 2018).

(4) 인두 비움(Pharyngeal clearance)

다음과 같이 식도 내로 인두를 통해 음식덩어리의 움직임 또는 **인두 비움**(Pharyngeal clearance)과 같은 생리적 활동이 나타난다.

① **상부 인두 조임근의 혀 기저부 수축**(Tongue base retraction and contraction of the upper pharyngeal constrictor muscles): 삼킴이 시작되면 혀 기저부가 뒤쪽으로 움직이기 시작하여 인두로 음식덩어리를 밀어 넣는다. 혀 기저부 수축은 인두를 통해 음식덩어리를 밀어 넣는데 필요한 압력을 형성하는 중요한 역할을 한다(Martin-Harris, 2015). 동시에 인두벽의 위쪽 부분이 안쪽으로 이동하여 혀 기저부와 밀폐를 형성한다(Logemann, 1998). 혀기저부, 인두벽 및 물렁 입천장 올림에 의해 생성된 압력은 인두 비움을 돕는다(Martin-Harris, 2015).

② 인두 수축 운동(Pharyngeal stripping wave): 인두 수축근이 위에서 아래로 순차적으로 수축하면서 인두에서 음식덩어리를 밀어내는 연동파가 생성된다(Gonzalez-Fernandez et al., 2008). 또한 인두는 위아래로 짧아지고, 부피가 줄어들면서 인두 비움을 돕는다(Palmer et al., 2000).

③ 상부 식도 조임근의 열림(Opening of the UES): 상부 식도 조임근은 인두와 식도 사이에 위치하며, 반지인두근, 하부 인두 수축근 및 경부 식도의 몸쪽 부분으로 구성된다(Belafsky, 2012). 반지인두근은 휴식 시 긴장성 수축을 하는데(Belafsky, 2012), 이는 호흡 중 공기 유입과 식도와 위에서 인두로 음식물이 역류되는 것을 방지하기 위함이다(Martin-Harris, 2015). 삼킴 시작 시 반지인두근은 미주신경의 자극으로 이완된다(Martin-Harris, 2015). 삼키는 동안 발생하는 후두의 위쪽 및 앞쪽 움직임은 상부 식도 조임근을 당기기 시작하고, 음식덩어리의 압력은 입구 부분을 더욱 넓힌다(Gonzalez-Fernandez et al., 2008; Logemann, 1998). 이 입구 부분을 통해 음식덩어리가 식도로 들어가고 삼킴의 인두 단계가 종료된다.

3) 식도 단계(Esophageal Phase)

삼킴의 식도 단계(esophageal phase of the swallow)는 음식덩어리가 상부 식도 조임근을 통과하면서 시작된다. 음식덩어리가 식도로 들어가면 바로 세운 자세에서 중력의 영향을 받는 연동파로 음식덩어리가 위로 이동된다(Gonzalez-Fernandez et al., 2008). 하부 식도 조임근이 이완되면서 음식덩어리가 위로 들어가며 삼킴의 식도 단계가 종료된다.

4. 삼킴 평가 SWALLOWING ASSESSMENT

삼킴 평가(swallowing assessment)는 삼킴의 기능과 안정성에 대한 정확한 평가이다. 삼킴 기능 장애로 인한 불안정한 구강 섭식, 낮은 구강 섭취량, 부적절한 체중 증가, 섭식 중 기도로 음식물이 유입되어 호흡기 문제가 발생할 수 있으므로 삼킴에 대한 철저한 평가가 중요하다. 삼킴 평가는 정확한 섭식을 평가하기 위한 필수적인 부분이다. 삼킴 평가는 다음과 같이 세 부분으로 구성된다.

1. 병력 및 섭식 이력
2. 임상 섭식 평가(필요한 경우)
3. 도구적 삼킴 평가

1) 병력 및 섭식 이력(Medical and Feeding History)

보호자, 의료 기록 및 기타 출처를 통해 아동의 과거 및 현재의 섭식에 대한 정보를 수집하는 것은 중요하다. 이 정보는 아동의 섭식과 삼킴에 영향을 미칠 수 있는 문제에 대한 통찰력을 임상가에게 제공한다. 정확히 기록된 섭식 이력에는 섭식 유형(예; 구강, 경관), 섭취한 음식의 유형(예; 액체, 퓌레, 고체), 사용된 섭식 도구(예; 젖병, 숟가락, 컵), 섭식 중 자세, 섭식 중 행동, 섭식 중에 기록된 불편함의 징후에 대한 정보가 포함된다. 추가적으로 삼킴 문제 또는 흡인을 암시하는 징후가 포함되어야 한다(자료 6.1 참조).

아동의 의학적 상태에 대한 정보를 얻는 것은 작업치료 평가 및 중재에 있어서 중요하다. 아동의 의학적 상태 및 관련 문제를 이해하면 평가 중에 예상되는 사항, 아동을 재평가해야 하는 빈도, 적절한 중재 유형에 대한 정보를 얻을 수 있다. 예를 들어, 아동에게 향후 수술이 예정된 치료되지 않은 심장 질환이 있는 경우 수술 후 섭식 및 삼킴을 재평가해야 할 수도 있다.

의학적 상태 외에도 아동과 가족의 섭식 목표를 고려해야 한다. 일반적으로 삼킴 장애가 있는 영유아를 위한 작업 치료 평가 및 중재는 흡인의 위험을 최소화하고 시간이 지남에 따라 섭식 기술을 향상시키는 것을 목표로 안전한 구강 섭식 방법을 찾는 것이다. 그러나 단기 치료 처방을 받은 영유아의 경우 작업 치료 평가 및 중재의 목표는 상당히 다를 수 있다. 이 경우에는 안전한 구강 섭식보다 즐거움을 위한 구강 섭식이 더 중요한 목표일 수 있다. 섭식 목표에 대한 결정은 아동(가능한 경우), 보호자 및 전문가 간 팀과 함께 이루어져야 한다.

작업치료사는 3장의 "섭식 평가"의 "병력 및 섭식 이력 설문지"(부록 3.B)를 사용하여 정확한 병력 및 섭식 이력을 수집하는데 도움을 줄 수 있다.

2) 임상 섭식 평가(Clinical Feeding Assessment)

임상 섭식 평가는 일반적인 섭식 상황에서 아동을 임상적으로 관찰하고 적절한 중재를 시작할 수 있도록 아동이 보이는 섭식 문제의 근본적인 원인을 파악하기 위한 관찰 분석이 포함된다. 임상 섭식 평가는 아동의 삼킴 기능 및 안전뿐만 아니라 아동의 자세 조절, 구강-운동 기술, 감각 처리, 위장 기능(예; 위 식도 역류 징후), 섭식에 대한 행동 반응과 같이 섭식에 영향을 미치는 요인에 대한 평가가 포함된다. 임상 섭식 평가에 대한 자세한 내용은 3장에 자세하게 기술되어 있다. 3장의 작업 치료 임상 섭식 평가 양식(부록 3.C)을 사용하여 임상 섭식 평가 결과를 문서화할 수 있다.

(1) 목 청진(Cervical auscultation)

목 청진(CA)은 아동의 심폐 상태(섭식 전, 섭식 중, 섭식 후), 빨고-삼키고-숨쉬기 협응, 삼킴 기능에 대한 추가 정보를 제공하기 위한 임상 섭식 평가의 보조 수단으로 사용될 수 있다. 목 청진은 삼키는 소리와 숨쉬는 소리를 듣기 위해 영유아나 아동의 목 가쪽 또는 앞쪽 표면에 청진기(마이크와 가속도계도 종종 사용됨)를 놓는 것을 포함한다(Frakking, Chang, O'Grady, David, & Weir, 2016; Thoyre et al., 2005). 호흡음의 변화를 감지할 수 있을 뿐만 아니라 호흡의 빈도와 삼킴과 관련된 시간도 감지할 수 있으며, 삼킴 기능에 대한 정보도 얻을 수 있다. 예를 들어, 협착음은 부분적으로 폐쇄되거나 막힌 기도를 통과하는 공기로 인해 나타날 수 있으며 영유아가 액체와 함께 공기를 삼키거나 매우 세게 삼킬 때 꿀꺽 삼키는 소리가 들릴 수 있다. 작업치료사는 삼킴의 시작이 지연되거나 여러 번 삼키는 경우 그 소리를 들을 수 있다. 젖은 숨소리는 액체가 후두개곡, 부비동 안 또는 기도에 있을 때 나타난다(Arvedson & Brodsky, 2002; Arvedson & Lefton-Greif, 1998; Logemann, 1998; Raol et al., 2018; Tutor & Gosa, 2012, Weir et al., 2011).

Frakking, Chang, O'Grady, David 및 Weir (2016)는 비디오 투시 삼킴 검사를 통해 흡인과 함께 다음 소리 중 하나 또는 하나 이상(예; 기침, 쌕쌕거림, 수포음, 목을 가다듬는 소리, 협착음)으로 결합되어 젖은 숨소리가 나타난다고 보고하였다. 저자는 또한 젖은 숨소리와 결합된 성문 방출음(glottic release sound – GRS)의 부재가 흡인을 예측한다는 것을 발견하였다. **성문 방출음(GRS)**은 정상적인 삼킴의 인두 단계에 이어 성대가 열리면서 공기가 배출되는 소리이다. 삼킴 후 정상적인 호흡음과 함께 성문 방출음이 나타나는 것은 흡인되지 않은 삼킴의 좋은 지표인 것으로 밝혀졌다. 흡인된 삼킴은 삼킴 전후에 정상적인 숨소리와 성문 방출음을 동반할 가능성이 훨씬 적다(Frakking et al., 2016).

임상 섭식 평가와 목 청진은 아동의 흡인을 배제하고 흡인 감지 민감도를 높이는데 매우 좋은 것으로 밝혀졌지만 흡인을 과대 예측하는 경향이 있다(Frakking,

Chang, O'Grady, David, & Weir, 2016). 따라서 작업치료사는 목 청진의 사용과 해석에 능숙해지기 위한 연습이 필요하다.

(2) 무증상 흡인(Silent aspiration)

일부 영유아와 아동은 **무증상 흡인**(silent aspiration)이라고 하는 징후를 보인다. 무증상 흡인으로 정의되는 방식에는 약간의 일치하지 않는 부분이 있다. 일부에서는 이를 "기침 없이 진성대 아래로 액체나 음식이 들어가는 것"이라고 설명하였다(Dodrill & Gosa, 2015; Velayutham et al., 2017). 다른 연구자들은 명백한 임상 징후 없이 발생하는 흡인(Duncan et al., 2018) 또는 "기침이나 기타 경고 징후 없이 나타나는 것"(Shay et al., 2019)으로 설명하였다. 문헌에 따르면 징후 없이 흡인이 되는 아동이 80% 이상이라고 보고하였지만, 이 무증상 흡인율은 흡인의 다른 임상 징후나 진행 중인 호흡기 징후를 고려하지 않은 채 기침 없는 흡인만을 의미한다(Duncan et al., 2018, Velayutham et al., 2017). 삼킴 문제와 흡인을 암시하는 임상 섭식 평가를 진행하는 동안 기침 외에 몇 가지 임상 징후가 관찰될 수 있다. 예를 들어, 축축하거나 꾸르륵거리는 목소리나 숨소리, 섭식 동안 또는 섭식 후 흉곽의 과도한 움직임, 쌕쌕거림, 섭식 중 산소포화도 저하 반응 또는 무호흡, 재발성 모세기관지염 또는 폐렴은 모두 흡인을 유발하는 인두 단계 기능장애의 가능성을 암시한다(Frakking, Chang, O'Grady, David, & Weir, 2016; Weir et al., 2011). 따라서 임상 섭식 평가는 미묘한 흡인 징후를 식별하는데 경험이 있는 지식이 풍부한 작업치료사에 의해 수행되는 것이 아동의 삼킴 문제 관리를 하는데 있어서 중요하다(Weir et al., 2011).

3) 도구적 삼킴 평가(Instrumental Swallowing Assessment)

만일 아동의 병력 및 섭식 이력과 임상 섭식 평가 중 관찰한 내용을 기반으로 삼킴 안전에 대한 우려가 확인되면 도구적 삼킴 평가가 권장된다. 임상 섭식 평가는 도구적 삼킴 평가의 필요성을 결정할 뿐만 아니라 도구적 삼킴 평가 동안 어떠한 액체와 음식, 그리고 어떠한 중재가 평가되어야 하는지에 대한 정보도 제공한다.

도구적 삼킴 평가는 작업치료사가 임상 섭식 평가 동안 관찰한 임상적인 징후를 기반으로 하여 추론하는 것보다 구강 및 인두 구조와 삼킴 메커니즘을 직접적으로 시각화할 수 있다는 장점이 있다. 도구적 삼킴 평가 동안 삼킴 기능 장애와 이것이 흡인으로 이어지는지 여부를 관찰할 수 있다. 작업치료사는 삼킴의 시작에 문제가 있는지, 기도 보호가 적절한지, 인두의 비움이 완전한지 여부를 확인할 수 있다. 삼킴 기능과 안전성을 개선하는 중재의 효과성을 확인하기 위해 도구적 삼킴 재평가 전에 중재 전략을 시도할 수 있다. 도구적 삼킴 평가의 궁극적인 목표는 안전한 구강 섭식의 방법을 찾는 것이다. 이러한 평가의 가장 일반적인 두 가지 유형은 비디오 투시 삼킴 검사와 광섬유 내시경 검사이다(Tutor & Gosa, 2012).

(1) 비디오 투시 삼킴 검사(Videofluoroscopic swallowing study)

비디오 투시 삼킴 검사는 수정된 바륨 삼킴 검사라고도 하며 기관에 따라 다양한 용어로 불린다. **비디오 투시 삼킴 검사**(Videofluoroscopic swallowing study – VFSS)는 삼킴을 실시간으로 시각화할 수 있는 비디오와 결합된 X선인 비디오 투시법을 사용한다. 비디오 투시 삼킴 검사는 임상 섭식 평가에서 아동의 삼킴 기능 및 안전성에 대한 충분한 정보를 제공하지 못할 때 사용된다. 아동의 삼킴의 어려움이 임상 섭식 평가 및 섭식 수정으로 평가되고 관리될 수 있는 경우 비디오 투시 삼킴 검사가 필요하지 않을 수 있다.

비디오 투시 삼킴 검사는 삼킴 평가의 최적의 기준으로 간주되며(Lefton-Greif & Loughlin, 1996; Tutor & Gosa, 2012), 일반적으로 방사선 전문의와 작업치료사 또는 언어병리학자(언어재활사)가 수행한다. 비디오 투시 삼킴 검사는 아동이 최적의 구강 섭식을 위한 자세를 취하는 동안 구강, 인두, 후두 및 상부 식도의 해부학적 구조(Tutor & Gosa, 2012) 뿐만 아니라 삼킴의 여러 단계에 대한 직접적인 정보를 시각화하여 제공한다(Miller, 2011). 이를 통해 임상가는 삼킴의 생리학을 정의하고 삼킴 기능 장애를 식별할 수 있다.

비디오 투시 삼킴 검사를 시행하는 동안 삼키기 전, 중, 후에 발생하는 모든 후두 침습 또는 흡인에 대한 아동의 반응을 평가할 수 있으며 안전한 구강 섭식 방법을 확립하기 위한 중재 전략을 시도할 수 있다(Miller, 2011). **후두 침습(Laryngeal penetration)**은 음식이나 액체가 후두 전정으로 들어가지만 성대 위에 남아 있을 때 발생하며(Delzell et al., 1999; Friedman & Frazier, 2000), 이는 영유아에서는 정상적으로 발생하는 현상으로 간주되지만 아동과 성인에서는 그렇지 않은 것으로 여겨진다(Delzell et al., 1999). 흡인은 성대 아래에서 기관으로 음식이나 액체가 들어가는 것과 관련이 있다(Delzell et al., 1999; Friedman & Frazier, 2000).

비디오 투시 삼킴 검사가 삼킴 평가를 위한 최적의 기준이 되지만, 그 절차에는 몇 가지 단점과 제한점이 있다. 이는 방사선 노출, 제한된 평가 기간, 제한적으로 캡처된 이미지의 수, 조영제의 사용, 식도 기능에 대한 포괄적인 평가의 부족이 포함된다.

① 방사선 노출(Exposure to radiation)

방사선에 노출되는 것은 비디오 투시 삼킴 검사의 가장 큰 단점이다(Hong et al., 2021; Tutor & Gosa, 2012). 비디오 투시 삼킴 검사에서 중요한 부분은 환자와 임상가를 이온화 방사선에 노출시키므로 노출되는 양을 최소화하는 방법을 고려해야 하는 것이다. 임상가는 검사 중에 납으로 된 앞치마와 장갑을 착용하고 아동으로부터 가능한 한 거리를 유지함으로써 노출을 최소화할 수 있다. 영유아나 아동이 삼키는 동안 볼이나 턱 지지가 필요한 경우 임상가는 납 장갑(lead glove)을 사용하거나 아동은 임상가보다 적게 검사에 참여하므로 가능한 한 부모가 아동에게 먹여주도록 한다.

특히 아동은 연령에 따라 방사선 노출에 따른 부작용이 있고(즉, 아동이 어릴수록 방사선의 위험이 더 크다; Weir et al., 2007), 복합적인 의학적 문제를 가진 아동은 X선을 포함한 다양한 검사가 필요하므로 더 많은 양의 방사선에 노출된다. 일반적으로 비디오 투시 삼킴 검사는 아동의 흉부 X선 검사에 10번 노출되는 것과 유사하다(Hong et al., 2021). 아동의 방사선 피폭을 줄이는 것은 연구 기간을 최소화하고 방사선 전문의와 치료사가 충분한 기술을 갖추고, 적절하게 의사소통하여 아동이 방사선에 노출될 수 있는 양을 줄이는 것과 같은 다양한 방법으로 달성할 수 있다(Hong et al., 2021). 아동의 방사선 노출을 제한해야 할 필요성은 비디오 투시 삼킴 검사가 얼마나 자주 반복되는지에 영향을 미친다.

② 제한된 평가 시간(Limited assessment duration)

방사선 노출을 제한하기 위해 비디오 투시 삼킴 검사의 시간은 제한된다. 합리적으로 달성 가능한 낮은 수준(as low as reasonably achievable - ALARA)의 원칙은 항상 방사선 피폭을 가능한 한 낮게 유지하도록 개발되었다(Cohen, 2015). 이 원칙에 따라 비디오 투시 삼킴 검사는 최소한의 피폭량으로 가장 효율적이고 유익한 방법으로 수행되어야 할 필요가 있다(Cohen, 2015). 검사 시간은 기관마다 다르지만, 합리적으로 달성 가능한 낮은 수준의 원칙을 준수하면서 아동의 삼킴을 여러 가지 다른 질감으로 평가하는데 2~3분의 시간이 적절한 것으로 여겨진다(Weir et al., 2007).

비디오 투시 삼킴 검사 시간을 제한해야 하는 것은 평가해야 하는 삼킴의 횟수와 시도될 수 있는 점도의 종류에 영향을 미칠 수 있기 때문이다. 이러한 이유로 비디오 투시 삼킴 검사는 아동의 삼킴 기능에 대해 전체적인 모습이 아닌 간략한 정보만을 제공한다. 예를 들어, 흡인은 비디오 투시 삼킴 검사 동안 관찰되지 않을 수 있지만 다른 시간에는 여전히 관찰될 수 있다(McGrattan et al., 2020). 게다가, 삼킴 기능은 각성 수준, 건강 상태, 보충용 산소 요구량, 뇌전증 등에 따라 변동될 수 있으므로 검사 결과를 시간에 따라 일반화하기 어렵다.

③ 제한적으로 캡쳐된 이미지의 수(Limited number of images captured)

형광 투시 검사의 전달은 연속적이거나 파장적으로 이루어 질 수 있다. 초당 등록된 이미지 수를 나타내는 파장속도(pulse rate)는 방사선 노출량에 영향을 미친다. 파장속도를 줄이면 방사선량이 감소하지만 삼킴이 캡처된 고유한 이미지의 수도 줄어들게 된다(Layly et al., 2020). 각 기관은 장비의 설정을 결정하며(일반적으로 초당 15-30 프레임), 일부 기관에서는 더 낮은 파장속도가 침투 또는 흡인 에피소드를 놓치거나 과소평가할 수 있다는 우려 때문에 더 높은 파장속도를 사용한다. 또 다른 기관에서는 방사선 피폭을 줄이기 위해 파장속도를 초당 15프레임으로 줄이는 것을 시행하고 있지만, 또 다른 연구에서는 이 속도가 아동의 흡인 발생률을 판단하기에는 부적절하다는 결론을 내렸기 때문에 이러한 관행은 논란의 대상이 되고 있으며(Cohen, 2015), 다른 연구자들은 이를 통해 비디오 투시 삼킴 검사의 최종 해석이 바뀌지 않았다는 사실을 발견하였다(Layly et al., 2020).

사용되는 속도에 관계없이 비디오 투시 삼킴 검사 중의 모든 이미지가 캡처되는 것은 아니며 초당 30 파장속도 보다 초당 15 파장속도로 캡쳐되는 이미지의 수가 더 적다는 점이 중요하다. 더 낮은 파장속도는 더 많은 이미지를 놓칠 수 있으며 이는 검사 중에 흡인과 같은 문제가 발생하였음에도 캡처된 이미지에서 관찰되지 않을 수 있음을 의미한다.

④ 조영제 사용(Contrast agent use)

비디오 투시 삼킴 검사의 또 다른 단점은 음식이나 액체에 조영제(보통 바륨)를 첨가해야 X선에서 시각화할 수 있다는 점이다. 결과적으로 모유 우슈 중에는 조영제를 추가하는 것이 불가능하므로 삼킴 기능을 평가할 수 없다. 또한 바륨은 음식과 액체의 맛과 외형에 영향을 미치는 흰색의 약간 백악질 물질이므로 일부 영유아와 아동은 연구 중에 먹고 마시기를 불편해한다. 바륨은 주스 또는 소다수와 같은 액체에 첨가하거나, 향이 첨가된 음료에 첨가하여 더 맛있게 만들 수 있다. 또한 바륨은 아동이 좋아하는 퓌레 또는 부드러운 음식에 섞을 수 있다(이 장 뒷부분의 "비디오 투시 삼킴 연구 시행"의 "음식 및 음료 선택" 참조).

바륨을 첨가하면 음식과 액체의 점도가 변경되므로 사용되는 바륨의 유형에 따라 농도가 달라지게 된다. 또한 바륨은 다양한 점도 증진제에 상이하게 반응하며 사용된 점도 증진제의 유형에 따라 음료의 점도가 크게 변경될 수 있다. 치료사는 비디오 투시 삼킴 검사 동안 시험한 일관성이 권장되는 실제 방식 또는 액체 혼합물과 일치하는지 확인해야 한다(Frazier et al., 2016; Gosa & Dodrill, 2017). 또한 액체를 충분히 방사선 불투과성으로 만드는데 필요한 최소한의 바륨을 사용해야 한다(Frazier et al., 2016).

⑤ 식도 기능에 대한 포괄적인 평가는 포함하지 않음(Does not include comprehensive assessment of esophageal function)

비디오 투시 삼킴 검사는 X선이 주로 구강 및 인두 구조를 향하기 때문에 식도 기능에 대한 포괄적인 평가를 포함하지 않는다. 방사선과 전문의는 식도 운동 이상 또는 식도 협착과 같은 문제가 의심되는 경우 간단히 아래로 스캔하여 식도를 관찰할 수 있지만, 일반적으로 삼킴의 식도 단계에 대한 정확한 평가가 필요한 경우에는 상부 위장관 검사가 필요하다(Arvedson, 2008). 이 검사는 비디오 투시법을 사용하여 식도, 위, 십이지장을 포함한 상부 위장관을 검사한다.

(2) 삼킴의 광섬유 내시경 검사(Fiberoptic endoscopi evaluation of swallowing)

광섬유 내시경 검사(Fiberoptic endoscopi evaluation of swallowing – FEES)는 삼킴 기능을 평가하기 위해 대체되는 도구적 검사이다. 일반적으로 이비인후과 전문의가 섭식 치료사, 보편적으로 작업치료사 또는 언어병리학자(언어재활사)와 함께 실시한다. 광섬유 내시경 검사는 비강을 통과하는 아동용 작은 내시경을 통해 섭식 중 인두 및 후두의 구조를 직접적으로 시각화된 정보로 제공하는 것을 포함한다(Miller, 2011).

식품이나 액체에 안전한 식품 첨가물을 첨가하여 검사 중에 더욱 더 잘 시각화될 수 있도록 한다(Willging & Thompson, 2005). 수유 중에 입안의 첨가물은 구강티슈로 닦아낸다(Schroeder et al., 2018). 섭식 중, 광섬유 내시경 검사는 삼킴 시작의 지연(Miller, 2011; Willging & Thompson, 2005)과 삼킴 전에 발생하는 흡인 또는 후두 침습을 식별하는데 도움이 된다(Tutor & Gosa, 2012). 또한 삼킴 후 인두 잔류물과 이 잔류물의 침습 또는 흡인을 시각화할 수 있다(Armstrong et al., 2019; Tutor & Gosa, 2012; Willging & Thompson, 2005).

광섬유 내시경 검사는 비디오 투시 삼킴 검사에 비해 특정한 이점이 있다. 첫째, 방사선 피폭이 없고 침상에서 시행할 수 있어 환자를 방사선실로 이송할 필요가 없다. 검사 중에 아동은 아무 자리에나 앉거나 부모가 안고 있을 수 있으며 전체 섭식 동안 기계를 움직이지 않아도 되기 때문에 임상가는 삼킬 때 피로함에 미치는 영향을 평가할 수 있다(Armstrong et al., 2019). 또한 광섬유 내시경 검사를 사용하면서 모인 분비물을 확인할 수 있기 때문에 분비물 관리를 평가할 수 있다. 적절한 기도 보호에 필수적인 후두와 인두의 감각을 평가하는 데에도 사용할 수 있다(Miller, 2011). 후두 또는 인두의 감각 장애는 삼키는 동안 기도 폐쇄를 지연시킬 수 있다.

광섬유 내시경 검사의 주요 단점은 삼키는 동안 인두 수축이 후두와 인두의 모든 가시성을 차단한다는 것이다(Tutor & Gosa, 2012). 삼키는 동안 발생하는 흡인은 삼킴 후 기관 내 음식이나 액체의 존재 여부에 의해서만 식별할 수 있다(Rees, 2006). 소량의 흡인된 음식물은 삼킴 후 기도에서 시각화하기 어렵다. 광섬유 내시경 검사의 또 다른 단점으로는 일부 아동이 고통이나 불편함을 경험할 수 있고 경비강 내시경을 삽입한 상태에서 삼키는 것을 거부할 수 있다는 점이다(Miller, 2011).

5. 섭식 의사결정 나무 모형 Feeding Decision Tree

이 장에서 설명하는 섭식 의사결정 나무 모형(자료 6.1)은 작업치료사가 아동의 병력 및 섭식 이력과 임상 섭식 평가가 삼킴 문제를 암시하는지의 여부와 도구적 삼킴 평가가 필요하거나 권장되는지와 삼킴에 대한 추가 평가가 필요한지 여부를 결정하는데 도움을 주기 위해 고안되었다. 징후와 증상은 수준 1, 수준 2, 또는 수준 3으로 분류된다.

1) 수준 1: 삼킴 장애 및 흡인 위험이 매우 높음 (Level 1: Highly Suggestive of Swallowing Impairment and Risk of Aspiration)

다음 징후와 증상은 삼킴 기능 장애의 위험이 높다는 것을 시사하며, 종종 도구적 삼킴 평가를 포함하여 심도 있는 평가가 필요하다.

(1) **흡인성 폐렴 또는 재발성 흉부 감염 병력(History of aspiration pneumonia or recurrent chest infection):** 이러한 질병은 삼키는 동안 음식이나 액체가 기도와 폐로 흡인된 결과일 수 있다(Benscoter, 2020; Mill-

er, 2011; Tutor & Gosa, 2012; Velayutham et al., 2017).

(2) **구강 섭식 중 질식이나 기침(Coughing or choking during oral feeds)**: 이러한 징후는 삼킴 기능 장애와 흡인의 가능성일 수 있다(Arvedson & Lefton-Greif, 1998; Balest et al., 2020; Logemann, 1998; Miller, 2020; Tutor & Gosa, 2012; Weir et al., 2011).

(3) **젖은 목소리 또는 젖은 숨소리(Wet voice or wet breath sounds)**: 구강 섭식 중 또는 후에 나타나는 이러한 소리는 음식이나 액체가 기도안이나 근처에 있거나 삼킴 후 후두개곡 또는 이상동, 부비동에 음식물이 남아 있음을 시사한다(Arvedson & Brodsky, 2002; Arvedson & Lefton-Greif, 1998; Logemann, 1998; Raol et al., 2018; Tutor & Gosa, 2012; Weir et al., 2011). 삼킴 동안 코인두로 들어가는 액체(즉, 코인두 역류)는 호흡하는 동안 목구멍이 울리거나 젖은 소리를 유발할 수 있으나, 코인두 역류는 일반적으로 흡인과 관련이 없기 때문에 이러한 젖은 숨소리는 후두보다는 코에서 발생되며 덜 우려된다.

(4) **산소포화도 감소(Drop in oxygen saturation)**: 구강 섭식 중 맥박 산소 측정기로 측정한 산소포화도가 약 20~30% 급격하게 큰 폭으로 낮아지면 흡인과 관련이 있을 수 있다(Arvedson & Brodsky, 2002; Arvedson & Lefton-Greif, 1998; Morgan et al., 2008). 빨고-삼키고-숨쉬기의 협응이 부족하면 산소포화도가 감소할 수 있으며, 만일 빨기 동안 충분한 호흡이 이루어지지 않았다면 산소포화도가 보다 점진적으로 감소하는 경향을 보일 수 있다. 갑작스럽게 호흡이 멈추며 산소포화도가 두드러지게 감소되는 것은 흡인의 결과로 발생할 가능성이 높다. 빨고-삼키고-숨쉬기의 협응이 부족하여 영유아나 아동이 잘못된 시간에 숨을 쉬는 경우 흡인이 유발될 수 있으며, 이 경우 빨고-삼키고-숨쉬기 협응을 개선하기 위한 전략이 방사선학적 평가 이전에 시도되어야 한다.

(5) **심박수 감소(Drop in heart rate)**: 구강 섭식 중 갑작스럽게 심박수가 큰 폭으로 감소하면 이는 심박수 감소를 유발할 정도로 심한 흡인으로 인해 호흡이 멈추었음을 나타낸다. 무호흡, 후두 협착 및 서맥은 액체가 후두의 점막과 접촉할 때 자극되는 후두 화학 반사 중 일부분이다(Raol et al., 2018).

(6) **낮은 분비물 관리(Poor secretion management)**: 낮은 분비물 관리(예; 분비물 흡입과 함께 인두에 분비물이 고이는 것)는 삼킴 장애를 암시하며, 이는 침을 삼키는데 어려움이 있는 삼킴 메커니즘에 문제가 있음을 시사하기 때문이다. 그러나 일부 영유아와 아동은 침과 액체의 음식덩어리에 다르게 반응한다. 그 이유는 음식덩어리가 분비물보다 더 많은 감각 입력을 제공하여 아동이 더 효과적으로 삼키는 결과를 초래하기 때문이다. 따라서 분비물 관리가 잘 안 되는 아동은 구강 섭식 중에 안전하게 삼킬 수는 있지만 삼킴의 안전성에 대한 평가가 필요하다.

(7) **구역질 반사의 소실(Absence of gag reflex)**: 신경학적 문제가 있고 구역질 반사가 없는 영유아는 삼킴 장애의 위험이 있다. 그 이유는 구역질은 뇌줄기 매개 반사이며, 구역질 반사의 부재가 뇌줄기 기능 장애를 나타낼 수 있기 때문이다. 그러나 온전한 구역질 반사는 안전한 삼킴에 필수적이지 않으며(Logemann, 1998), 구역질 반사가 없는 것이 반드시 흡인을 예측하는 것은 아니다(Sivakumar & Prabhu, 2021). 삼키는 동안 구역질 반사가 없었다는 것은 삼킴 장애의 위험이 있음을 시사하므로 삼킴의 안전성에 대한 신중한 평가가 필요하다.

(8) **흡인을 암시하는 흉부 X선 소견(Chest X ray findings suggestive of aspiration)**: 흉부 X선의 변화된 위치는 변화가 흡인에서 기인한 것인지의 여부를 시사할 수 있다. 폐의 변화된 위치는 흡인 시 개인의 자세에 의

해 결정된다. 몸을 조금 더 바로 세우는 자세를 유지할 수 있는 아동과 청소년의 경우, 대부분 흉부 X선 소견 시 아래엽의 상안부와 후안부 위치에서 가장 흔하게 나타난다(Stoudemire et al., 2018). 재발성 흡인을 가진 영유아의 흉부 X선은 종종 폐의 위엽과 아래엽의 뒷부분에서 침윤물(흡인된 물질을 의미)을 나타낸다(Stoudemire et al., 2018; Tutor & Gosa, 2012). 흉부 X선 소견이 흡인을 암시하는 경우 아동의 주치의 또는 임상간호사에게 도움을 요청하는 것이 도움이 될 수 있지만, 삼킴 문제로 인한 흡인과 위 식도 역류를 구별하지 못한다.

(9) **기관지폐포세척액 내 지질 함유 대식세포 존재(Presence of lipid-laden macrophages in bronchoalveolar lavage (BAL) fluid)**: 기관지폐포세척(BAL)은 검사를 위해 폐에서 유동체 샘플을 수집하는 기관지경 검사 중에 실시하는 과정이다. 샘플에 지질이 함유된 대식세포가 존재한다는 것은 음식 내용물이 폐로 흡인되었음을 암시하지만, 이 검사는 삼킴 문제 또는 위 식도 역류로 인해 흡인이 발생하였는지 구분할 수 없다(Das, 2018).

(10) **쉰 목소리, 숨 쉬는 소리 상태, 성대 불완전 또는 완전 마비(Hoarse or breathy voice quality, or vocal cord paralysis or paresis)**: 쉰 목소리나 숨 쉬는 소리는 성대 불완전 또는 완전 마비, 육아종이나 부종과 같은 성대 폐쇄에 영향을 미치는 그 외 문제의 징후일 수 있다. 성대의 폐쇄는 삼키는 동안 기도를 보호하는 메커니즘 중 하나이기 때문에 목이 쉬거나 숨 쉬는 소리가 나는 영유아나 아동은 삼킴 기능 장애가 있음을 의미한다. 한쪽 성대마비로 인해 삼키는 동안 특히 액체를 삼키면서 흡인의 위험을 크게 증가하는 것으로 나타났다(Gillig & Sanders, 2010). 양쪽 성대마비는 호흡에 더 큰 영향을 미치며, 삼킬 때 기도 보호에도 영향을 미친다. 또한 기도 보호를 손상시키는 신경 손상 또는 부종은 감각 기능을 변형시키고 흡인 위험을 증가시킨다.

2) 수준 2: 흡인의 위험 및 삼킴 장애 가능성(Level 2: Possibly Suggestive of Swallowing Impairment and Risk of Aspiration)

2단계의 징후 및 증상은 삼킴 문제를 나타내지만, 다른 의학적 또는 섭식 문제와 관련될 수도 있다. 도구적 삼킴 평가가 필요한지 여부를 결정하기 전에 중재 전략을 시행해야 한다. 2단계 징후 및 증상은 다음과 같다.

(1) **빈번한 진단되지 않은 열(Frequent undiagnosed fevers)**: 열은 호흡기 감염을 유발하는 흡인 또는 다른 감염원에 의해 발생한다.

(2) **만성 기침이나 천식과 유사한 징후(Chronic cough or asthma-like symptoms)**: 만성 기침은 흡인이 있는 아동에게 흔히 나타나는 징후이지만, 다른 의학적 상태로 인해 발생할 수도 있다. 흡인이 있는 아동의 경우 섭식 중이나 이후에 기침이 발생할 수 있으며, 만성 흡인이 있는 아동의 경우 섭식과 관련 없이 밤낮으로 나타날 수 있다(Benscoter, 2020). 지속적인 쌕쌕거림은 때때로 만성 흡인이 있는 아동에게서 나타난다(Benscoter, 2020).

(3) **무호흡증 및 심박수 감소(Apnea spells and decrease in heart rate)**: 구강 섭식 중 무호흡 및 심박수 감소는 흡인의 결과일 수 있지만(Weir et al., 2011), 빨기 중 또는 그 사이에 적절하게 호흡을 하지 않는 빨고-삼키고-숨쉬기의 협응이 부족한 영유아에게서 종종 볼 수 있다. 부족한 빨고-삼키고-숨쉬기 협응에 대한 중재에도 불구하고 이러한 징후가 계속되면 흡인을 의심해야 한다.

(4) **산소포화도 감소(Decrease in oxygen saturation)**: 구강 섭식 중 산소포화도의 감소는 흡인과 관련이 있을 수 있지만(Miller, 2020), 빨기 중 또는 그 사이에 매우 얕은 호흡을 하거나 충분하게 호흡을 하지 못하는 빨고-삼키고-숨쉬기의 협응이 부족한 아동에게서도 발생한다. 빨고-삼키고-숨쉬기의 협응이 부족하면 산소포화도가 점진적으로 감소하는 경향이 보이고 흡인으로 인한 경우 산소포화도가 갑작스

럽게 감소할 가능성이 크다.

(5) **협착음 또는 쌕쌕거림(Stridor or wheezing)**: 구강 섭식 시 증가하는 협착음 또는 쌕쌕거림은 흡인으로 인한 것일 수 있지만(Miller, 2011; Prasse & Kikano, 2009; Tutor & Gosa, 2012), 종종 구강 섭식 중에 발생할 수 있는 호흡을 증가시키기 위한 움직임의 결과이기도 하다. 후두연화증 또는 기관연화증이 있는 영유아와 아동은 호흡 중 기도 폐쇄로 인해 협착음이 나타날 수 있으며, 이는 휴식 시 현저히 감소하고 섭식 시 증가한다.

(6) **입 주위 거뭇함(perioral duskiness)**: 구강 섭식 중 입 주변이 푸르스름한 색은 흡인과 관련이 있을 수 있지만(Arvedson & Brodsky, 2002), 빨고-삼키고-숨쉬기 협응의 부족과 섭식 중 호흡이 부적절하기 때문일 수도 있다. 심장 기능이 손상되었거나 다른 이유로 산소 공급이 부족한 아동도 흡인에 기인하지 않은 입 주변이 거뭇하게 보임이 나타날 수 있다.

(7) **괴로움이나 불편함의 징후(Signs of distress or discomfort)**: 괴로움이나 불편함의 징후에는 겁먹은 표정, 고개 돌리기, 울음, 눈물 흘리기, 얼굴 찡그리기 등이 포함된다. 이러한 징후는 삼킴 동안에 후두 침투 또는 흡인이 나타나는 삼킴 장애가 있는 영유아에게서 관찰될 수 있으나(Arvedson & Brodsky, 2002; Duncan et al., 2018), 위 식도 역류 또는 낮은 빨고-삼키고-숨쉬기 협응과 같은 다른 섭식 문제의 결과로도 나타난다.

(8) **체중 증가 부족(Poor weight gain)**: 적절한 섭취량에도 불구하고 체중 증가가 부족한 경우, 삼킴 장애 또는 기타 의학적 문제와 관련이 있을 수 있다(Casazza et al., 2019).

3) 수준 3: 위 식도 역류 증상(Level 3: Suggestive of Gastroesophageal Reflux)

음식과 액체의 흡인은 삼키는 문제 또는 위 식도 역류의 결과로 발생할 수 있으며, 이는 위 내용물이 위에서 식도 그리고 인두로 역류하는 것을 포함한다. 인두로 역류된 음식물은 기도로 흡인될 수 있다. 위 식도 역류가 의심되는 경우에는 추가적인 확인 및 관리가 필요하다(자세한 내용은 7장 "위 식도 역류 및 기타 위장 문제" 참조). 다음 징후와 증상은 삼키는 문제가 아니라 위 식도 역류를 의미한다.

(1) **섭식 중 또는 섭식 후 구토(Vomiting during or after feeds)**: 자주 토하거나 역류를 경험하는 영유아와 아동은 분명하게 역류를 갖고 있다. 작업치료사는 구토를 하지 않는 영유아나 아동의 위 내용물이 인두나 식도로 "조용히(silent)" 역류하고 있음을 인식해야 한다(Jung, 2001).

(2) **섭식 후 기침, 질식 또는 젖은 숨소리(Coughing, choking, or wet breath sounds after feeds)**: 일부 영유아는 위 내용물이 인두로 역류하여 후두 침습 또는 흡인으로 이어지기 때문에 섭식 후 기침이나 질식이 나타난다. 섭식 후 젖은 숨소리는 역류된 음식물이 인두나 기도에 고여 있기 때문일 수 있다.

(3) **섭식 중에 기침, 질식 또는 젖은 숨소리(Coughing, choking, or wet breath sounds partway through feeds)**: 흡인의 징후가 섭식 초반부가 아닌 후반부에 나타나는 경우, 이는 역류가 발생하기 시작했기 때문이다. 이러한 흡인의 징후가 위 식도 역류에 의한 것인지 아니면 피로나 소량의 흡인이 누적된 영향으로 인해 섭식 이후에 악화되는 삼킴 문제에 의한 것인지 판단하기 어렵다. 이러한 흡인 징후 직전에 얼굴을 찡그리거나, 꿈틀거리거나, 침을 꿀꺽 삼키는 것과 같은 다른 역류 징후가 나타나면 이는 역류를 의미한다. 때때로 삼킴을 완전히 평가하고 관찰되는 흡인 징후의 원인을 파악하기 위해 비디오 투시 삼킴 검사가 필요하다.

(4) **경관 섭식 동안 기침, 질식 또는 젖은 숨소리(Coughing, choking, or wet breath sounds during tube feeds)**: 경관 섭식 동안 기침, 질식 또는 젖은 숨소리가 들리면 음식물이 인두로 역류하여 인두에 음식물

이 고이는 현상이 발생하였을 가능성이 있다.

(5) **구강 섭식을 하지 않았음에도 재발성 흉부 감염의 병력**(History of recurrent chest infections, especially in the absence of oral feeds): 위 식도 역류는 역류 동안 위 내용물의 흡인으로 인한 재발성 폐렴과 같은 흉부 문제로 나타난다(Vandenplas et al., 2005). 영유아나 아동이 구강으로 음식을 먹지 않았음에도 흡인으로 인한 것으로 보이는 재발성 폐렴을 경험하는 경우 삼킴 문제가 아니라 역류로 인해 흡인이 발생하고 있을 가능성이 있다.

(6) **수유 중에 불편함 또는 예민함**(Discomfort or irritability partway through a feed): 불편함의 징후로는 몸부림치기, 얼굴 찡그리기, 울기, 젖이나 젖병을 밀어내기 등이 있다. 이러한 행동은 위 식도 역류가 있는 영유아의 수유 중에 자주 나타난다(Rie et al., 2007). 이러한 징후는 종종 수유 중에 역류가 발생하기 시작하면 나타나는 경우가 많으며, 종종 수유가 끝난 이후에도 계속된다. 영유아 또는 아동이 경관 섭식을 하는 경우 오랜 기간 경관 섭식을 하지 않는 한 경관 섭식 중에 종종 불편함이 나타난다.

(7) **수유 초반에는 잘 먹다가 중단됨**(Feeding well at the beginning of feeds and then stopping): 위 식도 역류 질환이 있는 영유아는 종종 수유의 초반부는 잘 먹다가 보통 25-45ml 정도의 일정한 양을 섭취한 후에 수유를 지속하는 것을 거부한다(Strudwick, 2003). 위가 가득 차면 위 내용물이 식도로, 때로는 인두로 역류하여 통증과 불편함을 유발할 수 있기 때문에 영유아는 계속 먹기를 거부하게 된다.

빈번한 역류는 상기도를 자극하여 부종을 일으키고 그 부위의 감각 기능을 변화시킬 수 있으며(Dodrill & Gosa, 2015), 이로 인해 삼킴 어려움이 발생하고 삼키는 동안 흡인의 위험이 증가할 수 있다는 점에 유의하는 것이 중요하다.

위 식도 역류에 대한 자세한 내용은 7장을 참조한다.

6. 비디오 투시 삼킴 검사 시기와 결정 시 고려사항
ISSUES TO CONSIDER IN DETERMINING NEED FOR AND TIMING OF THE VFSS

비디오 투시 삼킴 검사를 시행해야 하는지 여부와 그 시기를 결정할 때 고려해야 할 몇 가지 사항이 있다. 비디오 투시 삼킴 검사는 방사선 노출을 동반하기 때문에 자주 반복해야 하는 검사는 아니다. 그러므로 비디오 투시 삼킴 검사의 결과가 아동의 능력을 정확하게 반영하고 아동의 섭식을 관리하는 최선의 방법을 결정하는데 도움이 되도록 하는 것이 중요하다.

1) 방사선 노출(Radiation Exposure)

특히 비디오 투시 삼킴 검사는 직접적으로 머리와 목에 방사선이 노출되며, 아동은 성인보다 방사선 영향에 더 취약하다(Hong et al., 2021). 검사의 방사선량이 작은 것으로 간주되지만(흉부 X선 10회에 상응함; Batchelor et al., 2019), 어린이 병원에서 사용되는 X선 장비는 검사 당 허용되는 X선 노출 시간을 제한하는 지침이 존재한다. 복합적인 의학적 문제를 가진 영유아와 아동은 종종 수많은 X선에 노출되므로 비디오 투시 삼킴 검사 시행의 위험과 이점에 대해 주의를 기울여야 한다(Shay et al., 2019).

2) 아동에게 호흡 보조가 필요한가?(Does the Child Require Respiratory Support?)

호흡 보조(예; 고유량 또는 저유량 산소)는 삼킴 기능과 비디오 투시 삼킴 검사의 시행에 영향을 미칠 수 있다. 따라서 아동이 급성 질환에서 회복하는 동안 일시적으로 호흡 보조가 필요한 경우에는 아동이 더 이상 보조가 필요하지 않을 때까지 비디오 투시 삼킴 검사를 미루는 것이 가장 좋다. 아동에게 지속적인 호흡 보조가 필요할 것으로 예상되는 경우 일반적인 구강 섭식을 하는 아동과 동일한 수준의 호흡 보조로 비디오 투시 삼

자료 6.1. 섭식 의사결정 나무 모형

수준 1 삼킴 장애 및 흡인 위험이 매우 높음	수준 2 흡인의 위험 및 삼킴 장애 가능성	수준 3 위 식도 역류 증상
• 흡인성 폐렴 또는 재발성 흉부감염 병력 • 구강 섭식 중 질식이나 기침 • 구강 섭식 중 또는 후에 축축한 목소리나 젖은 호흡 소리 • 구강 섭식 중 심장 박동수의 급격한 감소 • 낮은 분비물 관리 • 구토 반사의 부재 • 흡인을 암시하는 흉부 X선 소견 • 기관지폐포세척액 내 지질 함유 대식세포 존재 • 성대마비 의심 또는 판명(목소리 질과 병력에 근거하여) **도구적 삼킴 평가를 사용하여 삼킴에 대한 추가적인 평가를 고려해야 한다.**	• 빈번한 진단되지 않은 열 • 만성 기침이나 천식과 유사한 징후 • 구강 섭식 동안 무호흡증 및 심박수 감소 • 구강 섭식 동안 협착음 또는 쌕쌕거림 • 구강 섭식 동안 입 주위 거뭇함 • 삼킴 동안 괴로움이나 불편함의 징후 • 충분한 섭취에도 불구하고 체중 증가 부족 **문제의 원인과 도구적 삼킴 평가 필요 여부를 결정하기 위해 추가적인 임상 평가와 중재의 시도가 필요하다.**	• 섭식 중 또는 섭식 후 구토 • 구강 섭식 후에 흡인의 징후(기침, 질식 또는 젖은 호흡 소리)가 나타날 수 있으며, 다른 역류 징후도 동반됨 • 경관 섭식 동안 또는 이후 흡인의 징후 • 구강 섭식을 하지 않았음에도 재발성 흉부 감염의 병력 • 구강 또는 경관 섭식을 통한 불편함의 징후 • 섭식 초반에는 잘 먹다가 중단됨 **위장 문제의 추가적인 평가와 관리가 필요하다.**

킴 검사가 시행되어야 한다.

3) 아동은 의학적으로 안정적인 구강 섭식을 할 수 있는가?(Is the Child Medically Stable and Allowed to Orally Feed?)

아동이 의학적으로 불안정한 경우 비디오 투시 삼킴 검사를 연기해야 한다. 만일 아동이 삼킴 장애 이외의 다른 이유로 구강 섭식이 허용되지 않는 경우 비디오 투시 삼킴 검사의 결과가 아동의 기능을 반영하도록 구강 섭식이 허용될 때까지 비디오 투시 삼킴 검사를 연기해야 한다.

4) 아동은 볼루스 주입법을 받아들일 수 있는가?(Can the Child Tolerate Bolus Feeds?)

아동이 경관으로 섭식을 하고 느린 음식덩어리 또는 위 또는 공장으로의 지속적인 섭식이 필요한 경우, 아동의 위에서 일부 음식이나 액체를 견딜 수 있는지 확인하는 것이 중요하다. 아동에게 심각한 위장 문제가 있고 위에서 소량의 액체 또는 음식을 받아들일 수 없는 경우 구강 섭식은 아직 선택 사항이 아니며 위에서 일부 섭식을 받아들일 수 있을 때까지 비디오 투시 삼킴 검사를 연기해야 한다.

5) 아동의 삼킴 기능의 변화가 얼마나 빠르게 나타날지 예상하는가?(How Quickly Is the Child's Swallow Function Expected to Change?)

아동의 상태가 악화되는 경우(특히 기능의 급격한 변화가 예상되는 경우) 비디오 투시 검사를 오랜 기간 실시하지 않은 결과일 수 있다. 이 경우 임상가는 비디오 투시 삼킴 검사의 방사선 피폭의 장단점을 비교해보아야 한다. 경우에 따라 비디오 투시 삼킴 검사 결과가 아닌 임상 섭식 평가를 바탕으로 삼킴의 안전성에 대한 결정을 내릴 필요가 있다.

만일 아동의 삼킴 기능이 빨리 호전될 것으로 예상된다면 비디오 투시 삼킴 검사를 연기하는 것이 합리적일 수 있다. 예를 들어, 아동이 기도 부종으로 인한 것으로 예상되는 삽관 후 낮은 안전성 문제와 쉰 목소리를 보이는 경우 단기간 내에 증진될 가능성이 있으므로 증진이 될 때까지 비디오 투시 삼킴 검사를 연기하는 것이 합리적이다.

얼마나 자주 비디오 투시 삼킴 검사를 실시할지에 대한 결정은 아동의 삼킴 기능이 얼마나 빨리 변할 것으로 예상되는지에 달려 있다. 예를 들어, 아동이 오랜 시간 동안 변하지 않을 삼킴 장애를 가지는 경우 삼킴 기능이 빠르게 변화할 가능성이 낮기 때문에 재검사 사이의 간격을 늘리는 것으로 고려하는 것이 좋다.

6) 검사에서 얻은 정보가 구강 섭식 계획을 변경할 가능성이 있는가?(Is Information Obtained From the Study Likely to Change the Oral Feeding Plan?)

경우에 따라 삼킴의 안전성 이외의 요인으로 인해 구강 섭식이 제한된다. 예를 들어, 아동은 심각한 위장 문제와 배고프지 않아서 먹기를 거부할 수 있다. 삼킴의 안정성에 대한 우려도 있지만, 삼킴 기능을 평가하기 위해 비디오 투시 삼킴 검사를 시도하는 것은 비디오 투시 삼킴 검사 동안과 이후에 구강 섭식을 거부하는 경우에 도움이 되지 않을 수도 있다.

7) 비디오 투시 삼킴 검사의 재검사 시행하는 시기를 판단하는데 도움이 될 수 있는 증진된 삼킴 기능의 징후가 있는가? (Are There Signs of Improvement in Swallow Function That Can Help Guide Timing of Repeat VFSS?)

삼킴 기능에 대한 임상 섭식 평가를 완료하는 것은 영유아와 아동이 비디오 투시 삼킴 검사를 할 준비가 되었는지 판단하는데 도움이 될 수 있다. 예를 들어, 삼킴의 안전성 문제로 인해 점도가 증진된 액체가 필요한 아동이 더 묽은 액체에서 흡인과 같은 명확한 임상 징후를 보이는 경우 그 시점에서 비디오 투시 삼킴 검사를 시행하는 것은 아무런 도움이 되지 않을 수 있다. 아동은 증진된 삼킴의 징후를 발견하고 도구적 삼킴 평가의 적절한 시기를 결정하기 위해 주기적으로 임상적인 평가를 받아야 한다(Rappazzo & Turk, 2018).

8) 중재는 실행 가능한가?(Are Interventions Feasible?)

임상 섭식 평가에서 삼킴의 안전성 문제가 나타나는 경우 삼킴의 안전성의 증진을 위해 실행 가능한 중재가 있는가? 예를 들어, 묽은 액체에서 흡인의 징후를 보이는 영유아와 아동의 경우 점도가 증진된 액체를 사용하는 것을 고려할 수 있으나 금기사항도 존재할 수 있다. 점도가 증진된 액체에 대한 금기사항에는 다음과 같은 내용이 포함될 수 있다.

- 미숙아는 유축 모유를 수유하지만, 아직 모유에 점도 증진제를 첨가하여 복용할 수 있는 나이는 아니다. 예를 들어, 모유의 점도를 증진시키는 젤믹스(Gelmix™)는 조산아가 생후 연령이 42주가 되어야 한다.
- 영유아를 보호하는 기관에서는 점도 증진제를 사용할 수 없다.
- 일부 영유아와 아동은 의학적으로 점도 증진제를 식단에 포함할 수 없는 경우도 있다(예; 케톤식이를 하는 아동).

삼킴 기능을 증진시키기 위한 다른 중재를 평가하기 위해 묽은 액체만으로 비디오 투시 삼킴 검사를 수행할 수 있지만, 가까운 시일에 아동이 점도 증진제를 사용할 수 있을 것을 예상되는 경우 가능한 한 중재 기간 동안 점도 증진제를 사용할 수 있도록 비디오 투시 삼킴 검사 검사를 연기하는 것이 좋다.

9) 아동은 중재를 받아들일 수 있는가?(Is the Child Likely to Accept Intervention?)

영유아 또는 학령전기 아동들은 점도가 증진된 액체를 삼키려 하지 않을 수 있다. 이는 비디오 투시 삼킴 검사에서 액체의 삼킴 안전성을 평가하기 어렵게 하며, 검사 후 중재 전략으로 선택되지 않을 것이다. 때때로 부모가 비디오 투시 삼킴 검사를 수행하기 전에 아동이 삼킬 수 있을 정도로 점도가 증가된 액체를 제공하는 것은 도움이 되는 경우도 있다.

10) 아동은 비디오 투시 삼킴 검사에 참여할 수 있는가?(Can the Child Participate in the VFSS?)

아동이 의미 있는 결과를 얻기 위해 비디오 투시 삼킴 검사에 참여할 수 있거나 또는 참여할 수 있는 가능성이 있는지 확인하려면 다음과 같은 질문을 고려해야 한다.

- 아동이 구강 섭식을 위한 적절한 각성 수준을 보이는가?
- 아동이 비디오 투시 삼킴 검사의 환경과 요구에 대처할 수 있는가? 몇몇 아이들은 방사선실을 무서워할 수 있다.
- 아동은 섭식 의자에 앉아서 액체나 방사선 불투과성 물질이 첨가된 음식을 섭취할 수 있는가?
- 부모나 친숙한 성인이 동반함으로써 아동은 검사받는 동안 더 편안하고 협조적일 수 있는가?
- 아동이 검사 중 적절한 시간 내에 적절한 양의 음식이나 액체를 섭취할 수 있는가?

11) 맞춤형 의자를 사용하는 아동이 장비에서 평가할 수 있는가?(Can a Child With a Custom Seating System Be Assessed in Their Equipment?)

방사선실의 장비에 따라 아동은 자신의 자리에 앉은 상태에서 비디오 투시 삼킴 검사를 수행하는 것이 가능할 수도 있고 불가능할 수도 있다. 경우에 따라 맞춤형 의자가 너무 낮은 경우 아동은 다른 의자로 옮겨야 한다. 아동에게 심각한 운동 문제가 있는 경우 다른 의자에서 적절한 정렬을 맞추는 것이 어려울 수 있으며, 이는 아동의 수행과 비디오 투시 삼킴 검사의 결과에 영향을 미친다.

7. 비디오 투시 삼킴 검사 시행 PERFORMING A VFSS

비디오 투시 삼킴 검사의 시행이 가능한 것으로 결정되면(섭식 의사결정 나무 모형 6.1 참고), 검사의 준비 및 완료와 같은 여러 단계가 포함된다.

1) 클라이언트의 준비 상태 확인하기(Determine Client Readiness)

클라이언트가 비디오 투시 삼킴 검사에 참여할 준비가 되었는지 확인해야 한다. 비디오 투시 삼킴 검사를 성공적으로 완료하려면, 영유아와 아동은 어떤 종류이든 의자에 앉은 자세에서 먹을 수 있어야 한다(그림 6.4 참조). 부모가 방사선에 노출되고 X선 이미지를 방해할 수 있기 때문에 비디오 투시 삼킴 검사 동안 부모가 아이를 안고 있는 것은 불가능하다. 비디오 투시 삼킴 검사를 실시하기 전에 아동은 집에서 의자에 앉아 먹는 연습을 해야 할 수도 있다. 상황에 따라 영유아와 아동을 옆으로 누인 자세에서 비디오 투시 삼킴 검사를 시행할 수도 있다.

아동은 소량의 음식이나 액체를 섭취할 수 있어야 검사 동안 몇 번 삼키는 것을 관찰할 수 있다. 허용된 시간 동안 아동이 더 많이 삼킬 수있어야 검사 결과의 신뢰성이 높아진다. 연구에 따르면 삼킴 문제가 있는 영유아는 처음 삼키는 동안 종종 흡인되지 않는 것으로 나타났다(McGrattan et al., 2020). 오랜 시간 동안 구강 섭취가 제한된 아동은 비디오 투시 삼킴 검사가 시행되는 동안 먹지 않으려고 할 수 있다. 따라서 임상 섭식 평가를 통해 영유아와 아동의 준비 상태를 확인하고, 필요한 경우 영유아와 아동이 비디오 투시 삼킴 검사에 대처할 수 있도록 일정 기간 중재를 제공하는 것이 중요하다.

2) 섭식 계획 시도하기(Plan Feeding Trials)

비디오 투시 삼킴 검사 동안 음식 또는 액체의 일관성,

그림 6.4. **비디오 투시 삼킴 검사 동안, 아동은 방사선실에서 보호자에게 안겨진 상태가 아닌 의자에 앉아서 먹어야 한다.**

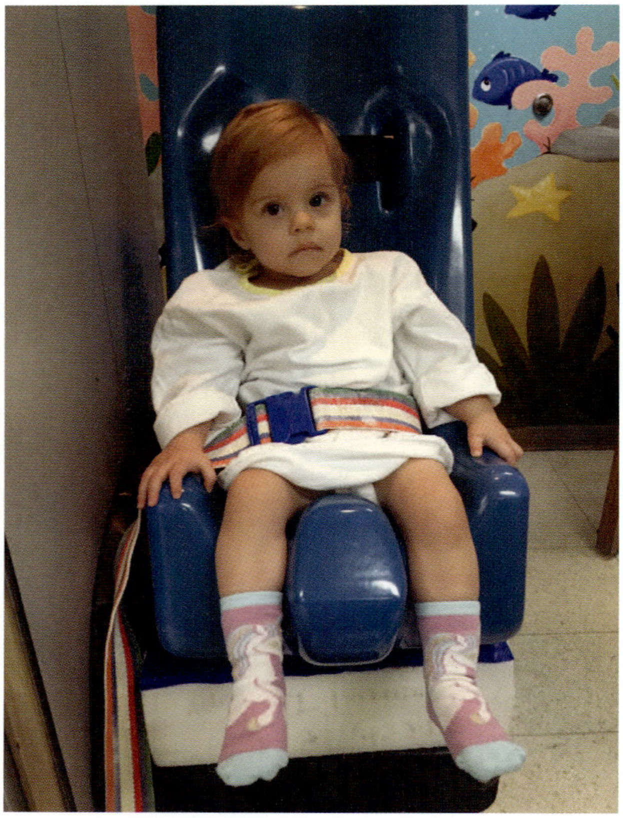

출처: S. Breton. Used with permission.

시행 순서, 섭식 도구, 섭식 방법 및 모든 중재 전략을 포함하여 검사할 항목을 결정한다. 비디오 투시 삼킴 검사의 목표는 클라이언트의 방사선 피폭량과 검사 시간을 최소화하면서 가장 안전하고 효과적인 구강 섭식 방법을 알아내는 것이다. 임상 섭식 평가 동안 임상의는 가장 안전하고 효과적인 음식 또는 액체의 농도, 섭식 방법 및 비디오 투시 삼킴 검사 동안 사용되는 전략을 결정하는 중재 방법에 대한 중요한 정보를 얻을 수 있다. 임상 섭식 평가의 결과를 바탕으로 임상가는 비디오 투시 삼킴 검사 동안 평가해야 할 사항과 가장 임상적으로 관련이 있는 정보를 얻을 수 있는 시행 순서를 결정한다. 이러한 단계를 거치게 되면 영유아가 검사 중에 최소한의 방사선을 받게 된다.

3) 섭식을 하는 동안 삼킴의 변화 알아차리기(Identify Changes in Swallow Over the Course of a Feed)

임상 섭식 평가 동안 시간 경과에 따른 아동의 삼킴 변화와 삼킴 능력이 저하되는 것으로 보이는 전형적인 섭식 시점을 확인하고 그에 따라 시행 전략을 계획해야 한다. 예를 들어, 아동이 피로로 인해 식사가 끝날 때 흡인이 관찰된다면, 임상가는 아동이 피곤한 상황에서 섭식을 시작할 때와 마칠 때 모두 삼키는 것을 평가해야 한다. 방사선 노출을 최소화하기 위하여 초기 평가 동안 X선을 끄고, 섭식 동안 삼킴을 평가할 때 다시 키도록 해야 한다.

4) 점도 증진제 선택하기(Select a Thickening Agent)

점도 증진제가 삼킴 기능에 미치는 영향을 평가하기 위해 비디오 투시 삼킴 검사 동안 액체의 점도를 증진시키는 점도 증진제를 하나 이상 선택해야 한다. 어떤 점도 증진제가 가장 적합한지는 각 아동의 개별적인 특성을 기반으로 결정해야 한다. 점도 증진제마다 장단점이 다르며(표 6.1 참조), 일부 점도 증진제는 바륨과 혼합되면 점도가 크게 변한다. 이 경우 검사 후에 사용하도록 권고되는 것과 다른 점도 증진제를 검사 중에 사용해야 할 수도 있다.

5) 아동의 자세 결정하기(Decide How to Position the Child)

검사 동안 아동의 자세를 어떻게 위치하게 할 것인지 결정해야 한다. 몸통의 안정성과 머리의 위치는 삼킴 기능과 안전에 영향을 미친다(Redstone & West, 2004). 최적의 구강-운동 기능은 일반적으로 아동의 머리와 몸통의 정렬 및 지지가 적절할 때 나타난다. 일반적으로 안전한 삼킴을 위해 권고되는 자세는 머리를 정중선에 두고 약간 뒤로 기댄 자세 또는 바로 세운 자세이며 목은 약간 구부린 자세이다(Redstone & West, 2004).

표 6.1. 다양한 점도 증진제의 장점과 단점

제품	이점/장점	위험요소/단점	고려사항
잔탄검(Xanthan gum) • 예; SimplyThick®, Resource ThickenUp Clear®, Thick-It Clear Advantage® 제품	• 모유의 점도를 증진할 수 있음 • 열량이 증가되지 않음 • 시간이 경과 되더라도 매우 안정적인 점도 • 일반적으로 변비를 일으키지 않음	• 가격대가 높음 • 낮은 접근성 • 일부 제품은 식이의 부피를 바꾸며, 식이의 영양 밀도를 감소시킴 • 영유아에게 권장되지 않음 • 제조업체 고지 사항: – Thick-It® Clear Advantage: "2세 미만의 유아가 사용해서는 안 되며 12세 미만의 아동은 의사와 상의하여 사용해야 함" – Resource ThickenUp® Clear: "3세 이상 대상" – "SimplyThick: 미숙아 또는 12개월 미만의 유아 또는 괴사성 소장결장염 병력이 있는 12세 미만의 어린이에게 투여해서는 안 됨"	• 2012년 캐나다 보건부(Health Canada)와 미국 식품의약국(FDA)은 미숙아에서 괴사성 소장결장염과의 연관성에 대해 경고함
캐롭 빈 검(Carob bean gum) • 예; Gelmix 제품	• 모유의 점도를 증진시킴 • 열량이 증가됨 • 알레르기 일으키는 화학물질을 포함하지 않음 • 유아용품 기준에 부합하여 생산함 • 일반적으로 변비를 일으키지 않음	• 가격대가 높음 • 낮은 접근성 • 가스가 차거나 설사를 일으킬 수 있음 • 온도, 액체의 종류, 시간에 따라 비일관적으로 점도가 증진됨 • 제조업체 고지 사항: – Gelmix: "체중이 2.7kg 이상인 만삭아(> 37주)에게 안전함. 교정 연령이 2주(월경 후 연령 42주)이고 체중이 2.7kg을 넘을 때까지 미숙아에게 권장되지 않음"	• 갈락토오스 혈증의 위험이 있는 영유아와 아동에게 사용하지 말아야 함
쌀 분말(유아) • 다양한 브랜드 (약 4.3 kcal/g) • 유아용 쌀 분말의 사용이 위 식도역류 또는 위 식도 역류 질환 관리를 위한 것이라는 대부분의 보고가 있음	• 열량이 증가됨 • 이용하기 용이함 • 저렴한 가격 • 다른 전분 또는 첨가물 기반 점도 증진제에 비해 시간이 지나도 점도가 상대적으로 일정하게 유지됨	• **모유의 점도를 증진시키는데 사용할 수 없음** • 모유의 효소가 쌀 분말을 소화시켜서 점도에 영향을 미침 • 열량, 단백질, 철, 칼슘 및 인산염 첨가 가능함 • 칼슘, 철, 마그네슘과 같은 미네랄의 생체이용률에 영향을 미침 • 포만감, 조기 포만감/식욕 감소와 관련될 수 있는 위 내 배출을 지연시킬 수 있음 • 변비와 관련이 있음 • 시간이 지나면서 묽은 액체와 고체 잔여물로 분리됨 • 과도한 비소 노출 위험이 있음	• 여러 브랜드에서 다양한 레시피와 다른 최종 점도를 요구함 • 비소 함량은 브랜드에 따라 다름

제품	이점/장점	위험요소/단점	고려사항
전분 기반(Starch based) • 예: Thick-It®, Quick Thick Resource, ThinckenUp® 제품 • 옥수수 말토덱스트린(3.8kcal/g)	• 열량이 증가되지 않음(원하는 농도를 유지하기 위해 적은 양만 사용되므로 곡물 분말보다 열량이 적음) • 저렴한 가격	• **모유의 점도를 증진시키는데 사용할 수 없음** • 온도, 액체의 종류, 시간에 따라 비일관적으로 점도가 증진됨 • 낮은 접근성 • 삼킴 장애를 가진 영유아를 대상으로 한 사용 근거 부족함 • 제조업체 고지 사항 – Thick-It® : "2세 미만의 유아가 사용해서는 안되며 12세 미만의 아동은 의사와 상의하여 사용해야 함" – Resource ThickenUp®: "3세 이상 사용 가능" – Quick Thick: 발표된 안전 권장 사항/연령 지침 없음	• 점도 증진제는 종종 옥수수에서 추출되지만 다른 곡물(예: 타피오카)도 사용할 수 있음 • 분유의 열량 밀도에 대한 임상적 문제가 있는 경우 곡물 분말 기반 점도 증진제 대신 전분 기반 점도 증진제를 고려해야 함
오트밀 분말(유아) • 다양한 브랜드 • ~4 kcal/g	• 열량이 증가됨 • 이용하기 용이함 • 저렴한 가격	• **모유의 점도를 증진시키는데 사용할 수 없음** • 열량, 단백질, 철, 칼슘 및 인산염 첨가 가능함 • 칼슘, 철, 마그네슘과 같은 미네랄의 생체이용률에 영향을 미침 • 포만감, 조기 포만감/식욕 감소와 관련될 수 있는 지연된 위 배출 • 일부 브랜드는 시간이 지나면서 묽은 액체와 고체 잔여물로 분리됨. 삼킴 장애 환자에게는 안전하지 않음 • 종종 조각 또는 더 큰 크기의 입자를 포함함	• **안전 문제:** • 문헌에서 확인된 안전성 또는 효능에 대한 보고가 없음 • 오트밀을 다른 전분 곡물 분말과 비교하기 위해 고안된 연구가 문헌에서 확인되지 않음 • 다양한 브랜드에서 다른 레시피와 다른 최종 점도를 요구함
뉴트리시아 네오케이트 뉴트라® (Nutricia Neocate Nutra) • 유아용 강화 쌀 분말과 유사함 • 옥수수, 쌀 전분 + 아미노산 + 비타민, 미네랄	• 열량 추가 가능함 • 저자극성	• 열량 추가 가능함 • 가격대가 높음 • 낮은 접근성 • 비소 함유 가능성이 있음	• 문헌에서 확인된 안전성 또는 효능에 대한 보고가 없음
역류 방지 분유(Anti-reflux formula) • 예: Enfamil A+ for Frequent Spit Up®, Similac Spit Up® 제품 • 재료: 쌀 전분 추가 • 삼킴 장애가 아닌 역류 또는 위식도 역류를 위해 자주 표시됨	• 역류 감소 • 젤라틴화 전분은 분유에서 흔히 볼 수 있는 점도 증진제이며, 젖병을 통해 잘 흐름. 산 또는 H+ 이온과 접촉하는 위에 도달할 때까지 완전히 걸쭉해지지 않는 낮은 점도를 가짐 • 특정 브랜드는 다른 분유보다 점도가 높으며, 삼킴 장애가 있는 일부 영유아는 점도 증진제로 사용함	• 조제 분유에 비해 더 비싼 가격 • 포만감, 조기 포만감/식욕 감소와 관련될 수 있는 지연된 위 배출	• 조제 분유보다 제품의 점도가 높다는 근거가 있음 • Enfamil for Frequent Spit Up 제품을 사용하면 열량 밀도가 증가함에 따라 점도가 증가함

경우에 따라서 아동의 섭식 시 평상시의 자세(예: 뒤로 기댄 자세, 목을 세우거나 회전한 상태에서 똑바로 세운 자세, 중립의 정렬 상태의 목)에서 삼킴 기능을 평가하는 것이 필요하며, 그 다음에 필요에 따라 수정된 자세를 제시한다. 일부 아동은 섭식 동안 특정한 머리 자세를 자동적으로 취하면서 먹기 위한 최적의 방법을 학습하게 된다. 예를 들어, 저하된 구강-운동 조절을 가진 아동은 목을 과도하게 폄으로서 중력에 의해 음식덩어리가 이동되도록 한다. 따라서 목을 과도하게 펴는 아동은 삼킴 기능과 안전에 부정적인 영향을 받게 된다. 검사를 하는 동안 수정된 자세를 제시하기 전 이 자세가 삼킴 기능을 향상시키는지 또는 방해하는지 결정하기 위해 평소 아동이 취하는 머리와 목의 자세를 허용하는 것이 도움이 될 수 있다.

6) 아동에게 음식을 제공할 사람 결정하기(Decide Who Will Feed the Child)

비디오 투시 삼킴 검사 동안 누가 아동에게 음식을 제공할지 결정하게 된다. 아동에게 음식을 제공하는 사람에 따라 아동의 수행 능력에 영향을 미칠 수 있으므로 평소에 아동의 섭식을 평가할 수 있도록 보호자가 음식을 제공하는 것이 도움이 된다. 검사 중에 특정한 섭식 중재(예: 빠는 속도 조절 및 멈춤)를 시도하고 보호자가 이러한 시도에 아직 익숙하지 않은 경우에는 작업치료사가 음식을 제공하는 것이 최선일 수 있다.

7) 아동을 준비시키기(Prepare the Child)

비디오 투시 삼킴 검사 동안 일어날 일에 대해 아동이 준비하도록 해야 한다. 무슨 일이 일어날지 예상된다면 아동은 편안하게 참여할 수 있다. 작업치료사는 아동과 보호자에게 섭식 과정, 사용할 장비, 비디오 투시 삼킴 검사와 관련된 사항에 대해 기본 용어(모국어)로 설명해야 한다. 필요한 경우 아동은 비디오 투시 삼킴 검사를 위한 준비로 보호자의 팔 대신 의자에 앉아 섭식을 하는 연습을 할 수 있다.

8) 음식과 음료 선택하기(Select Foods and Drinks)

비디오 투시 삼킴 검사를 시행하는 동안 사용할 음식과 음료를 선택해야 한다. 아동은 자신이 좋아하는 음식이나 음료를 사용하면 더 협조적일 수 있다. 특정한 맛(예: 초콜릿 시럽, Kool-Aid® 분말)을 추가하면 바륨의 맛을 숨길 수 있다. 또한 바륨은 다음과 같은 다양한 방법으로 고형식에 숨길 수 있다.

- 크림에 바륨을 섞어 쿠키 사이에 넣어 두기
- 크림치즈에 바륨을 섞어 크래커나 샌드위치에 바르기
- 바륨을 케첩과 섞어 프렌치프라이나 치킨 핑거의 소스로 사용하기
- 피자의 치즈 밑에 바륨 반죽하여 숨기기

9) 일관된 농도 준비하기(Prepare Consistencies)

검사를 위해 다양한 농도의 액체와 음식을 준비한다. 부록 6.A. "구강 섭식 시 고려 사항"에는 국제 삼킴 장애 식이 표준화 체계(International Dysphagia Diet Standardization Initiative - IDDSI)에 기반하여 비디오 투시 삼킴 검사를 시행하는 동안 평가할 수 있는 액체 및 음식의 농도가 나열되어 있다.

각 기관에서 사용되는 바륨의 유형에 따라 액체 또는 식품 및 다양한 점도 증진제와 혼합하기 위한 바륨 레시피를 결정해야 한다. 국제 삼킴 장애 식이 표준화 체계 중력 흐름 평가(이 장의 뒷부분에 있는 "국제 삼킴 장애 식이 표준화 체계" 부분 참조)를 사용하면 검사 동안 또는 검사 후에 사용하도록 권장되는 다양한 농도로 액체와 식품을 혼합하는 방법을 결정하는데 도움이 될 수 있다.

10) 환경 수정하기(Alter the Environment)

영유아와 아동이 더 편안함을 느낄 수 있도록 환경을 수정해야 한다. 예를 들어, 친숙한 음악을 들려주거나 아동이 좋아하는 장난감이나 태블릿을 가져오도록 하여 낯선 의료 장비가 있는 익숙하지 않은 검사실에 있는 경험이 덜 무섭게 느껴지도록 한다.

11) 섭식 도구 선택하기(Select Feeding Equipment)

아동이 가정에서 사용하는 도구(예: 젖꼭지, 젖병, 컵, 식기 등)를 사용하는 것은 아동이 더 편안함을 느낄 수 있기 때문에 임상가는 아동이 가지고 있는 도구를 사용하여 삼킴 검사를 시행하는 것이 바람직하다. 삼킴의 안전성을 증가시키기 위해 섭식 도구를 변경해야 할 경우를 대비하여 다른 도구도 미리 준비해 두어야 한다.

12) 사전에 섭식 중단하기(Stop Feeds in Advance)

영유아와 아동이 배가 고파 먹고 싶은 동기가 생길 수 있도록 비디오 투시 삼킴 검사를 시행하기 전 약 4시간 동안 모든 섭식(수유)을 중단한다. 영유아와 아동이 짧은 섭식 시간(수유 텀)을 가지고 있다면 보통의 섭식 사이의 시간동안 섭식을 중단할 수 있다.

13) 코위영양관 제거 여부 결정하기(Decide Whether to Remove the Nasogastric Tube)

코위영양관으로 섭식을 하는 아동의 경우 코위영양관을 제거해야 하는지 여부를 결정해야 한다. 코위영양관 제거 여부에 대해서는 의견이 분분하다. 연구에 따르면 코위영양관은 삼키는 동안 흡인의 위험을 증가시키지 않으며(Fattal et al., 2011), 흡인을 방지하지도 않는다고 제안하고 있다(Alnassar et al., 2011).

아동이 구강으로 섭식을 하면서 일정 시간 동안 코위영양관 섭식을 계속해야 할 가능성이 있는 경우 아동이 섭식을 하는 일상의 상태를 재연하기 위해 검사 동안 경관을 제거하지 않는 것이 적절하다. 아동의 섭식 과거력 및 임상 섭식 평가에 기초하여 아동이 코위영양관 없이 더 편안하고 더 잘 삼킬 수 있을 것으로 예상되거나 코위영양관이 일시적일 가능성이 있는 경우에는 검사를 위해 코위영양관을 제거해야 한다. 일반적으로 검사를 위해 코위영양관을 제거할지 여부에 대한 결정은 각 아동의 개별적인 상황에 따라 결정되어야 하며 아동, 가족, 주치의 및 방사선과 전문의와 함께 논의되어야 한다.

14) 비디오 투시 삼킴 검사 결과 문서화 하기(Document VFSS Results)

"비디오 투시 삼킴 검사 자료 수집"(부록 6.B)은 비디오 투시 삼킴 검사 이전과 검사 동안의 정보를 모으는 것을 지원하는데 사용할 수 있다. 이 양식에는 작업치료사가 어떤 임상적 질문에 답하고 검사를 어떻게 진행해야 하는지 결정하는데 도움을 주기 위해 임상 섭식 평가를 기반으로 비디오 투시 삼킴 검사의 결과를 예측하는데 사용할 수 있는 부분이 있다. 또한 예상되는 결과와 실제 결과를 비교함으로써 치료사는 삼킴 장애와 관련된 임상 징후를 확인할 수 있으며, 평가 기술을 개선하는데 도움이 된다.

"비디오 투시 삼킴 검사 기록 양식"(부록 6.C)은 비디오 투시 삼킴 검사의 결과를 문서화하는데 사용할 수 있다.

15) 결과와 권고 사항을 보호자에게 제공하기(Provide Caregivers With Results and Recommendations)

비디오 투시 삼킴 검사에서 얻은 정보는 사진의 한 부분일 뿐이다. 섭식 권고 사항을 작성할 때 임상 섭식 평가 결과와 병력 및 섭식 이력과 현재 상황, 아동과 가족의 구강 섭식 목표와 함께 고려해야 한다.

보호자에게 비디오 투시 삼킴 검사 결과와 임상 섭식 평가 결과를 기반으로 한 섭식 권고 사항을 제공한다. 임상가는 "영유아의 삼킴"(부록 6.D) 또는 "아동의 삼킴"(부록 6.E) 기록지를 작성하여 보호자에게 검사 결과를 설명하는데 사용할 수 있다. 각 페이지의 왼쪽에는 정상적인 삼킴의 3단계에 대한 도식적 표현을 나타내고 있다. 작업치료사는 비디오 투시 삼킴 검사 동안 삼킴의 다양한 단계에서 관찰되는 음식덩어리의 이동을 오른쪽 그림에 그릴 수 있다. 또한 작업치료사는 검사시 사용된 농도에 따라 각각의 기록지를 사용하는 것이 좋다.

이전에 언급한 양식인 "구강 섭식 시 고려사항"(부록

6.A)을 사용하여 보호자에게 섭식 권고 사항을 제공할 수 있다. 액체의 점도를 증진시키기 위한 정확한 비율을 제공하고 음식의 점도, 섭식 기술, 장비 및 아동의 자세에 대한 명확한 권고 사항을 제공해야 한다. 액체 또는 음식의 점도를 일관되게 유지하는 것이 중요하지만 비디오 투시 삼킴 검사 동안 사용된 바륨의 농도를 실제 음식에 변환하는 것은 어려울 수 있다. 점도 증진을 위한 정확한 비율은 액체 또는 퓌레의 유형과 사용되는 점도 증진제의 유형에 따라 다르다. 검사를 통해 안전한 것으로 밝혀진 바륨 혼합물을 가정에서 아동에게 제공할 액체 및 점도 증진제와 비교하여 올바른 점도 증진 방법을 결정해야 할 수도 있다.

국제 삼킴 장애 식이 표준화 체계의 중력 흐름 평가(다음 장에서 설명됨)는 다양한 액체의 농도를 측정하고 비교하는데 유용한 도구이다. 또한 부모는 가정에서 국제 삼킴 장애 식이 표준화 체계의 중력 흐름 평가를 실시하는 방법을 배울 수 있다. 부모에게 각각의 점도 증진제는 서로 다르게 작용하므로 함께 섞어 사용할 수 없다는 사실을 알려야 한다. 또한 부모에게 액체의 온도와 점도 증진제를 첨가한 후 아동에게 먹일 때까지의 시간이 혼합물의 점도에 영향을 미칠 수 있음을 알리는 것은 중요하다("삼킴 장애를 위해 점도가 증진된 액체" 부분에서 자세한 내용을 참조).

아동의 사례 중 이전에 점도가 증진된 액체가 요구되었으나 현재 비디오 투시 삼킴 검사에서 묽은 농도로 흡인 없이 안전하게 삼키는 경우 아동이 삼킴 메커니즘이 변화에 적응할 수 있도록 이전에 마셨던 수준에서 점차적으로 액체의 점도를 줄여나가도록 권고하는 것은 신중하게 고려되어야 한다. 아동은 비디오 투시 삼킴 검사에서 적은 양에 호전된 삼킴 능력을 보이지만, 더욱 많은 양을 섭취할 때 더 어려움을 겪게 된다. 이 전략은 특히 영유아가 섭식 후 50~60초 후에 흡인되는 것이 관찰되었거나(McGrattan et al., 2020), 다른 우려 사항(예: 지속적이거나 깊은 후두 침습)이 관찰되는 경우(Wolter et al., 2017)와 같이 비디오 투시 삼킴 검사에서 삼킴이 보이지 않는 경우에 유용할 수 있다. 또한 부록 6.F, "삼킴 문제가 예상되는 징후"에는 흡인을 예상할 수 있는 징후와 증상이 나열되어 있다. 작업치료사는 보호자에게 이 유인물을 제공하여 아동의 삼킴 기능의 변화를 모니터링하는데 도움을 줄 수 있다.

비디오 투시 삼킴 검사에서 구강 섭식이 안전하지 않은 것으로 확인된 아동의 경우, 보호자는 구강 내 자극으로 아동의 편안함을 유지하거나 개선하는데 도움이 되는 비영양 구강 자극 프로그램을 사용할 수 있다(부록 8.A, "구강 섭식을 하지 않는 아동을 위한 구강 자극 프로그램" 8장 참조). 구강 자극 프로그램을 통해 향후 구강 섭식을 더 쉽게 다시 도입할 수 있게 된다.

8. 국제 삼킴 장애 식이 표준화 체계 INTERNATIONAL DYSPHAGIA DIET STANDARDISATION INITIATIVE

식감이 변형된 음식(물성조절식이) 및 점도가 증진된 액체에 대한 용어와 설명은 전통적으로 환경에 따라 다양하여 혼란스럽거나 잠재적인 안전 문제가 발생하였다. **국제 삼킴 장애 식이 표준화 체계(IDDSI)**는 모든 문화권, 모든 치료환경, 모든 연령대에서 삼킴 장애가 있는 개인을 위해 전 세계적으로 식감이 변형된 음식(물성조절식이) 및 점도가 증진된 액체에 대한 용어와 정의를 확립하는 것을 목표로 개발된 틀이다(Cichero et al., 2017). 국제 삼킴 장애 식이 표준화 체계의 틀은 전 세계적으로 시행되도록 권장되며(Cichero et al., 2017), 환경 전반에 걸쳐 의사소통과 안전을 개선하기 위해 표준화된 용어를 만들었다.

1) 액체(Liquids)

국제 삼킴 장애 식이 표준화 체계의 연구자들은 액체의 점도를 측정하기 위해 10ml 주사기를 사용하는 중력 흐름 평가(IDDSI flow test 라고 함)를 제안하고 있다. 흐름 측정을 시행하기 위해 10ml의 액체를 빈 주사기

그림 6.5. 국제 삼킴 장애 식이 표준화 체계 중력 흐름 평가(IDDSI flow test)

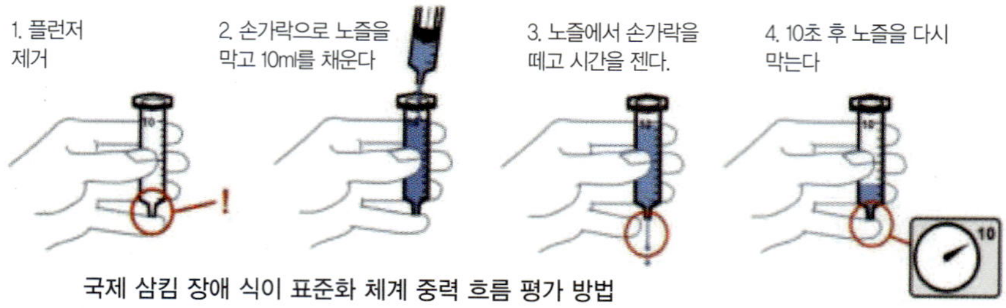

출처: Copyright © 2019 by the International Dysphagia Diet Standardisation Initiative. Used under license from CreativeCommons Attribution Sharealike 4.0.

(플런저를 제거한 상태)에 넣고 손가락으로 노즐을 덮어 액체 흐름을 막는다. 그 다음 주사기 노즐에서 손가락을 떼고 10초 동안 액체가 주사기 밖으로 흘러나오게 한 다음 노즐을 다시 막는다(그림 6.5). 그리고 주사기에 남아 있는 액체의 양을 기록한다(Cichero et al., 2017). 이 양은 액체에 대한 다양한 국제 삼킴 장애 식이 표준화 체계의 수준에 해당된다(그림 6.6).

(1) 0단계(thin, 묽은 액체 – 물처럼 흐르는 정도): 주사기에 1ml 미만의 잔여물이 남은 것

그림 6.6. 국제 삼킴 장애 식이 표준화 체계 중력 흐름 평가에 따른 액체 단계

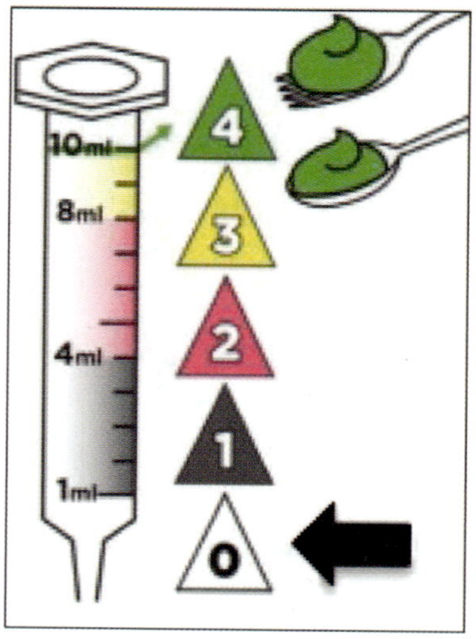

출처: Copyright © 2019 by the International Dysphagia Diet Standardisation Initiative. Used under license from CreativeCommons Attribution Sharealike 4.0.

(2) 1단계(slightly thick, 약간 걸쭉한 액체 – 쉽게 흐를 정도의 걸쭉한 정도): 주사기에 1~4ml 사이의 잔여물이 남은 것

(3) 2단계(mildly thick, 부드럽게 걸쭉한 액체): 4~8ml 사이의 잔여물이 남은 것

(4) 3단계(moderately thick, 중간 정도 걸쭉한 액체): 8~10ml 사이의 잔여물이 남은 것

(5) 4단계(extremely thick, 매우 걸쭉한 액체 – 퓌레): 10ml의 잔여물이 남은 것으로 주사기에서 흘러나오지 않는다. 포크 드립 테스트(fork drip test), 숟가락 기울기 테스트(spoon tilt test)를 실시하여 점도를 확인하는 것이 가장 좋다(자세한 내용은 iddsi.org 참조).

2) 음식(Foods)

음식에 따른 국제 삼킴 장애 식이 표준화 체계 기준의 6 단계의 분류는 다음과 같다(그림 6.7).

(1) 3단계(liquidized, 액체 형태): 액체에서 3단계(중간 정도 걸쭉한 정도)와 동일하지만, 액체화되어 숟가락으로 먹을 수 있다.

(2) 4단계(pureed, 퓌레 형태): 액체에서 4단계(매우 걸쭉한 정도)와 동일하지만 숟가락이나 포크로 먹을 수 있는 정도일 때 퓌레라고 한다.

(3) 5단계(minced and moist, 부드러운 정도로 최소한의 저작이 필요한 음식)

(4) 6단계(soft and bite sized, 쉽게 으스러질 정도의 부드러운 음식)
(5) 7단계(easy to chew, 씹기 쉬운 부드러운 음식)
(6) 7단계(regular, 일반식)

음식이 각 단계에 포함되기 위한 기준을 충족하는지 여부를 결정하기 위해 다양한 음식 테스트 방법이 개발되었다. 여기에는 포크 드립 테스트, 숟가락 기울기 테스트, 포크 압력 테스트(fork pressure test), 숟가락 압력 테스트(spoon pressure test), 음식 입자 크기 테스트(measuring the size of food particles) 등이 포함된다(자세한 내용은 iddsi.org 참조).

3) 아동에서 국제 삼킴 장애 식이 표준화 체계의 적용 (Use of the International Dysphagia Diet Standardisation Initiative in Pediatrics)

국제 삼킴 장애 식이 표준화 체계는 삼킴 장애가 있는 신생아, 영유아, 아동 및 성인에게 적용할 수 있다(Cichero et al., 2017). 이 틀을 개발한 연구자는 국제 삼킴 장애 식이 표준화 체계의 전 세계적인 시행을 통해 더 많은 경험을 쌓으면서 틀을 수정하였다. 예를 들어, 7단계(일반식; 2019; 그림 6.7 참조) 외에도 또다른 7단계(easy to chew, 씹기 쉬운 부드러운 음식)를 추가하였다.

국제 삼킴 장애 식이 표준화 체계를 소아과에서 시행한 경험을 바탕으로 액체에 대한 각 단계에는 범위가 포함되어 있기 때문에(예; 1단계에는 테스트 시 주사기에 남아있는 1~4ml의 잔여물이 포함됨), 때때로 각 단계 내에서 액체 점도의 차이는 임상적으로 관련이 있다. 예를 들어, 일부 영유아와 아동은 모유와 물에서 흡인이 나타나지만 분유와 우유는 흡인이 나타나지 않는데, 이 경우는 약간 걸쭉하지만 모두 0단계 범주에 속한다. 이러한 경우 수유 권고 사항을 제공하기 위하여 국제 삼킴 장애 식이 표준화 체계 체계에서의 액체의 수준(예; IDDSI 0단계의 경우 물 또는 우유)과 액체의 점도를 증진시키기 위한 방법에 대한 레시피를 제공하는 것이 바람직하다(IDDSI 1–3단계; 부록 6.A 참조).

9. 삼킴 장애를 위해 점도가 증진된 액체 THICKENING LIQUIDS FOR DYSPHAGIA

점도가 증진된 액체는 삼킴 장애가 있는 아동의 흡인 위험을 줄이는 효과적인 방법인 것으로 나타났다(Gasparin et al., 2017; Jackson et al., 2016;

그림 6.7. 국제 삼킴 장애 식이 표준화 체계의 틀

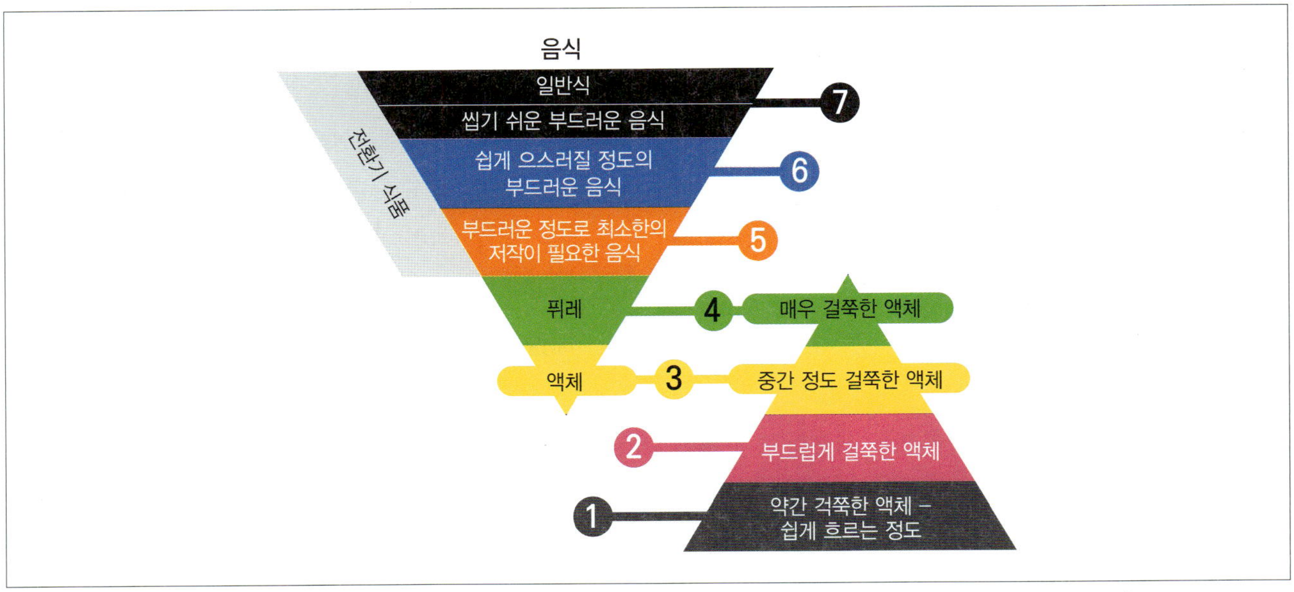

Logemann, 1998; McGrattan, 2020; Miller, 2011; Wolf & Glass, 1992). 액체에 점도 증진제를 첨가하면 음식덩어리 흐름의 속도가 감소하여 아동이 더 많이 삼킬 수 있고, 기도 폐쇄를 시작할 수 있으므로 질식 및 흡인의 위험이 감소한다(Steele et al., 2015). 또한 점도가 증진된 음식덩어리는 더 응집력이 있으므로 기도 폐쇄가 불완전한 경우에도 기도로 들어갈 가능성이 줄어든다(Wolf & Glass, 1992). 점도가 증진된 액체를 사용하면 경관 섭식이 필요한 일부 아동이 입으로 안전하게 섭식을 할 수 있게 된다(Gosa et al., 2011).

1) 점도 증진제의 종류(Types of Thickeners)

천연 점도 증진제 및 화학적 점도 증진제를 포함하여 액체를 걸쭉하게 하기 위해 사용할 수 있는 다양한 점도 증진제가 있다(Duncan, Larson, & Rosen, 2019). 천연 점도 증진제에는 유아용 곡물 분말 및 퓌레 식품(예; 이유식 및 요거트 등)이 포함된다. 소아과에서 자주 사용되는 화학적 점도 증진제에는 옥수수 전분 기반 점도 증진제와 첨가물 기반 점도 증진제가 포함된다(Duncan, Larson, & Rosen, 2019). 미리 점도가 증진된 영유아용 조제분유를 사용할 수 있지만 이러한 조제분유 중 일부는 산에 의해 활성화되고 위에 도달한 후에 걸쭉해지기 때문에 위 식도 역류 질환 관리에 도움이 되지만 삼킴 장애의 경우에는 도움이 되지 않는다(Duncan, Larson, & Rosen, 2019). 미리 점도가 증진된 분유 중 일부는 위에 도달하기 전에 일반 조제분유보다 걸쭉해지는 것도 있다. 예를 들어, 엔파밀 AR(Enfamil® AR™)은 국제 삼킴 장애 식이 표준화 체계 1단계 또는 2단계까지 걸쭉해지는 것으로 밝혀졌다(분유 열량의 농도 및 분유 준비 이후 경과된 시간에 따라 다름; McGrattan, 2020). 각 점도 증진제에는 장단점이 있으며 어떤 점도 증진제를 사용할지에 대한 결정은 각 아동의 고유한 특성에 따라 결정해야 한다. 다양한 점도 증진제의 장단점에 대한 자세한 내용은 표 6.1에서 나타내고 있다.

2) 점도 증진제의 안정성(Safety of Thickeners)

영유아의 경우 점도가 증진된 액체의 부작용 가능성에 대한 우려가 제기되었다. 점도 증진제를 사용할 때마다 영유아가 점도 증진제를 견뎌낼 수 있고 부작용이 없는지 확인하기 위한 면밀한 후속 조치가 필요하다. 점도가 증진된 액체가 미치는 영향은 다음과 같다.

(1) **탈수 위험**(Risk of dehydration): 일반적으로 소아과에서는 점도 증진제의 사용으로 인한 탈수(dehydration) 위험에 대해 우려하고 있다. 점도 증진제는 자유롭게 흐르는 물을 모아 액체의 점도를 높이지만, 소화 중에 해체되므로 아동이 필요한 양의 액체를 마시면 탈수 위험은 최소화된다(Cichero, 2013; Duncan, Larson, & Rosen, 2019). 아동이 필요한 양의 수분을 섭취하지 않으면 탈수에 대한 우려가 발생한다. 이것은 특히 곡물 분말 기반 점도 증진제와 관련된 조기 포만감으로 인해 발생할 수 있다(자세한 내용은 9장 아동 영양학 참조).

(2) **영양소와 열량의 증가**(Added nutrients and calories): 점도 증진제 중 특히 유아용 곡물 분말 및 퓌레 식품과 같은 천연 점도 증진제는 열량이 증가되어 조기 포만감을 유발할 수 있다. 그 결과 영유아는 적은 양을 섭취하더라도 열량은 적절하게 섭취하였지만, 액체나 기타 영양소는 충분히 섭취하지 못할 수 있다. 또한 과도한 열량 섭취로 인해 과도한 체중 증가가 나타날 수 있다. 천연 점도 증진제에는 다른 영양소(예; 단백질, 칼슘, 철, 설탕) 포함이 고려되어야 한다. 점도 증진제를 사용할 때는 영유아가 적절한 열량, 수분 및 영양소를 섭취할 수 있도록 영양사와 긴밀히 협력하는 것이 중요하다.

(3) **배변의 변화**(Change in bowel movements): 사용하는 점도 증진제에 따라 대변의 점도가 바뀔 수 있다. 과일 퓌레 또는 일부 첨가물 기반 점도 증진제와 같은 점도 증진제는 설사와 관련이 있다(Duncan, Larson, & Rosen, 2019). 곡물 분말과 같은 다른 점도 증진제는 변비와 관련이 있다(Duncan, Larson,

& Rosen, 2019; Madhoun et al., 2015). 곡물 분말로 인한 변비는 곡물 분말에 포함된 철분 함량과도 관련이 있을 수 있다. 쌀 분말을 점도 증진제로 사용하는 경우 아동의 총 철분 섭취량을 검토하기 위해 영양사 또는 의사와 상담하는 것이 좋다. 쌀 곡물 분말로 인해 변비가 발생하면 오트밀과 같은 다른 곡물로 바꾸는 것이 도움이 될 수 있다(Mascarenhas et al., 2005). 그러나 영유아용 오트밀 분말은 부드러운 점도를 만들어내지 못하는 경향이 있으며 혼합된 액체와 분리될 수 있어 흡인의 위험이 있다. 일부 보호자는 액체에 넣기 전에 오트밀 분말을 갈아서 사용하는 것이 도움이 되는 것을 발견하였다. 권고되는 모든 곡물 분말은 적절하게 점도가 증진되었는지 확인하기 위해 사전에 확인하는 과정이 필요하다. 점도 증진제를 처음 접하고 나서 대변 점도의 변화가 발생하는데 어느 정도 시간이 걸릴 수 있으므로, 점도 증진제를 사용하면서 시간이 지남에 따라 아동의 섭식을 모니터링하는 것이 중요하다(사례연구 6.1 참조).

(4) **비소 노출(Arsenic exposure)**: 쌀 전분 기반 점도 증진제는 비소 공급원으로 확인되었으며, 비소 과다 노출은 장기적으로 건강 문제와 관련이 있다(Duncan, Larson, & Rosen, 2019; Hojsak et al., 2015). 미국 소아과 학회(American Academy of Pediatrics - AAP)는 무기성 비소에 대한 음식 노출을 제한하기 위해 모든 유형의 쌀 곡물 분말에서 무기성 비소 킬로그램 당 100 마이크로그램으로 제한할 것을 제안하였다(Jenco, 2021). 필요한 점도 증진 정도에 따라 점도 증진제의 양이 곡물 분말을 과도하게 섭취하게 할 수 있으므로 이 경우 다른 점도 증진제의 사용을 고려해야 한다.

(5) **위 배출에 미치는 영향(Impact on gastric emptying)**: 점도가 증진된 음식을 섭취하면 위 배출이 느려지는 것으로 나타났다(Chao & Vandenplas, 2007). 점도 증진제를 추가하면 음식의 열량 밀도가 증가하여 위 배출이 지연되어 역류가 증가할 수 있다(Chao & Vandenplas, 2007; Huang et al., 2009). 느린 속도의 지연된 위 배출은 첨가물 기반 점도 증진제 보다 전분 기반 점도 증진제에서 더 큰 문제로 나타난다. 점도가 증진된 액체는 역류를 감소시키는 것으로 밝혀졌지만(Rosen et al., 2018), 위 배출이 느린 아동에게는 도움이 되지 않을 수 있다.

(6) **장에 미치는 영향(Impact on the gut)**: 점도가 증진된 액체가 성숙한 영유아의 장에 미치는 영향에 대한 우려가 나타났다(Van Dahm et al., 2009). 미국 소아과 학회는 고형식의 조기 도입과 관련된 제1형 당뇨병 및 셀리악 병(celiac disease)의 위험이 증가하기 때문에 생후 6개월까지 고형식 도입을 피하도록 권고하였다(Madhoun et al., 2015; McCallum, 2011). 점도 증진제는 삼투압과 장내 미생물에 영향을 미치고 대변 내 박테리아 함량을 증가시키는 것으로 밝혀졌다(Levy et al., 2019). Koo et al. (2019)은 잔탄검이 장에서 산과 결합될 때 침전물을 생성하여 이동 시간 증가 및 장폐색 가능성에 대한 우려를 제기한다는 사실을 발견하였다. 또한 잔탄검 기반 점도 증진제인 심플리 티크(SimplyThick®)는 영유아, 특히 미숙아에서 후기 발병 괴사성 소장결장염(NEC)의 발생률 증가와 관련이 있는 것으로 나타났다(Beal et al., 2012). 점도 증진제 사용에 대한 금기 사항에는 선천성 심장질환과 같은 장 관류 저하로 이어지는 괴사성 소장결장염 및 장애의 병력이 포함된다(Duncan, Larson, & Rosen, 2019). 각 아동에게 가장 안전한 점도 증진제를 결정하기 위해 점도 증진제를 시행하기 전에 의사와 상의하는 것이 중요하다. 점도 증진제를 도입할 때 영유아에게 설사, 복부 팽만 및 기타 위장 장애 징후가 있는지 모니터링을 해야 한다(Duncan, Larson, & Rosen, 2019).

점도 증진제의 위험은 삼킴 장애가 있는 영유아의 관리 내 이점과 비교할 필요가 있다. 삼킴 장애가 있는 많은 영유아의 경우 점도가 증진된 액체는 완전히 구강으로 섭식할 수 있는 경우와 장기간 경관 섭식이 필요한 경우의 차이를 의미한다. 작업치료사는 항상 섭식 자세, 도구 또는 섭식 기술의 수정과 같은 다른 중재 전략을 먼저 시도하고, 특히 영유아의 경우 최후의 수단으로 점도 증진제를 사용해야 한다. 점도 증진제 사용에 대한 결정을 내리려면 영유아의 영양 및 수분 상태가 손상되지 않고 부작용 가능성을 최소화하기 위해 의사와 영양사의 의견이 필요하다. 영유아 및 아동의 섭식 점도와 관련된 모든 결정은 의사의 처방을 받아야 한다.

3) 점도 증진의 중단(Weaning Off Thickening)

점도 증진은 안전한 구강 섭식을 촉진하기 위한 일시적인 전략으로 간주되어야 하며 자세 변화, 흐름 속도 및 리듬의 변화와 같은 다른 중재가 성공적이지 못한 경우에 시행되어야 한다(Madhoun et al., 2015). 점도가 증진된 섭식을 처방받은 영유아와 아동에 대한 면밀한 추적 관찰은 섭식의 향상을 평가하는데 필수적이며(Duncan, Larson, & Rosen, 2019), 영유아와 아동은 안전해지는 즉시 점도가 증진된 섭식을 중단해야 한다.

아동이 점도가 증진된 섭식을 중단할 준비가 되었는지 결정하기 위한 삼킴의 안전성 평가는 임상 섭식 평가, 비디오 투시 삼킴 검사 또는 광섬유 내시경 검사 등, 여러 평가를 통합하여 실시할 수 있다. 삼킴 기능의 변화를 모니터링하기 위해 임상 섭식 평가를 실시하고 개선이 확인된 경우에만 도구적 삼킴 평가를 수행함으로써 반복적이고 불필요한 도구적 삼킴 평가를 방지할 수 있다. 만일 아동이 임상 섭식 평가 중에 여전히 분명하게 흡인이 나타나는 경우 개선될 때까지 도구적 삼킴 평가를 연기하는 것이 좋다.

임상 섭식 평가 또는 비디오 투시 삼킴 검사 동안 묽은 농도에서 안전한 삼킴이 관찰되는 경우 일부 연구자들은 점도를 줄이기 위해 점진적인 중단 과정을 권고한다(Wolter et al., 2017). 이 과정을 통해 영유아는 더 묽고 빠르게 움직이는 음식덩어리를 다루는데 필요한 기술을 점차적으로 형성할 수 있다. 점도 증진을 중단하는 이유에 대한 구체적인 접근 방식은 기관마다 다르다. Wolter et al.(2017)은 체계적인 전환 과정(systematic weaning process – SWP)에서 흡인 징후가 관찰되지 않는 경우 2주마다 점도를 10%씩 감소시켰으며, 아동이 묽은 액체를 섭취할 수 있을 때까지 또는 안전한 삼킴을 유지하는데 필요한 최소 수준의 점도 증진제에 도달할 때까지 계속 줄여나갔다. 방사선 노출량을 최소화하기 위함으로써 아동이 흡인의 임상 징후를 나타내지 않는 이상 전환 과정에서 비디오 투시 삼킴 검사를 정기적으로 반복하지 않았다.

아리조나의 피닉스 어린이 병원은 액체의 양을 점진적으로 늘려서 점도를 낮추는 점도증진 전환 프로토콜(thicker weaning protocol – TWP)의 점진적인 전환 과정을 사용하였다(Raol et al., 2018). 농도 수준을 낮추는 경우에 안전한 섭식을 위해 섭식 도구(예; 젖꼭지 구멍 크기)와 섭식 기술(예; 자세, 속도)을 수정해야 할 수 있음을 기억하는 것이 중요하다.

일부 기관 또는 임상가는 이전에 흡인이 확인된 경우 점도를 낮추기 전에 안전한 삼킴을 보장하기 위해 반복적인 비디오 투시 삼킴 검사 또는 광섬유 내시경 검사를 항상 실시해야 한다고 생각할 수 있다.

4) 점도가 증진된 액체에 영향을 미치는 변수 (Variables Influencing Thickened Liquids)

삼킴 문제가 있는 아동의 경우 액체를 일관적이고 정확하게 점도를 증진하는 것이 중요하다. 만일 액체가 너무 걸쭉하거나 너무 묽은 경우에는 몇 가지 요소가 점도 증진 정도에 영향을 미치고 안전 문제를 일으킬 수 있다. 사용되는 점도 증진제의 종류, 점도 증진제의 측정 방법, 액체의 온도, 점도가 증진된 액체의 준비와 섭식 사이의 시간의 간격 등 액체의 점도 증진에 관한 권고 사항을 작성할 때 이러한 요소를 고려해야 한다.

(1) 점도 증진제의 종류(Types of thickeners)

비디오 투시 삼킴 검사 동안 안전하다고 확인된 것과

동일한 액체의 점도로 제공되는 것은 중요하다. 다른 액체는 동일한 점도 증진제로도 다르게 점도가 증진되며, 다른 점도 증진제는 동일한 액체에서도 유사하게 점도가 증진된다. 화학적으로 생산되는 다양한 전분 기반 점도 증진제는 유사한 성분을 가지지만, 정확한 비율이 다양하기 때문에 일관성을 원하는 만큼 달성하는데 필요한 제품의 양과 관련하여 상호 교환이 불가능할 수 있다. 또한 유아용 곡물 분말은 브랜드 또는 곡물의 종류에 따라 따라 다르게 점도가 증진된다. 게다가 유아용 곡물 분말은 가방이나 상자에 압축되면서 아랫쪽의 제품이 더 압착된다.

보호자에게 특정 레시피(사용할 점도 증진제와 액체에 대한 세부 정보 포함)를 제공해야 한다. 만일 보호자가 아동에게 다른 액체를 먹이거나 다른 점도 증진제를 사용할 계획이라면, 점도가 다르게 증진될 수 있음을 이해하는 것이 중요하다. 국제 삼킴 장애 식이 표준화 체계 중력 흐름 평가를 통해 권장되는 점도가 증진된 액체와 새로운 점도가 증진된 액체를 비교하여 점도가 동일한지 확인해야 한다.

(2) 점도 증진제의 측정(Measuring the thickeners)

특히 화학적 점도 증진제의 경우 적은 양의 차이에도 큰 점도 차이를 만들 수 있기 때문에 액체의 점도를 증진할 때 정확한 양의 점도 증진제를 추가하는 것은 중요하다. 일부 측정 장비는 다른 장비보다 정확도가 낮다. 예를 들어, 의료용 컵은 점도 증진제의 양이 컵 안의 점도 증진제 정도와 완전히 채워진 상태가 되기 위해 사용되는 방법(예: 두드리기 vs. 흔들기)에 따라 달라지기 때문에 매우 정확하지 않다. 시중에 판매되는 점도 증진제와 함께 제공되는 숟가락(수쿠프)도 같은 이유로 다를 수 있다. 분말인 경우 주사기에서 플런저를 제거하고 노즐을 막은 후 점도 증진제를 주입하여 점도 증진제를 측정하는 방법이 보다 정확하게 제공한다.

(3) 액체의 온도(Temperature of liquid)

일부 점도 증진제는 점도 증진 제품을 첨가하기 전이나 적절히 점도가 증진되지 않았을 때에 액체를 따뜻하게 데워야 한다. 각 점도 증진제 브랜드에 따른 지침을 숙지하는 것이 중요하다. 점도가 증진된 액체의 점도는 액체가 식으면서 증가할 수 있으며 예를 들어, 영유아의 경우 젖병 수유의 문제를 일으킬 수 있다. 이 상황에서는 영유아가 효율적으로 수유를 유지할 수 있도록 빠른 유속의 젖병 젖꼭지로 전환하는 것이 도움이 될 수 있다. 반면에 점도가 증진된 액체를 재가열하면 특정 종류의 점도 증진제는 액체의 점도가 감소할 수 있지만, 특정 점도 증진제의 경우 점도를 증가시킬 수도 있다(Gosa & Dodrill, 2017).

(4) 준비와 먹기 사이의 시간(Amount of time between preparation and consumption)

Gosa와 Dodrill(2017)은 다양한 유형의 점도 증진제에서 시간이 지남에 따라 상당한 점도의 차이가 있음을 보고하였다. 옥수수 전분-기반 및 첨가물 기반 점도 증진제는 시간이 지남에 따라 계속적으로 걸쭉해지는 경향이 있다. 일부 점도 증진제의 경우, 적절한 점도를 얻기 위해 준비와 먹기 시작 시간 사이에 일정한 시간을 두는 것이 권고된다. 예를 들어 September et al. (2014)는 점도가 증진된 유아용 조제분유가 거의 안정적인 점도에 도달하는데 걸리는 시간은 10분이라고 보고하였다. 또한 많은 양의 점도 증진제를 포함한 액체가 적은 양의 점도 증진제를 포함하는 액체보다 더 오랜 시간 동안 점도가 증진된 상태가 유지된다는 것을 발견하였다. 따라서 각 점도 증진 제품에 제시된 지침을 따르는 것이 중요하다.

액체의 점도가 증진되면서 먹는 것이 매우 비효율적이 될 수 있기 때문에 시간이 지남에 따라 발생하는 점도의 증가는 특히 젖병 수유를 하는 영유아에게 문제가 될 수 있다. 수유 과정에서 액체의 점도가 증진되면 더 빠른 유속의 젖꼭지로 전환하는 것이 때때로 유용한 전략이 될 수 있다. 일부 보호자는 시간이 지남에 따라 액체의 점도가 너무 증진되지 않도록 한 번에 모두 넣지 않고 수유할 때 마다 한번 수유할 양만 점도를 증진시킨다. 또한 일부 곡물 분말은 시간이 지남에 따라 액체에서 분리되므로 일정한 점도를 유지하기 위해 점도가 증진된 액체를 자주 흔들어서 섞어주어야 한다.

10. 인두 단계 삼킴 문제와 중재 PHARYNGEAL PHASE SWALLOWING PROBLEMS AND INTERVENTIONS

1) 삼킴 시작의 지연(Delay in Initiation of Swallow)

인두 단계는 삼킴의 시작과 함께 시작된다. 삼킴의 시작은 목뿔뼈의 위-앞쪽 움직임으로 시작된다(Martin-Harris, 2015). 작업치료사는 삼킴의 시작이 지연되는지 여부를 확인하기 위해 삼킴이 유발될 때 음식덩어리의 머리(음식덩어리의 첫 부분) 위치를 관찰한다. 어떤 경우에는 삼킴이 시작되기 전에 음식덩어리가 후두개곡에 도달하는데(그림 6.8), 이는 영유아에게서 나타나는 경우 정상이지만, 아동에서는 지연으로 간주된다(Logemann, 1998; Newman et al., 1991, 2001; Rappazzo & Turk, 2018; Wolf & Glass, 1992). McGrattan et al. (2020)은 영유아의 후두개곡 수준 아래에서 시작된 삼킴의 비율이 섭식 후 처음 몇 분 동안 증가하였음을 발견하였다.

삼킴의 시작이 더욱 지연되면 삼킴이 시작되기 전에 음식덩어리가 후두개곡을 넘어 아래인두 또는 조롱박오목으로 이동하게 된다(그림 6.9). 작업치료사는 음식덩어리 머리의 위치뿐만 아니라 삼킴을 시작하기 전에 음식덩어리가 인두에 고이는 시간을 기록한다. 음식덩어리가 더 오래 고여 있을수록 지연 정도도 커진다.

(1) 임상적 의의(Clinical implications)

삼킴의 시작이 지연되면 삼킴이 시작되기 전에 고여 있는 음식물로 흡인이 야기될 수 있다(Logemann, 1998; Newman et al., 2001; Wolf & Glass, 1992; 그림 6.10). 고여 있는 음식물은 열려 있는 기도의 가까이에 있으며, 이는 삼킴이 시작하기 전에 기도로 흘러 들어갈 수 있다(그림 6.11). 음식덩어리가 인두로 넘어가고 삼킴의 시작 전에 음식덩어리가 더 오래 고여 있을수록 흡인의 위험은 증가한다. 또한 삼키는 동안 인두가 짧아져 삼킴이 시작되는 동안 조롱박 오목의 음식물이 기도로 넘어가게 된다(Logemann, 1998).

(2) 임상 섭식 평가 동안의 양상(Presentation during clinical feeding assessment)

① 삼킴 시작의 지연이 나타난다. 삼킴의 시간은 삼키는 소리와 숨쉬는 소리를 듣기 위해 청진기를 목옆에 대는 기술인 목 청진을 사용하여 평가하는 것이 가장 쉽다(Frakking, Chang, O'Grady, David, & Weir, 2016; Lefton-Greif & Loughlin, 1996; Thoyre et al., 2005). 아동의 경우 후두 촉진을 통해 삼키는 동안 상승을 느낄 수 있다(Logemann, 1998). 영유아는 목이 짧기 때문에 삼킴의 발생을 알아차리기 위해 촉진을 사용하는 것이 어렵다. 또한 생후 6개월 이하의 영유아는 후두가 목보다 위에 위치하므로(Newman et al., 2001; Tutor & Gosa, 2012), 삼키는 동안 후두가 아주 최소한 상승한다(Arvedson & Brodsky, 2002).

② 음식덩어리가 인두에 고이면서 삼킴 이전에 젖은 숨소리 또는 젖은 목소리가 나타날 수 있다.

③ 일반적으로 농도가 묽을수록 어려움이 더 많이 나타나며, 점도가 증진된 액체와 퓌레를 사용하면 도움이 된다(Logemann, 1998). 농도가 묽을수록 더 빨리 흐르는 경향이 있어 아동의 기관이 반응할 시간이 줄어들게 된다. 또한 묽은 액체의 음식덩어리는 응집력이 낮으므로 열려 있는 기도로 흘러들어갈 가능성이 더 높다(Arvedson & Lefton-Greif, 1998).

그림 6.8. 삼킴 시작의 지연으로 인한 삼킴이 시작되기 전 후두개곡의 양상

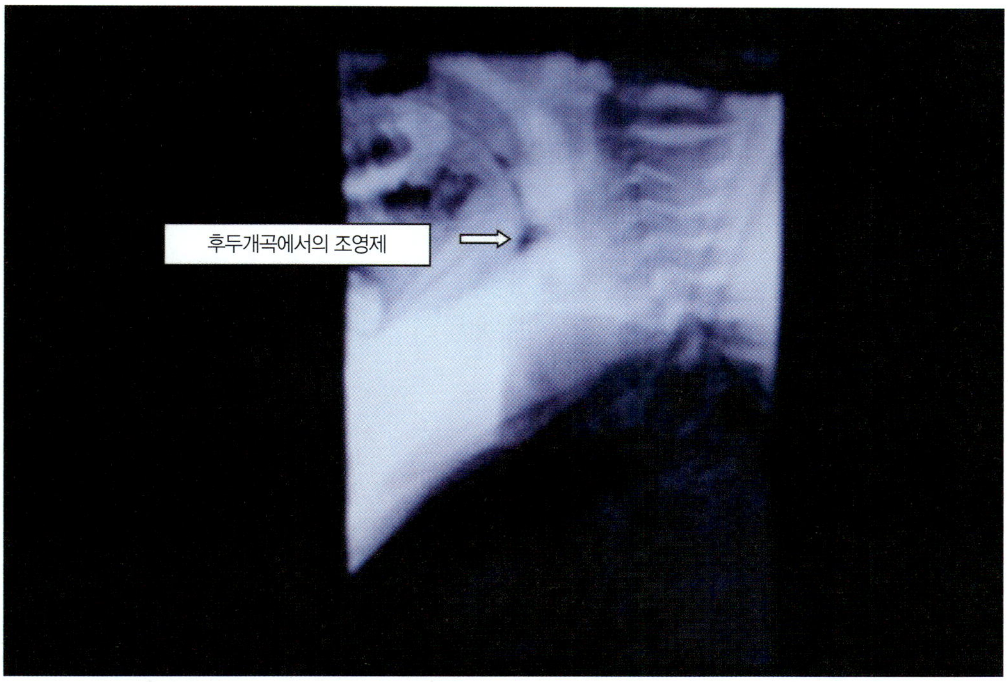

출처: L. Marcus., Used with permission.

④ 삼킴의 시작이 지연되어 흡인이 발생하면 다음과 같은 임상 징후가 하나 이상 나타난다.

㉠ 기침 또는 질식(Arvedson & Lefton-Greif, 1998; Frakking, Chang, O'Grady, David, & Weir, 2016; Logemann, 1998; Tut or & Gosa, 2012; Wolf & Glass, 1992). 기침이 발생하는 경우는 흡인의 발생 직후에 나타날 수도 있고, 흡인의 발생 이후 약간의 시간이 흐른 뒤에 나타날 수도 있다. 또한 아동은 기침을 동반하지 않는 흡인으로 정의되는 무증상 흡인이 있을 수도 있다(Arvedson & Lefton-Greif, 1998).

㉡ 특징적인 젖은 숨소리 또는 목소리(Raol et al., 2018; Tutor & Gosa, 2012; Weir et al., 2011).

㉢ 불편함의 징후(예; 힘겨운 표정, 고개 돌리기, 울음, 눈물 흘림; Arvedson & Brodsky, 2002).

㉣ 섭식의 거부(Arvedson & Brodsky, 2002; Morgan et al., 2008).

㉤ 섭식 동안 갑작스럽거나 또는 상당한 양의 산소포화도 감소(Arvedson & Brodsky, 2002; Arvedson & Lefton-Greif, 1998; Morgan et al., 2008; Weir et al., 2011).

㉥ 호흡 또는 심박수의 상당한 감소(Wolf & Glass, 1992).

㉦ 삼킴 후 무호흡 기간(Balest et al., 2020; Tutor & Gosa, 2012; Wolf & Glass, 1992).

㉧ 구강 섭식 시 증가하는 협착음 또는 쌕쌕거림(Frakking, Chang, O'Grady, David, & Weir, 2016; Miller, 2011; Prasse & Kikano, 2009; Tutor & Gosa, 2012).

(3) 삼킴의 시작 지연이 발생하는 원인(Possible causes of delayed initiation of the swallow)

① 감각 인식 감소(Decreased sensory awareness)

인두에 음식덩어리가 있다는 것에 대한 감각 인식이 감소하면 삼킴의 시작이 지연될 수 있다. 기계적 수용기와 화학적 수용기는 인두, 후두덮개, 모뿔연골 및 성대의 표면에 집중되어 있다. 이 수용기들은 액

그림 6.9. 삼킴 시작의 지연으로 인한 삼킴이 시작되기 전 후두개곡과 조롱박 오목의 양상

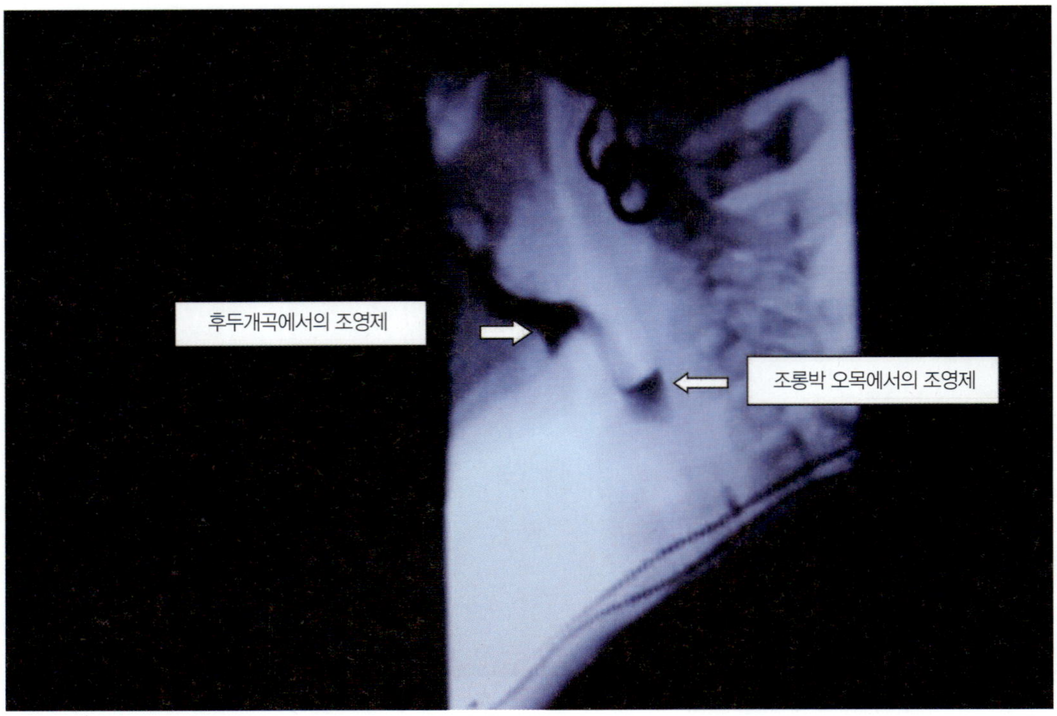

출처: L. Marcus., Used with permission.

그림 6.10. 삼킴 시작의 지연으로 인해 삼키기 전 기도로 조영제가 흘러들어감(흡인)

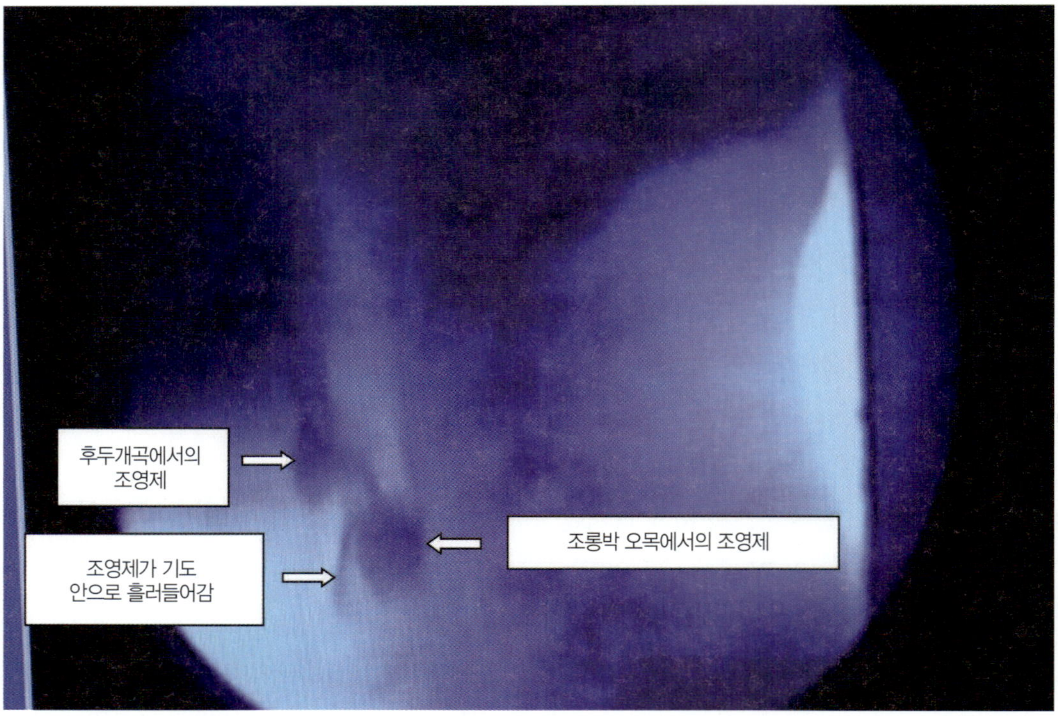

출처: L. Marcus., Used with permission.

그림 6.11. 음식물의 고임

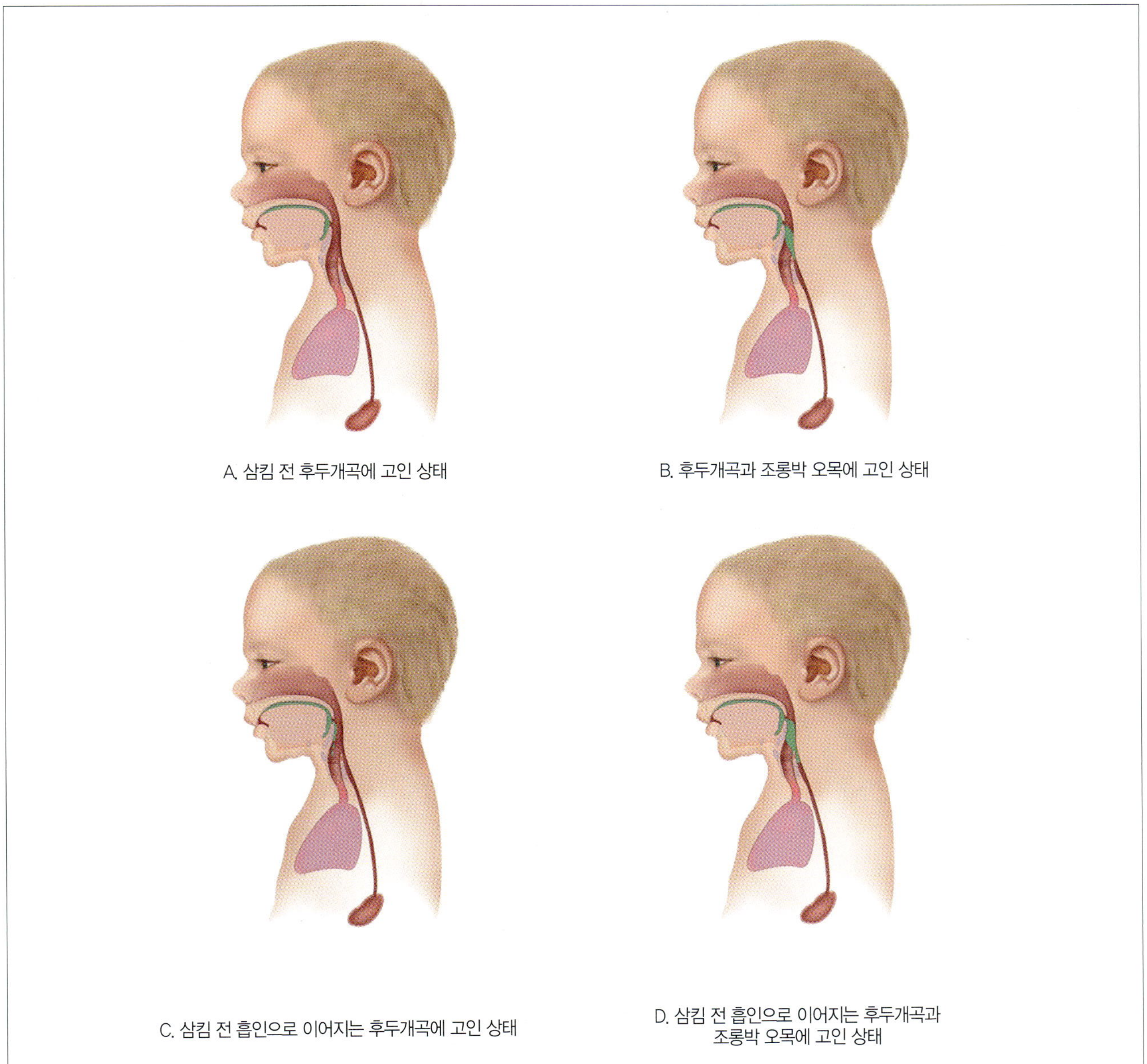

체 또는 음식덩어리의 존재에 의해 활성화되며, 삼킴을 유발하고 기도를 닫는다(Tutor & Gosa, 2012).

감각 인식의 감소는 신경학적일 수 있으나 위 식도 역류에 의해 발생할 수도 있다. 인두와 후두에 산이 존재하면 인두 및 후두 내의 감각 인식이 저하되고 후두 보호 반사(laryngeal protective reflexes)를 달라지게 하는 염증이 발생할 수 있다(Suskind et al., 2006). 후두 모음 반사(laryngeal adductor reflex)는 후두의 모뿔덮개 주름에 위치한 기계적 수용기의 자극에 의해 나타나며, 그 결과 성대가 닫히고 삼킴이 시작된다(Willging & Thompson, 2005). 후두와 인두의 감각 인식이 감소한 환자는 후두 모음 반사를 유발하기 위해 더욱 많은 감각 입력이 필요하며, 이러한 감각 손상은 삼키는 동안 흡인의 위험이 증가하는 것과 관련이 있다(Willging & Thompson, 2005). 오랜 기간 삽관으로 인한 외상과 같은 상기도 부종의 다른 요인으로 감각 인식의 감소와 삼키는 시작 시간의 지연에 기여하며 후두 침투 및 흡인으로 이어질 수 있다(Langmore et al., 2020).

② 혀 조절 능력의 저하(Poor tongue control)

혀 조절 능력이 저하되면 영유아나 아동이 삼키기 위한 준비가 되기 전에 음식덩어리가 인두로 들어가게 된다(Arvedson & Lefton-Greif, 1998; Logemann, 1998; Rappazzo & Turk, 2018; Wolf & Glass, 1992). 기능적인 혀 조절 능력은 음식덩어리를 준비하고 형성하는 동안 음식덩어리가 입안에서 유지되고 너무 빨리 인두로 들어가는 것을 방지하기 위해서 필요하며, 흩어지는 음식(예; 쌀)과 같은 특정 고형식이나 농도가 묽은 음식은 더욱 조절하기 어렵다. 혀 조절 능력이 저하되면 삼킴을 시작하는데 필요한 움직임을 만들어 내는데 어려움을 겪을 수 있으며 이로 인해 삼킴의 시작이 지연될 수 있다.

③ 각성 감소(Decreased arousal)

구강 단계 동안 음식덩어리에 대한 인식 및 조절 능력이 감소하여 각성 수준이 감소할 수 있으며, 이로 인해 영유아나 아동이 삼키기 위한 준비가 되기 전에 음식덩어리가 인두로 들어가게 된다.

(4) 삼킴의 시작 지연에 대한 중재(Interventions for delayed initiation of the swallow)

① 감각 입력의 증가(Increase sensory input)

입과 인두의 감각 인식이 감소된 아동은 더 많은 감각 입력을 제공하는 액체나 음식이 더욱 도움이 된다(Arvedson & Lefton-Greif, 1998; Ferrara et al., 2018; Gosa et al., 2011; Joanna Briggs Institute, 2011; Logemann, 1998; Miller, 2011; Wolf & Glass, 1992). 다음과 같은 방법으로 더 많은 감각 입력을 제공할 수 있다.

㉠ 음식의 질감이나 점도를 높인다. 점도가 증진된 음식덩어리는 더 많은 감각 입력을 제공하고 더욱 빠르게 삼킴을 시작하는데 도움이 될 수 있다.

㉡ 크기가 큰 음식덩어리를 시도한다. 삼킴의 시작이 지연된 일부 아동에게 크기가 큰 음식덩어리는 감각 입력을 증가시키는데 도움이 된다(Miller, 2020). 그러나 아동이 액체를 포함하여 크기가 큰 음식덩어리를 다룰 수 있는 적절한 구강-운동 기술을 가지고 있는지를 확인하는 것이 매우 중요하며, 그렇지 않은 경우 아동이 음식덩어리를 조절하지 못하고 흡인이 발생할 수 있다.

㉢ 맛이 강하거나 특정한 냄새가 나는 음식(예; 신맛 또는 매운맛) 또는 탄산이든 음료(나이에 적절한 경우)를 시도한다.

㉣ 극단적인 온도의 음식을 사용한다(예; 매우 차가운 온도 또는 뜨겁지는 않으나 매우 따뜻한 온도). 높거나 낮은 범위의 온도는 인두 내 많은 온도 수용기를 활성화하며 뇌줄기에 더 많은 입력을 제공한다. 차가운 온도의 액체를 섭취한 미숙아에게서 후두 침습 및 흡인의 감소를 포함한 삼킴 기능이 향상되었다(Ferrara et al., 2018). 다른 연구에서는 차가운 음식덩어리를 삼킬 때 후두 상승 및 인두 반응 시간이 더욱 빠르게 나타났다고 보고되었다(Bisch et al., 1994).

② 자세의 수정(Modify position)

㉠ 머리와 목 굽힘(Head and neck flexion): 머리와 목의 굽힘 자세는 후두개곡 공간의 크기를 증가시키고 기도 입구를 좁아지게 하기 때문에 생체역학적으로 흡인의 위험을 줄이는 것으로 나타났으며(Alghadir et al., 2017; Arvedson & Lefton-Greif, 1998), 후두덮개를 더욱 더 뒤쪽으로 밀어내면서 기도를 더 많이 보호한다(Logemann, 1998). 후두개곡 공간이 넓을수록 인두와 열린 기도로 흘러 들어가기 전에 후두개곡에 음식덩어리가 더 많이 모일 수 있게 한다.

또한 구강-운동 조절이 저하된 아동의 경우 머리와 목을 굽히면 음식덩어리가 입안에 남아 있도록 도와주며 음식덩어리가 인두로 삼키기 전에 미리 흘러 들어갈 위험을 줄인다(Larnert & Ekberg, 1995; Logemann, 1998).

ⓛ **머리와 목 폄**(Head and neck extension): 입 안에서 음식덩어리를 뒤쪽으로 이동시키고 삼킴을 시작하는데 어려움을 가지는 운동 문제가 있는 일부 아동은 목 폄을 통해 중력에 의해서 입 안에서 뒤쪽으로 음식덩어리를 이동할 수 있으며 삼킴을 시작하는데 도움이 된다(Logemann, 1998). 이러한 아동의 경우 머리와 목을 굽히게 되면 삼킴의 시작이 지연될 수 있다. 만일 아동이 삼키는 동안 목을 폄 자세로 취하는 경향이 있는 경우, 비디오 투시 삼킴 검사 동안 이 자세를 평가하여 삼키는 효율성과 안전성을 개선하는지 방해하는지 확인해야 한다.

ⓒ **뒤로 기댄 자세와 똑바로 앉은 자세**(Reclined versus upright positioning): 운동 문제가 있는 아동은 입 안에서 음식덩어리를 뒤쪽으로 옮기는데 어려움이 있을 수 있으며 중력에 의해 음식덩어리의 이동을 돕도록 뒤로 기댄 자세를 취한다면 보다 더 잘 삼킬 수 있다. 그러나 구강-운동 문제가 있는 일부 아동은 똑바로 앉은 자세에서 더 잘 해내는데, 이는 음식덩어리에 대한 중력의 영향을 최소화하고 아동이 조절하도록 하여 음식덩어리가 인두로 미리 흘러 들어가는 위험을 줄인다.

③ 음식 또는 액체의 점도나 농도의 변경(Alter the viscosity or thickness of foods or liquids)

㉠ 구강-운동 조절이 저하된 아동의 경우 묽은 농도보다 걸쭉한 액체와 퓌레가 조절하기 쉬운 경우가 많다(Gosa et al., 2011; Logemann, 1998). 종종 이러한 영유아와 아동의 경우 천천히 움직이며 인두로 삼키기 전에 흡인될 가능성이 적은 점도가 증진된 액체를 더욱 잘 삼킬 수 있다(Gisel, 2008; Miller, 2011).

ⓛ 삼키는데 필요한 움직임을 시작하는데 어려움이 있는 아동은 삶아서 으깬 감자보다는 푸딩이나 요거트와 같이 너무 걸쭉하거나 끈적이지 않은 퓌레 형태일 때 더 잘 삼킬 수 있다.

ⓒ 점도가 증진된 액체와 퓌레는 인두에서 고여 있을 때 더 응집력이 있으며 삼키기 전에 기도로 흘러 들어갈 가능성이 적기 때문에 삼킴 시작의 지연을 가진 아동의 흡인 위험을 줄일 수 있다(Logemann, 1998; Wolf & Glass, 1992).

④ 음식덩어리의 흐름 속도 또는 제공 속도 수정(Modify the rate of presentation or flow rate of the bolus)

㉠ **음식이나 액체가 제공되는 속도 늦추기**(Slow the rate of presentation of the food or liquid): 아동이 음식덩어리를 조절하고 삼키는데 더 많은 시간을 할애할 수 있도록 음식이나 액체를 천천히 주는 것이 도움이 될 수 있다. 숟가락 또는 컵으로 한 모금씩 제공하면 입 안이 깨끗해지면서 삼킴을 시작하기 위한 시간이 제공된다. 어린 영유아는 주사기로 한 방울을 떨어뜨린 다음에 빨고 삼키는 것을 용이하게 하기 위해 노리개 젖꼭지를 제공할 수 있다(Brooks et al., 2020). 수정된 노리개 젖꼭지(그림 6.12)와 같이 젖꼭지를 통해 연결된 #5 French 코위영양관을 사용할 수 있다.

영유아가 노리개 젖꼭지를 빨고 있는 동안 코위영양관을 통해 주사기로 액체 방울을 입으로 천천히 떨어뜨릴 수 있다.

ⓛ **흐름 속도 늦추기**(Slow the flow rate): 아동이 삼킴을 시작하는 기회를 더 많이 제공하기 위해 입 안의 액체 흐름 속도를 늦춘다(예; 젖꼭지 구멍의 크기를 줄이기, 옆으로 누인 자세로 영유

그림 6.12. 수정된 노리개 젖꼭지

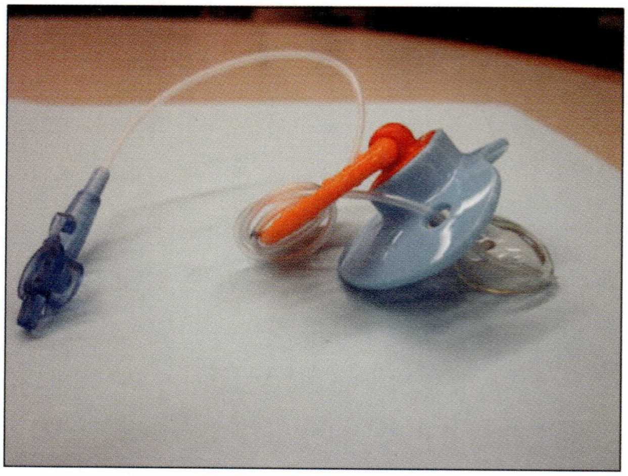

출처: S. Marcus and S. Breton. Used with permission.

아를 수유하기, 액체의 점도 증진하기, 똑바로 앉은 자세로 앉히기).

⑤ 음식덩어리 크기 수정(Modify the bolus size)

㉠ 더 큰 크기의 음식덩어리 제공하기(Offer a larger bolus size): 삼킴의 시작이 지연된 일부 아동은 더 큰 크기의 음식덩어리를 제공하면 감각 입력이 증가하여 더욱 잘 삼키게 되며, 그 결과 구강-운동 움직임의 활성화를 증진하며(Miller, 2020), 삼킴을 빠르게 시작할 수 있게 한다(Logemann, 1998).

㉡ 더 작은 크기의 음식덩어리 제공하기(Offer a Smaller bolus size): 삼킴의 시작이 지연된 일부 아동은 삼킴의 시작 전이나 삼킴 중에 기도로 흘러 들어갈 가능성이 적은 작은 음식덩어리인 경우 더욱 잘 해낸다(Wolf & Glass, 1992). 삼키는 음식덩어리의 크기를 줄이려면, 개방된 컵보다는 느린 유속의 젖병 젖꼭지나 빨대 또는 스파우트 컵을 사용할 수 있다. 액체는 컵 보다 숟가락으로 제공될 수도 있다(Fink & Ross, 2009)(수정된 컵 마시기에 대한 더 많은 방법은 5장 "퓌레, 고형식, 컵으로 마시기 전환의 어려움" 참조).

⑥ 구강-운동 중재(Oral motor intervention)

음식덩어리 형성 및 이동하는 동안의 구강-운동 조절을 증진하는 중재는 삼킴 기능을 향상시킬 수 있다(자세한 내용은 5장 참조).

⑦ 의학적 관리(Medical management)

삼킴 시작의 지연이 되는 원인으로 위 식도 역류가 의심되는 경우 전문의는 역류방지 약물의 사용과 같은 의학적 관리를 지원해야 한다(7장 참조).

2) 기도 폐쇄의 감소 또는 지연(Decreased or Delayed Airway Closure)

삼키는 동안 기도는 닫히면서 음식덩어리가 후두와 기관으로 들어가는 것을 방지한다. 기도 폐쇄가 불충분하거나 비효율적인 경우 흡인의 발생 여부와 관계없이 후두 침습이 발생할 수 있다(Logemann, 1998; 그림 6.13). 후두 침습 및 흡인의 빈도와 양, 그리고 이러한 상황 시 아동의 반응은 삼킴 장애의 심각성을 결정하는데 중요하다(Rappazzo & Turk, 2018). 삼키는 동안 관찰되는 흡인 및 후두 침습의 양을 설명하는데 도움이 되도록 척도가 개발되었다. 예를 들어, 침습-흡인 척도(Penetration Aspiration Scale)는 음식덩어리가 기도로 이동하는 깊이와 침습 또는 흡인에 대한 환자의 반응을 기준으로 침습 또는 흡인의 심각성을 평가하도록 개발된 8점 척도이다(Rosenbek et al., 1996). 관찰되는 후두 침습 또는 흡인의 정도를 정의하기 위해 다른 용어로 사용되었다. 후두덮개 아래막형성(Epiglottic undercoating)은 조영제가 후두덮개의 아래쪽 표면의 막형성에서 관찰되는 것으로 후두 침습을 설명하는데 사용된다(Arvedson & Lefton-Greif, 1998; 그림 6.14). 후두 전정으로의 침습(Penetration into the laryngeal vestibule)은 후두 전정에 조영제가 들어가는 것으로 성대 위에 남아 있는 조영제를 설명하는데 사용된다(Armstrong et al., 2019; Arvedson & Lefton-Greif, 1998; 그림 6.15).

섭식을 시작할 때 발생하는 후두 침습은 때때로 아동이 피곤할 때인 섭식 후반에 흡인으로 진행될 수 있다(Friedman & Frazier, 2000; Rappazzo & Turk, 2018; 그림 6.15 및 6.16). 비디오투시 삼킴 검사 동안 후두 침습이 관찰되면 섭식을 시작할 때 삼킴을 살펴보고 아동이 피곤해하는 섭식 후반에 다시 살펴보는 것이 좋다. 방사선 노출을 최소화하기 위해 섭식의 첫 번째 부분 이후 형광 투시를 끄고 섭식 후반에 다시 켜는 방법이 있다. 또한 McGrattan et al. (2020)은 후두 침습 또는 흡인이 항상 영유아의 삼킴 초반에 발생하는 것이 아니며 섭식 몇 분 후에 발생할 가능성이 더 높다는 것을 발견하였다. 따라서 비디오투시 삼킴 검사 동안 가능하면 여러 번의 삼킴을 시각화해야 한다.

(1) 임상적 의의(Clinical implications)

기도 폐쇄가 감소 또는 지연되면 삼키는 동안 음식이나 액체의 흡인 또는 후두 침습이 발생할 수 있다. 흡인은 시간이 지남에 따라 폐질환(Miller, 2011; Tutor & Gosa, 2012) 또는 부적절한 체중 증가(Cerezo et al., 2011)와 같은 의학적 합병증을 유발할 수 있다. 또한 흡인과 후두 침습은 부정적인 섭식 경험과 섭식 거부를 초래할 수 있다(Prasse & Kikano, 2009).

후두 침습의 임상적 중요성에 대한 결정에는 몇 가지 요인이 포함될 필요가 있다. 후두 침습은 영유아에서 정상적인 현상인 것으로 밝혀졌다. Delzell et al. (1999)의 연구를 통해 역류에 대한 상부 위장관 검사를 실시한 삼킴 문제의 병력이 없는 정상 영유아(2세 미만) 34명 중 33명에게서 흡인이 없는 후두 침습이 관찰되었다고 보고되었다. 이 연구자들은 성인과 달리 영유아의 후두 침습은 삼킴 메커니즘의 미성숙으로 인한 정상적인 과정이라고 제시하였다. 다른 연구자들은 후두덮개 끝 아래로 음식이나 액체가 침습하는 것으로 정의되는 **경도 후두 침습**(mild laryngeal penetration)이 정상적인 과정인 것으로 보고하였다(Benson, 1994;

그림 6.13. 기도 폐쇄의 감소로 인한 후두 침습(a)과 흡인(b)

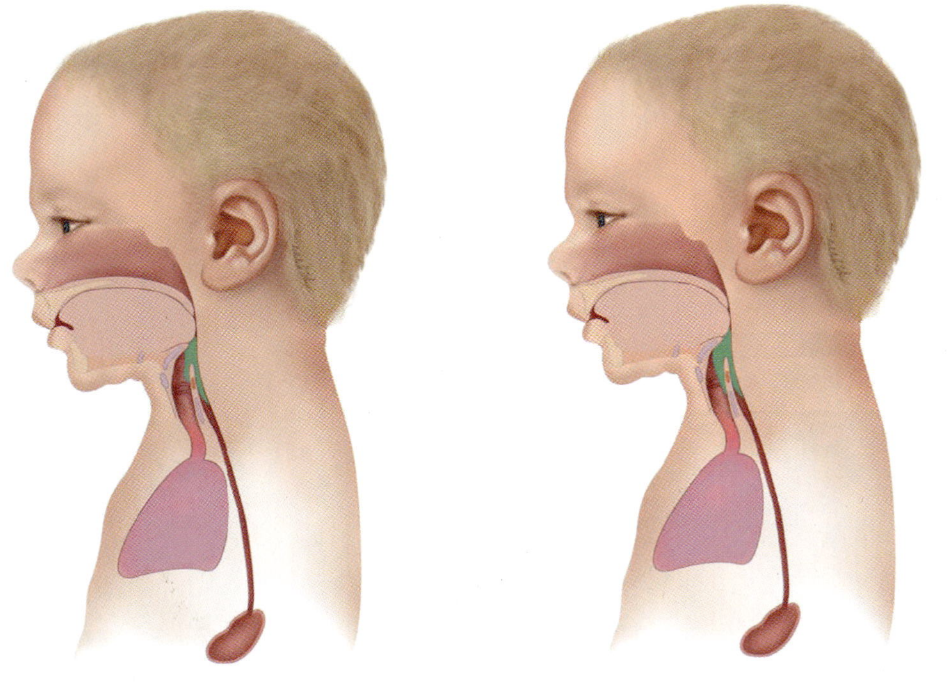

A. 삼키는 동안 나타나는 후두 침습

B. 삼키는 동안 나타나는 흡인

출처: Copyright © 2013 by Delilah Cohn, The Medical Illustration Studio, Nashville, TN. Used under license.

그림 6.14. 삼키는 동안 조영제가 후두덮개 아래에서 중등도의 후두 침습이 관찰됨

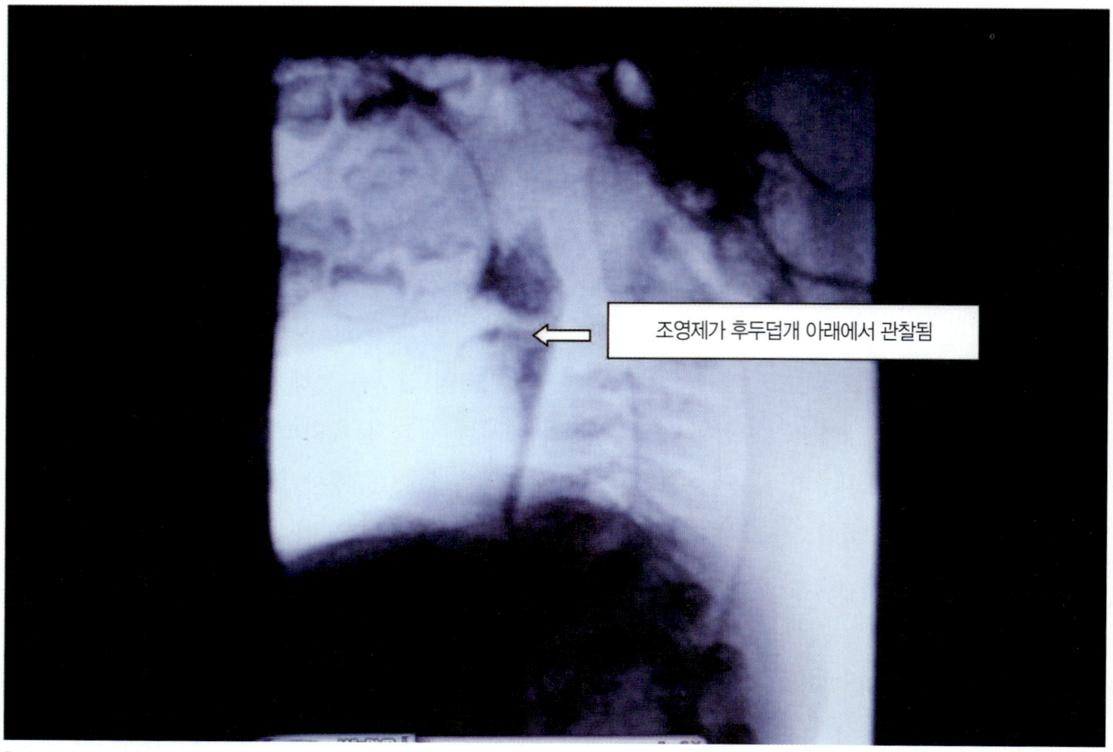

출처: L. Marcus., Used with permission.

그림 6.15. 삼키는 동안 조영제가 후두 전정에서 관찰되며(후두 침습) 성대 아래에서 관찰됨(흡인)

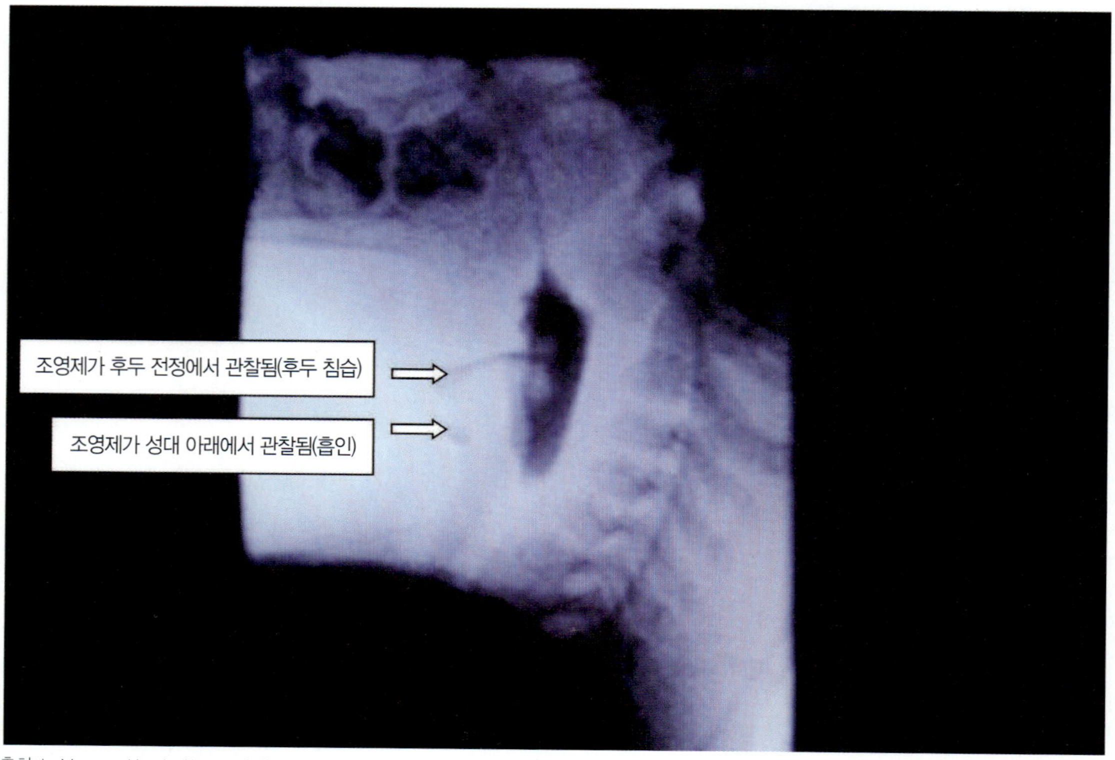

출처: L. Marcus., Used with permission.

그림 6.16. 삼키는 동안 조영제가 성대 아래에서 관찰됨(흡인)

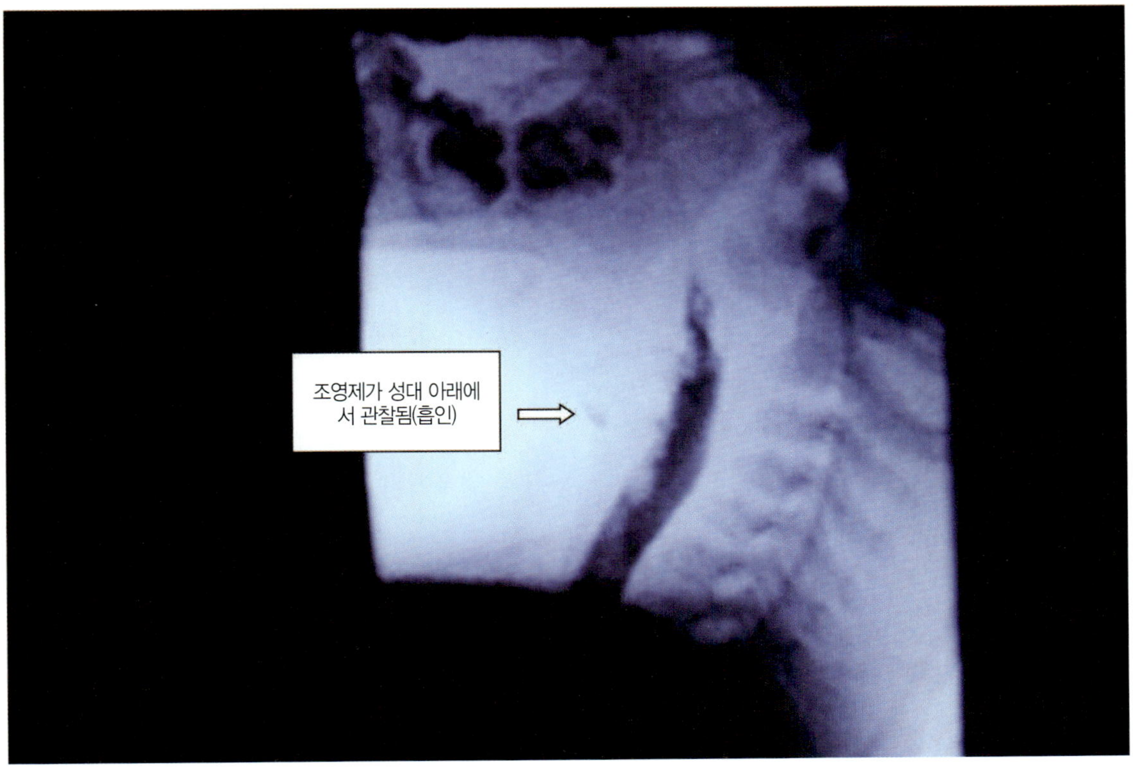

출처: L. Marcus.. Used with permission.

Duncan, Larson, Davidson, et al., 2019; Rappazzo & Turk, 2018).

Friedman and Frazier(2000)의 연구에서 삼킴 장애가 있는 생후 7일 ~ 19세의 125명 아동을 대상으로 후두 침습과 흡인 사이의 관련성을 조사하였다. 연구자들은 경도 후두 침습 또는 후두 전정의 위쪽 2/3 안으로 액체나 음식이 들어가는 것으로 정의되는 **중등도 후두 침습(moderate laryngeal penetration)**을 보이는 아동에게서 흡인의 위험이 크게 증가하지 않는다는 것을 발견하였다. 그러나 후두 전정의 아래쪽 1/3에 액체나 음식이 들어가는 것으로 정의되는 **심부 후두 침습(deep laryngeal penetration)**을 나타내는 아동에게서 흡인 발생률이 극적이고 통계적으로 유의미하게 증가한 것으로 나타났다.

후두 침습 정도와 함께 후두 침습의 빈도도 고려해야 한다. 삼키는 동안 후두 침습을 보이는 아동은 후두 침습을 보이는 아동보다 흡인이 나타날 가능성이 더 높다(Arvedson & Lefton-Greif, 1998; Rappazzo & Turk, 2018). 마지막으로 후두 침습의 임상적 중요성을 결정할 때 아동의 병력 및 섭식 과거력을 고려해야 한다. 후두 침습이 구강 섭식 중 스트레스나 불편함 또는 구강 섭식에 대한 거부와 관련이 있거나 아동의 호흡기 건강이 좋지 않은 병력이 있는 경우에 후두 침습을 예방하기 위한 중재가 시행되어야 한다.

(2) 임상 섭식 평가 동안 나타나는 양상(Presentation during clinical feeding assessment)

① 후두 침습은 명백한 임상적 징후로 나타나지 않을 수 있다. 삼키는 것을 불편해 하고 섭식을 싫어할 수 있다. 후두 침습은 반복적인 삼킴, 무호흡, 호흡 활동을 방해하는 기도 폐쇄와 같은 기침 또는 기타 후두 반사로 이어질 수 있다(Balest et al., 2020; Jadcherla et al., 2016).

② 기도 폐쇄의 감소로 인해 흡인이 발생하면 다음과

같은 임상적 징후 중 하나 이상이 나타날 수 있다.

㉠ 구강 섭식 중 기침 또는 질식(Arvedson & Lefton–Greif, 1998; Logemann, 1998; Tutor & Gosa, 2012; Wolf & Glass, 1992)

㉡ 젖은 숨소리와 목소리(Arvedson & Brodsky, 2002; Arvedson & Lefton–Greif, 1998; Logemann, 1998; Tutor & Gosa, 2012; Weir et al., 2011; Case Example 6.1 참조)

㉢ 불편함의 징후(예; 당황한 표정, 고개 돌리기, 울음, 눈물 흘림; Arvedson & Brodsky, 2002; Weir et al., 2009)

㉣ 섭식 거부(Arvedson & Brodsky, 2002; Morgan et al., 2008)

㉤ 섭식 동안 갑작스럽거나 또는 상당한 양의 산소포화도 감소(Arvedson & Brodsky, 2002; Arvedson & Lefton–Greif, 1998; Morgan et al., 2008; Weir et al., 2011)

㉥ 호흡 또는 심박수의 상당한 감소(Wolf & Glass, 1992)

㉦ 삼킴 후 무호흡 기간(Balest et al., 2020; Tutor & Gosa, 2012; Wolf & Glass, 1992)

㉧ 구강 섭식 시 증가하는 협착음 또는 쌕쌕거림(Frakking, Chang, O'Grady, David, & Weir, 2016; Miller, 2011; Prasse & Kikano, 2009; Tutor & Gosa, 2012; Weir et al., 2011).

③ **쉰 목소리**: 쉰 목소리가 들리면 성대마비의 징후일 수 있으며, 삼키는 동안 기도 폐쇄의 영향을 받기 때문에 흡인의 위험이 증가할 수 있다(자세한 내용은 다음 장 참조).

④ 후두 침습 또는 흡인으로 이어지는 기도 폐쇄의 감소 또는 지연된 아동은 일반적으로 걸쭉한 질감을 삼키는 것을 더욱 잘 수행하고 묽은 액체는 잘 삼키지 못한다.

(3) 기도 폐쇄 감소를 일으키는 원인(Possible causes of decreased airway closure)

① 후두 상승의 감소(Decreased laryngeal elevation)

후두 상승이 감소하면 기도 입구가 닫히지 않고 삼키는 동안 음식덩어리가 후두로 들어갈 수 있다(Logemann, 1998; Wolf & Glass, 1992). 후두 상승이 감소하지만 후두 전정의 닫힘이 적절하면, 음식덩어리가 후두를 통과한 다음 후두 전정 밖으로 다시 배출된다(Logemann, 1998). 음식덩어리가 후두 깊숙이 침습하지 않는 한 완전히 배출되어야 하며 이러한 경우에는 흡인이 아닌 후두 침습으로 분류된다.

② 후두 전정의 불충분한 폐쇄(Insufficient closure of the laryngeal vestibule)

후두 상승의 감소와 후두 전정의 불충분한 폐쇄로 인하여 음식덩어리가 후두를 통해 기관으로 들어가 흡인이 발생한다(Logemann, 1998).

③ 후두덮개 움직임의 손상(Impaired epiglottic movement)

후두덮개 이동은 삼키는 동안 음식덩어리 흐름의 타이밍을 돕고 음식덩어리가 인두를 통과할 때 후두 입구를 보호하기 위해 발생한다(Martin–Harris, 2015). 후두덮개의 움직임이 손상되면 삼키는 동안 기도가 적절하게 보호되지 않을 수 있다.

④ 감각 인식의 감소(Decreased sensory awareness)

감각 인식이 감소하면 삼키는 동안 기도 폐쇄를 감소시킬 수 있다. 인두, 후두덮개, 모뿔연골 및 성대 내 기계적 수용기 및 화학적 수용기는 삼키는 동안 기도 폐쇄를 유발한다(Tutor & Gosa, 2012). 인두 및 후두 반응 시간이 지연되면 후두 상승 및 폐쇄가 후두 침습 또는 흡인을 방지할 만큼 빠르게 발생하지 않는다(Ferrara et al., 2018).

여러 연구에 따르면 감소된 감각 인식이 후두와 인두에서 음식이나 분비물의 존재를 감지하고 후두 모음 반사 및 후두 화학 반사와 같은 정상적인 기도 보호 반사를 감지하는 능력에 영향을 미치며, 적절하게 나타나지 않게 되면서 흡인 위험이 증가한다(Aviv et al., 1999; Jadcherla et al., 2016; Raol et al., 2018). 감각 문제는 신경학적 문제 또는 위 식도 역류의 이차적인 부종과 관련될 수 있다. 상기도 부종의 다른 원인(예; 장기간 삽관으로 인한 외상)도 감각 인식 감소 및 기도 폐쇄 지연에 기여하여 후두 침습 및 흡인을 유발할 수 있다(Langmore et al., 2020).

⑤ 기도 부종 또는 손상(Airway edema or injury)

기도의 부종이나 성대 육아종은 삼키는 동안 기도가 완전히 닫히는 것을 방해하므로 아동은 흡인될 위험을 가지게 된다. 위 식도 역류 질환은 모뿔돌기, 성대 부종 및 성대 육아종과 같이 후두 소견과 관련이 있는 것으로 밝혀졌다(Carr et al., 2001; Gilger, 2003). 성대 육아종은 장기간 또는 반복적인 삽관 후에도 발생할 수 있다(Jang et al., 2018).

⑥ 성대의 불완전 또는 완전 마비(Vocal cord paresis or paralysis)

성대의 폐쇄는 삼키는 동안 기도 보호의 중요한 메커니즘이다. 성대마비는 삼키는 동안 적절한 기도 폐쇄를 방해하여 후두 침습 및 흡인을 유발할 수 있다. 성대마비가 나타나는데 여러 가지 원인이 있다. 성대 손상은 삽관 동안에 발생할 수 있다(Shaw & Pierce, 2009). 또한 흉부 수술(예; 심장절개수술, 기관식도루)을 받는 환자는 수술 중 되돌이 후두 신경 손상으로 인해 편측성 성대마비가 발생할 수 있다(DeMauro et al., 2016; Oestreicher-Kedem et al., 2008). 편측성 성대마비일 뿐만 아니라 되돌이 후두 신경의 손상은 후두의 모든 내재근에 영향을 주어 후두 전정의 폐쇄를 감소시키며, 특히 액체를 삼킬 때 흡인의 상당한 위험을 초래한다(Gillig & Sanders, 2010). 영유아나 아동의 쉰 목소리가 확인되면 성대의 불완전 또는 완전 마비를 의심해야 하며, 도구적 삼킴 평가(예; 비디오 투시 삼킴 검사)를 포함한 삼킴에 대한 신중한 평가가 권장된다.

⑦ 구조적 기도 결함(Structural airway defects)

후두갈림증은 후두의 뒤쪽 벽과 기관에 구멍을 내는 선천적인 결함으로, 이로 인해 기도 폐쇄를 막으면서 삼키는 동안 액체가 기도로 유입된다(자세한 내용은 11장 "구조적 결함: 1부" 참조).

⑧ 기관절개관의 존재(Presence of a tracheostomy tube)

기관절개술은 호흡을 위한 대체 경로를 제공하기 위해 관을 목을 통해 기관으로 삽입하여 입구를 만드는 수술 절차이다. 기관절개관은 삼키는 동안 후두 상승을 방해할 수 있는 후두의 역학적인 고정을 제공한다(Arvedson & Brodsky, 2002; Joseph et al., 2017).

(4) 기도 폐쇄 감소를 위한 중재(Interventions for decreased airway closure)

① 자세의 수정(Modify position)

㉠ 머리와 목 굽힘(Head and neck flexion): 목 굽힘은 후두가 약간 위쪽으로 이동하여 삼키는 동안 후두가 이동해야 하는 거리가 줄어든다(Wolf & Glass, 1992). 또한 목 굽힘은 후두덮개를 보다 뒤쪽에 위치하게 하여 보호하는 자세로 후두의 입구를 좁히면서 흡인의 위험을 줄이는 것으로 나타났다(Arvedson & Lefton-Greif, 1998; Logemann, 1998). 기울어진 젖병이나 작은 젖병은 젖병 수유를 하는 동안 목을 굽히는데 도움을 준다(그림 6.17과 6.18). 컵으로 마시는 동안 목을 굽히는 것은 작은 컵, 코 부위가 잘린 컵(그림 6.19) 또는 빨대가 있는 컵(그림 6.20)을 사용하여 촉진할 수 있으므로 영유아와 아동이 컵에서 입으로 액체를 마시기 위해 목을 펴지 않아도 된다.

㉡ 머리 회전(Head rotation): 한쪽의 성대가 약한

그림 6.17. 젖병 수유를 하는 동안 목 굽힘이 권장되는 구부러진 젖병의 사용

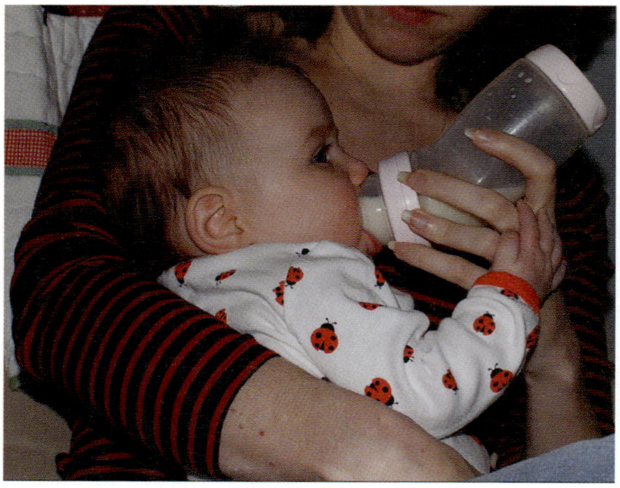

출처: L. Hofmann. Used with permission.

그림 6.18. 젖병 수유를 하는 동안 영유아의 목 굽힘이 유지되기 쉬우며, 큰 젖병만큼 기울일 필요가 없는 작은 젖병의 사용

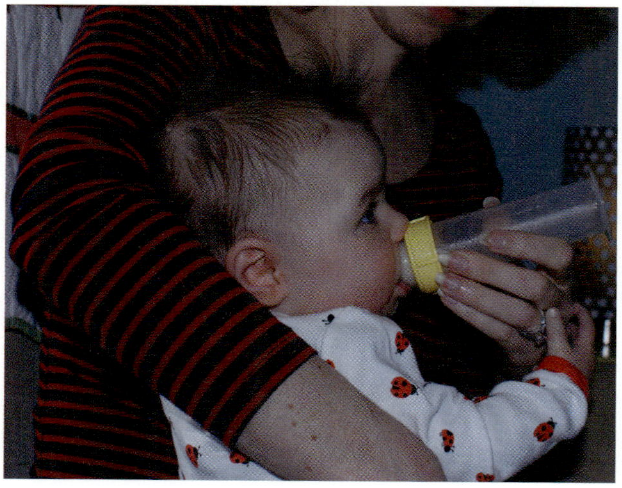

출처: L. Hofmann. Used with permission.

경우, 머리를 약한 쪽으로 돌리면 약한 쪽 성대의 모음과 기도 폐쇄를 개선하는데 도움이 될 수 있다(Logemann, 1998).

② 음식이나 액체의 점도나 농도 변경(Alter the viscosity or thickness of foods or liquids)

점도가 증진된 액체는 삼킴 장애가 있는 영유아와 아동의 흡인 위험을 줄이는 효과적인 방법인 것으로 나타났다(Gasparin et al., 2017; Jackson et al., 2016; Logemann, 1998; McGrattan, 2020; Miller, 2011; Wolf & Glass, 1992). 액체에 점도 증진제를 첨가하면 음식덩어리의 흐름 속도가 감소하여 영유아 또는 아동이 삼키고 기도 폐쇄를 할 수 있는 시간이 더 많아지므로 질식 및 흡인 위험이 감소한다(Steele et al., 2015). 또한 기도 폐쇄가 감소하더라도 점도가 증진된 음식덩어리는 더 응집력이 있으므

그림 6.19. 아동의 목을 펴지 않고 기울일 수 있도록 한 코 부위가 잘린 컵 또는 작은 컵

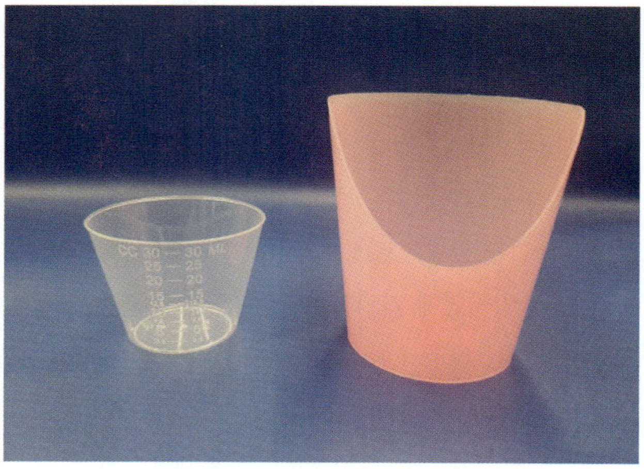

출처: S. Marcus. Used with permission.

그림 6.20. 목 굽힘을 촉진하기 위한 빨대 사용

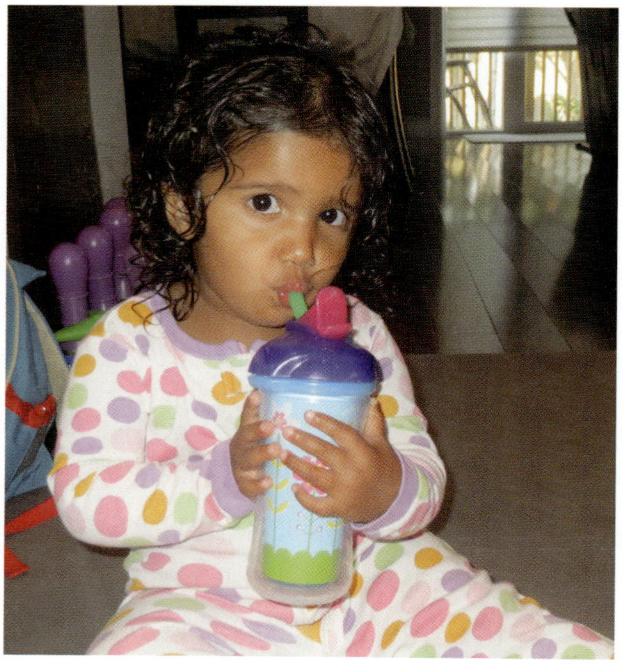

출처: S. Breton. Used with permission.

로 기도로 들어갈 가능성이 줄어든다(Wolf & Glass, 1992). 점도가 증진된 음식덩어리는 한쪽의 성대마비가 있는 환자의 흡인 위험을 감소시키는 것으로 나타났다(Bhattacharyya et al., 2003).

③ 음식덩어리 크기의 수정(Modify the bolus size)

기도 폐쇄가 감소하거나 지연되는 경우 작은 음식덩어리가 큰 음식덩어리보다 기도로 들어갈 가능성이 적다. 열린 컵보다 구멍이 작은 젖병의 젖꼭지나 스파우트 컵 또는 빨대를 사용하면 음식덩어리의 크기를 줄일 수 있다.

④ 위 식도 역류의 의학적 관리(Medical management of GER)

위 식도 역류가 삼킴 장애에 기여하는 원인으로 의심되는 경우 임상가는 의학적 관리를 지원해야 한다. 자세한 내용은 7장을 참조하십시오.

3) 인두 비움 감소(Reduced Pharyngeal Clearance)

삼키는 동안 음식덩어리가 인두를 통해 이동하는 동안 기도가 닫힌다. 삼키는 동안 음식덩어리가 인두를 통해 완전히 제거되지 않으면 기도가 다시 열릴 때 음식덩어리의 일부가 삼킨 후 인두에 남는다. 남아있는 음식이나 액체를 **잔여물**(residue)이라고 한다. 잔여물은 인두 내 다양한 위치에서 관찰된다(예; 후두개곡, 조롱박오목 또는 인두벽)(그림 6.21 및 6.22 및 사례연구 6.2 참조).

(1) 임상적 의의(Clinical implications)

기도가 다시 열렸을 때 삼킴 후 인두에 음식이나 액체 잔여물이 남아 있으면, 삼킴 후 또는 다음 삼킴이 시작되는 동안 잔여물이 흡인될 수 있다(Arvedson & Lefton-Greif, 1998; Logemann, 1998; Wolf & Glass, 1992)(그림 6.23 및 6.24 참조). 심한 경우 삼킴 때마다 연속적으로 잔여물이 축적되면서 상당한 양의 이물질이 인두에 고이게 된다.

(2) 임상 섭식 평가 동안 나타나는 양상(Presentation during clinical feeding assessment)

① 삼킴 후에 젖고 꾸르륵거리는 숨소리나 목소리가 들리며(Wolf & Glass, 1992), 이는 마른 삼킴(dry swallows, 음식이나 액체 없이 삼킴)으로 소리가 맑아질 수 있다.
② 아동은 종종 더 묽은 농도에서 더 잘 먹고 점도가 증진될수록 어려움이 나타난다(Logemann, 1998).
③ 아동은 음식물이 목에 달라붙거나 목구멍에 덩어리가 있다고 불평한다.
④ 처음 삼킨 이후에 잔여물을 제거하기 위해 반복적으로 삼킬 수 있다.
⑤ 만일 흡인이 발생하면 다음과 같은 임상 징후가 하나 이상 나타난다.
  ㉠ 기침 또는 질식(Frakking, Chang, O'Grady, David, & Weir, 2016; Logemann, 1998; Tutor & Gosa, 2012)
  ㉡ 젖은 숨소리와 젖은 목소리(Arvedson & Brodsky, 2002; Arvedson & Lefton-Greif, 1998; Frakking, Chang, O'Grady, David, & Weir, 2016; Raol et al., 2018; Tutor & Gosa, 2012 ; Weir et al., 2011)
  ㉢ 불편함의 징후(예; 힘겨운 표정, 고개 돌리기, 울음, 눈물 흘림, Arvedson & Brodsky, 2002; Weir et al., 2009)
  ㉣ 섭식의 거부(Arvedson & Brodsky, 2002; Morgan et al., 2008)
  ㉤ 섭식 동안 갑작스럽거나 또는 상당한 양의 산소포화도 저하(Arvedson & Brodsky, 2002; Morgan et al., 2008; Weir et al., 2011)
  ㉥ 호흡 또는 심박수의 상당한 감소(Wolf & Glass, 1992)
  ㉦ 삼킴 후 무호흡 기간(Balest et al., 2020; Tu-

그림 6.21. 삼킴 후 후두개곡의 잔여물

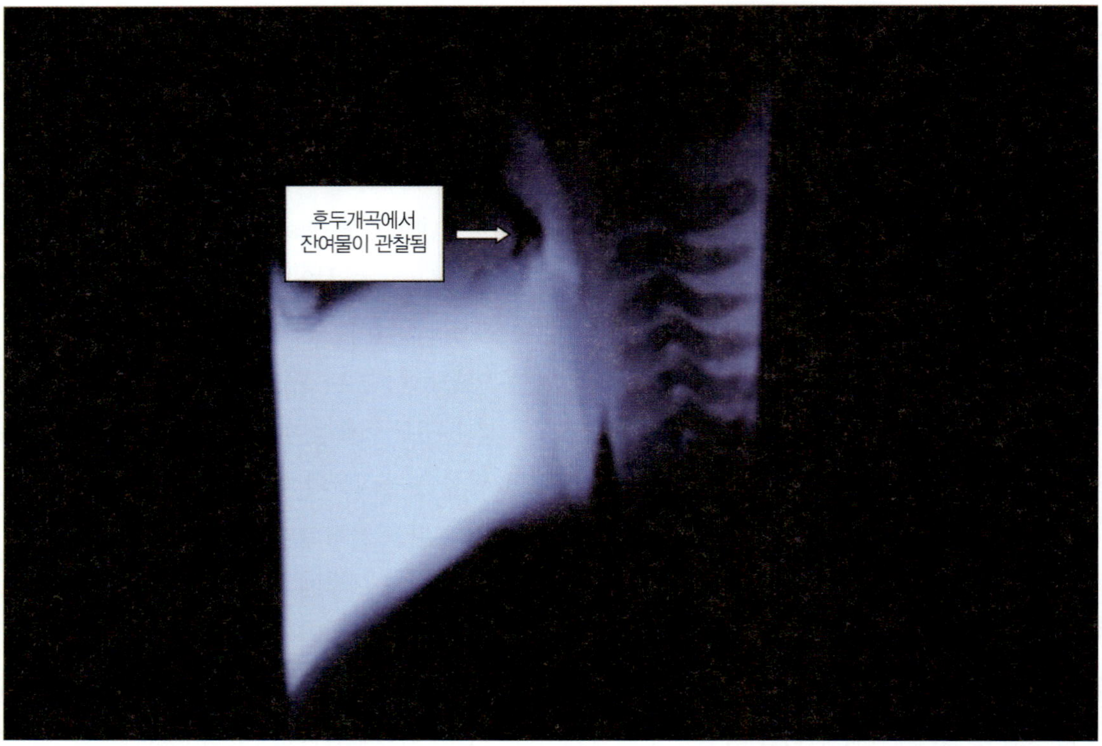

출처: L. Marcus., Used with permission.

그림 6.22. 삼킴 후 뒤인두벽, 조롱박 오목, 후두개곡의 잔여물

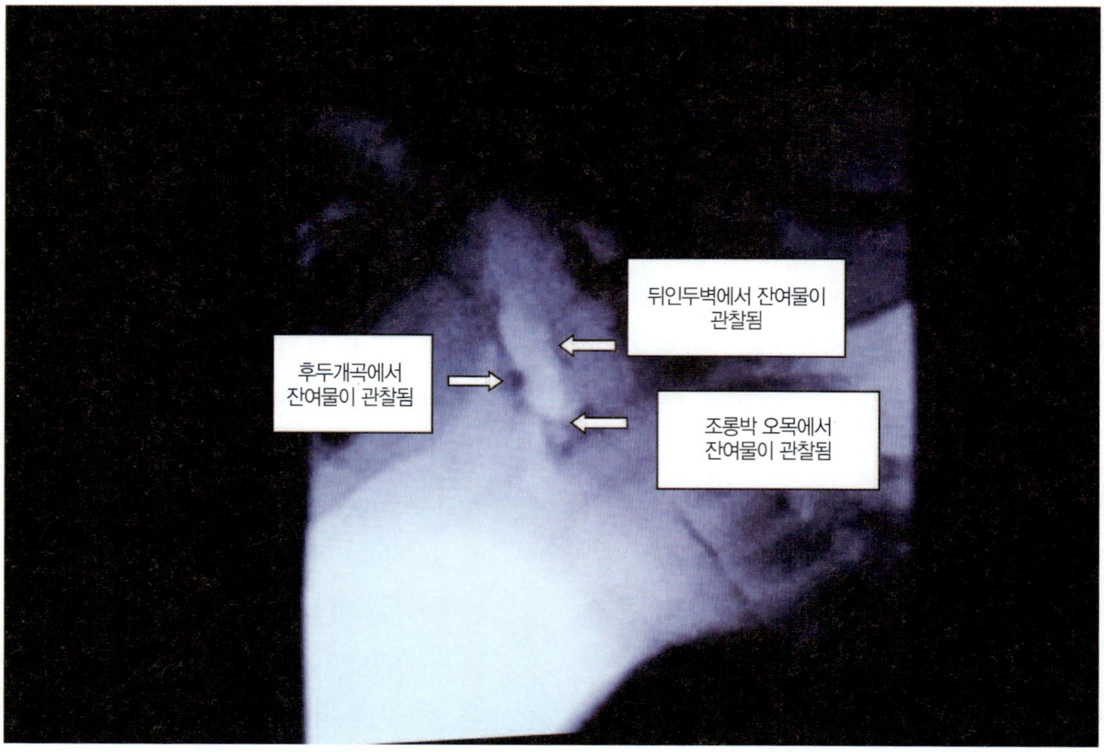

출처: L. Marcus., Used with permission.

tor & Gosa, 2012)

ⓞ 구강 섭식 시 증가하는 협착음 또는 쌕쌕거림 (Frakking, Chang, O'Grady, David, & Weir, 2016; Miller, 2011; Prasse & Kikano, 2009; Tutor & Gosa, 2012).

(3) 인두 비움 감소를 일으키는 원인(Possible cause of decreased pharyngeal clearance)

① 혀 기저부 수축의 감소(Decreased tongue base retraction)

삼키는 동안 혀 기저부가 뒤로 이동하고 인두벽의 위쪽 부분이 안쪽으로 이동하여 인두를 지나 음식덩어리를 나아가게 하는 압력을 생성하는데 도움이 되도록 밀폐한다(Logemann, 1998; Martin-Harris, 2015; Wolf & Glass, 1992). 혀 기저부의 뒤쪽 이동이 부족하다면(그림 6.25), 일반적으로 잔여물은 혀의 후방과 후두개곡에서 나타나지만(Arvedson & Lefton-Greif, 1998), 인두의 더 아래쪽에서도 보인다.

그림 6.23. 비디오투시 삼킴 검사 이미지의 도식적 설명: (a) 조롱박 오목 내 잔여물 (b) 삼킴 후 또는 반복 삼킴을 시작하는 동안 흡인으로 이어지는 조롱박 오목 내 잔여물

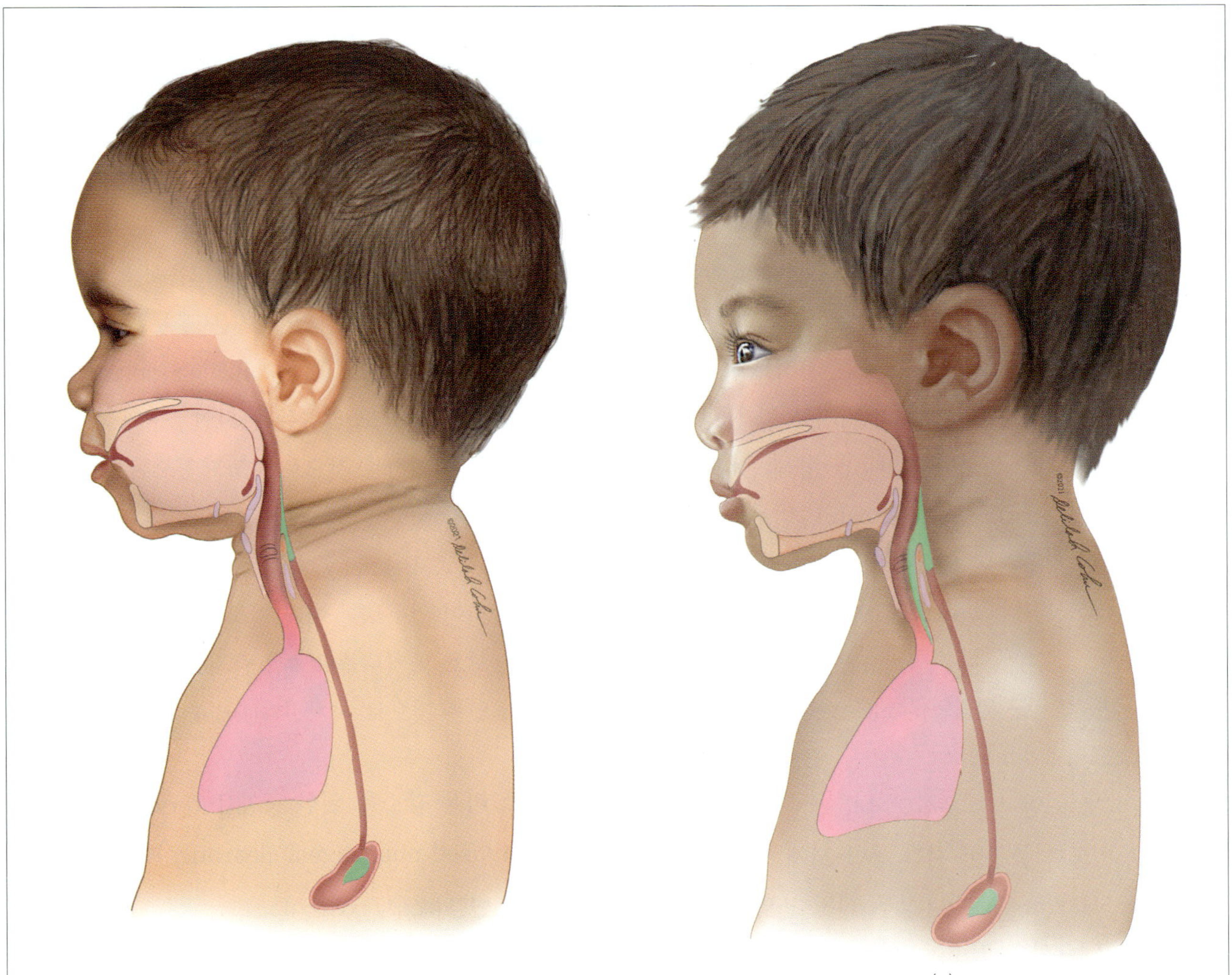

(a) (b)

출처: Copyright © 2021 by Delilah Cohn, The Medical Illustration Studio, Nashville, TN. Used under license.

그림 6.24. 삼킴 후 기도로 흘러들어가 흡인으로 이어지는 조롱박 오목 내 잔여물

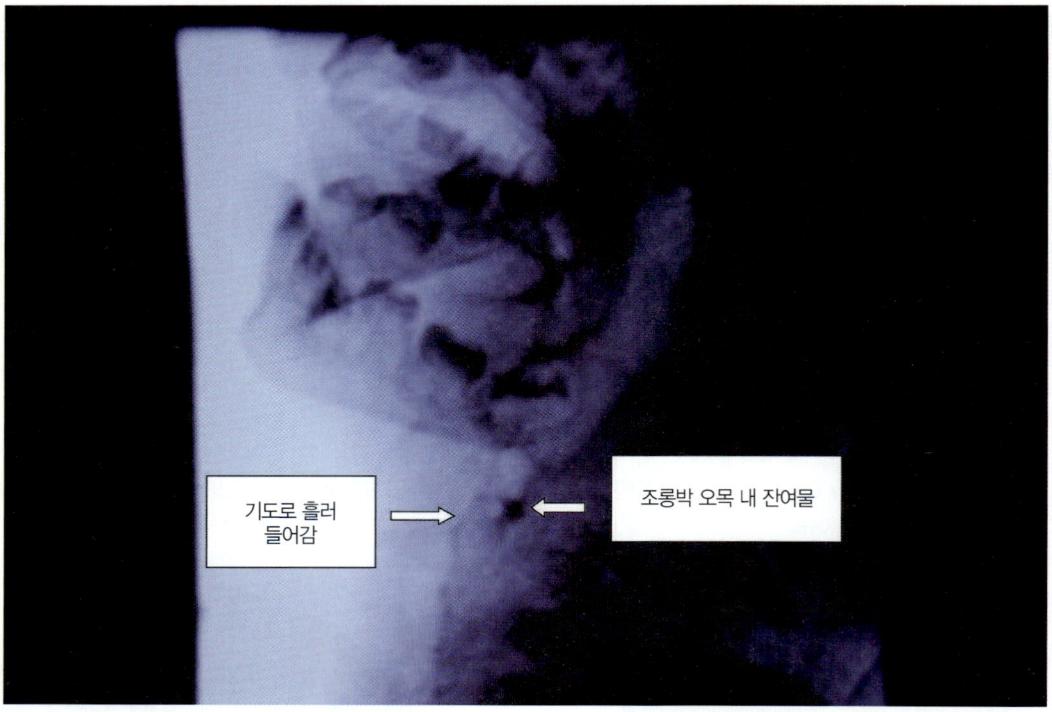

출처: L. Marcus.. Used with permission.

② 인두 수축 운동 감소(Decreased pharyngeal stripping wave)

인두 수축근이 위에서 아래로 순차적으로 수축하면 연동파가 발생하고, 이는 혀 기저부 및 물렁 입천장이 함께 압력을 생성하여 인두를 향해 음식덩어리를 밀어낸다(Martin-Harris, 2015). 인두 수축근의 연동 운동이 부족하면 일반적으로 인두벽 따라서 잔여물이 나타난다(Logemann, 1998).

③ 상부 식도 조임근 열림의 감소(Decreased opening of the UES)

상부 식도 조임근은 음식덩어리 전체가 식도로 들어갈 수 있도록 충분한 시간 동안 넓게 열려야 한다(Martin-Harris, 2015). 상부 식도 조임근이 열리는 시간 또는 양의 감소는 조롱박 오목에 잔여물을 남기기 쉽다(Arvedson & Lefton-Greif, 1998; Logemann, 1998; Martin-Harris, 2015).

삼키는 동안 발생하는 후두의 위쪽 및 앞쪽 움직임이 상부 식도 조임근을 당기는데 도움이 되기 때문에 상부 식도 조임근 열림의 부족은 후두 올림 감소가 원인이다(Bedwell, 2018; Gonzalez-Fernandez et al., 2008). 위 식도 역류는 반지인두근의 과성장 또는 비대를 야기하는 것으로 보고되었으며, 이로 인해 삼키는 동안 상부 식도 조임근의 열림이 감소할 수도 있다(Rees & Belafsky, 2008). 이러한 확장은 역류된 이물질이 인두로 들어가 기도에 도달하는 것을 방지하는 보호 메커니즘으로서 반지인두근의 과활동과 관련이 있는 것으로 여겨진다(Belafsky, 2012).

(4) 인두 비움 감소를 위한 중재(Interventions for decreased pharyngeal clearance)

① 자세 변경(Modify position)

㉠ 목 굽힘(Neck flexion): 목 굽힘은 혀 기저부가 뒤인두벽과 가깝게 움직이기 때문에 혀 기저부 수축을 증진시키는데 도움이 된다(Logemann, 1998). 또한 목 굽힘은 삼킴 동안 후두를 약간 위

그림 6.25. 삼킴 동안 조롱박 오목에서 조영제가 관찰되는 혀 기저부 수축의 감소

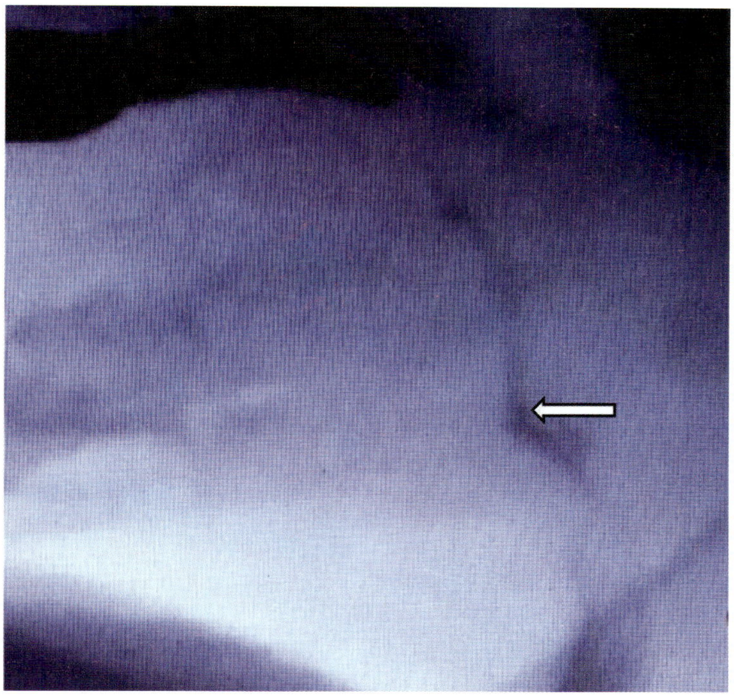

출처: L. Marcus., Used with permission.

쪽으로 움직여 후두가 이동해야 하는 거리를 줄임으로써 후두 올림을 향상시킨다(Wolf & Glass, 1992). 후두 올림의 향상은 상부 식도 조임근 열림에 도움이 된다(Logemann, 1998).

㉡ **바로 세워 앉은 자세와 뒤로 기댄 자세**(Upright versus reclined position): 바로 세워 앉은 자세는 중력에 의해 음식덩어리를 인두에서 이동시키는데 도움을 준다. 그러나 뒤로 기댄 자세는 중력에 의해 잔여물이 기도에서 멀어지게 하므로 인두벽 또는 조롱박 오목에 있는 잔여물의 흡인 위험을 감소시킨다(Gonzalez-Fernandez et al., 2008; Logemann, 1998).

㉢ **머리 회전**(Head rotation): 머리를 옆으로 돌리면 상부 식도 조임근 열림을 감소시키므로 조롱박 오목의 잔여물을 제거하는데 도움이 될 수 있다(Gonzalez-Fernandez et al., 2008; Logemann, 1998). 이 회전은 반지인두근을 늘려 상부 식도 조임근의 휴식 시 압력을 감소시키고(Logemann, 1998; McCulloch et al., 2010), 상부 식도 조임근의 열림을 증진시킨다. 손상을 받은(약한) 쪽으로 머리를 돌리는 것은 편측성 인두 약화가 있는 아동에게 도움이 되며(Gonzalez-Fernandez et al., 2008) 그 쪽으로 더 많은 인두 잔여물이 생긴다. 또한 이 회전은 회전된 쪽의 조롱박 오목을 폐쇄하고 음식덩어리를 인두의 더 강한 쪽 아래로 향하게 하여 인두 잔여물을 감소시킨다(Logemann, 1998).

② **음식의 질감이나 점도의 수정**(Modify the texture or viscosity of food)

㉠ 일반적으로 액체나 묽은 퓌레와 같은 묽은 질감은 걸쭉한 퓌레나 고형물 음식보다 인두를 통해 쉽게 제거되므로(Logemann, 1998; Wolf & Glass, 1992), 삼킨 후 인두 잔여물이 더 적다.

㉡ 종종 요거트나 푸딩과 같이 미끈거리는 음식은 으깬 감자와 같은 끈적거리는 음식보다 인두 비

움이 더 쉽다.

㉢ 묽은 퓌레와 같은 음식덩어리가 걸쭉한 음식덩어리 다음에 제공되면 인두 비움에 도움이 된다(Wolf & Glass, 1992).

③ 아동의 섭식 방법 수정(Modify the way the child is fed)

㉠ 아동에게 천천히 먹여주면 인두를 통해 음식덩어리를 제거하는데 도움이 되는 여러 번 삼키는 시간이 제공된다(Logemann, 1998).

㉡ 마른 삼킴(음식이나 액체 없이 삼키기)은 아동이 인두에 남아 있는 잔여물을 제거하는데 도움이 되도록 권고되어야 한다(Wolf & Glass, 1992). 영유아에게 노리개 젖꼭지를 제공하면 더 많은 삼킴을 유도할 수 있으며(Brooks et al., 2020), 아동이 언어적 지시를 따를 수 있는 경우에는 작업치료사가 아동에게 삼킴을 요청할 수 있다. 또한 작업치료사는 아동의 혀 기저부에 손가락을 대고 위쪽으로 밀어서 혀를 들어 올리고 삼킬 수 있도록 도와주어 삼킴을 용이하게 할 수 있다. 때때로 빈 숟가락을 제공하거나 천으로 입을 닦아주면서 입술이 닫히도록 하는 것도 혀 움직임을 촉진하고 추가적인 삼킴을 유발한다.

(5) 의학적 관리(Medical management)

① 만일 위 식도 역류가 상부 식도 조임근의 열림 감소에 기여하는 것으로 의심되는 경우 작업치료사는 의학적 관리를 지원해야 한다(자세한 내용은 7장을 참조하십시오).

② 상부 식도 조임근 열림의 감소가 삼킴 문제의 원인으로 보이는 경우, 의료 전문가(위장내과 전문의 또는 이비인후과 전문의)와의 상담이 필요할 수 있다.

4) 코인두 역류(Nasopharyngeal Reflux)

코인두 역류(Nasopharyngeal Reflux)는 이물질이 코 안으로 역류하는 것으로, 삼키는 동안이나 삼킴 이후에 발생할 수 있다. 삼키는 동안 물렁 입천장은 위로 올라가면서 수축하고, 뒤쪽 및 가쪽 인두벽은 비강을 밀폐하기 위해 수축하여(입천장인두 폐쇄(velopharyngeal closure)라고 함; Gonzalez-Fernandez et al., 2008) 음식덩어리가 비강으로 들어가는 것을 방지한다(Martin-Harris, 2015). 구조적 결함(예; 입천장 갈림증)이 있거나 음식덩어리가 구강과 인두강 사이를 이동할 때 물렁 입천장과 인두벽이 맞닿지 않으면 코인두 역류가 발생할 수 있다(Arvedson & Lefton-Greif, 1998; 그림 6.26). 입천장 인두 닫힘은 음식덩어리가 코인두를 통과할 때 1초 동안 지속된다(Logemann, 1998). 인두 아래에서 기능 장애가 있는 경우 음식덩어리 역류가 코인두 역류로 나타날 수 있으며, 이는 입천장 인두가 더 이상 닫히지 않아 코인두 역류를 유발하기 때문이다(Logemann, 1998).

(1) 임상적 의의(Clinical implications)

코인두 역류의 임상적 중요성은 역류된 이물질의 양에 따라 다르다. 일반적으로 소량의 코인두 역류는 임상적 의의를 가지지 않는다. 그러나 양이 많은 경우 섭식 중에 호흡을 방해하는 재채기와 코막힘이 발생할 수 있다. 코인두 역류는 자극을 유발하고 코 안 분비물을 증가시켜 호흡을 더욱 힘들게 만든다. 코인두 역류로 인해 불편할 수 있으며 영유아 또는 아동의 섭식 욕구에 영향을 미친다. 보통 코인두 역류는 코 안의 이물질이 기도 근처에 존재하지 않기 때문에 흡인을 일으키지 않는다. 그러나 코인두 역류의 양이 많으면 이물질이 인두로 떨어지면서 삼킴 후 흡인으로 이어질 수 있다. 코인두로 역류한 이물질은 숨을 들이마시는 동안에 흡인이 나타날 수 있으며, 특히 비강 호흡을 하는 영유아의 경우 더욱 그렇다(Ferrara et al., 2018).

(2) 임상 섭식 평가 동안 나타나는 양상(Presentation during clinical feeding assessment)

① 코에서 나오는 액체나 음식물은 항상 코인두 역류

그림 6.26. 입, 인두, 코인두에서 조영제가 관찰되는 코인두 역류

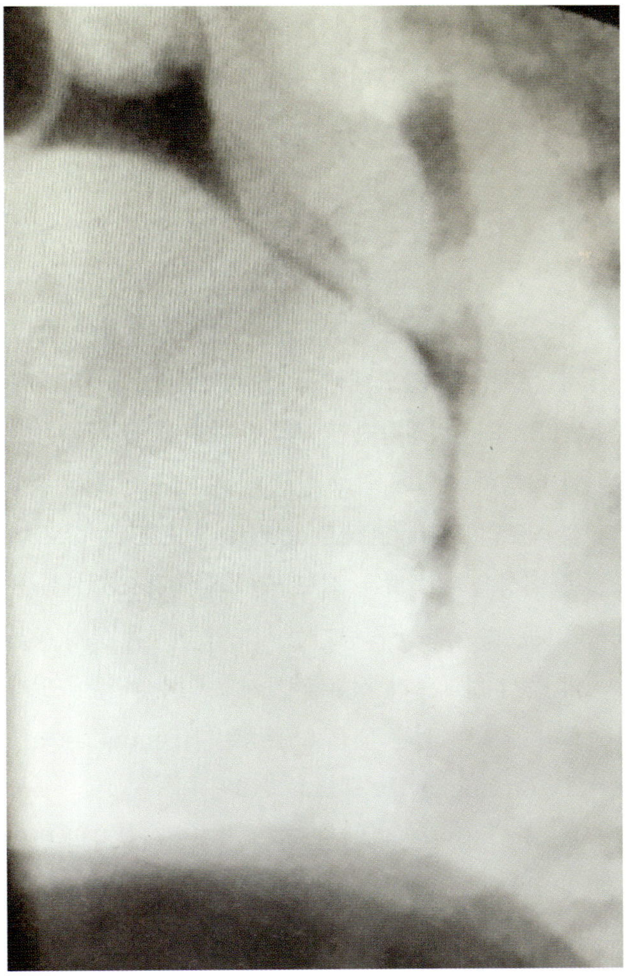

출처: S. Breton. Used with permission.

와 함께 관찰되는 것은 아니지만 경우에 따라 함께 발생한다.

② 코인두 역류로 인해 코 안이 막힐 수 있다. 숨소리가 젖은 것처럼 들리지만 이 소리는 흡인이 발생할 때 들리는 젖은 숨소리와는 다르다. 코인두 역류의 경우 젖은 숨소리는 코에서 나오는 반면 흡인과 관련된 젖은 숨소리는 후두와 기관에서 소리가 난다. 코 입구에 청진기를 대서 코 막힘을 듣고 목 옆에 대고 후두와 기관에서 나오는 젖은 숨소리를 들을 수 있으나 영유아에게서 이 두 차이를 구별하기가 어려울 수 있다.

(3) 코인두 역류에 대한 중재(Interventions for nasopharyngeal reflux)

① 바로 세워 앉은 자세(Position the child upright)

중력에 의해 액체나 음식물의 흐름이 비강으로부터 멀리 떨어지게 되므로 섭식 동안 바로 세워 앉은 자세는 코인두 역류를 감소시킨다(Wolf & Glass, 1992).

② 음식덩어리 크기 감소(Reduce bolus size)

작은 음식덩어리는 큰 음식덩어리보다 코인두 역류를 일으킬 가능성이 적다. 느린 유속의 젖병 젖꼭지를 사용하면 음식덩어리의 크기와 속도를 줄이는데 도움이 될 수 있다. 컵으로 마시는 동안 빨대, 빨대 컵(sippy cup), 코 부위가 잘린 컵이나 작은 컵을 사용하여 음식덩어리의 크기를 줄일 수 있다.

③ 점도가 증진된 액체(Thicken liquids)

코인두 역류는 점도가 증진된 액체보다 묽은 액체에서 더 악화되는 경향이 있다(Arvedson & Lefton-Greif, 1998). 코인두 역류로 인해 호흡곤란, 불편함 또는 흡인과 같은 부정적인 결과를 초래하는 경우 점도가 증진된 액체를 고려해야 한다.

④ 산성 또는 매운 음식을 피하기(Avoid acidic or spicy foods)

산성 또는 매운 음식은 코 안을 자극할 수 있으므로 피하는 것이 도움이 된다.

5) 인두 단계 삼킴 문제에 대한 그 외 중재(Other Interventions for Pharyngeal Phase Swallowing Issues)

앞서 언급한 중재 이외의 삼킴 기법은 삼킴 장애를 가진 성인에게 광범위하게 적용되는 또 다른 형태의 중재이다. 삼킴 장애가 있는 영유아와 아동의 경우 이러한 조작을 수행하는데 필요한 자세한 지침을 따를 수 없기

때문에 이 장에 포함하지 않았다. 독자는 삼킴 장애의 치료를 위한 삼킴 기법의 적절한 사용에 대한 정보를 얻기 위해 다른 문헌을 참조할 수 있다.

삼킴 장애를 치료하기 위해 많이 사용되고 있는 또 다른 중재로는 신경 근육 전기적 자극(neuromus cu-lar electrical stimulation - NMES)이 있다. 신경 근육 전기적 자극은 삼킴 근육의 전기적 자극을 수반하며, 삼키는 동안 근육의 힘과 협응을 향상시키는 것이다(Wijting, 2009). 외부 피부 전극을 특정 목 근육에 배치하고 소량의 전류를 전달하여 삼킴을 담당하는 근육을 자극한다. 삼킴 곤란 치료를 위한 신경 근육 전기적 자극의 사용은 미국 식품의약국과 캐나다 보건부의 승인을 받았다. 영유아에 대한 신경 근육 전기적 자극의 효과에 대한 연구 증거는 제한적이다. 영유아에게 신경 근육 전기적 자극을 사용하는 것이 기존의 치료보다 더 효과적인지 여부를 결정하고, 이 치료가 어떤 환자군에게 도움이 되는지에 대한 정보를 얻기 위해서는 추가적인 연구가 필요하다.

11. 식도 단계 삼킴 문제 ESOPHAGEAL PHASE SWALLOWING ISSUES

식도 비움(Esophageal clearance)은 구강 및 인두강에서 발생하는 것과 유사하게 음식덩어리의 꼬리에 압력을 가하는 연동파에 의해 달성된다(Martin-Harris, 2015). 식도 기능 장애는 구강 섭식에 영향을 미칠 수 있으며, **식도 삼킴 장애(esophageal dysphagia)**라고 한다. 식도 비움이 손상되면 삼키는 동안 인두를 통한 음식덩어리의 이동이 느려지거나 음식덩어리가 식도에서 인두로 역류하면서 흡인이 유발될 수 있다. 또한 불편함과 음식이 막힌 느낌을 유발하며, 이로 인해 섭식 거부 또는 단단하거나 섬유질이 많은 고형물보다 액체나 부드러운 고형물 섭취를 선호하게 된다.

식도 삼킴 장애의 원인은 다음과 같다.

- 일반적으로 다양한 문제(예; 선천성 기형, 악성 종양, 부식성 섭취)로 인한 식도 협착은 음식덩어리의 이동을 방해한다(Miller et al., 2020; Sanghavi & Rosen, 2018).
- 식도를 둘러싸는 비정상적인 혈관에 의해 발생할 수 있는 식도의 외부 압박은 부분적인 식도 폐색을 유발할 수 있다(Miller et al., 2020).
- 식도 운동 이상은 식도 염증, 운동 협응 장애, 구조적 문제(예; 식도폐쇄증; Sanghavi & Rosen, 2018) 또는 비정상적인 신경 분포(11장 참조)를 비롯한 다양한 요인에 의해 발생할 수 있다. **호산구 증가성 식도염(Eosinophilic esophagitis - EoE)**은 식도 운동 이상을 유발하는 식도 점막의 염증으로(Boyer, 2010), 많은 호산구 증가성 식도염 환자는 특정 종류의 음식 알레르기 징후를 가지고 있기 때문에 알레르기 병인이 있는 것으로 추정된다(Pentiuk et al., 2007; Sanghavi & Rosen, 2018).

식도 삼킴 장애의 평가 및 관리는 작업치료사의 범위를 벗어난다. 이러한 문제가 있는 아동은 위장내과 전문의나 일반 외과의에게 의뢰해야 한다.

요약

삼킴은 신경학적, 근골격계, 호흡기계, 위장 기관을 포함한 많은 시스템의 통합을 수반하는 복잡한 과정이다. 안전한 삼킴을 위해서는 많은 구조의 복잡한 움직임과 감각 정보의 협응이 필요하다. 작업치료사는 임상 섭식 평가와 비디오 투시 삼킴 검사 및 광섬유 내시경 검사와 같은 도구적 삼킴 평가를 통해 삼킴 기능을 평가하는 중요한 역할을 한다. 이러한 평가를 사용하여 특정한 삼킴 문제를 식별하며 적절한 중재를 실행할 수 있다. 사례연구 6.1 및 6.2는 평가 및 중재에 대한 포괄적인 접근의 필요성을 강조하기 위해 다른 문제뿐만 아니라 삼킴 장애와 관련된 복잡한 섭식 문제가 있는 아동을 설명하고 있다.

사례연구 6.1. DANIEL: 구강-운동, 삼킴, 행동 상태 문제

병력 및 섭식 이력

Daniel은 비정상적인 근긴장도, 발달 지연, 뇌전증 장애를 진단을 받은 5개월 된 남아이다. 아동은 정상적인 임신 및 출산 과정을 거쳐 만삭아로 태어났다. 생후 첫 2~3개월 동안은 모유 수유를 잘했지만, 그 이후에는 수유에 어려움을 겪기 시작하였고 이후 분유를 젖병으로 수유하는 것으로 전환하였다. 어머니는 Daniel이 항상 다소 축 처지는 아기였다고 보고하였다.

Daniel은 뇌전증이 시작되면서 구강 수유 및 낮은 체중 증가로 생후 5개월에 병원에 입원하였다. 코위영양관 수유가 시작되었고 아동은 뇌전증을 조절하기 위해 약물을 복용하기 시작하였다. 3시간 마다 30분에 걸친 코위영양관 수유를 견뎌냈다. 아동은 구강 수유를 다시 시작하기 전에 수유 및 삼킴 평가를 위해 작업치료사에게 의뢰되었다.

Daniel의 어머니는 아동이 집에서 수유 시간에 배고파했지만, 먹는 속도가 느려서 먹이는데 시간이 오래 걸린다고 하였다. Daniel의 어머니는 젖병 수유 시 기침은 하지 않는다고 보고하였다.

임상 섭식 평가 중 관찰사항

확인 1

Daniel은 어머니가 집에서 수유하던 방식대로 수유하였다. 어머니는 아동을 팔로 안아서 뒤로 기댄 자세에서 규칙적인 흐름이 있는 젖병의 젖꼭지로 분유(IDDSI 0단계)를 먹여 주었다. 어머니의 팔 위로 Daniel의 목이 약간 폄 되었으며, 팔과 다리는 수동적으로 폄이 되었다.

행동(Behavior)

- 깨어 있지만 각성 및 참여 감소
- 수유 전 배고픔의 명백한 징후가 없음
- 10ml 섭취 후 잠이 듦

심폐기능(Cardiorespiratory)

- 깨끗한 숨소리, 호흡을 위한 움직임의 증가는 없음, 휴식 시 산소포화도 95% 이상
- 수유 중 간헐적으로 젖은 숨소리 들림
- 10ml 섭취 후 산소포화도가 80% 이하로 감소하나 휴식을 취하면 나아짐

근긴장도/자세 조절(Muscle tone/Postural control)

- 낮은 근긴장도
- 머리와 몸통 조절의 저하

구강-운동 기술 및 빨고-삼키고-숨쉬기 협응(Oral-motor skills and SSB coordination)

- 5~6회 빨 때마다 다시 빨기 위해 신호를 주어야 하며, 혀 움직임 감소로 인한 빨기의 어려움
- 빨고-삼키기 주기에서 호흡을 통합할 수 있고 적절한 호흡을 하는 것처럼 보이며, 괴로움이나 불편함의 징후가 없음
- 입가로 액체가 흘러내림
- 느린 수유 시간: 20분 동안 10ml 먹음

섭식 기능(Swallow funcion)

- 수유 중 젖은 숨소리 및 산소포화도 저하
- 기침이 나타나지 않음

확인 2

작업치료사는 Daniel에게 묽은 액체(IDDSI 0단계)와 규칙적인 흐름이 있는 젖병의 젖꼭지를 사용하여 젖꼭지를 물고 입술 닫기, 음식덩어리 조절 및 빨기 효율성을 개선하기 위해 볼을 지지한 채 구부린 자세로 수유하였고 치료사는 다음과 같은 내용을 관찰하였다.

- 입가에서 액체 흘러내림의 감소

사례연구 6.1. DANIEL: 구강–운동, 삼킴, 행동 상태 문제(Cont.)

- 일시적인 젖은 숨소리와 낮은 포화도
- Daniel은 10분 동안 20ml를 먹은 후 졸려하였으며 더 이상 자극을 인식하지 않아 휴식 후 빨기를 재개할 수 없었음

비판적 분석 및 문제–해결 접근

잠재적인 문제	임상적 징후(관찰, 과거력)	분석
행동 반응	• 각성 달성 및 유지 어려움	• 뇌전증 약물로 인한 각성 감소
구강–운동	• 혀 움직임의 감소로 인한 빨기 어려움 • 입가에서 액체가 흘러내림 • 느린 수유 속도	• 구강–운동 기술 감소 • 불충분한 혀의 움직임과 낮은 긴장도로 인한 액체 흘러내림 • 보호자가 볼을 지지하고 더 나은 자세를 제공하므로 수유 속도 향상
빨고–삼키고–숨쉬기 협응	• 수유 중 산소포화도 감소 • 빨기 동안의 적절한 호흡을 하며 불편함에 대한 징후 없음	• 산소포화도 감소가 빨고–삼키고–숨쉬기 불협응으로 인한 것으로 보이지 않음
삼킴	• 일시적인 젖은 숨소리 • 산소포화도 저하가 덜 지속되며, 자세 변화와 휴식에도 여전히 나타남	• 삼킴 문제와 흡인이 암시됨
위장	• 30분 동안 진행되는 코위영양관을 통한 수유를 견뎌냄 • 적은 양을 수유하기 때문에 구강 수유 동안 위장 기능을 평가할 수 없음	• 명백한 위장 문제가 없음

분석

Daniel은 낮은 근긴장도로 규칙적인 유속의 젖병 젖꼭지를 충분히 빨지 못하였다. 아동은 혀 움직임 감소로 인해 삼킴 안전성 문제에 기여하는 음식덩어리 조절이 감소되었다. 이러한 이유로 더 빠른 유속의 젖병 젖꼭지는 빨기의 효율성을 높이기 위해 음식덩어리 조절을 더욱 어렵게 만들기 때문에 흡인의 위험이 증가하고 있었다. Daniel은 규칙적인 유속의 젖병 젖꼭지를 사용하고 있었으나 음식덩어리 조절과 같은 빨기 힘을 증가시키기 위한 시도로 볼 지지를 보호자가 제공하도록 하였다. 이 전략을 통해 Daniel의 입에서 액체가 흘러내리는 것이 감소하여 빨기와 음식덩어리 조절의 효율성이 개선되었지만 흡인의 징후는 여전히 나타났다(젖은 숨소리 및 산소포화도 감소). 또한 뇌전증 약물과 관련이 있는 것으로 보이는 졸려하는 행동 상태도 구강 수유 중 깨어 있는 상태를 유지하고자 하는 능력을 방해하였다.

도구적 삼킴 평가

삼킴 안전성과 기능을 완전하게 평가하기 위해 비디오 투시 삼킴 검사를 시행하였다. Daniel은 젖병으로 묽은 액체(IDDSI 0단계)를 삼키는 동안 흡인되는 것으로 나타났다. 흡인은 비디오 투시 삼킴 검사가 진행되는 동안 기침을 동반하지 않았다. Daniel은 후두 침습 또는 흡인 없이 안전하게 약간 걸쭉한 액체(IDDSI 1단계)와 어머니가 제공하는 볼 지지를 통한 3 단계 젖병의 젖꼭지를 삼킬 수 있었다.

중재

전문가 간 팀과 협력하여 다음과 같은 권고사항을 제공하였다.

- Daniel의 뇌전증 약물 복용 시간은 수유 시간에 각성 및 주의를 증가시키도록 하기 위해 변경되었다.
- Daniel은 약간 걸쭉한 액체(IDDSI 1단계; Enfamil 분유 60ml당 Heinz 쌀 분말 15ml 추가)를 젖병으로 수유하였다.
- 어머니에게 Daniel의 머리가 정중선에 목이 중립에 정렬된 상태에서 팔에 반 기대어 누운 자세로 잘 지지하는 방법을 교육하였다.
- Daniel의 어머니는 빨기의 효율성을 향상시키기 위해 볼을 지지하는 방법을 배웠다.
- Daniel은 최대 30분 동안 젖병으로 수유하였고 나머지 양은 코위영양관으로 제공하였다. 그 후 2주 동안 Daniel은 약물로 인해 졸음이 덜해졌고 젖병으로 약간 걸쭉한 액체(IDDSI 1단계)를 충분히 구강으로 수유할 수 있었기 때문에 코위영양관을 제거하였다.

사례연구 6.1. DANIEL: 구강-운동, 삼킴, 행동 상태 문제(Cont.)

재평가

Daniel은 코위영양관을 제거한 약 일주일 후 구강 수유의 악화로 어머니의 요청에 의해 재평가를 받았다. 아동의 어머니는 아동이 항상 먹고 싶어하지 않았고 입으로 충분한 양을 섭취하지 못했다고 보고하였다. 추가 질문에서 아동이 배변 움직임이 자주 나타나지 않으며 단단한 대변을 본다고 보고하였다. 아동의 구강 수유가 변비에 영향을 미치고 있는 것으로 보고 옥수수 전분 기반의 점도 증진제로 전환하였다. 동일한 농도를 유지하는데 더 적은 양의 점도 증진제를 사용하였기 때문에 Daniel의 변비가 줄어들고 배변 습관은 정상으로 돌아왔으며 구강 수유도 개선되었다.

요약

Daniel은 효율적이고 안전한 젖병 수유를 위해 점도 증진, 수유 기술 및 자세의 변경이 요구되는 삼킴, 구강-운동, 자세 조절, 각성 문제를 가지고 있었다. 보다 효율적인 방식으로 완전한 구강 수유가 시작되면서 코위영양관을 제거하였다. 처음에는 점도가 증진된 수유를 잘 견뎌냈지만, 분유의 점도를 증진하기 위해 사용되는 쌀 분말로 인해 변비가 생기기 시작하였고, 그 결과 구강 섭취량이 감소하였다. Daniel은 시중에서 판매되는 옥수수 전분 기반 점도 증진제로 전환함으로써 수유가 개선되었다. 아동은 점도 증진제 첨가로 인한 위장 문제가 즉각적으로 나타나지 않을 수 있기 때문에 시간 경과에 따라 제공되는 수유 모니터링이 중요하다.

사례연구 6.2 YOUSEF: 삼킴 문제(인두 비움 저하)와 역류

병력 및 섭식 이력(의뢰처 및 부모 보고)

Yousef는 자세성 근긴장 저하와 발달 지연이 있는 8개월 된 남아로 묽은 액체를 젖병으로 잘 먹을 수 있었다. Yousef는 젖병 수유 후 구토를 할 수 있기 때문에 20분 동안 몸을 세워주어야 하였고, 흉부 감염의 병력은 없었다. 최근 숟가락으로 퓌레를 먹기 시작하였고, 퓌레를 먹는 동안 젖은 숨소리와 기침에 대한 우려로 섭식 평가를 위해 작업치료사에게 의뢰되었다.

임상 섭식 평가 중 관찰

행동(Behavior): Yousef는 깨어있고, 명료한 상태에서 음식을 먹고 싶어 하였다. Yousef는 평가하는 동안 즐거워하며 상호작용이 유지되었다.
심폐 기능(Cardiorespiratory status): 섭식 이전에 깨끗한 숨소리와 분명한 호흡 작용이 관찰되지 않았다.
자세(Positioning): Yousef는 숟가락으로 먹는 동안 아동용 의자에 바로 세운 자세로 앉았고, 젖병 수유를 하는 동안 어머니의 팔에 약간 기대어 앉은 자세로 안겨있었다.
숟가락으로 약간 걸쭉한(IDDSI 2단계) 퓌레 먹여주기: Yousef의 어머니는 음식을 구강 앞쪽으로 먹여주었다. 음식덩어리 조절 및 음식덩어리의 뒤쪽 이동을 잘 수행하였다. 삼킴의 시작 시 명백하게 지연은 나타나지 않았으나, 최소한의 구강 잔여물이 입 안에서 보였다. 삼킴 후 젖은 숨소리가 들렸고 퓌레를 3~4 숟가락을 먹은 후 흡인 징후(기침)가 관찰되었다. 혀 움직임과 추가적인 삼킴을 이끌어내기 위해 빈 숟가락을 윗입술에 대고 기울여서 마른 삼킴을 유도하였다. 또한 Yousef는 치발기를 입에 물고 빠는 것을 즐겼고, 음식을 한 입 가득 먹은 후에 치발기를 주었을 때 추가적인 삼킴이 유발되었다. 음식을 숟가락으로 떠서 먹여준 후 추가 삼킴 전략을 사용하면, 처음에 들리던 젖은 숨소리가 나타나지 않고 흡인 징후가 관찰되지 않았다.
숟가락으로 중간 정도 걸쭉한(IDDSI 3단계) 퓌레 먹여 주기: Yousef의 어머니는 구강 앞쪽으로 음식을 먹여주었다. 음식덩어리 조절 및 음식덩어리의 뒤쪽 이동을 잘 수행하였다. 삼킴의 시작 시 명백하게 지연은 나타나지 않았으나, 최소한의 구강 잔여물이 입 안에서 관찰되었다. 삼킴 후 젖은 숨소리가 들렸고, 빈 숟가락 또는 치발기 장난감으로 추가적인 삼킴을 이끌어 내었을 때 소리가 깨끗해지지 않았다. 중간 정도 걸쭉한 퓌레를 5~6회 먹은 후 흡인의 징후(기침)가 관찰되었다.
젖병 수유(Bottle-feeding): 어머니는 Yousef의 엉덩이 관절이 약간 굽혀져 뒤로 기울어진 자세에서 젖병의 2단계 젖꼭지로 분유수유(IDDSI 0단계)를 하였다. 아동은 약하게 빨기를 하였으며, 혀의 빨기 감소와 젖꼭지 압착의 어려움으로 인한 혀의 흡입 능력의 감소로 딸깍하는 소리가 들렸다. 그러나 Yousef는 30분 만에 170ml를 수유할 수 있었고, 삼킴에는 어려움이 없었다. 흡인의 징후는 관찰되지 않았으며, 젖병 수유 동안 숨소리가 깨끗하게 유지되었다. yousef가 수유 후 어머니의 무릎에 바로 세운 자세로 앉아 있을 때 약간의 역류 징후(예: 꿈틀거림, 젖은 호흡소리)가 관찰되었다.

도구적 삼킴 평가

Yousef는 특정 질감에서 기침과 젖은 숨소리가 나타났기 때문에 삼킴의 안전성과 기능을 정확하게 평가하기 위해 비디오 투시 삼킴 검사가

사례연구 6.2 YOUSEF: 삼킴 문제(인두 비움 저하)와 역류(Cont.)

시행되었다. 묽은 액체(IDDSI 0단계)를 젖병으로 수유하는 동안 종종 삼킴 시작 전에 음식덩어리가 부비동에 도달하면서 삼킴 시작의 지연이 나타났다. 이러한 지연으로 인해 삼키는 동안 후두 침습이 발생하였으나, 검사 시 젖병 수유 중에 흡인이 관찰되지 않았다.
숟가락으로 먹이는 동안(IDDSI 2단계 및 3단계), 음식덩어리 조절을 잘 하는 모습이 관찰되었으나, 구강 내 소량의 잔여물도 관찰되었다.
삼킴 후에 후두개곡과 뒤인두벽을 따라 잔여물이 보였으며, 이 잔여물은 혀 기저부 수축 감소로 인한 것으로 보인다. Yousef는 잔여물이 남아있음을 인식하지 못한 것처럼 보였고, 이를 제거하기 위해 자동적으로 삼키지 않았다. 빈 숟가락으로 추가 삼킴을 유도하고 치발기 장난감을 빨게 함으로써 약간 걸쭉한 음식덩어리(IDDSI 2단계)를 삼키는데 성공하였지만 중간 정도 걸쭉한 음식덩어리(IDDSI 3단계)를 제거하는 것은 덜 성공적이었다. 검사 시 숟가락으로 먹이는 동안 흡인은 관찰되지 않았다.

비판적 분석 및 문제-해결 접근(임상 섭식 평가에 기초함)

잠재적인 문제	임상적 징후(관찰, 과거력)	분석
행동 반응	• 깨어있고 명료함 • 먹고 싶어하는 욕구가 있음 • 불편해 하는 징후 없음	• 배고픔의 징후와 구강 섭취에 대한 각성의 적절한 수준
구강-운동	• 젖병의 젖꼭지에서 불충분한 빨기 • 숟가락으로 제공하는 퓌레의 음식덩어리 조절 잘함	• 젖병 수유 동안 구강-운동 기술이 약간 저하되었지만 여전히 기능적인 상태(적당한 시간 내에 안전하게 완전한 수유가 가능함) • 숟가락으로 제공하는 퓌레 제공 시 적절한 구강-운동 기술 가짐
삼킴	• 숟가락으로 퓌레 섭취시 젖은 숨소리와 기침을 함(농도가 진할수록 악화) • 젖병의 묽은 액체에서 흡인의 징후나 삼킴 기능에 대한 우려가 없음	• 인두 비움 감소로 인한 인두 잔여물과 이차적인 흡인 암시됨
감각	• 입 안에서 액체와 퓌레를 견뎌냄 • 인두 잔여물의 징후가 있음에도 불구하고 퓌레를 처음 삼킨 후 다시 자동적으로 삼키지 않음	• 인두 내 감각 인식의 감소
위장	• 젖병 수유 후 불편해 하는 소리와 젖은 숨소리가 나타남 • 젖병 수유 후 20분 동안 똑바로 세우지 않으면 역류가 나타남	• 역류가 암시되며 액체의 경우 더 어려워함

분석

Yousef는 젖병 수유에서 비효율적인 빨기(젖꼭지 2단계)를 보이지만 30분 안에 수유를 끝낼 수 있기 때문에 기능적이라고 볼 수 있다. 관찰된 다른 문제(후두 침습으로 이어지는 삼킴 시작의 지연 및 젖병 수유 후 역류 징후)를 감안할 때 더 빠른 유속의 젖병 젖꼭지로 전환하거나 볼 지지를 제공하여 빨기의 효율성을 높이려고 시도하는 것이 권고되지 않는다. Yousef의 빨기 효율성을 높이면 삼키는 음식덩어리의 크기가 증가하고 삼키는 동안 흡인으로 이어질 수 있으며, 이는 먹는 속도가 증가하여 역류를 악화시킬 수 있다.

중재

Yousef의 부모에게 다음과 같은 섭식 권고사항을 제공하였다.

- 이전과 같이 2단계 젖꼭지로 젖병 수유를 유지한다. 젖병 수유 후 역류를 최소화하기 위해 권고되는 자세를 부모와 함께 검토하였다.
- 숟가락을 사용하여 약간 걸쭉한 정도(IDDSI 2단계) 퓌레를 제공한다. 음식을 한 입 먹은 후 빈 숟가락 또는 치발기 장난감을 빨도록 제공하며 다시 한 숟가락의 음식을 먹기 전에 인두의 음식 찌꺼기를 제거하는데 도움이 되도록 2~3번 더 삼키도록 도와준다. 젖은 숨소리가 깨끗해지지 않거나 기침이 들리면 숟가락으로 먹이는 시간을 종료한다.

사례연구 6.2 YOUSEF: 삼킴 문제(인두 비움 저하)와 역류(Cont.)

- 섭식 후 Yousef를 눕히기 전에 빈 숟가락이나 치발기 장난감으로 몇 번 더 삼키도록 한다. 이러한 마른 삼킴은 식사 후 입이나 인두에 남아 있는 음식 잔여물을 제거하는데 도움이 된다.
- 퓌레의 구강 섭식이 증가하면 한 번에 섭취하는 양을 제한하고 역류를 최소화하기 위해 서로 다른 시간에 젖병 수유와 숟가락 섭식을 제공한다.

요약

Yousef의 사례는 구강 섭식의 효율성과 안전성에 영향을 미칠 수 있는 몇 가지 문제를 강조하고 있다. 하나의 중재(예; 빨기 효율성을 높이기 위해 더 빠른 속도의 젖병의 젖꼭지로 전환)가 다른 문제(예; 삼킴 안전성, 역류)에 부정적인 영향을 미칠 수 있기 때문에 이 모든 문제를 고려해야 한다.

참고문헌

Ahn, A. K., & Musso, M. F. (2018). Embryology and anatomy. In J. Ongkasuwan & E. H. Chiou (Eds.), Pediatric dysphagia: Challenges and controversies (pp. 3–16). Springer. https://doi.org/10.1007/978-3-319-97025-7

Alghadir, A., Zafar, H., Al-Eisa, E., & Iqbal, Z. (2017). Effect of posture on swallowing. African Health Sciences, 17(1), 133. https://doi.org/10.4314/ahs.v17i1.17

Alnassar, M., Oudjhane, K., & Davila, J. (2011). Nasogastric tubes and videofluoroscopic swallowing studies in children. Pediatric Radiology, 41, 317–321. https://doi.org/10.1007/s00247-010-1834-0

Armstrong, E. S., Reynolds, J., Carroll, S., Sturdivant, C., & Suterwala, M. S. (2019). Comparing videofluoroscopy and endoscopy to assess swallowing in bottle-fed young infants in the neonatal intensive care unit. Journal of Perinatology, 39, 1249–1256. https://doi.org/10.1038/s41372-019-0438-2

Arvedson, J. C. (2008). Assessment of pediatric dysphagia and feeding disorders: Clinical and instrumental approaches. Developmental Disabilities Research Reviews, 14, 118–127. https://doi.org/10.1002/ddrr.17

Arvedson, J. C., & Brodsky, L. (Eds.). (2002). Pediatric swallowing and feeding: Assessment and management. Delmar Cengage Learning.

Arvedson, J. C., & Lefton-Greif, M. A. (1998). Pediatric videofluoroscopic swallow studies: A professional manual with caregiver guidelines. Communication Skill Builders.

Aviv, J. E., Martin, J. H., Kim, T., Sacco, R. L., Thomson, J. E., Diamond, B., Close, L. G. (1999). Laryngopharyngeal sensory discrimination testing and the laryngeal adductor reflex. Annals of Otolaryngology, Rhinology, and Laryngology, 108, 725–730. https://doi.org/10.1177/000348949910800802.

Balest, A. L., White, K. E., Shaffer, A. D., Mahoney, A. S., Georg, M., Theiss, R., & Dohar, J. (2020). Consideration of cough reflex development when ordering modified barium swallow studies in infants. Dysphagia, 35, 533–541. https://doi.org/10.1007/s00455-019-10062-5.

Batchelor, G., McNaughten, B., Bourke, T., Dick, J., Leonard, C., & Thompson, A. (2019). How to use the videofluoroscopy swallow study in paediatric practice. Archives of Disease in Childhood, 104, 313–320. https://doi.org/10.1136/archdischild-2017-313787

Beal, J., Silverman, B., Bellnat, J., Young, T. E., & Klontz, K. (2012). Late onset necrotizing enterocolitis in infants following use of a xantham gum-containing thickening agent. Journal of Pediatrics, 161, 354–356. https://doi.org/10.1016/j.jpeds.2012.03.054

Bedwell, J. R. (2018). Cricopharyngeal dysfunction in children. In J. Ongkasuwan & E. H. Chiou (Eds.), Pediatric dysphagia: Challenges and controversies (pp. 207–213). Springer. https://doi.org/10.1007/978-3-319-97025-7

Belafsky, P. C. (2012). The pharyngo-esophageal segment (PES). http://media.ciaoseminars.com/pdfs/cms/121.pdf [not a secure site]

Benscoter, D. T. (2020). Role of the pulmonologist. In J. Willging, C. K. Miller, & A. Cohen (Eds.), Pediatric dysphagia (pp. 213–229). Plural Publishing.

Benson, J. (1994). Videofluoroscopy of swallowing in paediatric patients: A component of the total feeding evaluation. In D. Tuchman & R. Walter (Eds.), Disorders of feeding and swallowing in infants and children (pp. 198–199). Singular Publishing Group.

Bhattacharyya, N., Kotz, T., & Shapiro, J. (2003). The effect of bolus consistency on dysphagia in unilateral vocal cord paresis. Archives Otolaryngology—Head and Neck Surgery, 129, 632–636. https://doi.org/10.1016/s0194-5998(03)00633-8.

Bisch, E. M., Logemann, J. A., Rademaker, A. M., Kahrilas, P. J., & Lazarus, C. L. (1994). Pharyngeal effects of bolus volume, viscosity and temperature in patients with dysphagia resulting from neurological impairment in normal subjects. Journal of Speech and Hearing Research, 37, 1041–1049. https://doi.org/10.1044/jshr.3705.1041

Boyer, A. (2010). Understanding eosinophilic esophagitis: A rare form of dysphagia in adults. Gastrointestinal Nursing, 8(9), 29–34. https://doi.org/10.12968/gasn.2010.8.9.79851

Brooks, L., Landry, A., Deshpande, A., Marchica, C., Cooley, A., & Raol, N. (2020). Posterior tongue tie, base of tongue movement, and pharyngeal dysphagia: What is the connection? Dysphagia, 35, 129–132. https://doi.org/10.1007/s00455-019-10040-x

Carr, M., Nagy, M. L., Pizzuto, M. P., Poje, C. P., & Brodsky, L. S. (2001). Correlation of findings at direct laryngoscopy and bronchoscopy with gastroesophageal reflux disease in children. Archives of Otolaryngology, 127, 369–374. https://doi.org/10.1001/archotol.127.4.369

Casazza, G. C., Graham, M. E., Asfour, F., O'Gorman, M., Skirko, J., & Meier, J. D. (2020). Aspiration in the otherwise healthy infant—Is there a natural course for improvement?" The Laryngoscope, 130, 514–520. https://doi.org/10.1002/lary.27888

Cerezo, C. S., Lobato, D. J., Pinkos, B., & LeLeiko, N. S. (2011). Diagnosis and treatment of pediatric feeding and swallowing disorders: The team approach. Infant, Child, and Adolescent Nutrition, 3, 321–323. https://doi.org/10.1177/1941406411420141

Chao, H., & Vandenplas, Y. (2007). Effect of cereal-thickened formula and upright positioning on regurgitation, gastric emptying, and weight gain in infants with regurgitation. Nutrition, 23, 23–28. https://doi.org/10.1016/j.nut.2006.10.003

Cichero, J. A., Lam, P., Steele, C. M., Hanson, B., Chen, J., Dantas, R. O., . . . Stanschus, S. (2017). Development of international terminology and definitions for texture-modified foods and thickened fluids used in dysphagia management: The IDDSI framework. Dysphagia, 32, 293–314. https://doi.org/10.1007/s00455-016-9758-y

Cichero, J. A. Y. (2013). Thickening agents used for dysphagia management: Effect on bioavailability of water, medication and feelings of satiety. Nutrition Journal, 12, 54. https://doi.org/10.1186/1475-2891-12-54

Clayburgh, D., Milczuk, H., Gorsek, S., Sinden, N., Bowman, K., & MacArthur, C. (2011). Efficacy of tonsillectomy for pediatric patients with dysphagia and tonsillar hypertrophy. Archives of Otolaryngology—Head and Neck Surgery, 137, 1197–1202. https://doi .org/10.1001/archoto.2011.196

Cohen, M. (2015). ALARA: Image gently and CT-induced cancer. Pediatric Radiology, 45, 465–470. https://doi.org/10.1007/s00247-014-3198-3

Das, S. (2018). Use of bronchoscopy and bronchoalveolar lavage in the evaluation of chronic pulmonary aspiration. In J. Ongkasuwan & E. H. Chiou (Eds.), Pediatric dysphagia: Challenges and controversies (p. 101–107). Springer. https://doi.org/10.1007/978-3-319-97025-7

Dauer, E. H., Freese, D. K., El-Youssef, M., & Thompson, D. M. (2005). Clinical characteristics of eosinophilic esophagitis in children. Annals of Otolaryngology, Rhinology, and Laryngology, 114, 827–833. https://doi.org/10.1177/000348940511401103

Delaney, A. L., & Arvedson, J. C. (2008). Development of swallowing and feeding: Prenatal through the first year of life. Developmental Disabilities Research Reviews, 14, 105–117. https://doi.org/10.1002/ddrr.16

Delzell, P. B., Kraus, R. A., Gaisie, G., & Lerner, G. E. (1999). Laryngeal penetration: A predictor of aspiration in infants? Pediatric Radiology, 29, 762–765. https://doi.org/10.1007/s002470050690

DeMauro, S. B., Wei, J. L., & Lin, R. J. (2016). Perspectives on neonatal and infant tracheostomy. Seminars in Fetal and Neonatal Medicine, 21, 285–291. https://doi.org/10.1016/j.siny.2016.03.006

Dodrill, P., & Gosa, M. M. (2015). Pediatric dysphagia: Physiology, assessment, and management. Annals of Nutrition and Metabolism, 66(Suppl. 5), 24–31. https://doi.org/10.1159/000381372

Duncan, D. R., Larson, K., Davidson, K., May, K., Rahbar, R., & Rosen, R. L. (2019). Feeding interventions are associated with improved outcomes in children with laryngeal penetration. Journal of Pediatric Gastroenterology and Nutrition, 68, 218–224. https://doi.org/10.1097/MPG.0000000000002167

Duncan, D. R., Larson, K., & Rosen, R. L. (2019). Clinical aspects of thickeners for pediatric gastroesophageal reflux and oropharyngeal dysphagia. Current Gastroenterology Reports, 21, 30. https://doi.org/10.1007/s11894-019-0697-2

Duncan, D. R., Mitchell, P. D., Larson, K., & Rosen, R. L. (2018). Presenting signs and symptoms do not predict aspiration risk in children. Journal of Pediatrics, 201, 141–146. https://doi.org/10.1016/j.jpeds.2018.05.030

Fattal, M., Suiter, D. M., Warner, H. L., & Leder, S. B. (2011). Effect of presence/absence of a nasogastric tube in the same person on incidence of aspiration. Archives of Otolaryngology—Head and Neck Surgery, 145, 796–800. https://doi.org/10.1177/0194599811417067

Ferrara, L., Kamity, R., Islam, S., Sher, I., Barlev, D., Wennerholm, L., . . . Hanna, N. (2018). Short-term effects of cold liquids on the pharyngeal swallow in preterm infants with dysphagia: A pilot study. Dysphagia, 33, 593–601. https://doi.org/10.1007/s00455-018-9877-8

Fink, T. A., & Ross, J. B. (2009). Are we testing a true thin liquid? Dysphagia, 24, 285–289. https://doi.org/10.1007/s00455-008-9203-y

Frakking, T. T., Chang, A. B., O'Grady, K. F., David, M., Walker-Smith, K., & Weir, K. A. (2016). The use of cervical auscultation to predict oropharyngeal aspiration in children: A randomized controlled trial. Dysphagia, 31, 738–748. https://doi.org/10.1007/s00455-016-9727-5

Frakking, T., Chang, A., O'Grady, K., David, M., & Weir, K. (2016). Aspirating and nonaspirating swallow sounds in children: A pilot study. Annals of Otology, Rhinology and Laryngology, 125, 1001–1009. https://doi.org/10.1177/0003489416669953

Frazier, J., Chestnut, A. H., Jackson, A., Barbon, C. E. A., Steele, C. M., & Pickler, L. (2016). Understanding the viscosity of liquids used in infant dysphagia management. Dysphagia, 31, 672–679. https://doi.org/10.1007/s00455-016-9726-6

Friedman, B., & Frazier, J. B. (2000). Deep laryngeal penetration as a predictor of aspiration. Dysphagia, 15, 153–158. https://doi.org/10.1007/

s004550010018

Gasparin, M., Schweiger, C., Manica, D., Maciel, A. C., Kuhl, G., Levy, D. S., & Marostica, P. J. (2017). Accuracy of clinical swallowing evaluation for diagnosis of dysphagia in children with laryngomalacia or glossoptosis. Pediatric Pulmonology, 52(1), 41–47. https://doi.org/10.1002/ppul.23484

Gilger, M. A. (2003). Pediatric otolaryngologic manifestations of gastro-esophageal reflux disease. Current Gastroenterology Reports, 5, 247–252. https://doi.org/10.1007/s11894-003-0027-5

Gillig, P. M., & Sanders, R. D. (2010). Cranial nerves IX, X, XI and XII. Psychiatry, 7(5), 37–41.

Gisel, E. (2008). Interventions and outcomes for children with dysphagia. Developmental Disabilities Research Review, 14, 165–173. https://doi.org/10.1002/ddrr.21

Goldfield, E. C., Buonomo, C., Fletcher, K., Perez, J., Margetts, S., Hansen, A., . . . Wolff, P. H. (2010). Premature infant swallowing: Pattern of tongue–soft palate coordination based on videofluoroscopy. Infant Behavior and Development, 33, 209–218. https://doi.org/10.1016/j.infbeh.2009.10.001

Gonzalez-Fernandez, M., Monahan, D. M., Matsuo, K., & Palmer, J. B. (2008). Dysphagia. In J. Stein, R. Harvey, R. Macko, C. Winstein, & R. Zorowitz (Eds.), Stroke recovery and rehabilitation (pp. 183–200). Demos Medical.

Gosa, M. M., & Dodrill, P. (2017). Effect of time and temperature on thickened infant formula. Nutrition in Clinical Practice, 32, 238–244. https://doi.org/10.1177/0884533616662991

Gosa, M., Schooling, T., & Coleman, J. (2011). Thickened liquids as a treatment for children with dysphagia and associated adverse effects: A systematic review. Infant, Child, and Adolescent Nutrition, 3, 344–350. https://doi.org/10.1177/1941406411407664

Hojsak, I., Braegger, C., Bronsky, J., Campoy, C., Colomb, V., Decsi, T., . . . van Goudoever, J. (2015). Arsenic in rice: A cause for concern." Journal of Pediatric Gastroenterology and Nutrition, 60, 142–145. https://doi.org/10.1097/MPG.0000000000000502

Hong, J.-Y., Hwang, N.-K., Lee, G., Park, J.-S., & Jung, Y.-J. (2021). Radiation safety in videofluoroscopic swallowing study: Systematic review. Dysphagia, 36, 73–82. https://doi.org/10.1007/s00455-020-10112-3

Huang, R. C., Forbes, D., & Davies, M. W. (2009). Feed thickener for newborn infants with gastro-oesophageal reflux. Cochrane Collaboration, 1, 1–11. https://doi.org/10.1002/14651858. CD003211

International Dysphagia Diet Standardisation Initiative. (2019). A bit of background on Regular 7 Easy to Chew. https://www.rcslt.org/wp-content/uploads/media/docs/clinical-guidance/iddsi-ebitemay-2019-L7EC.pdf?la=en&hash=CB41BD2BB6A4AC509BA8E-2ABBB-C57688D4FF9D08

Jackson, A. M. J., Moran, M. K., Wolter-Warmerdam, K., & Hickey, F. (2016). Clinical characteristics of dysphagia in children with Down syndrome. Dysphagia, 31, 663–671. https://doi.org/10.1007/s00455-016-9725-7

Jadcherla, S. R., Hasenstab, K. A., Sitaram, S., Clouse, B. J., Slaughter, J. L., & Shaker, R. (2016). Effect of nasal noninvasive respiratory support methods on pharyngeal provocation-induced aerodigestive reflexes in infants. American Journal of Physiology—Gastrointestinal and Liver Physiology, 310, G1006–G10014. https://doi.org/10.1152/ajpgi.00307.2015

Jang, M., Basa, K., & Levi, J. (2018). Risk factors for laryngeal trauma and granuloma formation in pediatric intubations. International Journal of Pediatric Otorhinolaryngology, 107, 45–52. https://doi.org/10.1016/j.ijporl.2018.01.008

Jenco, M. (2021). FDA finalizes AAP-supported limit on inorganic arsenic in rice cereals. https://publications.aap.org/aapnews/news/9138

Joanna Briggs Institute. (2011). Identification and management of dysphagia in children with neurological impairments. Australian Nursing Journal, 18(10), 31–34.

Joseph, R. A., Evitts, P., Bayley, E. W., & Tulenko, C. (2017). Oral feeding outcome in infants with a tracheostomy. Journal of Pediatric Nursing, 33, 70–75. https://doi.org/10.1016/j.pedn.2016.12.012

Jung, A. D. (2001). Gastroesophageal reflux in infants and children. American Family Physician, 64, 1853–1860.

Koo, J. K., Narvasa, A., Bode, L., & Kim, J. H. (2019). Through thick and thin: The in vitro effects of thickeners on infant feed viscosity. Journal of Pediatric Gastroenterology and Nutrition, 69, e122–e128. https://doi.org/10.1097/MPG.0000000000002470

Langmore, S., Krisciunas, G., Warner, H., White, S., Dvorkin, D., Fink, D., . . . Moss, M. (2020). Abnormalities of aspiration and swallowing function in survivors of acute respiratory failure. Dysphagia, 36, 831–841. https://doi.org/10.1007/s00455-020-10199-8

Larnert, G., & Ekberg, O. (1995). Positioning improves the oral and pharyngeal function in children with cerebral paresis. Acta Pediatrica, 84, 689–692. https://doi.org/10.1111/j.1651-2227.1995.tb13730.x

Layly, J., Marmouset, F., Chassagnon, G., Bertrand, P., Sirinelli, D., Cottier, J., & Morel, B. (2020). Can we reduce frame rate to 15 images per second in pediatric videofluoroscopic swallow studies? Dysphagia, 35, 296–300. https://doi.org/10.1007/s00455-019-10027-8

Lefton-Greif, M. A., & Loughlin, G. M. (1996). Specialized studies in pediatric dysphagia. Seminars in Speech and Language, 17, 311–330. https://doi.org/10.1055/s-2008-1064106

Levy, D. S., Osborn, E., Hasenstab, K. A., Nawaz, S., & Jadcherla, S. R. (2019). The effect of additives for reflux or dysphagia management on osmolality in ready-to-feed preterm formula: Practice implications. Journal of Parenteral and Enteral Nutrition, 43, 290–297. https://doi.org/10.1002/jpen.1418

Logemann, J. A. (1998). Evaluation and treatment of swallowing disorders (2nd ed.). Pro-Ed.

Madhoun, L. L., Siler-Wurst, K. K., Sitaram, S., & Jadcherla, S. R. (2015). Feed-thickening practices in NICUs in the current era: Variability in prescription and implementation patterns. Journal of Neonatal

Nursing, 21, 255–262. https://doi.org/10.1016/j.jnn.2015.07.004

Martin-Harris, B. (2015). Standardized training in swallowing physiology. Northern Speech Services.

Mascarenhas, R., Landry, L., & Khoshoo, V. (2005). Difficulty in defecation in infants with gastroesophageal reflux treated with smaller volume feeds thickened with rice cereal. Clinical Pediatrics, 44, 671–673. https://doi.org/10.1177/000992280504400804

Matsuo, K., & Palmer, J. B. (2008). Anatomy and physiology of feeding and swallowing: Normal and abnormal. Physical Medicine and Rehabilitation Clinics of North America, 19, 691–707. https://doi.org/10.1016/j.pmr.2008.06.001

McCallum, S. (2011). Addressing nutrient density in the context of the use of thickened liquids in dysphagia treatment. Infant, Child, and Adolescent Nutrition, 3, 351–360. https://doi.org/10.1177/1941406411427442

McCulloch, T. M., Hofman, M. R., & Ciucci, M. R. (2010). High-resolution manometry of pharyngeal swallow pressure events associated with head turn and chin tuck. Annals of Otolaryngology, Rhinology, and Laryngology, 119, 369–376. https://doi.org/10.1177/000348941011900602

McGrattan, K. E., McGhee, H. C., Keeley, L., McKelvey, K. L., Clemmens, C. S., Hill, E., . . . Martin-Harris, B. (2020). Capturing infant swallow impairment on videofluoroscopy: Timing matters. Pediatric Radiology, 50, 199–206. https://doi.org/10.1007/s00247-019-04527-w

McGrattan, K. E. (2020, August 17). A field of grey: Exploring the evidence to guide infant dysphagia clinicians through the most common clinical conundrums [Webinar]. Dr. Brown's Medical. https://www.drbrownsmedical.com/webinars/

Miller, C. K. (2011). Aspiration and swallowing dysfunction in pediatric patients. Infant, Child, and Adolescent Nutrition, 3, 336–343. https://doi.org/10.1177/1941406411423967

Miller, C. K. (2020). Role of the pediatric speech-language pathologist. In J. Willging, C. Kane Miller, & A. Cohen (Eds.), Pediatric dysphagia (pp. 259–263). Plural Publishing.

Miller, C. K., Cohen, A., & Willging, J. (2020). Structural etiologies. In J. Willging, C. Miller, & A. Cohen (Eds.), Pediatric dysphagia (pp. 105–118). Plural Publishing.

Morgan, A. T., Omahoney, R., & Francis, H. (2008). The use of pulse oximetry as a screening assessment for pediatric neurogenic dysphagia. Developmental Neurorehabilitation, 11, 25–38. https://doi.org/10.1080/17518420701439910

Morris, S. E., & Klein, M. D. (2000). Pre-feeding skills (2nd ed.). Pro-Ed.

Newman, L. A., Cleveland, R. H., Blickman, J. G., Hillman, R. E., & Jaramillo, D. (1991). Videofluoroscopic analysis of the infant swallow. Investigative Radiology, 26, 870–873. https://doi.org/10.1097/00004424-199110000-00005

Newman, L. A., Keckley, C., Peterson, M. C., & Hamner, A. (2001). Swallowing function and medical diagnoses in infants suspected of dysphagia. Pediatrics, 108(6), 1–4. https://doi.org/10.1542/peds.108. 6.e106

Oestreicher-Kedem, Y., DeRowe, A., Nagar, H., Fishman, G., & Ben-Ari, J. (2008). Vocal fold paralysis in infants with tracheoesophageal fistula. Annals of Otolaryngology, Rhinology, and Laryngology, 117, 896–901. https://doi.org/10.1177/000348940811701206

Palmer, J. B., Tanaka, E., & Ensrud, E. (2000). Motions of the posterior pharyngeal wall in human swallowing: A quantitative videofluorographic study. Archives of Physical Medicine and Rehabilitation, 81, 1520–1526. https://doi.org/10.1053/apmr.2000.17829

Pentiuk, S. P., Miller, C. K., & Kaul, A. (2007). Eosinophilic esophagitis in infants and toddlers. Dysphagia, 22, 44–48. https://doi.org/10.1007/s00455-006-9040-9

Prasse, J. E., & Kikano, G. E. (2009). An overview of pediatric dysphagia. Clinical Pediatrics, 48, 247–251. https://doi.org/10.1177/0009922808327323

Raol, N., Schrepfer, T., & Hartnick, C. (2018). Aspiration and dysphagia in the neonatal patient. Clinics in Perinatology, 45, 645–660. https://doi.org/10.1016/j.clp.2018.07.005

Rappazzo, C. A., & Turk, C. L. (2018). The videofluoroscopic swallow study: Introduction, limitations, and challenges. In J. Ongkasuwan & E. H. Chiou (Eds.), Pediatric dysphagia: Challenges and controversies (pp. 67–86). Springer. https://doi.org/10.1007/978-3-319-97025-7

Rathod, P. V., Vidhyadharan, S., & Iyer, S. (2018) Anatomy of swallowing. In K. Thankappan, S. Iyer, & J. Menon (Eds.), Dysphagia management in head and neck cancers (pp. 3–26). Springer.

Redstone, F., & West, J. F. (2004). The importance of postural control for feeding. Pediatric Nursing, 30, 97–100.

Rees, C. J. (2006). Flexible endoscopic evaluation of swallowing with sensory testing. Current Opinion in Otolaryngology and Head and Neck Surgery, 14, 425–430. https://doi.org/10.1097/MOO.0b013e328010ba88

Rees, C. J., & Belafsky, P. C. (2008). Laryngopharyngeal reflux: Current concepts in pathophysiology, diagnosis and treatment. International Journal of Speech Language Pathology, 10, 245–253. https://doi.org/10.1080/17549500701862287

Riffe, I., Sayre, J., Waller, T., Brinker, T., & Roberts, P. (2007). Gastroesophageal reflux disease in infants. Family Practice Recertification, 29(9), 28–33.

Rosen, R., Vandenplas, Y., Singendonk, M., Cabana, M., DiLorenzo, C., & Gottrand, F., . . . Tabbers, M. (2018). Pediatric gastroesophageal reflux clinical practice guidelines: Joint recommendations of the North American Society for Pediatric Gastroenterology, Hepatology, and Nutrition and the European Society for Pediatric Gastroenterology, Hepatology, and Nutrition. Journal of Pediatric Gastroenterology and Nutrition, 66, 516–554. https://doi.org/10.1097/mpg.0000000000001889

Rosenbek, J. C., Robbins, J., Roecker, E. B., Coyle, J. L., & Wood, J. L. (1996). A penetration–aspiration scale. Dysphagia, 11, 93–98. https://doi.org/10.1007/BF00417897

Sanghavi, R., & Rosen, R. (2018). Esophageal dysphagia. In J. Ongkasuwan & E. H. Chiou (Eds.), Pediatric dysphagia: Challenges and controversies (pp. 215–238). Springer. https://doi.org/10.1007/978-3-319-97025-7

Sanivarapu, R. R., & Gibson, J. (2020). Aspiration pneumonia. Stat Pearls Publishing. https://www.ncbi.nlm.nih.gov/books/NBK470459/

Schroeder, J. W., Willette, S., & Molinaro, L. H. (2018). Fiberoptic endoscopic evaluation of swallowing: Assessing dysphagia in the breast-feeding patient. In J. Ongkasuwan & E. H. Chiou (Eds.), Pediatric dysphagia: Challenges and controversies (pp. 93–100). Springer. https://doi.org/10.1007/978-3-319-97025-7

September, C., Nicholson, T., & Cichero, J. (2014). Implications of changing the amount of thickener in thickened infant formula for infants with dysphagia. Dysphagia, 29, 432–437. https://doi.org/10.1007/s00455-014-9523-z

Shaw, G., & Pierce, E. (2009). Malpractice litigation involving iatrogenic surgical vocal fold paralysis: A closed-claims review with recommendation for prevention and management. Annals of Otolaryngology, Rhinology, and Laryngology, 118, 6–12. https://doi.org/10.1177/000348940911800102

Shay, E. O., Meleca, J. B., Anne, S., & Hopkins, B. (2019). Natural history of silent aspiration on modified barium swallow studies in the pediatric population. International Journal of Pediatric Otorhinolaryngology, 125, 116–121. https://doi.org/10.1016/j.ijporl.2019.06.035

Sivakumar, S. A., & Prabhu, A. (2021). Physiology, gag reflex. Stat Pearls Publishing. https://www.ncbi.nlm.nih.gov/books/NBK554502/

Steele, C. M., Alsanei, W. A., Ayanikalath, S., Barbon, C. E., Chen, J., Cichero, J. A., . . . Wang, H. (2015). The influence of food texture and liquid consistency modification on swallowing physiology and function: A systematic review. Dysphagia, 30, 2–26. https://doi.org/10.1007/s00455-014-9578-x

Stoudemire, W., Fordham, L. A., & Vece, T. J. (2018). Diagnosis and treatment of pediatric dysphagia: Radiography. In J. Ongkasuwan & E. H. Chiou (Eds.), Pediatric dysphagia: Challenges and controversies (pp. 109–118). Springer. https://doi.org/10.1007/978-3-319-97025-7

Strudwick, S. (2003). Gastro-oesophageal reflux and feeding: The speech and language therapist's perspective. International Journal of Pediatric Otorhinolaryngology, 67(Suppl. 1), S101–S102. https://doi.org/10.1016/j.ijporl.2003.08.039

Suskind, D. L., Thompson, D. M., Gulati, M., Huddleson, P., Liu, D. C., & Baroody, F. M. (2006). Improved infant swallowing after gastroesophageal reflux disease treatment: A function of improved laryngeal sensation? Laryngoscope, 116, 1397–1403. https://doi.org/10.1097/01.mlg.0000225942.33102.9b

Thoyre, S., Shaker, C., & Pridham, K. (2005). The early feeding skills assessment for preterm infants. Neonatal Network, 24, 7–16. https://doi.org/10.1891/0730-0832.24.3.7

Tortora, G. J., & Derrickson, B. (2014). Principles of anatomy and physiology. John Wiley & Sons.

Tutor, J. D., & Gosa, M. M. (2012). Dysphagia and aspiration in children. Pediatric Pulmonology, 47, 321–337. https://doi.org/10.1002/ppul.21576

Van Dahm, K., Kern, S., & Rosoff, J. (2009). The use of thickening agents in the NICU. Infant, Child, and Adolescent Nutrition, 1(2), 83–87. https://doi.org/10.1177/1941406409333990

Vandenplas, Y., Salvatore, S., & Hauser, B. (2005). The diagnosis and management of gastro-oesophageal reflux in infants. Early Human Development, 81, 1011–1024. https://doi.org/10.1016/j.earlhumdev.2005.10.011

Velayutham, P., Irace, A. L., Kawai, K., Dodrill, P., Perez, J., Londahl, M., . . . Rahbar, R. (2017). Silent aspiration: Who is at risk?" Laryngoscope, 128, 1952–1957. https://doi.org/10.1002/lary.27070

Weckmueller, J., Easterling, C., & Arvedson, J. (2011). Preliminary temporal measurement analysis of normal oropharyngeal swallowing in infants and young children. Dysphagia, 26, 135–143. https://doi.org/10.1007/s00455-010-9283-3

Weir, K. A., McMahon, S., Taylor, S., & Chang, A. B. (2011). Oropharyngeal aspiration and silent aspiration in children. Chest, 140589–140597. https://doi.org/10.1378/chest.10-1618

Weir, K., McMahon, S., Barry, L., Masters, I. B., & Chang, A. B. (2009). Clinical signs and symptoms of oropharyngeal aspiration and dysphagia in children. European Respiratory Journal, 33, 604–611. https://doi.org/10.1183/09031936.00090308

Weir, K., McMahon, S., Long, G., Bunch, J., Pandeya, N., Coakley, K., & Chang, A. B. (2007). Radiation doses to children during modified barium swallow studies. Pediatric Radiology, 37, 283–290. https://doi.org/10.1007/s00247-006-0397-6

Wijting, Y. (2009). Neuromuscular electrical stimulation in the treatment of dysphagia: A summary of evidence. http://www.vitalstimtherapy.com/uploadfiles/research_dossier.pdf

Willging, J. P., & Thompson, D. M. (2005). Pediatric FEESST: Fiberoptic endoscopic evaluation of swallowing with sensory testing. Current Gastroenterology Reports, 7, 240–243. https://doi.org/10.1007/s11894-005-0041-x

Wolf, L. S., & Glass, R. P. (1992). Feeding and swallowing disorders in infancy: Assessment and management. Therapy Skill Builders.

Wolter, N. E., Hernandez, K., Irace, A. L., Davidson, K., Perez, J. A., Larson, K., & Rahbar, R. (2017). A systematic process for weaning children with aspiration from thickened fluids. JAMA Otolaryngology—Head and Neck Surgery, 144, 51–56. https://doi.org/10.1001/jamaoto.2017.1917

부록 6.A. 구강 섭식 시 고려사항

이름: ______________________ 생년월일: ______________________
삼킴 검사의 평가 날짜: ______________________
삼킴 검사의 평가 결과: ______________________

농도	안정성 (예/아니오)	일반적인 설명과 검사 방법	아동을 위한 레시피 예시	섭식 도구 및 장비	추천되는 자세	섭식 지도
IDDSI 0단계: 매우 물처럼 흐르는 정도		주사기에 1ml 미만의 잔여물이 남은 것** 예: 물, 농축액 주스, 모유				
IDDSI 0단계*: 물처럼 흐르는 정도		주사기에 1ml 미만의 잔여물이 남은 것** 예: 우유, 분유				
IDDSI 1단계: 쉽게 흐를 정도의 걸쭉한 정도		주사기에 1–4ml 사이의 잔여물이 남은 것**				
IDDSI 2단계: 부드럽게 걸쭉한 정도		주사기에 4–8ml 사이의 잔여물이 남은 것**				
IDDSI 3단계: 중간 정도 걸쭉한 정도/액체 형태		• 주사기에 8ml 초과의 잔여물이 남은 것** • 포크를 통해 덩어리 또는 가닥으로 천천히 떨어짐 • 부드러운 질감 • 스푼으로 먹을 수 있거나 마실 수 있음. 그러나 포크는 사용할 수 없음 • 편평한 표면에 엎지르면 퍼짐 예: 유아용 과일 퓌레 파우치				
IDDSI 4단계: 매우 걸쭉한 정도/퓌레 형태		• 보통 숟가락으로 먹지만 포크로도 가능함 • 기울이면 한 숟가락 안에 떨어지고 모양이 계속 유지됨 • 뭉치거나 끈적이지 않음 예: 유아용 퓌레 고기				

농도	안정성 (예/아니오)	일반적인 설명과 검사 방법	아동을 위한 레시피 예시	섭식 도구 및 장비	추천되는 자세	섭식 지도
IDDSI 5단계: 부드러울 정도로 최소한의 저작이 필요한 음식		• 별도의 묽은 액체 없이 부드럽고 촉촉한 아주 작은 덩어리가 있음 • 덩어리가 부드러워 쉽게 부수어짐 예: 잘게 갈거나 다진 고기				
IDDSI 6단계*: 쉽게 으스러질 정도의 부드러운 음식		• 별도의 액체 없이 부드럽고 촉촉한 한입 크기 • 포크나 숟가락으로 압력을 가하면 으깨지거나 부서질 수 있음 예: 부드럽게 익힌 작은 조각의 고기/생선 또는 야채				
IDDSI 7단계: 씹기 쉬운 부드러운 음식		• 부드럽고 연한 모든 크기의 음식 • 포크 측면으로 자를 수 있음 • 씹기 어려운 질기고 섬유질이 많은 고형물은 포함하지 않음 • 액체와 혼합된 고형식 조각을 포함함 예: 모든 크기의 부드러운 조리된 고기, 생선, 야채, 껍질이 없는 부드러운 과일, 캐서롤, 스튜, 머핀, 케이크				
IDDSI 7단계: 일반식		• 발달과 연령에 적합한 다양한 질감과 크기의 일반적인 식품 • 음식은 단단하거나, 바삭바삭하거나, 질기거나, 섬유질이 많을 수 있음 예: 단단하고 섬유질이 많은 고기, 생 야채				

*Note. The consistencies and descriptions in this chart are based on the International Dysphagia Diet Standardisation Initiative (IDDSI) Framework (see www.iddsi .org) with some slight modifications based on the authors' clinical experience.

**Amount left in syringe when using the IDDSI flow test (see www.iddsi.org)

작업치료사 이름 및 개인 정보: ______________________________

____

____

부록 6.B. 비디오 투시 삼킴 검사 자료 수집

이름: ______________________

생년월일: ______________________

등록번호: ______________________

진단명: ______________________

임상 섭식 검사의 평가 날짜: ______________________

비디오투시 삼킴 검사(VFSS)의 평가 날짜: ______________________

방사선사: ______________________

작업치료사: ______________________

머리와 목의 자세

- ☐ 중립
- ☐ 굽힘
- ☐ 폄
- ☐ 정중선
- ☐ 오른쪽으로 기울여짐
- ☐ 왼쪽으로 기울여짐
- ☐ 오른쪽으로 회전됨
- ☐ 왼쪽으로 회전됨

기타 ______________________

자세

- ☐ 섭식용 의자
- ☐ 영유아용 의자
- ☐ 제작용 좌석
- ☐ 바로 세워 앉은 자세
- ☐ 뒤로 기댄 자세
- ☐ 그 밖에 ______________________

임상 섭식 평가에서 예상되는 삼킴 장애

농도	음식 제공 방법	삼킴 시작 지연	삼킴 전 흡인	삼킴 동안 흡인	삼킴 후 인두 잔여물	삼킴 후 흡인	후두 침습	코인두 역류	기타	의견

비디오 투시 삼킴 검사에서 나타나는 실제 삼킴 장애

농도	음식 제공 방법	삼킴 시작 지연	삼킴 전 흡인	삼킴 동안 흡인	삼킴 후 인두 잔여물	삼킴 후 흡인	후두 침습	코인두 역류	기타	의견

부록 6.C. 비디오투시 삼킴 검사 기록 형식

이름: ____________ 생년월일: ____________ 의뢰: ____________
등록번호: ____________ 평가 날짜: ____________ 방사선사: ____________

작업치료 비디오 투시 삼킴 검사

병력: ____________

섭식 과거력 / 현재 섭식: ____________

임상 섭식 평가: ____________

검사 전에 완료되었는가? ▫ 네 ▫ 아니오 날짜 ________
결과: ____________

비디오 투시 삼킴 검사(방사선사와 협력하여 해석한 결과):
보호자의 동의를 얻은 경우: 검사 동안 보호자의 동반 여부: ▫ 네 ▫ 아니오
자세:
☐ 바로 세워 앉은 자세 ☐ 뒤로 기댄 자세(________ %) 의자의 종류 ________ 머리/목 자세 ________
☐ 옆으로 누운 자세 ☐ 기타/의견: ____________
행동:
☐ 명료함/차분함 ☐ 힘듦/울음 ☐ 졸려함 ☐ 섭식에 협조적임 ☐ 섭식을 거부함 ☐ 기타 ________
섭식 제공자:
☐ 치료사 ☐ 보호자 ☐ 클라이언트 ☐ 기타 ________
현재 의료 장비:
☐ 코위영양관(NG-tube) ☐ 산소(양과 전달 체계, 예: 코삽입관) ________
☐ 기관 절개(커프 유무) ________ ☐ 기타 ________

삼킴 양상	시도 1: ____ 농도: ____ 레시피: ____ 장비: ____ 양: ____	시도 2: ____ 농도: ____ 레시피: ____ 장비: ____ 양: ____	시도 3: ____ 농도: ____ 레시피: ____ 장비: ____ 양: ____	시도 4: ____ 농도: ____ 레시피: ____ 장비: ____ 양: ____
구강 단계				
음식덩어리 크기	☐ 작음 ☐ 보통 ☐ 큼	☐ 작음 ☐ 보통 ☐ 큼	☐ 작음 ☐ 보통 ☐ 큼	☐ 작음 ☐ 보통 ☐ 큼
빨기	☐ 효율적 ☐ 비효율적 ☐ N/A	☐ 효율적 ☐ 비효율적 ☐ N/A	☐ 효율적 ☐ 비효율적 ☐ N/A	☐ 효율적 ☐ 비효율적 ☐ N/A

음식덩어리 조절	☐ 잘함 ☐ 감소 ☐ 낮음	☐ 잘함 ☐ 감소 ☐ 낮음	☐ 잘함 ☐ 감소 ☐ 낮음	☐ 잘함 ☐ 감소 ☐ 낮음
빨고–삼키고–숨쉬기 협응	☐ 잘함 ☐ 보통 ☐ 낮음 ☐ N/A 세부사항: • 빨고–삼키기 주기 내 호흡의 통합 • 호흡을 위한 빨기의 일시 정지 • 섭식 제공자에 의한 외부 도움 요구됨	☐ 잘함 ☐ 보통 ☐ 낮음 ☐ N/A 세부사항: • 빨고–삼키기 주기 내 호흡의 통합 • 호흡을 위한 빨기의 일시 정지 • 섭식 제공자에 의한 외부 도움 요구됨	☐ 잘함 ☐ 보통 ☐ 낮음 ☐ N/A 세부사항: • 빨고–삼키기 주기 내 호흡의 통합 • 호흡을 위한 빨기의 일시 정지 • 섭식 제공자에 의한 외부 도움 요구됨	☐ 잘함 ☐ 보통 ☐ 낮음 ☐ N/A 세부사항: • 빨고–삼키기 주기 내 호흡의 통합 • 호흡을 위한 빨기의 일시 정지 • 섭식 제공자에 의한 외부 도움 요구됨
씹기	☐ N/A 삼킴을 위한 음식덩어리의 분해: ☐ 완전함 ☐ 불완전함 씹기 기술: ☐ 부재 ☐ 미성숙함 ☐ 연령에 적절함	☐ N/A 삼킴을 위한 음식덩어리의 분해: ☐ 완전함 ☐ 불완전함 씹기 기술: ☐ 부재 ☐ 미성숙함 ☐ 연령에 적절함	☐ N/A 삼킴을 위한 음식덩어리의 분해: ☐ 완전함 ☐ 불완전함 씹기 기술: ☐ 부재 ☐ 미성숙함 ☐ 연령에 적절함	☐ N/A 삼킴을 위한 음식덩어리의 분해: ☐ 완전함 ☐ 불완전함 씹기 기술: ☐ 부재 ☐ 미성숙함 ☐ 연령에 적절함
입 밖으로 액체/음식이 흘러내림	☐ 아니오 ☐ 네 이유: • 입술 닫기 감소 • 음식덩어리 조절의 감소 • 혀가 앞쪽으로 돌출됨 • 의도적인 배출	☐ 아니오 ☐ 네 이유: • 입술 닫기 감소 • 음식덩어리 조절의 감소 • 혀가 앞쪽으로 돌출됨 • 의도적인 배출	☐ 아니오 ☐ 네 이유: • 입술 닫기 감소 • 음식덩어리 조절의 감소 • 혀가 앞쪽으로 돌출됨 • 의도적인 배출	☐ 아니오 ☐ 네 이유: • 입술 닫기 감소 • 음식덩어리 조절의 감소 • 혀가 앞쪽으로 돌출됨 • 의도적인 배출
구강 통과	☐ 충분함 ☐ 느림 이유: • 불충분한 구강–운동 움직임 • 최소한의 구강–운동 움직임 • 섭식의 저항	☐ 충분함 ☐ 느림 이유: • 불충분한 구강–운동 움직임 • 최소한의 구강–운동 움직임 • 섭식의 저항	☐ 충분함 ☐ 느림 이유: • 불충분한 구강–운동 움직임 • 최소한의 구강–운동 움직임 • 섭식의 저항	☐ 충분함 ☐ 느림 이유: • 불충분한 구강–운동 움직임 • 최소한의 구강–운동 움직임 • 섭식의 저항

구강 잔여물	☐ 없음 ☐ 있음 대략적으로 입안에 남아 있는 양: • 극소량 • 소량 • 절반 • 음식덩어리의 절반 이상	☐ 없음 ☐ 있음 대략적으로 입안에 남아 있는 양: • 극소량 • 소량 • 절반 • 음식덩어리의 절반 이상	☐ 없음 ☐ 있음 대략적으로 입안에 남아 있는 양: • 극소량 • 소량 • 절반 • 음식덩어리의 절반 이상	☐ 없음 ☐ 있음 대략적으로 입안에 남아 있는 양: • 극소량 • 소량 • 절반 • 음식덩어리의 절반 이상
구강 잔여물의 반응	☐ N/A ☐ 자동적으로 깨끗해짐 (조금씩 삼킴) ☐ 불완전함 ☐ 중재로 인해 깨끗해짐: • 노리개젖꼭지 • 입/입술 닫기 촉진 • 빈 숟가락 • 언어적인 지시 • 기타: ☐ 깨끗해지지 않음	☐ N/A ☐ 자동적으로 깨끗해짐 (조금씩 삼킴) ☐ 불완전함 ☐ 중재로 인해 깨끗해짐: • 노리개젖꼭지 • 입/입술 닫기 촉진 • 빈 숟가락 • 언어적인 지시 • 기타: ㅁ깨끗해지지 않음	☐ N/A ☐ 자동적으로 깨끗해짐 (조금씩 삼킴) ☐ 불완전함 ☐ 중재로 인해 깨끗해짐: • 노리개젖꼭지 • 입/입술 닫기 촉진 • 빈 숟가락 • 언어적인 지시 • 기타: ☐ 깨끗해지지 않음	☐ N/A ☐ 자동적으로 깨끗해짐 (조금씩 삼킴) ☐ 불완전함 ☐ 중재로 인해 깨끗해짐: • 노리개젖꼭지 • 입/입술 닫기 촉진 • 빈 숟가락 • 언어적인 지시 • 기타: ☐ 깨끗해지지 않음
인두 단계				
삼킴의 시작	☐ 지연되지 않음 ☐ 지연됨 삼킬 때 음식덩어리 끝의 위치: • 혀 뒤쪽 • 후두개곡 • 후두개곡과 이상동의 사이 • 이상동 삼킴 시작 전에 음식덩어리가 고이는 소요 시간 __________	☐ 지연되지 않음 ☐ 지연됨 삼킬 때 음식덩어리 끝의 위치: • 혀 뒤쪽 • 후두개곡 • 후두개곡과 이상동의 사이 • 이상동 삼킴 시작 전에 음식덩어리가 고이는 소요 시간 __________	☐ 지연되지 않음 ☐ 지연됨 삼킬 때 음식덩어리 끝의 위치: • 혀 뒤쪽 • 후두개곡 • 후두개곡과 이상동의 사이 • 이상동 삼킴 시작 전에 음식덩어리가 고이는 소요 시간 __________	☐ 지연되지 않음 ☐ 지연됨 삼킬 때 음식덩어리 끝의 위치: • 혀 뒤쪽 • 후두개곡 • 후두개곡과 이상동의 사이 • 이상동 삼킴 시작 전에 음식덩어리가 고이는 소요 시간 __________
코인두 역류	☐ 있음 ☐ 없음	☐ 있음 ☐ 없음	☐ 있음 ☐ 없음	☐ 있음 ☐ 없음

인두 잔여물	☐ 없음 ☐ 있음 잔여물의 위치: • 후두개곡 • 뒤인두벽 • 이상동 대략적으로 인두 내 음식 덩어리가 남아있는 양: • 극소량 • 소량 • 절반 • 음식덩어리의 절반 이상 잔여물의 원인: • 혀 기저부 수축 감소 • 인두벽 움직임 감소 • 상부 식도 조임근 열림 감소	☐ 없음 ☐ 있음 잔여물의 위치: • 후두개곡 • 뒤인두벽 • 이상동 대략적으로 인두 내 음식 덩어리가 남아있는 양: • 극소량 • 소량 • 절반 • 음식덩어리의 절반 이상 잔여물의 원인: • 혀 기저부 수축 감소 • 인두벽 움직임 감소 • 상부 식도 조임근 열림 감소	☐ 없음 ☐ 있음 잔여물의 위치: • 후두개곡 • 뒤인두벽 • 이상동 대략적으로 인두 내 음식 덩어리가 남아있는 양: • 극소량 • 소량 • 절반 • 음식덩어리의 절반 이상 잔여물의 원인: • 혀 기저부 수축 감소 • 인두벽 움직임 감소 • 상부 식도 조임근 열림 감소	☐ 없음 ☐ 있음 잔여물의 위치: • 후두개곡 • 뒤인두벽 • 이상동 대략적으로 인두 내 음식 덩어리가 남아있는 양: • 극소량 • 소량 • 절반 • 음식덩어리의 절반 이상 잔여물의 원인: • 혀 기저부 수축 감소 • 인두벽 움직임 감소 • 상부 식도 조임근 열림 감소
삼킴후 잔여물의 청결	☐ N/A ☐ 후속 삼킴을 통해 대부분 사라짐 ☐ 후속 삼킴을 통해 일부분 사라짐 ☐ 중재를 통해 대부분/일부분 사라짐 • 삼킴을 유도하기 위한 입술 닫기 촉진 • 삼킴을 유도하기 위한 빈 숟가락 • 삼킴을 유도하기 위한 언어적인 지시 • 기타 ☐ 사라지지 않음	☐ N/A ☐ 후속 삼킴을 통해 대부분 사라짐 ☐ 후속 삼킴을 통해 일부분 사라짐 ☐ 중재를 통해 대부분/일부분 사라짐 • 삼킴을 유도하기 위한 입술 닫기 촉진 • 삼킴을 유도하기 위한 빈 숟가락 • 삼킴을 유도하기 위한 언어적인 지시 • 기타 ☐ 사라지지 않음	☐ N/A ☐ 후속 삼킴을 통해 대부분 사라짐 ☐ 후속 삼킴을 통해 일부분 사라짐 ☐ 중재를 통해 대부분/일부분 사라짐 • 삼킴을 유도하기 위한 입술 닫기 촉진 • 삼킴을 유도하기 위한 빈 숟가락 • 삼킴을 유도하기 위한 언어적인 지시 • 기타 ☐ 사라지지 않음	☐ N/A ☐ 후속 삼킴을 통해 대부분 사라짐 ☐ 후속 삼킴을 통해 일부분 사라짐 ☐ 중재를 통해 대부분/일부분 사라짐 • 삼킴을 유도하기 위한 입술 닫기 촉진 • 삼킴을 유도하기 위한 빈 숟가락 • 삼킴을 유도하기 위한 언어적인 지시 • 기타 ☐ 사라지지 않음
후두 상승	☐ 적절함 ☐ 감소됨	☐ 적절함 ☐ 감소됨	☐ 적절함 ☐ 감소됨	☐ 적절함 ☐ 감소됨

후두 침습	☐ 없음 ☐ 있음 정도: • 후두덮개 아래 • 후두 전정 내 • 성대 위치 빈도: ______	☐ 없음 ☐ 있음 정도: • 후두덮개 아래 • 후두 전정 내 • 성대 위치 빈도: ______	☐ 없음 ☐ 있음 정도: • 후두덮개 아래 • 후두 전정 내 • 성대 위치 빈도: ______	☐ 없음 ☐ 있음 정도: • 후두덮개 아래 • 후두 전정 내 • 성대 위치 빈도: ______
흡인	☐ 없음 ☐ 있음 흡인 시기 • 삼킴 전 • 삼킴 시작 동안 • 삼킴 동안 • 삼킴 후 빈도: ______ 양: • 매우 적음 • 적음 • 절반 • 많음	☐ 없음 ☐ 있음 흡인 시기 • 삼킴 전 • 삼킴 시작 동안 • 삼킴 동안 • 삼킴 후 빈도: ______ 양: • 매우 적음 • 적음 • 절반 • 많음	☐ 없음 ☐ 있음 흡인 시기 • 삼킴 전 • 삼킴 시작 동안 • 삼킴 동안 • 삼킴 후 빈도: ______ 양: • 매우 적음 • 적음 • 절반 • 많음	☐ 없음 ☐ 있음 흡인 시기 • 삼킴 전 • 삼킴 시작 동안 • 삼킴 동안 • 삼킴 후 빈도: ______ 양: • 매우 적음 • 적음 • 절반 • 많음
흡인 시 반응	☐ N/A ☐ 반응 없음 ☐ 즉각적인 기침 ☐ 지연된 기침 ☐ 비일관적인 기침 ☐ 헛기침 ☐ 산소포화도 변화 ______ ☐ 호흡 상태 변화 ______ ☐ 기타: ______	☐ N/A ☐ 반응 없음 ☐ 즉각적인 기침 ☐ 지연된 기침 ☐ 비일관적인 기침 ☐ 헛기침 ☐ 산소포화도 변화 ______ ☐ 호흡 상태 변화 ______ ☐ 기타: ______	☐ N/A ☐ 반응 없음 ☐ 즉각적인 기침 ☐ 지연된 기침 ☐ 비일관적인 기침 ☐ 헛기침 ☐ 산소포화도 변화 ______ ☐ 호흡 상태 변화 ______ ☐ 기타: ______	☐ N/A ☐ 반응 없음 ☐ 즉각적인 기침 ☐ 지연된 기침 ☐ 비일관적인 기침 ☐ 헛기침 ☐ 산소포화도 변화 ______ ☐ 호흡 상태 변화 ______ ☐ 기타: ______

상부 식도 조임근 열림	□ 흐름 방해 없음 □ 흐름 방해 부분적으로 있음 □ 흐름 방해 완전하게 존재함 원인: • N/A • 상부 식도 조임근 열림 정도 감소 • 상부 식도 조임근 열림의 지속 시간 감소 • 음식덩어리의 느린 움직임	□ 흐름 방해 없음 □ 흐름 방해 부분적으로 있음 □ 흐름 방해 완전하게 존재함 원인: • N/A • 상부 식도 조임근 열림 정도 감소 • 상부 식도 조임근 열림의 지속 시간 감소 • 음식덩어리의 느린 움직임	□ 흐름 방해 없음 □ 흐름 방해 부분적으로 있음 □ 흐름 방해 완전하게 존재함 원인: • N/A • 상부 식도 조임근 열림 정도 감소 • 상부 식도 조임근 열림의 지속 시간 감소 • 음식덩어리의 느린 움직임	□ 흐름 방해 없음 □ 흐름 방해 부분적으로 있음 □ 흐름 방해 완전하게 존재함 원인: • N/A • 상부 식도 조임근 열림 정도 감소 • 상부 식도 조임근 열림의 지속 시간 감소 • 음식덩어리의 느린 움직임
식도 단계 (관찰 시)	□ 문제 없음 □ 인두로 음식덩어리가 역류함 □ 식도를 통한 음식덩어리 움직임 느림	□ 문제 없음 □ 인두로 음식덩어리가 역류함 □ 식도를 통한 음식덩어리 움직임 느림	□ 문제 없음 □ 인두로 음식덩어리가 역류함 □ 식도를 통한 음식덩어리 움직임 느림	□ 문제 없음 □ 인두로 음식덩어리가 역류함 □ 식도를 통한 음식덩어리 움직임 느림

Note. HFNC = high-flow nasal cannula; N/A= not applicable; NG = nasogastric tube; UES = upper esophageal sphincter.

추가 정보: ______________________________

결과 요약: ______________________________

권고사항: ______________________________

작업치료사 이름: ______________________________

작업치료사 연락처 정보: ______________________________

부록 6.D. 영유아의 삼킴

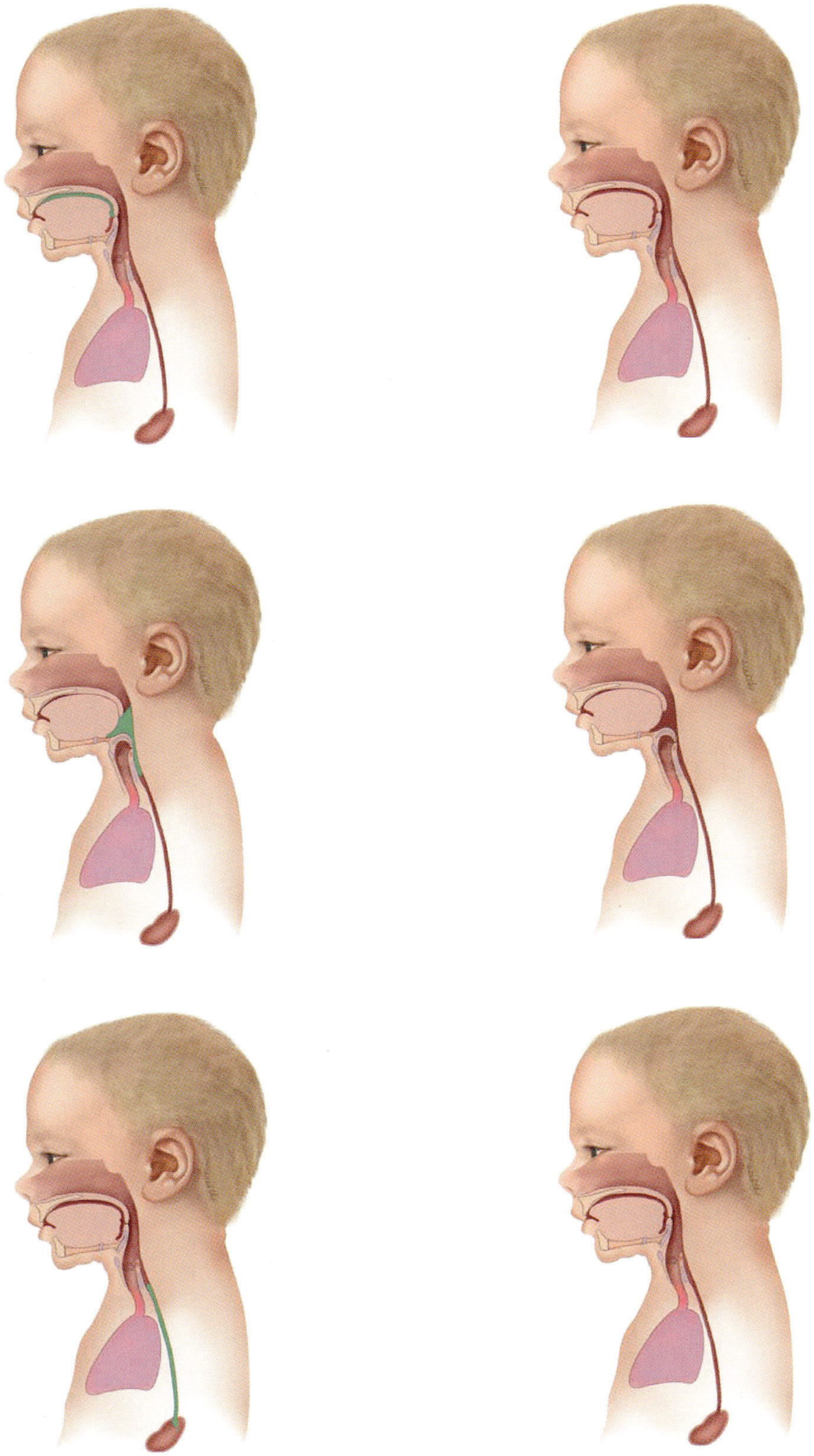

부록 6.E. 아동의 삼킴

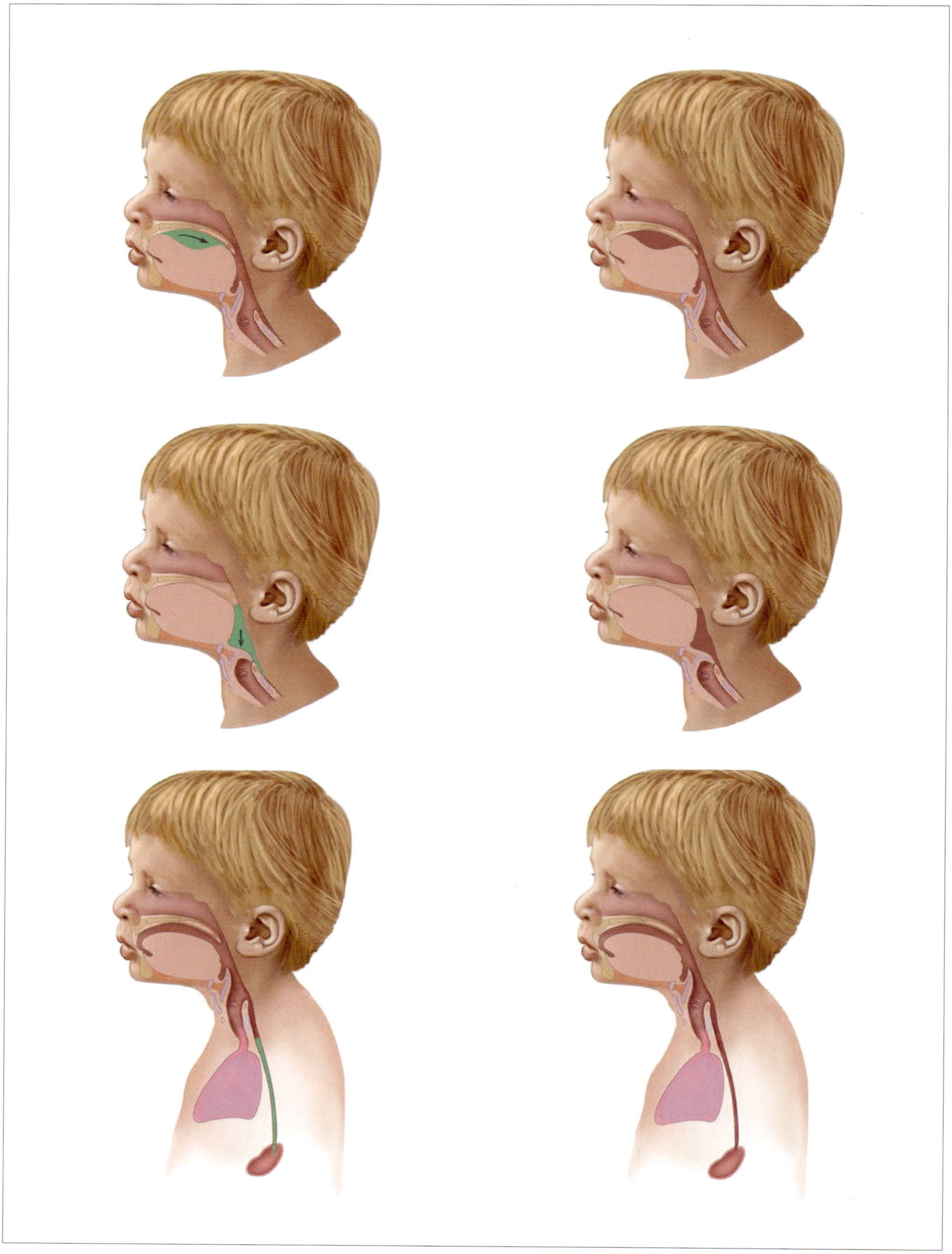

부록 6.F. 삼킴 문제가 예상되는 징후

다음은 아동이 먹거나 마시는 동안 흡인 중(음식이나 액체가 기도로 들어가는 것)이거나 흡인이 될 위험이 있음을 나타내는 징후이다.

구강 섭식 중 주의해야 할 징후:

- 기침이나 질식
- 입술 주변이 칙칙하거나 새파래짐
- 숨소리가 거칠거나 쌕쌕거림
- 젖어있거나 가글거리는 호흡(아이가 액체를 통해 숨을 쉬는 것처럼 들릴 수 있음)
- 호흡을 증가시키기 위한 움직임
  - 가슴이 안쪽으로 함몰
  - 머리 흔듦
  - 빠른 호흡
  - 콧구멍 벌림
  - 목과 어깨 근육 사용
- 숨이 참
- 삼킬 때 불편함(예: 얼굴을 찡그리거나 울음)

주의해야 할 일반적인 징후:

- 만성 기침
- 재발성 폐렴 또는 흉부 감염
- 설명되지 않는 잦은 발열

이러한 징후가 관찰되면 아동의 치료사 또는 기타 의료서비스 전문가에게 문의하시오.

아동에게 즉각적인 처치가 필요하다고 생각되면 가장 가까운 응급실로 가시오.

작업치료사: ____________________

작업치료사 연락처 정보: ____________________

____

CHAPTER 7

위 식도 역류 및 기타 위장 문제

(Gastroesophageal Reflux and Other Gastrointestinal Issues)

SHERNA MARCUS, MHS, BScOT, and SUZANNE BRETON, MA, BScOT

챕터 하이라이트

- 기타 위장 문제(Other gastrointestinal issues)
- 우유 단백질 알레르기(Cow's milk protein allergy)
- 위 식도 역류 및 삼킴 장애(Gastroesophageal reflux and swallowing dysfunction)
- 위 식도 역류 질환 및 기타 위장 문제의 영향을 가장 많이 받는 진단 그룹(Diagnostic groups most affected by GERD and other GI issues)
- 위 식도 역류 질환(Gastroesophageal reflux disease: GERD)
- 위 식도 역류 질환과 기타 위장 문제를 가진 영유아를 위한 작업치료 임상 섭식 평가(Occupational therapy clinical feeding assessment for infants and children with GERD and other GI issues)
- 위 식도 역류 질환과 기타 위장 문제에 대한 중재(Interventions for GERD and other GI issues)
- 작업치료 구강 수유 중재(Occupational therapy oral feeding interventions)

주요 용어 및 개념

- pH 탐침(pH probe)
- 공기삼킴증(Aerophagia)
- 과민성 구역질 반사(Hypersensitive gag reflex)
- 다채널 관내 교류저항(Multichannel intraluminal impedance)
- 변비(Constipation)
- 빠른 내성(Tachyphylaxis)
- 상부 위장관 조영술(Upper gastrointestinal series)
- 샌디퍼 증후군(Sandifer syndrome)
- 선천성 가로막 탈장(Congenital diagphramatic hernia)
- 수면 중 수유(Sleep feeding)
- 식도 내시경(Esophageal endoscopy)
- 식도 운동 이상(Esophageal dysmotility)
- 식도폐쇄증(Esophageal atresia)
- 우유 단백질 알레르기(Cow's milk protein allergy)
- 위 마비(Gastroparesis)
- 위 식도 역류 질환(Gastroesophageal reflux disease)
- 위 식도 역류(Gastroesophageal reflux)
- 인후두 역류(Laryngopharyngeal reflux)
- 지연된 위 배출(Delayed gastric emptying)
- 창자 운동 이상(Intestinal dysmotility)
- 핵 의학 섬광조영술(Nuclear medicine scintigraphy)
- 호산구 증가성 식도염(Eosinophilic esophagitis)
- 후두연화증(Laryngomalacia)

영유아의 위장 문제는 수유, 성장 장애, 호흡곤란, 짜증 내기의 양상을 초래할 수 있다. 수유 문제는 영유아의 수유 기술 발달과 보호자-자녀 관계에 영향을 미칠 수 있으며, 위 식도 역류 질환은 지역사회 및 병원 환경에서 영유아에게 중요한 문제로 인식되고 있다(Batra & Beattie, 2015). 영유아에게 영향을 미치는 기타 위장 문제는 지연된 위 배출(Saliakellis & Fotoulaki, 2013; Staelens et al., 2008), 변비(Ambartsumyan & Rodriguez, 2014; Borowitz & Sutphen, 2004; Vandenplas et al., 2014), 우유 단백질 알레르기(CMPA; Brill, 2008; Ewing & Allen, 2005; Lifschitz & Szajewska, 2014)가 있다. 또한 다른 알레르기도 위장 문제를 일으킬 수 있다(9장 "아동 영양학" 참조). 위장 문제가 있는 영유아는 불충분한 구강 수유, 제한된 구강 섭취 또는 구강 수유 거부로 인해 수유 평가를 위해 작업치료사에게 자주 의뢰된다.

1. 위 식도 역류 및 위 식도 역류 질환 GER AND GERD

위 식도 역류(Gastroesophageal reflux - GER)는 역류 또는 구토를 유발하거나 유발하지 않을 수 있는 위의 내용물이 식도로 역행하는 것이다(Czinn & Blanchard, 2013). 위 식도 역류는 생후 첫 2개월 동안 영유아의 70-85%에서 나타나는 정상적인 현상이며(Czinn & Blanchard, 2013) 일반적으로 생후 12-18개월에 저절로 사라지는 생리학적 현상이다(Bhavsar et al., 2011). 위 식도 역류는 역류 증상이 자주 발생하거나 역류된 물질이 잘 제거되지 않을 때 나타나는 병리학적 현상이다(Vandenplas et al., 2005). 또한 성장 장애, 호흡기 질환, 식도염, 수유 문제, 수면 문제, 무호흡 및 생명을 위협하는 심각한 사건과 같은 문제 증상을 동반하며 **위 식도 역류 질환(Gastroesophageal reflux disease - GERD)**(Czinn & Blanchard, 2013)으로 분류된다.

위 식도 역류는 1차와 2차로 분류할 수 있다. 1차성 위 식도 역류는 하부 식도 조임근의 기능장애로 인해 발생하며(Vandenplas et al., 2005), 영유아에서 위 식도 역류의 주요 기전인 하부 식도 조임근의 일시적인 이완으로 발생한다(Batra & Beattie, 2015). 2차성 위 식도 역류는 우유 단백질 알레르기(Baunach et al., 2011; Vandenplas et al., 2005), 지연된 위배출(Czinn & Blanchard, 2013), 변비(Ambartsumyan & Rodriguez, 2014; Borowitz & Sutphen, 2004)과 같은 다른 기저 질환으로 인해 발생한다.

2. 기타 위장 문제 OTHER GI ISSUES

지연된 위 배출/운동 이상, 우유 단백질 알레르기 및 변비와 같은 다른 유형의 위장 문제는 위 식도 역류 질환의 원인이 되거나 중증도를 높일 수 있다. 또한 이러한 위장 문제는 종종 영유아의 구강 수유에 대한 관심과 의지에 영향을 미치는 다른 증상을 유발할 수 있으므로 위장 문제가 영유아의 구강 수유에 미치는 영향을 인식하는 것이 중요하다.

1) 지연된 위 배출 또는 위장 운동 이상(Delayed Gastric Emptying or GI Dysmotility)

해부학적 문제가 없는 일부 영유아는 **지연된 위 배출(Delayed gastric emptying)** 또는 **위 마비(Gastroparesis)**가 나타날 수 있으며, 이는 정상 영유아와 비교했을 때 위 배출에 더 많은 시간이 소요된다(Jericho et al., 2014). 지연된 위 배출 외에도 일부 영유아는 장에서 음식의 이동이 느린 **창자 운동 이상(Intestinal dysmotility)**을 경험한다. 소아과에서 정의하는 지연된 위 배출은 일반적으로 1시간에 60% 이상의 음식물이 위에 남아 있거나 음식물이 위에서 배출되는데 걸리는 시간이 90-100분 이상이 소요되는 경우를 의미한다(Ambartsumyan & Rodriguez, 2014).

지연된 위 배출 또는 위장 운동 이상은 위의 팽만을 연장하고 하부 식도 조임근의 일시적 이완의 빈도를 증가시켜 역류를 악화시킬 수 있기 때문에 위 식도 역류 질환의 주요 요인으로 여겨진다(Batra & Beattie, 2015). 위 식도 역류 질환을 진단받은 환자의 20-50%에서 지연된 위 배출이 나타난다(Sullivan, 2008). 특히 심각한 위 식도 역류 질환의 경우 지연된 위 배출을 위 식도 역류의 발생 가능한 원인으로 고려해야 한다. 성인의 지연된 위 배출은 일반적으로 구토, 복통, 메스꺼움, 조기 포만감 및 수유 후 포만감과 연관된다(Waseem et al., 2012). 소아과에서의 위 마비 연구는 제한적이며 또한 위 마비는 종종 인식되지 않는 경우가 많다(Waseem et al., 2012). 영유아를 대상으로 한 연구에 따르면 메스꺼움(Jericho et al., 2014)과 복통을 동반한 메스꺼움(Waseem et al., 2012)이 지연된 위 배출과 관련된 것으로 나타났다(사례연구 7.1. 참조). 이러한 증상을 보이는 영유아의 경우 언어적 표현이 아직 미성숙하기에 지연된 위 배출을 판단하는 것은 어려운 일이다. 영유아의 경우 지연된 위 배출은 구토와 다량의 위 잔여물, 복부 팽만, 변비를 특징으로 하는 수유 못견딤증과 관련 있다(Staelens et al., 2008). 지연된 위 배출 또는 위장 운동 이상은 더 오랫동안 포만감을 유지하기 때문에 구강 수유 중 배고픔을 적게 느끼거나 조기 포만감을 초래한다.

2) 우유 단백질 알레르기 또는 과민증(Cow's MilK Protein Allergy or Intolerance)

우유 단백질 알레르기(Cow's Milk Protein Allergy – CMPA)는 영유아의 식품 알레르기 중 가장 흔한 원인으로 조제분유를 수유하는 영유아의 3%–5%에서, 모유를 수유하는 영유아의 0.5%에서 발생한다(Vandenplas et al., 2015)(우유 단백질 알레르기 및 기타 식품 알레르기에 대한 자세한 내용은 9장 참조). 우유 단백질 알레르기의 증상에는 아토피 피부염, 설사 또는 변비, 울혈 또는 잦은 귀 감염(Baunach et al., 2011)과 비염, 천명, 협착과 같은 호흡기 증상(Vandenplas et al., 2015)이 포함될 수 있다. 위 식도 역류와 우유 단백질 알레르기는 함께 나타날 수 있으며 위 식도 역류 질환이 있는 영유아의 대다수가 우유 단백질 알레르기를 가지고 있다(Cavataio et al., 2000). 경우에 따라 우유 단백질 알레르기가 위 식도 역류 질환의 원인으로 여겨지기도 하며(Vandenplas et al., 2005), 1차성 위 식도 역류와 우유 단백질 알레르기의 증상이 중복되기도 한다(Cavataio et al., 2000; Vandenplas et al.,2015). Cavataio(2000) 등의 연구에 따르면 위 식도 역류 및 우유 단백질 알레르기의 임상 증상은 통계적으로 위 식도 역류 단독으로 관찰되는 증상과 다르지 않다. 그러나 위 식도 역류와 우유 단백질 알레르기가 모두 있는 환자는 설사, 피부염 및 비염과 같은 전형적인 우유 단백질 알레르기 증상이 주로 나타났다. 또한 우유 단백질 알레르기는 지연된 위 배출을 유발하는 것으로 나타났기 때문에(Kovacic et al., 2020; Ravelli et al., 2001) 우유 단백질 알레르기는 지연된 위 배출과 유사한 징후 및 증상을 나타낼 수 있다.

Ewing과 Allen(2005)에 따르면 우유 단백질 알레르기가 있는 영유아는 구토, 짜증, 성장 장애, 수면 장애 그리고 구강 수유의 어려움과 역류가 있는 영유아와 유사한 많은 증상을 보인다. 또한 이러한 영유아는 메스꺼움, 설사, 혈변, 습진과 같은 다른 증상을 보이기도 한다(Ewing & Allen, 2005). 메스꺼움은 영유아(감각에 대해 설명할 수 없는)에서 알아차리기 어렵지만 우유 단백질 알레르기 과민증이 있는 나이가 많은 아동은 메스꺼움을 보고하여 영유아도 메스꺼움을 경험한다고 가정할 수 있다. 구강 수유와 관련된 메스꺼움과 구토 때문에 우유 단백질 알레르기가 있는 영유아는 수유에 관심이 줄어들고 수유를 거부할 위험이 있다(Heine et al., 2002; 사례 7.2 참조).

3) 변비(Constipation)

배변이 어렵고 배변의 빈도가 낮은 **변비(Constipation)**는 영유아의 부모나 보호자가 가장 흔히 호소하는 문제이다(Ambart sumyan & Rodriguez, 2014). 영유아의 변비는 종종 위 식도 역류 질환으로 오진될 수 있는 상부 위장 증상과 관련이 있다. 만성 변비는 구토, 메스꺼움, 복통, 배고픔 감소와 같은 구강 수유에 영향을 미칠 수 있는 몇 가지 위장 문제 증상을 유발한다(Sullivan, 2008; 사례 7.3 참조). 변비가 있는 34명의 영유아를 대상으로 한 연구에서 보고된 상부 위장 증상에는 반복적인 구토, 메스꺼움의 만성화, 빈번한 속 쓰림, 만성 또는 재발성 복통이 포함되어 있다(Borowitz & Sutphen, 2004). 이들 34명의 영유아는 모두 적극적인 변비 관리로 모든 위장 증상이 완전히 해소되거나 상당히 개선되었다(Borowitz & Sutphen, 2004). 위 식도 역류(Vandenplas et al., 2005)와 지연된 위 배출(Fernandes et al., 2013; Kovacic et al., 2020)은 모두 영유아의 만성 변비와 관련이 있다.

영유아의 변비는 다른 위장 문제와 유사한 방식으로 나타날 수 있으므로 근본적인 원인을 파악하기가 어렵다. 그러나 다른 점은 변비를 치료하면 영유아의 위장 문제가 해결된다는 것이다. 부모는 종종 자녀의 배변 패턴을 알아차리지 못하지만 자녀가 배변 후에 더 잘 먹는다는 것은 알고 있을 것이다.

3. 위 식도 역류와 기타 위장 문제의 위험이 증가한 의학적 상태 MEDICAL CONDITIONS WITH INCREASED RISK OF GER AND OTHER GI ISSUES

다양한 의학적 및 발달적 상태는 구강 섭식에 영향을 미칠 수 있는 위장 문제의 위험 증가와 관련이 있다.

1) 위 식도 역류(GER – gastroesophageal reflux)

위가 차면서 복강 내 압력은 증가한다. 이에 대한 반응으로 식도와 하부 식도 조임근의 압력도 증가한다. 복강 내 압력이 하부 식도 조임근의 압력보다 크면 음식물이 식도 하부로 역류하여 위 식도 역류가 발생한다(Henry, 2004; Mousa & Hassan, 2017; Van Wijk et al., 2007). 심한 위 식도 역류는 이러한 압력 변화에 영향을 미치는 의학적 상태에서 흔히 볼 수 있다. 예를 들어 과긴장은 복강 내 압력의 증가를 일으킬 수 있고, 저긴장은 하부 식도 조임근의 압력을 감소시켜 보다 빈번한 역류를 일으키게 된다(Henry, 2004). 또한 운동 이상을 보이는 영유아는 식도에서 역류된 음식물이 느리게 제거되는 식도 운동 이상을 겪을 수 있다.

식도폐쇄증(Esophageal atresia – EA)과 같은 해부학적 질환이 있는 영유아는 식도가 막힌 주머니 형태로 끝나는 선천성 기형으로 식도의 내재적 운동 이상으로 인해 위 식도 역류의 위험이 증가한다. 또한 식도폐쇄증을 보이는 영유아는 식도의 외과적 수술 후 하부 식도 조임근의 일부 기능을 상실할 수 있다(Mousa et al., 2017). 식도폐쇄증에서 식도 운동 이상 또는 식도 하부의 비정상적인 신경분포는 식도에 남아있는 음식물 제거를 어렵게 하여 위 식도 역류를 일으킨다(Mahoney & Rosen, 2016).

만성 폐질환이나 선천성 가로막 탈장과 같은 호흡기 질환이 있는 영유아에게 필요한 호흡의 증가는 흉부 내 압력을 더욱 증가시켜 역류를 악화시킨다(Henry, 2004; Vandenplas et al., 2005). 후두 연골의 선천적 기형인 **후두연화증**(Laryngomalacia)을 가진 영유아가 경험하는 기도 폐쇄 역시 흉강 내 압력과 역류를 증가시킨다(Galluzzi et al., 2015; 식도폐쇄증 및 후두연화증에 대한 자세한 내용은 11장 "구조적 결함: 1부" 참조).

2) 지연된 위 배출 또는 위장 운동 이상(Delayed Gastric Emptying or GI Dysmotility)

지연된 위 배출과 장 통과 시간의 증가는 미숙아(Schurr & Findlater, 2012; Staelens et al., 2008)와 신경 장애가 있는 영유아(Batra & Beattie, 2015)에서 보고되었다. 입에서 시작하여 십이지장의 두 번째 부분에서 끝나는 위장관의 일부인 앞창자의 운동성은 중추 신경계에 의해 조절된다(Sullivan, 2008). 따라서 신경 장애가 있는 영유아는 종종 앞창자에서 운동 이상이 나타나 **식도 운동 이상**(Esophageal dysmotility)과 하부 식도 조임근의 기능 장애 또는 지연된 위 배출이 발생할 수 있다(Sullivan, 2008).

지연된 위 배출은 중환자와 급성 호흡곤란이 있는 영유아에게도 나타난다(Kovavic, 2019). 영양실조는 지연된 위 배출과도 관련이 있지만 이는 영양 재활로 개선이 가능하다(Kovavic, 2019).

3) 변비(Constipation)

변비는 운동성 저하, 비정상적인 근 긴장 및 배변 운동 이상(Sullivan, 2008)으로 인해 신경학적 손상이 있는 영유아에게서 매우 흔하게 나타난다(Veugelers et al., 2010). 변비는 편식을 하고 과일과 채소를 기피하는 영유아에게 더 흔하게 나타나고, 쌀 분말로 점도를 증진한 이유식을 먹는 영유아에게도 생길 위험이 높다.

4. 위 식도 역류 질환과 기타 위장 문제를 가진 영유아와 아동을 위한 작업치료 임상 섭식 평가 OCCUPATIONAL THERAPY CLINICAL FEEDING ASSESSMENT FOR INFANTS AND CHILDREN WITH GERD AND OTHER GI ISSUES

구강 섭식에 영향을 미치는 위 식도 역류 질환 및 기타 위장 문제는 전문가 간 섭식팀의 평가 및 관리가 필요하고 작업치료사는 이 팀의 필수 구성원이다. 다양한 위장 문제의 징후와 증상은 종종 중복되어 나타나며 이 증상들을 구별하는 것이 어려울 수 있으나, 이 구별은 적절한 중재를 결정하기 위해 중요하다. 진단 검사는 침습적이고 비용이 많이 들며 방사선에 노출될 위험이 있다. 또한 "영유아의 경우 위 식도 역류 질환을 진단할 수 있는 증상이나 합병증이 없다."는 사실이 알려져 있다(Vandenplas et al., 2009, p.499). 또한 현재 위 식도 역류 질환의 진단은 영유아의 위 식도 역류 질환을 진단하기 위한 단일화된 표준검사가 없기 때문에 주로 임상적 추론에 기반한다(Rosen et al., 2018).

작업치료 임상 섭식 평가(수유 이력 포함)는 위장 문제를 보이는 영유아 평가의 중요한 부분이다. 섭식 평가를 진행하는 동안 위 식도 역류 질환과 기타 위장 문제 외에도 다른 섭식 또는 삼킴 문제를 구별하는데 도움이 될 수 있는 독특한 임상 징후도 관찰된다. 이 정보는 전문가들이 적절한 중재를 선택할 수 있도록 도움을 제공한다.

1) 위 식도 역류 질환 및 기타 위장 문제의 임상 징후 (Clinical Signs of GERD and Other Issues)

다음 임상 징후는 위장 문제를 암시하며 일부 징후는 위장 문제와 다른 증상을 구분하는데 도움이 될 것이다.

(1) 구토 또는 역류(Vomiting or regurgitation)

일부 영유아는 수유 중 자주 구토를 하는데 이는 역류로 인해 나타나는 증상이다. 그러나 역류로 인한 구토는 소수에 불과하다(Vandenplas et al., 2005). 구토를 하지 않는 영유아는 위 내용물이 식도나 인두로 "조용히" 역류하는 것을 경험할 수 있다(Jung, 2001). 역류를 경험하는 영유아는 역류가 발생하기 시작하면 먹는 것을 중단하기 때문에 반드시 구토를 하지 않을 수 있다.

(2) 제한된 섭취(Limited intake)

1차성 위 식도 역류 질환이 있는 영유아는 처음에는 잘 먹지만 지속해서 먹는 것을 싫어한다(Strudwick, 2003). 일정량(종종 30~60ml)을 섭취하면 위 내용물이 식도로 때로는 인두로 역류하기 시작하며 이 역류는 통증과 불편함을 동반하기 때문에 오랫동안 먹으려 하지 않는다(Strudwick, 2003). 그러나 많은 경우 영유아는 비 산성 역류 또는 약산성 역류만 경험하고(Rybak et al., 2017) 통증과 불편함의 징후를 보이지 않음에도 불구하고 먹기를 거부할 수 있다. 이러한 영유아는 수유 중에 계속 거부하는 경향(예; 젖을 떼고, 젖꼭지를 입에서 빼내고, 빨지 않음)이 있지만 몸을 꿈틀거리거나, 얼굴을 찡그리거나, 울음 등의 통증을 암시하는 징후는 보이지 않는다. 수유 시 산성 역류가 있는 영유아와 비 산성 역류가 있는 영유아를 구별하는 것은 그에 맞는 적합한 중재를 선택할 수 있으므로 매우 중요하다(예; 영유아가 통증 징후를 나타내지 않으면 산 차단제가 도움되지 않음).

(3) 통증 또는 불편함(Pain or discomfort)

역류가 있는 영유아가 울거나 보채거나 등을 구부리면 위 식도 역류 질환을 의심하는 것이 좋다(Vandenplas et al., 2005). 역류를 경험하는 영유아는 구강 수유 중에 식도나 인두에 산이 존재하기 때문에 종종 통증과 불편함의 징후를 보인다. 일반적으로 영유아는 수유 초기에 잘 먹다가 일정량을 섭취한 후에 역류가 시작되어 수유를 지속하기가 어렵다(Strudwick, 2003). 얼굴을 찡그리거나 몸부림치기, 울음, 몸 웅크리기 등의 통증과 불편함의 징후를 보인다(Mahant, 2017; Rie et al., 2007). 영유아는 종종 수유 후에 불안정한 양상을 보이기도 한다. 경관 수유를 하는 영유아라면 경관 수유 중에 통증과 불편함의 징후를 보일 수 있다.

일부 영유아는 처음 몇 번 삼킨 후 통증의 징후를 보이는데(예; 얼굴을 찡그리거나, 울거나, 젖병이나 유방에서 멀어짐), 이 징후는 역류의 가능성이 낮다. 역류는 일반적으로 소량의 음식물이 위에 있을 때 수유를 할 경우 그 이후에 발생한다. 그러나 수유를 시작하고 삼킴 이후에 나타나는 통증의 징후는 인두 및 식도의 염증과 관련될 수 있다(Vandenplas et al., 2009). 또한 변비는 복통과 관련 있고(Sullivan, 2008), 수유 중에 관찰되는 통증의 원인이 될 수도 있다. 변비가 수유 중 통증의 원인이라면 변비를 치료하면 통증의 증상은 개선된다.

(4) 목과 등을 활처럼 폄(Arching of the neck and back)

위 식도 역류 질환이 있는 일부 영유아는 수유 중 역류로 인해 목과 등이 비정상적으로 펴진 자세를 취한다. 이러한 자세를 **샌디퍼 증후군(Sandifer syndrome)**이라고 하며(Sherman et al., 2009; Vandenplas et al., 2009), 이 자세는 음식물이 식도에서 빨리 내려가는데 도움 된다는 가설이 있다(Vandenplas et al., 2005).

(5) 배고픔(Hunger)

수유 시간에 보이는 배고픔의 징후는 다른 근본적인 문제로 인해 유발된 1차성 위 식도 역류 질환과 2차성 위 식도 역류 질환을 구별하는데 도움을 준다. 1차성 위 식도 역류 질환이 있는 영유아는 배고픔의 징후를 보이며 일반적으로 젖병이나 모유 수유 시작 시 기꺼이 먹기 시작한다. 역류가 있는 영유아는 구강 수유와 관련된 통증이나 불편함을 느끼기 때문에 종종 구강 수유 보다는 배고픔을 선택한다. 부모에게 영유아의 수유 이력과 배고픔 부족 또는 수유 거부가 항상 있었는지 확인해야 한다.

지연된 위 배출, 위장 운동 이상 및 우유 단백질 알레르기(CMPA-지연된 위 배출과 관련됨)가 있는 영유아는 배고픔을 잘 느끼지 않는다. 이 영유아는 수유 시간에 배고픔의 전형적인 징후를 전혀 나타내지 않으며 종종 고통이나 불편함의 징후 없이 몇 시간 동안 먹지 않고도 시간을 보낼 수 있다. 이 양상은 일반적으로 수유가 시작될 때는 수유에 관심이 있는 것처럼 보이지만 역류가 발생하면 수유량을 제한하는 1차성 위 식도 역류를 가진 영유아와는 다르다.

(6) 졸리거나 잠들 때 수유(Feeding when asleep or less alert)

역류 또는 기타 위장 문제가 있는 영유아는 종종 졸리거나 자는 동안 가장 잘 먹는다(Strudwick, 2003). 구강 수유와 관련된 통증과 불편함 또는 메스꺼움과 배고픔 부족으로 영유아는 깨어 있을 때 먹지 않으려 한다. 영유아가 얕은 잠을 자면서 구강 수유와 관련된 감각을 덜 인식하면 종종 깨어 있을 때보다 더 잘 먹고 더 오랫동안 수유를 지속할 수 있다.

(7) 구역질을 동반한 구강 수유(Gagging with oral feeding)

역류 및 기타 위장 문제가 있는 영유아는 종종 과민성 구토 반사를 보인다(Strud wick, 2003). 이로 인해 모유 수유 또는 젖병 수유에서 퓌레 및 고형식으로의 전환이 어려울 수 있다(자세한 내용은 5장 "퓌레, 고형식, 컵으로 마시기 전환의 어려움" 참조). 구강 수유 시 관찰되는 구역질 또한 메스꺼움의 징후일 수 있고 메스꺼움은 지연된 위 배출(Jericho et al., 2014; Waseem et al., 2012), 우유 단백질 알레르기(Ewing & Allen, 2005) 및 변비(Borowitz & Sutphen, 2004)와 관련이 있다.

(8) 미성숙한 구강-운동 기술(Immature oral-motor skills)

구강 감각 과민을 보이는 위 식도 역류 질환의 영유아는 종종 제공되는 새로운 음식을 거부한다. 또한 영유아가 구토를 하면 대다수의 부모는 영유아가 질식하는 것으로 오해하고 영유아에게 도전적인 음식을 주지 않는다(About Kids Health, 2009). 결과적으로 영유아는 질감이 있는 퓌레나 단단한 음식을 먹는데 필요한 구강-운동 기술을 향상할 기회를 잃게 된다.

(9) 노리개 젖꼭지는 잘 빨지만 젖병이나 유방의 젖꼭지 빨기의 어려움(Poor suck on bottle nipple or breast but suck on soother)

구강 수유 시 통증과 불편함을 느끼는 영유아는 종종 젖병이나 유방의 젖꼭지 빨기를 거부한다(Strudwick, 2003). 영유아는 종종 젖꼭지를 물고 있거나 혀로 젖꼭지를 밀어낸다. 때때로 영유아는 비효율적인 비영양적 빨기 방법을 사용하기도 한다. 이는 빨기 문제로 충분히 오해할 수 있지만 사실은 구강 수유의 불편함을 최소화하기 위해 조금 덜 먹으려는 영유아의 시도이다. 부모는 영유아가 노리개 젖꼭지를 강하게 빨 때와 그리고 때때로(예; 졸릴 때나 수유를 시작할 때) 효율적인 수유가 가능하다고 보고한다. 이 보고는 영유아에게 빨기의 문제가 없다고 가정할 수 있다. 하지만 이것은 영유아가 비효율적인 빨기를 의도적으로 선택하는 것으로 문제가 될 수 있다.

위장 문제로 인한 메스꺼움이 있거나 배고픔이 없는 영유아는 젖병이나 유방의 젖꼭지 빨기를 거부할 수 있다. 그리고 이 영유아는 노리개 젖꼭지 빨기를 거부하고 입에 그 어떤 것이 들어가도 구역질을 할 수 있다.

(10) 휴식 후 젖병 수유 또는 모유 수유를 다시 시작하기 어려움(Difficulty resuming bottle - feeding or breastfeeding after a break)

위 식도 역류 질환이 있는 영유아는 종종 수유 시작 시 잘 먹지만 수유 중에 휴식을 취하면 다시 수유를 시작하는데 어려움을 겪는다(Strudwick, 2003). 영유아는 잠시 후 젖꼭지 빨기를 시작할 수 있지만 처음 삼키고 난 이후 젖꼭지를 떼고 불편함을 표출한다. 이것은 삼키는 동안 하부 식도 조임근의 이완 때문에 발생하는 역류가 불편하여 나타나는 징후일 수 있다.

(11) 수면의 어려움(Poor sleeping)

역류가 있는 영유아는 수면 장애가 자주 나타난다(Rie et al., 2007). 일부 부모는 영유아가 짧은 시간 동안만 잠을 자고 자주 일어나 기침을 하거나 통증으로 인해 울면서 깨어난다고 보고한다.

(12) 수유 후 또는 경관 수유 중 마른 삼킴(Dry swallowing after feeds or during feeding)

일부 영유아는 수유 후 또는 경관 수유 중 그리고 수유 후에 반복적인 삼키기를 하는데 이는 위 식도 역류의 증상일 수 있다. 연구에 따르면 인두를 자극하면 이차 인두 삼킴이 발생하여 인두에서 역류된 물질을 제거함으로써 흡인을 방지하는데 도움이 될 수 있다고 밝혀졌다(Gilger, 2003; Shaker & Hogan, 2000).

(13) 수유 후 지속되는 배고픔의 징후(Ongoing signs of hunger after feeding)

위 식도 역류 질환이 있는 어린 영유아가 종종 수유 후에 역류를 경험할 때 배고픔으로 잘못 해석할 수 있는 징후를 보인다. 영유아는 불쌍해 보이고 빨기를 간절히 원하는 것처럼 보인다. 이때 부모는 이와 같은 자녀의 반응이 배고픔으로 인해 나타난다고 생각하지만 역류된 물질을 제거하기 위해 빨고 삼키기를 원할 수 있다. 또한 이것은 역류를 악화시키는 과잉 수유로 이어질 수 있다.

(14) 젖병 수유 또는 모유 수유 중 삼킴(Gulping during bottle-feeding or breastfeeding)

위 식도 역류 질환 문제가 있는 영유아는 종종 수유가 시작될 때는 편안하고 안정된 것처럼 보이지만 이후 수유가 진행됨에 따라 액체의 유속 조절이 미성숙하여 삼킬 때 갑자기 삼키거나 빨고-삼키고-숨쉬기의 협응에 어려움을 겪는다. 이는 삼키는 동안 액체가 아래로 이동하는 과정에서 역류로 인해 액체가 다시 위쪽으로 이동하여 식도와 인두의 부피가 증가하기 때문에 나타나는 증상이다. 이것으로 영유아는 숨을 쉴 시간을 찾기 어렵고 때로는 흡인으로 이어질 가능성이 있다(이 장 뒷부분의 "수유 중 흡인의 임상적 징후" 참조).

(15) 성장 저하(Poor growth)

구토나 부적절한 섭취를 유발하는 위 식도 역류 질환 및 다른 위장 문제가 있는 영유아는 성장 저하를 보인다(Mahant, 2017; Mousa & Hassan, 2017). 그러나 위장 문제가 있는 영유아는 하루 중 많은 시간을 수유에 사용하기 때문에 적절한 체중증가가 나타날 수 있다. 이러한 상황에서 부모는 영유아가 잘 자라고 있다고 잘못 생각하여 의료팀에게 도움을 요청하지 못할 수 있다.

(16) 수유 거부(Resistance to feeding)

위장 문제로 인해 젖병 수유 또는 모유 수유에 부정적인 경험이 있는 영유아는 수유를 거부할 수 있다(Mousa & Hassan, 2017; Vandenplas et al., 2005). 젖꼭지 빨지 않기, 혀로 젖꼭지 밀어내기, 젖꼭지에서 멀어지기 위해 몸을 둥글게 만들기 등이 흔히 보일 수 있는 양상이다. 부모는 종종 자녀에게 젖을 먹이기 위해 수유 중에 영유아를 산만하게 하거나 흔들거나 바운싱 하는 것과 같은 전략을 사용한다.

영유아가 근본적인 위장 문제를 가지고 있는 경우 처음에는 기꺼이 수유를 받아들이려 하지만 시간이 지나면서 수유 거부 행동을 보일 수 있다. 어떤 경우에는 다른 유형의 젖병이나 젖꼭지 또는 다른 맛의 조제분유 그리고 젖병 대신 컵으로 액체를 주었을 때 잘 받아들일 수 있다. 영유아가 대체 수유 방법을 기꺼이 받아들인다 해도 근본적인 위장 문제를 해결하지 않으면 새로운 수유 방법을 부정적인 수유 경험과 연관 지어 새로운 수유 방법을 거부할 가능성이 높아지게 되기 때문이다. 그러므로 근본적인 위장 문제의 해결은 매우 중요하다(자세한 내용은 8장 "섭식 혐오와 경관 섭식에서 구강 섭식으로의 전환" 참조).

메스꺼움과 배고픔이 없는 영유아도 다른 유형의 수유를 거부할 수 있기 때문에 수유 방법을 변경하는 것은 영유아의 구강 수유 시 크게 도움이 되지 않을 것이다.

(17) 젖병 수유 또는 모유 수유 보다 숟가락 섭식을 선호(Preference for spoon feeding versus bottle-feeding or breastfeeding)

1차성 위 식도 역류 질환이 있는 영유아는 다음과 같은 이유로 숟가락으로 퓌레를 먹을 때 더 잘 먹는 경우가 많다.

① 젖병의 젖꼭지에 통증과 불편함을 느끼는 영유아는 숟가락과 같이 이전과 유사한 부정적인 연관성이 없는 새로운 수유방식을 시도한다.
② 조제분유나 모유의 맛을 부정적인 수유 경험과 연관 짓는 영유아는 숟가락에 나타난 새로운 맛을 더 선호할 수 있다.
③ 점도가 증진될수록 덜 역류되는 경향이 있으므로 액체보다 더 잘 견뎌 낼 수 있다(Henry, 2004).

그러나 지연된 위 배출, 우유 단백질 알레르기 또는 변비, 메스꺼움과 배고픔 부족을 경험하는 영유아는 일반적으로 숟가락 섭식을 포함한 그 어떤 유형의 섭식에도 관심이 없다. 또한 이러한 영유아는 액체보다 퓌레로 만든 음식을 먹을 때 더 많이 구토할 수 있으므로 숟가락 섭식이 더 나쁠 수 있다.

(18) 천천히 먹기(Slow feeding)

위 식도 역류 질환 및 기타 위장 문제가 있는 영유아는 천천히 먹는다. 수유 시간이 오래 걸리므로 부모는 수유 속도를 높이기 위해 더 빠른 유속의 젖꼭지로 전환하려 한다. 그러나 천천히 먹게 되는 원인을 파악하는 것이 선행되어야 하고, 이를 위해 수유 중에 영유아를 철저히 평가하는 것이 중요하다. 1차성 위 식도 역류 질환이 있는 많은 영유아는 수유의 첫 번째 단계에서는 효율적으로 먹다가 역류가 발생하면 더 이상 먹고 싶어 하지 않는다. 그리고 빨기 폭발 중에 종종 빨기를 멈추고 긴 휴식을 취한다. 휴식 후 위가 조금 비워지면 편안하게 수유를 이어간다.

영유아가 수유 초기에 효율적으로 젖을 먹을 수 있다면 영유아는 효율적인 빨기가 가능하고, 역류를 악화시킬 수 있는 더 빠른 유속의 젖꼭지로 바꿀 필요가 없다. 역류는 부피에 따라 달라지므로(즉, 섭취량이 많을수록 역류가 더 많이 발생함) 영유아가 우유를 더 빨리 섭취할수록 섭취량이 많아지므로 위를 비울 시간은 줄어들고 역류로 인해 위가 더 팽창할 수 있다.

(19) 경관 수유의 내성 감소(Decreased tolerance of tube feeding)

경관 수유의 내성은 영유아의 위장 기능의 중요한 지표가 될 수 있다. 경관 수유는 매우 천천히(1시간 이상 또는 연속적으로) 실시해야 한다. 만약 경관 수유를 더 빠르게 진행할 때 영유아가 구토를 한다면 역류를 겪고 있다고 가정할 수 있다. 일부 영유아는 경관 수유보다 구강 수유 시 더 많은 역류를 경험한다. 이것은 주로 액체로 구성된 식단을 갖는 영유아에게서 더 일반적이다. 경관 수유에 비해 구강 수유의 내성이 좋지 않은 이유는 자세의 차이 또는 구강 수유 중 영유아가 몸을 움직이는 정도와 구강 수유 중에 공기를 삼키는 **공기삼킴증**(Aerophagia) 때문일 수 있다. 공기삼킴증은 위 식도 역류를 증가시킨다(Kotlow, 2011). 구강 및 경관 수유 사이의 내성 차이는 속도에 따른 결과인 경우가 많다. 영유아가 느린 경관 수유(1시간 이상 실행)만 견딜 수 있는 이유는 젖병 수유 또는 모유 수유 시 액체의 섭취가 일반적으로 더 빨리 진행되기 때문에 구강 수유가 어려울 수 있다. 반대로 일부 영유아는 구강 수유 시 경관 수유를 할 때보다 구토를 덜 한다. 이것은 구강 수유 시 역류가 발생하면 영유아의 섭취량을 줄이고 수유를 중단할 수 있지만 경관 수유 중에는 섭취량을 조절할 수 없기 때문이다. 또한 구강 수유 중 빨기는 위장기관의 운동성을 돕고 음식이 식도와 위를 통과하는데 도움을 준다(Zhao et al., 2004).

(20) 수유 중 흡인의 임상 징후(Clinical signs of aspiration during feeds)

기침, 질식 또는 거친 숨소리와 같은 흡인의 징후는 근본적으로 삼킴의 문제가 없는 위 식도 역류 질환을 가진 영유아의 수유에서 볼 수 있다. 영유아가 피곤한 상태로 수유할 때 흡인의 징후가 나타난다. 하지만 흡인은 역류의 결과로도 나타날 수 있다.

어떤 경우에는 모유 수유 또는 조제분유 수유 중인 영유아가 흡인의 징후를 느끼면 갑자기 삼키기를 하고 빨고-삼키고-숨쉬기의 미성숙한 협응을 보인다. 갑작스러운 삼킴은 섭취한 액체가 아래로 내려가는 동시에 역류로 인한 액체는 위로 이동하므로 식도와 인두의 액체 부피가 증가하여 나타난다. 상부 식도 조임근의 이완은 역류에 대한 반응으로 음식물이 인두를 통과하는 속도를 늦출 수 있다. 이것은 인두 단계의 삼킴 문제와는 반대로 역류로 인해 삼키는 동안 흡인을 유발할 수 있다.

역류와 삼킴 문제로 인해 발생하는 흡인을 구별하는 것이 때로는 어려울 수 있다. 삼킴 기능을 완전히 평가하고 흡인의 원인을 확인하기 위해 비디오 투시 삼킴 검사를 수행한다(자세한 내용은 6장 "삼킴 문제"를 참조).

(21) 트림 중 흡인의 임상 징후(Clinical signs of aspiration during a burp)

역류의 증상을 보이는 영유아의 부모는 영유아가 트림을 하는 동안 헛기침, 목맴 또는 거친 숨소리가 발생한다고 보고한다. 이러한 증상은 트림 중에 발생하는 역류의 결과라고 볼 수 있다. 이러한 징후는 복부의 내용물이 증가된 압력을 받아 잠재적으로 인두 및 기도로 들어가 역류를 악화시키는 것으로 영유아가 앉은 자세에서 트림을 할 때 가장 자주 발생한다(대체 트림 자세에 대해서는 이 장 뒷부분의 "역류를 최소화하기 위한 자세 수정" 부분 참조).

(22) 수유 후 흡인의 임상 징후(Clinical signs of aspiration after feeds)

역류가 있는 영유아의 부모는 종종 수유 후 헛기침, 목맴 또는 거친 숨소리가 발생한다고 보고한다. 이러한 징후는 수유 후 영유아의 몸을 이리저리 움직이거나 다른 자세로 누일 때 발생하며, 역류로 인해 이물질이 잠재적으로 인두와 기도로 들어갈 수 있기 때문에 나타난다(자세한 내용은 이 장 뒷부분의 "역류를 최소화하기 위한 자세" 부분 참조).

(23) 삼킴 장애(Swallowing dysfunction)

드문 경우지만 역류로 인해 삼킴 장애가 발생하여 삼킴의 인두 단계에서 흡인이 발생하거나 인두를 통한 음식물 소화에 어려움을 겪을 수 있다(이 장 뒷부분의 "위 식도 역류 및 삼킴 장애" 부분 참조).

2) 식도 역류와 기타 위장 문제에 대한 의학적 검사 (Medical Tests for GER and Other GI Issues)

(1) 상부 위장관 조영술(Upper gastrointestinal series)

상부 위장관 조영술(Upper gastrointestinal-UGI series)은 식도, 위, 십이지장, 공장의 근위 부위를 형광 투시하는 검사이다(Fike et al., 2011). 삼킴의 인두 단계는 영유아가 구강으로 섭취하는 몇 번의 삼킴 과정을 통해 간략하게 평가된다. 상부 위장관 조영술은 역류 증상에 영향을 미칠 수 있는 구조적 이상을 식별하는 것을 포함하여 여러 가지 이유로 유용하다. 하지만 위 식도 역류에 대한 신뢰할 수 있는 검사가 아니며(Ciciora & Woodley, 2018; Henry, 2004) 영유아의 위 식도 역류 진단을 위해 사용해서는 안 된다(Rosen et al., 2018).

상부 위장관 조영술의 몇 가지 제한 사항은 액체 삼킴 후 짧은 시간 동안만 평가된다는 것이다. 특히 상부 위장관 조영술을 시행하는 동안 영유아가 섭취하는 구강 수유량은 일반적인 수유 시 섭취하는 양보다 적은 경우가 많다. 역류는 음식물의 부피에 따라 달라지기 때문에 결과의 정확성에 영향을 미친다. 또한 상부 위장관 조영술 중에 방사선과 전문의는 종종 방사선을 최소화하기 위해 간헐적으로 형광 투시를 활성화하며, 이로 인해 역류 현상을 놓치는 결과를 초래할 수 있다.

(2) pH 탐침(pH probe)

pH 탐침(PH probe)이 진행되는 동안 작은 전극을 식도에 삽입하여 24시간 동안 위산 역류 횟수와 기간을 모니터링한다. 식도 pH 모니터링은 산성 역류 현상을 식별하고 역류 현상을 산소포화도 저하 또는 서맥과 같은 특정 증상과 연관시키는데 유용하다(Henry, 2004). pH 모니터링의 가장 큰 단점은 산성(즉, pH 4 미만)인 역류 현상만 감지하고 비 산성 역류는 감지하지 못하는 것이다(Rie et al., 2007). 영유아는 산성 완충제인 우유나 조제분유를 먹기 때문에 영유아에서 나타나는 많은 역류 현상은 비 산성 또는 약산성이므로 pH 탐침으로 감지되지 않는다(Schurr & Findlater, 2012). pH 탐침의 또 다른 단점은 산을 차단하는 약물을 투여받는 환자가 테스트 전에 일정 기간 동안 이와 같은 약물의 사용을 중단해야 하는 것이다.

(3) 다채널 관내 교류저항(Mulichannel intraluminal impedance)

다채널 관내 교류저항(Multichannel intraluminal impedance-MII)은 전기 교류저항의 변화를 통해 식도의 액체 또는 공기를 감지한다. 다채널 관내 교류저항의 장점은 pH와 무관하여 산성 및 비 산성 역류를 모두 감지할 수 있다(Rosen et al., 2018; Schurr & Findlater, 2012). 다채널 관내 교류저항의 단점은 크기가 4cm 이상인 식도 내 덩어리만 감지할 수 있다. 따라서 다채널 관내 교류저항은 영유아가 경험할 수 있는 소량의 역류는 감지하지 못한다(Schurr & Findlater, 2012).

(4) 식도 내시경(Esophageal endoscopy)

식도 내시경(Esophageal endoscopy)을 사용하여 식도를 직접 시각화하고 식도 점막을 검사한다. 생검(조직 샘플 수집)과 함께 수행되는 내시경 검사는 때때로 위 식도 역류 질환 진단에 사용된다(Sullivan, 2008). 이 검사는 침습적이지만 식도염 및 호산구 증가성 식도염과 같은 다른 상태를 진단하는 유일한 방법이다(Vandenplas et al., 2005). 내시경으로 볼 수 있는 식도 점막의 파열은 식도염의 가장 신뢰할 수 있는 증거이지만 이러한 소견이 없다고 위 식도 역류 질환을 배제할 수는 없다(Vandenplas et al., 2009).

(5) 핵의학 섬광조영술(Nuclear medicine scintigraphy)

핵의학 섬광조영술(nuclear medicine scintigraphy)은 위 배출속도를 평가하는데 유용하다. 이 검사는 환자가 섭취하는 음식이나 액체에 방사성 동위원소를 추가하는 것이 포함된다. 그런 다음 위가 얼마나 빨리 비워지는지 계산하기 위해 특정 간격으로 동위원소에 X선을 조사한다(Henry, 2004). 또한 섬광조영술은 폐에서 동위원소가 보이는 경우 폐 흡인의 발생 여부를 확인하는데 도움이 될 수 있지만(Vandenplas et al., 2009), 검사 중 구강 섭식을 하는 환자가 삼킴 또는 역류의 결과로 발생하는 흡인의 여부를 확인하기에는 어려움이 있다.

(6) 알레르기 검사(Allergy testing)

우유 단백질 알레르기에 대한 진단 검사는 알레르기 내과 전문의가 수행한다. 그러나 진단은 환자가 우유 단백질이 없는 식단을 섭취했을 때 증상의 개선 여부를 평가하여 임상적으로 결정한다(Ewing & Allen, 2005).

5. 위 식도 역류/위 식도 역류 질환과 기타 위장 문제를 위한 중재 INTERVENTIONS FOR GER/GERD AND OTHER GI ISSUES

위 식도 역류 및 기타 위장 문제를 관리하기 위해서는 전문 의료팀의 개입이 필요하다. 작업치료사는 위장 문제가 구강 수유에 영향을 미칠 경우 개입한다. 위 식도 역류 및 기타 위장 문제에 대한 의학적 중재 및 많은 영양학적 중재는 작업치료의 범위를 벗어나지만, 작업치료사는 구강 수유의 어려움이 근본적인 위장 문제의 결과인지를 인식하는데 중요한 역할을 한다.

작업치료사는 수유 이력 분석과 임상 섭식 평가 관찰을 통해 섭식 문제의 근본적인 원인에 관한 정보를 추가할 수 있으며, 이는 어떤 중재가 유익한지 알려주는데 도움이 될 수 있다. 이를 통해 작업치료사는 전문가 간 팀의 다른 구성원(예; 영양사, 의사, 임상간호사)이 수행하는 의학적 및 영양학적 중재에 도움이 될 수 있다. 또한 작업치료사는 수유를 하는 동안과 수유 후의 위 식도 역류를 최소화하기 위한 최적의 자세를 평가하고 권고 사항을 제공하여 구강 수유에 대한 포괄적인 치료 계획을 수립하는데 중요한 역할을 한다.

1) 역류를 최소화하기 위한 자세(Positioning to Minimize Reflux)

수유 중 그리고 수유 후에 영유아의 자세를 변경하는 것은 역류를 줄이는데 도움 될 수 있으며 위 식도 역류 질환 치료의 첫 번째 방법으로 시도되어야 한다.

(1) 똑바로 앉은 자세(Upright positioning)

수유를 하는 동안 또는 수유 후에 똑바로 앉은 자세를 취하는 것은 역류의 징후와 증상이 감소되는 것으로 보고되었다(Mitchell & Paluszak, 2018). 의료 전문가는 영유아의 역류를 줄이기 위해 똑바로 앉은 자세를 권고하는 것이 일반적이지만 똑바로 앉은 자세는 엉덩이 관절의 굽힘으로 인해 복강 내 압력을 증가시키고 역류를 악화시킨다(Henry, 2004;Mitchell & Paluszak, 2018). 엉덩이 관절을 굽힘시키는 카시트와 같은 의자에 앉는 자세 역시 역류를 증가시킨다(Orenstein et al., 1983). 반면 엉덩이 관절을 펴거나 약간만 구부린 상태에서 약간 뒤로 젖힌 자세는 역류를 줄이는데 도움이 된다(Vandenplas et al., 2010). 수유 중에 역류가 있는 영유아를 똑바로 앉은 자세로 안는 것보다 엉덩이 관절을 약간 구부린 상태에서 뒤로 젖힌 자세로 안는 것이 바람직하다(그림 7.1 참조). 유아용 식탁 의자나 맞춤형 좌석에서 영유아에게 수유를 하는 경우 의자 등받이를 뒤로 젖히는 것이 도움이 된다(사례 7.4 및 7.5 참조).

그림 7.1. 역류가 있는 영유아를 수유할 때는 똑바로 앉은 자세보다 엉덩이 관절이 약간만 구부러진 상태로 뒤로 기대어 앉은 자세가 더 바람직하다.

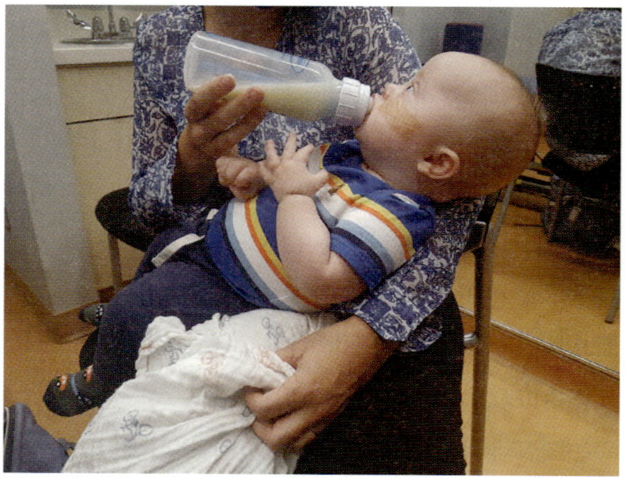

출처: S. Marcus. Used with permission.

수유 후 영유아의 엉덩이 관절을 많이 구부리지 않고 자세를 높이기 위해 바운서 또는 기타 자세 조절 도구를 사용하는 것은 카시트와 같은 의자에 대한 좋은 대안이 된다(그림 7.2 및 7.3). 수유 후 일정시간 동안 영

그림 7.2. 바운서에 앉은 영유아는 카시트에 앉은 것 보다 엉덩이 관절이 덜 구부러지게 된다.

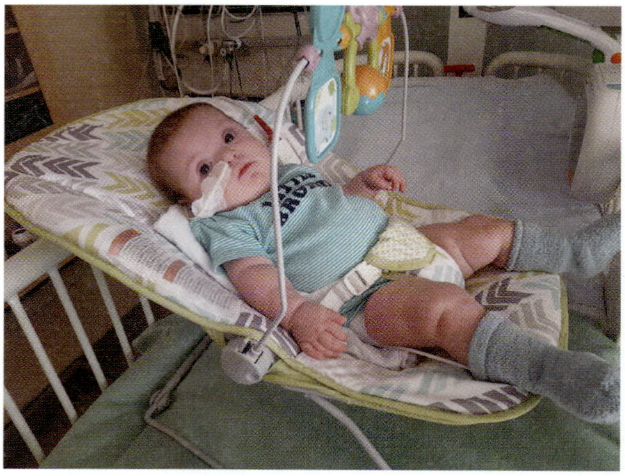

출처: S. Marcus. Used with permission.

그림 7.3. 엉덩이 관절을 약간만 구부린 상태에서 자세를 높이면 위 식도 역류를 줄일 수 있다.

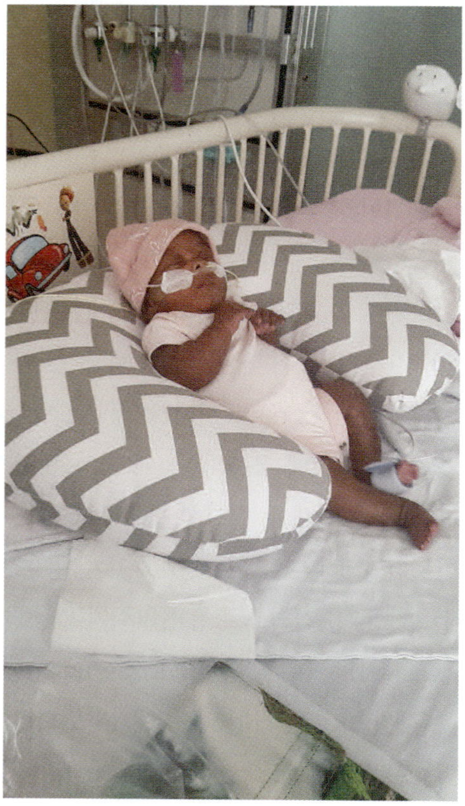

출처: S. Marcus. Used with permission.

유아를 부모의 어깨 위에 올려 안는 것 또한 엉덩이 관절이 펴진 상태이기 때문에 역류를 줄이는데 도움이 된다. 이때 부모는 영유아가 다리를 뻗을 수 있도록 영유아의 다리 뒤가 아닌 엉덩이를 지지해야 한다(그림 7.4a 참조). 또한 역류가 있는 영유아는 트림을 하기 위해 부모의 어깨 위로 올려 안는 것이 좋다(그림 7.4b 참조). 앉은 자세에서 트림을 하는 영유아의 경우 엉덩이 관절과 몸통이 구부러지지 않고, 몸통과 다리가 곧게 펴지도록 해야(그림 7.4d 참조) 복강 내 압력이 최소화된다(그림 7.4c 참조).

(2) 바로 누이기, 엎드려 누이기, 옆으로 누이기 (Supine versus prone versus sidelying)

여러 연구에 의하면 엎드린 자세와 왼쪽으로 누인 자세가 바로 누인 자세와 오른쪽 옆으로 누인 자세에 비해 역류가 감소하는 것으로 나타났다(Brooks, 2018; Corvaglia et al., 2007; Ewer et al., 1999; Osmari, 2008). 이는 해부학적으로 설명할 수 있다. 바로 누인 자세와 오른쪽 옆으로 누인 자세에서는 위와 식도 사이의 접합부가 수유 후 액체에 잠기지만, 엎드린 자세와 왼쪽으로 누인 자세에서는 위 내용물이 이 접합부에서 멀리 떨어져 있다(Ewer et al., 1999; 그림 7.5 참조). 이러한 이유로 위 식도 역류가 있는 영유아는 왼쪽으로 누워서 수유하는 것이 도움이 된다. 젖병 수유 동안 영유아를 왼쪽 옆으로 눕힐 때 영유아의 다리가 펴졌는지 확인한다(그림 7.6 참조). 영유아가 오른쪽 유방의 젖을 먹을 때 교차된 요람 자세를 사용하여 영유아를 왼쪽으로 누인 자세로 모유 수유를 할 수도 있다. 영유아를 왼쪽으로 누인 상태에서 어머니의 몸 왼쪽으로 위치하여 왼쪽 유방에서 수유할 수 있다(그림 7.7 참조).

미국소아과협회에서는 영유아 돌연사 증후군의 위험을 줄이기 위해 영유아를 바로 누인 자세로 재우는 것을 강조하였다. 북미 소아 소화기, 간장학 및 영양학회(NASPGHAN) 및 유럽 소아 소화기 병리학, 간장학 및 영양학회(ESPGHAN)에서 공통적으로 강조하는 내용은 역류가 있는 영유아는 수면 시 엎드린 자세와 옆으로 누인 자세를 권고하지 않는 것이다(Rosen et al., 2018). 그러나 역류가 있는 영유아가 깨어 있는 동안과 부모의 관찰이 가능하다면 수유 후 엎드린 자세 또는 왼쪽 옆으로 누인 자세로 눕힐 수 있다(Vandenplas et al., 2009).

2) 영양 관리(Nutritional Management)

수유 일정 및 수유량 변경, 점도 증진제 사용, 조제분유 변경, 더 심한 경우 경관 수유로 전환하는 영양학적 중재는 위 식도 역류 질환 및 기타 위장 문제를 치료하는데 도움이 된다.

(1) 수유 일정 및 수유량 변경(Altering feeding schedule and volume of feeds)

위 식도 역류는 수유량에 따라 달라지므로 수유량을 줄이면 역류가 감소하게 된다(Henry, 2004; Jadcherla 등, 2012). 수유의 빈도를 늘리고 수유량을 줄이는 것이 위 식도 역류 질환이 있는 일부 영유아에게 도움이 될 수 있다. 일반적으로 역류가 있는 영유아에게는 4시간마다 많은 양을 먹이는 것보다 2-3시간마다 적은 양을 먹이는 것이 바람직하다.

위 식도 역류 질환이 있는 영유아는 과식을 피하는 것이 좋다(Rosen et al., 2018). 영유아가 수유를 마칠 때 짜증스럽고 불안해 보인다면 계속 수유를 하는 것보다 역류를 방지하는 자세와 함께 노리개 젖꼭지를 주는 것이 도움이 될 수 있다(이전 부분 "역류를 최소화하기 위한 자세" 참조). 영유아가 여전히 배가 고프다면 노리개 젖꼭지로 해결되지 않겠지만 역류를 없애기 위해 빨고 싶어하는 경우에는 이 전략으로 안정을 취할 수 있다. 일반적으로 우리는 영유아의 주도로 수유하는 것을 선호하지만, 위 식도 역류 질환이 있는 영유아가 실수로 과식을 하게 되면 가족은 영유아의 1회 수유 시 섭취해야 하는 적정량에 대해 의사나 영양사의 도움을 받을 수 있다.

그림 7.4. 수유 후 영유아를 부모의 어깨 위에 위치시키면 위 식도 역류가 감소한다(a). 영유아가 부모의 어깨 위에서 트림하면 복부 압박과 역류를 최소화 할 수 있다(b). 다리를 쭉 펴고 몸통을 곧게 펴고 앉은 자세에서 트림을 하는 것은(c) 엉덩이와 몸통을 구부린 자세로 앉아 트림하는 것(d)에 비해 복부 압박이 최소화 된다.

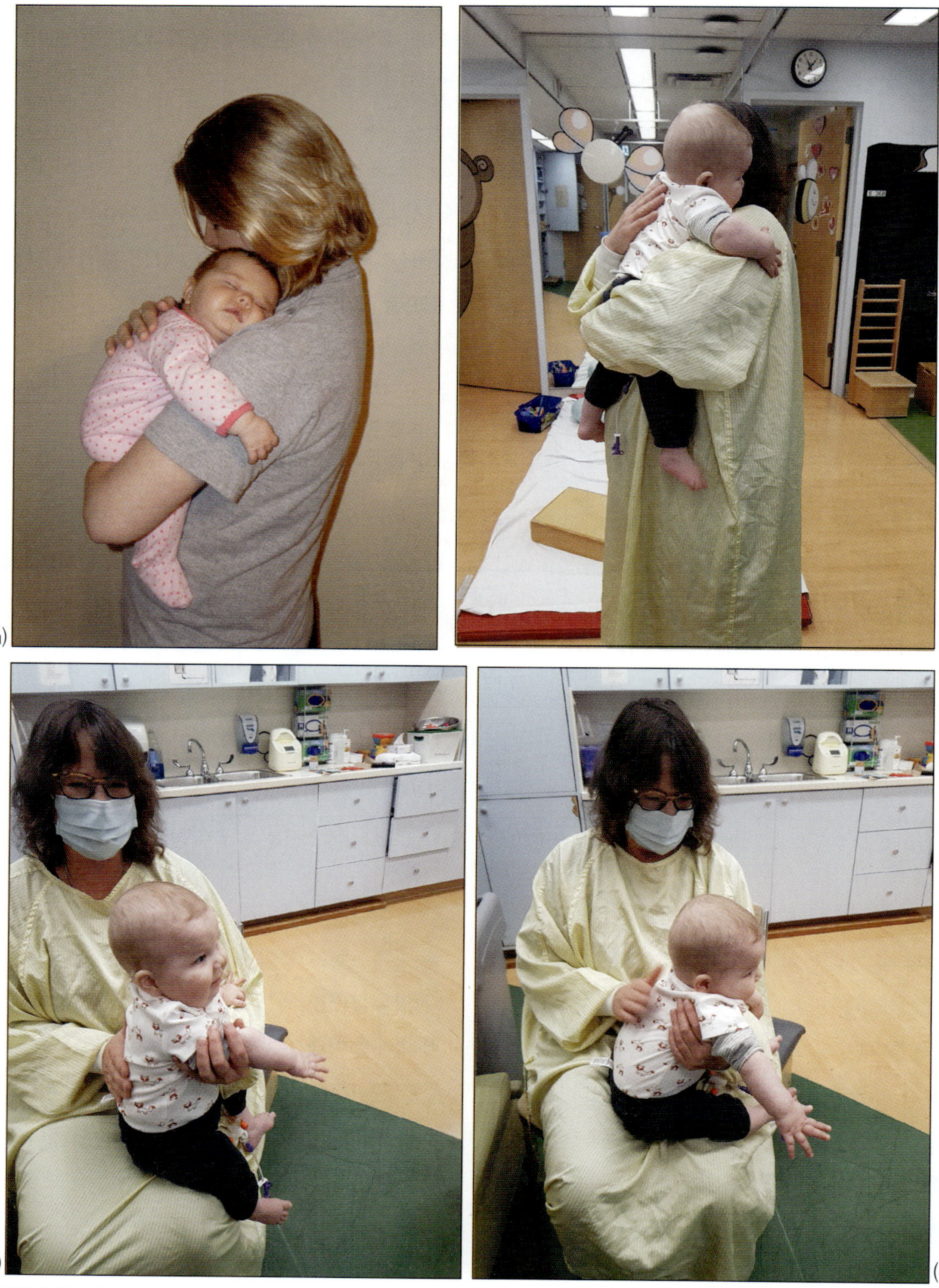

(a) (b) (c) (d)

출처: K. Riley, S. Breton, and S. Marcus.

그림 7.5. 오른쪽으로 누인 자세(a)와 바로 누인 자세(b)에서 위 식도 접합부는 액체에 잠겨 있다. 엎드린 자세(c)와 왼쪽으로 누인 자세(d)에서 위 내용물은 위 식도 접합부를 피한다.

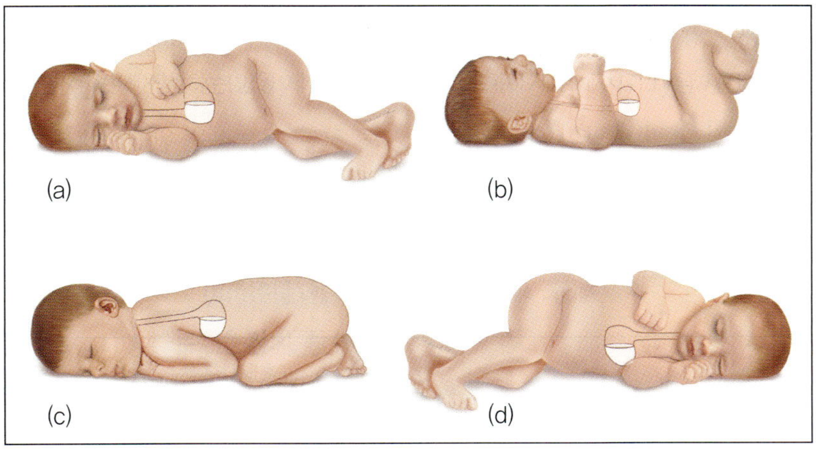

출처: Copyright © 2013 by Delilah Cohn, The Medical Illustration Studio. Used under license.

그림 7.6. 다리를 펴고 왼쪽으로 누인 자세는 젖병 수유 중 역류를 최소화 하는데 도움이 된다 .

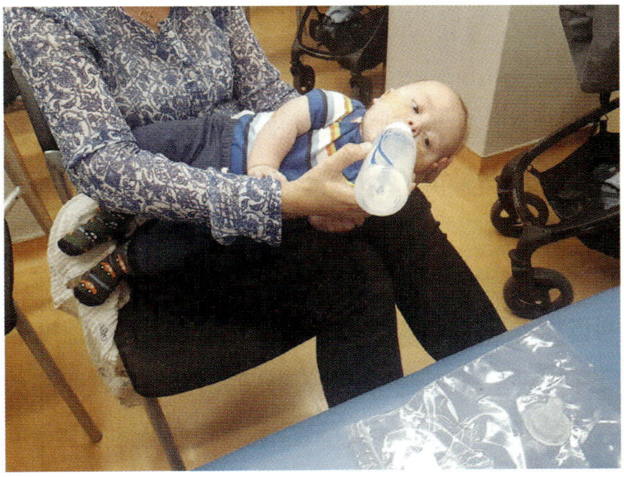

출처: S. Marcus. Used with permission.

그림 7.7. 풋볼 홀드 자세를 사용하여 왼쪽으로 누여 모유 수유

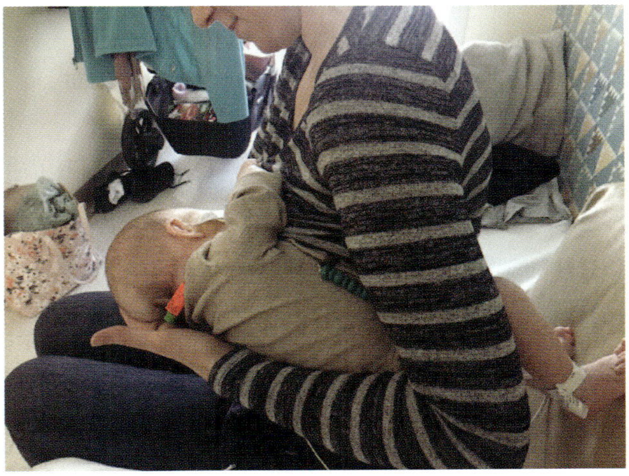

출처: S. Marcus. Used with permission.

때로는 성장에 영향을 미치지 않으면서 수유량을 줄이기 위해 수유의 열량 밀도를 높이는 것이 권고된다. 그러나 열량 밀도 증가는 위 배출을 늦추는 것으로 나타났으며(Perrella et al., 2015; Salvia et al., 2001) 지연된 위 배출로 인해 나타나는 증상을 악화시킬 수 있다.

(2) 수유 중 휴식 제공(Giving breaks during feeding)

역류를 보이는 일부 영유아의 경우 역류 징후를 보일 때 몇 분간 휴식을 제공하는 것은 위가 어느 정도 비워지는 시간을 허용함으로 영유아가 역류의 증상을 겪지 않고 수유를 다시 시작할 수 있다. 이 방법은 영유아가 빠르게 수유하고 이로 인해 휴식 시간이 지나치게 길어지지 않을 경우 현실적인 전략이 된다.

(3) 점도가 증진된 조제분유(Thickening feeds)

점도가 증진된 조제분유를 수유하는 것은 역류 및 구토의 빈도를 감소시키는 것으로 명백하게 나타났지만 역류가 발생하는 횟수(Czinn & Blanchard, 2013; Vandenplas et al., 2005) 또는 식도가 산에 노출되는 시간의 양은 감소시키지 않는다(Vandenplas et al.,

2005). 일부 저자들은 영유아의 역류를 개선하고(Vandenplas et al., 2005), 또한 영양 섭취에 영향을 미치는 지속적인 역류가 있는 영유아를 위한 일차적인 방법으로 점도 증진제를 권고하였다(Bhavsar et al., 2011). 북미 소아 소화기, 간장학 및 영양학회 및 유럽 소아 소화기 병리학, 간장학, 영양학회에서에서 발간한 2018년 소아용 위 식도 역류 임상 진료 지침서에 따르면 점도를 증진한 액체는 완전 가수분해 조제분유나 아미노산 기반 조제분유로 전환하기 전에 시도하고 모유를 먹는 영유아는 어머니가 섭취하는 식단에서 우유를 제외하는 것을 시도하는 것이 좋다(Rosen et al., 2018).

그러나 점도가 증진된 조제분유를 수유하면 위에서 소화가 느려진다는 점을 인식해야 한다(Chao & Vandenplas, 2007; Miyazawa et al., 2006). 점도 증진제를 첨가하면 조제분유의 열량 밀도가 증가하여 위에서 소화가 지연되므로 실제로 역류가 증가할 수 있다(Chao & Vandenplas, 2007; Huang et al., 2002; Kwok et al., 2018). 특히 지연된 위 배출이 있는 영유아에게 점도 증진제는 변비의 위험을 증가시킬 수 있으며(Gosa et al., 2011), 이는 위장 문제 증상을 악화시킬 수 있다. 전분 기반 점도 증진제는 특히 유아용 쌀 분말(Mascarenhas et al., 2005)의 경우 더 큰 문제가 되고 첨가물 기반의 점도 증진제에서는 문제가 되지 않는다(다양한 점도 증진제의 특성에 대한 자세한 내용은 6장 참조).

(4) 조제분유의 변경(Changing formula)

영유아에게 수유할 수 있는 다양한 조제분유가 있으므로 보호자는 가장 적합한 조제분유를 결정하기 어려울 수 있다. 우유에 기반한 표준 조제분유는 가능한 한 모유를 복제하도록 설계되었으며 유아가 쉽게 소화할 수 있는 온전한 단백질 및 기타 영양소(예; 엔파밀–Enfamil®, 씨밀락 어드밴스–Similac Advance®)로 구성된다. 단백질 부분을 유청(카제인 및 유청 제외)으로만 설계한 조제분유가 있으며 부분적으로 가수분해된 조제분유(pHF–예; 네슬레 굿 스타트–Nestl Goodstart®, 엔파밀 젠틀이지–Enfamil GentleEase®)가 있다. 더 많이 가수분해되고, 특정 영양소를 더 잘 소화되는 영양소로 교환하는 것은 완전히 가수분해된 조제분유로 제공한다(예; 엔파밀 뉴트라미겐– Enfamil Nutramigen®, 엔파밀 프리게스티밀–Enfamil Pregestimil®, 씨밀락 엘리멘텀–Similac Alimentum®). 가장 광범위하게 대사되는 조제분유는 아미노산 기반의 조제분유이다. 이것들은 천연 또는 화학적으로 정의된 아미노산으로 구성될 수 있으므로 모든 시중에 판매되는 조제분유(예; 뉴트리시아 네오케이트–Neocate®, 엔파밀 뉴트라미겐 AA–Enfamil Nutramigen AA®, 에보트 엘레케어–Abbott EleCare®, 미앤 존슨 퓨어아미노–Mead Johnson & Company PurAmino) 중에서 가장 자극이 적다(자세한 내용은 9장 참조).

2018 소아 위 식도 역류 질환 임상 지침인 북미 소아 소화기, 간장학 및 영양학회 및 유럽 소아 소화기 병리학, 간장학, 영양학회에서는 위 식도 역류 질환이 의심되는 영유아에게 다른 비약물적 치료(예; 점도 증진, 자세 수정, 수유량 및 빈도 수정)가 실패하였을 경우 완전 가수분해 조제분유 또는 아미노산 기반 조제분유로 2–4주 시험해 볼 것을 권고한다(Rosen et al., 2018). 완전 가수분해 또는 아미노산 기반 조제분유로의 전환 여부를 결정할 때에는 조제분유의 비용, 특히 이미 모유나 시중에 판매되는 일반 조제분유를 맛본 경험이 있는 영유아가 분유 맛을 거부할 수 있다는 것에 영향을 받기도 한다(사례 7.1 참조). 수유 문제의 근본적인 원인을 이해하는데 도움이 될 수 있도록 영유아의 임상 양상을 고려하면 시도할 중재의 선택과 순서를 결정하는데도 도움이 될 수 있다. 예를 들어, 완전 가수분해 조제분유 또는 아미노산 기반 조제분유로의 전환은 지연된 위 배출을 시사하는 징후가 있는 영유아에게 특히 유익할 수 있으며 우유 단백질 알레르기가 있는 영유아에게도 권고된다.

① 조제분유 선택 및 지연된 위 배출(Formula choice and delayed gastric emptying)

조제분유의 농도(표준 조제분유 또는 모유는 20kal/30ml)와 지방의 종류, 탄수화물, 단백질 및 이들의 가수분해 정도는 위 배출에 중요한 역할을 한다(Staelans et al., 2008). 카제인이 우세한 조제분유에 비해 유청이 우세한 조제분유에서 더 빠른 위 배출이 일어나는 것으로 나타났으며(Meyer et al., 2015), 모유는 온전한 단백질 조제분유에 비해 위 배출 속도가 더 빠르다(Meyer et al., 2015). 경미한 위 식도 역류 질환이 있는 일부 영유아에게 부분 가수분해된 조제분유를 제공하면 개선된다(예; 네슬레 굿 스타드–Nestle GoodStart, 엔파밀 A+ 젠틀리스–Enfamil A+ Gentlease®; Srivastava et al., 2010). 건강한 영유아는 부분 가수분해 및 온전한 단백질 조제분유에 비해 완전 가수분해 조제분유에서 더 빠른 위 배출이 발생하는 것으로 밝혀졌으며(Staelens et al., 2008), 미숙아는 가수분해 단백질 조제분유가 표준 미숙아용 조제분유에 비해 위 배출 시간이 빠른 것으로 밝혀졌다(Mihatsch et al., 2001). 또 다른 연구에서 완전 가수분해 조제분유는 역류 증상이 있는 미숙아에서 산성 위 식도 역류 지수를 감소시키는 것으로 나타났고 연구자는 이 효과가 완전 가수분해 조제분유에 의해 유도된 위 배출의 향상에 의해 매개된다는 가설을 세웠다(Corvaglia et al., 2013).

일반적으로 12개월 이상 또는 경관 섭식을 사용하는 영유아는 영양학적으로 완전한 시중에 판매되는 조제분유를 섭취한다. 이 조제분유에 대한 대안은 위루관을 통해 퓌레로 구성된 혼합 식품을 제공하는 것이다(사례 7.4 및 7.5 참조). 부모는 적절한 영양 섭취를 보장하기 위해 영양사의 지도하에 식단을 준비한다. 부모가 식단 준비에 어려움을 느낀다면 페디아트릭 컴플리트(Pediatric COMPLEAT–네슬레)와 같은 시중에 판매되는 혼합 조제분유도 사용할 수 있다. 구역질과 같은 지연된 위 배출의 증상을 나타내는 영유아는 시중에 판매되는 조제분유에서 퓌레 식품으로 구성된 혼합 경관 섭식으로 전환하였을 때 위장 문제 증상이 개선되고 구강 수유에 대한 관심이 증가하였다(Gallagher et al., 2018; Pentiuk et al., 2011; 자세한 내용은 9장 참조).

② 조제분유 선택과 우유 단백질 알레르기 또는 못견딤증(Formula choice and CMPA or intolerance)

우유 단백질 알레르기의 일차적 치료는 식단에서 유제품을 제한하는 것이다. 이렇게 하면 장 내벽이 치유되고 일반적으로 약 2–4주 이내에 증상이 개선된다(Ewing & Allen, 2005). 알레르겐(알레르기 유발 항원)을 피하면 모유 수유를 계속할 수 있다(Brill, 2008). 모유를 수유하는 어머니가 섭취하는 식단에서 모든 우유 단백질과 때로는 콩과 같은 다른 단백질 공급원을 순차적으로 제거해야 한다(Brill, 2008).

우유 단백질 알레르기가 있는 영유아에게는 다음의 세 가지 범주의 조제분유가 사용된다.

1. 콩 기반 조제분유(Soy–based formula)
2. 완전 가수분해 조제분유(eHF–extensively hydrolyzed formula)
3. 아미노산 기반 조제분유(AAF–amino acid–based formula) (Ewing & Allen, 2005).

콩 기반 조제분유(예; 엔파밀 프로소비–Enfamil ProSobee®, 시밀락 이소밀–Similac Isomil®)는 간혹 가장 처음 시도되지만 우유 단백질과 콩 단백질 사이에 상당한 교차 반응이 있기 때문에 우유 단백질 알레르기가 있는 모든 영유아가 콩 기반 조제분유를 견딜 수 있는 것은 아니다(Bhavsar et al., 2011). 영유아의 유유 단백질 알레르기 관리를 위한 실무 지침 위원회인 유럽 소아 소화기 병리학, 간장학, 영양학회에 따르면 콩 단백질 기반 조제분유는 우유 단백질 알레르기가 있는 대부분의 영유아가 견딜 수 있다. 그러나 견디지 못하는 영유아의 10%–14%가 콩 단백질에 반응하며 이 증상은 6개월 미만의 영유아에서 더 높은 비율로 나타난다(Koletzko et al., 2012). 이러한 이유로 위원회는 우유 단백질 알레르기의 치료를 위해 콩 기반 조제분유 보다 완전 가수분해 조제분유 또는 아미노산 기반 조제분유가 더 바람직하지만, 완전 가수분해 조제분유 수유를 거부하는 영유아와 6개월 이상의 우유 단백질 알레르기를 가진 영유아에게는 콩 기반 조제분유를 고려할 수 있다고 제안하였다(Kolletzko et al., 2012).

우유 단백질 알레르기 관리에 사용되는 두 번째 시도는 완전 가수분해 조제분유이다(Ewing & Allen, 2005). 이 조제분유는 저자극성으로 가공된 우유 단백질로 만들어지며 우유 단백질 알레르기가 있는 대부분의 영유아가 견딜 수 있다(Koletzko et al., 2012; Salvatore & Vandenplas, 2002). 우유 단백질 알레르기가 의심되는 영유아는 최소 2주간의 완전 가수분해 조제분유에 대한 시도가 권고된다(Bhavsar et al., 2011).

완전 가수분해 조제분유에서 증상이 지속되면 아미노산 기반 조제분유에 대한 시도를 고려해야 한다(Baunach et al., 2011). 아미노산 기반 조제분유의 단점은 가격이 바싸고 일부 영유아와 아동(특히 영유아)은 맛 때문에 마시는 것을 거부할 수 있다. 부분적으로 가수분해된 조제분유는 영유아의 우유 단백질 알레르기 치료에 효과적인 것으로 여겨지지 않는다(Koletzko et al., 2012)(자세한 내용은 9장 참조).

(5) 경관 수유(Feeding by tube)

위 식도 역류 또는 기타 위장 문제로 인해 영양 섭취가 부족한 영유아는 때때로 코위, 입위 또는 위루관을 통해 영양 보충이 필요하다. 역류 관리에서 장관 영양법은 수유를 천천히 진행할 수 있게 하며 이를 통해 역류를 줄일 수 있다(Favara & Aghai, 2019; Jadcherla et al., 2012). 역류가 심한 영유아는 코위영양관 또는 입위영양관으로 지속적인 영양 공급이 필요하다. 왜냐하면 하부 식도 조임근이 개방된 상태로 유지되는 것으로 인해 역류가 증가하기 때문이다(Pearce & Duncan, 2002; Peter et al., 2002). 그러나 다른 저자들은 코위영양관 수유와 구강 수유 사이에 발생하는 역류의 차이를 발견하지 못하였다(Murthy et al., 2018). 위루관은 위관 삽입 시 발생하는 위와 식도 사이의 각도 변화 때문에 역류가 증가될 수 있다(Srivastava et al., 2010). 그러나 코위영양관에서 위루관 수유로 전환하면 역류가 감소하는 것으로 나타났다(Jung, 2001).

중증 위 식도 역류 질환이 있는 영유아에게는 위를 우회하여 역류를 최소화 할 수 있는 코공장루관 또는 위공장루관 수유를 제공한다. 그리고 코공장루관 또는 위공장루관으로 수유하는 경우 역류 방지를 위해 약물을 사용한다(Srivastava et al., 2010). 유럽 소아 소화기 병리학, 간장학, 영양학회에서 발간한 논문에서는 구강 또는 위 내 수유에 실패한 영유아에게 공장루관 수유를 권고하였다(Broekaert et al., 2019). 코공장루관 또는 위공장루관 수유의 한 가지 단점은 지속적으로 수유를 받아야 하는 것이다. 그로 인해 일부 영유아는 24시간 동안 지속적 주입법으로 영양분을 공급받아야 한다. 또 다른 영유아들은 더 빠른 수유 속도를 견딜 수 있고, 더 짧은 시간 동안 영양공급을 받기 때문에 수유가 중단되는 낮동안 휴식 시간을 남겨둘 수 있다. 어느 정도의 구강 수유를 견딜 수 있는 영유아와 아동은 일반적으로 지속적 주입법으로 수유가 중단되는 시간 동안 구강 수유를 실시한다.

3) 약물 관리(Pharmacologic Management)

위 식도 역류 질환을 암시하는 징후와 증상이 있는 영유아에게는 종종 약물 치료가 권고된다(Batra & Beattie, 2015). 약물 처방은 작업치료의 범위에 속하지 않지만 이러한 약물에 대해 알고 있으면 도움이 된다. 위 식도 역류 질환을 치료하는 약물의 두 가지 주요 범주는 (1) 위산 억제제 또는 차단제, (2) 운동 촉진제이다.

(1) 산 억제제 또는 산 차단제(Acid suppressants or Acid blockers)

산 억제제 요법은 중증의 식도염이 있는 영유아에게 권고되지만(Rosen et al., 2018; Vandenplas et al., 2005) 위 식도 역류 질환이 의심되는 영유아에게도 널리 사용된다. 히스타민 H_2 수용체 길항제(H_2 RAs)와 양성자 펌프 억제제는 산 억제에 가장 일반적으로 사용된다(Batra & Beattie, 2015).

히스타민 H_2 수용체 길항제(Histamine H_2-receptor antagonists-H_2RAs)는 위산의 분비를 감소시켜 위 내용물의 산성도를 낮추고 역류를 줄인다(Henry, 2004). H_2 수용체 길항제의 예로는 라니티딘(ranitidine, Zantac®-잔탁), 파모티딘(famotidine, Pepcid®-펩시드) 및 시메티딘(cimetidine, Tagamet®-타가멧 ; Henry, 2004)이 있다. 히스타민 H_2 수용체 길항제는 역류 관리에 주로 사용되며 위 식도 역류 질환이 있는 영유아의 식도염 증상 완화 및 내시경 검사 시 효율적인 검사를 위해 사용한다(Bhavsar et al., 2011). 그러나 히스타민 H_2 수용체 길항제를 반복적으로 사용하면 연속 투여 후 약물에 대한 반응이 빠르게 감소하는 **빠른 내성(Tachyphylaxis)**이 발생한다(McRorie et al., 2014). 라니티딘(잔탁)은 시간과 온도에 따라 발암 물질의 수준에 대한 위험의 우려로 인해 미국 시장에서 사용하지 않는다(Aschenbrenner, 2020).

양성자 펌프 억제제(Proton-pump ingibitor)는 산을 생성하는 효소를 차단하여 산 생성을 줄이고 히스타민 H_2 수용체 길항제 보다 산 억제에 더 효과적이다(Ambartsumyan & Rodriguez, 2014; Schurr & Findlater, 2012). 양성자 펌프 억제제는 위 식도 역류 질환 진단이 명확한 영유아에게 권고되며, 양성자 펌프 억제제를 사용할 수 없는 경우 히스타민 H_2 수용체 길항제를 사용해야 한다(Rosen et al., 2018). 양성자 펌프 억제제는 오메프라졸(omeprazole, Proctor and Gamble Prilosec®-P&G), 란소프라졸(lansoprazole, Takeda Pharmaceuticals Prevacid®; Henry, 2004)이 있다. 위산 억제제는 역류 증상을 줄이거나 예방하지는 못한다. 하지만 양성자 펌프 억제제, 히스타민 H_2 수용체 길항제, 위산 억제제의 약물들은 위 내용물의 산도를 감소시켜 역류의 부정적 후유증을 줄일 수 있다.

산 억제제는 다양한 용량으로 처방되며, 가능한 짧은 기간 동안 최저 용량을 처방하는 것이 좋다(Rosen et al., 2018). 내과 의사는 일반적으로 약물을 저용량으로 처방하고 증상 완화가 이루어지지 않으면 고용량을 처방한다. 지속적인 임상 섭식 평가를 통해 작업치료사는 위 식도 역류 징후의 지속 여부를 관찰할 수 있으며 필요한 경우 내과 의사 및 전문가 간 팀의 다른 구성원과 함께 역류에 대한 추가 의학적 관리를 지원할 수 있다. 영유아가 수유 중 통증 징후를 계속 보이면 함량이 더 높은 산 억제제가 필요할 수 있다.

산 억제제 치료의 부작용 가능성에 대한 우려 때문에 산 억제제의 불필요한 남용을 피하고 이러한 약물을 사용할 때 가능한 장기간 사용을 피하는 것이 좋다(Rosen et al. , 2018). 아동의 위 식도 역류 임상 진료 지침에서는 역류와 관련된 속쓰림이나 흉골 후부 또는 상복부 통증을 경험하는 영유아에게 4-8주 간 산 억제제 치료가 권고되었다(Rosen et al., 2018). 통증을 호소할 수 없는 영유아의 통증 징후는 수유 중 또는 수유 후에 몸부림치기, 얼굴 찡그리기, 울음 등이 포함된다. 잦은 역류 및 부적절한 섭취를 보이는 위 식도 역류 질환이 의심되는 일부 영유아는 비 산성 역류를 경험할 수 있다. 영유아의 위 식도 역류는 종종 약산성 또는 알칼리성이므로 양성자 펌프 억제제의 부적절한 사용으로 이어질 수 있다(Rybak et al., 2017). 수유 후 첫 1시간 동안 역류의 임상 증상은 음식물이 위의 산도를 중화시키고 비 산성 역류에 기여하기 때문에 비 산성 역류일 가능성이 더 높다(Jadcherla et al., 2012). 일부 저자는 산 억제제 치료를 시작하기 전에 역류의 산성 유무를 확인하기 위해 pH 교류저항 모니터링을 통한 테스트를 권고하였다(Rybak et al., 2017). 섭식 평가 동안 관찰된 임상 징후는 산 억제제 치료의 적용 유무를 결정하는데 도움이 될 것이다. 위 식도 역류 질환이 의심되는 영유아가 수유 중이나 수유 후에 통증과 불편함의 징후를 나타내지 않으면 위산 억제제 치료는 도움이 되지 않을 것이다.

(2) 운동 촉진제(Prokinetic (motility) agents)

산 억제제 치료는 식도염과 같은 위산 역류의 결과를 치료하지만, 일부 위 식도 역류 질환을 보이는 영유아의 주요 병태생리학적 기전인 일차 운동 장애를 치료하지 않는다(Vandenplas et al., 2005). 운동 촉진제는 하부 식도 조임근의 압력을 높이고 식도의 산 제거를 개선하며 위 배출을 촉진하여 위 식도 역류 질환을 개선한다(Czinn & Blanchard, 2013). 따라서 운동 촉진제는 지연된 위 배출로 인한 이차성 위 식도 역류 질환이 있는 영유아에게 도움이 된다(Kovacic et al., 2020; Salia kellis & Fotoulaki, 2013; 사례 7.1 참조). 운동 촉진제에는 메토클로프라미드(metoclopramide), 돔페리돈(domperidone), 에리트로마이신(erythromycin), 시사프라이드(cisapride)가 있다(Kovacic et al., 2020). 운동 촉진제는 부작용에 대한 우려 때문에 위 식도 역류 질환이 있는 영유아의 1차 치료제로 사용하지 않으며(Rosen et al., 2018), 지연된 위 배출이 의심되는 경우 영양학적 관리를 먼저 고려한다.

4) 권고되는 중재 과정(Recommended Order of Interventions)

위 식도 역류 질환 진단에 대한 검사의 부족, 약리학적 중재 시 발생되는 부작용 및 영양 개입 시 소요되는 높은 비용은 중재 선택 시 어려움이 될 수 있다. 일반적으로 젖병 수유를 하는 영유아는 자세 수정, 과식 방지, 모유 수유 지속, 점도 증진제 사용과 같은 보상적 방법을 먼저 시도하는 것이 좋다(Rosen et al., 2018). 이것으로 개선되지 않으면 북미 소아 소화기, 간장학 및 영양학회 및 유럽 소아 소화기 병리학, 간장학, 영양학회의 공동 권고 사항(Rosen et al., 2018)에 따라 2–4주간 완전 가수분해 조제분유 또는 아미노산 기반 조제분유를 시험 삼아 제공하거나 모유 수유 중인 영유아의 경우 어머니가 섭취하는 식단에서 우유를 제거해야 한다. 이러한 중재를 시도하여 개선이 없는 경우에만 4–8주 간 산 억제제를 시도한다(Rosen et al., 2018).

이와 같은 중재 순서를 고려하는 것 외에도 작업치료 섭식 평가 중에 관찰되는 임상 징후는 의학적 영양 중재 선택 시 도움이 될 수 있다. 예를 들어, 우유 단백질 알레르기 및 지연된 위 배출과 관련된 메스꺼움과 배고픔의 증상 시 점도가 증진된 분유로 수유를 시도하면 증상은 더 심해지고 완전 가수분해 조제분유 또는 아미노산 기반 조제분유로 전환하면 증상은 더 개선될 것이다. 마찬가지로 역류의 징후가 약간 있지만 통증과 불편함의 징후를 보이지 않는 영유아는 산 억제 치료로 호전될 가능성이 적다. 위장 문제의 임상 징후 및 가능한 중재 전략에 대한 요약은 표 7.1을 참조한다.

6. 작업치료 구강 수유 중재 OCCUPATIONAL THERAPY ORAL FEEDING INTERVENTIONS

위 식도 역류 질환 및 기타 위장 문제가 있는 영유아는 구강 수유 문제가 자주 나타나며 구강 수유를 강요할 경우 혐오증이 발생할 위험이 있다. 이 집단에 대한 수유 중재의 목표는 부정적인 수유 경험을 피하고, 구강 수유에 대한 편안함과 의지를 증가시키기 위해 긍정적인 수유 경험을 제공하고, 수유 기술을 연습하는 것이다.

1) 부정적인 수유 경험 피하기(Avoid Negative Feeding Experiences)

근본적인 위장 문제가 해결되지 않으면 구강 수유 개선을 위한 모든 중재 시도는 실패할 가능성이 높다. 계속해서 영유아가 구강 수유 시 통증, 불편함 또는 메스꺼움을 보인다면 구강 수유에 대한 편안함이나 수유에 대한 의지를 높이려는 모든 시도는 성공하지 못할 것이다. 부분적으로 경관 수유 중인 영유아와 아동들 중 위

표 7.1. 구강 수유에 영향을 미치는 위장 문제 및 증상

위장 문제	구강 수유에 영향을 미치는 증상	권고 중재
위 식도 역류	• 수유 중 또는 수유 후 통증 또는 불편함 • 구토 • 부적절한 섭취	• 역류를 최소화하기 위한 자세 수정 • 점도 증진제 사용 • 조제분유 변경 • 약물: 산 차단제 사용
지연된 위 배출	• 배고픔 감소 • 조기 포만감 • 메스꺼움 • 위 식도 역류의 증상*	• 역류를 최소화하기 위한 자세 수정 • 조제분유 변경 • 약물: 산 차단제와 운동 촉진제
우유 단백질 못견딤증	• 배고픔 감소 • 메스꺼움 • 위 식도 역류의 증상*	조제분유 변경
변비	• 배고픔 감소 • 메스꺼움 • 복통 • 위 식도 역류의 증상*	변비의 의학적 또는 영양학적 관리

Note. GER = 위 식도 역류; GI = 위장.

* 지연된 위 배출, 우유 단백질 못견딤증 및 변비는 모두 위 식도 역류의 중증도를 증가시킬 수 있음

장 문제가 남아 있는 영유아에게 구강 수유를 권고하지만 구강 수유에 대한 거부를 보이면 즉시 중단해야 한다. 영유아가 입으로 먹기를 바라는 사람들은 입으로 섭취하는 것이 입으로 섭취하지 않는 것보다 낫다고 생각한다. 그러나 부정적인 수유 경험은 수유 경험이 없는 것보다 더 나쁘다. 수유 경험이 전혀 없거나 최소한인 영유아는 일반적으로 위장 문제가 해결되면 반복적으로 부정적인 수유 경험을 한 영유아보다 훨씬 더 빨리 구강 수유를 확립할 수 있다. 영유아에게 수유를 위한 경관이 없다면 강제로 수유를 시도해야 하기 때문에 부모가 어려움을 겪기도 한다(자세한 내용은 8장 참조).

2) 가능할 때마다 긍정적인 구강 수유 경험 제공하기 (Provide Positive Oral Feeding Experiences Whenever Possible)

영유아가 위장 문제로 인해 완전한 구강 수유를 할 수 없다면 때때로 입으로 안전하고 편안하게 음식이나 액체를 섭취할 수 있다. 가능하다면 구강 수유는 영유아에게 긍정적인 경험을 제공하여 입과 인두에서 음식의 감각을 느끼고 구강-운동 기술을 개발할 수 있는 기회가 주어져야 한다(Mason et al., 2005). 이 경험을 통해 영유아는 준비가 되었을 때 완전한 구강 수유로 전환하는 것이 더 쉬워질 것이다.

작업치료사는 가장 적합한 유형의 음식과 가장 좋은 구강 수유 방법에 대한 권고 사항을 제공할 수 있다. 예를 들어, 역류 문제가 지속되고 있는 일부 영유아는 경관 수유 시 액체를 섭취하는데 어려움을 겪을 수 있어 경관 수유의 속도를 매우 천천히(1시간 이상) 해야 한다. 이 영유아들은 구토나 불편함을 경험하지 않음에도 불구하고 소량의 액체도 입으로 먹기가 어려울 수 있다. 그러나 점도가 증진된 음식물 덩어리는 액체보다 역류될 가능성이 적기 때문에 퓌레를 더 잘 견딜 수 있다. 영유아가 퓌레를 숟가락으로 먹는 것을 참을 수 있고 즐길 수 있다면 경관 수유 전, 또는 지속적 주입법으로 수유 시, 그리고 경관 수유가 중단된 시간에 퓌레를 먹을 수 있다.

수유를 위한 경관을 갖고 있지 않은 아동의 부모는 영유아가 구강 수유를 거부하면 영유아에게 적절한 열량을 섭취할 수 있도록 하는 다른 방법을 찾지 못할 수 있다. 이때 영유아에게 대체 수유 방법이 없는 경우 부모는 강제로 수유(예; 젖병 사용)를 시도하고 지속해야 할 수도 있다. 그러나 수유와 다음 수유 사이의 간식 시간 동안 부모가 새로운 수유 경험을 제공하면 영유아는 다른 유형의 구강 수유(예; 숟가락 섭식, 컵으로 마시기)가 즐거울 수 있음을 배우기 시작할 것이다.

위장 문제가 해결되지 않은 영유아의 중재 목표는 소량의 구강 수유량을 설정하는 것이다. 이는 긍정적인 수유 경험을 통해 구강 수유 기술을 향상시키거나 유지할 수 있도록 한다. 그러나 위장 문제가 너무 심해 수유 경험이 부정적인 경우 위장 문제가 해결될 때까지 모든 구강 수유를 중단하고 경관 수유를 선택하는 것이 좋다.

3) 긍정적인 비영양적 구강 자극의 기회 제공 (Provide Opportunities for Positive Nonnutritive Oral Stimulation)

구강 수유가 불가능할 경우 즐거운 구강 감각 경험을 제공하는 비영양적 구강 자극 프로그램은 구강-운동 기술을 유지하거나 향상시키고, 구강 내 감각 자극에 대한 내성을 유지하거나 증가시키는데 도움을 줄 수 있다(8장의 부록 8.A. "구강 섭식을 하지 않는 아동을 위한 구강 자극 프로그램" 참조). 만성 메스꺼움이 있는 일부 영유아는 모든 유형의 구강 자극 시 구역질을 하거나 혐오스러운 반응을 보일 것이다. 이러한 상황에서는 위장 문제가 더 잘 관리될 때까지 비영양적 구강 자극도 중단하는 것이 가장 좋다.

(1) 노리개 젖꼭지 제공(Offer a soother)

영유아에게 노리개 젖꼭지를 빨게 하면 영유아의 빨기 능력 유지에 도움이 된다. 영유아의 빨기는 출생 시 반사적으로 나타나며 생후 2-4개월이 되면 보다 자발적으로 나타난다. 처음 몇 달 동안 빨기를 하지 않은 영유아는 빠는 방법을 모르기 때문에 위장 문제가 호전된 이후에 젖병 수유를 시작하는 것이 어렵다. 그러나 영유아가 노리개 젖꼭지로 빨기 연습을 계속한다면 빠는 능력을 잃지 않을 것이다. 또한 경관 수유 중 영유아에게 노리개 젖꼭지를 빨게 하면 구강 수유로의 조기 전환을 유도할 수 있다(Foster et al., 2016). 일부 영유아는 노리개 젖꼭지의 특정 모양을 선호하게 되고 노리개 젖꼭지에서 젖병 젖꼭지로 전환하는데 어려움을 겪는다. 이 문제를 예방하기 위해 영유아에게 다양한 모양의 노리개 젖꼭지를 제공해주는 것이 도움이 된다.

위장 문제와 메스꺼움이 있는 일부 영유아가 노리개 젖꼭지를 사용하면 구역질을 하게 되므로 이러한 경우 노리개 젖꼭지를 혐오하지 않도록 노리개 젖꼭지 사용에 주의를 기울여야 한다. 노리개 젖꼭지를 입에 넣었을 때 구역질을 하면 노리개 젖꼭지 끝부분만 입 앞쪽에 대고 영유아가 노리개 젖꼭지를 입으로 빨 때까지 기다린다. 이렇게 시도함에도 영유아가 계속 구토를 한다면 노리개 젖꼭지 사용을 중단해야 한다. 여전히 노리개 젖꼭지는 위장 문제 관점에서 영유아가 느끼는 방식에 따라 반응이 달라질 수 있으므로 간헐적으로 제공되어야 한다.

(2) 손가락과 장난감(치발기)을 입에 넣도록 격려하기 (Encourage mouthing fingers and toys)

손가락과 장난감을 입에 넣도록 격려하는 것은 구강 감각 경험을 제공하는데 도움이 된다. 영유아는 부모가 손가락이나 장난감을 입에 물게 하는 것보다 스스로 입으로 넣을 수 있다면 이 자극을 더 잘 견딜 수 있다. 젖니가 나는 영유아의 장난감에 액체나 퓌레를 묻히는 것이 안전하고 즐거운 경험이라면 이것으로 다양한 맛과 질감에 노출될 수 있고 영유아는 삼키는 연습을 할 기회가 생기게 된다.

4) 수면 중 수유 허용을 고려(Consider Allowing Sleep Feeding)

위장 문제가 있는 영유아는 종종 얕은 잠을 잘 때 더

잘 먹는다. 영유아가 충분한 양을 섭취할 수 있는 유일한 시간이기 때문에 부모는 자주 **수면 수유**(Speep feeding)에 의존한다. 수면 수유가 안전한지 또는 권고되는지에 대해 의료 전문가들 사이에 의견 차이가 있으며 일부 전문가는 수면 수유를 권고하지 않는다. 하지만 경관 수유를 하지 않는 일부 영유아의 부모는 수유를 대체하고 영유아에게 영양분을 공급할 유일한 방법으로 수면 수유를 꼽았다.

수면 수유의 장점은 영유아가 깨어 있고, 의식이 명료할 때 수유 중에 발생하는 고통이나 불편함을 강요할 필요가 없고, 영유아가 고통이나 불편함을 경험하지 않는다는 것이다. 따라서 수면 수유로 수유 혐오감을 유발할 위험이 적게 된다. 또한 옆으로 누인 자세로 수면 수유를 더 안전하게 진행할 수 있다. 이는 영유아의 통제 범위 내에서 우유의 흐름이 구강인두로 더 잘 이루어지게 되고 음식덩어리가 조기에 인두로 떨어져 흡인으로 이어질 위험이 줄어들게 된다. 그러나 수면 수유가 안전하다고 생각되어 지속적으로 이 방법을 선택하려 한다면 이는 크게 효과적이지 않을 것이다. 왜냐하면 영유아가 나이가 들면 수면 시간이 줄어들기 때문에 이 전략의 효과는 떨어지기 때문이다. 따라서 수면 수유를 통해 영유아가 충분한 양을 섭취하게 되더라도 영유아가 깨어 있는 동안 더 잘 먹일 수 있도록 근본적인 위장 문제를 치료하는 것이 중요하다.

5) 배고픔 유발(Provoke Hunger)

입으로 먹기를 거부하고 경관으로 모든 영양을 공급받는 영유아들은 배고픔이 부족하여 구강 수유 시도를 잘하지 않으려 할 수 있다. 배고픔을 촉진하기 위해 경관 수유를 줄이는 것은 6개월 이상이 된 영유아가 구강 수유를 다시 시도하도록 격려하는 효과적인 전략이다(Krom et al., 2017; Wilken et al., 2013)(배고픔 유발에 대한 자세한 내용은 8장 참조).

6) 다양한 수유 경험 제공(Offer Different Feeding Experiences)

부정적인 수유 경험을 가진 영유아는 수유 자세, 수유 도구, 분유나 액체의 맛 등을 포함한 수유 경험의 다양한 측면을 부정적으로 연관 지을 수 있다. 다양한 수유 경험이 제공되면 이 영유아들은 구강 수유를 다시 시도할 것이다. 다음 부분에서는 수유 환경을 변경하는 방법에 대해 설명한다.

(1) 수유 자세 변경(Change the feeding position)

영유아가 일반적인 수유 자세로 수유할 때 짜증을 내면 다른 자세를 시도해 본다. 예를 들어 젖병 수유를 하는 영유아를 누인 자세가 아니라 똑바로 세우거나 옆으로 누여 부모의 무릎에 위치하도록 한다.

(2) 수유 도구 변경(change the feeding equipment)

젖병 젖꼭지를 싫어하는 영유아는 때때로 새로운 모양의 젖꼭지로 빨기를 시도한다. 영유아가 노리개 젖꼭지는 잘 빨지만 젖병 젖꼭지를 거부하는 경우 먼저 새 젖병 젖꼭지를 노리개 젖꼭지처럼 빨게 해준다(손가락으로 구멍을 막음). 영유아가 새 젖병을 사용하기 전에 새로운 모양에 익숙해질 수 있도록 며칠 동안 이 과정을 수행한다. 때때로 일부 영유아는 모든 젖꼭지는 거부하지만 숟가락이나 컵으로 구강 수유를 시도하기도 한다.

(3) 액체의 맛 변경(Change the taste of the liquid)

일부 영유아는 조제분유의 맛을 싫어하지만 물 또는 액체의 다른 맛을 선호하기도 한다. 또 다른 영유아는 모든 액체를 거부하는 반면 물은 기꺼이 마신다. 그렇다면 입으로 물을 주는 것부터 시작하고 어떤 자세와 수유 방법을 사용하든 영유아가 편안함을 느낄 수 있도록 해야 한다. 그런 다음 물에 다른 액체를 한방울 씩 천천히 추가하여 물이 점차 더 다양한 맛을 내도록 하고 다양한 맛의 경험을 통해 맛의 익숙함을 높인다.

7) 영유아에게 통제권 제공(Give the Child Control)

수유에 대해 부정적인 경험을 한 영유아는 수유에 대한 불안감을 가질 수 있다. 다음과 같은 방법으로 수유를 시도하여 영유아에게 통제권을 주도록 한다.

(1) 영유아가 수유할 준비가 되지 않았거나 수유할 의욕이 없다는 것을 분명히 표현하는 경우 먹으라고 강요하지 않는다.

(2) 숟가락 수유 시 숟가락을 윗입술이나 아랫입술에 대고 영유아가 음식이나 액체를 입으로 빨아들일 때까지 기다린다.

(3) 젖병 수유 시 젖병의 젖꼭지로 액체가 흘러내리지 않도록 젖병을 아래로 기울인 상태에서 영유아의 입 안에 젖꼭지를 넣는다. 이렇게 하면 영유아가 빨기를 위한 준비를 할 때까지 액체가 영유아의 입으로 떨어지지 않게 된다. 그리고 영유아가 빨기 시작하면 액체를 더 잘 빨 수 있도록 젖병을 위로 세운다.

(4) 중력으로 인해 음식덩어리가 구강인두로 빠르게 떨어지도록 하는 대신 음식덩어리의 이동을 조절할 수 있도록 영유아를 똑바로 세운다(특히 액체를 먹일 때).

(5) 스스로 먹을 능력이 있는 영유아는 컵, 병, 숟가락을 들고 스스로 먹을 수 있도록 해야 하며, 그런 다음 액체 또는 음식물 섭취의 속도와 양을 조절한다. 젖니가 나는 시기에 치발기에 퓌레를 묻혀 먹는 것은 스스로 먹기를 시작하는데 도움이 될 수 있다. 또한 시중에 판매되고 있는 다양한 숟가락 중 부드러운 숟가락(그림 7.8 참조)과 영유아의 입에 너무 깊숙이 넣을 수 없는 숟가락은 영유아가 처음으로 스스로 먹는 방법을 배울 때 사용할 수 있다(영유아가 통제할 수 있는 섭식 기술에 대한 자세한 내용은 5장 참조. 또한 섭식 혐오에 대한 자세한 내용은 8장 참조).

8) 구역질의 원인 확인(Determine the Cause of Gagging)

과민성 구역질 반사(Hypersensitive gag reflex) (Strudwick, 2003)가 자주 나타나는 위장 문제의 병력이 있는 영유아는 입안의 감각 입력으로 쉽게 구토가 유발된다. 이러한 영유아에게 구강 민감도를 줄이기 위한 중재를 적용할 수 있다. 그러나 구역질은 위장 문제로 인한 메스꺼움으로도 발생할 수 있다(Morris & Klein, 2000). 구역질의 근본적인 원인을 파악하고 적절한 중재를 적용하는 것이 중요하다. 구역질이 메스꺼움의 결과이고 그것이 감각 문제 때문이라고 잘못 추론되는 경우, 구강 과민성을 줄이기 위한 중재는 효과적이지 않을 것이며 섭식을 더욱 악화시킬 수 있다.

(1) 메스꺼움으로 인한 구역질(Gagging as the result of nausea)

지연된 위 배출, 우유 단백질 알레르기 또는 만성 변비가 있는 영유아는 모든 유형의 구강 섭식 시 구역질을 하여 만성적으로 구역질을 할 수 있다. 이러한 영유아는 진정제나 비영양적 구강 자극이 주어질 때에도 구역질을 할 수도 있다. 모든 유형의 구강 섭식에서 구역질이 나타나고 위장 문제의 다른 징후(예; 음식으로 인한 구토)가 있는 영유아는 감각 문제가 아니라 메스꺼움을 경험할 가능성이 높다. 구역질이 일관적이지 않은 경우(즉, 영유아가 어떤 때는 특정 유형의 음식을 참을 수 있지만 다른 때는 구토를 하는 경우) 특히 그렇다. 경관수유를 하는 영유아가 처음에는 구역질 없이 구강 수유를 했지만 이후 경관 수유량을 늘리면서 구역질을 하였다면 음식물의 부피 또는 열량의 증가로 인해 나타나는 결과일 수 있다.

마찬가지로 메스꺼움 때문에 구역질을 하는 영유아에게 수유를 잠시 중단하면(예; 의학적 검사를 위해 음식을 먹지 않는 경우) 구역질 없이 더 잘 먹을 수 있다. 이러한 구역질 반사 민감도의 변화는 구역질이 위장 문

그림 7.8. 부드러운 숟가락은 영유아들이 스스로 먹는 법을 배울 때 도움이 될 수 있다.

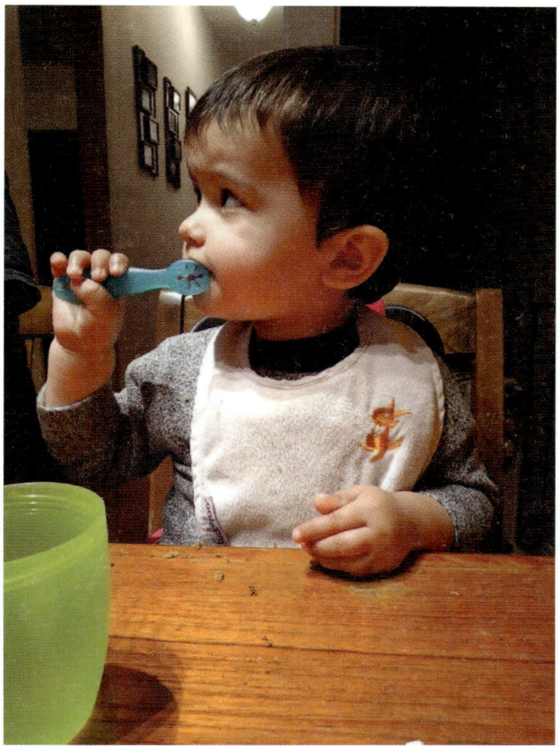

출처: S. Marcus. Used with permission.

제와 관련이 있고 위장의 관점에서 영유아가 느끼는 방식(즉, 영유아가 수유 시 얼마나 배고프거나 메스꺼움을 느끼는지에 따라 다름)을 나타낸다.

구역질이 메스꺼움 때문에 생긴다면 어떤 종류의 구강 수유도 영유아에게는 불쾌할 것이며, 억지로 구강 수유를 진행하면 수유 혐오감이 생길 수 있다. 특정 유형의 음식으로 구강 수유를 진행할 때 영유아가 구역질을 한다면 위장 문제가 해결될 때까지 구강 수유를 중단한다.

(2) 감각 문제로 인한 구역질(Gagging as the result of a sensory issue)

위장 문제의 병력이 있는 영유아는 위장 문제가 해결된 후에도 민감한 구역질 반사가 자주 나타난다. 구역질이 감각과 관련이 있는 영유아는 일반적으로 특정 유형의 음식으로는 섭식을 견딜 수 있지만 다른 유형의 음식으로 섭식을 할 때는 구역질을 한다. 예를 들어, 액체는 잘 먹지만 퓌레나 질감이 있는 음식을 거부하는 영유아는 구강 과민증의 징후를 보일 수 있다. 어떤 경우에는 모든 유형의 퓌레가 구역질을 유도할 수도 있다. 그러나 많은 경우에 영유아는 부드러운 퓌레는 견딜 수 있지만 음식덩어리가 크거나 질감이 있는 퓌레는 어려움을 겪는다. 이 구역질은 때때로 역류나 구토로 이어지며, 이는 섭식에 대한 부정적인 경험을 더욱 악화시킨다. 메스꺼움 때문에 구토를 하는 영유아의 경우 구강 섭식을 중단하는 것이 권고되지만 감각적 문제로 구토를 하는 영유아는 개선을 위한 중재가 필요하다. 구강 과민증의 결과로 구역질이 나는 음식을 견디는 능력은 시간이 지나도 저절로 개선되지 않는다.

위장 문제가 있는 영유아들은 메스꺼움과 구강 과민증을 함께 보인다. 이로 인해 작업치료사는 적절한 중재를 선택하는데 어려움을 겪을 수 있다. 영유아가 구역질 없이 어떤 유형의 구강 감각 자극을 견딜 수 있다면 이와 관련된 중재를 적용할 것이다. 영유아에게 중재를 제공함에도 호전되지 않거나 악화되는 것처럼 보인다면 구토가 메스꺼움과 관련된 것으로 위장 문제가 더 잘 관리될 때까지 중재를 중단하는 것이 가장 좋은 방법일 수 있다.

9) 구강 감각 문제를 해결하기 위한 중재 제공 (Provide Intervention to Address Oral Sensory Issues)

구강 과민증은 비영양적 구강 자극 및 구강 섭식 경험을 제공하는 중재를 통해 줄일 수 있다.

(1) 비영양적 구강 자극(Nonnutritive oral stimulation)

비영양적 구강 자극은 구역질의 민감성을 줄일 수 있다. 민감한 구역질 반사가 나타나는 영유아는 자기 주도 비영양적 구강 자극이 가장 좋다(그림 7.9 참조). 치발기는 영유아의 입안으로 너무 깊숙히 들어갈 수 없도록 모양을 갖추고 있기 때문에 영유아가 치발기를 입에 물도록 하는 것이 도움이 된다. 일단 입 앞쪽에 치발기를 넣어 감각 자극이 입력되면 입 안 더 깊숙이 넣을 수 있는 치발기를 제공하여 혀 뒤쪽으로 감각 자극을 제공하여 감각 자극에 대한 내성을 높이도록 한다(그림 7.10 참조).

(2) 구강 수유 경험(Oral feeding experiences)

구역질 반사의 민감도를 줄이는 가장 좋은 방법은 긍정적인 구강 수유의 경험이다. 영유아의 구강 수유 개선을 위해 입과 인두에서 액체와 음식을 경험해야 한다. 구토는 부정적인 경험이 되기 때문에 영유아가 구토를 하는 경향이 있다면 긍정적인 수유 경험을 갖도록 돕는 것이 어려울 수 있다. 다음에 설명된 전략은 이러한 영유아에게 유용한 전략이다.

① 입안에서 젖꼭지의 위치 수정(Modify placement of the nipple in the mouth)

젖꼭지를 영유아의 입에 넣었을 때 구역질을 하면 젖꼭지 끝만 입 앞에 대고 영유아가 젖꼭지를 입으로 빨아 당길 때까지 기다린다. 영유아가 통제력이 있으면 구강 감각을 경험할 수 있고 구역질을 할 가능성도 적다. 구역질 반사는 혀에서 일어나기 때문에 젖꼭지를 단단 입천장에 대고 영유아가 혀를 젖꼭지로 가져갈 수 있게 하는 것도 도움이 된다.

② 시작점을 찾고 점진적으로 변경하기(Find a place to start, and make gradual changes)

영유아가 구역질을 하지 않고 참을 수 있는 시작점을 찾는 것은 긍정적인 구강 감각 경험을 위한 첫 번째 단계이다. 예를 들어, 영유아가 구역질을 하지 않음에도 불구하고 입에 젖꼭지를 물고 있는 것을 참을 수 없다면 숟가락으로 약간의 구강 섭식을 하는 것이 더 성공적일 수 있다. 일부 영유아는 입 안에 있는 단단한 젖꼭지의 감각 자극이 액체 음식덩어리 보다 더 견디기 어려울 수 있다. 대신 숟가락으로 소량의 액체를 먹는 것을 더 잘 견딜 수 있으며 이것은 영유아가 즐거운 구강 감각 경험을 할 수 있게 한다. 마찬가지로, 영유아에게 퓌레로 만든 음식을 먹였을 때 구역질을 한다면 액체부터 숟가락으로 먹이기 시작하여 점점 걸쭉하고 부드러운 질감을 견딜 수 있을 때까지 액체의 점도를 천천히 증진시킨다. 영유아가 부드러운

그림 7.9. 민감한 구역반사가 있는 영유아는 자기 주도 비영양적 구강 자극이 가장 좋다.

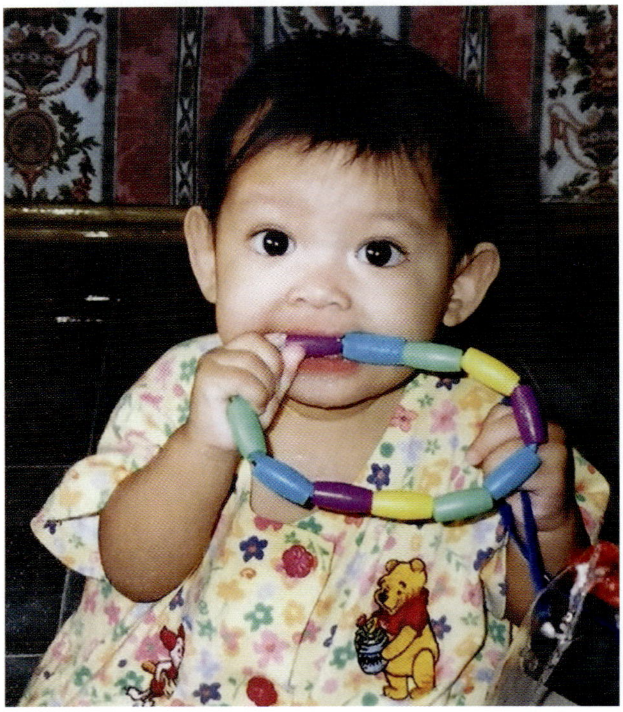

출처: S. Marcus. Used with permission.

그림 7.10. 영유아의 입 더 깊숙이 넣을 수 있는 치발기는 입안의 감각 입력에 대한 내성을 높이는데 도움이 될 수 있다.

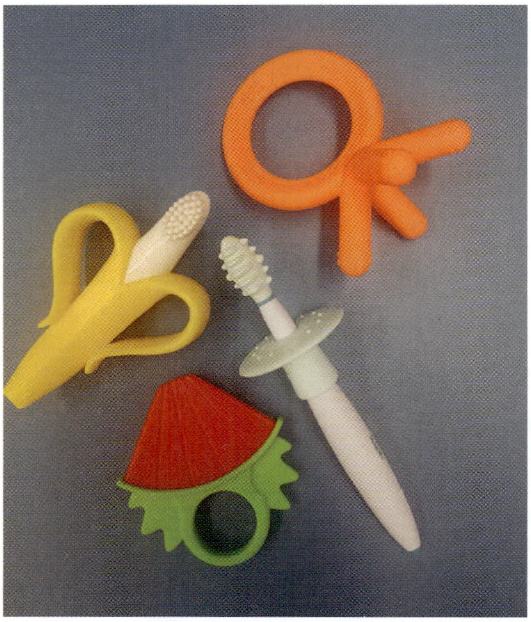

출처: S. Marcus. Used with permission.

퓌레를 받아들일 수 있게 되면 점차 질감을 더해 준다. 숟가락으로 섭식하는 동안 영유아는 바르게 앉은 자세로 잘 지지되어야 하며, 숟가락을 수평으로 잡고 윗 입술에 대어 주어 영유아가 액체나 퓌레를 입으로 가져갈 수 있도록 해야 한다(그림 7.11). 이렇게 하면 영유아가 음식덩어리를 제어할 수 있고 특히 액체와 함께 음식덩어리가 구강 인두로 너무 빨리 떨어지는 것을 방지할 수 있다(혼합되지 않고 질감 있는 음식으로 전환하는 전략에 대해서는 5장 참조).

그림 7.11. 윗입술에 수평으로 숟가락을 대어 주면 영유아가 액체를 입으로 빨아들일 수 있다.

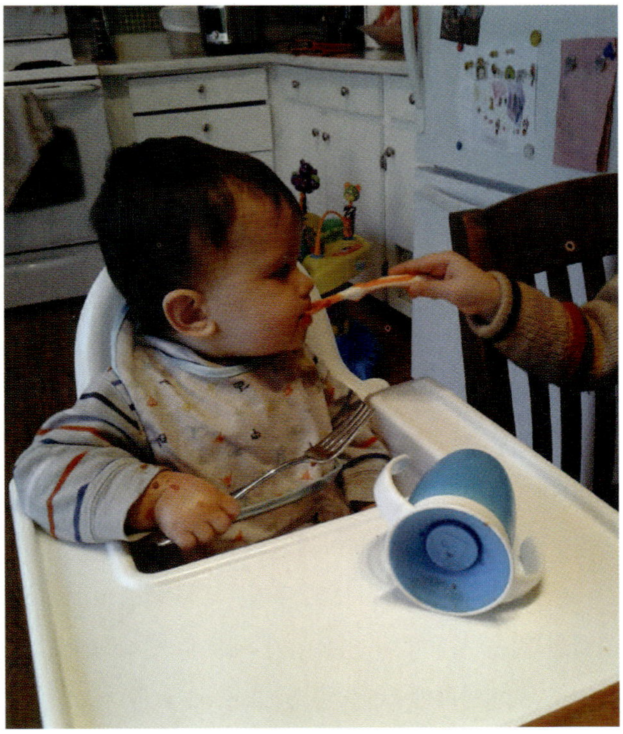

출처: S. Marcus. Used with permission.

③ 식사를 시작할 때나 간식 시간에 도전적인 음식 경험하게 하기(Introduce challenging foods at the beginning of the meal or at snack time)

부모는 때때로 자녀에게 도전적이라고 생각하는 음식(예; 새로운 질감)을 주지 않으려 한다. 오랜 시간 동안 영유아에게 음식을 먹여 준 부모는 식사가 끝날 때 구토로 인해 모든 섭취량이 손실되는 것을 보면 실망감을 느낀다. 그러나 영유아가 도전적인 음식을 경험하지 않는다고 하여 구역질 반사가 감소되지 않는다. 구역질이 구토와 음식 섭취량 감소로 이어지지 않도록 식사 시작 시 위가 비어 있을 때 도전적인 음식을 시도하는 것이 도움이 된다. 간식 시간은 식사 시간에 비해 위가 덜 차고 적절한 영양분 섭취에 대한 부담이 적기 때문에 도전적인 음식을 제공하기에 좋은 시간이다.

④ 구역질에 적절하게 반응하기(Respond appropriately to gagging)

부정적인 수유 경험이 있는 영유아는 의사소통의 한 수단으로 구역질하는 방법을 학습하였을 수도 있다. 수유 중 울거나 몸을 돌려 외면하는 것과 같은 다른 형태의 의사소통을 무시하는 부모는 영유아가 구역질을 하면 수유를 중단하게 된다. 영유아는 이 반응이 수유를 끝내는 효과적인 방법이라는 것을 금방 학습하게 된다. 영유아가 구역질을 하면 부모는 종종 영유아가 질식되는 것으로 오해하며 과잉반응을 하게 된다. 만일 영유아가 구역질을 할 때 놀라는 것처럼 보인다면 침착함을 유지하고, 괜찮다고 안심시켜 준 후 부모에게 구역질과 질식의 차이를 설명해 주어야 한다. 구역질은 음식이 아직 입 안에 있을 때 발생하며 기도 손상을 포함하지 않는 감각 반응이므로 질식과 달리 위험하지 않다. 영유아가 입으로 음식을 먹는 동안 구역질을 할 경우 구역질을 하는 것이 식사를 끝내는 방법이 아니라는 것을 알려주기 위해 적어도 한 입의 음식을 더 먹도록 한다(감각 문제 해결에 대한 자세한 내용은 5장 참조).

10) 구강-운동 기술 문제를 다루기 위한 중재 제공(Provide Intervention to Address Oral-Motor Skill Issues)

위장 문제가 있는 영유아는 특정 유형의 음식을 늦게 받아들이기 때문에 구강-운동 능력이 지연될 수 있다. 예를 들어, 구강 감각 과민으로 인한 구역질을 보이는 영유아는 종종 부드러운 퓌레를 잘 먹지만 더 질감이 있는 퓌레로 전환하는데 어려움을 겪는다. 구역질은 질감이 있는 퓌레와 같은 음식덩어리에서 더 자주 나타난다. 부모는 종종 구역질이 질식 또는 영유아가 준비되지 않은 것으로 해석하여 영유아에게 도전적인 질감의 음식을 주는 것을 중단한다. 질감이 있는 음식에 대한 경험의 부족은 씹는 기술의 발달을 저해한다(Eckman et al., 2008). 그 결과 이 영유아들은 종종 성숙한 씹기 기술의 부재로 인해 씹기 방법을 가르치기 위한 중재가 필요하다(씹기 방법에 대한 전략은 5장 참조).

어떤 경우에는 영유아가 싫어하는 젖병 수유와 같은 수유 방법을 대체하기 위해 보편적인 시기보다 일찍 컵으로 마시는 것과 같은 새로운 섭식 방법을 적용할 수 있다. 그러나 영유아가 아직 컵으로 마실 수 있는 구강-운동 기술이 부족하므로 구강-운동 기술의 수준에 적합한 컵을 사용하여 영유아가 새로운 섭식 방법으로 안전하고 편안하게 먹을 수 있도록 해야 한다(컵 마시기를 가르치는 전략은 5장 참조).

11) 섭식 혐오를 해결하기 위한 중재 제공(Provide Intervention to Address Feeding Aversion)

이전에 구강 섭식에 대해 부정적인 경험이 있는 영유아는 구강 섭식에 대한 혐오감을 가질 수 있다. 이 경우 섭식은 구역질, 통증 또는 메스꺼움과 같은 부정적인 경험과 관련되기 때문에 근본적인 위장 문제가 해결되더라도 계속해서 구강 섭식을 거부하게 된다. 일단 위장의 불편함에 대한 근본적인 원인이 치료되고 영유아가 더 이상 부정적인 증상을 경험하지 않는다면 구강 섭식이 즐거울 수 있다는 것을 가르쳐야 한다. 이러한 상황에서 중재의 목표는 긍정적인 구강 섭식 경험을 제공하여 영유아가 섭식을 즐길 수 있도록 하는 것이다. 그러나 완전히 경관으로 영양을 공급받는 영유아의 경우 구강 섭식을 다시 시도하는 것이 어려울 수 있다. 배고픔, 색다른 음식의 경험, 식사 시 영유아에게 통제권을 주는 것은 영유아가 구강 섭식을 다시 시도할 수 있게 한다(자세한 내용은 8장 참조).

7. 위 식도 역류와 삼킴 장애 GER AND SWALLOWING DYSFUNCTION

위 식도 역류가 있는 일부 영유아는 삼킴 장애를 보인다. 위 식도 역류와 삼킴 장애 모두 같은 원인으로 인해 발생할 수 있다. 예를 들어, 신경학적 손상이 있는 영유아는 비정상적인 근 긴장과 부족한 운동 협응으로 인해 위 식도 역류와 삼킴 장애의 위험이 있다. 일부 연구에서는 위 식도 역류가 삼킴 장애의 원인이 될 수 있음을 시사한다. 표 7.2는 위 식도 역류로 인한 삼킴 장애의 임상 양상을 보여준다.

1) 손상된 인두 또는 후두 감각(Impaired Pharyngeal or Laryngeal Sensation)

위 식도 역류로 인해 식도와 인두에 산이 생길 수 있다. 위 내용물이 후두, 구강 인두 및/또는 인두로 역류하는 것을 **인후두 역류**(Laryngopharyngeal reflux – LPR)(Galluzzi et al., 2015)라고 한다. 인후두 역류는 영유아에게 나타나는 일반적인 과정이며 인두와 후두의 감각을 감소시킨다(Suskind et al., 2006). 역류는 후두 부종으로 이어져 감각 인식이 감소하고(Galluzzi et al., 2015) 후두 보호 반사의 변화를 유발한다(Suskind et al., 2006). 후두 닫힘 반사는 후두의 후두덮개 주름에 위치한 기계적 수용기의 자극에 의해 유도되어 성대가 닫히고 삼킴이 시작된다(Willging & Thompson, 2005).

인후두 내 감각 인식이 감소한 경우 후두 닫힘 반사를 유발하기 위해 더 많은 감각 입력이 필요하며, 이러한 감각 손상은 삼키는 동안 흡인 위험 증가와 관련이 있다(Venkatesan et al., 2013; Willging & Thompson, 2005). 연구에 따르면 인후두 역류가 있는 영유아는 인후두 감각이 감소하여 삼킴 장애로 이어지고 위 식도 역류의 의학적 치료로 증상이 개선될 수 있음이 밝혀졌다(Suskind et al., 2006; Willging & Thompson, 2005). 인두와 후두의 부종과 감각이 손상된 영유아는 삼킴 과

표 7.2. 위 식도 역류로 인한 삼킴 장애의 가능성

위 식도 역류 질환으로 인해 발생할 수 있는 문제	임상 양상	비디오 투시 삼킴 검사 결과
인두 또는 후두 감각 장애	• 삼킴 동안 흡인 발생 • 걸쭉한 음식보다 액체가 더 나쁨	• 삼킴 시작 지연 • 삼킴 동안 또는 삼킴의 시작 단계에서 흡인
성대 육아종 또는 부종으로 인한 후두 폐쇄 감소	• 삼킴 동안 흡인 발생 • 걸쭉한 음식보다 액체가 더 나쁨	• 삼킴 동안 흡인 발생
역류로 인한 상부 식도 조임근기능의 감소	• 걸쭉한 퓌레와 고형식을 삼키기 어려움 • 걸쭉한 음식보다 액체가 더 나쁨	• 상부 식도 조임근의 불충분한 열림으로 인해 삼킴 후 인두에 잔류물이 남음
호산구 증가성 식도염	• 단단한 음식 삼키기 어려움	• 일반적으로 정상적인 구강 및 인두 단계 • 식도 운동 이상

Note. VFSS= 비디오 투시 삼킴 검사

정 동안 삼킴과 흡인의 시작이 지연될 수 있으며 이는 점도가 증진된 액체, 퓌레 또는 고형식보다 묽은 액체에서 더 심하게 나타나는 경향이 있다.

2) 후두 폐쇄 감소(Decreased Laryngeal Closure)

위 식도 역류 질환은 아데노이드 및 성대 부종, 성대 육아종, 후두연화증 및 쌕쌕거림과 같은 후두 소견과 관련이 있는 것으로 밝혀졌다(Carr et al., 2001; Galluzzi et al., 2015; Gilger, 2003). 후두부종이나 성대의 육아종은 삼키는 동안 기도가 효율적으로 닫히지 못하여 영유아가 흡인의 위험에 처할 수 있다.

3) 상부 식도 조임근의 열림 감소(Reduced Opening of the Upper Esophageal Sphincter)

식도 내 산이 존재하는 것은 산이 인두와 기도에 도달하는 것을 방지하는 보호 메커니즘인 상부 식도 조임근의 압력을 증가시키는 것으로 나타났다(Belafsky, 2012). 시간이 지남에 따라 상부 식도 조임근의 열림이 감소하고 삼킴에 영향을 미치며 흡인의 위험이 증가할 수 있다(Dantas, 2021). 상부 식도 조임근의 열림이 감소한 영유아는 일반적으로 액체보다 걸쭉한 퓌레와 고형식을 관리하기가 더 어렵다.

4) 호산구 증가성 식도염(Eosinophilic Esophagtis)

호산구 증가성 식도염(EoE)은 알레르기 병인이 있는 식도 점막의 염증이다(Sanghavi & Rosen, 2018). 호산구 증가성 식도염이 있는 영유아는 종종 구토 및 수유 거부를 포함하여 위 식도 역류 질환과 유사한 징후를 나타내지만 역류 치료에 반응하지 않는다(Pentiuk et al., 2007). 호산구 증가성 식도염 환아는 고형식을 삼키는데 어려움이 있는 경우가 많으며 고형식이 식도에 걸린 경험이 있을 수 있다(Dauer et al., 2005). 고형식을 삼키는 것이 어려운 것 또한 염증으로 인한 식도 운동 이상으로 인해 발생할 수 있다(Boyer, 2010). 식도 문제로 인해 삼킴 장애가 있는 환아는 평가 및 관리를 위해 위장내과 전문의에게 의뢰해야 한다.

요약

위 식도 역류 질환 및 기타 위장 문제 관리를 위해 전문가 간 팀의 협력이 필요하다. 그만큼 다른 위장 문제의 징후와 증상은 종종 겹치며 이러한 문제를 구별하기 어려울 수 있다. 그러나 적절한 중재 선택을 위해 이들을 구별하는 것이 중요하다. 진단 검사는 침습적이고 비용이 많이 들 수 있으며 방사선 노출이 포함될 수 있다. 작업치료 임상 섭식 평가는 위장 문제가 있는 영유아 평가의 중요한 부분이다. 평가 동안 위 식도 역류 질환과 다른 위장 문제 및 기타 섭식 또는 삼킴 문제를 구별하는데 도움이 될 수 있는 임상 징후를 주의 깊게 관찰한다. 이 정보는 전문가 간 팀의 다양한 구성원이 어떤 중재가 가장 적절한지를 결정하는데 도움이 될 수 있다.

위 식도 역류 질환 및 기타 위장 문제에 대한 치료는 종종 작업치료의 범위를 벗어나는 의학적 및 영양학적 중재가 포함되기도 한다. 하지만 작업치료사의 역할에는 의학적 및 영양학적 관리 지원, 자세 수정 및 섭식 권고 사항 제공, 전문가 간 팀의 다른 구성원과 협력하여 현실적인 섭식의 목표 설정 및 중재를 계획하며 수립하는 것이 포함된다.

사례연구 7.1. ASMA: 지연된 위 배출

병력 및 수유 이력(부모 보고)

Asma는 진단되지 않은 유전 증후군과 심각한 수유 못견딤증을 가진 3개월 된 영유아로 정상적인 근 긴장도와 움직임 패턴을 가지고 있지만 대근육 운동 능력에 약간의 지연이 있다. 현재 Asma는 하루 20시간 동안 프라미노(Puramino) 조제분유를 위공장루관을 통해 수유받고 있으며 매일 4시간의 휴식을 취하고 있다. 이 때 트림과 구역질이 간헐적으로 나타난다. Asma는 출생 후 약 1개월까지 기침, 구역질 또는 거친 숨소리 없이 젖병으로 소량의 영양분을 섭취한 이력이 있다. 그 당시 젖병 수유와 코위영양관 수유를 병행하였으나 수유가 끝나면 구토를 하였다. 이후 의학적, 영양학적으로 개선되지 않아 결국 연속적인 코위영양관, 코공장루관, 위공장루관 수유로 전환하였다.
Asma의 어머니는 젖병 수유를 시도해왔기 때문에 여전히 젖꼭지를 빨지 않을 것으로 확신하였고, 젖꼭지를 빨기 대신 울음을 보일 것이라고 보고하였다. 어머니는 Asma가 구강으로 수유하기를 원하기 때문에 수유를 지속할 수 있도록 수유하는 동안 Asma를 안고 걸어다니며 흔들거나 바운싱하여 주의를 분산시키려고 노력하였다. Asma의 미성숙한 구강 수유 평가를 위해 작업치료에 의뢰되었다.

임상 수유 평가 중 관찰 사항

평가는 2시간 동안의 위공장루관 수유를 하는 동안 진행되었으며 수유가 끝난 후 완료되었다.
수유 전 심폐기능 상태(Cardiorespiratory status before feeding): 숨소리가 맑고 호흡을 증가시키기 위한 움직임을 필요로 하는 징후가 관찰되지 않았다.
자세(Positioning): 부모의 팔에 안겨 영유아용 의자에 뉘어졌다.
행동 반응(Behavioral response): 처음에는 침착한 듯 보였으나 수유 및 비영양 구강 자극을 시도하였을 때 구역질을 하고 울었다.
구강-운동 및 삼킴 기능(Oral-motor skills and swallow function): 노리개 젖꼭지와 젖병 젖꼭지를 입에 넣을 때 구역질을 하였으며 조제분유를 숟가락으로 약간 떨어뜨려 입에 넣어줄 때도 구역질을 하였다.

비판적 분석 및 문제-해결 접근

잠재적 문제	임상적 징후(관찰 및 과거력)	분석
구강-운동	• 평가할 수 없음 • 과거 소량의 젖병 수유 이력으로 확인	• 과거 젖병 수유 시 보인 적절한 구강-운동 기술
행동 반응	• 모든 유형의 구강 수유 시도 방법에 혐오 반응을 보임	• 수유를 거부하는 것은 이전의 부정적인 경험이나 해결되지 않은 위장 문제와 연관 있을 것임
삼킴	• 평가할 수 없음 • 과거 소량의 젖병 수유 시 흡인의 징후가 없었음	• 알 수 없음 - 평가 필요
위장	• 모든 유형의 비영양적 구강 자극 및 구강 수유 시 구역질을 함	• 메스꺼움 암시

분석

Asma의 병력 및 임상 관찰에 따르면 아직 해결되지 않은 위장 문제가 있었다. 현재 Asma는 수유를 시도할 때 구토나 구역질을 하므로 위공장루관 수유가 필요하였다. 노리개 젖꼭지 및 모든 유형의 구강 수유 시도 시 나타나는 구역질은 메스꺼움을 암시한다. 현재 Asma에게는 기분 좋은 수유나 비영양 구강 자극이 없기 때문에 이 시점에서는 구강 수유를 하지 않는 것이 도움이 될 것이다.

사례연구 7.1. ASMA: 지연된 위 배출(Cont.)

중재

다음과 같은 권고 사항을 제공하였다.

- 부모는 영유아에게 구강 수유 시도를 중단하도록 하며, 때때로 노리개 젖꼭지를 제공할 수 있지만 구역질을 하는 경우 중단하도록 한다.
- 부모는 영유아가 자기 주도적 구강 자극을 시작할 수 있도록 치발기 장난감을 제공한다.
- 구역질과 구토가 지속되는 문제로 인한 위장 운동성 개선을 위해 의료진에게 시사프라이드(cisapride)를 처방받는다.

추적 관찰

병력 및 수유 이력(부모 보고)

Asma는 4개월 된 영유아로 평가 1개월 후에 추적 관찰 평가를 위해 방문하였다. Asma의 어머니는 Asma가 경관 수유 시 구역질을 덜 하였고, 노리개 젖꼭지를 받아들이기 시작하였다고 보고하였다. 또한 Asma에게 구강 수유를 중단하라는 권고에도 불구하고 어머니는 젖병 수유를 시도하였고, 이 때 Asma는 울었다고 하였다.

임상 수유 평가 중 관찰 사항

평가는 2시간 동안의 위공장루관 수유를 하는 동안 진행되었으며 수유가 끝난 후 완료되었다.

자세(Positioning): 영유아용 의자나 부모의 무릎 위에 앉아있었다.

수유 전 심폐기능 상태(Cardiorespiratory status before feeding): 숨소리가 맑고 호흡을 증가시키기 위한 움직임을 필요로 하는 징후가 관찰되지 않았다.

행동 반응(Behavioral response): 처음에는 차분하고 즐거워하는 모습을 보였으나 어머니의 무릎에 앉았을 때 울기 시작하였다. 하지만 영유아용 의자에 앉았을 때 울음을 그치고 즐거워하였다.

구강-운동 및 삼킴 기능(Oral-motor skills and swallow function):

- 시도 1. 강한 비영양적 빨기가 유발되었으며 노리개 젖꼭지를 받아들이기 시작하였다.
- 시도 2. 젖병 수유를 시도하였을 때 빨지 않고 젖병 젖꼭지를 입에서 밀어내려 하였으며, 지속적인 젖병 수유 시도에 짜증을 내었다.
- 시도 3. 물이 묻은 노리개 젖꼭지를 입 안에 넣어 주었을 때는 잘 견뎠지만 조제분유가 묻은 노리개 젖꼭지를 입 안에 넣어 주었을 때는 화를 내었다.
- 시도 4. 숟가락으로 물을 떨어뜨려 입 안에 넣어 주었을 때 작은 음식덩어리인 물을 빨고 흡인 없이 삼킬 수 있었다.

비판적 분석 및 문제-해결 접근

잠재적 문제	임상적 징후(관찰 및 과거력)	분석
구강-운동과 삼킴	• 노리개 젖꼭지를 잘 빪 • 숟가락의 물을 어려움 없이 빨고 삼킬 수 있음	• 소량의 액체를 삼키는데 필요한 구강-운동 기술의 어려움 없음
행동 반응	• 젖병 수유를 위한 자세를 취하면 화를 냄 • 노리개 젖꼭지는 잘 빠는 반면 젖병 젖꼭지 빨기는 거부함 • 조제분유는 혐오하지만 물은 잘 받아들임	• 이전의 부정적인 수유 경험으로 인해 젖병 수유와 조제분유 맛에 혐오 반응을 보임
위장	• 기침 없이 위공장루관 수유 가능 • 노리개 젖꼭지와 다른 구강 수유 시도 시 구역질을 하지 않음	• 위장 기능이 개선됨 – 메스꺼움을 암시하는 더 이상의 징후 없음

Note. G-J = 위-공장관(gastrostomy-jejunostomy)

분석

Asma는 더 이상 메스꺼움의 징후를 보이지 않았고, 노리개 젖꼭지와 물 한 방울이 담긴 숟가락을 기꺼이 받아들였다. 하지만 젖병의 젖꼭지와 조제분유 맛에 대한 혐오는 이전의 부정적인 경험 때문에 나타나는 반응일 것이라 판단된다.

사례연구 7.1. ASMA: 지연된 위 배출(Cont.)

중재

다음과 같은 권고 사항을 제공하였다.

- 전문가 간 팀과 협의하여 Asma에게 프라미노(Puramino) 조제분유 대신 모유를 먹이도록 한다. 이미 Asma의 어머니는 모유를 먹기를 바라는 마음으로 많은 양의 모유를 냉동 보관하였다.
- Asma가 누크 노리개 젖꼭지를 받아들였기 때문에 누크 젖병의 젖꼭지를 노리개 젖꼭지로 사용한다(젖꼭지 안쪽에 있는 구멍은 부모의 손가락으로 막고 액체를 넣지 않는다).
- 모유를 묻힌 노리개 젖꼭지를 영아에게 제공하여 이것을 받아들이면 모유를 묻힌 젖병의 젖꼭지를 제공한다.

추적 관찰을 위한 수유 평가 동안 Asma는 소량의 모유를 섭취하며 편안하게 모유 수유로 전환할 수 있었다. Asma는 위공장루관 수유가 중단된 4시간 동안 누크 젖병으로 하루에 한 번 10ml의 모유를 먹을 수 있었다. 10ml 이상의 모유를 수유하면 구토가 발생하므로 10ml로 양을 제한하였다. 또한 숟가락으로 소량의 퓌레를 천천히 섭취하며 음식의 질감 변화에 대한 전환도 가능하였다. 다시 말하지만, 구토 없이 소량만 견딜 수 있었으므로 긍정적인 수유 경험을 제공하기 위해 구강 섭취량을 제한하였다. Asma의 위장 기능이 향상됨에 따라 더 많은 구강 수유로의 전환을 위해 지속적인 관찰이 필요할 것이다.

요약

이 사례는 Asma가 구강 수유를 시작하기 전에 긍정적인 구강 수유 경험이 위장 기능의 관점에서 준비가 될 때까지 기다리는 것이 중요하다는 것을 강조한다. 영유아에게 수유를 연습시키지 않으면 영유아가 구강 수유를 확립할 수 없을 것이라고 자주 느끼는 부모에게는 이러한 연습이 어려울 수가 있다. 수유에 대한 준비가 제대로 되지 않은 상태에서 구강 수유를 강요하면 수유에 대한 혐오감을 유발할 수 있다. 이는 구강 수유를 방해하는 근본적인 위장 문제보다 더 오래 지속될 수 있는 문제이기 때문에 부모에게 설명하여 이해를 높이도록 한다.

사례연구 7.2. ANDREW: 우유 단백질 알레르기

병력 및 수유 이력(부모 보고)

Andrew는 수유 거부로 입원한 7개월 영유아로 보편적인 발달을 하고 있는 것으로 보인다. 집에서 모유 수유를 했었지만 지금은 모유 수유를 거부하고 있다. 어머니는 Andrew가 잦은 구토를 한다고 보고하였고, 집에서 모유 수유는 점점 더 어려워지고 있었다. 어머니는 Andrew가 졸음의 증상을 보이면 졸음에 방해되지 않는 어두운 방에서 모유 수유를 하였지만 이러한 방법은 시간이 지나도 큰 효과를 보지 못하였다. 또한 Andrew는 퓌레를 거부하며 구역질을 하였다. Andrew는 여러 음식에 대한 알레르기 반응과 습진의 과거력이 있지만 흉부 감염의 병력은 없었고, 체중이 잘 증가하지 않는 편이었다.

임상 수유 평가 중 관찰 사항

자세(Positioning): 모유 수유 시에는 교차 요람 자세를 취하였으며, 숟가락으로 먹일 때에는 영유아용 의자에 똑바로 앉혔다.

행동 반응(Behavioral response): 이전 수유 후 몇 시간이 지났음에도 불구하고 배고픔의 명백한 징후를 보이지 않았고 수유 전에는 명료하고 침착하였지만, 모유 수유를 시도하자 짜증을 내었다.

수유 전 심폐기능 상태(Cardiorespiratory status before feeding): 숨소리가 맑고 호흡을 증가시키기 위한 움직임을 필요로 하는 징후가 관찰되지 않았다.

수유 평가(Feeding assessment): Andrew의 모유 수유 시 관찰된 내용은 다음과 같았다.

- 모유 수유: Andrew는 모유 수유를 위해 교차 요람 자세를 취할 때 짜증을 내었고, 어머니의 유방 젖꼭지 물기를 거부하였다.
- 숟가락으로 먹여주기: Andrew는 소량의 물이 담긴 숟가락을 기꺼이 받아들였고 입 안의 음식덩어리를 조절하는 것이 가능하였다. 삼킴의 어려움은 보이지 않았고 맑은 숨소리가 명확하게 유지되었다. 이것을 지속적으로 견딜 수 있는지 확인하기 위해 소량의 과일 퓌레에 물을 첨가하여 숟가락으로 먹였더니 구역질을 하였다.

사례연구 7.2. ANDREW: 우유 단백질 알레르기(Cont.)

비판적 분석 및 문제-해결 접근

잠재적 문제	임상적 징후(관찰 및 과거력)	분석
구강-운동	• 거부하여 모유 수유 평가 불가 • 숟가락에 담긴 소량의 물을 먹을 때 작은 음식덩어리를 조절함	• 평가하기 어렵지만 구강-운동 문제가 섭식 문제의 원인이 아닌 것으로 보임
행동 반응	• 모유 수유 거부 • 숟가락에 담긴 소량의 물외에 다른 음식은 구역질을 함	• 메스꺼움 암시 • 모유 수유에 대한 혐오감
삼킴	• 숟가락으로 물을 삼킬 때 임상 징후 없음 • 흉부 감염 병력 없음	• 명백한 삼킴 문제 없음
위장	• 구토 병력 있음 • 습진 병력 있음 • 배고픔의 징후 없음 • 물 이외의 음식에 구토함	• 위장 문제 암시 • 우유 단백질 알레르기 의심

Note. CMPA = 우유 단백질 알레르기(cow's milk protein allergy)

분석

수유 문제는 물 이외의 다른 음식에 구역질하는 것으로 보아 메스꺼움과 배고픔을 느끼는 것이 부족한 위장 문제와 관련된 것으로 보인다. 의료진은 수유 문제와 음식 알레르기 및 습진 병력을 고려하여 우유 단백질 알레르기를 의심하였다.

중재

수유 거부로 코위영양관을 삽입하였고 Andrew에게 의심되는 우유 단백질 알레르기를 해결하기 위해 아미노산 기반 조제분유(프라미노 조제분유)를 제공하였다. 작업치료사는 Andrew가 성공적으로 섭취한 경험이 있는 숟가락으로 물을 주는 것 이외에 다른 구강 섭식을 권고하지 않았다. 또한 컵으로 물 마시기를 시도하자, 삼킴과 거부의 문제 없이 컵으로 물을 마실 수 있었다.

4주 후, 전문가 간 팀이 Andrew를 다시 만났다. 구강 섭식으로 전환을 가능하도록 하기 위해 배고픔을 유발하는 프로그램을 시작하였다. 5일 동안 모든 조제분유는 투명한 액체(엔파밀 엔파라이트-Enfamil Enfalyte® 조제분유 또는 물)로 전환하였고 의사와 영양사가 주의 깊게 관찰하였다. 부모는 Andrew에게 퓌레 먹이기를 시도하였고, 구역질을 하거나 거부하면 중단하였다. 이 기간 동안 Andrew는 부드러운 고형식(예: 프렌치프라이, 팬케이크, 생선)를 받아들이기 시작하였다. 5일 후 재 평가를 위해 작업치료사에게 의뢰된 Andrew는 기꺼이 부드러운 고형식을 스스로 먹을 수 있었고 새로운 씹기 기술을 보여주었다. Andrew는 부드러운 고형식을 먹을 때 구역질이 관찰되지 않았지만, 나이 때문에 여전히 조제분유 수유가 필요하였다. 하지만 Andrew는 프라미노 조제분유 수유를 거부하였기 때문에 몇 달 동안 계속해서 코위영양관 수유를 진행하였다. Andrew는 결국 나이에 맞는 고형식(음식 알레르기에 따라 허용됨)과 액체(물과 12개월 이상의 영유아를 위한 아미노산 기반 조제분유인 네오케이트 스플레쉬(Neocate Splash)로 완전한 구강 수유를 할 수 있었다.

요약

이 사례는 구역질이 감각 문제가 아니라 메스꺼움의 징후일 수 있다는 사실을 강조한다. Andrew의 위장 문제가 아미노산 기반 조제분유로 전환하면서 개선되자 기분이 좋아지기 시작하였고, 연령에 맞는 부드러운 고형식으로 빠르게 전환할 수 있었다. 다음의 두 가지 이유로 더 빠르게 이러한 전환이 가능하였을 것이다. 첫째, Andrew는 모유 수유만 하였고 젖병 수유를 하지 않았기 때문에 강제로 수유한 경험이 덜 했을 가능성이 높다(영유아에게 강제로 모유 수유를 하는 것은 어려운 반면 젖병 젖꼭지는 영유아의 의지와 관계없이 입에 넣을 수 있다). 둘째, Andrew의 나이는 입안에 새로운 질감을 받아들이고 씹기 기술의 습득이 더 쉽게 일어나는 결정적 시기에 해당된다. Andrew의 나이가 더 많았거나 섭식에 혐오감이 더 컸다면 구강 섭식으로 전환하기 위해 작업치료사의 지원이 더 많이 필요하였을 것이다.

사례연구 7.3. ISHMAIL: 변비

병력 및 수유 이력(부모 보고)

Ishmail은 전반적으로 발달 지연, 뇌전증, 중추 신경계 문제로 인한 저긴장, 그리고 사지의 근 긴장도 증가를 보이는 2세 유아이다. Ishmail은 코위영양관으로 영양분을 공급받지만 젖병으로 약간의 액체를 먹을 수 있고, 숟가락으로 퓌레를 먹을 수 있었다. 2개월 전에 실시한 임상 섭식 평가에서는 액체와 퓌레를 모두 안전하게 삼켰다. Ishmail은 현재 젖병 수유와 숟가락 섭식 시도 시 모두 기침을 하고 모든 구강 섭식을 거부하고 있어 섭식 재평가를 위해 작업치료에 의뢰되었다.

Ismail은 만성 변비가 있으나 어머니는 약 일주일 전 부터 소아과 의사에게 처방받은 변비약 복용을 중단하였고, 이후 며칠 동안 배변을 하지 않았다. 또한 코위영양관 섭식 시 때때로 구토를 하였고 불편함을 보였으며, 역류를 치료하기 위해 오메프라졸(omeprazole)과 돔페리돈(domperidone)의 약물을 처방받았지만 약 1년 동안 복용량에 변화가 없었다. 추가적으로 현재 흉부 감염과 다른 운동 기능의 변화(수유 외에)는 없다고 보고하였다.

임상 수유 평가 중 관찰 사항

자세(Positioning): 머리는 정중선에 위치하고 목이 정렬되어 바르게 편 자세를 억제하기 위해 엉덩이가 굽힘된 자세로 어머니의 무릎에 기대어 있었다. 아직 Ishmail에게 적합한 맞춤형 의자가 없었기 때문에 어머니는 Ishmail을 안고 먹이는데 이 때 가장 잘 먹는다고 하였다.

식사 전 심폐기능 상태(Cardiorespiratory status before feeding): 먹기 전에 맑은 숨소리를 내었고, 호흡을 증가시키기 위한 움직임은 관찰되지 않았다.

행동 반응(Behavioral response): 젖병으로 물을 마실 때 그리고 퓌레를 세 스푼 정도 삼킨 후 얼굴을 찡그리며 몸을 돌리는 등의 거부 반응을 보였다.

구강–운동 기술 및 삼키기 기능(Oral–motor skills and swallow function):

- 집에서 가져온 젖병/젖꼭지로 조제분유 먹여주기: 젖병의 젖꼭지를 Ishmail의 입에 넣었을 때 구역질을 하였고 이로 인해 기침을 하였으나 액체를 삼키지는 않았다.
- 숟가락으로 부드러운 과일 퓌레(IDDSI 3단계) 먹여주기: 작은 음식덩어리를 입에 넣어 주었을 때 음식덩어리 조절의 어려움이 관찰되었지만 Ishmail은 삼키기 위해 대부분의 음식덩어리를 입 안에서 다시 움직일 수 있었다. 삼킴의 어려움은 관찰되지 않았고 숨소리가 선명하게 들렸다. 세 번의 작은 음식덩어리를 삼킨 이후에 더 이상 먹지 않았다.

비판적 분석 및 문제–해결 접근

잠재적 문제	임상적 징후(관찰 및 과거력)	분석
구강–운동	• 젖병 수유 시 빨기가 관찰되지 않음 • 숟가락으로 퓌레를 먹을 때 구강–운동 조절이 감소하지만 삼킴을 위해 대부분의 음식덩어리를 입안에서 다시 움직일 수 있음	• 빨기를 평가할 수 없지만 이전 수유평가에서 기능적 빨기가 관찰되어 문제 되지 않을 수 있음 • 숟가락으로 퓌레를 먹기가 가능하여 기능적 구강–운동 기술을 보임
행동 반응	• 배고픔의 징후 없음 • 먹기를 거부함	• 먹기를 거부함
삼킴	• 젖병 젖꼭지로 구역질을 함으로써 기침을 유발함 : 어떠한 액체도 삼키지 않음 • 문제없이 퓌레를 삼킬 수 있음	• 퓌레를 온전히 삼킬 수 있음 • 젖병 수유 시 기침은 구역질로 인해 나타났고 액체를 삼키지 않았기 때문에 흡인의 징후로 볼 수 없음 • 액체 삼킴을 평가할 수 없지만 이전 평가를 반영하면 문제가 되지 않음
위장	• 며칠간 배변하지 않음(변비약 중단) • 젖병 수유 시도 중 구토함 • 위루관 섭식 시 구토함 • 위루관 섭식 시 불편함을 보임	• 변비 • 메스꺼움 암시 – 변비와 관련될 수 있음 • 변비와 관련된 역류의 악화 또는 1년 동안 유지된 약물의 용량이 부족하여 나타날 수 있음

Note. G–tube = 위루관(gastrostomy feeding tube)

사례연구 7.3. ISHMAIL: 변비(Cont.)

분석

섭식 문제는 변비 문제와 관련이 있는 것으로 보이며, 메스꺼움, 복부 불편감은 섭식에 대한 관심을 감소시킬 수 있다. 변비로 인한 역류 악화 및 역류성 약물의 용량 부족도 구강 섭식 문제에 영향을 미칠 수 있다.

중재

다음과 같은 권고 사항을 제공하였다.

- 구역질을 하거나 섭식을 거부하면 억지로 먹이지 않는다.
- 부드러운 퓌레를 숟가락으로 먹인다. 숟가락을 윗입술에 대고 Ishmail이 스스로 음식을 빨아들이게 한다. 이는 스스로 음식을 제어하게 함으로써 구역질할 가능성을 줄일 수 있다. 만약 거부의 징후가 나타나면 섭식을 중단한다.
- 전문가 간 팀과 평가 결과를 논의한 후 임상간호사는 정기적인 변비 치료를 진행하고 역류성 약물의 용량을 늘릴 것을 권고한다.

2주 동안의 중재 이후 섭식 문제가 해결되었고 Ishmail은 젖병으로 액체를, 숟가락으로 퓌레를 먹기 시작하였다.

사례연구 7.4. ABBY: 위 식도 역류

병력 및 수유 이력(부모 보고)

Abby는 유전적 증후군으로 인하여 전반적으로 발달이 지연된 9세 여자 아동이다. Abby는 재발성 호흡기 감염의 병력을 갖고 있어 전문가 간 팀에서 액체 흡인을 우려하여 삼킴 기능 평가를 위해 작업치료에 의뢰되었다.

Abby는 짧은 거리는 도움을 받아 걸을 수 있지만 학교나 지역사회에서 오랜 시간 이동을 할 때 맞춤형 보조 의자가 있는 휠체어를 사용한다. 18개월 전 비디오 투시 삼킴 검사 결과 묽은 액체(IDDSI 0단계) 삼킴 시 흡인이 나타났지만, 약간 걸쭉한 액체(IDDSI 1단계)는 안전하게 삼켰다. Abby는 액체용 위루관을 가지고 있었으며, 단단한 음식을 잘 먹을 수 있고 약간 걸쭉한 액체(IDDSI 1단계)는 컵에 부착된 빨대로 마시고 있었다.

낮에 학교에서는 적절한 양의 걸쭉한 액체를 마시는 것이 어렵기 때문에 저녁에 집에서 영양분이 골고루 함유되어 있고 시중에 판매중인 조제분유 250ml를 위루관으로 1시간 이상 섭취하였다. 위루관 섭식이 끝나면 기침을 하였고, 또한 시간당 80ml의 조제분유를 밤새 위루관을 통해 섭취하였다. 아동은 낮 동안 컵으로 마시는 약간 걸쭉한 액체의 양을 늘리도록 권유받았다. 또한 아동은 밤에 집에서 잘 때 역류를 최소화하기 위해 45°로 올려진 병원 침대에서 자는데 종종 침대에서 옆으로 쓰러졌다.

어머니는 Abby가 몇 달 전 중간 정도의 걸쭉한 액체(IDDSI 3단계)인 큰 용량의 스무디(약 500ml)를 마신 후 곧 흡인성 폐렴에 걸렸다고 보고하였다.

임상 수유 평가 중 관찰 사항

자세(Positioning): 엉덩이 관절을 90°로 굽힌 자세로 보조 의자에 바르게 앉아 있었다.

식사 전 심폐기능 상태(Cardiorespiratory status before feeding): 숨소리가 맑았으며 호흡을 증가시키기 위한 움직임은 관찰되지 않았다.

행동 반응(Behavioral response): 음식을 먹거나 액체를 마시는 동안 또는 그 이후에 불편함을 보이지 않고 먹고 마시는 것을 원하였다. 하지만 약간 걸쭉한 액체(IDDSI 1단계)를 45ml 마신 후에는 계속 마시기를 거부하였다.

구강-운동 기술 및 삼키기 기능(Oral-motor skills and swallow function):

- 부드러운 초콜릿 칩 쿠키: Abby는 혼자 먹기가 가능하였고, 쿠키 조각을 물고 씹기 위해 입 옆으로 음식덩어리를 옮기거나 위-아래 및 대각선으로 턱을 움직이는 활동적인 저작을 할 수 있었다. Abby는 삼키기 위해 음식덩어리를 적절하게 분해할 수 있으며 입 안에서 음식덩어리 조절을 잘 하였다. 음식덩어리를 효율적으로 뒤쪽으로 옮길 수 있고 삼킴에 어려움이 없었다. 삼킨 후 숨소리는 맑았고 음식물 찌꺼기가 남지 않았다.
- 빨대가 있는 컵으로 약간 걸쭉한 액체(IDDSI 1 단계): Abby는 빨대를 잘 물고 있을 수 있고 빨대에서 효율적으로 액체를 흡입할 수 있었다. 입 안에서의 음식덩어리 조절이 뛰어나고 음식덩어리를 효율적으로 입의 뒤 쪽으로 이동시킬 수 있으며 삼킴에도 어려움이 없었다. 삼킨 후 숨소리는 맑았으나 45ml를 마시고 난 후 더 이상 마시기를 거부하였다. 빨대로 액체 섭취를 중단하고 몇 분이 지나자 기침을 하였다.

사례연구 7.4. ABBY: 위 식도 역류(Cont.)

비판적 분석 및 문제-해결 접근

잠재적 문제	임상적 징후(관찰 및 과거력)	분석
구강-운동	• 바삭바삭한 고형식 씹기 가능 • 빨대로 약간 걸쭉한 액체(IDDSI 1단계)를 마실 수 있음	• 고형식(IDDSI 7 단계 - 씹기 편함) 및 빨대로 약간 걸쭉한 액체(IDDSI 1 단계) 섭취 시 적절한 구강-운동기술을 보임
행동 반응	• 약간 걸쭉한 액체와 고형식을 거부하지 않음 • 평가 중에 약간 걸쭉한 액체(IDDSI 1단계) 45ml 이상 마시기 거부함 • 낮 동안 충분한 양의 걸쭉한 액체를 마시지 않음	• 액체의 구강 섭취를 제한하는 이유 - 위루관과 관련된 배고픔 감소 - 삼킴 또는 역류
삼킴	• 이전에 실시한 비디오 투시 삼킴 검사 결과 묽은 액체(IDDSI 0 단계) 삼킴 시 흡인 발생 • 고형식을 삼킬 때 숨소리가 맑고 기침을 하지 않음 • 약간 걸쭉한 액체를 마신 이후에 몇 분동안 기침을 함	• 약간 걸쭉한 액체 또는 고형식 삼킴 시 문제의 징후 없음 • 삼킴 동안 흡인을 유발할 수 있는 액체 섭취 후 몇 분 동안 기침을 함
위장	• 물 마신 이후에 몇 분 동안 기침을 함 • 학교에서 위루관으로 250ml 섭식 후 기침 • 45ml를 마신 후 계속 마시기를 거부함 • 대용량의 스무디(적당히 걸쭉한 IDDSI 3 단계)를 마신 후 흡인성 폐렴이 발생함	• 흡인으로 이어지는 역류 암시

Note. G-tube= 위루관, IDDSI= 국제 삼킴 장애 식이 표준화 체계, VFSS=비디오 투시 삼킴 검사

분석

섭식 평가 및 과거 병력에서 관찰한 흡인은 위 식도 역류를 암시한다. 이전 비디오 투시 삼킴 검사 결과는 약간 걸쭉한 액체(IDDSI 1단계)를 삼킬 때 안전하게 삼키는 것을 확인하였으며, 오늘 평가 중에도 약간 걸쭉한 액체(IDDSI 1단계)를 삼킬 때 흡인의 징후가 관찰되지 않았다. Abby는 학교에서 위루관 섭식 시 기침을 한 병력이 있었고, 오늘 평가 중 약간 걸쭉한 액체 45ml를 마신 후에 몇 분이 지나자 기침을 하였다. 최근 중간 정도 걸쭉한 액체를 대량으로 마신 후 흡인성 폐렴이 발생하였다. Abby가 보이는 증상 모두 흡인으로 이어지는 역류를 암시한다.

중재

의사, 임상간호사, 영양사와 협력하여 다음과 같은 권고 사항을 제공하였다.

- 섭식 시 다음의 자세를 권고한다(Positioning recommendations).
  - 위루관 섭식 동안 엉덩이 관절 굽힘을 줄이기 위해 맞춤형 보조 의자를 약간 뒤로 젖힌다.
  - 밤에는 침대 높이를 낮추고 몸통 양쪽에 베개를 놓아 Abby가 침대에서 엉덩이 관절을 쭉 펴고 똑바로 앉도록 한다.
- **구강 섭식의 권고 사항:** 액체를 IDDSI 1단계까지 점도를 증진한다. 현재 Abby는 45ml 이상을 마시지 못하기 때문에 한 번에 마실 수 있는 양을 줄인다. 한 번에 최대 40ml의 약간 걸쭉한 액체를 제공하며 액체를 마신 후 기침을 최소화하기 위해 액체의 양을 수정한다.
- **전문가 간 팀(영양사, 의사 및 임상간호사)과 함께 평가 결과에 대해 논의하여 다음의 영양 권고 사항을 제시하였다.**
  - 위루관을 통해 제공된 조제분유를 네슬레 컴플리트 페디아트릭(Nestlé Health Science COMPLEAT® Pediatric)으로 변경하여 위 배출을 촉진시켜 역류를 줄인다.
  - 적절한 체중 증가와 고형식의 구강 섭식이 나타나면 하루에 섭취할 조제분유의 양을 줄인다.
  - 야간 섭식 때 기침을 하지 않고 잘 견딜 수 있으므로 야간 섭식의 양을 약간 증가시켜 Abby가 낮 동안 섭취해야 하는 양을 줄인다.
  - 낮에는 위루관으로 섭취해야 하는 양을 줄이고 역류의 가능성을 최소화하기 위해 물로 전환한다.

Abby는 전문가 간 팀이 밀접하게 관찰하였다. 그 결과 아동은 적절한 체중증가와 수분 공급을 유지할 수 있었고 더 이상 흡인으로 생길 수 있는 호흡기 감염이 없는 것으로 나타났다.

사례연구 7.5. BLAKE: 위 식도 역류 질환, 배고픔 부족, 삼킴 장애

병력 및 수유 이력(부모 보고)

Blake는 정형외과 수술을 받을 17세 뇌성마비 소년으로 휠체어를 이용한다. Blake는 숟가락으로 퓌레를 먹거나 부드러운 스파우트 컵으로 액체를 마시는 등 수술 전에는 완전한 구강 섭식이 가능하였다. 부모는 Blake가 집에서 컵으로 액체를 마신 후 때때로 기침을 하였으나, 지난 몇 달 동안 이런 일이 더 자주 발생하였다고 보고하였다. Blake는 흉부 감염의 과거 병력은 없었고 수술 후 각성 저하와 구강 섭식 부족으로 인해 페디아슈어를 코위영양관으로 섭식하기 시작하였다. 구강 섭식을 확립하는 것이 어렵고 액체로 인한 기침 발생의 우려로 Blake는 집에서 낮 동안 4시간마다 코위영양관 섭식을 진행하였다.

수술 6주 후 간헐적으로 거친 숨소리를 보이고 코위영양관 섭식 시 기침을 하였다. Blake는 소량의 퓌레 음식만을 거부 없이 섭취하고 컵으로 액체를 마실 때에도 기침을 하였다. Blake는 성공적인 위루관 섭식을 위해 위루관 섭식 프로그램에 의뢰되었고, 섭식 평가를 위해 작업치료사에게 의뢰되었다.

임상 수유 평가 중 관찰 사항

자세(Positioning): 맞춤형 보조 의자에 바르게 앉아있었다.

식사 전 심폐기능 상태(Cardiorespiratory status before feeding): 식사 전에 숨소리가 맑았다.

구강-운동 및 삼킴 기능(Oral-motor skills and swallow function):

- 시도 1. Blake에게 퓌레 음식(사과 소스)을 숟가락으로 주었을 때 세 숟가락을 먹었다. 이 때 상당히 좋은 수준의 음식덩어리 조절이 관찰되었고, 삼킴을 위해 음식덩어리를 입 안에서 효율적으로 다시 옮길 수 있었다. 삼킴의 어려움은 없었고 흡인 또는 인두 잔여물의 징후는 관찰되지 않았다. 삼킴 이후 소리가 맑았고 3숟가락 먹은 후, 더 이상 먹기를 거부하였으며 추가로 구강 섭식을 시도하였을 때 구역질을 하였다
- 시도 2. 주둥이가 부드러운 스파우트 컵으로 물을 마시게 하자 Blake는 컵의 주둥이 주변에 입술을 대고 물을 입으로 마실 수 있었다. 이 때 음식덩어리 조절이 제대로 되지 않아 입 옆으로 물이 흘려 내렸다. 흡인 징후(기침)가 삼킴과 함께 나타났으며 빨대로 물 마시기를 할 수 없었다.
- 시도 3. 약간 걸쭉한 액체(IDDSI 1단계)를 주둥이가 부드러운 시피 컵으로 제공하자 점도가 증진된 액체를 효율적으로 입으로 빨아들일 수 있었고 점도가 증진되지 않은 물에 비해 음식덩어리 조절이 향상되어 입 주변으로 액체가 흐르는 것을 최소화할 수 있었다. 이 때 삼킴의 어려움과 흡인의 징후 모두 없었다.

비판적 분석 및 문제-해결 접근

잠재적 문제	임상적 징후(관찰 및 과거력)	분석
구강-운동	• 숟가락으로 퓌레 먹기 가능 • 컵으로 약간 걸쭉한 액체(IDDSI 1단계) 마시기 가능 • 컵으로 묽은 액체 섭취 시 흘림 • 빨대로 액체를 먹지 못함	• 컵과 빨대로 액체 섭취 시 미성숙한 묽은 액체의 음식덩어리 조절 • 숟가락으로 퓌레를 먹고 컵으로 약간 걸쭉한 액체를 마시기에 적합한 구강-운동 기술
행동 반응	• 퓌레를 몇 숟가락 이상 섭취하지 않음	• 코위영양관 섭식으로 인한 배고픔 부족 때문일 수 있음
삼킴	• 숟가락으로 퓌레 섭취 시, 컵으로 약간 걸쭉한 액체(IDDSI 1단계)를 마실 때 흡인 징후 없음 • 컵으로 묽은 액체를 마실 때 기침을 함	• 묽은 액체를 안전하지 않게 삼킴 • 숟가락으로 퓌레를 안전하게 삼키고 약간 걸쭉한 액체(IDDSI 1단계)를 컵으로 마실 수 있음
위장	• 코위영양관 섭식 시 거친 숨소리와 기침을 함 • 퓌레 섭식 시 구역질을 함	• 흡인으로 이어지는 역류의 암시 • 메스꺼움을 암시

Note. IDDSI= 국제 삼킴 장애 식이 표준화 체계

분석

Blake는 배고픔 감소와 메스꺼움의 징후를 보이고 있으며, 그 결과 소량의 퓌레 음식만 먹으려 하였다. 수술 전에는 대부분의 음식을 잘 먹었기 때문에 이러한 식욕의 변화는 경관 섭식과 관련이 있을 가능성이 높다. 또한 경관 섭식으로 인한 역류 증상이 나타나고 있으며, 이는

사례연구 7.5. BLAKE: 위 식도 역류 질환, 배고픔 부족, 삼킴 장애(Cont.)

수술 이전에는 대부분의 식단이 소량의 액체와 퓌레로 된 음식으로 구성되었기 때문에 나타나지 않았으나 현재 Blake의 식단은 주로 액체로 이루어져 있다. Blake는 수술 전에도 나타났던 묽은 액체를 삼키지 못하는 징후가 나타나고 있으나 약간 껄쭉한 액체(IDDSI 1 단계)는 빨대 컵으로 안전하게 섭취할 수 있었다.

중재

의사, 임상간호사, 영양사와 협력하여 다음과 같은 권고 사항을 제공하였다.

- 맞춤형 보조 의자의 좌석을 뒤로 젖혀 엉덩이 굽힘을 줄여 코위영양관 섭식 중 역류를 최소화한다.
- 변비를 일으키지 않는 크산탐 첨가물-기반 점도 증진제를 사용하여 약간 걸쭉한 액체(IDDSI 1단계)로 만든다.
- 이전과 같이 숟가락으로 퓌레를 계속 제공한다.
- 코위영양관을 통해 제공되는 조제분유를 컴플리트 페디아트릭(COMPLEAT Pediatric)으로 변경하고 섭식량을 줄여 배고픔을 유발한다. 이로써 위 배출을 개선하여 역류를 줄인다.

Blake는 초기에 약간의 체중 감소가 허용되는 범위에서 적절한 수분을 공급받고 적절한 체중을 유지하기 위해 전문가 간 팀이 면밀하게 관찰하였다. 코위영양관으로 섭식방법을 변경함으로 Blake는 숟가락으로 더 많은 양의 퓌레를 섭취하기 시작했고 소량의 점도가 증진된 물을 계속해서 마셨다. Blake의 구강 섭취량이 증가함에 따라 코위영양관 섭식의 양은 점차 감소하여 코위영양관 섭식에서 완전한 구강 섭식으로 전환이 가능하였다.

요약

이 사례는 복잡한 섭식 문제가 있는 아동을 관리하는데 전문가 간의 팀 협력이 중요함을 강조한다. 이 경우 단기적인 문제(즉, 각성 저하 및 수술 후 영양 섭취 감소)로 인한 경관 섭식으로의 전환은 위장 기능과 구강 섭식에 대한 관심에 영향을 주었고 이는 이후 장기적인 문제가 되었다. 때때로 의료팀은 아동이 더 잘 먹을 때까지 경관 섭식을 줄이는 것에 걱정을 하지만 많은 아동들은 위장 관점에서 기분이 좋아지고 메스꺼움이 줄어들고 더 많은 배고픔을 경험할 때까지 구강 섭식이 개선되지 않는다.

역류의 위험이 있는 신경학적 문제를 가지고 있는 아동이 경관 섭식을 시작할 때, 특히 식단에 액체의 양이 많을수록 더 많은 역류를 경험할 것이다. 전문가 간 팀은 주로 물을 삼킬 때 발생하는 흡인 징후에 대해 우려하였지만 코위영양관 섭식 시 발생하는 역류 및 흡인이 중요한 문제였다.

참고문헌

About Kids Health. (2009). Sensitive gag reflex: Transition to textured foods. http://www.aboutkidshealth.ca/En/HealthAZ/ TestsAndTreatments/ SpecialDiets/Pages/ Sensitive-Gag-Reflex-Transition-to-Textured-Foods.aspx

Ambartsumyan, L., & Rodriguez, L. (2014). Gastrointestinal motility disorders in children. Gastroenterology and Hepatology, 10(1), 16–26.

Aschenbrenner, D. (2020). Ranitidine withdrawn from the market. American Journal of Nursing, 120(8), 23–23. https://doi.org/10.1097/01.naj.0000694552.42987.b0

Batra, A., & Beattie, R. M. (2015). Gastro-oesophageal reflux in infancy. Paediatrics and Child Health, 25(9), 406–412. https://doi.org/10.1016/j.paed.2015.05.004

Baunach, J., Malpass, J., Malik, Z. Q., & Cable, G. (2011). Efficacy of feeding team recommendations for infants/children presenting with signs of milk allergy. Infant, Child and Adolescent Nutrition, 3(6), 365–370. https://doi.org/10.1177%2F1941406411425409

Belafsky, P. C. (2012). The pharyngo-esophageal segment (PES). http://www.vitalstim.com/uploadedFiles/Health_Professionals/White_Papers/VitalStim_Pharyngo-Esophageal_Segment.pdf

Bhavsar, H., Cullen, M., & Beattie, R. M. (2011). Gastro-oesophageal reflux in infancy. Paediatrics and Child Health, 21(9), 394–400. https://doi.org/10.1016/j.paed.2011.04.003

Borowitz, S. M., & Sutphen, J. L. (2004). Recurrent vomiting and persistent gastroesophageal reflux caused by unrecognized constipation. Clinical Pediatrics, 43(5), 461–466. https://doi.org/10.1177/000992280404300507

Boyer, A. (2010). Understanding eosinophilic esophagitis: A rare form of dysphagia in adults. Gastrointestinal Nursing, 8(9), 29–34. https://doi.org/10.12968/gasn.2010.8.9.79851

Brill, H. (2008). Approach to milk protein allergy in infants. Canadian Family Physician, 54(9), 1258–1264.

Broekaert, I., Falconer, J., Bronsky, J., Gottrand, F., Dall'Oglio, L., Goto, E., . . . Thapar, N. (2019). The use of jejunal tube feeding in children: A position paper by the Gastroenterology and Nutrition Committees of the European Society for Paediatric Gastroenterology, Hepatology, and Nutrition 2019. Journal of Pediatric Gastroenterology and Nutrition, 69(2), 239–258. https://doi.org/10.1097/mpg.0000000000002379

Brooks, L. (2018). Treatment for dysphagia: A speech-language pathologist's perspective. In J. Ongkasuwan, & E. H. Chiou (Eds.), Pediatric dysphagia, challenges and controversies (pp. 148–161). Springer.

Carr, M. M., Nagy, M. L., Pizzuto, M. P., Poje, C. P., & Brodsky, L. S. (2001). Correlation of findings at direct laryngoscopy and bronchoscopy with gastroesophageal reflux disease in children: A prospective study. Archives of Otolaryngology–Head and Neck Surgery, 127(4), 369–374. https://doi.org/10.1001/archotol.127.4.369

Cavataio, F., Carroccio, A., & Iacono, G. (2000). Milk-induced reflux in infants less than one year of age. Journal of Pediatric Gastroenterology and Nutrition, 30(1), S36–S44. https://doi.org/10.1097/00005176-200001001-00006

Chao, H.-C., & Vandenplas, Y. (2007). Effect of cereal-thickened formula and upright positioning on regurgitation, gastric emptying, and weight gain in infants with regurgitation. Nutrition, 23(1), 23–28. https://doi.org/10.1016/j.nut.2006.10.003

Ciciora, S. L., & Woodley, F. W. (2018). Optimizing the use of medications and other therapies in infant gastroesophageal reflux. Pediatric Drugs, 20(6), 523–537. https://doi.org/10.1007/s40272-018-0311-3

Corvaglia, L., Mariani, E., Aceti, A., Galletti, S., & Faldella, G. (2013). Extensively hydrolyzed protein formula reduces gastro-esophageal reflux in symptomatic preterm infants. Early Human Development, 89(7), 453–455. https://doi.org/10.1016/j.earlhumdev.2013.04.003

Corvaglia, L., Rotatori, R., Ferlini, M., Aceti, A., Ancora, G., & Faldella, G. (2007). The effect of body positioning on gastroesophageal reflux in preterm infants: Evaluation by combined impedance and pH monitoring. Journal of Pediatrics, 15(6), 591–596. https://doi.org/10.1016/j.jpeds.2007.06.014

Czinn, S. J., & Blanchard, S. (2013). Gastroesophageal reflux disease in neonates and infants. Pediatric Drugs, 15, 19–27. https://doi.org/10.1007/s40272-012-0004-2

Dantas, R.O. (2021). Functional changes of the upper esophageal sphincter in gastroesophageal reflux. International Archives of Otolaryngology. https://doi.org/10.1055/s-0040-1722160

Dauer, E. H., Freese, D. K., El-Youssef, M., & Thompson, D. M. (2005). Clinical characteristics of eosinophilic esophagitis in children. Annals of Otolaryngology, Rhinology and Laryngology, 114(11), 827–833. https://doi.org/10.1177/000348940511401103

Eckman, N., Williams, K. E., Riegel, K., & Paul, C. (2008). Teaching chewing: A structured approach. American Journal of Occupational Therapy, 62(5), 514–521. https://doi.org/10.5014/ajot.62.5.514

Ewer, A. K., James, M. E., & Tobin, J. M. (1999). Prone and left lateral positioning reduce gastro-esophageal reflux in preterm infants. Archives of Disease in Childhood—Fetal and Neonatal Edition, 81, F201–F205. https://doi.org/10.1136/fn.81.3.F201

Ewing, W. M., & Allen, P. J. (2005). The diagnosis and management of cow milk protein intolerance in the primary care setting. Pediatric Nursing, 31(6), 486–493.

Favara, M.T., & Aghai, Z. (2019). Do prolonged nasogastric tube feedings reduce gastroesophageal reflux in infants? Pediatrics, 144(2, Meeting Abstract), 624. https://doi.org/10.1542/peds.144. 2MA7.624

Fernandes, V. P. I., Lima, M. C. L., Camargo, E. E., Bustorff-Silva, J. M., & Lomazi, E. A. (2013). Gastric emptying in children with severe fecal retention. Brazilian Journal of Medical and Biological Research, 46(3), 293–298. https://doi.org/10.1590/1414-431X20132448

Fike, F. B., Mortellaro, V. E., Pettiford, J. N., Ostlie, D. J., & St. Peter, S. D. (2011). Diagnosis of gastroesophageal reflux disease in infants. Pediatric Surgery International, 27, 791–797. https://doi.org/10.1007/s00383-011-2897-1

Foster, J., Psaila, K., & Patterson, T. (2016). Non-nutritive sucking for increasing physiologic stability and nutrition in preterm infants. Cochrane Database of Systematic Reviews. https://doi.org/10.1002/14651858.cd001071.pub3

Gallagher, K., Flint, A., Mouzaki, M., Carpenter, A., Haliburton, B., & Bannister, L., . . . Marcon, M. (2018). Blenderized enteral nutrition diet study: Feasibility, clinical, and microbiome outcomes of providing blenderized feeds through a gastric tube in a medically complex pediatric population. Journal of Parenteral and Enteral Nutrition, 42(6), 1046–1060. https://doi.org/10.1002/jpen.1049

Galluzzi, F., Schindler, A., Gaini, R., & Garavello, W. (2015). The assessment of children with suspected laryngopharyngeal reflux: An otorhinolaringological perspective. International Journal of Pediatric Otorhinolaryngology, 79(10), 1613–1619. https://doi.org/10.1016/j.ijporl.2015.07.037

Gilger, M. A. (2003). Pediatric otolaryngologic manifestations of gastroesophageal reflux disease. Current Gastroenterology Reports, 5, 247–252. https://doi.org/10.1007/s11894-003-0027-5

Gosa, M., Schooling, T., & Coleman, J. (2011). Thickened liquids as a treatment for children with dysphagia and associated adverse effects: A systematic review. Infant, Child, and Adolescent Nutrition, 3(6), 344–350. https://doi.org/10.1177/1941406411407664

Heine, R. G., Elsayad, S., Hosking, C. S., & Hill, D. J. (2002). Cow's milk allergy in infancy. Current Opinion in Allergy and Clinical Immunology, 2(3), 217–225. https://doi.org/10.1097/00130832-200206000-00011

Henry, S. M. (2004). Discerning differences: Gastroesophageal reflux and gastroesophageal reflux disease in infants. Advances in Neonatal Care, 4(4), 235–247. https://doi.org/10.1016/j.adnc.2004.05.006

Huang, R.-C., Forbes, D., & Davies, M. W. (2002). Feed thickener for newborn infants with gastro-oesophageal reflux. Cochrane Collaboration, 1, 1–11.

Jadcherla, S. R., Chan, C. Y., Moore, R., Malkar, M., Timan, C. J., & Valentine, C. J. (2012). Impact of feeding strategies on the frequency and clearance of acid and nonacid gastroesophageal reflux events in dysphagic neonates. Journal of Parenteral and Enteral Nutrition, 36(4), 449–455. https://doi.org/10.1177/0148607111415980

Jericho, H., Adams, P., Zhang, G., Rychlik, K., & Saps, M. (2014). Nausea predicts delayed gastric emptying in children. The Journal of Pediatrics, 164(1), 89–92. https://doi.org/10.1016/j.jpeds.2013.09.019

Jung, A. D. (2001). Gastroesophageal reflux in infants and children. American Family Physician, 64(11), 1853–1860.

Koletzko, S., Niggemann, B., Arato, A., Dias, J. A., Heuschkel, R., & Husby, S., . . . Vandenplas, Y. (2012). Diagnostic approach and management of cow's-milk protein allergy in infants and children. Journal of Pediatric Gastroenterology and Nutrition, 55(2), 221–229. https://doi.org/10.1097/mpg.0b013e31825c9482

Kotlow, L. (2011). Infant reflux and aerophagia associated with maxillary lip-tie and ankyloglossia (tongue-tie). Clinical Lactation, 2(4), 25–29. https://doi.org/10.1891/215805311807011467

Kovacic, K., Elfar, W., Rosen, J. M., Yacob, D., Raynor, J., Mostamand, S., . . . Saps, M. (2020). Update on pediatric gastroparesis: A review of the published literature and recommendations for future research. Neurogastroenterology and Motility, 32(3), e13780. https://doi.org/10.1111/nmo.13780

Krom, H., de Winter, J., & Kindermann, A. (2017). Development, prevention, and treatment of feeding tube dependency. European Journal of Pediatrics, 176(6), 683–688. https://doi.org/10.1007/s00431-017-2908-x

Kwok, T., Ojha, S., & Dorling, J. (2018). Feed thickeners in gastroesophageal reflux in infants. BMJ Paediatrics Open, 2(1), e000262. https://doi.org/10.1136/bmjpo-2018-000262

Lifschitz, C., & Szajewska, H. (2014). Cow's milk allergy: Evidence-based diagnosis and management for the practitioner. European Journal of Pediatrics, 174(2), 141–150. https://doi.org/10.1007/s00431-014-2422-3

Mahant, S. (2017). Pharmacological treatment of children with gastroesophageal reflux. Paediatrics & Child Health, 22(1), 30–32. https://doi.org/10.1093/pch/pxx010

Mascarenhas, R., Landry, L., & Khoshoo, V. (2005). Difficulty in defecation in infants with gastroesophageal reflux treated with smaller volume feeds thickened with rice cereal. Clinical Pediatrics, 44(8), 671–673. https://doi.org/10.1177/000992280504400804

Mason, S. J., Harris, G., & Blissett, J. (2005). Tube feeding in infancy: Implications for the development of normal eating and drinking skills. Dysphagia, 20(1), 46–61. https://doi.org/10.1007/s00455-004-0025-2

Mathisen, B., Worrall, L., Masel, J., Wall, C., & Shepherd, R. W. (1999). Feeding problems in infants with gastro-oesophageal reflux disease: A controlled study. Journal of Paediatrics and Child Health, 35(2), 163–169. https://doi.org/10.1046/j.1440-1754.1999.t01-1-00334.x

McRorie, J., Kirby, J., & Miner, P. (2014). Histamine2-receptor antagonists: Rapid development of tachyphylaxis with repeat dosing. World Journal Of Gastrointestinal Pharmacology and Therapeutics, 5(2), 57.

Meyer, R., Foong, R.-X. M., Thapar, N., Kritas, S., & Shah, N. (2015). Systematic review of the impact of feed protein type and degree of hydrolysis on the gastric emptying of children. BMC Gastroenterology, 15, Article 137. https://doi.org/10.1186/s12876-015-0369-0

Mihatsch, W. A., Högel, J., & Pohlandt, F. (2001). Hydrolysed protein accelerates the gastrointestinal transport of formula in preterm infants. Acta Paediatrica, 90(2), 196–198. https://doi.org/10.1111/j.1651-2227.2001.tb00284.x

Mitchell, C., & Paluszak, S. L. (2018). Adaptive feeding techniques and positioning: An occupational therapist's perspective. In J. Ongkasuwan & E. H. Chiou (Eds.), Pediatric dysphagia, challenges, and controversies (pp. 135–144). Springer.

Miyazawa, R., Tomomasa, T., Kaneko, H., & Morikawa, A. (2006). Effect of formula thickened with locust bean gum on gastric emptying in infants. Journal of Paediatrics and Child Health, 42(12), 808–812. https://doi.org/10.1111/j.1440-1754.2006.00982.x

Mizuno, K., & Ueda, A. (2001). Development of sucking behavior in infants who have not been fed for 2 months after birth. Pediatrics International, 43(3), 251–255. https://doi.org/10.1046/j.1442-200x.2001.01388.x

Moon, R. Y., Darnall, R. A., Feldman-Winter, L., Goodstein, M. H., & Hauk, F. R. (2016) SIDS and other sleep-related infant deaths: Updated 2016 recommendations for a safe infant sleeping environment. (2016). Pediatrics, 138(5), e20162938. https://doi.org/10.1542/peds.2016-2938

Morris, S. E., & Klein, M. D. (2000). Pre-feeding skills (2nd ed.). PROED.

Murthy, S., Funderburk, A., Abraham, S., Epstein, M., DiPalma, J., & Aghai, Z. (2017). Nasogastric feeding tubes may not contribute to gastroesophageal reflux in preterm infants. American Journal of Perinatology, 35(07), 643–647. https://doi.org/10.1055/s-0037-1608875

Orenstein, S. R., Whitington, P. F., & Orenstein, D. M. (1983). The infant seat as treatment for gastroesophageal reflux. The New England Journal of Medicine, 309, 760–763. https://doi.org/10.1056/NEJM198309293091304

Mousa, H., & Hassan, M. (2017). Gastroesophageal reflux disease. Pediatric Clinics of North America, 64(3), 487–505. https://doi.org/10.1016/j.pcl.2017.01.003

Mousa, H., Krishnan, U., Hassan, M., Dall'Oglio, L., Rosen, R., Gottrand, F., & Faure, C. (2017). How to care for patients with EA–TEF: The known and the unknown. Current Gastroenterology Reports, 19(12). https://doi.org/10.1007/s11894-017-0605-6

Osmari, T. (2008). Gastroesophageal reflux in infants: Can a simple left side positioning strategy help this diagnostic and therapeutic conundrum? Minerva Pediatrica, 60(2), 193–200.

Pearce, C. B., & Duncan, H.D. (2002). Enteral feeding. Nasogastric, nasojejunal, percutaneous endoscopic gastrostomy, or jejunostomy: Its indications and limitations. Postgraduate Medical Journal, 78(918), 198–204. https://doi.org/10.1136/pmj.78.918.198

Pentiuk, S., O'Flaherty, T., Santoro, K., Willging, P., & Kaul, A. (2011). Pureed by gastrostomy tube diet improves gagging and retching in children with fundoplication. Journal of Parenteral and Enteral Nutrition, 35(3), 375–379. https://doi.org/10.1177/0148607110377797

Pentiuk, S. P., Miller, C. K., & Kaul, A. (2007). Eosinophilic esophagitis in infants and toddlers. Dysphagia, 22, 44–48. https://doi.org/10.1007/s00455-006-9040-9

Perrella, S. L., Hepworth, A. R. , Simmer, K. N., & Geddes, D. T. (2015). Influences of breast milk composition on gastric emptying in preterm infants. Journal of Pediatric Gastroenterology and Nutrition, 60(2), 264–271. https://doi.org/10.1097/mpg.0000000000000596

Peter, C. S., Wiechers, C., Bohnhorst, B., Silny, J. & Poets, C. F. (2002). Influence of nasogastric tubes on gastroesophageal reflux in preterm infants: A multiple intraluminal impedance study. The Journal of Pediatrics, 141(2), 277–279. https://doi.org/10.1067/mpd.2002.126298

Ravelli, A. M., Tobanelli, P., Volpi, S., Ugazio, A. G. (2001). Vomiting and gastric motility in infants with cow's milk allergy. Journal of Pediatric Gastroenterology and Nutrition, 32(1), 59–64. https://doi.org/10.1097/00005176-200101000-00017

Riffe, I., Sayre, J., Waller, T., Brinker, T., & Roberts, P. (2007). Gastroesophageal reflux disease in infants. Family Practice Recertification, 29(9), 28–33.

Rosen, R., Vandenplas, Y., Singendonk, M., Cabana, M., Di Lorenzo, C., Gottrand, F., . . . Tabbers, M. (2018). Pediatric gastroesophageal reflux clinical practice guidelines: Joint recommendations of the North American Society for Pediatric Gastroenterology, Hepatology, and Nutrition and the European Society for Pediatric Gastroenterology, Hepatology, and Nutrition. Journal of Pediatric Gastroenterology and Nutrition, 66(3), 516–554. https://doi.org/10.1097/mpg.0000000000001889

Rybak, A., Pesce, M., Thapar, N., & Borrelli, O. (2017). Gastro-esophageal reflux in children. International Journal of Molecular Sciences, 18(8), Article 1671. https://doi.org/10.3390/ijms18081671

Saliakellis, E., & Fotoulaki, M. (2013). Gastroparesis in children. Annals of Gastroenterology, 26(3), 204–211.

Salvatore, S., & Vandenplas, Y. (2002). Gastroesophageal reflux and cow milk protein allergy: Is there a link? Pediatrics, 110(5), 972–984. https://doi.org/10.1542/peds.110.5.972

Salvia, G., De Vizia, B., Manguso, F., Iula, V. D., Terrin, G., Spadaro, R., . . . Cucchiara, S. (2001). Effect of intragastric volume and osmolality on mechanism of gastroesophageal reflux in children with gastroesophageal reflux disease. American Journal of Gastroenterology, 96(6), 1725–1732. https://doi.org/10.1111/j.1572-0241.2001.03865.x

Sanghavi, R., & Rosen, R. (2018). Esophageal dysphagia. In J. Ongkasuwan & E. H. Chiou (Eds.), Pediatric dysphagia: Challenges and controversies (pp. 215–238). Springer. https://doi.org/10.1007/978-3-319-97025-7

Schurr, P., & Findlater, C. K. (2012). Neonatal mythbusters: Evaluating the evidence for and against pharmacologic and nonpharmacologic management of gastroesophageal reflux. Neonatal Network, 31(4), 229–241. https://doi.org/10.1891/0730-0832.31.4.229

Shaker, R., & Hogan, W. J. (2000). Reflex-mediated enhancement of airway protective mechanisms. The American Journal of Medicine, 108(4 Suppl. 1), 8–14. https://doi.org/10.1016/S0002-9343(99)00289-2

Sherman, P. M., Hassall, E., Fagundes-Neto, U., Gold, B. D., Kato, S., Koletzko, S., . . . Vandenplas, Y. (2009). A global, evidence-based consensus on the definition of gastroesophageal reflux disease in the pediatric population. American Journal of Gastroenterology, 104(5), 1278–1295.

Srivastava, R., Jackson, W. D., & Barnhart, D. C. (2010). Dysphagia and gastroesophageal reflux disease: Dilemmas in diagnosis and management in children with neurological impairment. Pediatric Annals, 39(4), 225–231. https://doi.org/10.3928/00904481-20100318-07

Staelens, S., Van Den Driessche, M., Barclay, D., Carrié-Faessler, A.-L., Haschke, F., Verbeke, K., . . . Veereman-Wauters, G. (2008). Gastric emptying in healthy newborns fed an intact protein formula, a partially and an extensively hydrolysed formula. Clinical Nutrition, 27(2), 264–268. https://doi.org/10.1016/j.clnu.2007.12.009

Strudwick, S. (2003). Gastro-oesophageal reflux and feeding: The speech and language therapist's perspective. International Journal of Pediatric Otorhinolaryngology, 67(Suppl. 1), S101–S102. https://doi.org/10.1016/j.ijporl.2003.08.039

Sullivan, P. B. (2008). Gastrointestinal disorders in children with neurodevelopmental disabilities. Developmental Disabilities Research Reviews, 14(2), 128–136. https://doi.org/10.1002/ddrr.18

Suskind, D. L., Thompson, D. M., Gulati, M., Huddleson, P., Liu, D. C., & Baroody, F. M. (2006). Improved infant swallowing after gastroesophageal reflux disease treatment: A function of improved laryngeal sensation? Laryngoscope, 116(8), 1397–1403. https://doi.org/10.1097/1.mlg.0000225942.33102.9b

Vandenplas, Y., Alarcon, P., Alliet, P., De Greef, E., De Ronne, N., Hoffman, I. . . . Hauser, B. (2015). Algorithms for managing infant constipation, colic, regurgitation and cow's milk allergy in formula-fed infants. Acta Paediatrica, 104(5), 449–457. https://doi.org/10.1111/apa.12962

Vandenplas, Y., Cruchet, S., Faure, C., Lee, H. C., Di Lorenzo, C., Staiano, A., . . . Alarcón, P. (2014). When should we use partially hydrolyzed formulae for frequent gastrointestinal symptoms and allergy prevention? Acta Paediatrica, 103(7), 689–695. https://doi.org/10.1111/apa.

12637

Vandenplas, Y., De Schepper, J., Verheyden, S., Devreker, T., Franckx, J., Peelman, M., . . . Hauser, B. (2010). A preliminary report on the efficacy of the multicare AR-bed in 3-week–3-month-old infants on regurgitation, associated symptoms and acid reflux. Archives of Disease in Childhood, 95, 26–30. https://doi.org/10.1136/adc.2008.156497

Vandenplas, Y., Rudolph, C. D., Di Lorenzo, C., Hassall, E., Liptak, G., Mazur, L., . . . Wenzl, T. G. (2009). Pediatric gastroesophageal reflux clinical practice guidelines: Joint recommendations of the North American Society for Pediatric Gastroenterology, Hepatology, and Nutrition (NASPGHAN) and the European Society for Pediatric Gastroenterology, Hepatology, and Nutrition (ESPGHAN). Journal of Pediatric Gastroenterology and Nutrition, 49(4), 498–547. https://doi.org/10.1097/MPG.0b013e3181b7f563

Vandenplas, Y., Salvatore, S., & Hauser, B. (2005). The diagnosis and management of gastroesophageal reflux in infants. Early Human Development, 81, 1011–1024.

van Wijk, M. P., Benninga, M. A., Dent, J., Lontis, R., Goodchild, L., McCall, L. M., . . . Omari, T. (2007). Effect of body position changes on postprandial gastroesophageal reflux and gastric emptying in the healthy premature neonate. The Journal of Pediatrics, 151(6), 585–590. https://doi.org/10.1016/j.jpeds.2007.06.015

Venkatesan, N., Pine, H., & Underbrink, M. (2013). Laryngopharyngeal reflux disease in children. Pediatric Clinics ff North America, 60(4), 865–878. https://doi.org/10.1016/j.pcl.2013.04.011

Veugelers, R., Benninga, M., Calis, E., Willemsen, S., Evenhuis, H., Tibboel, D., & Penning, C. (2010). Prevalence and clinical presentation of constipation in children with severe generalized cerebral palsy. Developmental Medicine & Child Neurology, 52(9), e216–e221. https://doi.org/10.1111/j.1469-8749.2010.03701.x

Waseem, S., Islam, S., Khan, G., Moshiree, B., & Talley, N. (2012). Spectrum of gastroparesis in children. Journal of Pediatric Gastroenterology and Nutrition, 55(2), 166–172. https://doi.org/10.1097/MPG.0b013e31824cf06e

Wilken, M., Cremer, V., Berry, J., & Bartmann, P. (2013). Rapid homebased weaning of small children with feeding tube dependency: Positive effects on feeding behaviour without deceleration of growth. Archives of Diseases in Children, 98(11), 856–861. https://doi.org/10.1136/archdischild-2012-303558

Willging, J. P., & Thompson, D. M. (2005). Pediatric FEESST: Fiberoptic endoscopic evaluation of swallowing with sensory testing. Current Gastroenterology Reports, 7, 240–243. https://doi.org/10.1007/s11894-005-0041-x

Zhao, C.X., Yue, X.H., Lu.H., & Xue. X.D. (2004). Effects of nonnutritive sucking on gastric emptying in premature infants. Zhonghua Er Ke Za Zhi, 42(10), 772–776.

CHAPTER 8

섭식 혐오와 경관 섭식에서 구강 섭식으로의 전환 (Feeding Aversion and Transitioning From Tube to Oral Feeding)

SHERNA MARCUS, MHS, BScOT, and SUZANNE BRETON, MA, BScOT

챕터 하이라이트

- 섭식 회피와 섭식 혐오 비교(Feeding avoidance versus feeding aversion)
- 진단명으로서의 섭식 혐오(Feeding aversion as a diagnosis)
- 섭식 거부 또는 혐오의 원인(Causes of feeding refusal or aversion)
- 포괄적인 평가(Comprehensive assessment)
- 섭식 평가 중 임상적 특징(Clinical presentation during the feeding assessment)
- 섭식 혐오 예방(Preventing feeding aversion)
- 섭식 혐오 예방을 위한 중재(Interventions for preventing feeding aversion)
- 섭식 혐오 또는 섭식 회피를 위한 중재(Interventions for feeding aversion or feeding avoidance)
- 배고픔 유발과 경관 섭식에서 구강 섭식으로의 전환(Hunger provocation and transitioning from tube to oral feeding)

주요 용어 및 개념

- 과민성 구역질 반사(Hypersensitive gag reflex)
- 구강 감각 과민(Oral hypersensitivity)
- 구강 감각 저하(Oral hyposensitivity)
- 분리 및 개별화 단계(Separation and individuation phase)
- 비경구영양(Parenteral nutrition)
- 섭식 관계(Feeding relationship)
- 섭식 혐오(Feeding aversion)
- 섭식 회피(Feeding avoidance)
- 소거(Extinction)
- 아동 섭식 장애(Pediatric feeding disorders)
- 애착 단계(Attachment phase)
- 위 식도 역류(Gastroesophageal reflux)
- 위 식도 역류 질환(Gastroesophageal reflux disease)
- 위장 운동 이상(Gastrointestinal dysmotility)
- 음식 체계(Food chaining)
- 작업치료 임상 섭식 평가(Occupational therapy clinical feeding assessment)
- 정적 강화(Positive reinforcement)
- 지연된 위 배출(Delayed gastric emptying)
- 참여 행동(Engagement behaviors)
- 창자 운동 이상(Intestinal dysmotility)
- 체계적 둔감화(Systematic desensitization)
- 항상성 단계(Homeostasis phase)

섭식 장애는 영유아와 아동에게 흔히 나타나며 부적절한 섭취, 부적절한 체중 증가, 식이 제한 및 섭식 기술의 발달 지연을 초래할 수 있다. 보편적인 발달을 보이는 아동의 최대 50%와 발달 장애 아동의 최대 80%가 섭식 문제를 겪는 것으로 추정된다(Rivera-Nieves, 2019). 역사적으로 섭식 장애는 기질적 또는 비기질적 원인의 결과로 생각되었으나 실제로 이러한 이분법은 의미가 없다. 기질적 문제가 있는 아동은 섭식 시도가 잘 되지 않은 후에 종종 섭식 회피 행동을 보이는 것에 반해서, 비기질적 원인 또는 흔히 "행동적" 섭식 문제가 있는 아동은 영양 부족(SOS Approach to Feeding, n.d.)과 다양한 유형의 구강 섭식 경험 부족으로 인해 신체적 문제가 발생할 수 있다. 게다가 섭식 장애를 진단하는 기준에 대해서도 합의가 부족하다.

또한 아동의 섭식 문제가 다면적이고 종종 중복되는 원인이 있음을 인식하고 Goday et al.(2019)는 **아동 섭식 장애(pediatric feeding disorders)**를 나이에 어울리지 않고 의학적, 영양적, 섭식 기술 그리고 또는 심리사회적 기능장애와 관련된 구강 섭취 장애로 정의할 것을 제안하였다.

아동 섭식 장애의 기준을 충족함에도 불구하고 수유 시 또는 받아먹을 때 능동적 또는 수동적 회피 행동을 보이는 일부 아동들이 있다(Goday et al., 2019). 이러한 아동들은 종종 섭식 혐오 또는 섭식 행동 문제가 있는 것으로 설명된다. 이 장에서는 섭식 회피 행동이나 섭식 혐오를 보이는 영유아와 아동을 위한 근본적인 원인, 임상 징후 및 중재 전략을 살펴본다.

1. 섭식 회피와 섭식 혐오 비교 FEEDING AVOIDANCE VERSUS FEEDING AVERSION

영유아와 아동은 다양한 이유로 섭식을 회피한다. 배고픔에 영향을 미치거나 불쾌한 섭식 경험을 초래하는 의학적 또는 발달적 상황은 섭식 회피로 이어질 수 있다. 섭식 회피 행동은 항상 이유가 있으며 이러한 행동의 근본적인 원인을 알아내고 대처하는 것이 중요하다. **섭식 회피(Feeding avoidance)**는 불쾌하고, 불편하고, 고통스럽거나, 무서운 섭식 상황에 대한 적응적 반응으로 시작된다. 섭식 회피가 보일 때 아동이 먹도록 강요받거나 불쾌한 섭식 경험을 반복하면 섭식 혐오가 발생할 수 있다.

섭식 혐오(Feeding aversion)는 이전의 구강 섭식에 대한 불쾌한 경험의 결과로 발생한 구강 섭식과의 부정적인 연관성을 포함한다. 섭식 회피 행동은 아동의 기분에 따라 일관성이 없을 수 있지만, 섭식 혐오는 시간이 지남에 따라 확장되는 보다 일관된 섭식 회피 패턴이다. 섭식 혐오가 있는 아동은 섭식 문제의 근본적인 원인이 해결된 후에도 계속 섭식 회피를 보이게 된다. 영유아와 아동은 부정적인 경험과 관련된 섭식 유형에 따라 특정 유형의 섭식(예; 젖병 수유 하지만 숟가락을 이용한 섭식은 아님)에 대해 혐오를 보일 수 있다. 혐오는 또한 음식이나 액체를 넘어 섭식 자세나 섭식 도구와 같이 섭식 상황과 관련된 다른 것들까지 확장될 수 있다. 예를 들어, 젖병 수유에 대한 혐오가 있는 일부 영유아는 일반적으로 젖병 수유하는 자세로 누이자마자 울게 된다.

2. 진단으로서의 섭식 혐오 FEEDING AVERSION AS A DIAGNOSIS

섭식 혐오는 종종 섭식을 피하거나 식사를 거부하거나, 음식 선택이 제한적이거나, 섭식 행동을 방해하는 아동을 설명하는 진단명으로 광범위하게 사용된다. 아동이 섭식을 싫어한다고 생각하기 전에 섭식에 대한 거부의 근본적인 원인을 파악하고 이 문제가 해결되었는지 확인하는 것이 중요하다. 예를 들어, 메스꺼움, 배고픔 부족 또는 식사 중 통증을 유발하는 해결되지 않은 위장 문제로 인해 섭식 회피를 보이는 아동(사례연구 8.1. 참조)이나 삼킴 안전 문제로 인해 마시는 것을 거부하는 아동이 섭식 혐오가 있다고 가정되어서는 안 된다. 이러한 아동들은 불쾌하거나 안전하지 않거나 또는 고통스러운 상황에 적절한 적응 반응을 보이고 있는 것이다. 만약 근본적인 문제가 해결된다면(예를 들어, 삼킴 안전

문제가 있는 아동을 위해 액체의 점도를 증진하였지만, 아동은 계속해서 마시는 것을 거부한다), 이전의 마시는 것에 대한 부정적인 경험의 결과로 아동이 음료를 마시는 것에 대한 혐오를 갖게 되었다고 가정할 수 있다.

3. 섭식 거부 또는 혐오의 원인
CAUSES OF FEEDING REFUSAL OR AVERSION

적절한 중재가 시행될 수 있도록 섭식 회피 및 섭식 혐오의 근본적인 원인을 이해하는 것은 중요하다. 섭식 문제의 원인은 종종 많은 요소로 이루어지지만, 이들은 크게 의학적 문제, 섭식 기술 문제 그리고 심리사회적 문제로 분류될 수 있다. 다음은 불쾌한 섭식 경험을 초래할 수 있고 섭식을 회피하다가 결국 아동의 섭식 혐오로 이어질 수 있는 의학적, 섭식 기술 및 심리사회적 문제들을 보여준다.

1) 의학적 문제(Medical Issues)

(1) 위장 문제(Gastrointestinal issues)

통증, 메스꺼움, 구토 및 배고픔을 일으키는 소화 기능과 관련된 상태는 종종 아동의 섭식 회피를 동반하며 쉽게 섭식 혐오로 이어질 수 있다. 연구에서는 구강 혐오의 가장 큰 원인이 사실상 위장 문제일 수 있다는 것을 시사한다(Edwards et al., 2015). 다음은 구강 섭식에 영향을 미칠 수 있는 위장 문제에 대한 간략한 개요이다(보다 자세한 내용은 7장 "위 식도 역류 및 기타 위장 문제"를 참조).

① 위 식도 역류 질환(Gastroesophageal reflux disease)

위 식도 역류(Gastroesophageal reflux – GER)는 위 내용물이 식도로 역행하는 것이며, 이것은 역류 또는 구토를 동반하거나 동반하지 않을 수 있다(Czinn & Blanchard, 2013). 위 식도 역류는 건강한 영유아에게는 정상이지만 일부 영유아의 경우 과민성, 부적절한 섭취, 성장 장애 또는 호흡기 문제와 같은 문제를 일으킬 수 있다. 그리고 그것이 **위 식도 역류 질환**(Gastroesophageal reflux disease – GERD)이라고 언급되어 진다. 위 식도 역류 질환이 있는 영유아와 아동은 식도에 산이 있기 때문에 구강 섭식 중이나 후에 통증과 불편함을 경험할 수 있다. 찡그린 표정, 몸부림치거나, 울거나, 등을 활처럼 뒤로 젖히는 것과 같은 통증과 불편함의 징후가 자주 관찰된다(Mahant, 2017; Riffe et al., 2007). 위 식도 역류 질환이 있는 영유아와 아동은 통증이나 불편함을 섭식과 연관시키는 것을 학습할 수 있으며 이러한 불편함을 최소화하기 위해 섭식 행동을 수정하거나 섭식을 회피할지도 모른다.

소화 기능과 관련된 상태, 특히 위 식도 역류 질환은 경관에서 구강 섭식으로의 전환될 때 가장 중요한 예측인자이다(Bazyk, 2000). 위 식도 역류 질환이 있는 아동이 음식이 제공될 때마다 통증, 구토 또는 구역질을 경험하면 음식 회피가 더욱 확고해지게 된다(Zangen et al., 2003).

② 위장 운동 이상: 지연된 위 배출 및 창자 운동 이상(GI dysmotility: delayed gastric emptying and intestinal dysmotility)

위장 운동 이상(GI dysmotility)은 위장관을 통한 음식이나 액체의 느린 움직임을 포함하며 지연된 위 배출 및 창자 운동 이상을 포함할 수 있다. **지연된 위 배출**(Delayed gastric emptying)은 해부학적 문제 없이 섭식 중 그리고 섭식 후에 위 내용물을 정상보다 느리게 배출되는 것이다(Jericho et al., 2014). 소아과에서 지연된 위 배출은 일반적으로 1시간에 위 내용물의 60% 이상을 보유하고 있거나 위 내용물의 반(위 내용물의 50%)을 배출하는 시간이 90-100분 이상인 것으로 정의된다(Ambartsumyan & Rodriguez, 2014).

성인의 지연된 위 배출은 대체로 구토, 복통, 메스꺼움, 조기 포만감 및 식후 포만감과 관련이 있는 것으로 여겨진다(Waseem et al., 2012). 아동을 대상으로 한 연구에서 메스꺼움(Jericho et al., 2014)과 복통을 동반한 메스꺼움(Waseem et al., 2012)이 지연된 위 배출과 관련되어 있다는 것으로 나타났다. 영유아는 말을 할 수 없기 때문에 지연된 위 배출이 있는 영유아들은 이러한 징후 중 어떤 것을 경험하고 있는지 확인하기는 어렵다. 영유아에서 지연된 위 배출은 구토와 많은 위 잔류물, 복부 팽만 그리고 변비를 특징으로 하는 섭식 불내증과 관련이 있다(Staelens et al., 2008). 지연된 위 배출은 위가 더 오랜시간 채워져 있기 때문에 구강 섭식을 하는 동안 배고픔과 조기 포만감이 종종 감소하게 된다. 이러한 감각은 제한된 섭취와 섭식에 대한 완전한 관심 부족을 초래할 수 있다(Zangen et al., 2003).

창자 운동 이상(Intestinal dysmotility)은 창자를 통한 음식이나 액체의 느린 움직임을 포함하며 배고픔 부족, 조기 포만감, 메스꺼움 및 구토를 포함하는 지연된 위 배출과 비슷한 징후를 유발할 수 있다. 메스꺼움과 구토는 음식에 대한 혐오감의 발달에 강한 영향을 미치며, 음식에 대한 노출을 한 번 시도한 후 그 음식의 맛에 대한 혐오로 인해 메스꺼움이 발생하는 것으로 보인다(Rozin & Volmecke, 1986).

③ 우유 단백질 못견딤증(불내증)(Cow's milk protein intolerance)

우유 단백질 못견딤증이 있는 영유아는 구토, 과민성, 성장 장애, 수면 장애 및 서투른 구강 섭식을 포함하여 역류가 있는 영유아와 동일한 많은 징후를 보인다(Ewing & Allen, 2005). 게다가 이러한 영유아는 메스꺼움, 설사, 혈변 그리고 습진과 같은 다른 징후를 나타낼 수 있다(Ewing & Allen, 2005). 구강 섭식과 관련된 메스꺼움과 구토로 인해 우유 단백질에 대한 못견딤증 또는 알레르기가 있는 영유아는 종종 섭식에 대한 관심이 감소하고 섭식 혐오가 발생할 위험이 있다(Heine et al., 2002). 소화기 계통에 영향을 미치는 다른 음식 알레르기가 있는 아동도 섭식 혐오를 일으킬 위험이 있는 것으로 밝혀졌다(Fortunato & Scheimann, 2008; Meyer et al., 2010).

④ 호산구 증가성 식도염(Eosinophilic esophagitis)

섭식 거부 및 위 식도 역류 질환 징후(예; 구토, 통증, 과민성)를 나타내는 영유아와 아동 중 일부는 호산구 증가성 식도염을 보인다. 호산구 증가성 식도염의 징후는 역류성 식도염의 징후처럼 보이며 식도의 변화를 확인하고, 식도의 조직검사를 받기 위해 내시경 검사가 필요하다. 조직검사 중에 식도로부터 조직 한 조각을 떼어내고 호산구 증가성 식도염 진단을 확인하기 위해 호산구(백혈구의 일종)의 존재를 검사한다(Allen & Heine, 2011).

연구자들은 호산구 증가성 식도염과 위 식도 역류 질환이 임상적으로 중복된다고 말한다. 따라서 두 가지 상태가 환자에게 공존할 수 있다(Dauer et al., 2005). 일부 전문의들은 위 식도 역류 질환이 호산구 증가성 식도염의 발생에 영향을 미치거나, 반대로 호산구 증가성 식도염이 역류를 일으킬 수 있다고 믿는다. 호산구에 의한 식도 점막의 염증은 식도 운동 장애와 위 식도 역류를 유발할 수 있으며, 이는 추가적인 점막 손상을 일으킬 수 있다(Allen & Heine, 2011). 반대로 위 식도 역류 질환은 식도 내벽에 손상을 일으켜 음식 알레르기 항원이 유입되도록 하여 식도의 호산구 증가성 염증을 유발할 수 있다. 일부 연구에서는 산 억제제가 음식 알레르기를 유발하여 호산구 증가성 식도염의 원인이 될 수도 있음을 확인하였다(Allen & Heine, 2011). 호산구 증가성 식도염이 의심되는 영유아와 아동은 일반적으로 식단에서 알레르기성 식품을 제거하여 관리한다(Pentiuk et al., 2007). 호산구 증가성 식도염은 영유아에서 음식 거부, 구토 및 구역질로 나타나며, 연령이 높은 아동의 경우, 음식 섭취가 느려지고 목이나 식도에 음식물이 걸리는 경향이 있다(Allen & Heine, 2011).

(2) 기타 의학적 상태(Other medical conditions)

몸이 좋지 않거나 배고픔을 감소시키는 의학적 문제가 있는 아동도 구강 섭식에 대한 거부를 나타낼 수 있다. 만성 신장 질환이 있는 영유아와 아동은 배고픔 부족, 위 식도 역류, 구토, 좋지 않은 위 또는 창자의 운동성을 자주 경험하여 음식에 대한 관심 부족, 섭식 거부와 조기 포만감을 일으킬 수 있다(Samaan & Secker, 2014). 영유아기 고인슐린증이 있는 영유아는 저혈당을 예방하기 위해 잦은 섭식이 필요하고, 이것은 배고픔 부족과 경관 섭식을 초래하게 된다. 이러한 영유아는 섭식 혐오를 발생시킬 위험이 있다(Alshanafey & AlKhudhur, 2012). 간 질환 아동은 종종 미각의 변화, 조기 포만감, 메스꺼움과 구토를 경험하여 섭식 회피와 혐오를 일으킬 수 있다(Sultan et al., 2011).

(3) 약물(Medications)

약물은 식욕 감소, 메스꺼움, 구토 및 복통을 비롯한 다양한 징후를 유발하여 섭식에 영향을 미칠 수 있다. 예를 들어, 항염증제는 위장관에 병변을 일으킬 수 있고, 신경이완제는 식욕을 억제할 수 있으며, 디곡신(digoxin – 울혈성 심장기능 상실 치료제)은 식욕을 감소시키고 메스꺼움과 구토를 유발할 수 있다(Manikam & Perman, 2000). 약물 치료중인 영유아와 아동은 종종 구역질이 나며 구강 섭식에 관심이 없다. 일부 진통제를 끊는 것도 메스꺼움과 복부 불편감을 유발할 수 있다.

(4) 심폐 문제(Cardiorespiratory issues)

심장 이상, 만성 폐질환, 선천성 가로막 탈장, 후두연화증 또는 호흡에 영향을 미치는 기타 질환이 있는 영유아와 아동은 종종 섭식 거부로 이어질 수 있는 섭식 문제가 나타난다. 호흡 손상은 빠른 호흡수, 호흡을 증가시키기 위한 움직임 및 열악한 산소 공급으로 인해 구강 섭식, 특히 젖병 수유를 어렵게 만들 수 있다(Imms, 2001). 이러한 영유아는 종종 빨고–삼키고–숨쉬기 협응에 어려움을 겪으며, 이 문제를 보상하기 위한 섭식 수정이 이루어지지 않으면 불쾌하거나 무서운 섭식 경험을 초래할 수 있다.

심폐 문제가 있는 영유아와 아동은 역류 위험이 증가한다(Vandenplas et al., 2005). 게다가 심장 이상이 있는 아동은 저산소혈증 또는 장의 허혈성 손상으로 인해 위장 기능이 손상될 수 있다(Jadcherla et al., 2009). 심부전이 있는 아동은 장 관류 부족 및 장 부종을 경험할 수 있으며(Demirtaş, 2019), 섭식 중 그리고 섭식 후에 구역질, 구토, 과민성 또는 울음을 특징으로 하는 섭식 못견딤증을 초래할 수 있다.

또한 심장 이상이 있는 아동은 뇌졸중 또는 장기간의 저산소 상태 및 외과적 중재로 인한 신경학적 문제의 위험이 더 높으며(Jadcherla et al., 2009), 이는 섭식 기술에 부정적인 영향을 미칠 수 있다. 특정 유형의 심장 수술, 특히 대동맥활을 포함하거나 이에 근접한 수술(예; 협착 교정술, 동맥 치환술, 노우드(Norwood) 수술)은 왼쪽 성대 불완전 또는 완전마비를 초래하는 왼쪽 되돌이 후두신경의 손상 위험과 관련이 있다(Davies et al., 2013; Gorantla et al., 2019). 이것은 종종 삼킴 기능 장애와 흡인을 초래한다. 이러한 모든 문제가 해결되지 않는다면 섭식 회피 또는 혐오로 이어질 수 있다(심장 결함과 섭식 및 삼킴에 미치는 심장 결함의 영향에 대한 자세한 내용은 12장 "구조적 결함: 2부 – 심장 이상"을 참조).

(5) 후두, 식도, 기관의 구조적 이상(Structural anomalies of the larynx, esophagus, and trachea)

후두갈림증(laryngeal cleft) 또는 기관 식도 누출관과 같은 후두, 식도 및 기관의 구조적 이상은 불쾌한 섭식 경험으로 인해 중대한 섭식 문제를 일으킬 수 있다. 후두갈림증은 음식을 삼키는 동안 액체나 음식이 후두와 기관으로 들어갈 수 있도록 하는 후두의 통로가 되며, 섭식 회피로 이어져 결국에는 섭식 혐오에 이르게 된다.

기관 식도 누출관(tracheoesophageal fistula)은 기관과 식도 사이의 연결이며 종종 식도폐쇄증(esophageal atresia)이 동반되고, 이는 식도가 위에 연결되는 대신 막힌 주머니(pouch–맹낭)로 끝나게 될 때 발생한다. 두 가지 상태 모두 구강 섭식을 시작하기 전에 수술적 치료가 필요하다.

식도폐쇄증이 회복되면 식도가 좁아지고 회복 부위에 협착 형성을 초래할 수 있다. 좁아짐이나 협착 형성의 발생 및 시기는 회복에 사용된 수술 기법에 따라 식도가 양쪽 끝을 부착하기 위해 얼마나 늘려졌는지와 영유아의 성장 속도 같은 변수에 따라 결정된다. 식도의 운동 이상은 식도폐쇄증 회복 후 영유아와 아동에게서 일반적이다. 이는 식도의 비정상적인 발달과 관련된 내적 인자 때문인 것으로 여겨진다. 또한 수술적 중재는 외상과 염증을 유발할 수 있으며 식도 운동 이상의 원인이 된다(Krishnan, 2016).

식도의 좁아짐이나 운동 이상은 음식이나 액체가 효율적인 방식으로 식도를 통해 이동하지 않고 식도에 걸릴 수 있기 때문에 흡인을 일으킬 수 있다(Baxter et al., 2018; Mahoney & Rosen, 2016). 그 결과 영유아나 아동이 섭식을 할 때 음식물이 인두로 역류하게 된다. 또한 아동은 또한 불편함과 음식이 식도에 걸리는 느낌을 경험할지도 모른다. 식도가 좁거나 식도의 운동 이상을 보이는 아동은 일반적으로 묽은 농도의 음식을 더 잘 먹고, 걸쭉한 농도와 고형식을 먹기는 더 어렵다. 그들은 종종 특정 음식을 피하는 법을 학습하거나 식도를 통해 고형식을 이동시키는데 도움이 되도록 고형식 후에 음료를 마시는 것과 같은 전략을 개발한다. 좁아짐이 심해지거나 협착이 형성되면 아동은 구토를 시작하거나 먹거나 마시기를 거부할 수 있게 되고 중재가 필요할 수 있다.

식도폐쇄증이 있는 아동은 위 식도 역류를 경험할 가능성이 더 높으며, 이는 또한 불쾌한 섭식 경험으로 이어질 수 있다(후두, 식도 및 기관의 구조적 이상에 대한 자세한 내용은 11장 "구조적 결함: 1부"를 참조).

(6) 경관 섭식 및 비경구 영양(Tube feeding and parenteral nutrition)

특정 의학적 상태를 관리하는 동안 적절한 성장과 영양을 보장하기 위해 때에 따라 경관 섭식 또는 정맥내 **비경구 영양**(parenteral nutrition – PN)이 필요하다. 그러나 이러한 문제는 섭식 거부나 혐오를 유발하는 문제로 이어질 수 있다. 다음 부분에서는 경관 섭식 또는 비경구 영양이 구강 섭식에 대한 아동의 관심과 경험에 영향을 미칠 수 있는 몇몇의 방법을 설명한다.

① 배고픔 부족(Lack of hunger)

비경구 영양이나 경관 섭식(즉, 코위영양관[그림 8.1 참조], 위루관, 위공장루관) 또는 이 두 가지의 조합으로 모든 영양을 공급받는 영유아와 아동은 종

그림 8.1. 코위영양관을 통한 섭식

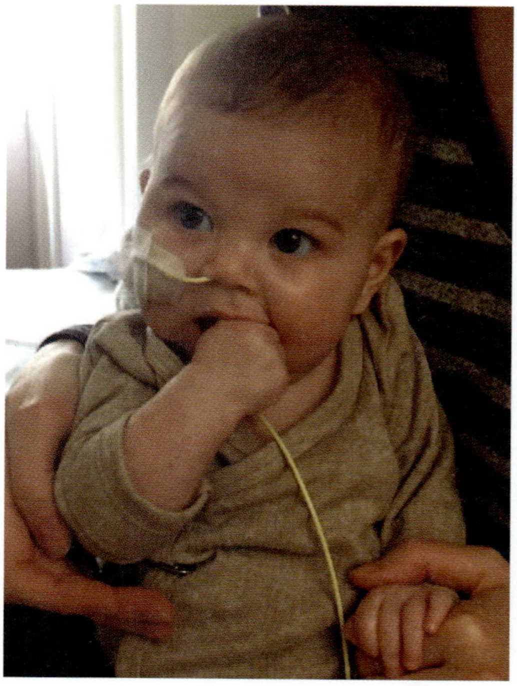

출처: S. Breton. Used with permission.

종 배고픔이나 먹고 싶은 욕구를 경험하지 못하는 경우가 많다(Manikam & Perman, 2000). 이것은 매일 불연속적인 때에 더 짧은 시간동안 볼루스 주입법(bolus feeds)으로 공급받는 아동과 비교하여 하루에 많은 시간에 걸쳐 지속적 주입법(continuous feeds)으로 공급받는 아동에게 특히 해당된다. 지속적인 경관 주입을 일정 기간 중단하더라도 이러한 아동은 정상적인 배고픔-포만 주기를 가지지 못하고 경관 섭식을 중단하는 동안에 종종 섭식에 무관심하게 된다. 비경구 영양을 통해 전체 필요 영양을 정맥 주사로 공급받는 아동은 배고픔을 경험하지 못하며 음식이 위장에 들어가지 않더라도 먹는 것에 종종 무관심하다(Silver, 2004). 게다가, 완전히 경관 또는 비경구 영양으로만 공급받은 아동은 먹거나 마시는 것과 포만감 사이의 연관성을 경험하지 못한다.

경관으로 공급받는 아동은 얼마나 배가 고픈지 또는 어떻게 느끼는지에 관계없이 각각의 섭식 동안에 정해진 열량을 제공받는다. 경관 섭식을 사용하면 배고픔, 포만감 또는 불편함과 같은 내부 신호를 기반으로 섭취를 조절하는 능력이 중단된다. 구강으로 먹는 아동은 각각의 식사마다 같은 양의 열량을 섭취하지 않지만 일반적으로 24시간 동안 필요한 섭취량을 먹는다(Mason et al., 2005). 경관으로 식사를 한 아동의 경우에 열량섭취는 종종 발표된 성장 곡선을 기반으로 계산되며 일부 아동은 유전적으로 결정된 성장 잠재력을 초과하여 영양을 섭취하는 결과를 초래할 수도 있다(Byars et al., 2003). 또한 아동이 복잡한 병력이 있는 경우 의료진은 건강한 아동과 달리 성장 매개변수를 과도하게 강조하는 경향이 있을 수 있다. 이러한 경향은 경관을 통한 과식을 초래할 수 있으며, 이는 구강으로 식사하는 것에 대한 아동의 관심과 의지를 제한하게 된다.

성장이 지연된 아동은 때때로 구강 섭취를 보충하기 위해 경관을 삽입하게 된다. 이러한 아동은 체중 증가를 개선하기 위해 일반적으로 소모하는 양보다 더 많은 열량을 공급받기 시작한다. 이것은 일반적으로 열량 공급을 증가시켜 배고픔 부족을 초래하기 때문에 구강 섭취량의 감소를 일으키게 된다. 경관 섭식을 한 아동이 배가 고프지 않을 때 구강 섭식을 하도록 강요된다면 이것은 불쾌한 섭식 경험을 초래하게 되며 섭식 혐오로 이어질 수 있다.

② **경관관련 혐오 경험**(Aversive experiences related to the tube)

경관 섭식과 관련한 배고픔 부족뿐만 아니라 혐오 경험은 경관 자체로부터 직접 일어날 수 있다. 코위영양관 또는 입위영양관은 역류를 증가시키는 것으로 일부 연구자에 의해 발견되었으며(Peter et al., 2002), 이는 경관과 하부 식도 조임근을 열어두기 때문에 발생하는 것으로 여겨진다. 그러나 다른 저자들은 코위영양관 섭식과 구강 섭식 사이에서 역류의 차이를 발견하지 못하였다(Murthy et al., 2018). 또한 위루관은 위관 배치로 인해 발생하는 위와 식도 사이의 각도 변화(Srivastava et al., 2010)로 인해 역류를 증가시킬 수 있다(Kovacic et al., 2020). 하지만 코위영양관에서 위루관 섭식으로 전환하는 것은 역류를 감소시키는 것으로 나타났다(Jung et al., 2001). 코위영양관 또는 입위영양관을 여러 번 삽입하는 것은 구강 및 인두 조직에 통증과 자극을 유발하여 구강 섭식 중 삼키는데 불편함을 줄 수 있다. 입위영양관은 빨려는 시도와 함께 더 많이 움직이는 경향이 있고 혀 뒤쪽을 지나갈 때 구역질을 유도할 가능성이 더 많다.

③ **구강 섭식 경험 부족**(Lack of experience with oral feeding)

경관이나 비경구 영양을 통해 음식을 섭취한 영유아와 아동은 입으로 음식을 먹지 않을 경우 입에서 음식의 맛과 질감 또는 음식물이 삼켜지는 경험을 하지 못하며, 서로 다른 농도와 질감을 다루는데 필요한 구강-운동 기술을 발달시키지 못하게 된다(Piza,

2008). 모유 수유 중인 영유아는 모유 속 음식의 맛(모유의 맛)에 노출되며, 다양한 식단을 섭취한 엄마의 아동은 나이가 들수록 새로운 음식을 더 많이 시도하는 것으로 나타났다(Forestell, 2017; Mennella et al., 2016).

연구자들은 경관 삽입 전에 구강 섭식 경험이 있는 아동에 비해 경관 삽입 전에 구강 섭식을 하지 않은 아동의 경우 구강 섭식을 확립하는데 더 어려움을 겪는다는 것을 발견하였다(Mason et al., 2005). 영유아가 구강 섭식을 일찍 시작할 수 있을수록(이것이 긍정적인 경험이기만 한다면) 경관 섭식으로부터 전환이 더 쉬워질 것이다. 특히 4개월쯤 반사적 빨기가 자발적인 통제를 받기 전에 모유 수유 또는 젖병 수유를 시작하는 경우에는 더욱 그렇게 된다(Mason et al., 2005; Morris & Klein, 2000). 종종 경관 섭식을 동반으로 구강 섭식 경험이 부족하거나 제한되면 구강-운동 기술의 발달이 지연되고 구강 섭식에 필요한 구강 감각 경험을 견디기가 어려울 수 있다. 음식에 대한 수용 또는 선호는 노출에 상관관계가 있으므로 영유아와 아동은 새로운 음식을 좋아하는 법을 학습하기 위해서는 반복된 노출이 필요하다(Mennella et al., 2016). 경관 섭식을 하는 아동은 종종 이러한 기회를 놓치게 된다.

④ 부모-자녀 간 섭식 관계에 대한 영향(Effect on parent-child feeding relationship)

섭식은 부모와 아동 사이에 일어나는 첫 번째 상호작용 중 하나이다. 아동이 배고픔과 포만감, 좋아하는 것과 싫어하는 것을 표현할 수 있고 보호자가 적절하게 반응한다면, 섭식은 성공적일 가능성이 높다(Mason et al., 2005). 아동은 신뢰감과 과식에 대한 통제력을 발달시키는 것을 학습하고, 보호자는 아동의 신호를 이해하고 적절하게 반응하는 법을 배운다. 영유아나 아동이 경관 섭식을 할 때 이러한 자율성은 아동과 부모 모두가 빼앗기게 되고, 섭식에 관한 결정은 종종 의료진에 의해 관리된다. 이것은 구강 섭식으로 다시 전환될 때 문제를 일으킬 수 있다.

(7) 혐오감을 갖게 하는 의학적 절차(Aversive medical procedures)

흡인이나 코위영양관 또는 입위영양관 삽입과 같은 의학적 절차 중에 혐오적인 구강 감각 입력을 경험하는 아동은 구강 혐오증이 발생할 수 있다(Hopkins et al., 2017). 아동은 얼굴이나 입에 접근하는 것은 무엇이든 두려워할 수 있게 되며, 이는 구강 섭식으로 전환될 때 아동의 편안함 정도에 영향을 미칠 수 있다.

2) 섭식 기술 문제(Feeding Skill Issues)

구강-운동, 감각 또는 삼킴 문제가 있는 아동은 자신의 능력 수준을 넘어서는 방법으로 음식을 공급받게 될 경우, 섭식은 무섭거나 불편하거나 불쾌할 수 있다. 이는 섭식 회피 및 혐오로 이어질 수 있는 부정적인 섭식 경험을 초래하게 된다.

(1) 구강-운동 기술 장애(Oral-motor skill deficits)

운동 능력이 지연된 아동은 종종 구강-운동 능력 발달도 지연된다. 일반적으로 섭식 기대치는 생활 연령이 아닌 아동의 발달 수준을 기반으로 해야 한다(Arvedson, 2000). 보호자는 종종 아동의 생활 연령에 따라 아동의 섭식이 진행되기를 기대하게 되고, 결과적으로 보호자는 아동이 감당할 수 있는 것 이상의 음식이나 액체를 제공할 수 있으며, 이는 불쾌하거나 무서운 경험을 유도하게 된다. 예를 들어, 미성숙한 씹기 기술을 가진 아동이 충분히 분해할 수 없는 고형식을 제공받는다면 질식을 경험할 수 있으며,이는 고형식을 거부하는 결과를 일으킬 수 있다.

의학적, 감각적 또는 기타 문제로 인해 모든 또는 특정 유형의 구강 섭식의 첫 시작이 지연되는 아동은 구강-운동 기술 발달 또한 지연을 나타내게 된다. 영유아의 빨기는 출생 시 반사적으로 나타나며 생후 2-4개월 경에 보다 자발적인 반응을 보이게 된다. 처음 몇 개월 동안 빠는 연습을 하지 않는 영유아는 더 이상 빠는 방법을 모를 수 있어 젖병 수유를 하기가 어렵게 된다(Mizuno & Ueda, 2001). 그러나 영유아가 계속 노리개 젖꼭지를 빠는 연습을 한다면, 영유아는 빠는 능력을 잃지 않게 된다. 늦게 고형식이나 질감이 있는 음식을 접하게 된 영유아는 질감을 가장 잘 받아들일 준비가 되어 있는 결정적이거나 민감한 시기를 놓칠 수 있으며, 이것은 대략 생후 6개월에 발생하는 것으로 보인다(Illingworth & Lister, 1964). 이 시기가 지나면 아동이 질감을 받아들이는 법을 학습하는 것을 더 어려워할 수 있다. 아동은 씹기에 필요한 혀의 측면 움직임 및 점진적인 턱의 움직임과 같은 기술을 개발하기 위해 질감이 있는 퓌레 또는 작은 조각의 고형식을 경험할 필요가 있다. 아동이 이러한 음식에 대한 노출이 지연되면 아동은 씹는 기술을 발달시키는 것에 더 어려움이 있을 수 있다. Gisel(1991)은 생후 6개월에서 10개월 사이에 아동이 씹기 능력에서 가장 눈에 띄는 변화를 일으키기 때문에 이 시기에 질감이 있는 음식을 시작하지 않으면 아동은 씹는 것을 학습하는데 어려움을 겪을 수 있음을 발견하였다. 구강-운동 기술의 관점에서 섭식과 관련된 작업을 관리하는 아동의 능력 사이에 불일치가 있는 경우 섭식은 흡인, 구역질 또는 질식을 초래할 수 있으며 이는 아동이 겁을 먹을 수 있고, 불쾌한 섭식 경험과 제한된 음식의 선택을 초래할 수 있다.

(2) 빨고-삼키고-숨쉬기 협응의 어려움(Difficulty with SSB coordination)

빨고-삼키고-숨쉬기 협응이 좋지 않은 영유아는 모유 수유나 젖병 수유 중에 적절한 호흡을 하는데 어려움을 겪을 수 있다. 만일 이 문제가 인식되지 못하거나 영유아에게 음식을 제공하는 방식에 대한 수정이 보완되지 않는다면, 섭식은 영유아에게 불쾌하고 안전하지 않거나 두려운 것이 될 수 있다. 이는 영유아가 자기 보호를 시도함에 따라 섭식 회피와 혐오를 초래할 수 있다.

(3) 감각 문제(Sensory issues)

감각 문제가 있는 아동은 특정 섭식 경험을 참기 어려울 수 있다. 예를 들어, 아동은 액체는 견딜 수 있지만 입안의 퓌레는 참지 못할 수 있다. 아니면 아동은 부드러운 퓌레는 견딜 수 있지만 덩어리진 퓌레는 허용하지 못할 수 있다. 구강 섭식에 영향을 미치는 근본적인 감각 문제의 원인은 다양하다. 초기에 구강 섭식 경험이 제한되었던 영유아는 구강 안에 변화된 감각 지각을 보이게 된다(Morris & Klein, 2000). 이러한 영유아와 아동은 종종 **구강 감각 과민**(oral hypersensitivity, 구강 감각 입력에 대한 과장된 반응)과 평소보다 구역질이 더 쉽게 유도되는 **과민성 구역질 반사**(hypersensitive gag reflex)를 보인다(Harding et al., 2010). 위 식도 역류 병력이 있는 영유아와 아동도 과민성 구역질 반사를 자주 나타낸다(Strudwick, 2003). 또한 생후 6개월에서 7개월 사이에 영유아들이 입안의 새로운 질감을 가장 잘 받아들일 준비가 되는 중요한 시기라고 생각되며(Illingworth & Lister, 1964), 이 시기를 놓치면 아동은 이러한 음식을 받아들이는데 더 큰 어려움을 겪게 된다.

구강 수유에 영향을 미치는 감각 문제는 아동이 다양한 감각 경험들에 대해 반응하는 일반적인 방식에 영향을 미치는 감각 처리 문제의 결과일 수 있다(Thompson et al., 2010). 구강에 입력된 감각을 해석하고, 이 정보를 통합하고, 적절한 운동 반응으로 조절하는 능력은 구강 섭식 및 삼키기를 위한 필수적인 것이다(Miller et al., 2020). 감각 처리 문제가 있는 아동은 감각 입력에 대해 둔감(즉, 과소 반응) 또는 과민(즉, 과민 반응)할 수 있다. 이것은 **구강 감각 저하**(oral hyposensitivity, 아동이 적절하게 반응하기 위해 많은 질감이나 강렬한 맛을 필요로 하는 경우) 또는 구강 감각 과민(아동이 입안에서 다양한 맛과 질감 및 새로운 감각 경험을 견디기 어려운 경우)을 초래할 수 있다. 감각 처리 장애가 있는 아동은 섭식 시간 동안 청각, 시각, 후각, 미각, 촉각, 전정 및 고유 수용 감각 입력과 같은 다른 유형의 감각 입력을 처리하는데 어려움을 겪을 수 있다(Miller & Maybee, 2020). 제공되는 음식이나 섭식 시간의 경험이 아동의 감각적 관점에서 대처하기에 너무 어려운 경우, 이는 불쾌한 섭식 경험을 초래하여 섭식 회피 또는 혐오로 이어질 수 있다.

(4) 삼킴 기능장애(Swallowing dysfunction)

음식이나 액체를 흡인하는 삼킴 기능장애가 있는 아동은 흡인을 예방하기 위한 보호 전략으로 삼킴을 피하는 방법을 배울 수 있다. 삼키는 문제가 해결되지 않은 경우 아동에게 섭식 시도는 구강 섭식을 하는 동안 불쾌하고 무섭고 잠재적으로 안전하지 않은 경험을 초래할 수 있으며 이는 섭식 회피와 혐오로 이어질 수 있다(사례연구 예 8.2). 구강 섭식에 대한 거부가 있고 삼킴 문제를 시사하는 임상 징후(예; 젖은 호흡음, 기침, 목맴)를 보이는 영유아와 아동은 포괄적인 삼킴 평가가 필요하다(삼킴 기능장애에 대한 자세한 내용은 6장 "삼킴 문제"를 참조).

3) 심리사회적 문제(Psychosocial Issues)

(1) 섭식 관계(The feeding relationship)

보호자와 아동 사이에 굳혀진 섭식 관계는 아동이 음식에 대해 느끼는 방식뿐만 아니라 아동의 음식 수용도, 영양상태, 성장에도 영향을 미칠 수 있다(Satter, 2000). **섭식 관계(feeding relationship)**는 섭식과 관련하여 보호자와 아동 사이에 발생하는 모든 상호작용을 포함한다. 부모는 자신과 자녀, 음식에 대한 문화, 생각, 태도 및 감정을 섭식 관계에 가져오고, 아동은 그들의 기질과 유전적 구성을 가져온다(Satter, 2000). 긍정적인 섭식 관계는 성공적인 섭식의 발달에 중요하다(Chatoor et al., 1984).

섭식은 보호자와 아동 사이의 상호작용 과정이다. 조산아가 구강 수유 중 각성, 주의력 및 방향성을 유지하는 능력은 영유아의 특성뿐만 아니라 수유하는 동안 영유아와 보호자 간의 상호 조절에 따라 좌우되는 것으로 밝혀졌다(Thoyre & Brown, 2004). 보호자가 섭식 전반에 걸쳐 아동의 능력과 지원에 대한 필요성을 이해하는 것은 아동의 섭식 참여를 촉진한다. **참여 행동(Engagement behaviors)**에는 음식을 향한 몸의 방향, 입을 벌리고 젖병이나 숟가락에 손을 뻗는 것이 포함될 수 있는 반면, 참여하지 않는 행동에는 능동적인 회피(예; 젖꼭지나 숟가락에서 머리를 돌리기, 입을 다무는 것) 또는 수동적인 회피(예; 잠자기)가 포함될 수 있다. 구강 섭식 중 긍정적이고 신뢰할 수 있는 관계를 형성하기 위해 보호자는 이러한 신호를 이해하고 그에 따라 상호작용을 수정해야 한다.

영유아의 행동과 부모의 반응 사이의 만성적인 불일치는 섭식 중에 부정적인 결과와 갈등을 일으킬 수 있다(Chatoor, 2002). 이 시기에 영유아의 신호를 읽을 수 없거나 섭식 중에 의도적으로 이를 무시하는 보호자는 영유아가 섭식 중에 스스로 조절하고 통제할 수 있는 능력을 개발하는 것을 더 어렵게 만든다. 영유아의 스트레스, 불편함 또는 포만감의 징후를 무시할 경우 영유아는 섭식을 거부하거나 수동적이 되어 보호자에게 항복할 수 있다. 과민하거나 진정하기 어렵거나 촉각, 소리 또는 빛에 민감한 영유아는 섭식 과정을 더 어렵게 만들 수 있다. 우울하거나 불안하거나 스트레스 요인에 압도된 부모는 영유아의 과민성 또는 반응 없음에 어려움을 겪을 수 있으며, 영유아의 조절 및 섭식 어려움을 무심코 강화시킬 수 있다(Chatoor, 2002; Chatoor et al., 1984).

Chatoor(2002)는 정상적인 유아 섭식 발달 3단계를 설명하였다.

1. 항상성(0-2개월)
2. 애착(3-6개월)
3. 분리 및 개별화(6-36개월)

① 항상성 단계(0-2개월)(Homeostasis phase : 0-2 months)

항상성 단계(Homeostasis phase)에서 영유아는 자

기 조절을 발달시킨다(즉, 조용한 각성을 성취하고 유지하며 화가 났을 때 스스로를 진정시키는 능력; Chatoor, 2002). 이 단계에서 보호자의 역할은 영유아의 배고픔과 만족의 신호를 인식하고 그들의 요구에 반응함으로써 조직화된 행동과 상태를 얻고 유지하는 것을 돕는 것이다. 영유아의 배고픔은 강력한 추진력이다. 영유아가 배고픔을 두려워하거나 수용하는 법을 학습하는지 여부는 수유에 대한 초기 경험에 달려 있을 수 있다. 만약 영유아의 보호자가 그들의 배고픔 징후에 즉각적이고 민감하게 반응한다면, 영유아는 배고픔을 즐거움과 연관시키는 법을 학습하고 그들의 기본적인 욕구가 충족될 것이라는 신뢰를 형성한다. 보호자의 반응이 느리거나 일관성이 없거나 영유아의 요구에 맞게 조정되지 않은 경우 영유아는 섭식에 대한 불안을 일으킬 수 있다. 수유 중 신뢰와 안정감을 기르기 위해서는 보호자가 언제, 얼마나 많이 그리고 수유 방식에 대한 영유아의 선호를 존중해야 한다. 민감한 보호자는 영유아의 배고픔 신호에 따라 영유아에게 수유를 하고, 영유아가 포만감을 보이면 수유하는 것을 중단한다. 보호자가 이러한 신호를 무시하거나 가로막는 경우 아동은 배가 부르거나 또는 여전히 배고플 때를 식별하는 방법을 학습하지 못하고 보호자는 필요를 받아들이고 행동한다고 느끼지 않을 수 있다(Satter, 2000).

② 애착 단계(3–6개월)(Attachment phase : 3–6 months)

애착 단계(attachment phase)에서 영유아들은 수유하는 동안 더 많이 상호작용하게 되며 서로의 눈을 마주치고, 서로의 목소리를 내고, 잡고 안아주는 것을 통해 표현되는 신체적 친밀감에 보호자를 참여시키기 시작한다(Chatoor, 2002). 이 단계에서 많은 영유아와 보호자의 상호작용은 수유를 중심으로 일어나기 때문에 음식 섭취의 조절은 보호자와의 사회적 참여와 밀접한 관련이 있다.

③ 분리 및 개별화 단계(6–36개월)(Separation and individuation phase: 6–36 months)

약 6개월이 되면, 영유아들이 환경에 대한 통제력을 더욱 발달시킴에 따라 분리 및 개별화 단계(Separation and individuation phase)가 시작된다(Chatoor, 2002). 이 단계에서 아동은 자아의식을 발달시키고, 섭식을 포함한 발달의 많은 영역에서 통제력을 발휘하는 법을 배운다(Chatoor, 2002). 이 단계에서는 아동이 통제력을 행사하려고 할 때 음식 거부가 종종 나타난다(Mason et al., 2005).

(2) 부모–자녀 간 상호작용(Parent–child interaction)

식사 시간 동안 부모와 자녀의 상호작용은 섭식 어려움을 초래하거나 강화시킬 수 있다. 음식을 먹기 어렵거나 섭식과 관련된 부정적인 행동을 보이는 아동은 부모에게 부적절함, 좌절, 슬픔 등의 감정을 일으킬 수 있으며, 이는 부정적인 섭식 역학에 영향을 미칠 수 있다. 근본적인 원인을 고려하지 않고 부모가 아동에게 음식을 먹도록 유도할 때 종종 부적응적인 부모–자녀 간 상호작용을 초래한다.

아동이 섭식 회피를 보일 때 아동에게 선호하는 음식만 제공하거나, 아동이 먹을 수 있도록 달래거나, 보상을 주거나, 섭식하는 동안 장난감이나 스크린으로 아동의 주의를 산만하게 하거나 또는 아동 주위를 따라다니다가 놀이 중에 몰래 음식을 입에 넣는 것과 같이 식사와 관련된 모든 방식을 격려하기 위한 부적응 전략을 시행할 수 있다. 아동에게 음식을 먹도록 압박하는 다른 형태로는 과도한 칭찬이나 관심, 구슬리기, 보상, 비판, 처벌, 디저트나 좋아하는 음식을 줄이는 것, 아동에게 먹도록 강요하는 것 등이 있다(Satter, n.d.). 이러한 방법은 역효과를 낳으며 단기간 동안 효과가 있을 수 있지만, 일반적으로 음식에 대한 아동의 거부를 강화시킨다(Manikam & Permanent, 2000).

의학적 문제가 있거나 적정 수준의 체중 증가가 나타나지 않는 영유아와 아동의 부모는 종종 자녀에게 음식을 먹여야 한다는 압박감을 느낀다. 체중 증가와 적절한 영양 섭취에 중점을 두는 부모는 방해가 되는 식사 습관을 사용하고 배고픔과 포만감을 무시하게 만들 수 있으며, 이는 섭식 문제와 섭식 혐오로 이어질 수 있다(Levy et al., 2009). 의학적인 문제가 있고 경관 섭식을 필요로 하는 영유아와 아동들은 배고픔이나 다른 문제들로 인해 섭식을 거부할 수 있다. 경관 섭식을 하는 아동의 부모는 아동이 먹는 연습을 하지 않는 것에 대해 불안을 느끼며 아동이 먹는 연습을 하지 않으면 섭식 문제가 결코 해결되지 않을 것이라고 강하게 믿는다. 또한 부모는 종종 아동이 구강으로 식사를 하여 경관 섭식을 중단할 수 있기를 바라고 있다. 경관 섭식과 그로 인한 다른 문제들 또한 섭식 문제를 일으키거나 악화시킬 수 있는 방해적인 섭식 습관을 초래할 수 있다.

4. 포괄적인 평가 COMPREHENSIVE ASSESSMENT

아동의 섭식 회피 및 섭식 혐오의 복잡하고 다요인적인 특성으로 인해 섭식 문제의 근본 원인을 파악하고 적절한 중재를 계획하는데 전문가 간의 섭식 팀의 포괄적인 평가가 필수적이다. 전문가 간 섭식 팀에는 일반적으로 의사 또는 임상간호사, 간호사, 작업치료사, 언어병리학자(언어재활사), 수유상담사, 영양사, 정신 건강 전문가(예; 심리학자, 정신과 의사, 사회복지사), 행동 치료사 및 기타 의료 전문가 중 일부 또는 전부가 포함된다.

작업치료 임상 섭식 평가(occupational therapy clinical feeding assessment)는 종합적인 전문가 간 평가의 중요한 부분이다. 항상 그렇듯이 완전한 임상 섭식 평가는 아동의 섭식에 대한 관찰뿐만 아니라 섭식 이력이 포함되어야 한다.

1) 섭식 이력(Feeding History)

섭식 거부 또는 혐오가 있는 영유아와 아동의 임상 섭식 평가는 아동이 섭식을 거부하는 경우 어려울 수 있다. 이러한 경우 섭식 이력은 아동이 먹는 것을 관찰하는 것으로는 얻기 어려울 수 있는 귀중한 정보를 제공한다. 섭식 이력에는 아동의 의학적 그리고 발달 이력, 섭식 이정표, 가족 식사 일과, 문화적 식사 습관, 특정 섭식 문제의 시작 및 특성, 이전의 중재 시도, 섭식 문제에 대한 가족의 인식에 대한 질문뿐만 아니라 섭식에 대한 가족 목표 및 기대치를 포함한다(Silverman, 2015).

아동이 과거에 어떻게 섭식했는지 뿐만 아니라 현재 어떻게 섭식하는지에 대한 기록을 확보하면 아동의 섭식 능력에 대한 유용한 정보를 제공할 수 있다. 또한 섭식 이력은 문제가 언제 시작되었는지, 처음에 어떻게 나타났는지, 섭식 중 질식과 같은 섭식 문제를 유발한 일이 있었는지 여부를 결정하는데 중요한 정보를 제공할 수도 있다. 아동이 현재 어떻게 섭식하고 구강 섭식 또는 경관 섭식에 반응하는지 그리고 아동이 선호하고 피하는 음식에 대한 정보도 아동의 섭식 문제의 원인에 대한 신호를 제공할 수 있다.

2) 임상 섭식 관찰(Clinical Feeding Observation)

아동의 섭식 기술과 능력에 대한 정보를 얻으려면 아동이 섭식하는 모습을 관찰하는 것이 필요하다. 아동이 음식 먹는 것을 거부한다면 이것은 어려울 수 있다. 아동이 약간의 액체나 음식을 기꺼이 받아들일 수 있도록 과제를 수정하는 방법을 찾는 것은 아동의 기술에 대한 정보를 제공할 수 있다. 예를 들어, 젖병으로 조제분유 수유를 거부하는 영유아에게 액체 삼킴 기능을 평가할 때, 영유아가 물을 기꺼이 받아들인다면 젖병으로 물을 삼키는 것을 평가할 수 있다. 만약 영유아가 젖병에서 어떤 것도 받아들이기를 거부하면 작은 액체 덩어리를 숟가락으로 제공할 수 있다. 비록 이것은 젖병 수유와 다른 과제이고 다른 기술이 필요하지만, 여전히 섭식 문제의 근본 원인을 파악하고 중재 프로그램을 안내하는데 도움이 될 수 있는 영유아의 삼킴 및 구강-운동 기능에 대한 중요한 정보를 제공할 수 있다(평가 중 섭식을 수정하는 방법에 대한 더 많은 예는 이 장의 끝에 있는 사례연구를 참조하십시오).

섭식을 관찰하는 동안 섭식 중 부모-자녀 간 상호 작용과 이것이 섭식 문제에 기여하는지 아니면 강화하는지에 대한 중요한 정보를 얻을 수 있다(Silverman, 2015). 섭식 관찰에 전문가 간 팀의 다른 구성원을 포함하는 것이 도움이 되므로 다양한 분야에 대한 전문 지식을 가진 구성원이 섭식 상황의 다양한 측면을 평가할 수 있다.

3) 작업치료 임상 섭식 평가의 목표(Goals of the Occupational Therapy Clinical Feeding Assessment)

작업치료 임상 섭식 평가의 목표는 섭식 문제를 일으키기에 가능한 원인, 아동의 현재 기능 수준, 식사 시간 동안 부모-자녀 간 상호작용 및 자녀 섭식에 대한 부모의 목표에 대한 정보를 얻는 것이다.

(1) 섭식 문제의 근본 원인과 해결 여부를 확인하기(Determine the underlying cause of the feeding issue and whether it has been resolved)

효과적인 중재를 위해 섭식 회피 또는 혐오의 근본적인 원인을 확인하는 것은 이전의 문제를 해결해야 하기 위해 필수적이다. 예를 들어, 젖병 수유 중 통증 때문에 젖병에 대한 혐오감을 갖게 된 역류가 있는 영유아는 컵으로 마시는 것과 같은 새로운 수유 방법을 기꺼이 받아들일 수 있다. 만일 근본적인 문제(이 예에서는 역류로 인한 섭식 통증)가 치료되지 않는다면 영유아가 컵으로 마시는 동안 통증을 경험하기 시작하고 이 새로운 섭식 방법에 대한 혐오감을 키울 수 있기 때문에 이 중재는 시간이 지남에 따라 효과적이지 않을 것이다.

(2) 영유아 또는 아동의 발달 수준 평가(Assess the infant or child's developmental level)

운동 발달 지연이 있는 아동은 구강-운동 기능장애나 삼킴 기능장애를 보일 가능성이 높기 때문에 영유아나 아동의 발달 수준을 이해하는 것이 중요하다. 또한 구강 수유 중 구강-운동 기능을 극대화할 수 있는 적절한 자세가 제공되도록 하기 위해 자세 긴장도, 머리와 체간 조절을 포함한 아동의 운동 기능 수준을 이해하는 것은 중요하다.

(3) 영유아 또는 아동의 현재 구강-운동 기술, 삼킴 기능 및 구강 섭식 중 감각 경험을 견딜 수 있는 능력 결정(Determine the infant or child's current oral-motor skills, swallowing function, and ability to tolerate sensory experiences during oral feeding)

이러한 정보는 섭식 거부 행동의 근본적인 원인을 파악하는데 도움이 될 수 있다. 만약 아동이 제공된 음식을 다루기 위한 적절한 구강-운동 또는 삼킴 기술을 가지고 있지 않다면 섭식은 불쾌하고, 안전하지 않거나, 두려울 수 있다. 마찬가지로, 감각 문제가 있는 아동은 제공되는 음식이 감각적 관점에서 견딜 수 있는 수준을 넘어선 경우 섭식을 불쾌하게 여길 것이다. 섭식 혐오가 있는 영유아나 아동을 위한 치료 프로그램은 영유아나 아동에게 섭식이 즐겁다는 것을 가르치는 것을 포함한다. 구강-운동, 삼킴, 감각의 관점에서 아동의 능력을 이해하는 것은 적절한 중재 프로그램을 설계하는데 필수적이다.

(4) 섭식 상황의 다양한 측면에 대한 영유아 또는 아동의 반응 결정(Determine the infant or child's response to different aspects of the feeding situation)

섭식 혐오가 생긴 영유아나 아동은 종종 섭식 상황의 다양한 측면에 대한 혐오 반응을 보인다. 여기에는 섭식 자세, 섭식 도구, 음식이나 액체의 종류 또는 특정 음식이나 액체의 맛이 포함될 수 있다. 아동이 무엇을 싫어하고 무엇을 기꺼이 그리고 편안하게 받아들일 것인지를 결정하는 것은 중재 프로그램을 설계하는데 중요한 정보이다. 왜냐하면 아동에게 각각 다른 섭식 경험을 제공하는 것은 종종 섭식 혐오가 있는 아동을 섭식이 즐거울 수 있도록 하는 재교육을 시작하기 위한 첫 번째이기 때문이다.

(5) 구강 섭식 중 아동의 행동 신호 및 부모-자녀 간 상호작용에 대한 정보 수집(Gather information about the child's behavioral cues and parent-child interaction during oral feeding)

아동이 섭식에 어떻게 반응하는지, 섭식이 즐겁거나 불쾌하다는 것을 아동이 어떻게 표현하는지, 아동이 섭식 의사 또는 거부를 어떻게 표현하는지, 보호자가 아동의 신호에 어떻게 반응하는지에 대한 중요한 정보는 섭식 평가 중에 관찰할 수 있다. 이 정보는 보호자가 섭식 중 영유아나 아동의 행동을 정확하게 이해하고 반응할 수 있도록 돕는데 중요하다. 이러한 정보는 심리학자, 정신과 의사 또는 행동 치료사와 같은 관련전문가 팀의 다른 구성원들과 공유할 수 있으며, 이들의 주된 역할은 종종 부모-자녀 간 관계와 상호작용을 조사하는 것이다.

(6) 부모 또는 보호자의 목표 이해(Understand parent or caregiver goals)

자녀에게 음식을 먹이는 부모의 목표를 이해하는 것은 중요하다. 때때로 부모의 목표가 전문가 간 팀의 목표와 일치하지 않을 수도 있다. 예를 들어, 부모의 목표는 완전한 구강 섭식인 반면, 팀의 목표는 체중 증가일 수 있다. 또는 부모는 자녀가 발달적으로 또는 운동적으로 안전하게 먹을 수 없는 음식을 먹기를 원할 수도 있다. 이를 위해서는 부모(팀에서 가장 중요한 구성원)와 나머지 전문가 간 팀의 긴밀한 협력과 교육이 필요하다.

5. 섭식 평가 중 임상적 특징 CLINICAL PRESENTATION DURING FEEDING ASSESSMENT

섭식 회피 또는 섭식 혐오 아동의 임상 섭식 평가 중에 다양한 섭식 거부의 징후가 관찰될 수 있다. 관찰된 다른 임상적 징후는 거부의 근본적인 원인과 이러한 문제가 해결되었는지 또는 여전히 존재하는지 여부를 결정하는데 도움이 될 수 있다. 부모-자녀 간 상호작용을 관찰하면 그러한 상호작용이 섭식 거부를 개선하는지 악화시키는지에 대한 정보를 제공할 수 있다.

1) 섭식 거부의 징후(Signs of Feeding Resistance)

관찰될 수 있는 섭식 거부의 명백한 징후 중 일부는 음식이나 액체를 외면하는 것, 입을 벌리는 것을 거부하는 것, 젖꼭지, 숟가락 또는 음식을 입 밖으로 밀어내는 것, 또는 구강 섭식 시도 중 얼굴을 찡그리고 우는 것을 포함한다(그림 8.2 참조). 일부 영유아들은 젖병 젖꼭지를 빨기를 거부할 수 있으며 입 안에서 젖꼭지를 물거나 밀기도 한다. 이것은 빨기 문제로 잘못 해석될 수 있지만, 만약 영유아가 젖꼭지를 잘 빨거나 젖병 젖

그림 8.2. 구강 섭식 중 섭식 거부의 징후에는 입을 벌리는 것을 거부하고, 음식을 뱉고, 얼굴을 찡그리고, 우는 것이 포함될 수 있다.

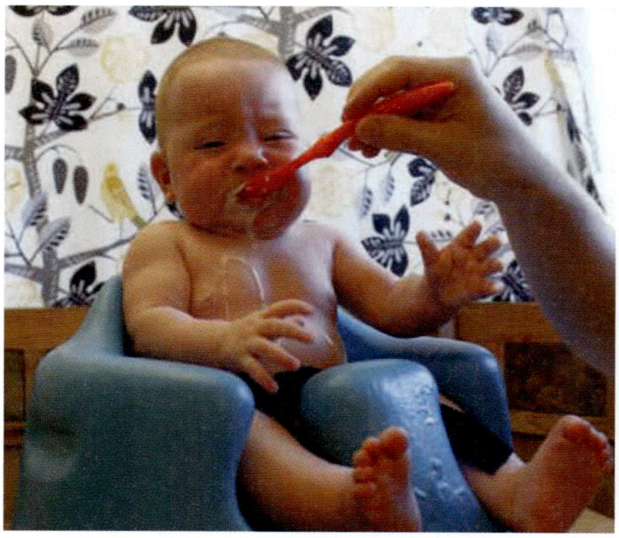

출처: E. Seaman. Used with permission.

꼭지를 잘 빨았다면, 이것은 빨기 문제가 아니라 오히려 의도적인 빨기 거부일 가능성이 높다. 또한 다른 더 미묘한 섭식 거부의 징후도 나타날 수 있다. 예를 들어, 깨어 있을 때는 먹기를 거부하지만 졸릴 때는 잘 먹는 영유아는 섭식 회피를 나타내는 것이다. 만일 영유아나 아동에게 음식을 먹이기 위해 주의를 산만하게 하거나 달래거나 보상이 필요하다면, 이것 또한 섭식에 대한 거부의 징후이다.

2) 음식이 입에 접근하거나 들어갈 때 구역질하기 (Gagging When Food Approaches or Enters the Mouth)

섭식 혐오가 있는 일부 아동은 의사소통 방법으로 구역질하는 방법을 사용한다(Morris & Klein, 2000). 섭식하는 동안 울거나 거부하는 것과 같은 다른 형태의 의사소통을 무시하는 보호자는 종종 아동이 구역질할 때 질식하는 것으로 해석하거나 구토로 이어지는 것을 두려워하기 때문에 섭식을 중단한다. 아동은 구역질이 섭식을 끝내기 위한 효과적인 방법이라는 것을 빠르게 학습하게 된다. 예를 들어, 만일 아동이 질감이 있는 음식에 대해 구역질을 한다면, 보호자는 아동에게 이런 종류의 음식을 주는 것을 피할 것이다. 그런 다음 아동은 구역질이 이러한 음식을 제외하고 대신 더 선호하는 음식을 제공하게 된다는 것을 학습하게 된다.

구역질의 여러 가지 다른 원인은 영유아와 아동에게서 일어난다. 예를 들어, 메스꺼움을 유발하는 위장 문제, 감각 문제 또는 구강-운동 기술 부족으로 인해 구역질이 일어날 수 있다. 섭식 시간을 끝내기 위한 행동 반응이라고 결론을 내리기 전에 구역질의 근본 원인을 분석하는 것이 중요하다(5장 "퓌레, 고형식, 컵으로 마시기 전환의 어려움" 및 7장에서 구역질의 원인에 대한 자세한 내용을 참조).

3) 음식 뱉어내기(Spitting Out Food)

어떤 아동은 그들이 먹기에 거부감이 있는 음식을 뱉으려고 할 것이다. 다시 말하지만, 이전의 부정적인 섭식 경험으로 인한 행동 반응인 뱉어내기와 아동이 감당하기 너무 어려운 과제에 대한 적응 반응을 구별하는 것이 중요하다. 예를 들어, 구강-운동 문제(예; 고형 덩어리를 적절히 분해할 수 없음), 삼킴 문제 또는 감각 문제(예; 입에 있는 음식의 감각 입력을 견딜 수 없음)로 인해 다루기 너무 어려운 음식을 먹은 아동은 음식을 뱉어낼 수 있다. 뱉어내는 것은 아동이 감당할 수 없는 상황에 대한 적응 반응일 수 있다.

4) 삼키는 대신 볼에 음식을 넣기(Pocketing Food in Cheeks Instead of Swallowing)

볼 안쪽에 음식을 넣어두는 것은 먹고 싶어 하지 않는 일부 아동이 사용하는 전략이다. 음식을 볼 안쪽에 넣는 것은 운동 또는 감각 문제가 있는 아동에게서도 볼 수 있다. 음식을 볼 안쪽에 넣는 것은 구강 감각 과민 때문에 삼키는 것을 피하기 위한 시도일 수도 있고, 아동이 음식이 아직 입 안에 있다는 것을 인식하지 못하는 경우 감각 인식 저하의 원인으로 인한 것일 수도 있다. 아동은 또한 특정 음식을 적절하게 씹고 분해하는데 필요한 구강-운동 기술이 부족하거나(Morris & Klein, 2000; Piazza, 2008), 삼킴 문제로 인해 삼키는 것을 피하기 위해 음식을 볼에 넣을 수도 있다.

5) 일관되거나 일관되지 않은 섭식 회피를 보여주기 (Demonstrating Consistent or Inconsistent Feeding Avoidance)

섭식 회피 행동의 일관성에 주의를 기울이면 문제의 근본 원인에 대한 단서를 얻을 수 있다. 이전의 부정적인 섭식 경험 때문에 섭식 혐오가 생긴 아동들은 일반적으로 그들이 싫어하게 된 액체나 음식을 섭취하는 것을 거부할 것이다. 그러나 해결되지 않은 의학적 문제의 결과로 섭식을 거부하는 아동은 구강 섭식을 받아들이는데 일관성이 없을 수 있다. 예를 들어, 아동이 섭식을 시작할 때 음식을 받아들이고 나서 섭식 후반에 거부의 징후를 보이기 시작한다면, 거부는 역류, 조기 포만감 또는 섭식 중에 나타나는 피로와 같은 근본적인 문제의 결과일 가능성이 높다. 마찬가지로 근본적인 위장 문제를 가진 영유아나 아동은 종종 잘 먹지만, 배고픔, 메스꺼움, 위장의 불편함에 대한 그들의 느낌에 따라 다른 시간에는 먹기를 거부할 수 있다.

6) 섭식 상황에서 다른 측면의 회피(Avoidance of Other Aspects of the Feeding Situation)

특정 액체나 음식에 대한 부정적인 연관성 때문에 혐오감을 갖게 된 아동은 섭식 상황의 특정 측면에 대해 부정적인 연관성을 나타낼 수 있다. 예를 들어, 아동은 아동용 의자에 앉자마자 울 수 있고, 영유아는 노리개 젖꼭지는 기꺼이 빨지만 젖병 젖꼭지는 빨지 않을 수 있다. 일부 영유아들은 조제분유의 맛에 대한 혐오감을 가졌을 수 있지만 또 다른 조제분유는 기꺼이 받아들일 수 있다. 때때로 영유아와 아동이 섭식 상황의 어떤 측면에서 거부하는지 판단하기 어려울 수 있다. 섭식 평가 중에 이러한 다양한 측면을 분리하는 것이 도움이 될 수 있다. 예를 들어, 젖병 수유를 거부하는 영유아가 조제분유 맛을 싫어하는지 확인하려면 노리개 젖꼭지를 조제분유에 담그거나 숟가락으로 조제분유 한 방울을 주고 영유아의 반응을 관찰하면 된다.

7) 배고픔 부족(Lack of Hunger)

일부 영유아와 아동은 장기간 음식을 먹지 않은 후에도 배고픔의 징후를 보이지 않는다. 이러한 배고픔의 부족은 근본적인 문제의 결과일 수 있다(추가적인 정보는 7장을 참조). 섭취가 제한되어 영양실조가 발생한 아동은 지연된 위 배출로 인해 식욕이 저하될 수 있으며 이는 영양실조와 관련이 있다(Kovacic, 2020). 그러나 섭식 혐오가 생긴 아동은 배고픔의 징후를 보여주지 않을 수도 있다. 이것은 배고픈 상태로 유지하는 것이 먹는 것보다 더 좋기 때문에 아동이 배고픈 징후를 보이지 않기 때문일 것이다.

8) 위장 문제의 징후(Signs of GI Issues)

구역질, 구토, 만성 변비, 섭식 시 통증, 배고픔 부족과 같은 이전 또는 진행 중인 위장 문제의 징후는 섭식 회피와 혐오의 근본 원인에 대한 신호를 제공할 수 있다(자세한 내용은 7장을 참조).

9) 삼킴 문제의 징후(Signs of a Swallowing Issue)

구강 섭식 중 기침, 질식 또는 젖은 숨소리는 섭식 회피와 혐오의 원인이 될 수 있는 삼킴 문제를 암시한다(자세한 내용은 6장을 참조).

10) 섭식 기술과 섭식 과제 요구 사항의 불일치(Mismatch Between Feeding Skills and Requirement of the Feeding Task)

영유아 또는 아동의 섭식 기술과 과제를 다룰 수 있는 기술을 가지고 있는지 확인하기 위해 먹는 과정을 확인해야 한다. 예를 들어, 유속이 빠른 젖꼭지로 수유하는 빨고-삼키고-숨쉬기 협응이 부족한 영유아는 적절한 호흡을 하는데 어려움을 겪을 수 있으며, 이는 수유에 스트레스를 주고 무섭게 만들 수 있다. 미성숙한 씹기 기술을 가진 아동에게는 적절하게 분해할 수 없는 고형물이 제공될 수 있으며, 이는 아동이 삼키려고 시도할 때 질식 및 불쾌하거나 무서운 섭식 경험으로 이어질 수 있다.

11) 감각 능력과 제공된 음식의 불일치(Mismatch Between Sensory Capabilities and Food Being Offered)

감각 처리 문제가 있는 몇몇 아동은 특정 종류의 음식을 견디는데 어려움을 겪는다. 예를 들어, 이러한 아동은 부드러운 퓌레는 참을 수 있지만 질감이 있는 퓌레는 참을 수 없다. 또는 아동이 바삭바삭한 음식은 좋아하지만 끈적끈적한 음식은 거부할 수 있다. 이러한 아동은 특정 음식에 대해 구역질을 하거나 얼굴을 찡그리거나 음식을 빨리 삼키고 음식의 감각적 경험을 제한하기 위해 한입 먹을 때마다 음료를 한잔씩 달라고 요구할 수 있다. 선호하는 음식과 아동이 먹는 것에 거부감이 있는 음식에 대한 섭식 이력을 확보하면 아동의 감각적 선호도와 문제에 대한 단서를 제공할 수 있다.

12) 도움이 되지 않는 부모의 섭식 습관(Unhelpful Parent Feeding Practices)

영유아나 아동의 구강 섭취에 대해 관심이 있는 부모는 종종 섭식 회피를 유발하거나 악화시키고 섭식 혐오로 이어질 수 있는 강요적인 섭식 습관을 사용하기 시작한다. 부모는 영유아나 아동이 먹도록 달래고, 음식을 입에 넣는 동안 주의를 분산시키거나, 놀거나 자는 동안 수유하거나 또는 영유아나 아동이 먹도록 위협하거나 강제로 먹이려고 할 수 있다(Chatoor & Ganiban, 2003). 다른 도움이 되지 않는 섭식 습관에는 기계적인 섭식(예; 배고픔 신호를 고려하지 않는 계획된 섭식), 섭식 조절(예; 섭식 중 행동 신호를 인식하고 반응하지 못함), 오랜 섭식 시간이 포함된다(Edwards et al., 2015; Levy et al., 2009). 아동이 특정 음식을 받아들이도록 하려는 부모들은 그 음식을 먹으면 아동에게 특정한 특권을 약속할 수도 있고 아니면 아동이 특정 특권을 박탈당하고 그 음식을 먹지 않는 한 또는 음식을 먹을 때까지 식탁을 떠나지 못하게 될 것이라고 위협할 수도 있다. 이러한 방법들은 음식들로부터 아동의 관심을 멀어지게 하는 경향이 있기 때문에 상당히 부정적인 영향을 미치게 된다(Chatoor & Ganiban, 2003).

6. 중재: 섭식 혐오 예방 INTERVENTION: PREVENTING FEEDING AVERSION

근본적인 의학적 또는 섭식 기술에 기반한 문제로 인해 섭식 거부 또는 회피를 보이는 아동은 일단 근본적인 문제가 해결되면 대개 섭식을 시작할 것이다. 그러나 만일 아동이 섭식 혐오를 갖게 되면 아동은 근본적인 문제가 해결된 후에도 계속해서 음식을 거부할 것이다. 일단 섭식 혐오가 발생하면 치료가 어려울 수 있으며 종종 전문가 간 섭식 팀의 광범위한 중재가 필요할 수 있다.

따라서 섭식 혐오의 발생을 예방하기 위해 노력하는 것이 필수적이다. 또한 구강으로 섭식하지 않는 아동에게 긍정적인 구강 감각과 구강-운동 경험을 제공하는 동시에 부정적이거나 불쾌한 것을 되도록 피하는 것은 아동이 의학적으로 준비가 되어 있고 그렇게 하는 것이 안전할 때 구강 섭식으로의 전환을 용이하게 하는데 도움이 될 수 있다. 이 부분에서의 중재는 섭식 혐오의 발생을 예방하고 아동이 다시 구강 섭식으로 전환할 수 있도록 준비하기 위해 권고된다.

1) 긍정적인 비영양적 구강 자극의 기회 제공하기 (Provide Opportunities for Positive Nonnutritive Oral Stimulation)

아동이 구강 섭식을 거부하거나 아직 준비가 되지 않은 경우 즐거운 구강 감각 경험을 제공하는 비영양적 구강 자극 프로그램이 구강-운동 기술을 유지 또는 개선하고 입안의 감각 자극에 대한 인내력을 유지 또는 증가시키는데 도움이 될 수 있다(부록 8.A 비영약적 구강 자극 프로그램의 예로 "구강 섭식을 하지 않는 아동을 위한 구강자극 프로그램"을 참조).

(1) 노리개 젖꼭지 제공(Offer a soother)

영유아가 젖병 수유 또는 모유 수유를 하지 않는 경우 노리개 젖꼭지를 제공하는 것이 영유아의 빨기 능력을 유지하는데 중요할 수 있다. 영유아의 빨기는 출생 시 반사적이며 2~4개월이 되면 보다 자발적인 반응이 된다. 처음 몇 달 동안 빨기 연습을 하지 않는 영유아는 빨기 방법을 모르기 때문에 향후 젖병 수유를 확립하기가 어렵다(Mizuno & Ueda, 2001). 그러나 영유아가 노리개 젖꼭지로 빨기 연습을 계속한다면 빨기 능력을 잃지는 않을 것이다. 또한 경관 섭식 중 영유아에게 빨 수 있도록 노리개 젖꼭지를 제공하는 것은 빨기와 수유 사이의 연결 고리를 만들고 구강 섭식으로의 조기 전환을 유도하는 것으로 밝혀졌다(Moreira et al., 2014). 일부 영유아는 특정 노리개 젖꼭지의 모양에 대한 신뢰가 학습되어 젖병 젖꼭지로 전환하는데 어려움을 겪는다. 이 문제를 예방하기 위해서는 영유아에게 다양한 모양의 노리개 젖꼭지를 제공해 주는 것이 도움이 될 수 있다.

위장 문제와 메스꺼움이 있는 영유아 중 일부는 노리개 젖꼭지를 사용하면 구역질이 날 수 있으며, 이러한 경우 노리개 젖꼭지에 대한 혐오감이 생기는 것을 피하기 위해 노리개 젖꼭지를 신중하게 제공해야 할 필요가 있다. 만약 노리개 젖꼭지를 입에 넣었을 때 구역질이 나는 경우, 노리개 젖꼭지를 입에 넣기 전에 빨기 반사(만약 영유아가 여전히 이 반사를 가지고 있다면)를 유도한다. 그렇지 않으면 노리개 젖꼭지 끝을 입 앞에 대고 영유아가 노리개 젖꼭지를 입안으로 빨 때까지 기다려야 한다. 만일 영유아가 조절하게 된다면, 구강 감각 경험을 예상할 수 있으며 구역질을 할 가능성이 줄어들게 된다.

(2) 손가락과 장난감(치발기)을 입에 넣도록 격려하기 (Encourage mouthing of fingers and toys)

손가락과 치발기를 입에 넣는 것은 구강 감각 경험을 제공하는데 도움이 될 수 있다. 이것은 보통 아동이 자발적으로 할 경우 가장 잘 견디지만(그림 8.3 참조), 아동이 입에 넣으려고 하지 않는 경우 손을 부드럽게 입으로 가져가도록 이끌거나 장난감을 입 앞부분에 두는 것이 입에 넣도록 격려하는데 도움이 될 수 있다. 많은 치발기는 영유아의 입에 너무 많이 넣을 수 없도록 모양이 만들어졌다. 입 안으로 더 많이 넣을 수 있는 치발기를 제공하면 영유아나 아동이 혀의 더 뒤쪽 감각 입력에 대한 인내력을 높이는데 도움이 될 수 있다. 만일 안전하고 재미있어 한다면 치발기에 액체나 퓌레를

그림 8.3. 비영양적 구강 자극은 구강 감각 경험을 제공하며 아동이 자발적으로 한 경우 대개 가장 잘 견디게 된다.

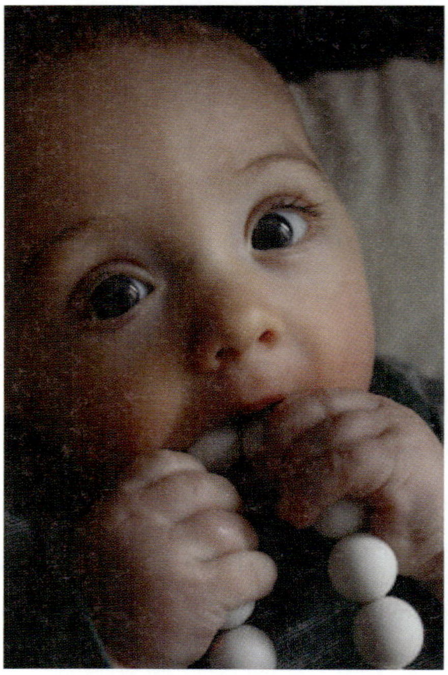

출처: E. Lawson. Used with permission.

그림 8.4. 액체나 퓌레를 치발기에 묻히면 맛과 질감에 노출될 수 있고 아동이 삼킴 연습을 할 수 있다.

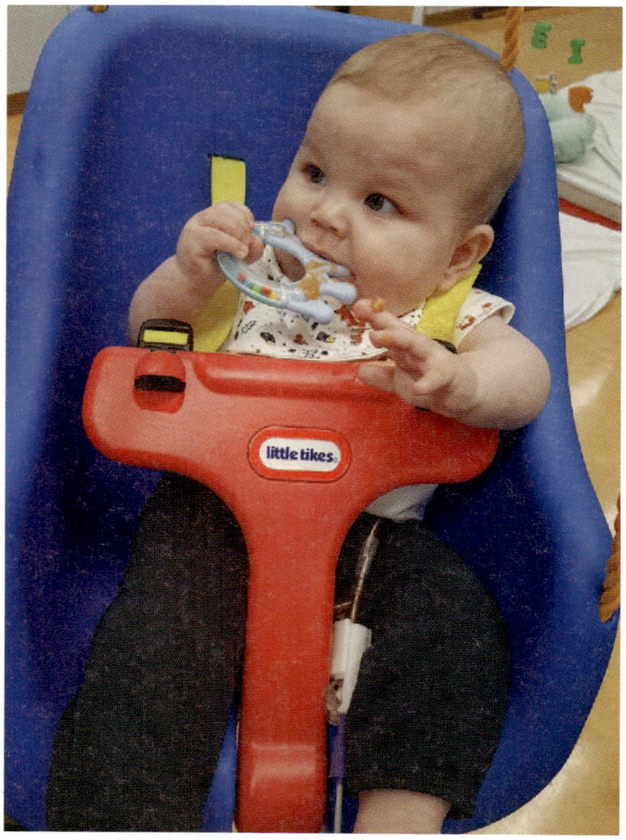

출처: S. Breton. Used with permission.

묻히는 것은 다양한 맛과 질감에 노출되고 아동이 삼키는 연습을 할 수 있는 기회를 제공할 수 있다(그림 8.4 참조).

2) 가능한 한 긍정적인 구강 섭식 경험 제공하기 (Provide Positive Oral Feeding Experiences, Whenever Possible)

구강으로 완전히 음식을 섭취 할 수 없는 해결되지 않은 의학적 문제가 있는 영유아와 아동은 때때로 구강으로 안전하고 편안하게 일부 음식이나 액체를 섭취할 수 있다. 구강으로 음식을 섭취하지 않는 아동의 비영양적 구강 자극은 기분이 좋기만 하다면 도움이 될 수 있으나, 나중에 구강 섭취로의 전환의 측면에서 섭식이나 마시는 연습만큼 효과적이지는 않다(Edwards et al., 2015).

가능하다면 구강 섭식은 아동에게 긍정적인 섭식 경험을 제공하고, 입과 인두에서 음식 감각을 경험할 기회를 주며 그리고 구강-운동 기술을 개발할 수 있도록 권고되어야 한다(Mason et al., 2005). 이 경험은 아동이 준비가 되었을 때 완전한 구강 섭식으로 전환하는 것을 더 쉽게 만들 것이다. 의사는 가장 적절한 종류의 음식과 가장 좋은 구강 섭식 방법에 대해 추천을 할 수 있다.

3) 모든 부정적 섭식 경험 피하기(Avoid All Negative Feeding Experiences)

불쾌한 섭식 경험을 한 아동은 섭식 혐오가 생길 위험이 있으므로 모든 불쾌한 섭식 경험을 피하는 것이 중요하다. 만일 경관 섭식을 한 아동이 모든 구강 섭식을 불쾌하게 느낀다면 구강 섭식을 중단하는 것이 가장 좋다. 아동이 구강으로 음식 먹기를 바라는 많은 보호자들은 적은 양의 구강 섭취가 구강 섭취를 하지 않는 것보다 낫다고 믿는다. 하지만 부정적인 섭식 경험은 섭식 경험이 없는 것보다 더 나쁘다는 것이 우리의 경험이었다. 섭식 경험이 전혀 없거나 최소한인 아동은 일반적으로 섭식 문제의 근본적인 원인이 해결되면 반복적으로 부정적인 섭식 경험을 한 아동보다 훨씬 더 빨리 구강 섭식을 확립할 수 있다.

그러나 만일 모든 구강 섭취를 불쾌한 것으로 경험하는 영유아와 아동이 경관을 갖고 있지 않다면 보호자는 영유아와 아동에게 강제로 섭식을 시킬 수밖에 없어 곤란한 상황에 처하게 된다. 이러한 상황에서 섭식 문제에 대한 중재를 제공하는 것과 아동이 구강 섭식을 신뢰하고 즐길 수 있도록 배우는 것이 가능해지기 전까지는 경관 섭식을 시작하는 것이 필요할 수 있다.

4) 식사 시간 일과에 참여하도록 권고하기(Encourage Participation in Mealtime Routines)

구강으로 음식을 먹지 않는 아동은 구강 섭식의 일부인 사회적 상호작용과 감각적 경험(즉, 청각, 시각, 촉각, 후각, 미각)을 놓치게 된다. 비구강 섭식을 하는 아동이 식사 시간 일과에 참여하도록 하고 그들에게 안전한 섭식 상황에 노출되도록 허용하는 것이 도움이 될 수 있다. 작업치료사 Marsha Dunn Klein(Get Permission Approach, 2019)은 경관 섭식 중에 영유아를 껴안고

그림 8.5. 경관 섭식을 하는 아동이 식탁에 노리개 젖꼭지를 가지고 오도록 하며 만지고 탐색할 수 있는 식사도구와 음식을 제공함으로써 가족 식사 시간에 참여할 수 있도록 한다(만약 아동에게 안전한 경우).

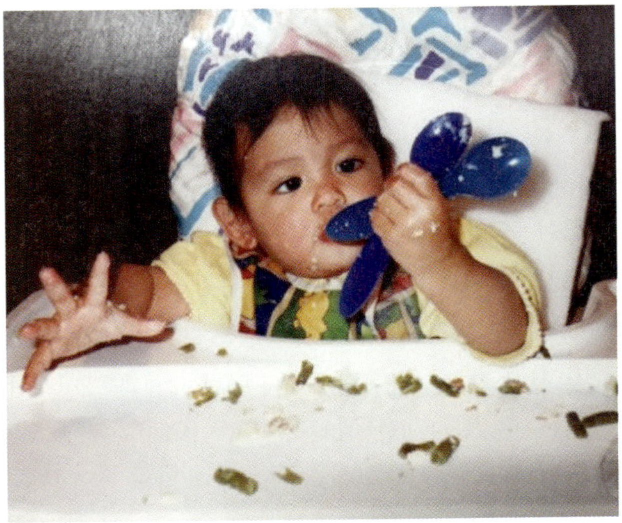

출처: S. Breton. Used with permission.

눈을 마주침으로써 긍정적인 사회적 상호작용을 제공할 것을 권고하였다. 경관 섭식 중에 영유아에게 노리개 젖꼭지를 제공하는 것(허용되는 경우)도 도움이 될 수 있으며, 이는 영유아가 빨기를 배고픔과 연관시키기 시작하도록 가르치기 때문이다. 가족 식사 시간에 아동을 식탁으로 데려오고 아동에게 자신의 식기와 음식이 담긴 접시를 주어(아동에게 안전한 경우) 만지고 탐색하게 하는 것도 권장된다(Get Permission Approach, 2019; 그림 8.5 참조).

7. 섭식 혐오 또는 섭식 회피를 위한 중재 INTERVENTIONS FOR FEEDING AVERSION OF FEEDING AVOIDANCE

섭식 회피나 혐오를 겪고 있는 섭식 장애 아동은 매우 이질적인 집단이다. 치료는 다면적이고 역동적이며 아동의 고유한 문제에 기반한 다학제 간 접근 방식을 통해 가장 잘 성취된다(Edwards et al., 2015). 다학제 간 중재는 다양한 분야에서 전문성을 가진 전문가 간 팀을 필요로 하며 일반적으로 의사 또는 임상간호사, 영양사, 섭식 치료사(작업치료사 또는 언어재활사), 정신 건강 전문가(예: 정신과 의사, 심리학자, 사회복지사), 행동 치료사를 포함한다. 전문가 간 섭식 팀의 다양한 구성원의 역할은 종종 중복되며, 팀원들은 각 아동의 섭식 문제에 원인이 되는 다면적이고 고유한 문제를 해결하기 위해 협력해야 한다.

전문가 간 섭식 팀의 중재 목표에는 다음이 포함될 수 있다.

- 섭식 문제의 근본 원인을 해결한다.
- 구강 섭식에 대한 신뢰와 편안함을 만들고 식사에 대한 내적 동기를 불러일으킬 수 있는 즐거운 섭식 경험을 제공함으로써 구강 섭식과 긍정적인 연관성을 형성하게 한다.
- 구강 섭식 기술을 형성하고 구강 섭식의 감각적 측면에 대한 편안함을 높일 수 있는 기회를 제공한다.
- 아동에게 구강 섭식이 배고픔을 채울 수 있다는 것을 가르친다.
- 부모에게 자녀의 섭식 신호와 의사소통을 적절하게 이해하고 반응하는 방법을 가르친다.
- 즐거운 부모-자녀 간 상호작용을 늘리고 식사시간 동안의 스트레스를 줄인다(Silverman, 2015).
- 식사 시간에 문제가 되는 행동을 줄인다(Silverman, 2015).
- 구강 섭취의 양과 종류를 늘린다.
- 적절한 영양 보충과 성장을 돕는다.

1) 작업치료 중재(Occupational Therapy Interventions)

섭식 거부 또는 혐오가 있는 아동을 위한 작업치료 중재는 일반적으로 섭식 문제의 근본 원인을 해결하고 아동이 긍정적이고 안전한 방식으로 구강 섭식을 다시 시작하도록 돕기 위해 전문가 간 섭식 팀과 협력하는 활동이 포함된다. 그러므로 구강 섭식이 더 이상 고통스럽고, 두렵거나 불쾌하지 않다는 것을 학습하면서 기술을 형성할 수 있도록 한다.

(1) 적절한 목표와 기대치 설정(Set appropriate goals and expectations)

작업치료사는 전문가 간 팀과 협력하여 중재에 대한 현실적인 기대치와 목표를 설정하도록 돕는다. 과거에 섭식 문제가 있었던 아동은 종종 구강 섭식을 다시 시작하기 위해 매우 점진적인 접근 방식이 필요하다. 아동이 먹기를 간절히 바라는 보호자는 너무 빨리 진행시키려고 시도할 수 있으며, 이는 섭식 문제를 악화시킬 수 있다. 보호자가 작은 개선에 감사하고 진행이 느려도 실망하지 않도록 돕기 위해서는 종종 지속적인 지원이 필요하다.

의학적 문제가 있는 아동의 부모는 근본적인 문제가 해결된 경우에도 아동을 의학적으로 취약한 것으로 생각할 수 있다. 부모는 자녀를 질병이 아닌 건강의 맥락에서 바라보고(Tarbell & Allaire, 2002) 체중 증가에서 구강 섭식 목표뿐만 아니라 영양 균형의 달성으로 초점을 전환할 수 있다.

지속적인 의학적 문제가 있는 일부 아동에게 완전한 구강 섭식으로 전환하는 것은 현실적인 목표가 아닐 수 있다. 예를 들어, 아동이 체중 증가가 느리거나 부족하게 되는 것을 감당할 수 없다면, 경관 섭식에서 완전한 구강 섭식으로 전환하는 것은 적절한 목표가 아닐 수 있다. 또 다른 예로는 위공장루관 섭식을 하고 위장에서 소량의 음식이나 액체만 허용할 수 있는 아동의 경우 완전한 구강 섭식을 확립하는 것은 불가능하며 이를 달성하려는 시도는 섭식 문제를 개선하는 것이 아니라 악화시킬 것이다. 부모가 현실적인 목표를 이해하고 설정하도록 돕는 것은 중재 프로그램의 중요한 부분이다.

(2) 근본적인 문제가 해결되었는지 확인하기(Ensure that the underlying issue has been addressed)

섭식 회피 및 섭식 혐오에 대한 중재는 섭식 문제를 일으킨 근본적인 문제가 적절히 해결되어 아동이 구강 섭식을 통해 기술, 편안함, 신뢰를 형성하는 즐거운 경험을 시작할 수 있을 때만 성공할 수 있다. 일반적으로 작업치료사의 역할은 섭식 문제의 원인이 되는 근본적인 운동, 감각 또는 삼킴 문제를 해결하는 것이 포함된다. 또한 치료사의 역할에는 관련전문가 팀의 다른 구성원이 수행하는 중재를 지지하는 것이 포함될 수 있다.

(3) 비생산적이고 강요적인 섭식 습관 중단하기(Discontinue counterproductive and intrusive feeding practices)

섭식 혐오가 있는 아동을 위한 치료는 즐거운 섭식 경험을 제공하여 아동이 구강 섭식을 통해 긍정적인 관계를 형성하고 신뢰와 편안함을 만들 수 있도록 하는 것을 포함한다. 이것은 강제로 식사하도록 하고, 주의를 산만하게 하고, 보상을 주고, 아동에게 식사하도록 압박하는 것과 같은 모든 강요적인 섭식 습관을 중단할 필요가 있다는 것을 의미한다. 부모는 식사 시 제공되는 음식을 결정하지만 부모가 아동의 섭식 행동에 관심을 보이거나, 아동의 섭식 행동과 관련된 감정을 표현하거나, 식사 시간 동안 아동의 음식 선택이나 자율성에 개입하는 것은 피하는 것이 권고된다(Levy et al., 2009).

아동이 모든 구강 섭식을 거부하고 경관 섭식과 같은 대체 섭식 방법이 없는 경우, 보호자는 아동이 식사를 하도록 강요할 수밖에 없기 때문에 긍정적인 섭식 경험을 만들 수 없을 것이다. 이 경우 경관 섭식의 시작은 섭식 혐오 해결에 대한 중재를 시행하기 전에 필요하다. 만일 경관 섭식을 하는 아동이 특정 종류는 구강 섭식을 즐기고 다른 것들에 대해서는 혐오감을 가지고 있다면 아동은 입으로 선호하는 액체나 음식을 계속 섭취할 수 있으며, 중재는 받아들여지는 음식이나 액체의 범위를 확장하는데 초점을 맞출 수 있다.

(4) 적절한 자세를 제공하기(Provide appropriate positioning)

스트랩과 트레이가 있는 영유아용 식탁 의자와 같이 섭식 중에 아동을 안전하고 편안하게 앉히는 것이 일반적으로 권고되며, 이는 섭식 중 아동의 운동 협응 및 주의력을 향상시키기 때문이다(Silverman, 2015). 운동 문제가 있는 아동에게 섭식하는 동안 지지하는 자세는 훨씬 더 필수적이다. 머리와 몸통의 자세 안정성은 구강 구조의 정렬(Redstone & West, 2004)과 아동이 구강 내에서 정교한 움직임을 할 수 있는 능력(Alexander et al., 1998)에 영향을 미친다. 음식의 성공적인 처리는 혀, 입술, 턱의 협응된 움직임에 달려 있으며, 이는 머리와 몸통 조절의 기초에 달려 있다(Redstone & West, 2004). 머리와 몸통 조절에 서툰 아동은 섭식을 하는 동안 머리와 몸통의 안정성과 정렬을 보장하는 지지적인 자세를 제공받아야 한다.

위 식도 역류가 있는 영유아와 아동도 마찬가지로 자세 변경으로부터 영향을 받는다. 엉덩이 관절을 굽힘 상태로 복강 내압을 증가시키는 똑바로 앉은 자세에서

그림 8.6. 역류가 있는 영유아와 아동에게는 똑바로 앉은 자세보다 엉덩이 관절이 덜 굽힘된 약간 뒤로 비스듬히 누운 자세가 더 좋다.

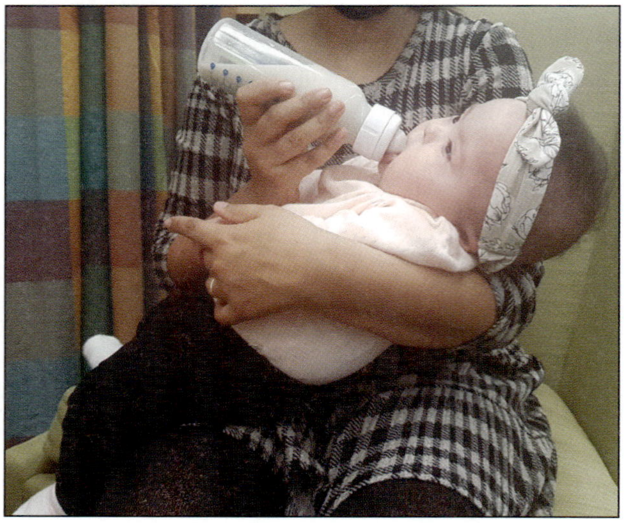

출처: S. Marcus. Used with permission.

악화되는 경향이 있으며, 이는 역류를 악화시키게 된다(Henry, 2004). 엉덩이 관절이 덜 굽힘된 상태에서 영유아나 아동을 약간 기대어 앉은 자세가 도움이 될 수 있다(그림 8.6 참조). 젖병 수유 또는 모유 수유 중에는 역류를 최소화하기 위해 영유아를 왼쪽으로 눕힌 자세로 수유할 수도 있다(역류를 최소화하기 위한 자세에 대한 자세한 내용은 7장을 참조).

(5) 적절한 식사시간 환경 및 구조 제공하기(Provide appropriate mealtime environment and structure)

아동의 섭식 환경은 섭식 중 아동의 행동에 영향을 미칠 수 있다. 일반적으로 식사시간은 청각적 또는 시각적 산만함이 제한된 조용한 환경이 가장 좋다. 이러한 환경은 아동이 보호자에게 집중하게 되며 이는 식사 시간을 관리하는 보호자의 능력을 촉진하는 피드백의 원천으로 작용한다(Silverman, 2015). 동일한 도구로 같은 방의 같은 테이블에서 아동이 함께 참여하는 식사시간 일과를 만드는 것은 아동이 먹기 위한 준비를 하는데 도움이 되며 또한 반복적인 일과를 제공하므로 학습 능력을 최적화 한다(섭식을 위한 순차적 구강 감각 접근(SOS) 방식, n.d.). 아동이 식사 준비에 참여하도록 허용하는 것은 아동이 먹기를 준비하는 또 다른 좋은 방법이다.

경관 섭식을 하는 아동의 경우 먼저 구강 섭식을 제공하는 것이 권고되며(이것이 어린이에게 안전하다면), 구강 섭식이 끝나면 아동이 트레이에 음식을 놓고 의자에 앉아 있는 동안 경관 섭식을 시작할 수 있다(섭식을 위한 순차적 구강 감각 접근(SOS) 방식, n.d.). 이것은 비록 아동이 비영양적 구강 자극, 촉각적 탐색, 또는 음식이나 액체의 맛을 체험하는 것만 가능하더라도 아동이 이러한 활동을 먹는 것과 배고픔이 줄어드는 느낌과 연관 짓기 시작할 수 있도록 가르치는데 사용될 수 있다. 누워서 위루관 섭식을 하는 아동은 배고플 때 입을 사용하거나 노력을 기울이지 않고도 음식이 제공된다는 것을 학습하게 된다(섭식을 위한 순차적 구강 감각 접근(SOS) 방식, n.d.). 일부 경관 섭식을 하는 아동은 그들의 입에 음식을 넣지만, 배고플 때 경관을 가리키거나 경관으로 음식을 달라고 할 것이다. 경관 섭식을 하는 영유아는 일반적인 젖병 수유 자세를 유지하고 경관 섭식 중에 노리개 젖꼭지를 제공하여 빠는 것과 포만감을 연관시키기 시작할 수 있다.

(6) 식사시간 동안 더 많은 자율성을 허용하면서 규칙적인 섭식 일정 확립하기(Establish a regular feeding schedule while allowing more autonomy during mealtimes)

극심한 배고픔에 대한 일반적인 불편함 없이 음식에 대한 긍정적인 기대감을 조성하기 위해 아동에게 하루 1~3회 가벼운 간식과 함께 3번의 식사를 제공하는 정기적인 섭식일정을 수립해야 한다(Silverman, 2015). 식사 사이에는 3-4시간의 간격이 있어야 하며, 식사는 아동의 반응에 따라 시간제한(15-30분)이 있어야 한다. 식사가 끝나면 다음 예정된 식사시간 이전에 배고픔을 활성화시키기 위해 적어도 2시간 동안(물 이외의) 음식이나 음료를 아동에게 허용해서는 안 된다(Silverman, 2015).

섭식 중에 더 많은 자율성을 허용하되 식사시간을 방해하는 행동에 대한 한계를 정하도록 한다(Chatoor & Ganiban, 2003). 이를 달성하기 위해 Satter(n.d.)가 제시한 책임분담을 부모가 이해하도록 도와주어야 한다. 이 책임분담은 부모의 역할은 아동이 언제, 어디에서, 무엇을 먹을지 결정하는 것이며, 아동이 역할은 제공된 음식을 먹을지, 얼마나 먹을지를 결정할 수 있게 한다는 것을 명시하고 있다(그림 8.7 참조). 책임 분담은 모든 연령대에 적용된다.

영유아는 필요에 따라 먹어야 하며 영유아가 언제, 얼마나 먹을지를 결정해야 한다(Satter, n.d.). 대부분의 아동은 1세 후반이나 2세 초반 무렵 가족의 정규 식사 시간과 간식 시간의 일과에 참여하기를 시작할 준비가 된다(Satter, n.d.). 이러한 책임 분담은 아동이 잘 먹지 않거나 충분히 먹지 않으면 그들의 할 일을 못하고 있다고 느끼는 부모의 부담을 덜어주며, 아동이 배고픔과 포만감을 바탕으로 식사를 인식하고 조절하는

그림 8.7. **책임 분담에 따르면 부모의 역할은 아동이 언제, 어디서, 무엇을 먹을지 조절하는 것이고, 아동의 역할은 먹을지, 얼마나 먹을지를 결정하는 것이다.**

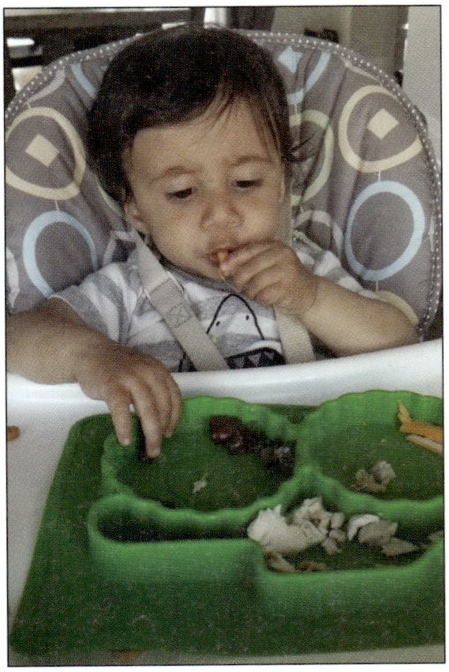

출처: D. Sequeria. Used with permission.

법을 학습하는데 도움이 된다.

(7) 시작할 지점 찾기(Find a place to start)

구강 섭식을 전혀 하지 않거나 모든 구강 섭식을 싫어하는 아동의 경우 아동이 편안하고 안전하게 견딜 수 있는 섭식 경험을 제공하기 위한 시작점을 찾는 것이 중요하며 이는 섭식 기술을 발달시키는 동안 구강 섭식에 대한 신뢰와 긍정적인 연관성을 형성하기 위함이다. 첫 번째 단계는 아동이 싫어하는 섭식 상황의 측면을 파악하는 것이다. 이전에 불쾌한 섭식 경험이 있는 아동은 섭식 자세, 섭식 도구, 음식이나 액체의 맛 또는 질감을 포함한 섭식 상황의 다양한 측면과 부정적인 연관성을 가질 수 있다. 다른 섭식 경험이 제공되면 아동은 때때로 구강 섭식을 기꺼이 다시 시도한다. 그러나 새로운 섭식 경험을 도입하기 전에 섭식 회피를 야기한 근본적인 문제가 해결되었는지 확인하는 것이 필수적이다. 그렇지 않으면 시간이 지남에 따라 아동은 새로운 섭식 상황에 대한 혐오감을 갖게 될 것이다(사례연구 8.3 참조). 목표는 아동이 편안하고 아동의 기술에 맞는 섭식 방법을 찾은 다음 시간이 지남에 따라 점차 새롭고 더 도전적인 구강 섭식 경험을 도입하는 것이다.

다른 섭식 경험을 만들 때 섭식 상황의 다음 측면 중 일부 또는 전부를 수정할 수 있다.

① **섭식 자세 수정하기(Modify the feeding position)**: 일반적으로 섭식하는 자세를 취했을 때 아동이 화를 내면 다른 섭식 자세를 취한다. 예를 들어, 보통 상체를 위로 올려 누인 자세보다는 음식을 주는 사람의 무릎에 똑바로 앉은 자세를 취하도록 시도해본다. 일부 아동은 높은 의자에 대한 반감을 갖게 되어 다른 의자를 사용해야 할 수도 있다.

② **섭식 도구 변경하기(Change the feeding equipment)**: 젖병 젖꼭지에 대한 혐오감이 생긴 영유아들은 때때로 새롭고, 다른 모양의 젖병 젖꼭지를 기꺼이 시도해보려고 한다. 일부 영유아는 모든 젖꼭지를 거부하

지만 숟가락이나 컵으로 흔쾌히 구강 섭식을 시도하려고 한다(그림 8.8 참조). 숟가락에 대해 부정적인 인식을 가지고 있는 일부 영유아와 아동은 자신이나 보호자의 손가락 또는 치발기를 이용하여 퓌레로 만들어진 음식을 기꺼이 받아들이게 된다(그림 8.9 참조). 그런 다음 아동이 편안해 질 수 있도록 하기 위해 음식없이 숟가락을 장난스럽게 제공해야 한다. 다시 숟가락으로 퓌레로 만든 음식을 시도할 수 있다.

③ **음식이나 액체의 맛 또는 질감을 변경하기(Change the taste or texture of food or liquid)**: 일부 영유아와 아동은 특정 맛의 액체나 음식을 싫어하지만 다른 맛의 액체나 음식은 기꺼이 섭취한다. 예를 들어, 특정 조제분유에 대해 부정적인 경험을 한 영유아는 다른 맛의 조제분유나 물을 받아들이려고 할 수 있다. 이전에 제한적이거나 부정적인 섭식 경험이 있는 아동에게 물은 종종 가장 쉽게 받아들여진다. 질감이 있는 음식이나 걸쭉한 퓌레에 구역질을 하는 아동은 너무 걸쭉하지 않은 부드러운 퓌레를 받아들이는 것이 편할 수 있다.

일단 아동이 편안하고 아동의 능력에 어울리는 섭식 방법이 확립되면 아동은 구강 섭식에 대한 신뢰와 편안함을 키우고 기술을 쌓아 긍정적인 섭식 경험을 시작할 수 있게 된다.

(8) 점진적인 변화하기(Make gradual changes)

아동이 구강 섭식을 편안하게 받아들일 수 있게 되었을 때 점진적인 변화를 통해 간접적인 감각 경험의 편안함을 증가시키고, 구강-운동 기술을 형성하며, 아동의 섭취 가능한 음식의 목록을 확장시킬 수 있다. 다양한 맛과 질감은 점진적으로 시작될 수 있다. 예를 들어, 아동이 물을 섭취할 수 있는 경우, 물에 맛을 첨가할 수 있다. 그런 다음 액체에 퓌레를 천천히 첨가하여 질

그림 8.8. 빨대컵(sippy cup)으로 마시기

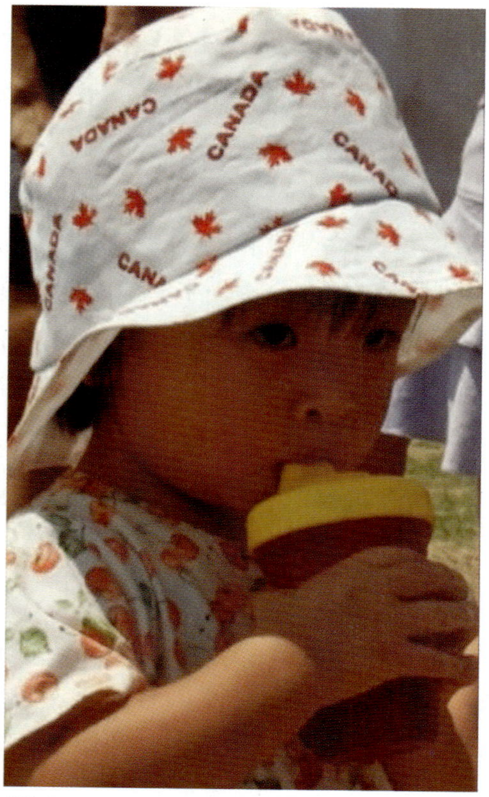

출처: E. Lawson. Used with permission.

그림 8.9. 숟가락에 대한 거부감을 나타내는 아동은 자신의 손가락이나 보호자의 손가락으로 주는 퓌레 음식을 받아들일 수 있다.

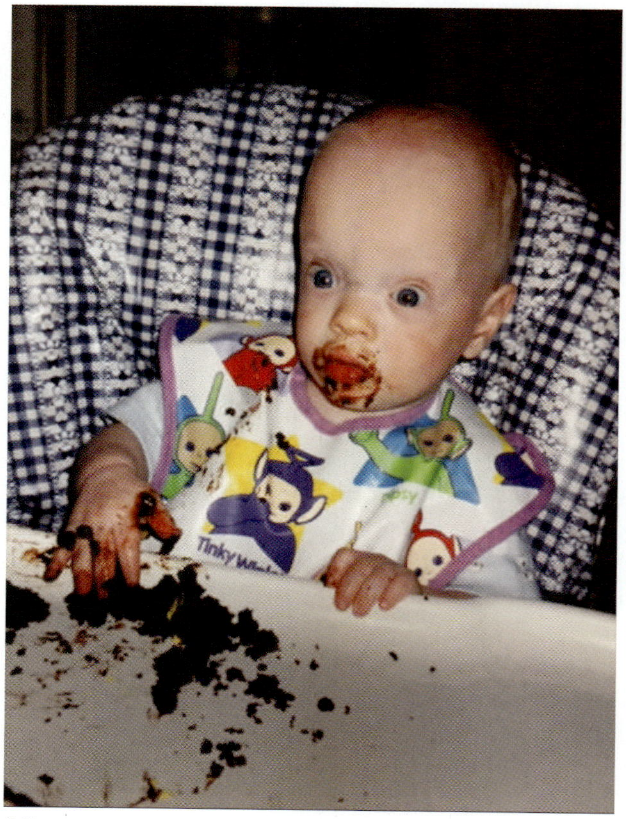

출처: M. Riley. Used with permission.

감을 증가시킬 수 있다. 만약 아동이 부드러운 퓌레를 섭취한다면 밀 배아, 통밀 쿠키 부스러기 또는 영유아용 곡물 분말을 첨가하여 질감을 높일 수 있다. 녹을 수 있거나 부드러운 고형물을 견딜 수 있는 아동의 경우 약간 더 단단하거나 바삭바삭한 고형물을 천천히 시작할 수 있다(자세한 내용은 5장 "퓌레, 고형식, 컵으로 마시기 전환의 어려움"을 참조).

(9) 음식의 종류를 확장하기 위해 음식 체계 사용하기 (Use food chaining to expand repertoire)

극단적인 음식 선택성을 가진 아동은 음식 체계라는 치료 접근 방식을 통해 먹고 싶은 음식의 종류를 확장하는데 도움을 받을 수 있다. **음식 체계(food chaining)**는 섭취하고 있는 음식과 새로운 대상 음식 사이의 유사한 특징(예; 맛, 질감, 온도)을 강조하여 섭취 가능한 음식의 목록을 확장하도록 설계된 체계적인 치료 방법이다(Fishbein et al., 2006). 음식 체계는 아동이 기꺼이 그리고 안정적으로 먹기로 허용한 음식에서 시작된다. 대상 또는 목표 음식의 종류는 작업치료사, 부모 또는 아동에 의해 설정된다(Fishbein et al., 2006). 그런 다음 음식 체계는 아동이 현재 먹는 것과 같은 특징(예; 맛, 질감, 색상)을 가진 음식으로 목록이 만들어진다(Fraker et al., 2007). 아동에게 비슷하지만 정확히 같지 않은 음식에 노출시키는 것은 아동이 점진적이고 위협적이지 않은 방식으로 새로운 음식을 받아들이도록 하는 효과적인 방법이다. The book Food Chaining: The Proven 6-Step Plan to Stop Picky Eating, Solve Feeding Problems, and Expand Your Child's Diet(Fraker et al., 2007)라는 책은 음식 체계 접근법에 대한 자세한 정보를 제공한다.

(10) 아동에게 통제권 제공하기(Give the child control)

섭식 거부 또는 혐오가 있는 영유아와 아동은 만약 섭식 중 아동의 통제력을 극대화하는 방법으로 액체와 음식이 제공된다면 종종 더 편안하고 최선을 다하게 된다.

① **젖병 수유(Bottle-feeding)**: 영유아가 젖병 수유를 하는 경우 젖을 먹이는 사람은 젖병 젖꼭지를 물리기 전에 영유아의 입술에 몇 방울을 떨어뜨릴 수 있다. 그런 다음 영유아의 입으로 액체가 들어가지 않도록 젖병을 아래로 기울인 상태에서 천천히 젖병 젖꼭지를 입에 넣어야 한다. 그리고 나면 영유아는 젖병이 기울어지고 젖병 젖꼭지가 액체로 채워지기 전에 빈 젖꼭지를 몇 번 빨 수 있다. 젖병 젖꼭지가 입에서 수평이 되도록 똑바로 세우거나 또는 옆으로 누인 자세는 영유아가 액체의 흐름을 더 잘 조절할 수 있도록 제공해 준다(자세한 내용은 그림 8.10과 4장 "모유 수유 또는 젖병 수유의 어려움"을 참조).

② **숟가락으로 먹이기(Spoon feeding)**: 숟가락으로 음식을 먹이는 중에 음식을 먹이는 사람은 영유아나 아동이 음식이나 액체를 입으로 빨아들이길 기다림과 동시에 숟가락을 똑바로 잡고 윗입술이나 아랫입술에 붙여 놓도록 한다. 이 전략을 통해 아동은 음식이나 액체를 섭취하는 속도와 양을 조절할 수 있게 된다(그림 8.11 참조).

③ **스스로 먹기 격려하기(Encouraging self-feeding)**: 구강 섭식에 대한 부정적인 연관성이 생긴 아동은 일반적으로 스스로 먹는 것이 더 편안하며, 일부 아동은 다른 사람이 음식이나 섭식 도구를 입으로 가져가는 것을 받아들이지 않는다(사례연구 8.1 참조). 만일 아동이 치발기를 입에 넣는다면 스스로 먹기를 시작하도록 하기 위해 치발기에 액체나 퓌레를 묻힐 수 있다. 듀오 숟가락(Duo Spoon®), 추미 숟가락(ChooMee® spoon) 또는 냠냠 숟가락(Num Num Pre-spoon Gootensil®)과 같은 부드러운 숟가락은 숟가락에 퓌레가 달라붙고 부드러워 스스로 먹기를 학습하는 아동에게 상처를 주지 않기 때문에 숟가락으로 먹이기 시작하는데 사용될 수 있다(그림 8.12 참조). 단단한 막대 모양의 고형 음식(예; 당근)도

그림 8.10. 영유아가 수유 중 일반적으로 기대어 누운자세를 불편해 한다면 수유를 제공하는 사람의 무릎에 옆으로 눕히는 것과 같은 다른 자세를 사용한다.

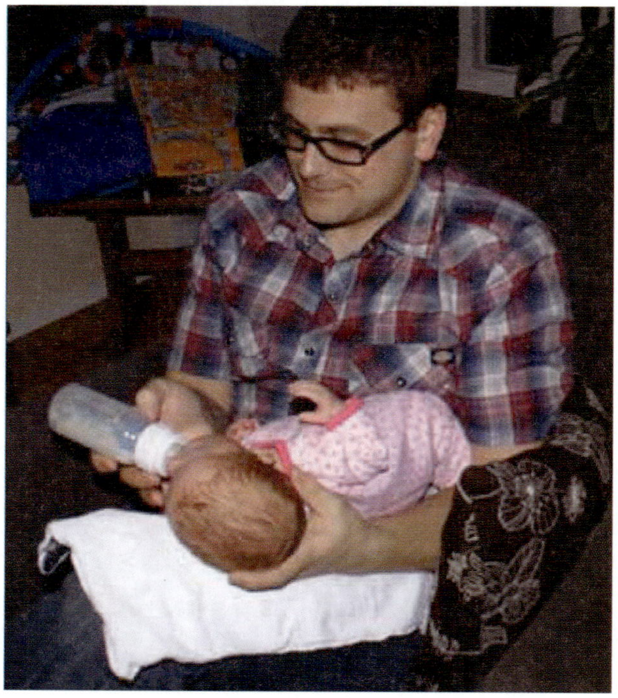

출처: E. Seaman. Used with permission.

그림 8.11. 숟가락을 윗입술이나 아랫입술에 대고 아동이 입으로 음식을 빨아들이기를 기다려주는 것은 아동이 입으로 들어가는 음식의 양과 속도를 조절하는 것을 가능하게 한다.

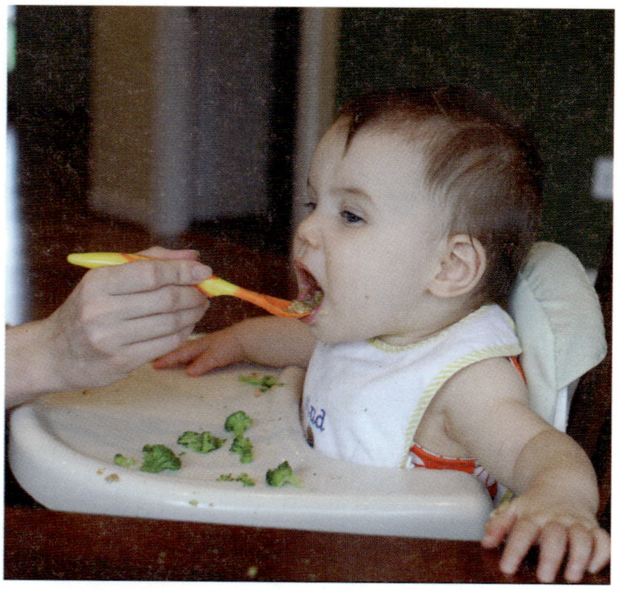

출처: A. Hofmann. Used with permission.

액체나 퓌레를 묻혀 스스로 먹기에 사용될 수 있다(그림 8.13 참조). 일반 영유아용 숟가락을 사용하고 아동이 숟가락을 입으로 가져가는 것을 돕도록 허용하는 것도 도움이 될 수 있다(그림 8.14 참조).

④ 뱉는 것을 허용하기(Allowing spitting): 음식을 입에 넣는 것을 두려워하는 아동에게 도움이 되는 또 다른 전략은 아동이 음식을 뱉어내도록 허용하고 뱉는 법을 가르치는 것이다. 아동이 음식을 억지로 삼켜야 하는 것이 아니라 싫은 경우 입안에 음식을 제거할 수 있다는 것을 알게 되면, 아동은 새로운 음식에 대한 부담을 감수할 가능성이 더 높다.

(11) 과제를 아동의 기술 수준이나 능력과 일치시키기 (Match the task to child's skill level or ability)

중재를 제공할 때 제공되는 음식이 아동의 감각, 구강-운동 및 삼킴 능력과 일치하는 것은 중요하다. 아동의 구강-운동, 감각 및 삼킴 기술에 대한 작업치료사의 철저한 평가는 그것을 바탕으로 주어진 음식과 액체를 적절히 수정하여 아동이 만족스러운 수유만을 경험할 수 있도록 한다(사례연구 8.2 참조). 중재 과정을 통해 치료사는 아동의 구강 섭식 기술을 형성하기 위한 과제를 등급화하여 분류한다(자세한 내용은 4~6장을 참조).

위장 문제가 있는 아동의 경우 과제는 아동의 수용능력에 맞춰야 한다. 예를 들어, 주로 경관 섭식을 하는 아동이 숟가락으로 10ml의 퓌레만 수용할 수 있고 더 주게 될 경우 구토를 한다면, 10ml만 주어 아동이 섭식 거부와 혐오를 강화시키는 불쾌한 경험 없이 구강 섭식을 연습하고 즐길 수 있도록 해야 한다.

(12) 반복적인 노출하기(Provide repeated exposures)

어린 영유아는 일반적으로 음식의 새로운 맛을 기꺼이 시도하지만, 1세 후반과 2세에 접어들면서 새로운 것을 시도하는 것을 덜 좋아하고 더 예민해지게 된다

그림 8.12. 아동이 부드러운 숟가락을 사용하여 스스로 먹기를 허용하면 통제력이 생기고 구강 섭식에 대한 편안함과 수용성을 높일 수 있다.

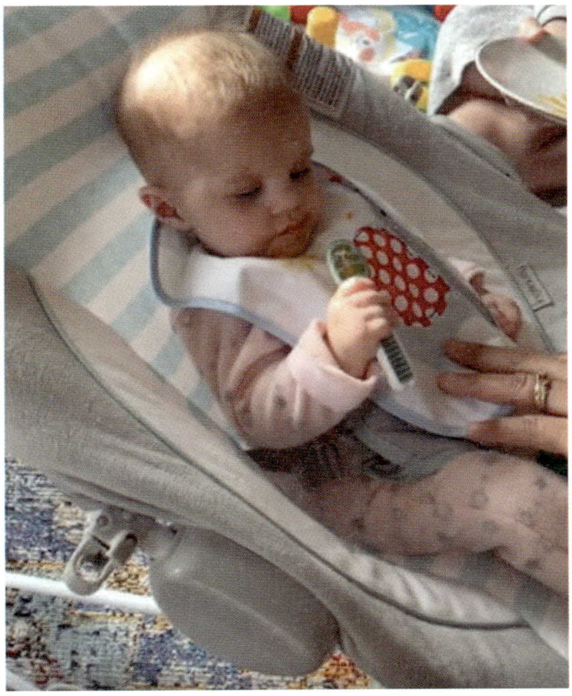

(a)

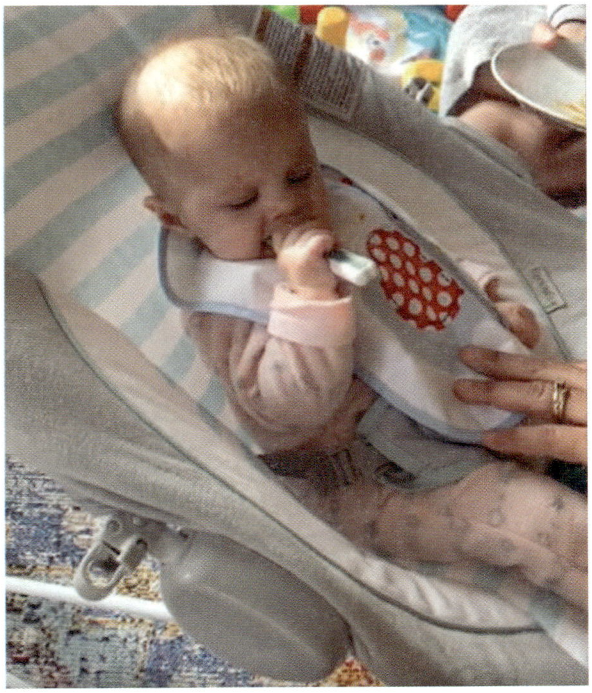

(b)

출처: S. Breton. Used with permission.

그림 8.13. 당근 막대와 같은 단단하고 막대 모양의 고형 음식은 액체나 퓌레를 묻혀 스스로 먹기에 사용될 수 있다.

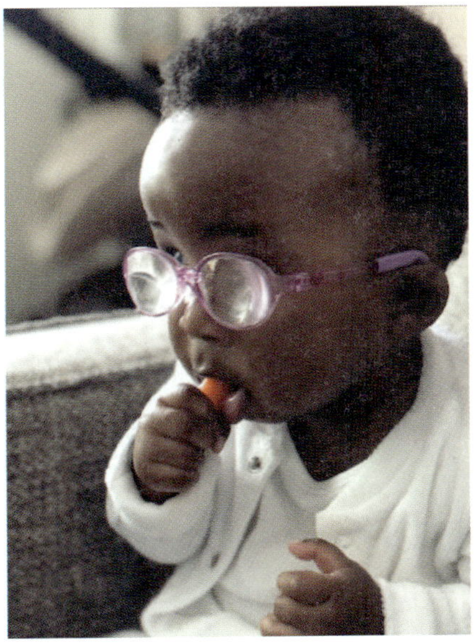

출처: S. Marcus. Used with permission.

그림 8.14. 아동이 숟가락을 입으로 가져가는 것을 돕도록 하여 숟가락으로 식사하는 동안 아동이 통제할 수 있게 한다.

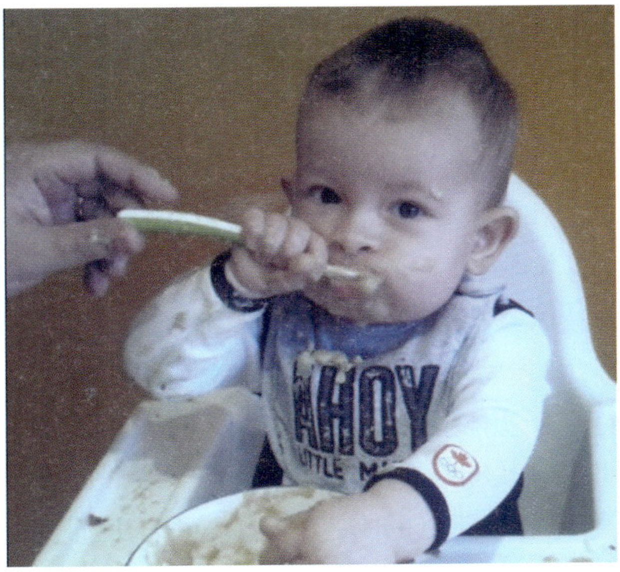

출처: S. Marcus. Used with permission.

(Mason et al., 2005). 게다가 이 나이의 아동은 독립심을 발휘하려고 노력하면서 음식 거부가 더 흔해진다. 아동이 이러한 시도를 더 즐거워하기 전에 여러 번의 반복적인 노출이 필요할 수 있다. 새로운 음식을 아동의 접시에 내놓거나 저녁 식탁에 놓을 수 있지만, 아동이 준비될 때까지 이 음식을 먹도록 요구해서는 안 된다. 그러나 아동은 결국 음식의 향과 맛을 경험해야 그것을 좋아하게 된다. 그렇기 때문에 그것을 보는 것만으로는 충분하지 않다(Mennella et al., 2016). 또한 새롭거나 싫어하는 음식을 아동이 좋아하는 다른 음식과 함께 주는 것이 좋다(Satter, 2000). Morris와 Klein(2000)은 새롭운 음식과 친숙한 음식을 한 그릇에 올려 제공하는 "한 그릇 식사법"을 권고하였다. 친숙한 음식이 아주 적은 양의 새로운 음식과 섞이게 되고, 한 숟가락 당 새로운 음식의 양은 식사가 진행되는 동안 천천히 증가한다(Morris & Klein, 2000). 짠맛과 단맛은 쓴맛을 차단하는 것으로 알려져 있어 새로운 음식을 받아들이는데 도움이 될 수 있다(Mennella et al., 2016).

(13) 부모에게 행동 신호를 이해하고 반응하도록 가르치기(Teach parents to read and respond to behavioral cues)

이전의 부정적인 섭식 경험 때문에 섭식 혐오가 생긴 영유아와 아동은 섭식이 불쾌하거나 두렵거나 고통스럽지 않다는 것을 다시 배울 필요가 있다. 이것은 아동이 섭식 거부를 초래한 문제들이 다시 발생하지 않을 것이라는 믿음과 아동이 원할 때 구강 섭식 경험을 중단할 수 있다는 신뢰를 형성하도록 요구한다. 음식을 먹이는 사람이 영유아와 아동의 언어적 및 비언어적 의사소통에 주의를 기울이고 이러한 신호를 적절하게 이해하고 반응할 수 있는 것이 중요하다.

작업치료사 Marsha Dunn Klein(Get Permission Approach, 2019)은 섭식을 신뢰, 의사소통 및 민감한 반응성을 기반으로 하는 부모와 자녀의 관계로 설명하였다. 어떤 이유로든 아동이 섭식을 회피하고 부모가 아동이 먹도록 하기 위해 부적응적이거나 방해적인 섭식 습관을 사용하는 경우, 아동의 신뢰 발달과 아동의 신호에 대한 부모의 반응에 부정적인 영향을 받는다. 특히 섭취량을 늘리는데 중점을 둔 부모들은 종종 섭식 상황을 다르게 해석하는 방법과 아동의 신호가 무엇을 의미하는지 그리고 이러한 신호에 어떻게 적절하게 반응해야 하는지 배울 필요가 있다. Klein(Get Permission Approach, 2019)은 성인이 음식을 제공할 때 아동이 입을 벌리고, 음식을 향해 몸을 숙이고, 음식을 얻기 위해 손을 뻗거나, 능동적으로 스스로 음식을 먹을 때 발생하는 긍정적인 기울어짐(positive tilt)을 설명하였다(그림 8.15 참조). 아동이 적극적으로 외면하거나, 울거나, 음식을 밀어내거나, 구역질을 하거나, 구토를 하는 경우를 부정적인 기울어짐(negative tilt)이라고 하며, 이것은 성인이 아동에게 음식을 주는 방식을 변경할 것을 필요로 한다(Get Permission Approach, 2019).

각 아동의 신호들은 다르며 어떤 신호는 다른 것들보다 더 이해하기 어렵다. 영유아의 행동 신호는 아동의 신호보다 더 알아차리기 어려울 수 있다. 영유아는 스트레스를 받거나 혼란스러울 때 종종 얼굴 표정, 자세 긴장도, 경계심 및 참여의 변화를 보인다(Als, 1982; Glass & Wolf, 1994; Thoyre & Brown, 2004). 행동 신호를 효과적으로 이해하고 반응하는 것은 음식을 주는 사람이 부정적이어지기 전에 섭식을 수정하거나 중단할 수 있게 하여, 영유아와 아동이 먹는 것에 대한 내적 동기를 발달시킬 뿐만 아니라 먹는 것을 믿고 즐기는 법을 배울 수 있는 기회를 제공할 수 있다.

2) 행동 중재(Behavioral Interventions)

행동 중재는 종종 섭식 회피 또는 혐오가 있는 아동을 위한 중재 프로그램에 통합된다. 행동 치료사 및 심리학자를 포함하여 행동 관리에 전문 지식이 있는 전문가는 일반적으로 구강 섭식에 영향을 미치는 중요한 행동 문제가 있는 아동을 위한 중재를 제공하는데 앞장서고 있

그림 8.15. 보호자는 구강 섭식 중 아동의 신호를 이해하고 적절하게 반응하는 것이 중요하다. 이 아동은 보호자가 제공하는 음식을 수용할 준비가 되어 있음을 나타낸다.

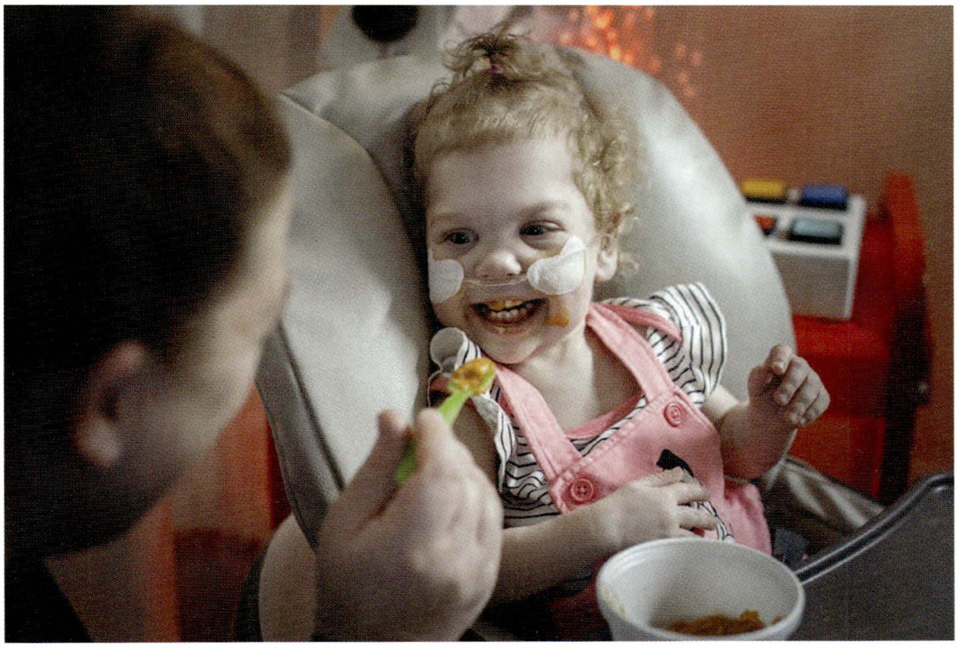

출처: D. Baena. Used with permission.

다. 이러한 경우 작업치료사는 행동 중재를 제공하는 전문가와 함께 협력하여 구강-운동, 삼킴 및 감각 문제에 대한 치료가 치료 프로그램에 통합되도록 한다.

다음은 섭식 회피 또는 섭식 혐오를 나타내는 아동의 치료에 통합될 수 있는 다양한 행동 중재에 대한 간략한 개요이다.

(1) 정적 강화(Positive reinforcement)

입 안에서 음식을 먹거나 참을 수 있도록 **정적 강화(Positive reinforcement – 긍정적 강화)**를 제공하는 것은 사용될 수 있는 행동 개입의 한 가지 유형이다. 아동은 목표로 하는 섭식 행동을 수행할 때 칭찬이나 좋아하는 장남감, 활동에 대한 접근 또는 좋아하는 음료나 음식 종류에 대한 허용과 같은 보상을 받는다(Edwards et al., 2015; Silverman, 2015). 예를 들어, 액체만 섭취하는 아동에게는 퓌레를 한입 먹인 후 음료를 제공할 수 있다.

강화는 보호자의 관찰과 상담을 통해 확인되는 각 아동의 선호도에 따라 다르다. 정적 강화를 제공하는 것은 종종 울음, 짜증, 음식 던지기, 구역질 및 구토와 같은 부적절하거나 부정적인 식사시간 행동을 무시하는 것과 짝을 이룬다. 많은 보호자들은 달래거나 소리를 지르거나 또는 아동이 계속 노는 동안 음식을 주기 위해 따라다니는 방식으로 이러한 행동에 반응한다. 이러한 반응은 일반적으로 성공적이지 못하며, 아동에게 섭식 거부 행동에 대한 관심(정적 강화)을 가지게 만든다(Piaza, 2008; Williams et al., 2010).

(2) 자극 용암(Stimulus fading)

자극 용암(Stimulus fading)은 수용성을 높이기 위해 음식의 특성을 바꾸는 것을 포함한다. 섭식을 거부하는 아동에게 사용하는 경우 한입에 더 작게 제공하고, 음식의 질감을 매우 점진적으로 증가시키고, 선호하지 않는 음식과 좋아하는 음식을 혼합하는 것이 자극 용암의 예시이다(Piazza, 2008; Williams et al., 2010).

(3) 체계적 둔감화(Systematic desensitization)

체계적 둔감화(Systematic desensitization)는 노출 치료

의 한 형태로 아동은 불안 유발 자극을 점진적 단계로 노출하며 동시에 비교할 만한 긍정적인 자극을 보상으로 받게 된다(Edwards et al., 2015). 섭식 혐오가 있는 아동에게는 음식을 보고, 냄새를 맡고, 만지는 것으로 시작하여 맛을 보고 결국 음식을 먹는 것의 단계로 진행할 수 있다.

(4) 도피 소거 또는 방지(Escape extinction or prevention)

소거(Extinction)는 제거 대상이 된 섭식 행동 문제에 따른 보상의 억제를 포함한다(Silverman, 2015). 예를 들어, 아동이 숟가락으로 먹는 동안 입 벌리기를 거부하는 경우 숟가락을 치우면 바람직하지 않은 행동이 강화된다. 도피 소거 또는 방지에는 여러 가지 기술이 있다. 숟가락을 아동의 입 속에 넣고 유지하는 것(강요 없이), 음식을 받아들이게 될 때까지 물리적인 도움을 주어 음식을 입에 넣을 때 턱을 벌리는 것, 그리고 아동이 음식을 받아들일 때까지 입 밖으로 뱉어낸 음식을 다시 제공하는 것과 같은 기술이 포함된다(Byars et al., 2003). 입안에 머금고 삼키지 않은 음식은 입에서 꺼내어 쉽게 삼킬 수 있도록 혀 위에 다시 놓을 수 있다.

아동에게 입안 볼에 있는 음식을 삼키는데 도움이 되도록 지속적으로 받아들일 수 있는 액체 또는 고형 체이서(chaser – 좋아하지 않는 음식을 삼킨 후 또는 사이에 마시는 음료)를 주는 것이 또 다른 전략이다(Vaz et al., 2012). 방법은 아동이 음식을 먹지 않으려고 숟가락을 밀어내거나 음식을 뱉어내는 것과 같은 부적절한 행동을 보이면 도피 소거는 이런 행동이 음식을 사라지게 하지 않을 것이라는 것을 아동에게 가르친다는 것이다. 이 기법들은 논란의 여지가 있으며 이것은 실제로 섭식 문제를 악화시킬 수 있다. 아동이 불쾌한 섭식을 경험하면 섭식에 대한 부정적인 연관성이 발달하여 식사의 장기적인 즐거움 및 좋아하고 싫어하는 신호를 보내는 아동의 능력, 그리고 이러한 신호에 대한 가족의 민감성을 방해할 수 있다(Mason et al., 2005). 또한 보호자는 종종 이러한 방법이 바람직하지 않거나 시행하기 어렵다는 것을 알게 된다(Byars et al., 2003).

8. 배고픔 유발과 경관 섭식에서 구강 섭식으로 전환
HUNGER PROVOCATION AND TRANSITIONING FROM TUBE TO ORAL FEEDING

섭식 회피 및 섭식 혐오가 있는 아동을 위한 치료의 일환으로 배고픔 유발을 사용하면 아동의 섭식 동기를 높이는데 도움이 될 수 있다. 이전에 섭식에 대해 부정적인 경험을 한 적이 있는 아동은 종종 먹는 것에 대한 동기가 제한적이다. 그래서 배고픔을 촉진하는 것은 이러한 동기를 제공할 수 있다. 경관 섭식에서 구강 섭식으로 전환할 때 아동의 구강 섭취량을 늘리기 위해 배고픔은 종종 필요하다.

1) 배고픔 유발 또는 경관 제거에 대한 준비 결정 (Determining Readiness for Hunger Provocation or Tube Weaning)

배고픔을 유발하는 것은 모든 아동에게 적합하지 않다. 어떤 경우에는 다른 형태의 중재를 먼저 제공하거나 아동이 의학적으로 준비될 때까지 기다리는 것이 필요하다. 이렇게 함으로써 배고픔 유발이 시작되었을 때 아동은 구강 섭취를 증가시키려는 의지와 능력을 갖게 되고, 체중 증가가 없거나 줄어도 감당할 수 있게 된다. 배고픔 유발을 시작하기 전에 배고픔 촉진이 성공할 가능성이 있는지 여부와 시기를 결정하는 것이 중요하다. 이 부분에서 다음 질문을 고려해야 한다.

(1) 섭식 문제를 야기한 근본적인 문제가 해결되었는가?(Has the underlying issue that caused the feeding problem been resolved?)

섭식 문제를 일으킨 근본적인 문제가 해결되지 않으면 배고픔 유발은 성공할 가능성이 낮아진다. 위 식도 역류와 관련된 중요한 문제 때문에 위공장루관으로 섭식을 시작한 Chloe의 예를 생각해 보아야 한다. Chloe는 이제 입으로 퓌레를 기꺼이 받아들이고 이것을 즐기는 것처럼 보인다. 여전히 심각한 위장 문제를 가지고 있기 때문에 한 번에 약 15ml의 퓌레만 섭취할 수 있으며 그렇지 않으면 구토를 할 것이다. Chloe는 완전한 구강 섭식으로의 전환 능력이나 의지에 있어서 배고픔이 제한 요인이 아니기 때문에 경관 섭식을 종결하기 위한 전환을 목표로 하는 배고픔 유발 프로그램에 대한 준비가 되어 있지 않은 것이다.

(2) 아동이 의학적으로 체중 감소 또는 증가하지 않는 것에 대한 준비가 되었는가?(Is the child medically ready for reduced or no weight gain?)

경관 섭식을 줄이거나 아동이 선호하는 섭식 방법을 제한하여 다른 형태의 섭취를 장려하는 방식으로 배고픔을 유발하는 것은 대부분의 경우 단기적인 체중 증가의 둔화나 정체, 또는 심지어 약간의 체중 감소를 초래할 수 있다. 배고픔 유발이 성공하려면 보호자와 의료진이 체중이 증가하지 않는 것과 체중 감소를 수용할 수 있어야 한다. 배고픔을 자극하기 위해 영양을 줄이는 방법은 탈수, 전해질 불균형 또는 과도한 체중 감소와 같은 부정적인 영향을 방지하기 위해 의사, 임상간호사 또는 영양사가 시행하고 관찰해야 한다.

배고픔 유발 프로그램에 대한 준비가 되지 않은 아동의 예시로 David가 있다. David는 15개월이고 치료되지 않은 심장 결함이 있으며 향후 몇 달 안에 심장 수술이 예정되어 있다. 아동은 경관 섭식을 하고 있으며 컵으로 소량의 조제분유와 숟가락으로는 퓌레를, 그리고 씹는 법을 학습하기 위해 부드러운 고형식을 섭취하고 있다. 아동이 제공받은 음식은 아동의 구강-운동, 감각 및 삼킴 능력에 적절하며 아동은 구강 섭식을 즐기는 것처럼 보인다. 아동의 어머니는 그가 충분히 먹지 않는 것을 걱정하고 있어 아동의 구강 섭취량을 늘리고 싶어 한다. 이것은 배고픔을 유발하여 그의 경관 섭식을 줄임으로써 달성될 수 있지만, 의료진은 David가 심장 수술을 위해 체중을 늘려야 한다고 말한다. David는 분명히 배고픔 유발 프로그램을 적용하기 위한 준비가 되어 있지 않지만, 심장 수술 이후 체중 증가가 더 이상 우선 순위가 아닐 때 이 프로그램은 고려해 볼 수 있는 옵션이 될 수 있다.

(3) 아동이 먹는 것과 배고픔을 채우는 것 사이의 연관성을 이해하는가?(Does the child understand the link between eating and satisfying hunger?)

만약 아동이 경관 섭식을 하고 있고 입으로 아무것도 먹지 않는다면 입으로 먹는 것과 배고픔을 채우는 것 사이의 연결이 이루어지지 않으며, 경관 섭식을 줄여서 식욕을 자극해도 구강 섭식의 증가로 이어지지 않는다(Mason et al., 2005). 젖병 수유나 모유 수유만 하고 퓌레나 고형식을 경험해 본 적이 없는 아동의 경우에도 마찬가지일 수 있다. 배고픔을 촉진하면 먹고 싶은 내적 동기가 증가할 수 있지만, 아동이 입으로 고형식이나 퓌레를 섭취한 적이 없다면 이러한 음식을 먹는 것이 배고픔을 채우는데 도움이 된다는 것을 이해하지 못할 것이다. 예를 들어, 생후 16개월인 Amina는 고형식으로 전환하는데 어려움을 겪었다. Amina는 고형식이나 퓌레를 섭취하지 않고 모유 수유를 통해 모든 영양분을 얻었으며, 또한 젖병이나 컵으로 액체를 섭취한 경험을 가지고 있지 않다. Amina의 어머니가 모유 수유량을 50%까지 줄여서 배고픔을 촉진시킨 시도는 다른 구강 섭식 방법을 시도해 볼 수 있도록 하는 Amina의 의지를 높이는데 성공하지 못하였다. Amina는 부적절한 섭취로 인해 짜증이 나고 활력이 떨어졌을 뿐 다른 형태의 구강 섭식이 배고픔을 채우는데 도움이 될 수 있다는 것을 이해하지는 못하였다.

(4) 아동이 입으로 음식이나 액체를 섭취하는 것을 원하는가?(Is the child willing to take some food or liquid by mouth?)

섭식 혐오로 인해 먹거나 마시기를 거부하는 아동은 종

종 그들이 싫어하는 음식이나 액체를 먹는 것보다 배고픈 것을 선택한다. 가장 좋은 것은 아동이 편안하게 소량의 음식과 액체를 섭취하여 배고파졌을 때 아동이 음식과 액체 모두의 섭취량을 늘리게 되는 것이다. Savannah는 생후 6개월 때 코위영양관을 제거할 수 있는지 확인하기 위해 배고픔 유발을 시도하였다. Savannah는 젖병과 조제분유의 맛을 싫어하였고 병이나 컵으로 어떤 조제분유도 먹으려 하지 않았다. 그러나 Savannah는 숟가락으로 소량의 퓌레를 먹고 컵으로 물 한 모금 정도 마실 의향이 있었다. 모든 영양관 섭식을 중단하고 경관 제거가 시도되자 Savannah가 섭취할 퓌레의 양을 크게 늘렸고 소량의 물을 컵으로 계속 섭취하게 하였다. 그럼에도 Savannah는 배가 고프지만 여전히 젖병 수유를 거부하거나 컵으로 조제분유를 섭취하는 것을 거부하였고 따라서 충분한 수분이나 열량을 섭취할 수 없었기 때문에 경관 섭식을 다시 시작할 필요가 있었다(사례연구 8.1 참조).

(5) 아동은 구강 섭식을 위한 적절한 기술을 가지고 있는가?(Does the child have adequate skills for oral feeding?)

구강 섭식 경험이 제한된 아동은 구강 섭식을 가능하게 하기 위한 감각, 삼킴 또는 구강–운동 기술이 없을 수 있다. 배고픔 유발 프로그램을 시작하기 전에 제공되는 구강 섭식이 아동의 능력과 일치하고 아동에게 안전하고 편안한지 확인하기 위해 아동의 기술을 평가하는 것이 중요하다. 삼킴, 감각 또는 구강–운동 문제로 인해 아동에게 섭식 과제가 너무 어려운 경우 배고픔을 자극하는 것은 성공적으로 구강 섭취량을 늘리지 못할 것이다.

생후 13개월이고 역류와 관련된 문제 때문에 생후 6개월부터 경관 섭식을 하는 Keisha를 생각해 보자. Keisha는 코위영양관 섭식을 잘 견디고 있었고, 이전의 부정적인 경험의 결과로 젖병 수유와 숟가락을 이용한 섭식을 싫어하였다. Keisha는 적절한 구강–운동 기술로 빨대 컵을 사용하여 안전하게 삼키는 것을 보여줄 것이다. Keisha는 스스로 먹고 있는 분해 가능한 고형식 이외의 고형 음식을 섭취한 적이 없다. Keisha는 코위영양관으로의 영양 섭취를 크게 줄이기 위해 배고픔 유발 프로그램이 시작되었다. 부모는 가족 식사시간에 Keisha를 식탁에 앉히고 아동이 원할 때 탐색하고 먹을 수 있도록 고형식을 아동의 트레이에 올려놓으라고 전달받았다. Keisha는 음식에 대한 관심을 나타내며 음식을 핥기 시작하였으며 Keisha가 음식을 삼키려고 할 때 구역질을 하였고, 그렇지 않으면 Keisha는 부모님을 통해 음식이 제거될 때까지 입안에 음식을 물고 있었다. 처음 몇 번 시도한 후 Keisha는 고형식을 먹으려는 시도를 중단하고 숟가락을 이용한 섭식도 계속 거부하였다. 결과적으로 배고픔을 촉진하기 위해 경관 섭식의 양을 줄이는 것은 Keisha의 구강 섭취량을 늘리는데 성공적이지 못하였다. Keisha의 근본적인 위장문제는 해결된 것처럼 보였지만 제한된 섭식 경험으로 인해 아동의 구강–운동 기술이 지연되었고 아동은 제공된 섭식 과제를 다룰 수 있는 기술을 아직 발달시키지 못하였다.

2) 경관 섭식에서 구강 섭식으로 전환 및 배고픔 유발 접근(Transitioning From Tube to Oral Feeding and Hunger Provocation Approaches)

경관 섭식에서 구강 섭식으로 전환하는 것은 몇 주에서 몇 년이 걸리는 어려운 과정일 수 있다(Krom et al., 2017). 경관 섭식의 필요성을 야기시키는 불충분한 섭취량의 다면적인 원인과 경관 섭식이 섭식 기술 발달에 미치는 영향, 아동의 식욕 조절 및 부모–자녀 간 섭식 관계에 미치는 영향 때문에 경관 제거 프로그램은 전문가 간 팀이 수행하게 된다.

배고픔을 자극하고 식욕을 조절하는 것은 경관 제거 프로그램의 중요한 구성 요소이며 이를 달성하기 위해 다양한 전략이 제안되었다. 일부 저자들은 경관 섭식의 양과 시간을 일반적인 식사시간에 맞추어 조정하도록 제안하는데, 이는 위가 낮 시간 동안 정상적인 팽창과 비워짐의 패턴을 경험하게 하여 식욕을 조절할 수 있도록 하기 위해서이다(Mason et al., 2005). 지속적으로 경관을 통해 영양을 공급받는 아동의 경우, 적당한 시간(약 20~30분, 아동이 먹는 시간과 유사한 시간) 동안 아동이 적절한 양의 음식을 공급받는 볼루스 주입법으로의 전환이 필요하다. 이 기술은 아동이 유문 섭식(예: 위공장루관을 통해)을 하고 있는 경우 음식이 장시간에 걸쳐 지속적으로 제공될 수 있기 때문에 효과가 없게 된다. 볼루스 주입법으로 변경하려면 경관을 위루관으로 전환해야 한다. 이것은 이전에 볼루스 주입법을 견디지 못하고 결과적으로 유문 섭식이 필요했던 것으로 추정되는 아동이 현재 이를 견딜 수 있을지 명확하지 않은 경우, 이 방법은 위험할 수 있다. 어떤 경우에는 위공장루관이나 코공장루관으로 영양을 공급받는 아동에게 경관 섭식이 진행되는 시간을 줄여 아동이 배고픔을 느끼고 구강 섭식을 시도할 수 있도록 섭식하지 않는 시간을 만드는 것이 가장 좋다.

또한 밤새 지속적인 영양공급을 하는 것으로 전환하는 것은 낮 동안에 식욕을 자극하는지 여부를 확인하기 위해 종종 시도된다. 이 전략의 이면에 있는 이론은 아동이 나중에 낮에 배가 고프다고 느끼기 시작하게 되면 약간의 구강 섭취를 받아들이기 시작할 수 있다는 것이다. 일단 구강 섭취량이 증가하면 야간 섭식은 줄일 수 있다(Mason et al., 2005). 경관을 밤새 지속적인 공급으로 전환하는 것은 거의 효과가 없다는 것이 우리의 경험이다. 아동의 식욕에 영향을 미치는 것은 섭식의 시기가 아니라 24시간 동안의 열량의 양이며, 아동이 배고픔을 경험하려면 24시간 동안 경관으로 공급되는 열량 섭취량을 줄여야 한다(Mason et al., 2005).

다양한 경관 제거 프로그램은 종종 다른 치료 중재와 함께 경관을 이용한 열량 섭취를 줄임으로써 배고픔 유발을 성공적으로 사용하여 아동이 경관을 중단하도록 하였다(Byars et al., 2003; Krom et al., 2017; Wilken et al., 2013). 다양한 프로그램은 배고픔을 유발하기 위해 각각 전략을 사용한다. 예를 들어, Byars et al.(2003)은 복잡한 의학적 문제로 인해 수년간 경관 섭식을 한 아동들을 대상으로 경관 섭식을 단계적으로 줄이는 방법을 사용하였다. 프로그램에 참여하게 되었을 때 경관 섭식은 50% 줄어들었고 구강 섭취가 증가함에 따라 더욱 감소되었다. 그들은 9명의 아동 중 6명이 완전한 구강 섭식을 이루었다고 보고하였다.

배고픔 유발 프로그램은 아동이 의학적으로 안정적이면서 체중 감소가 너무 빠르지 않도록 의사나 임상간호사가 주의 깊게 관찰해야 한다. 또한 무엇이 적당한 체중 증가인지에 대한 의학적 결정도 필요하다. 예를 들어, Byars et al.(2003)의 연구에서 경관을 성공적으로 중단한 아동이 반드시 기준 성장률로 돌아가지는 않았지만, 연구자들은 참가한 아동들이 경관을 통해 많은 영양이 함유된 음식물을 섭취했을 때 체중이 유전적 성장 잠재력 이상으로 증가했을 수 있다고 추측하였다. 경관으로 공급받는 아동은 종종 성장 지표에서 50백분위수 이상으로 성장하도록 영양을 공급받는다. 모든 아동이 유전적으로 성장 지표에서 나타나는 속도로 성장하는 경향이 있는 것은 아니지만, 일반적으로 보편적인 발달을 하는 아동의 경우 자신만의 성장 곡선에 따라 계속 성장하는 것이 적절하다고 여겨진다(Byars et al., 2003). 자세한 내용은 9장 "아동 영양학"을 참조.

요약

영유아와 아동의 섭식 회피는 여러 가지 이유로 발생하며 영유아와 아동이 불쾌한 섭식 경험을 반복하면 섭식 혐오로 이어질 수 있다. 섭식 혐오가 생긴 아동은 섭식 문제의 근본적인 원인이 해결된 경우에도 계속해서 섭식을 거부하는 경우가 많다. 섭식 회피 및 섭식 혐오의 복잡하고 다면적인 원인으로 인해 각 아동의 고유한 섭식 문제의 원인을 완전히 탐색하고 해결할 수 있도록 관련 전문가 간 팀의 의견을 포함하는 포괄적인 평가 및 중재 프로그램이 필요하다.

사례연구 8.1. SAVANNAH: 해결되지 않은 위장 문제로 인한 섭식 혐오

병력 및 섭식 이력(의뢰처 및 부모 보고)

Savannah는 역류, 부적절한 섭취, 그리고 낮은 체중 증가의 이력을 가지고 있다. Savannah는 생후 4개월에 코위영양관을 삽입하였고 구강 수유(엔파밀 젠틀리스 조제분유로 젖병수유–Enfamil Gentlease®)와 코위영양관 수유를 병행하고 있었다. 또한 역류를 치료하기 위해 란소프라졸(lansoprazole)을 복용하고 있었다. 시간이 지나면서 젖병으로 점점 더 적게 먹기 시작하였고 코위영양관으로 더 많은 영양공급이 필요하였다.

생후 6개월경 거의 전적으로 코위영양관으로 영양공급을 받았고 젖병과 조제분유의 맛을 싫어하였기 때문에 젖병이나 컵으로 어떤 조제분유도 섭취하지 않을 것 같았다. 그러나 Savannah는 숟가락으로 소량의 퓌레를 먹고 컵으로 물 한 모금 정도는 마실 수 있었다. 모든 경관 수유를 중단하고 경관을 제거하려는 도전이 시도되었다. Savannah는 섭취하는 퓌레의 양을 크게 늘렸고 소량의 물을 컵으로 계속 섭취하게 되었다. 그러나 Savannah는 조제분유나 모유가 열량과 영양의 주요 공급원이 되는 6개월이 된 영유아이지만 배가 고파도 여전히 젖병 수유나 컵으로 조제분유를 섭취하는 것을 거부했기 때문에 충분한 수분이나 열량을 섭취할 수 없었고, 경관으로 영양공급을 다시 시작할 필요가 있었다.

전문가 간 섭식 팀은 Savannah가 8개월일 때 평가를 위해 방문하였다. 부모는 Savannah가 계속해서 젖병을 거부하고 컵으로 조제분유를 먹지 않을 것이라고 보고하였다. Savannah는 컵으로 물을 마시곤 하였으나, 숟가락으로 제공되는 퓌레를 거부하기 시작하였으며, 부모는 이것들을 먹도록 하기 위해 Savannah의 주의를 분산시키거나 속여야 했다. Savannah는 질감이 있거나 덩어리로 된 퓌레를 먹으면 구역질을 하였다. 또한 섭식팀은 Savannah에게 Gerber Graduates Fruit Puffs®(거버 사에서 출시한 동결 건조 과일)를 제공하려고 하였고, Savannah는 그 중 2~3개를 가져간 다음 더 이상은 거절하였다. 부모는 Savannah가 결코 배고픈 기색를 보이지 않았다고 보고하였다. 코위영양관 섭식 중이나 후에 통증이나 불편함의 징후가 관찰되지 않았으며 이를 잘 견뎌냈다. Savannah는 변비의 병력 없이 체중 증가는 적절하였고, 나이에 적절한 발달 수준을 보였다.

초기 임상 섭식 평가 중 관찰사항

Savannah는 평가 전 5시간 동안 코위영양관 수유를 받지 못하였다.

자세(Positioning): 트레이가 있는 영유아용 의자에 바르게 앉아 있었다.

섭식 전 심폐 상태(Cardiorespiratory status before feeding): 호흡음은 이상이 없었고, 호흡을 증가시키기 위한 움직임도 없었다.

행동 반응(Behavioral response): 차분하고 명료하였고, 숟가락으로 퓌레를 받아들이는 것을 꺼려하였다. 고개 돌림이 관찰되었고, 부모는 장난감으로 Savannah의 주의를 분산시키거나 물 컵을 위해 입을 벌리도록 속인 다음 한 숟가락의 음식을 입에 밀어 넣었다. 거부하지 않고 컵으로 물을 받아들였고, 기꺼이 과자(puffs) 두 개를 먹은 후 더 이상 먹으려 하지 않았다.

구강–운동 기술 및 삼킴 기능(Oral–motor skills and swallow function):

- 부드러운 과일 퓌레를 숟가락으로 먹여주기: 일단 부모가 입에 부드러운 퓌레를 넣어 주었을 때, 적절한 음식덩어리 조절과 음식덩어리의 효율적인 후방 이동을 보여주었다. 삼킴 어려움이나 삼킴 문제, 흡인의 징후는 없었다.
- 매우 묽은 액체(물)를 빨대 컵으로 먹여주기: 빨대 컵 주둥이 주위로의 적절한 입술 다물기가 가능하였고, 액체를 입으로 빨아들일 수 있었다. 알맞은 음식덩어리 조절 및 음식덩어리의 효율적인 후방 이동을 보여주었고, 기침, 젖은 호흡음 또는 기타 흡인 징후는 없었다.
- 분해되는 고형식: 작은 조각을 입 중앙에 위치시키고, 중앙에서 유지하고 어려움 없이 삼킬 수 있었다.

분석

전반적으로 Savannah의 임상 징후는 해결되지 않은 위장 문제를 시사한다. Savannah는 어린 영유아일 때 배고픔이 부족했으며 시간이 지남에 따라 젖병 수유에 대한 혐오가 생기게 되었다. 그 후 새로운 섭식 방법(즉, 부드러운 퓌레를 숟가락으로)을 받아들이기 시작했지만 지금은 이 방법을 피하고 있으며 숟가락으로 퓌레에 대한 혐오감을 키우고 있는 것으로 보인다. 부모는 Savannah가 숟가락으로 더 많이 먹도록 하기 위하여 강요적인 섭식 습관을 사용하여 퓌레를 숟가락으로 먹는 것을 피하고 싫어하게 만들었다. Savannah는 또한 감각 문제(즉, 질감이 있는 퓌레 또는 덩어리진 퓌레에 대한 구역질)와 미성숙한 씹는 기술을 나타내며, 이는 질감과 단단한 음식에 대한 제한된 이전 경험과 관련이 있을 가능성이 있다. 해결되지 않은 위장 문제(예: 메스꺼움)가 질감이 있는 퓌레에서 구역질을 유발하는 원인이 될 수 있다.

사례연구 8.1. SAVANNAH: 해결되지 않은 위장 문제로 인한 섭식 혐오(Cont.)

비판적 분석 및 문제-해결 접근

잠재적 문제	임상적 징후(관찰, 병력)	분석
구강-운동	• 숟가락으로 부드러운 퓌레를 먹고 컵으로 물을 마실 수 있는 적절한 구강-운동 기술 • 분해할 수 있는 고형식에 대한 씹기 기술 부재	• 제공된 구강 섭식은 구강-운동 기술과 맞춰짐 • 미성숙한 씹기 기술
감각	• 숟가락으로 부드러운 퓌레를 먹는 것은 견딜 수 있지만 질감이 있거나 덩어리진 퓌레는 구역질을 함	• 질감이 있는 음식에 대한 제한된 이전의 경험으로 인한 민감한 구역질 반사 • 메스꺼움의 요소일 수도 있음
행동반응	• 부드러운 퓌레를 먹기 꺼려함 • 질감이 있거나 덩어리진 퓌레는 구역질을 함 • 기꺼이 물을 섭취함 • 소량의 분해할 수 있는 고형식 허용 • 젖병 수유 거부 • 컵으로 조제분유 섭취 거부	• 물과 분해할 수 있는 고형식을 제외한 모든 섭식에서 관찰된 섭식 회피행동 • 젖병과 조제분유의 맛에 대한 오랜 혐오감 • 퓌레를 숟가락으로 떠먹여 주는 것에 대한 거부
삼킴	• 빨대 컵, 퓌레 또는 분해 가능한 고형식에 대한 삼킴 문제나 흡인의 징후없음	• 명백한 삼킴 문제 없음
위장	• 코위영양관 수유 후 5시간 동안 유지된 오늘 평가 중 배고픔의 징후 관찰되지 않음 • 과거에 코위영양관으로 영양공급이 중단되었을 때 퓌레를 잘 먹었음 • 배고픔 징후의 결핍과 관련된 오랜 병력 • 구토 없이 코위영양관으로 영양 공급을 허용 • 구강 수유 또는 코위영양관으로 영양 공급 시 통증이나 불편감 없음	• 배고픔 부족은 위장 문제(예: 지연된 위 배출, 위장관 운동 장애, 우유 단백질 과민증) 또는 배고픔에 대한 혐오와 선호, 섭식의 불편함의 결과일 수 있음 • 젖병 수유를 받아들였던 훨씬 더 어린 영유아였을 때부터 있던 배고픔 부족은 위장 문제를 시사함 • 통증이나 불편함이 없다는 것은 위산차단 약물이 효과적이라는 것을 의미함

Note. NG = nasogastric.

중재

전문가 간 팀과 협력하여 다음 권고 사항을 제공하였다.

- 완전 가수분해 조제분유(eHF – 예: 뉴트라미겐–Nutramigen)로 전환하여 코위영양관 수유를 결정하였으나, 전문가 간 팀은 초기에 이러한 시도를 하는 것을 꺼려하였다. 그 이유는 Savannah가 생후 8개월이 되면 컵으로 뉴트라미겐(Nutramigen)의 맛을 받아들이지 않을 것 같았기 때문이다. 그러나 구강 수유에 대한 진전이 없는 상황에서 뉴트라미겐으로 변경하여 경관 수유를 하는 것은 위 배출을 증가시키고 배고픔을 촉진시켜 Savannah가 구강 섭식에 더 많은 관심을 갖고 즐길 수 있는지를 알아보기 위해 시작되었다.
- 부모는 부드러운 퓌레를 숟가락으로 제공하되 Savannah가 기꺼이 받아들인 경우에만 제공하고 아동이 먹도록 하기 위해 주의를 산만하게 하거나 속임수를 사용하지 않도록 권고되었다.
- 부모는 계속해서 빨대 컵으로 물을 제공하는 것이 권고되었다.
- 추미 숟가락 또는 듀오 숟가락을 적절히 사용하여 스스로 먹을 수 있도록 격려 하였으며, 치발기에 물이나 부드러운 퓌레를 묻여 사용하는 것이 권고되었다.
- Savannah의 입안 옆쪽으로 분해할 수 있는 작은 고형식 조각을 넣어주는 것은 혀의 측면화와 약간의 씹기를 장려하기 위해 권고되었다.

사례연구 8.1. SAVANNAH: 해결되지 않은 위장 문제로 인한 섭식 혐오(Cont.)

섭식 평가 추적 관찰사항

Savannah는 추적 관찰를 위해 생후 9개월에 만나게 되었다. 완전 가수분해 조제분유(eHF)로 전환하여 코위영양관으로 영양공급을 제공한 지 1개월이 지났다. Savannah는 하루 4회 코위영양관 섭식과, 코위영양관 섭식 사이에 제공되는 구강 섭식을 통해 영양공급을 받고 있었다. Savannah는 이제 파우치에 있는 퓌레를 먹고, 한 번에 파우치의 음식물 반을 섭취하였다. Savannah는 다른 사람이 숟가락으로 먹이는 것을 계속 거부하였지만 스스로 부드러운 숟가락을 퓌레로 가져갔다. 또한 치즈, 파스타, 부드러운 과일 또는 부드럽게 조리된 야채와 같이 씹기 쉽고 꽤 부드러운 작은 조각의 고형식을 받아들이기 시작하였다. Savannah는 쌀이나 스크램블 에그와 같은 고형식은 뱉어내곤 하였고, 질감이 있는 퓌레에 대해서는 구역질을 계속하였다. Savannah는 계속해서 빨대 컵으로 물을 받아 들였지만 컵으로 조제분유를 받아들이는 것은 거부하였다.

임상 섭식 평가 중 관찰사항

자세(Positioning): 영유아용 의자에 바르게 앉아 있었다.

섭식 전 심폐 상태(Cardiorespiratory status before feeding): 명료한 호흡음 그리고 호흡의 증가를 위한 움직임도 없었다.

행동 반응(Behavioral response): 퓌레 파우치를 기꺼이 받아들이고 숟가락으로 스스로 먹었던 퓌레의 맛을 보았다. 또한 스스로 먹었던 부드러운 고형식과 컵으로 물을 기꺼이 받아들이지만, 어머니가 숟가락으로 먹이려고 시도했을 때 고개를 돌렸다.

구강-운동 기술 및 삼킴 기능(Oral-motor skills and swallow function):

- 파우치에 든 부드러운 과일 퓌레: 입술을 컵 주둥이에 대고 오므리기가 잘 되었고, 입으로 퓌레를 효율적으로 빨아 먹을 수 있었다. 음식덩어리의 조절이 좋으며 음식덩어리를 효율적으로 후방 이동하는 것이 관찰되었다. 삼킴 문제에 관한 징후가 보이지 않았고 효율적으로 먹을 수 있었다.
- 추미 숟가락으로 부드러운 과일 퓌레(스스로 먹기): 스스로 소량만 섭취하였기 때문에 비효율적이었다.
- 빨대 컵으로 매우 묽은 액체(물): 입술을 컵 주둥이에 대고 잘 모을 수 있었다. 액체를 입으로 빨아들일 수 있었고, 좋은 음식덩어리 조절과 음식덩어리의 효율적인 후방 이동을 보여주었으며, 삼킴 문제의 징후는 없었다.
- 질감이 있는 퓌레(작은 껍질 조각이 함께 있는 완두콩 퓌레): 추미 숟가락을 사용해서 스스로 먹을 수 있었으나, 구역질이 관찰되었다.
- 부드러운 고형식(파스타): 일부는 스스로 먹을 수 있었고, 음식덩어리를 입의 중앙에서 측면으로 이동시킬 때 혀의 측면 움직임이 관찰되었다. 우적우적 씹는 패턴(턱의 수직 움직임)이 관찰되었고, 삼키기 위해 음식덩어리를 적절하게 분해할 수 있었다. 삼킴 문제의 징후는 관찰되지 않았다.
- 흩어진 형태의 음식(스크램블 에그): 어머니가 손으로 아동에게 계란을 먹였고, 음식덩어리를 씹어서 측면으로 보내려고 시도했지만, 미숙한 음식덩어리 조절이 관찰되었다. 소량의 계란은 어려움 없이 삼키지만 대부분의 계란은 뱉어내었다.

비판적 분석 및 문제-해결 접근

잠재적 문제	임상적 징후(관찰, 병력)	분석
구강-운동	• 파우치로 된 퓌레와 부드러운 숟가락으로 퓌레를 섭취하고, 빨대 컵으로 액체를 섭취하기에 적절한 구강-운동 기술 • 나타나고 있는 씹는 기술: 음식덩어리의 측면이동과 턱의 수직 움직임이 있는 우적우적 씹기 패턴 • 계란이 포함된 음식덩어리 조절력 감소	• 아직 너무 어려운 쌀, 계란과 같은 흩어지는 형태의 음식을 제외하고는 일반적인 구강-운동 기술과 일치함 • 부서지기 쉬운 부드러운 고형식과 바삭바삭한 고형식에 대한 적절한 씹는 기술
감각	• 부드러운 퓌레는 견딜 수 있지만 질감있고 덩어리진 퓌레에 대해서는 구역질함	• 질감이 있는 음식에 대한 제한된 이전 경험에서 기인한 민감한 구토 반사
삼킴	• 물(빨대 컵), 퓌레 또는 부드러운 고형식에 대한 어려움이나 흡인은 관찰되지 않음	• 명백한 삼킴 문제 없음

사례연구 8.1. SAVANNAH: 해결되지 않은 위장 문제로 인한 섭식 혐오(Cont.)

행동반응	• 스스로 먹을 경우 부드러운 퓌레를 파우치와 숟가락으로 받아들일 수 있었고, 부드러운 고형식과 빨대 컵으로 물을 받아들임 • 어머니가 숟가락으로 먹여주는 것은 거부	• 다른 사람이 숟가락으로 먹여주는 것에 대해 거부감을 보임 • 다른 유형의 구강 섭식에 대해 향상된 편안함을 보여줌
위장	• 더 많은 배고픔의 징후와 구강 섭식에 대한 관심을 보여줌	• 완전 가수분해 조제분유(eHF)로 전환하여 위장 기능이 개선된 것으로 보임

분석

완전 가수분해 조제분유로 전환한 후 Savannah는 더 많은 배고픔의 징후와 구강 섭식에 대한 관심을 보여주고 있었다. Savannah는 계속해서 숟가락으로 먹여주는 것(다른 사람이 먹이는 경우)을 싫어하였지만 스스로 먹는 음식은 기꺼이 받아들였다. 훈련을 통해 구강-운동 능력이 향상되고 씹는 능력이 향상되고 있었다. 그럼에도 Savannah의 구강-운동 기술은 아직 미성숙하며, 흩어진 형태의 음식이나 씹기 어려운 고형식과 같은 더 까다로운 음식에 어려움을 겪고 있었다. Savannah는 질감이 있거나 덩어리진 퓌레에 대해서는 계속 구역질을 하였으며, 이는 이러한 질감에 대한 제한된 경험 때문일 가능성이 높다. 비록 부드럽지 않은 퓌레는 피하는 양상을 보일지라도, 일단 씹을 때 부드럽지 않은 고형식을 먹기 시작하면 입과 인두에서 질감이 있는 음식덩어리를 견딜 수 있어야 할 것이다.

중재

전문가 간 팀과 협력하여 다음과 같은 권고 사항을 제공하였다.

- 영양사는 열량을 높이기 위한 방법을 제안 하였으며, 배고픔을 촉진하기 위해 코위영양관으로의 영양공급을 25% 줄였다.
- Savannah의 부모에게 파스타, 부드럽게 익힌 야채, 껍질을 벗긴 부드러운 과일 또는 치즈와 같이 씹었을 때 부드러운 음식의 조각을 계속 제공하도록 권고하였다. 입안에서 일부 질감에 대한 인내력을 높이기 위해 익힌 브로콜리, 익힌 애호박 또는 껍질이 있는 작은 블루베리 조각과 같이 씹을 때 덜 부드러운 고형식도 제공하도록 권고하였다.
- 부모는 Savannah가 숟가락으로 직접 먹거나 파우치로 섭취하는 부드러운 퓌레에 밀 배아, 통밀쿠키 부스러기 또는 빵 부스러기와 같은 음식을 천천히 첨가하여 부드러운 퓌레의 질감을 증가시키기 시작할 것을 권고받았다. 어머니는 가정에서 만들 수 있는 재사용 가능한 파우치를 구입하였다.
- 물이 묻은 부드러운 숟가락에 부스러기를 묻히는 것도 Savannah가 입안의 질감에 대한 편안함을 증가시킬수 있도록 하기 위해 권고되었다.
- 부모에게 계속해서 Savannah가 스스로 얼마나 먹을지 결정하도록 허용하고 모든 구강 섭식 경험이 긍정적인지를 확인할 것을 권고하였다.

그 후 몇 달 동안 Savannah는 병원에서 계속 추적 관찰을 하였다. Savannah의 구강 섭취량은 천천히 증가하였고, 12개월이 되었을 때 전유(whole milk)로 바꾸었다. 전유를 컵으로 마시는 것을 잘 견디는 것처럼 보였으며, 이후 코위영양관을 제거할 수 있었다.

요약

Savannah의 사례는 위장 문제가 해결되지 않아 배고픔이 부족하여 구강 섭식에 영향을 미치는 상황의 좋은 예이다. 이 문제가 해결되자 아동은 구강 섭식에 더 많은 관심을 보이기 시작하였다. 그런 다음 중재는 부모가 적절하게 반응하게 하고, 스스로 먹기를 격려하며, 편안함과 기술을 형성하기 위해 섭식 과제를 아동의 구강-운동 및 감각 능력과 일치시키고, 배고픔을 촉진하고 구강 섭취량을 늘리기 위해 코위영양관으로 영양공급을 줄이는데 중점을 두었다.

사례연구 8.2. LEXI: 삼킴 안전 문제로 인한 섭식 혐오

병력 및 섭식 이력(의뢰처 및 부모 보고)

생후 12개월인 Lexi는 전반적인 발달 지연을 보인다. Lexi는 섭식 거부의 오랜 병력을 가지고 있으며 부모는 강제로 먹이는 것에 의존하였다. Lexi는 탈수와 체중 증가의 부족으로 병원에 입원하여 코위영양관을 삽입하게 되었고, 4시간마다 30분에 걸쳐 엔파밀(Enfamil) 조제분유를 코

사례연구 8.2. LEXI: 삼킴 안전 문제로 인한 섭식 혐오(Cont.)

위영양관으로 수유를 받기 시작하였으며 이것을 잘 견뎌내었다. Lexi는 섭식 평가를 위해 작업치료에 의뢰되었다. Lexi의 부모는 Lexi가 신생아 때 모유 수유와 젖병 수유에 약간의 어려움이 있었지만 결국 완전한 젖병 수유를 할 수 있었다고 보고하였다. 시간이 지남에 따라 Lexi는 젖병 수유를 거부하기 시작하였고 부모는 다양한 젖병의 젖꼭지를 시도하였지만 Lexi는 어느 것도 빨지 않았다. Lexi는 노리개 젖꼭지를 좋아하고 잘 빨았으며, 숟가락으로 먹여주는 것 또한 좋아하여 숟가락으로 부드러운 퓌레를 잘 먹었다. 부모는 Lexi가 수유시간이 되면 예민해지고, 배고픈 것처럼 보이지만 여전히 젖병을 받아들이지 않을 것이라고 생각하였다. 부모는 Lexi가 젖병 수유 중에 "까르륵" 소리를 내지만 흉부의 감염 병력은 없다고 보고하였다.

초기 임상 섭식 평가 중 관찰사항

발달 선별 검사(Developmental screen): 머리와 체간의 조절에 어려움이 있었고, 팔과 다리에서 약간의 근 긴장도 증가가 관찰되었으나 체간에서는 낮은 근 긴장도가 관찰되었다.

섭식 전 심폐 상태(Cardiorespiratory status before feeding): 호흡음의 이상이 없으며, 호흡을 증가시키기 위한 움직임도 관찰되지 않았다.

행동 반응(Behavioral response): 먹여 주는 사람의 무릎에 기대어 앉히자마자 울기 시작하였다. 먹여주는 사람과 마주보며 똑바로 앉은 자세에서 침착함을 유지할 수 있었으나, 젖병 수유를 시도할 때에는 화를 내었다. 숟가락으로 기꺼이 퓌레를 받아들였고, 즐겁게 노리개 젖꼭지를 빨았다.

자세(Positioning): 먹여 주는 사람의 무릎에 똑바로 앉거나 지지대가 있는 유아용 의자에 앉아 있었다.

구강-운동 기술 및 삼킴 기능(Oral-motor skills and swallow function):

- 노리개 젖꼭지로 비영양적 빨기: 강한 빨기가 관찰되었다.
- 엔파밀 조제분유로 젖병 수유: 혀로 젖꼭지를 내밀었고, 지속적인 젖병 수유 시도에 짜증을 내며 젖병의 젖꼭지 빨기를 거부하였다.
- 부드럽고 걸쭉한 퓌레를 숟가락으로 먹여주기: Lexi의 어머니가 숟가락으로 퓌레를 떠서 입 앞부분에 주자 입 밖으로 음식을 흘리게 되는 과장된 혀 내밀기가 관찰되었다. 숟가락으로 퓌레를 윗입술에 대고 약간 위로 기울였을 때, 혀를 덜 내밀고 퓌레를 빨아들일 수 있으며 음식을 덜 흘리는 것이 관찰되었다. 그러나 서툰 음식덩어리 조절을 보이면서 입 밖으로 음식을 흘리지만 음식덩어리의 일부는 삼킬 수 있었다. 삼킴에 어려움이 없었으며 기침이나 젖은 숨소리도 관찰되지 않았다.
- 액체를 숟가락으로 먹여주기: 숟가락으로 조제분유를 주려고 하였지만 Lexi는 거부하였다. 숟가락으로 소량의 물을 마셨고, 숟가락으로 물을 삼킬 때 젖은 숨소리가 관찰되었다.
- 걸쭉한 액체를 숟가락으로 먹여주기: Lexi가 가장 좋아하는 퓌레에 점도 증진제를 사용하여 물과 섞었다. Lexi가 액체를 입으로 빨아들일 수 있도록 숟가락으로 작은 음식덩어리를 윗입술에 대고 먹여주었다. 약간 걸쭉한 액체(IDDSI 1단계)를 삼킬 때 젖은 숨소리가 관찰되었고, 부드럽게 걸쭉한 액체(IDDSI 2단계)를 삼킬때 숨소리가 선명하게 유지되었다.

비판적 분석 및 문제-해결 접근

잠재적 문제	임상적 징후(관찰, 병력)	분석
구강-운동	• 능숙하게 숟가락으로 먹여주는 기술을 사용하더라도 걸쭉한 퓌레에 대한 서툰 음식덩어리 조절을 보이면서 입 밖으로 흘러내림 • 강한 노리개 젖꼭지 빨기	• 숟가락으로 먹여주는 동안 미성숙한 구강-운동 기술 • 강한 빨기
행동반응	• 음식을 주는 사람의 무릎에 기대어 앉으면 울음 • 젖병 수유와 젖병 젖꼭지 빨기에 대한 거부 • 노리개 젖꼭지와 부드러운 퓌레를 기꺼이 수용함 • 조제분유는 거부하지만 숟가락으로 물은 마심	• 젖병 수유와 조제분유 맛에 대한 혐오
삼킴	• 묽은 액체(IDDSI 0단계) 및 약간 걸쭉한 액체(IDDSI 1단계)를 삼킬 때 젖은 호흡음을 보임; 부드럽게 걸쭉한 액체(IDDSI 2단계)에 대해서 맑은 호흡음이 관찰됨 • 젖병 수유 중 젖은 호흡음 병력이 있음	• 묽은 액체(IDDSI 0단계)와 약간 걸쭉한 액체(IDDSI 1단계)에 대해 삼킴 문제 및 흡인 가능성 있음 • 부드럽게 걸쭉한 액체(IDDSI 2단계)를 제공할 때 삼킴 기능이 더 잘 나타남

사례연구 8.2. LEXI: 삼킴 안전 문제로 인한 섭식 혐오(Cont.)

위장	• 코위영양관으로의 수유를 잘 견딤 • 섭식 시간에 배고픔 징후 나타남	• 뚜렷한 위장 문제 없음

Note. IDDSI = 국제 삼킴 장애 식이 표준화 체계(International Dysphagia Diet Standardisation Initiative)

분석

Lexi는 젖병 수유와 조제분유의 맛에 대한 혐오감을 보여주었다. 그 결과 아동은 젖병 수유를 거부하였고 젖병으로 액체를 삼키는 기능을 평가할 수 없었다. 반드시 젖병을 이용한 액체 삼킴 기능 평가로 시행되어야 하는 것은 아니지만, 숟가락을 이용한 액체삼킴 기능 평가를 통해 삼킴 기능에 대한 정보를 얻을 수 있었다. Lexi는 올바른 숟가락 위치와 똑바로 앉은 자세(인두로 음식덩어리가 조기에 빠져나갈 위험을 최소화하기 위해)에서 숟가락으로 조심스럽게 제공된 묽은 액체(IDDSI 0단계)와 약간 걸쭉한 액체(IDDSI 1단계)의 작은 음식덩어리에 대해 젖은 호흡음이 발생하였는데, 이는 Lexi가 이러한 액체를 삼키는데 문제가 있음을 시사하였다. 또한 Lexi의 부모는 이러한 의견을 뒷받침하는 젖병 수유 중 젖은 호흡음의 병력를 보고하였다. 이 평가에 따르면 Lexi는 삼킴 문제의 원인이 된 이전의 부정적인 젖병 수유 경험 때문에 젖병 수유 및 조제분유 맛에 대한 혐오감을 갖게 된 것으로 보인다.

Lexi는 숟가락으로 매우 걸쭉한 퓌레(IDDSI 4단계)를 즐기지만 이것에 대해서는 부족한 구강-운동 조절력을 나타내고 있다. Lexi는 숟가락으로 부드럽게 걸쭉한 액체(IDDSI 2 단계)의 작은 음식덩어리를 안전하게 삼키는 것처럼 보이지만 다시 음식덩어리 조절에 어려운 모습을 보이고 일관성 있게 컵으로 다룰 수 있는 적절한 구강-운동 기술을 가지고 있지 않았다. 중재의 목표는 코위영양관 수유를 끊고 걸쭉한 액체를 젖병 수유로 다시 전환할 수 있기를 바라는 희망과 함께 숟가락으로 먹이는 동안 구강-운동 기술을 개선하고 젖병 젖꼭지를 편안하게 빠는 것을 증가시키는 것이다.

중재

전문가 간 팀과 협력하여 다음과 같은 권고 사항을 제공하였다.

- Lexi에게 젖병 젖꼭지를 노리개로 사용하여 젖꼭지 모양에 대한 아동의 편안함을 높인다.
- 계속해서 코위영양관으로 조제분유를 제공하고 숟가락으로 퓌레를 제공한다.
- 숟가락을 입 앞에 대고 윗입술에 약간 기울인 상태에서 숟가락으로 적절히 먹여주는 기술을 계속 연습하여 음식을 쉽게 입으로 빨아들이며, 혀 내밈을 줄이고 음식덩어리 조절을 개선한다.

섭식 평가 추적 관찰사항

평가 추적 관찰을 하는 동안 Lexi는 계속해서 젖병 젖꼭지 빨기를 거부하였다. 긍정적인 젖병 수유 경험을 만들기 위해 Lexi가 가장 좋아하는 퓌레를 IDDSI 3단계로 약간 묽게 만들어 젖병에 넣었지만(매우 빠른 유속의 젖병 젖꼭지 포함) 여전히 젖병을 받아들이기를 거부하였다.

숟가락으로 받아먹을 때 Lexi의 구강-운동 조절이 다소 개선되어 작은 약병으로 중간 정도 걸쭉한 액체(IDDSI 3단계)를 제공하였다. Lexi는 약병으로 마시는 것을 정말 좋아하였지만 부족한 구강-운동 조절 때문에 대부분의 걸쭉한 액체를 입 밖으로 흘리게 되어 소량만 삼켰다. 지속적인 연습에도 불구하고 이후 2개월 동안 문제가 지속되었고, 코위영양관을 통한 액체 및 영양공급이 필요하였다. Lexi의 부모는 위루관을 통해 액체를 제공하고, 퓌레와 걸쭉한 액체는 숟가락과 약병으로 제공하며 구강 섭식을 위한 노력을 계속하기로 결정하였다.

요약

Lexi의 사례연구는 수유 혐오의 원인이 삼킴 안전 문제로 확인되어 음식물이 수정(액체의 점도를 증진함)되었지만 이전의 반복된 부정적인 경험으로 인해 젖병에 대한 혐오감이 쉽게 형성된 상황의 예이다. 따라서 젖병에 대한 긍정적인 경험을 만들고 젖병에 대한 수용성을 높이려는 시도는 성공적이지 못하였다. Lexi는 새로운 섭식 방법(컵으로 마시기)을 시도하고 싶었지만 구강-운동 문제로 인해 점도가 증진된 액체를 능숙하게 컵으로 마시기 위한 적절한 구강-운동 조절 기능을 발전시키는데 어려움을 겪었다. 그 결과, Lexi는 계속해서 액체를 경관으로 공급받을 필요가 있었다.

사례연구 8.3. TYRONE: 치료받지 않은 위 식도 역류 질환으로 인한 섭식 혐오

병력 및 섭식 이력(의뢰처 및 부모 보고)

7개월 된 Tyrone은 구강 섭취 부족과 체중 증가 부진으로 병원에 입원하였으나 나이에 적절한 발달수준을 보였다. 코위영양관이 삽입되었고 현재 4시간마다 45분에 걸쳐 엔파밀 조제분유를 코위영양관으로 영양공급을 받고 있다. 코위영양관 수유가 끝날 무렵 불편한 징후(몸부림, 등이 활처럼 휘어짐, 울음)가 관찰되었다.

Tyrone의 어머니는 Tyrone이 태어날 때부터 집에서 젖병으로 엔파밀 조제분유를 수유하였고, 젖병 수유를 하는 동안 울었다고 보고하였다. Tyrone은 수유 시간이 되면 배고픈 것처럼 보였고 처음 60ml의 조제분유는 잘 먹었다. 이후 불편함의 징후를 보이기 시작하고 계속해서 조제분유 먹는 것을 꺼려하였다. 생후 3개월쯤에 Tyrone은 깨어 있는 동안 젖병 수유를 거부하기 시작하였고 졸릴 때만 수유를 받았다. 어머니는 Tyrone에게 젖병 수유를 하기 위해 수면 수유를 사용했지만 시간이 지남에 따라 이 기술은 성공적이지 못하였다. 입원 직전에 어머니는 Tyrone이 젖병 수유를 할 수 있도록 오랜 시간 노력했지만 여전히 소량만 젖병으로 수유하고 있다고 보고하였다. 숟가락으로 먹여주는 것은 생후 4개월에 시작하였고 부드러운 퓌레를 소량 섭취했지만 질감이 있는 퓌레에 대해서는 구역질을 하였다.

초기 임상 섭식 평가 중 관찰사항

자세(Positioning): 젖병 수유 중에는 조제분유를 주는 사람의 무릎에 똑바로 앉았고, 숟가락으로 먹여주는 동안에는 지지대가 있는 유아용 의자에 앉아 있었다.

섭식 전 심폐 상태(Cardiorespiratory status before feeding): 호흡은 맑았으며, 호흡을 증가시키기 위한 움직임은 관찰되지 않았다.

행동 반응(Behavioral response): 수유 시간에 명백한 배고픔의 징후가 없었다. 수유를 시도하는 동안 침착하고 명료하였지만, 노리개 젖꼭지를 잘 빨더라도 젖병 젖꼭지 빨기는 거부하였다. 조제분유의 맛에는 예민하게 반응하였지만 숟가락으로 물은 받아들였고, 코위영양관 수유 중 나타나는 불편함의 징후(예: 몸부림, 울음)가 관찰되었다.

구강-운동 기술 및 삼킴 기능(Oral-motor skills and swallow function):

- 노리개 젖꼭지 빨기: 잘 받아들이며 강한 빨기가 관찰되었다.
- 엔파밀 조제분유로 젖병 수유: 젖병 젖꼭지 빨기를 거부하였고, 혀로 젖병 젖꼭지를 밀어내었다.
- 부드럽고 걸쭉한 퓌레를 숟가락으로 먹여주기: 잘 받아들였으며, 처음 삼킬 때 얼굴 찡그림이 관찰되었으나 그후에는 편한 모습이었다. 몇번 맛을 보고 더 이상은 거부하였으며, 삼킴의 어려움은 관찰되지 않았다. 기침이나 젖은 호흡음은 관찰되지 않았다.
- 액체를 숟가락으로 먹여주기: 숟가락으로 조제분유를 제공하면 얼굴을 찡그리거나 고개를 돌리는 것이 관찰되었으나 그 후 숟가락으로 물을 제공하면 받아들였다. 처음 삼킨 후 얼굴을 찡그리지만 이 후에는 편안해 보였고 음식덩어리의 적절한 조절과 효율적인 후방 이동이 관찰되었다.

비판적 분석 및 문제-해결 접근

잠재적 문제	임상적 징후(관찰, 병력)	분석
구강-운동	• 노리개 젖꼭지 강하게 빨기 • 수유 초기 효율적인 젖병 수유 기록 • 연령에 적절한 숟가락으로 퓌레를 먹는 기술	• 젖병 수유 및 숟가락으로 받아먹기를 위한 적절한 구강-운동 기술이 있는 것으로 보임
감각	• 어떤 질감의 퓌레에 대해서 구역질함	• 과민성 구역질이 나타날 가능성 있음
행동반응	• 적절하게 노리개 젖꼭지 빨기를 하지만 젖병 젖꼭지를 빨기는 거부함 • 숟가락으로 조제분유 받아들이기 거부함 • 숟가락으로 물과 퓌레를 허용함	• 젖병 젖꼭지와 조제분유 맛에 대한 혐오
삼킴	• 숟가락으로 액체와 퓌레를 삼키기 어려운 징후 없음 • 젖병 수유 중 삼키는 것을 평가할 수 없지만 어머니가 보고한 젖병 수유 중 기침이나 숨소리의 병력은 없음	• 뚜렷한 삼킴 문제 없음

사례연구 8.3. TYRONE: 치료받지 않은 위 식도 역류 질환으로 인한 섭식 혐오(Cont.)

위장	• 이전의 배고픔 징후 기록 • 현재 배고픔 징후 없음 • 코위영양관으로 수유 중 불편함 • 액체와 퓌레를 처음 삼킬 때 불편함이 관찰되지만 그 이후에는 더 편안해 보임	• 현재 배고픔 부족은 코위영양관 수유 시작으로 인한 것으로 사료됨 • 위 식도 역류로 인한 통증을 암시하는 코위영양관에 대한 불편함 • 관리되지 않는 위 식도 역류로 인해 식도염 또는 인두염 가능성을 시사하는 삼킴에 대한 불편함

Note. NG = 코위(nasogastric), GER = 위 식도 역류(gastroesophageal reflux)

분석

Tyrone은 위 식도 질환과 관련된 것들이 조제분유의 맛과 젖병 젖꼭지에 대한 혐오감으로 발전된 것으로 보인다. Tyrone은 나이에 맞는 구강-운동 기술을 가지고 있는 것으로 보이며 명백한 삼킴 문제는 없었다. 부드럽지 않은 퓌레에 대한 구역질은 위 식도 역류 질환이 있는 영유아에게 흔한 과민성 구역질일 수 있다. Tyrone의 현재 배고픔 부족은 아마도 코위영양관 수유의 시작과 체중 증가에 대한 관심으로 일반적으로 아동이 입으로 먹는 것 보다 더 많은 영양공급을 코위영양관으로 받고 있기 때문이다. 관리되지 않는 위 식도 역류 질환을 암시하는 통증 징후가 관찰되었다(코위영양관 수유 중과 구강 섭식시 처음 삼킨 후의 통증).

중재

전문가 간 팀과 협력하여 다음과 같은 권고 사항을 제공하였다.

- 코위영양관 수유를 계속하되 역류 징후가 개선되는지 확인하기 위해 엔파밀 젠틀리스(Enfamil Gentlease, 부분 가수분해 조제분유-pHF)로 조제분유를 전환하는데 이것은 Tyrone이 싫어하는 엔파밀 조제분유보다 더 쉽게 받아들일 수 있는 다른 맛의 조제분유이기 때문이다.
- 위산 차단제(란소프라졸)로 역류에 대한 의학적 관리를 시작하였다.
- Tyrone은 누크(NUK®) 노리개 젖꼭지를 받아들이기 때문에 Tyrone을 진정시키기 위한 노리개 젖꼭지 대신 일반 젖병 젖꼭지와 누크 젖병 젖꼭지를 제공(보호자의 손가락을 이용하여 젖꼭지의 구멍을 막아 공기 흡입을 방지함)하여 이를 통해 편안함을 증가시킨다.
- 숟가락으로 부드러운 퓌레를 계속 제공한다.

추적 관찰을 위한 첫 번째 방문

Tyrone은 코위영양관으로 수유하기로 결정하고 퇴원하였으며, 2주 후 추적 관찰 평가를 받기로 하였다. 어머니는 Tyrone이 코위영양관 수유를 더 잘 견디고 있으며 이제 불편한 징후 없이 30분 이상 유지할 수 있다고 보고하였다. Tyrone은 숟가락으로 더 많은 양의 부드러운 퓌레를 먹기 시작하였다. Tyrone은 수유전 배고픔의 징후를 보이기 시작하였으며, 체중 증가는 적절하였다.

섭식 평가

- 젠틀리스 조제분유를 숟가락으로 먹기: 이것은 Tyrone에게 새로운 맛이었기 때문에 기꺼이 받아들였고, 적절한 음식덩어리 조절이 가능하였다. 삼키는데 불편함이나 어려움이 관찰되지 않았다.
- 젠틀리스 조제분유를 누크(NUK) 젖꼭지가 있는 젖병으로 먹기: 누크 젖병 젖꼭지를 잠깐 빨다가 조제분유가 입에 들어가면 빼내었다.
- 빨대 컵으로 물 마시기(Take & Toss® 컵): 이것은 기꺼이 받아들였고, 입 밖으로 물을 흘리기는 하지만 삼킴 문제 징후는 나타나지 않았다.
- 분해할 수 있는 고형식(Gerber Puffs의 작은 조각)을 입에 넣기: 기꺼이 받아들였고, 혀의 측면 움직임이 관찰되었다. 우적우적 씹기 시작(턱의 수직 움직임)이 관찰되었고, 조각이 완전히 분해되기 전에 혀의 뒤쪽에 도달하면 간헐적으로 구역질이 관찰되었다.

분석

Tyrone은 이제 더 많은 배고픔 징후와 위장 징후의 개선을 보여주고 있었으며(예: 삼킬 때 또는 코위영양관 수유 중 통증 징후가 없으며 코위영양관 수유 속도가 더 빠르게 진행되는 것을 허용함), 더 많은 양의 퓌레를 섭취하는 것을 허용하고 있었다. Tyrone은 새로운 조제분유의 맛을 기꺼이 받아들이고 자신의 노리개 젖꼭지와 비슷한 젖병 젖꼭지를 잠깐 빨지만 여전히 젖병 수유를 꺼려하였다. Tyrone이 부드러운 퓌레를 잘 먹고 즐기고 있다는 것을 고려할 때, 젖병 수유로 전환하고 퓌레의 섭취량을 늘리기 위한 배고픔 유발을 위해 코위영양관 수유를 줄일 준비가 되었다고 느꼈다.

사례연구 8.3. TYRONE: 치료받지 않은 위 식도 역류 질환으로 인한 섭식 혐오(Cont.)

중재

전문가 간 팀과 협력하여 다음과 같은 사항을 제공하였다.

- 진정시키기 위한 노리개 젖꼭지 대신 누크 젖병 젖꼭지에 조제분유를 묻혀 지속적으로 제공한다.
- 부드러운 퓌레를 계속 숟가락으로 먹여준다.
- 분해할 수 있는 고형식을 입안 옆쪽으로 넣어주기 시작한다.
- 빨대 컵으로 물을 제공하여 기술을 습득하도록 한다.
- 배고픔을 달래기 위해 코위영양관 수유량을 줄이고 퓌레 섭취량을 늘린다.
- 부모는 영양사로부터 퓌레의 열량을 높이는 방법을 배운다.

위와 같은 중재 계획은 다음 방문 전에 조금 더 적극적으로 배고픔을 유발하여 젖병 수유를 허용하도록 하는지 확인하기 위한 것이다.

추적 관찰을 위한 두 번째 방문

추적 관찰을 위한 예약 전 밤 수유를 엔파밀 엔파리티(Enfamil Enfalyte®)로 전환하였다. 어머니는 Tyrone이 계속해서 코위영양관 수유를 잘 견뎌냈다고 보고하였다. Tyrone의 퓌레 섭취량이 증가하였고, 빨대 컵으로 아주 적은 양의 물을 마시고 있었다. Tyrone은 분해할 수 있는 고형식을 즐기고 있었고 이것을 씹기 시작하였다. 진정시키기 위한 노리개 젖꼭지 대신 조제분유를 묻힌 누크 젖병 젖꼭지를 더 잘 허용하기 시작하였다. 체중 증가는 코위영양관 수유량의 감소에도 불구하고 적절하였다.

섭식 평가

누크 젖병 젖꼭지로 젖병 수유: 치료사의 무릎에 약간 기대어 앉은 Tyrone에게 치료사는 조제분유가 들어 있지 않은 젖병의 젖꼭지를 아래로 기울인 상태로 제공하였다. Tyrone이 빨기 시작하면서 당황하지 않도록 하기 위해 젖병을 위로 살짝 세워 조제분유가 젖꼭지에 들어가게 한 후 다시 기울였다. Tyrone은 이것에 편안해 보였고 천천히 젖병으로 조제분유를 받아들이기 시작하였다. 90ml 수유 후 역류 징후(예: 벌컥 삼킴, 젖병에서 멀어짐)가 나타나 젖병 수유를 중단하였으나, 젖병 수유 중 또는 이후에 통증의 징후는 관찰되지 않았다.

분석

배고픔 유발을 이용하여 Tyrone은 누크 젖병 젖꼭지와 젠틀리스 조제분유(아동이 이전에 혐오감을 나타냈던 것과 다른 젖병 젖꼭지 및 조제분유)로 젖병 수유를 재시도하였다. Tyrone은 통증이나 불편함의 징후를 보이지 않았기 때문에 위산 차단제가 효과가 있는 것처럼 보였다. 그러나 비 산성 역류의 징후는 90ml 수유한 후에도 여전히 나타났다. 역류 징후가 나타난 후 구강 수유를 강요당하면 이 새로운 젖병 젖꼭지와 조제분유에 대해서도 혐오감이 생길 위험이 있다.

중재

전문가 간 팀과 협력하여 다음과 같은 사항을 제공하였다.

- 젖병으로 조제분유를 계속 제공하되 역류 또는 거부의 징후가 나타나면 즉시 중단하고 코위영양관으로 보충 수유를 한다.
- 적은 조제분유 섭취량을 보충하기 위해 열량이 높은 퓌레를 계속 숟가락으로 먹여준다.
- 질감과 관련하여 Tyrone의 수용도를 높이기 위해 퓌레에 부스러기를 추가하기 시작한다.
- 분해할 수 있는 고형식을 계속 제공한다.
- 고형식을 섭취 후 소량의 물을 빨대 컵(sippy cup)으로 계속 제공한다.

다음 2개월 동안 퓌레와 고형식의 양이 증가하고 Tyrone의 식단에서 조제분유가 덜 필요함에 따라 Tyrone은 코위영양관에서 완전 구강 섭식으로 전환할 수 있었다.

요약

Tyrone의 근본적인 문제는 역류가 섭식 혐오로 이어졌다. 근본적인 문제가 약물과 조제분유 변경으로 해결되었을 때, 아동은 구강 수유에 더 많은 관심을 보였고 결국 새로운 젖병 젖꼭지와 다른 조제분유를 사용하여 젖병 수유로 다시 전환할 수 있었다. 또한 더 많은 배고픔을

사례연구 8.3. TYRONE: 치료받지 않은 위 식도 역류 질환으로 인한 섭식 혐오(Cont.)

보였고 퓌레 섭취량이 늘었다. 그러나 역류 개선에도 불구하고 Tyrone은 90ml를 수유한 후 비 산성 역류의 징후를 계속 보였다. Tyrone은 더 많은 퓌레와 고형식을 섭취할 수 있었고, 더 이상 많은 양의 조제분유가 필요하지 않는 나이가 될 때까지 지속적으로 코위영양관을 통해 조제분유를 보충할 수 있도록 하였다.

참고문헌

Alexander, R., Boehme, R., & Cupps, B. (1998). Normal development of functional motor skills. PRO-ED.

Allen, K. J., & Heine, R. G. (2011). Eosinophilic esophagitis: Trials and tribulations. Journal of Clinical Gastroenterology, 45(7), 574–582. https://doi.org/10.1097/MCG.0b013e31820656dd

Als, H. (1982). Toward a synactive theory of development: Promise for the assessment and support of infant individuality. Journal of Infant Mental Health, 3(4), 229–243. https://doi.org/10.1002/1097-0 355 (198224)3:4%3C229::AID-IMHJ2280030405%3E3.0.CO;2-H

Al-Shanafey, S., & AlKhudhur, H. (2012). Food aversion among patients with persistent hyper insulinemic hypoglycemia of infancy. Journal of Pediatric Surgery, 47, 895–897. https://doi.org/10.1016/j.jpedsurg. 2012.03.002

Ambartsumyan, L., & Rodriguez, L. (2014). Gastrointestinal motility disorders in children. Gastroenterology and Hepatology, 10(1), 16–26.

Arvedson, J. C. (2000). Evaluation of children with feeding and swallowing problems. Language, Speech, and Hearing Services in Schools, 31(1), 28–41. https://doi.org/10.1044/0161-1461.3101.28

Baxter, K. J., Baxter, L. M., Landry, A. M., Wulkan, M. L., & Bhatia, A. M. (2018). Structural airway abnormalities contribute to dysphagia in children with esophageal atresia and tracheoesophageal fistula. Journal of Pediatric Surgery, 53(9), 1655–1659. https://doi.org/10.1016/j.jpedsurg.2017.12.025

Bazyk, S. (2000). Addressing the complex needs of young children who refuse to eat. OT Practice, 5(2), 10–15.

Byars, K. C., Burklow, K. A., Ferguson, K., O'Flaherty, T., Santoro, K., & Kaul, A. (2003). A multicomponent behavioral program for oral aversion in children dependent on gastrostomy feedings. Journal of Pediatric Gastroenterology and Nutrition, 37(4), 473–480. https://doi.org/10.1097/00005176-200310000-00014

Chatoor, I. (2002). Feeding disorders in infants and toddlers: Diagnosis and treatment. Child & Adolescent Psychiatric Clinics of North America, 11(2), 163–183. https://doi.org/10.1016/S1056-4993(01)00002-5

Chatoor, I., & Ganiban, J. (2003). Food refusal by infants and young children: Diagnosis and treatment. Cognitive and Behavioral Practice, 10(2), 138–146. https://doi.org/10.1016/s1077-7229(03)80022-6

Chatoor, I., Schaefer, S., Dickson, L., & Egan, J. (1984). Non-organic failure to thrive: A developmental perspective. Pediatric Annals, 13, 829–843.

Czinn, S. J., & Blanchard, S. (2013). Gastroesophageal reflux disease in neonates and infants. Pediatric Drugs, 15, 19–27. https://doi.org/10.1007/s40272-012-0004-2

Dauer, E. H., Freese, D. K., El-Youssef, M., & Thompson, D. M. (2005). Clinical characteristics of eosinophilic esophagitis in children. Annals of Otolaryngology, Rhinology and Laryngology, 114(11), 827–833. https://doi.org/10.1177/000348940511401103

Davies, R. R., Carver, S. W., Schmidt, R., Keskeny, H., Hoch, J., & Pizarro, C. (2013). Laryngopharyngeal dysfunction independent of vocal fold palsy in infants after aortic arch interventions. Journal of Thoracic and Cardiovascular Surgery, 148, 617–624. https://doi.org/10.1016/j.jtcvs.2013.05.054

Demirta , M. S. (2019). Approach to gastroesophageal reflux: A cause of chest pain in infants with congenital heart disease. https://www.intechopen.com/books/differential-diagnosis-of-chest-pain/approach-to-gastroesophageal-reflux-a-cause-of-chest-pain-in-infants-with-congenital-heart-disease. https://doi.org/10.5772/intechopen.89327

Edwards, S., Davis, A. M., Ernst, L., Sitzmann, B., Bruce, A., & Keeler, D., . . .Hyman, P. (2015). Interdisciplinary strategies for treating oral aversions in children. Journal of Parenteral and Enteral Nutrition, 39(8), 899–909. https://doi.org/10.1177/0148607115609311

Ewing, W. M., & Allen, P. J. (2005). The diagnosis and management of cow milk protein intolerance in the primary care setting. Pediatric Nursing, 31(6), 486–493.

Fishbein, M., Cox, S., Swenny, C., Mogren, C., Walbert, L., & Fraker, C. (2006). Food chaining: A systematic approach for the treatment of children with feeding aversion. Nutrition in Clinical Practice, 21(2), 182–184. https://doi.org/10.1177/0115426506021002182

Forestell, C. A. (2017). Flavor perception and preference development in human infants. Annals of Nutrition and Metabolism, 70(Suppl. 3), 17–25. https://doi.org/10.1159/000478759

Fortunato, J. E., & Scheimann, A. O. (2008). Protein-energy malnutrition and feeding refusal secondary to food allergies. Clinical Pediatrics, 47(5), 496–499. https://doi.org/10.1177/0009922807310937

Fraker, C., Fishbein, M., Cox, S., & Walbert, L. (2007). Food chaining: The proven 6-step plan to stop picky eating, solve feeding problems, and expand your child's diet. Da Capo Press.

Get Permission Approach. (2019). Turn those tube feedings into mealtimes. https://getpermissionapproach.com/wp-content/uploads/2021/04/TurnThoseTubeFeedingsGP.pdf

Gisel, E. (1991). Effect of food texture on the development of chewing of children between six months and two years of age. Developmental Medicine and Child Neurology, 33(1), 69–79. https://doi.org/10.1111/j.1469-8749.1991.tb14786.x

Glass, R. P., & Wolf, L. S. (1994). A global perspective on feeding assessment in the neonatal intensive care unit. American Journal of Occupational Therapy, 48(6), 514–526. https://doi.org/10.5014/ajot.48.6.514

Goday, P. S., Huh, S. Y., Silverman, A., Lukens, C. T., Dodrill, P., Cohen, S. S., ... Phalen, J. A. (2019). Pediatric feeding disorder: Consensus definition and conceptual framework. Journal of Pediatric Gastroenterology and Nutrition, 68(1), 124–129. https://doi.org/10.1097/MPG.0000000000002188

Gorantla, S. C., Chan, T., Shen, I., Wilkes, J., & Bratton, S. L. (2019). Current epidemiology of vocal cord dysfunction after congenital heart surgery in young infants. Pediatric Critical Care Medicine, 20(9), 817–825. https://doi.org/10.1097/PCC.0000000000002010

Harding, C., Faiman, A., & Wright, J. (2010). Evaluation of an intensive desensitization, oral tolerance therapy and hunger provocation program for children who have had prolonged periods of tube feeds. International Journal of Evidence-Based Healthcare, 8(4), 268–276. https://doi.org/10.1111/j.1744-1609.2010.00184.x

Heine, R. G., Elsayad, S., Hosking, C. S., & Hill, D. J. (2002). Cow's milk allergy in infancy. Current Opinion in Allergy and Clinical Immunology, 2(3), 217–225. https://doi.org/10.1097/00130832-200206000-00011

Henry, S. M. (2004). Discerning differences: Gastroesophageal reflux and gastroesophageal reflux disease in infants. Advances in Neonatal Care, 4(4), 235–247. https://doi.org/10.1016/j.adnc.2004.05.006

Hopkins, J., Cermak, S., & Merritt, R. (2017). Oral feeding difficulties in children with short bowel syndrome: A narrative review. Nutrition in Clinical Practice, 33(1), 99–106. https://doi.org/10.1177/ 0884533617707493

Illingworth, R. S., & Lister, J. (1964). The critical or sensitive period, with special reference to certain feeding problems in infants and children. Journal of Pediatrics, 65(6, Pt. 1), 839–848. https://doi.org/10.1016/S0022-3476(64)80006-8

Imms, C. (2001). Feeding the infant with congenital heart disease: An occupational performance challenge. American Journal of Occupational Therapy, 55(3), 277–284. https://doi.org/10.5014/ ajot.55.3.277

Jadcherla, S. R., Vijayapal, A. S., & Leuthner, S. (2009). Feeding abilities in neonates with congenital heart disease: A retrospective study. Journal of Perinatology, 29, 112–118. https://doi.org/10.1038/jp.2008.136

Jericho, H., Adams, P., Zhang, G., Rychlik, K., & Saps, M. (2014).Nausea predicts delayed gastric emptying in children. The Journal of Pediatrics, 164(1), 89–92. https://doi.org/10.1016/j.jpeds.2013.09.019

Jung, A. D. (2001). Gastroesophageal reflux in infants and children. American Family Physician, 64(11), 1853–1860.

Kovacic, K., Elfar, W., Rosen, J. M., Yacob, D., Raynor, J., & Mostamand, S., ... Saps, M. (2020). Update on pediatric gastroparesis: A review of the published literature and recommendations for future research. Neurogastroenterology & Motility, 32(3), Article e13780. https://doi.org/10.1111/nmo.13780

Krishnan, U. (2019). Eosinophilic esophagitis in esophageal atresia. Frontiers in Pediatrics, 7, 497. https://doi.org/10.3389/fped.2019.00497

Krom, H., de Winter, J., & Kindermann, A. (2017). Development, prevention, and treatment of feeding tube dependency. European Journal of Pediatrics, 176(6), 683–688. https://doi.org/10.1007/s00431-017-2908-x

Levy, Y., Levy, A., Zangen, T., Kornfeld, L., Dalal, I., & Samuel, E., ... Levine, A. (2009). Diagnostic clues for identification of nonorganic vs organic causes of food refusal and poor feeding. Journal of Pediatric Gastroenterology and Nutrition, 48(3), 355–362. https://doi.org/10.1097/mpg. 0b013e31818b1936

Mahant, S. (2017). Pharmacological treatment of children with gastrooesophageal reflux. Paediatrics and Child Health, 22(1), 30–32. https://doi.org/10.1093/pch/pxx010

Mahoney, L., & Rosen, R. (2016). Feeding difficulties in children with esophageal atresia. Paediatric Respiratory Reviews, 19, 21–27. https://doi.org/10.1016/j.prrv.2015.06.002

Manikam, R., & Perman, J. A. (2000). Pediatric feeding disorders. Journal of Clinical Gastroenterology, 30(1), 34–46.

Mason, S. J., Harris, G., & Blissett, J. (2005). Tube feeding in infancy: Implications for the development of normal eating and drinking skills. Dysphagia, 20(1), 46–61. https://doi.org/10.1007/s00455-004-0025-2

Mennella, J. A., Reiter, A. R., & Daniels, L. M. (2016). Vegetable and fruit acceptance during infancy: Impact of ontogeny, genetics, and early experiences. Advances in Nutrition, 7(1), 211S–219S. https://doi.org/10.3945/an.115.008649

Meyer, R., Flemming, C., Michaelis, L., Chakravati, V., Fox, A. T., & Shah, N. (2010). Aversive feeding behaviour in children with food allergies affecting the gastrointestinal tract. European Journal of Allergy and Clinical Immunology, 65(S92), 372–373.

Miller, C., Maybee, J., Cohen, A. P., & Willging, J. P. (2020). Sensory processing disorders. In J. P. Willging, C. Kane Miller, & A. P. Cohen (Eds.), Pediatric dysphagia: Etiologies, diagnosis, and management (pp. 147–149). Plural Publishing.

Miller, C., & Maybee, J. (2020). Interventions for sensory processing disorders. In J. P. Willging, C. Kane Miller, & A. P. Cohen, (Eds.), Pediatric dysphagia: Etiologies, diagnosis, and management (pp. 565–575). Plural Publishing.

Mizuno, K., & Ueda, A. (2001). Development of sucking behavior in infants who have not been fed for 2 months after birth. Pediatrics

International, 43(3), 251–255. https://doi.org/10.1046/j.1442-200x.2001.01388.x

Moreira, C., Cavalcante-Silva, R., Miyaki, M., & Fujinaga, C. (2014). Effect of nonutritive sucking stimulation with gloved finger on feeding transition in very slow birth weight premature infants. Revista CEFAC, 16(4), 1187–1193. https://doi.org/10.1590/1982-0216201424212

Morris, S. E., & Klein, M. D. (2000). Pre-feeding skills (2nd ed.). PRO-ED.

Murthy, S. V., Funderburk, A., Abraham, S., Epstein, M., DiPalma, J., & Aghai, Z. H. (2018). Nasogastric feeding tubes may not contribute to gastroesophageal reflux in preterm infants. American Journal of Perinatology, 35(7), 643–647. https://doi.org/10.1055/s-0037-1608875

Pentiuk, S. P., Miller, C. K., & Kaul, A. (2007). Eosinophilic esophagitis in infants and toddlers. Dysphagia, 22, 44–48. https://doi.org/10.1007/s00455-006-9040-9

Peter, C. S., Wiechers, C., Bohnhorst, B., Silny, J. & Poets, C. F. (2002). Influence of nasogastric tubes on gastroesophageal reflux in preterm infants: A multiple intraluminal impedance study. Journal of Pediatrics, 141(2), 277–279. https://doi.org/10.1067/mpd.2002.126298

Piazza, C. C. (2008). Feeding disorders and behavior: What have we learned? Developmental Disabilities Research Reviews, 14(2), 174–181. https://doi.org/10.1002/ddrr.22

Redstone, F., & West, J. F. (2004). The importance of postural control for feeding. Pediatric Nursing, 30(2), 97–100.

Riffe, I., Sayre, J., Waller, T., Brinker, T., & Roberts, P. (2007). Gastroesophageal reflux disease in infants. Family Practice Recertification, 29(9), 28–33.

Rivera-Nieves, D., Conley, A., Nagib, K., Shannon, K., Horvath, K., & Mehta, D. (2019). Gastrointestinal conditions in children with severe feeding difficulties. Global Pediatric Health, 6, 2333794X1983853. https://doi.org/10.1177/2333794x19838536

Rozin, P., & Vollmecke, T. A. (1986). Food likes and dislikes. Annual Review of Nutrition, 6, 433–456. https://doi.org/10.1146/annurev.nu.06.070186.002245

Samaan, S., & Secker, D. (2014). Oral feeding challenges in infants with chronic kidney disease: Assessment and intervention. Childhood Obesity and Nutrition, 6(3), 164–171. https://doi.org/10.1177/1941406414524273

Satter, E. (n.d.). Childhood feeding problems and solutions. https://www.ellynsatterinstitute.org/how-to-feed/childhood-feeding-problems/

Satter, E. (2000). Child of mine: Feeding with love and good sense. Bull Publishing Company.

Silver, H. (2004). The lived experience of home total parenteral nutrition: An online qualitative inquiry with adults, children, and mothers. Nutrition In Clinical Practice, 19(3), 297–304. https://doi.org/10.1177/0115426504019003297

Silverman, A. H. (2015). Behavioral management of feeding disorders of childhood. Annals of Nutrition and Metabolism, 66(5), 33–42. https://doi.org/10.1159/000381375

SOS Approach to Feeding. (n.d.). When children won't eat: Understanding the "why's" and how to help. https://sosapproachtofeed ing.com/when-children-wont-eat-understanding-the-whys-andhow-to-help/

Srivastava, R., Jackson, W. D., & Barnhart, D. C. (2010). Dysphagia and gastroesophageal reflux disease: Dilemmas in diagnosis and management in children with neurological impairment. Pediatric Annals, 39(4), 225–231. https://doi.org/10.3928/00904481-20100318-07

Staelens, S., Van Den Driessche, M., Barclay, D., Carrié-Faessler, A.-L., Haschke, F., Verbeke, K., . . . Veereman-Wauters, G. (2008). Gastric emptying in healthy newborns fed an intact protein formula, a partially and an extensively hydrolysed formula. Clinical Nutrition, 27(2), 264–268. https://doi.org/10.1016/j.clnu.2007.12.009

Strudwick, S. (2003). Gastro-oesophageal reflux and feeding: The speech and language therapist's perspective. International Journal of Pediatric Otorhinolaryngology, 67(Suppl. 1), S101–S102. https://doi.org/10.1016/j.ijporl.2003.08.039

Sultan, M. I., Leon, C. D. G., & Biank, V. F. (2011). Role of nutrition in pediatric chronic liver disease. Nutrition in Clinical Practice, 26(4), 401–408. https://doi.org/10.1177/0884533611405535

Tarbell, M. C., & Allaire, J. H. (2002). Children with feeding tube dependency: Treating the whole child. Infants and Young Children, 15(1), 29–41.

Thompson, S. D., Bruns, D. A., & Rains, K. W. (2010). Picky eating habits or sensory processing issues? Exploring feeding difficulties in infants and toddlers. Young Exceptional Children, 13(2), 71–85. https://doi.org/10.1177/1096250609351805

Thoyre, S. M., & Brown, R. L. (2004). Factors contributing to preterm infant engagement during bottle-feeding. Nursing Research, 53(5), 304–313. https://doi.org/10.1097/00006199-200409000-00005

Vandenplas, Y., Salvatore, S., & Hauser, B. (2005). The diagnosis and management of gastroesophageal reflux in infants. Early Human Development, 81, 1011–1024.

Vaz, P. C. M., Piazza, C. C., Stewart, V., Volkert, V. M., Groff, R. A., & Patel, M. R. (2012). Using a chaser to decrease packing in children with feeding disorders. Journal of Applied Behavioral Analysis, 45(1), 97–105. https://doi.org/10.1901/jaba.2012.45-97

Waseem, S., Islam, S., Khan, G., Moshiree, B., & Talley, N. (2012). Spectrum of gastroparesis in children. Journal of Pediatric Gastroenterology and Nutrition, 55(2), 166–172. https://doi.org/10.1097/MPG.0b013e31824cf06e

Wilken, M., Cremer, V., Berry, J., & Bartmann, P. (2013). Rapid home-based weaning of small children with feeding tube dependency: Positive effects on feeding behaviour without deceleration of growth. Archives in Disease in Childhood, 98(11), 856–861. https://doi.org/10.1136/archdischild-2012-303558

Williams, K. E., Field, D. G., & Seiverling, L. (2010). Food refusal in children: A review of the literature. Research in Developmental Disabilities, 31(3), 625–633. https://doi.org/10.1016/j.ridd.2010.01.001

Zangen, T., Ciarla, C., Zangen, S., Di Lorenzo, C., Flores, A. F., Cocjin, J., . . . Hyman, P. E. (2003). Gastrointestinal motility and sensory abnormalities may contribute to food refusal in medically fragile toddlers. Journal of Pediatric Gastroenterology and Nutrition, 37(3), 287–293. https://doi.org/10.1097/00005176-200309000-00016

부록 8.A. 구강 섭식을 하지 않는 아동을 위한 구강 자극 프로그램

입으로 음식을 먹을 수 없는 아동은 보편적인 구강 감각 경험과 섭식 기술을 연습하고 개발할 기회를 놓치게 된다. 아동에게 입 안과 주변에 즐겁고 안전한 자극을 제공하면서 아동이 구강 섭식을 시작할 준비를 하는데 도움이 될 수 있다. 모든 구강 자극이 긍정적인 것이 되도록 하는 것은 중요하다. 불쾌하거나 불편한 자극은 아동이 앞으로 구강 섭식을 수용하는 것을 더 어렵게 만들 것이다.

입과 얼굴 주위에 긍정적인 접촉을 제공하기

입으로 먹지 않는 아동은 때때로 입 안팎에 민감성이 나타난다. 일부 아동은 흡입이나 경관 삽입과 같은 불쾌한 의학적 처치를 경험하여 얼굴이나 입에 접근하는 것을 두려워할 수 있다.

아동의 얼굴을 안정적으로 부드럽게 쓰다듬고 입을 맞춰줌으로써 아동이 얼굴과 입을 만지는 것이 편안하게 느낄 수 있도록 도와줄 수 있다. 숟가락이나 빈 젖병 젖꼭지로 아동의 입술을 만지며 노래를 불러주는 등의 놀이를 하여 아동이 입에 접근하는 수유 도구를 편안하게 느낄 수 있도록 도와줄 수 있다.

손을 입으로 가져가고 장난감을 입으로 물어보는 것을 장려하기

아동이 손과 손가락을 입으로 가져가도록 격려한다. 아동이 스스로 하지 않는다면 손을 입으로 가져갈 수 있도록 부드럽게 안내할 수 있다. 아동에게 입으로 물 수 있는 알맞은 치발기 장난감을 제공한다. 치발기 장난감의 다양한 모양, 표면 및 질감은 아동이 먹거나 마실 때 받지 못하는 감각 입력을 입으로 제공한다. 아동이 스스로 치발기 장난감을 입으로 가져갈 수 있다면 그렇게 하도록 한다. 아동이 도움을 필요로 하면 장난감을 아동의 입술에 부드럽게 댄다. 불편함의 징후가 있는지 살피면서 천천히 조심스럽게 다가가도록 한다. 아동이 화가 나거나 불편해 보이면 활동을 중단하고 나중에 다시 시도한다. 목표는 아동이 구강 감각 경험을 즐기도록 하여 나중에 준비가 되었을 때 먹고 마시는 것을 받아들일 준비가 더 잘 되도록 하는 것이다.

영유아 또는 아동이 치발기 장난감을 입안으로 더 많이 넣고 견디는 것을 배울 수 있도록 도와주기

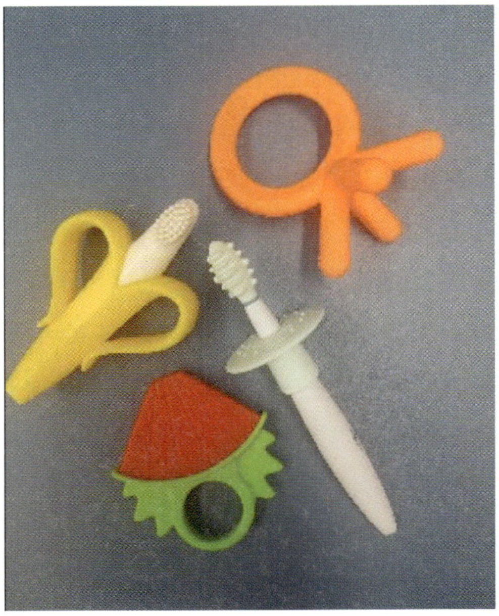

대부분의 치발기 장난감은 아동의 입안으로 너무 많이 넣지 못하도록 설계되었다. 이러한 치발기 장난감은 입안의 감각 입력을 견디는데 어려움이 있거나 쉽게 구역질이 나는 아동에게 좋은 시작점이다. 아동이 이러한 치발기 장난감을 견딜 수 있게 되면 입으로 더 깊이 들어가는 치발기 장난감을 주기 시작한다(그림 참조). 이것은 아동이 감각 입력에 익숙해지는데 도움이 될 것이다.

영유아나 아동에게 부드러운 숟가락을 제시하기

듀오 숟가락, 추미 숟가락(Duo Spoon®, ChooMee®) 또는 냠냠 숟가락(Num Num Pre-spoon Gootensil®)과 같은 부드러운 숟가락을 제

공하여 아동이 입안의 감각 입력에 익숙해지도록 도울 수도 있다. 구강 자극을 위해 이 숟가락을 사용하면 아동이 준비가 되었을 때 결국 스스로 먹을 준비를 할 수 있다.

영유아가 빨기 방법을 잊지 않도록 노리개 젖꼭지를 제공하기

빠는 연습을 하지 않는 영유아는 빠는 방법을 잊을 수 있다. 노리개 젖꼭지를 빨면 영유아가 빨기 반사를 유지하는데 도움이 될 수 있다. 일부 영유아는 자신의 노리개 젖꼭지의 모양을 선호하는 법을 학습하여 젖병 수유를 시작하도록 허용되었을 때 젖병 젖꼭지를 빨기를 꺼려할 수 있다. 다양한 모양의 노리개 젖꼭지와 젖병 젖꼭지를 제공하여 영유아가 다양한 모양을 편안하게 빨도록 도울 수 있다(손가락을 사용하여 젖병 젖꼭지의 구멍을 막을 수 있다).

경관 섭식 중에 영유아에게 부드럽고 긍정적인 사회적 상호작용 제공하기

경관 섭식 중에 노리개 젖꼭지를 제공하면서 영유아를 껴안고 눈을 마주치면 수유 중에 긍정적인 사회적 상호작용을 할 수 있다. 경관 섭식 중에 노리개 젖꼭지를 제공하면 영유아가 빨기와 배부름 사이의 연관성을 만드는데 도움이 될 수 있다.

아동이 가족 식사 시간에 참여하도록 격려하기

가족 식사 중에 아동을 식탁에 앉혀 식사 경험의 모습, 소리, 냄새 및 가족 분위기에 참여할 수 있도록 한다. 아동에게 자신의 도구를 제공하고, 아동의 치료사 또는 의사가 그렇게 하는 것이 안전하다고 말하는 경우 만지고 탐색할 음식 접시를 제공할 수 있다. 아동이 식탁에 앉아 있을 때 경관 섭식을 하는 것도 아동이 식사 시간 참여와 포만감을 연관시키는데 도움이 될 수 있다.

구강 위생을 위해 칫솔질을 하기

아동이 칫솔 트레이너 세트(유아용품 판매처에서 사용 가능)의 초기 칫솔과 같은 칫솔을 가지고 탐색하고 놀도록 격려한다. 각 제품에 대한 연령 가이드라인을 따른다. 아동이 입술, 뺨 안쪽, 혀(너무 뒤쪽이 아님), 잇몸, 치아 위의 촉감과 움직임을 탐색하도록 도와준다. 아동이 표준 아동용 칫솔의 느낌을 받아들일 수 있을 때까지 각 칫솔을 점차적으로 도입한다.

칫솔 사용을 감독하고 매번 사용하기 전에 칫솔모를 잡아당겨 칫솔을 테스트해야 한다. 보호자가 없는 상태에서 아동이 가지고 놀지 않도록 한다.

주의사항

이러한 활동은 아동의 입에서 침의 분비를 증가시킬 수 있다. 이러한 아이디어를 실행하기 전에 아동의 입에 침이 증가하는 것이 문제가 될 수 있는지 의사와 상의해야 한다. 아동이 이러한 활동 중 구역질이나 구토 행동을 보이는 경우 계속하기 전에 중지하고 의사나 치료사와 상의하도록 한다.

CHAPTER 9

아동 영양학
(Pediatric Nutrition)

JOAN BRENNAN, RD, MSc

챕터 하이라이트

- 고형식(Solid food)
- 변비(Constipation)
- 성장 향상을 위한 전략(Strategies to improve growth)
- 아동 영양학의 개요(Overview of pediatric nutrition)
- 영양 상태를 유지하면서 구강 수유 도입과 경관 수유에서 구강 수유로의 전환(Introducing oral feeding and transitioning from tube feeding while maintaining nutritional status)
- 영양 요구량 측정(Estimating nutritional needs)
- 영양평가(Nutritional assessment)
- 음식 알레르기(Food allergies)
- 경관이나 구강을 통한 장관 영양 결정(Choice of enteral nutrition by tube or by mouth)
- 경관 섭식 스케줄(Tube feeding schedule)

주요 용어 및 개념

- 교정연령(Corrected age)
- 느린 볼루스 주입법(Slow bolus feeding)
- 단백질(Protein)
- 단일 영양 모듈(Single–nutrient module)
- 면역글로불린E 매개 식품 알레르기(IgE–mediated food allergy)
- 모듈(Module)
- 몸무게 측정(Weight measurements)
- 보충식품(Complementary foods)
- 볼루스 주입법(Bolus feeding)
- 비–면역글로불린E 매개 식품 알레르기 위장 질환(Non–IgE mediated GI food allergic disorders)
- 삼투압(Osmolality)
- 성장 정체(Growth faltering)
- 성장 지표(Growth charts)
- 성장(Growth)
- 수분 요구량(Fluid requirements)
- 수분 유지액(Maintenance fluid)
- 식품 단백질 유발성 소장대장염(Food protein–induced enteropathy)
- 식품 단백질 유발성 알레르기 직장결장염(Food protein–induced allergic proctocolitis)
- 에너지 요구량(Energy requirements)
- 우유 단백질 알레르기(Cow's milk protein allergy)
- 유당 못견딤증(Lactose intolerance)
- 장관 영양법(Enteral feeding)
- 지속적 주입법(Continuous feeding)
- 체질량지수(Body mass index)
- 키측정(Length measurements)
- 호산구 증가성 식도염(Eosinophilic esophagitis)
- Z점수(Z–score)

구강 섭식이 어려운 영유아나 아동이 적절한 성장과 영양을 유지하는 것은 의료진에게 어려운 과제이다. 전반적 또는 부분적 구강 섭식 계획을 수립할 때 영양 상태, 영양 섭취, 영양 요구량, 그리고 영양 목표를 모두 고려해야 한다.

이 장에서는 작업치료사들의 실행에 영향을 미칠 수 있는 많은 영양학적 결정, 지침과 프로토콜의 이면에 있는 근거를 잘 이해할 수 있도록 돕기 위해 아동 영양학의 개념과 원칙을 자세히 살펴보고자 한다. 미숙아에 대한 구체적인 영양 정보는 이번 장에서는 다루지 않고 10장 "미숙아의 수유와 영양"에서 다룰 것이다.

다른 장에서 언급한 바와 같이 작업치료사, 영양사 그리고 전문가 간 팀의 다른 구성원들 사이에서 영양 공급 목표를 관리하기 위한 상호적이고 협력적인 접근 방법이 아동과 가족의 요구에 가장 좋은 서비스를 제공한다.

1. 아동 영양학 PEDIATRIC NUTRITION

1) 보편적인 영유아와 아동(Typical Infants and Children)

보편적으로 모유 수유는 영유아의 생후 6개월 동안 가장 좋은 영양 공급원으로 여겨진다(Critch, 2013; World Health Assembly, 2002). 모유 수유나 분유 수유가 6개월이 넘어가면 아연이 함유된 음식을 추가해야 한다. 모유 수유는 엄마와 아동이 원하면 최대한 오랫동안 유지하도록 격려해야 하며 모유 수유를 할 수 없다면, 영양이 적절한 조제분유를 제공해야 한다. 일반적으로 9-12개월 사이에 조제분유에서 우유로 전환한다. 지방 함량이 높은 우유(3.25% 유지방)가 선호되며, 탈지유는 생후 2년간은 권장되지 않는다(Critch, 2020). 강화되지 않은 쌀 우유, 견과류 우유 및 다른 식물성 우유는 성장과 발달을 위해 추가적인 영양소가 필요하기 때문에 영유아나 아동에게 우유 또는 모유를 대체할 대안으로 여겨지지 않는다. 이러한 제품에 포함된 영양소의 많은 양과 생물학적 가용성은 모유나 우유를 대신하여 사용할 수 없으며 영유아를 특정 영양소 결핍의 위험에 처하게 한다(Merritt et al., 2020; Scholz-Ahrens et al., 2020).

일반적으로 모유 수유를 하지 않는 9-12개월의 건강한 영유아가 **보충식품**(complementary foods)을 섭취(즉, 4-6개월 된 영유아의 식단에 추가되는 초기 이유식)하는 경우 우유나 조제분유는 하루에 750ml로 제한하며, 식단에 물을 추가하여 수분을 공급한다(Critch, 2018). 또한 대부분의 초기 이유식은 75%-80%의 물로 이루어져 있다 .

2) 의학적 문제를 가진 영유아나 아동(Medically Complex Infants or Children)

의학적 문제를 가진 많은 영유아들은 성장을 유지하기 위해 특수 분유 또는 모유나 일반 분유에 적응하는 것이 필요할 것이다. 모유에서 분유로 바꾸는 것은 다른 선택사항(예; 엄마의 식단 조절, 고지방 우유 대 저열량 전유 사용)을 주의 깊게 검토하고 모유가 부족해서 이거나 모유 수유를 실패했다는 느낌을 피하기 위해 어머니와 논의를 거친 후에만 고려되어야 한다. 모유 수유를 주된 수유 방법으로 유지하고자 하는 시도가 실패하면 원인을 해결하고 궁극적으로 더 나은 건강과 지속적인 성장으로 이어지기 위하여 특수 분유의 단계적인 시도가 필요할 수 있다.

구강 섭식이 불가능하거나 먹기를 꺼려하는 1세 이상의 아동들의 경우 성장을 돕는데 필요한 모든 영양소를 제공하기 위해 컴플리트 포뮬러(네슬레에서 제조하는 이유식)로 판매되는 특수한 완전 조제이유식을 사용할 수 있다. 시중에 판매되고 있는 조제분유와 마찬가지로 아동의 개별적인 의학적 및 영양학적 요구를 충족시키기 위해 특정 영양소를 제거하거나 수정한 다양한 조제이유식이 판매되고 있다.

게다가 의학적으로 복잡한 수유 문제를 가진 아동에

게 영양학적으로 완전한 모유와 특수 분유에 초점을 맞추는 것 외에도 공통의 목표는 언제나 안전하게 구강 섭식이 가능하게 하는 것이다. 작업치료사에 의한 구강 섭식 능력의 지속적인 평가는 영양사가 경관 섭식의 필요성, 섭취량 및 빈도의 변화, 단기 및 장기 영양 목표를 평가하는데 도움이 된다.

2. 영양 요구량 측정 ESTIMATING NUTRITIONAL NEEDS

의학적으로 복잡한 문제를 가진 아동의 영양 요구량을 측정하는 것은 어렵다. 왜냐하면 이 모집단에서 건강과 성장에 대한 요구량이 본질적으로 알려져 있지 않고, 일반적으로 건강한 아동에 대한 예측 방정식을 기반으로 하기 때문이다.

1) 수분 요구량(Fluid Requirements)

수분 요구량(Fluid requirements)은 탈수를 방지하는데 필요한 수분의 양과 성장에 필요한 열량/영양소의 양을 기준으로 일일 킬로그램 당 밀리미터(ml/kg/day)로 계산된다. 영유아는 아동보다 킬로그램 당 더 많은 수분을 필요로 한다(자료 9.1).

수분 유지액(Maintenance fluid)은 탈수를 방지하기 위해 피부, 위장관, 호흡기관 및 소변으로 손실하는 것을 대체하기 위해 신체가 필요로 하는 체액의 양이다. 수분 유지량을 충족하기 위해 필요한 섭취량은 영양 요구량을 충족하기에 충분하지 않을 수 있다. 예를 들어, 몸무게가 4kg인 영유아는 탈수를 예방하기 위해 하루에 400ml의 수분을 필요로 한다(100ml/kg/day, 자료 9.1 기준). 영유아에게 모유나 조제분유를 100ml/kg/day 제공한다면, 68kcal/kg/day(100ml × 4kg × 0.68kcal/ml의 분유나 모유 ÷ 4kg = 68kcal/kg)를 섭취하게 된다. 이는 성장에 필요한 100-120kcal/kg/day보다 훨씬 낮은 양이다.

건강한 영유아의 경우 적절한 성장을 위해 일반적으로 모유나 분유를 통해 필요로 하는 수분 섭취량은 평균 140~180ml/kg/day이다. 영유아가 이 양만큼 모유나 분유 수유를 한다면 95-120kcal/kg/day를 섭취하게 된다. 에너지 소비가 적거나 병원에 입원한 경우와 같이 정상적인 체액 손실이 적은 영유아는 이 양의 수분과 열량이 필요하지 않을 수도 있다. 만성 폐질환이나 심장 이상이 있는 영유아와 아동의 경우 수분 과잉 유형 징후를 최소화하고 이뇨제의 필요성을 줄이기 위해 수분섭취를 줄여야 할 수도 있다. 때때로 체액 손실을 증가시키거나 더 높은 신진 대사율(예; 발열, 화상)을 유발하는 질병은 일반적인 수분 섭취량보다 더 많은 양의 수분 섭취가 필요하다. 구강 분비물을 처리하는데 어려움을 겪는 아동의 경우 수분 섭취가 감소하면 분비물의 양도 감소할 수 있으므로 이를 평가해야 한다.

일부 만성질환(예; 일부 유전질환)은 아동이 먹는 음식의 종류, 질병 관련 대사율, 소변, 대변, 기관 절제술, 분비물, 타액 등으로 인한 수분 손실 등 아동의 수유 유형에 따라 수분 요구량이 변화할 수 있다. 일부 아동들은 낮은 수준의 탈수와 관련된 변비 및 과민성과 같은 질병이 발생할 수 있기 때문에 아동에게 구강으로 주는 것이 안전하다면 구강으로 또는 경관을 통해 자유

자료 9.1 홀리데이-시거 수분 계산법(Holliday-Segar Method for Calculating Fluids)

몸무게, kg	수분 요구량(Fluid Requirements)
1–10	• 100ml/kg/24시간
11–20	• 1,000ml + 500ml/11–20kg/24시간(11–20kg 사이의 더해진 몸무게 만큼)
>20	• 1,500ml + 20ml/kg > 20kg/24시간(더해진 몸무게 만큼)

출처: Holliday & Segar(1957)

수(free water ; 자유롭게 물을 마시는 것)를 제공할 수 있다.

신경발달에 영향을 미치고 신체 활동 감소를 초래하는 만성질환이 있는 아동은 수분 공급 상태에 대한 지속적인 평가를 통해 최소한으로 필요한 수분 요구량의 80%로 계산하는 경우가 있다(Pediatric Nutrition Practice Group, 2003). 이 계산은 경관, 구강, 정맥주사 또는 이것들을 복합적으로 사용하여 제공되는 수분의 양을 추정하기 위한 시작점 역할을 할 수 있다.

예를 들어, 병원에 입원한 만성질환이 없는 12kg 아동이 코위영양관으로 섭식할 경우(100ml×10kg)+(50ml×2kg) = 1,100ml/1day을 수분 요구량의 시작점으로 사용할 수 있다. 만성질환이 있고 정상적인 활동이 없는 12kg의 아동은 약 1.1ml×0.8(최소 요구량의 80%) = 880ml/day의 수분이 요구된다.

때때로 건강한 영유아나 아동은 고체 음식보다 액체 음식이 섭취하기 쉽기 때문에 과도한 양의 수분을 섭취하게 된다. 하루 종일 마실 수 있는 젖병이나 컵이 있다면, 마시는 것이 아동에게 편안함을 줄 수 있다. 이런 아동들은 정상적인 수분 섭취량보다 더 많이 마시게 될 수 있으므로 고형식을 먹는 것에 배고픔을 느끼지 않게 된다. 정확한 음식 기록을 확보하면 수분 섭취량을 쉽게 계산하고 수분 섭취량을 계산한 후 예상 섭취량과 비교할 수 있다.

예를 들어, 부모들은 14개월의 12kg 아동이 고형식을 먹으려 하지 않지만 물, 우유, 쥬스를 마시는데 문제가 없다고 보고한다. 아동은 하루에 240ml 우유 6병과 빨대 컵(sippy cup)에 담은 240ml 쥬스 1병을 마신다고 한다. 음식을 몇 회 먹었는지 정확하게 알 수 없지만 1,680ml의 수분을 섭취하고 있었다. 아동의 몸무게의 수분 요구량은 하루에 약 1,100ml 정도이며, 아동이 다양한 고형식을 섭취한다면, 약 750ml 정도 우유를 먹는 양은 감소하고, 나머지 수분 요구량은 보충식품이나 고형식, 물에서 나오게 된다(Critch, 2012). 이 아동은 너무 많은 수분 섭취를 하고 있기 때문에 고형식을 먹는 것에 관심이 없을 것이다. 필요한 수분 요구량보다 많은 양의 수분을 섭취하는 아동에게 고형식 섭취량을 늘리거나 촉진할 때, 아동이 하루 동안 섭취하는 총 수분량과 식사 전 제공하는 수분량을 모두 제한하고, 아동이 고형식을 어느 정도 먹고 난 이후에 물을 제공할 수 있다. 이 전략은 경관 섭식을 하는 아동에게 고형식이를 도입할 때 사용할 수 있다.

2) 에너지 요구량(Energy Requirement)

에너지(열량) 요구량(Energy(calorie) requirement)은 열량/킬로그램/일(kcal/kg/day)로 계산된다. 예측 방정식에 기초하여 출산 후 영유아는 성장하고 발달하는데 하루에 100–120 kcal/kg/day가 필요하다. 나이가 들수록 킬로그램 당 필요한 에너지 요구량은 점차 줄어든다.

에너지 요구량은 연령, 신체 활동 수준(예; 운동기능, 근육 긴장도, 활동), 신경학적 손상 정도, 영양실조나 과잉섭취의 심각성에 대한 문제를 포함하여 많은 요인에 따라 달라진다. 보편적인 발달을 하는 아동에게 필요한 하루 열량 요구량을 측정하기 위하여 킬로그램 기준을 기반으로 사용할 수 있으나 이러한 방식이 항상 의학적으로 복잡한 문제를 가진 아동들에게 적용할 수는 없다. 일부 전문가들은 보편적인 발달을 하는 아동들에 비해 휠체어 생활을 하는 아동들은 60–70% 정도의 열량만 필요하다고 제안한다(Riekne et al., 2011; Romano et al., 2017). 이러한 제안은 영양 부족이나 과잉을 방지하기 위해 발달 및 성장 목표를 기반으로 시간에 따른 영양 공급 방법을 수정함으로써 활동이 어렵거나 신경학적 장애를 가진 아동들에게 적용될 수 있다. 에너지 요구량의 과대평가와 경관을 통한 과잉 섭취는 과도한 지방 축적, 비만, 과체중과 관련된 모든 질환, 구강 섭식에 대한 관심 부족을 초래할 수 있다.

열량 요구량은 섭식의 양이나 음식의 열량 함량을 변경함으로써 달성할 수 있다(예; 성장 요구를 충족하기 위하여 열량을 추가하고 부피를 줄인 고열량 식품 사용). 질병의 유무, 임상 상태, 구강 섭식 여부, 분비물 관리, 위 식도 역류 질환 또는 소화관 운동성 저하와 같은 위장 문제를 포함한 여러 지표를 기반으로 사용할 방법이 결정된다. 수분 제한과 함께 고열량 식품을 사용하는 경우 변비와 소변 배출량의 감소를 관찰하는 것이 평가의 일부분이 된다.

3) 단백질 및 기타 영양소(Protein and Other Nutrients)

단백질(Protein)은 몸안의 세포, 근육, 뼈를 형성하고 회복하는데 필수적이다. 건강한 영유아와 아동은 적절한 수분 섭취와 섭식의 적절한 유형(예: 모유 수유, 조제분유, 고열량 영유아용 조제분유, 학령전기 아동을 위한 완전 중합체 조제분유, 고형식과 액체의 혼합식이)에 따라 권장되는 권장 단백질 요구량을 섭취한다. 그러나 특이 질환이나 추가적으로 단백질을 필요로 하는 아동들은 단백질 기준 제공 모듈을 참조하여 그들의 식단에 단백질을 첨가할 것을 요구할 수 있다("모듈의 사용" 부분 참조). 또한 고형식을 섭취하는 영유아의 식단에 단백질이 풍부한 음식(예: 고기, 가금류, 생선, 계란, 유제품)을 추가하여 달성할 수 있다.

하루 섭취량의 중요한 구성 요소인 기타 영양소는 구강으로 섭취하는 양, 음식이나 액체의 종류, 경관으로 전달되는 양, 그리고 아동에게 특별하게 필요한 것에 따라 과하거나 부족하게 전달할 수 있다. 아동이 예상 성장률을 초과하는 속도로 성장한다면 전문화된 조제분유는 더 작은 열량과 기타 영양소를 더 적게 제공할 수 있으며, 영양사의 계산에 따라 결핍을 방지하기 위해 단일 영양소(예: 비타민 D, 아연, 나트륨)를 추가할 수도 있다.

3. 영양평가 NUTRITIONAL ASSESSMENT

적절한 영양평가에는 의학적 및 식생활 기록, 시간 경과에 따른 신체 측정 및 개인 영양 상태를 평가하는데 필요한 관련 생화학적 지표가 포함된다.

1) 성장(Growth)

성장(Growth)은 건강, 질병과 치료에 대한 반응의 지표이다. 복잡한 의학적 상태와 만성질환이 있는 아동의 경우 영양 문제와 성장에 대한 목표는 우선순위가 낮은 것으로 간주되는 경우가 많으며 의료팀 구성원 간에 임상 관리가 일관되지 않을 수 있다(Sullivan, 2013).

건강과 영양실조에 관련한 문제는 아동의 몸무게 감소나 성장 부진과 관련이 있다. 그러나 이와 마찬가지로 비만과 과체중 또한 건강에 해롭고, 과도한 지방과 관련된 심혈관질환에 걸리기 쉽다. 이러한 현상은 경관으로 전부 또는 일부를 섭식하는 아동들에서 특히 중요하다. 특수 분유는 과도한 열량과 기타 영양소를 제공할 수 있으며 적절한 관리가 되지 않을 경우 아동이 과체중이 되어 여러 합병증을 유발할 수 있다(사례연구 9.1 참조).

(1) 유전학(Genetics)

유전학은 장기적인 성장 잠재력, 특히 키 성장에 필수적인 역할을 한다(Corkins, 2017). 부모가 모두 성인 키의 10% 이내의 아동은 출생 시 기록된 키가 더 높은 백분율을 가지고 태어나더라도 성인이 되었을 때 높은 백분율에 속할 것이라고 기대하지 않는다. 예를 들어, 임신 연령에 비해 큰 신생아는 출생 시 임신 연령(gestational age – GA)에 비해 90%보다 높은 신생아이다. 이는 산모의 당뇨병, 일부 유전적 장애나 증후군으로 인한 것일 수 있고, 명확한 이유가 없을 수도 있다. 이러한 영유아는 종종 부모의 중간키에 더 부합하는 백분율(즉, 두 부모의 키를 기준으로 예상되는 성인의 키)에 속할 것이다. 이러한 영유아가 출생 기간과 몸무게 백분위수를 유지하거나 되돌리는 것을 기대하는 것은 비현실적일 수 있다.

(2) 성장측정(Growth measurements)

영양상태의 평가는 몸무게와 키의 한 가지 측정을 기반으로 할 수 없다. 대신 측정값은 몇 주 또는 몇 개월 동안의 몸무게 증가를 평가해야 하며 체성분 평가를 포함해야 한다. 성장 지표에서 키와 몸무게의 그래프는 적절한 성장을 나타낼 수 있지만, 시간이 지남에 따라 많은 점을 표시하면서 성장 속도가 떨어지거나 증가하여 추가적인 평가를 해야 할 필요가 있다.

① 출생 시 성장 평가(Growth measurement at birth)

출생 시 임신 연령에 적합하게 태어난 영유아(appropriate for gestational age - AGA)의 몸무게는 임신 연령(GA)의 10-89% 사이에 있다. 출생 시 몸무게가 90%보다 큰 경우 임신 연령에 비해 큰(large for gestational age - LGA) 신생아라고 할 수 있고, 출생시 몸무게가 10%보다 작은 경우 임신 연령에 비해 작은(small for gestational age - SGA) 신생아라고 할 수 있다. 자궁 내 성장지연(intrauterine growth restriction - IUGR)이라는 용어는 임신 연령에 비해 몸 전체가 전반적으로 작은 태아 또는 머리둘레는 정상 범위 이내일 수 있지만 지방과 근육이 감소하여 팔다리가 말라 보이는 비대칭 태아에게 적용되며 자궁 내 성장지연이 있는 모든 영유아가 조산하게 되는 것은 아니다.

② 성장 지표(Growth charts)

역사적으로 **성장 지표(growth charts)**는 일정한 기간 동안 영유아와 아동의 키, 몸무게, 머리둘레를 동일한 연령과 성별의 아동 집단과 비교하는 방법을 확인하기 위한 임상도구로 사용되고 있다(사례연구 9.1 참조).

2세 미만의 영유아의 경우 건강한 모유 수유를 하는 영유아의 성장 패턴을 반영한 성장 지표를 기준으로 하며, 세계보건기구(WHO) 기준은 모유 수유 영유아의 성장을 기준으로 규정한다. 지표는 "최소 4개월 동안 주로 모유 수유를 하였고, 12개월까지 모유 수유를 하고 있는 아동들의 성장 패턴을 반영한다"(National Center for Health Statics, 2010, para. 2). 나이가 많은 아동의 경우 시간이 지남에 따라 많은 수의 건강한 아동들을 이용하여 성장 지표가 개발되었다.

자궁 내 성장 지표는 임신 연령(GA-대부분의 조산아가 병원에서 퇴원하는 연령; Fenton & Kim, 10장 참조) 22주에서 50주 사이에서 조산아의 성장 기대치를 평가하는데 사용할 수 있다. 임신 연령 50주 이후의 조산아는 2세까지 조정된 연령을 이용해 표준화된 성장 지표에 표시할 수 있다. **교정연령(Corrected age)**은 조산아의 예정된 출산일에서 미숙아로 태어난 주 수를 뺀 것이다. 예를 들어, 신생아가 16주 일찍 태어나(임신 연령 24주) 현재 28주(7개월)인 경우, 교정연령은 12주(3개월)이다. 만약 조산아에게 실제 연령을 적용해 표준 성장 지표에 표시한다면 그들은 성장하지 못하는 것처럼 보일 것이다.

성장 지표는 예상되는 성장을 결정하는데 사용되며, 이는 복잡한 의학적 문제를 가진 아동들의 목표가 될 수도 있고, 아닐 수도 있다. 뇌성마비, 다운증후군, 마르판 증후군, 누난 증후군, 22q11 증후군 아동과 같이 성장 문제가 있는 아동들의 특정 하위 집단의 작은 표본 크기를 사용하여 질병별 성장 지표가 개발되었다(Hall et al., 2012; Zemel et al., 2015). 종종 WHO와 질병별 성장 지표는 성장을 추적하기 위해 동시에 사용된다.

대부분의 건강한 아동들은 표준화된 성장 지표에서 키, 몸무게 및 머리둘레가 시간이 지남에 따라 특정 곡선을 따르는 비례성장을 하는 것이 가장 이상적이다. 성장 부진의 경우 일반적으로 키가 적절하게 유지되는 동안 몸무게는 더 이상 예상 곡선을 유지할 수 없는 것이 첫 번째 측정값이다. 반대로, 몸무게가 자신의 키보다 높은 백분위에 있는 아동은 관찰에 의하면 마른 체질보다는 더 많은 지방 질량을 가진 과체중으로 보일 것이다. 예를 들어, 아동의 키가 10%이고 몸무게가 75%라면 과체중으로 보일 것이며 그와 반대로 아동의 신장이 75%고 몸무게가 10%이라면 날씬하거나 저체중으로 보일 것이다. 이러한 차이에 대한 원인을 확인하려면 구체적인 조사가 필요할 수 있다.

일반적으로 어렸을 때 과체중으로 발달하는 영유아의 경우 그들의 활동량이 많다면 하루에 증가하는 몸무게가 더 적게 증가할 것이고 균형있는 성장을 할 것으로 보이기 때문에 식단 제한을 할 필요가 없다. 열량은 두뇌 성장에 중요하며 열량 제한은 신경발달을 제한할 수 있다. 저체중이지만 보편적인 발달을 하고 이정표에 적절한 영유아의 경우 키나 머리둘레 성장이 느려지지 않는 한 더 많은 열량을 제공하기 위해 식단을 변화시키는 것이 필요하지 않을 수 있다. 예측한 기준에 따라 키, 몸무게, 머리둘레가 "성장하지 않는" 저체중 영유아의 경우 영양실조 및 추가적인 성장 부진을 예방하기 위해 식단 조절이 필요할 수 있다.

2세 미만의 건강한 영유아와 아동들 사이에서 키, 머리둘레와 몸무게의 성장 속도는 몇 주 또는 몇 달에 걸쳐 매우 다양할 수 있다. 건강한 아동들은 몸무게 증가가 느리고, 체중이 감소하는 시기가 있지만 곧 따라잡는다(Sentongo, 2019). 이는 만성질환이 있는 아동을 대하는 의료진에게 지속적인 성장과 몸무게 증가에 대한 기대가 부합되지 않을 수 있다는 것을 상기시키는 역할을 한다.

③ z 점수(z scores)

z 점수는 표준 성장 지표를 이용하여 성장매개변수를 정확하게 추적하기 어려운 영유아와 아동에게 사용된다. 성장 곡선을 잘 이해하기 위해 몸무게, 키 및 머리둘레 측정값을 z점수로 변환한다. z점수는 평균의 위나 아래에 있는 표준편차이며 임신 연령에 비해 작거나 크게 태어난 미숙아에 대해 수치화된 지표로 볼 수 있다. 연령 대비 키가 −2 이하인 영유아는 키는 작지만 몸무게에 따라 비례할 수 있다. 몸무게가 −2 이하인 영유아는 키의 z점수에 따라 적절한 몸무게가 될 수 있다. 시간이 지남에 따라 z점수는 0에 가까워지면서 성장이 개선되었음을 나타낸다. 반대로, z점수가 "음성"이 된다는 것은 성장이 저하된다는 것을 나타낸다. 영양학자들은 성장 지표와 z점수를 사용하여 영유아가 예상 속도로 성장하고 있는지 여부를 확인하고 섭식 유형과 양, 강화의 변화에 대한 전반적인 부분을 평가의 일부로 확인한다.

④ 키 측정(Length measurements)

키 측정(Length measurements)은 2세 이하의 경우에는 누운 자세로, 2세 이상의 경우는 선 자세로 측정한다. 스태디오미터(영유아를 위한 헤드보드, 자, 미닫이 발판이 있는 길이 측정보드 및 2세 이상의 아동의 선 자세 측정을 위한 금속 헤드피스가 있는 수직 길이 측정보드)를 사용하지 않으면 정확하지 않을 수 있다. 신생아의 경우 신축성이 있는 측정 테이프를 사용하여 측정하는 경우가 많기 때문에 측정이 정확하지 않을 수 있다. 이 방법을 사용하는 경우 신생아가 반듯이 누운 상태에서 무릎을 펴고 두 사람(한 사람은 머리를 고정하고, 다른 한 사람은 발가락 끝이 아닌 머리끝에서 발뒤꿈치까지 측정)이 평평한 표면에서 측정해야 한다. 그렇지 않으면 측정이 정확하지 않고 키-몸무게 비례성이나 키 성장에 대한 평가가 이후에는 정확하지 않게 된다. 척추 기형이나 사지 구축이 있는 아동의 경우 특히 키 측정이 어렵다. 서있기 힘들거나 구축이 있는 나이 많은 아동의 경우 팔 위쪽 길이나 무릎 높이를 측정하여 근사치를 대략적으로 추정할 수 있다(Chumlea et al., 1994).

⑤ 몸무게 측정(Weight measurements)

몸무게 측정(Weight measurements)은 지방과 근육을 구별하지 않는다. 근육조직은 지방보다 농도가 높고 같은 무게에서 신체공간을 덜 차지하기 때문에 근육량이 많은 아동은 높은 백분위에 속하지만 비례하게 보일 수 있다. 2세 미만 영유아와 아동의 비만도를 예측하기 위해 몸무게와 키의 비율을 사용할 수 있다. 영양사는 아동의 체지방 비율을 예측하기 위해 위팔세갈래

근(triceps branchii muscle) 피부 주름(팔 중앙의 피하 지방을 측정)과 같은 신체 구성요소를 평가하기 위하여 다른 정량적 측정을 사용하기도 한다(Addo et al., 2017). 저장된 지방은 굶는 동안 고갈되나 영양학적 회복을 통해 빠르게 채워진다(Mascarenhas et al., 1998; Zemel et al., 2015).

⑥ 체질량지수(Body mass index)

체질량지수(BMI)는 2세 이상의 아동을 대상으로 키와 몸무게를 기준으로 그 비례를 계산한 것이다. 체질량지수는 연령과 성별에 따라 다르며 시간이 지남에 따른 체지방의 변화를 평가하는데 사용될 수 있다. 체질량지수의 표준은 비만도를 더 잘 예측할 수 있지만, 저체중인 사람들에게는 정확히 정의할 수 없다. 체질량지수가 85% 이상이면 과체중이고, 5% 이하의 아동은 저체중이다.

⑦ 표준 주의 사항(A note of caution on norms)

의학적으로 복잡한 문제를 지닌 아동의 단기 성장을 평가를 할 때, 일일(day) 킬로그램 당 그램 또는 일일(day) 그램으로 측정되는 예상 몸무게 변화에 대한 지침을 제공하는 평가도구(표 9.1 참조)는 일반적인 지침으로 사용할 수 있지만, 모든 경우에 완벽하게 적용되지 않는다. 이런 표준들은 종종 과잉섭취로 이어지며, 이는 호흡기 징후, 위 식도 역류 및 특정 집단에서 다른 동반질환을 악화시킬 수 있다.

표 9.1 보편적인 발달중인 영유아의 일일 평균 몸무게 증가

연령	몸무게 증가 중위수(g)
0–14일	출생 몸무게보다 10% 감소
신생아–3개월	30g
3–6개월	20g
6–12개월	10g

⑧ 잘못 해석될 가능성(Possibility of misinterpretation)

영양학자들은 성장 지표, 키 대비 체중 및 체질량지수, Z점수를 활용하여 영유아 또는 아동이 예상 속도로 성장하고 있는지 여부를 확인하고, 전반적인 평가의 일부분으로 섭식 유형, 섭식 양, 또는 강화에 대한 변화의 필요성을 결정한다. 그러나 낮은 체질량지수나 Z점수는 성장 부진으로 잘못 해석될 수 있으며 특히 경관 섭식을 하는 아동들에게 과잉 섭취로 이어질 수 있다(Garcia-Contreras et al, 2014). 예를 들어, 아동은 키, 몸무게, 머리둘레가 백분위 수보다 비례적으로 낮을 수 있으며 영양부족이 아닌 유전적 잠재력이나 기저질환의 결과로 이러한 백분위수에 따라 성장하고 있을 수 있다. 그들의 키 또는 머리둘레와 일치하지 않는 백분위 수를 충족하기 위해 몸무게를 늘려서는 안된다.

반대로, 모든 수치에서 50%로 성장하고 있던 아동의 몸무게가 10%로 감소할 경우, 적절한 영양 섭취와 의학적 문제를 제외한다면 이전 백분위 수까지 따라잡을 수 있을 것으로 기대할 수 있다.

성장 평가의 일부에는 영유아에 대한 관찰이 포함되어야 한다(그림 9.1 참조).

㉠ 성장 지표 수치가 나타내는 것과 상관없이 그들은 비례해 보이는가?

㉡ 성장 지표에 나타나지 않는 지방이나 근육의 소모가 있는가?

㉢ 아동의 머리가 "커" 보이고, 머리 무게로 인해 성장 지표에서 몸무게의 백분위가 적절해 보이지만 관찰할 때에는 그렇지 않은 것처럼 보이는가?

평가의 다른 모든 객관적 요소와 함께 시각적 검사(육안검사)에 대한 중요성을 인식해야 한다.

2) 성장 정체(Growth Faltering)

성장 정체(Growth faltering) 또는 성장 부진은 영유아의 연령과 성별에 따라 예상되는 것보다 낮은 성장률(키,

그림. 9.1. 신생아가 적절한 몸무게인지, 저체중인지(a), 과체중(b)인지 확인하기 위한 시각적 검사는 다른 객관적인 측정과 함께 성장 평가에 포함되어야 한다.

(a) (b)

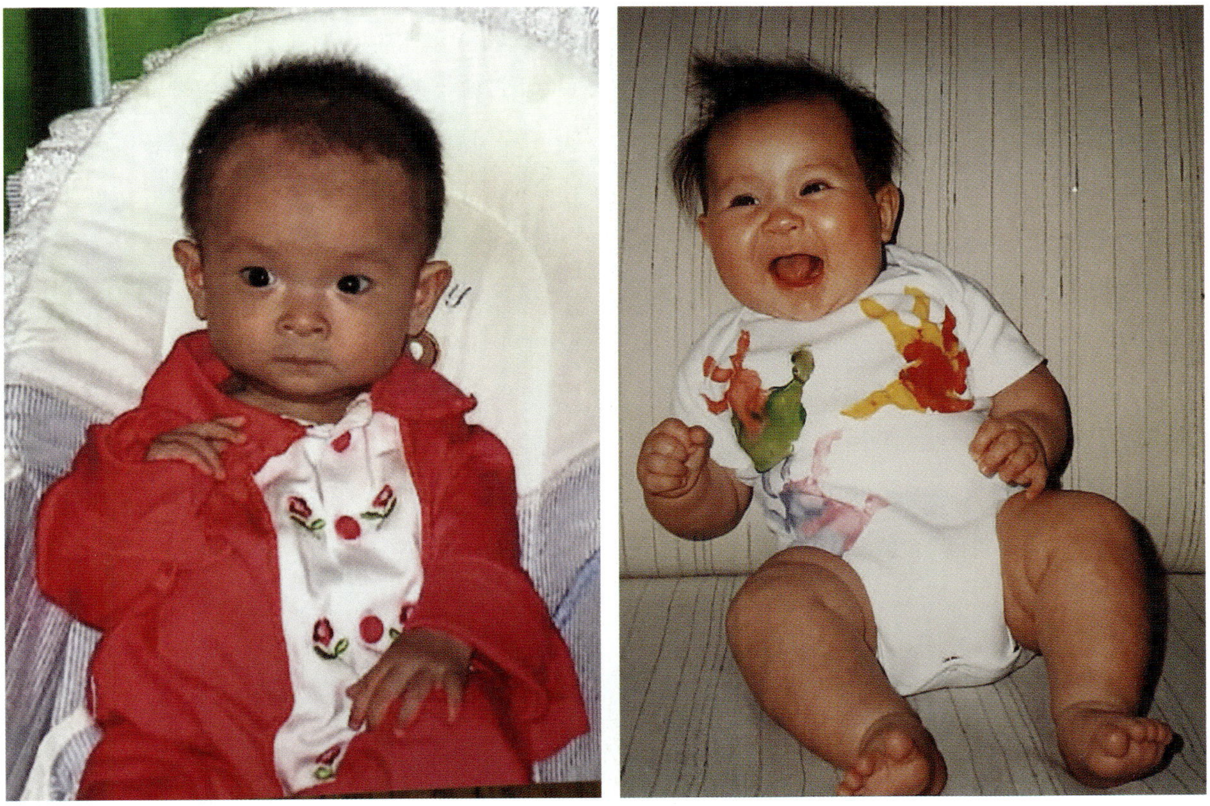

출처: S. Marcus. Used with permission.

몸무게, 머리둘레)은 부적절한 영양 섭취가 식욕 감소를 초래할 수 있기 때문에 이로 인해 구강 섭식에 대한 관심과 흥미에 영향을 미칠 수 있다. 예를 들어, 사이토카인에 의한 거식증과 이화작용으로 인한 전신성 염증이 있는 아동들은 식욕 감소로 인해 구강 섭식이 부족한 경우가 많다(Delano & Moldawer, 2006; Jesen et al, 2009). 만약 영양 상태가 악화되고 성장에 영향을 미친다면, 이것은 다양한 음식이나 액체를 자발적으로 섭취하는 것에 대한 피로와 무관심으로 이어질 수 있다. 어떤 경우에는 아동이 매우 기분이 좋고, 먹을 수 있는 동기를 부여할 수 있는 배고픔을 충분히 경험하기 전에 영양 상태를 개선하기 위해 경관 섭식을 하는 것이 필요할 수 있다. 아동의 영양 상태가 좋아졌을 때 구강섭식이 증가하지 않는다면, 배고픔을 느끼는 것을 도울 수 있도록 경관 섭식의 양을 줄이도록 한다. 경관 섭식에서 구강 섭식으로 전환하는 것에 대한 자세한 내용은 8장 “섭식 혐오와 경관 섭식에서 구강 섭식으로의 전환”을 참조한다.

영양실조에 걸리거나 급성 또는 만성질환을 포함하여 어떤 이유에서라도 적절한 음식이나 영양이 부족한 영유아와 아동의 경우, 섭식 재활은 점진적으로 이루어질 필요가 있다. 영양섭취를 다시 시작(영양재개-re-feeding)할 때 속도가 너무 빠르거나 공격적일 경우, 전해질 고갈, 포도당의 항상성 변화, 체액 유지와 같은 대사 장애를 유발하는 영양재개 증후군(refeeding syndrome)은 심각한 질병이나 사망으로 이어질 수 있다(Pulcini et al., 2016). 영양재개 증후군으로 진단받은 환자에게 수분, 비타민, 전해질 문제를 보충하거나 교정할 때 주의 깊은 모니터링이 필수적이다. 정해진 영양 권장량 이내로 섭취하는 구강 섭식은 이러한 환자들을 위한 치료계획의 한 부분이 될 수 있다. 그러나 영양실조에서 회복 중인 아동들은 초기 포만감과 구강 섭식에 대한 관심이 부족할 수 있다.

4. 경관이나 구강을 통한 장관 영양 결정 CHOICE OF ENTERAL NUTRITION BY TUBE OR BY MOUTH

장관 영양법(Enteral feeding)은 구강이나 경관 또는 두 가지를 동시에 사용하여 위장관을 통해 영양을 공급하는 것을 말한다.

1) 1세 미만(Younger Than Age 1 Year)

1세 미만의 영유아에게 제공되는 영양은 부모의 결정, 연령, 질병 유무, 영유아의 영양 요구량 등 많은 기준에 근거하여 선택하고 제공된다. 모유는 대부분의 영유아에게 가장 기본적인 표준 수유로 간주되며, 엄마가 중단하기로 결정하거나(예; 유량 부족, 재발성 유선염, 더 이상 유축을 원하지 않은 개인적 이유 등), 영양학적 요구사항으로 인해 모유 수유가 불가능해질 때까지 수유하게 된다.

신생아가 미숙아로 태어나 모유 공급이 불충분한 경우, 저온 살균 처리된 기증 모유가 대안으로 권고된다(자세한 내용은 10장 참조). 만삭 또는 만삭 가까이 출산한 영유아에게 모유를 수유하기 어려운 경우 영유아용 표준 조제분유를 수유한다. 질병, 알레르기, 흡수 저하 및 소화불량과 같은 징후를 완화하거나 치료할 수 있는 특수 조제분유를 제공하기도 한다(표 9.2). 또한 일부

표 9.2 영유아 분유 선택

분유	사용 지침
조산아 조제분유(예; 씨밀락 스페셜 케어-Similac® special care, 엔파밀 A+ 프리메츄어-Enfamil® A+ Premature)	유축 모유나 저온 살균한 기증 모유를 제공받지 못한 미숙아의 경우, 병원 내에서만 사용
미숙아 전환기 조제분유(예; 씨밀락 네오슈어-Similac NeoSure, 엔파밀 A+ 엔파케어-Enfamil A+ Enfacare)	입원이나 퇴원 후 수유량이 적거나 성장이 더딘 조산아의 경우 모유 강화(열량 추가)를 위해 사용(표준 희석량은 22kcal/30ml이지만, 모유에 첨가할 경우 24kcal, 27kcal이나 30kcal/30ml가 될 수 있음)
우유기반 철분강화 영유아용 표준 조제분유(예; 씨밀락 어드밴스-Similac Advance, 엔파밀 A+, 제네릭 브랜드-Enfamil A+ generic brands)	만삭 영유아를 위하여 온전한 카제인, 유청 단백질과 유당의 조합을 포함한 정상 영양의 조제분유
식물성 단백질 함유(동물성 단백질 아님)된 소이분유(예; 엔파밀 A+ 소이-Enfamil A+ Soy, 씨밀락 이소밀-Similac Isomil)	동물성 알레르기인 유전성 락타아제 결핍증, 갈락토오스혈증을 진단받을 일부 영유아에게 시험적으로 사용
부분 가수분해 단백질(예; 네슬레 굳 스타트-Nestle® Good Start , 엔파밀 젠틀리스-Enfamil Gentlease)	잦은 구토, 구역질, 메스꺼움 등의 위 식도 역류 질환을 가진 만삭 영유아를 위한 영양공급과 치료를 위해 사용
카제인 완전 가수분해(예; 엔파밀 뉴트라미겐 A+ -Enfamil Nutramigen A+, 엔파밀 프리게스티밀 A+ -Enfamil Pregestimil A+); 부분 가수분해 단백질(씨밀락 앨리멘텀-Similac Alimentum), 부분적으로 분해된 단백질 및 지방	손상되지 않은 단백질에 대한 못견딤증을 가진 영유아를 위한 저자극성 조제분유; 동물성 또는 식물성 분유 알레르기가 의심되어 역류 또는 위 식도 역류 질환 징후가 있는 영유아를 위하여 처음 시도 가능한 분유로 지방 흡수를 위해 엔파밀 프리게스티밀(A+-Pregestimil)과 씨밀락 앨리멘텀(-Alimentum)을 사용
합성 아미노산 제제(예; 엔파밀 프라미노 A+ -Enfamil Puramino A+, 네오케이트 인펀트-Neocate® Infant)	완전 가수분해 조제분유로 조절되지 않는 동물성 우유 단백질 알레르기; 단백질에 의한 장염, 영양소 흡수 및 소화불량과 관련된 질병을 가진 영유아, 역류 또는 위 식도 역류 질환

note. 전체목록은 아니므로 제조업체의 최신정보 확인이 필요하다. 캐나다와 미국의 분유 이름과 영양성분은 두 나라에 모회사가 있지만 동일하지 않을 수 있다. EBM=유축모유(expressed breast milk); GERD=위 식도 역류 질환(gastroesophageal reflux disease)

출처: S. Breton.

조제분유는 가수분해 단백질을 함유하고 있으며 모유나 일반 조제분유와 다른 냄새와 맛이 난다. 오랜 시간 동안 다른 맛의 분유나 모유에 노출되지 않은 영유아는 종종 가수분해 분유를 받아들일 수 있다. 시간이 지남에 따라 영유아들은 광범위하게 가수분해된 단백질이나 아미노산이 포함된 특수 조제분유를 먹고, 독특한 맛을 받아들이는 것을 배운다(Mennella et al., 2004).

2) 1세 이상(Older Than Age 1 Year)

일반적으로 9~12개월 정도에 분유에서 우유로 전환되지만, 모유의 경우에는 엄마와 아동이 원하는 만큼 수유하도록 격려한다. 이전부터 4-6개월 사이에 철분이 함유된 보충영양식(이유식)을 권고하였다. 12개월 이상의 아동이 구강 섭식을 통한 보충영양식이 불가능하다면, 영유아용 조제분유와 모유만으로는 수분, 영양소 및 성장 요소를 충족시키기 어렵다. 이러한 경우 영양이 잘 갖추어진 분유나 표준 고분자 분유를 사용할 수 있다. 이것들은 일부 또는 전체량을 경관을 통해 섭취하거나 부적절한 구강 섭취를 하는 아동들의 영양 요구량을 충족할 수 있도록 설계된 영양학적으로 완전한 분유이다. 일반적으로 이러한 분유는 최소한의 체중증가를 충족하기 위하여 1kcal/ml 이상을 포함한다. 특정한 필요에 의한 영유아용 조제분유와 마찬가지로 영양이 잘 갖추어진 조제분유는 알레르기, 흡수불량, 소화불량, 낮은 열량 요구량 및 영양소의 소화 및 흡수와 관련된 기타 문제를 가진 아동들을 위해 설계된다(표 9.3 참조).

영양이 잘 갖추어진 조제분유를 섭취하는 아동의 경우(표 9.3 참조) 성장 요구량, 수분 요구량 및 기타 목표(예; 구강 섭식으로의 전환)에 기초하여 열량 또는 단백질을 증가시키기 위해 모듈을 사용할 수 있다. **모듈(Modules)**은 탄수화물(포도당 중합체), 단백질(카제인) 또는 지방(중간 사슬 트라이글라세리드, 긴사슬 트라이글라세리드)과 같은 단일 영양소이며, 모듈 자체가 완전한 영양을 가지고 있는 것은 아니다. 고열량 분유(1.5kcal/ml)는 수분섭취는 낮지만 성장을 위해 추가적인 영양을 필요로 하는 아동에게 사용된다. 분해된 영양소, 가수분해 단백질 또는 아미노산이 있는 분유는 주로 흡수 저하, 우유 단백질 알레르기, 운동장애 또는 위 식도역류 치료를 시도하기 위해 사용된다.

3) 혼합된 경관 섭식(Blenderized Tube Feeding)

혼합된 식이는 경관 섭식을 하는 1세 이상의 아동을 위한 영양이 잘 갖추어진 분유의 대안이다. 역사적으로

표 9.3. 1세 이상 아동을 위한 영양이 잘 갖추어진 조제분유 선택

분유(Formula)	사용지침(Indications for Use)
영양소가 손상되지 않은 표준 고분자 조제분유; 동위원소, 유당이 없는 긴 사슬 지방산, 필수 비티민과 미네랄 함유(예: 섬유질 유무와 관계없이 페디아슈어-PediaSure®, 네슬레 뉴트린 주니어 Nestlé Nutren Jr®., 아동용 컴플릿-Compleat® Pediatric)	일상적인 경관 섭식이나 구강 섭식의 경우 1kcal/ml 액체 분유가 영유아에게 유일하거나 부분적인 공급원이 될 수 있으며, 주로 수분 제한이나 많은 열량 요구에 사용하는 1kcal/ml(즉 1.2 또는 1.5kcal/ml)를 초과하는 에너지농축 분유는 일반적으로 고삼투압이므로 설사 유발가능
미리 소화된 아미노산 기반 수유(예: 섬유질 유무와 관계없이 네오케이트 주니어-Neocate Jr., 엔파밀 푸라미노 A+ 주니어-Enfamil Puramino A+ Jr®., 네슬레 톨레렉스-Nestlé Tolerex®, 비보넥스-Vivonex)	손상되지 않은 온전한 단백질 대신, 펩타이드 또는 아미노산으로 구성된 단백질; 온전한 단백질의 소화를 펩타이드로 우회함으로써 흡수를 개선 덜 복잡한 형태의 탄수화물, 보통 단당류; 지방 함량을 감소시킬 수 있고, 문맥순환으로 직접 흡수되어 간으로 운반되는 지방공급원으로 일부 또는 모든 중간 사슬 트리클리세이드를 포함하여 역류나 위 식도 역류 질환을 가진 아동에게 도움이 될 수 있음

note. 최신 제품 정보 참조. GERD = 위 식도 역류 질환(gastroesophageal reflux disease)

혼합된 식이는 가정에서 영양사의 지시에 따라 조리한 자연식품 퓌레와 튜브를 통해 전달되는 액체로 이루어져 있다. 노동의 강도, 위생, 영양성분의 일관성 부족과 관련된 우려로 인해 시중에 판매되는 혼합된 분유가 개발되었다.

최근 경관 섭식을 위한 혼합 식이 사용이 다시 증가함에 따라 연구에서는 시중에 판매되는 완전 조제분유에 비해 혼합된 식이가 유리하다는 결과를 보여주고 있다(Pentiuk et al., 2011). 경관 섭식을 위해 완전분유에서 혼합식이로 전환하는 몇 가지 일반적 이유로 섭식 내성 개선, "진짜" 음식을 사용하려는 욕구, 구강 섭식 개선에 대한 증거, 화학적으로 분류되는 제품을 사용하지 않으려는 선호도 등이 있다(Bobo, 2016). Pentiuk 등(2011)의 연구에 의하면, 33명의 아동 중 73%가 위루관 섭식을 할 때 혼합 식이로 변경한 이후 구역질과 구토가 50% 이상 감소하였다고 한다. Gallagher 등(2018)의 연구도 유사한 결과를 보이는데, 혼합 식이로 변경한 이후 구토가 감소하였다고 한다. 여러 연구에서도 복부 통증, 팽만, 설사, 변비 역류 등 위장 징후에 관한 호전을 보여주는데, 이는 건강한 장내 미생물과 관련이 있을 것으로 보인다(Hron & Rosen, 2020).

영양 적절성, 경관 폐색 가능성, 미생물 오염 가능성은 혼합 식이를 하는 아동들에게 여전히 문제로 남아 있다(Milton et al., 2020). 이러한 이유로 혼합된 식이를 준비하는 부모에게 시중에 판매되는 혼합된 식이나 퓌레를 구입하고 영양사와 상담을 통해 식단을 구성하는 것을 권고한다.

5. 성장 향상을 위한 전략 STRATEGIES TO IMPROVE GROWTH

1) 모유나 분유 강화하기(Fortifying Breast Milk or Formula)

조산아의 경우 일반적으로 사용되는 방법은 모유 또는 저온 살균된 기증자 모유에 강화제를 첨가하여 특정 요구 사항을 충족시키는 것이다(10장 참조). 모유를 제공받는 1세 미만 영유아의 경우 열량과 영양소를 증가시키기 위해 사용되는 가장 기본적인 방법은 일반적인 모유의 영양소 농도의 100ml당 68kcal를 초과하는 양으로 유축 모유에 분말이나 액상의 유아용 농축분유를 첨가하는 것이다. 이는 못견딤증을 최소화하기 위해 단계적으로 적용된다(표 9.4 참조).

조제분유를 수유하는 영유아의 경우, 일반적으로 분유(액상이나 분말 농축분유)를 조제하는데 사용하는 물의 양을 줄이는 것이 영양소와 열량의 최대 권장량을 증가시키기 위해 권고된다. 이러한 방법으로 분유를 조제하면 영양소의 농도가 높아짐으로 단백질, 나트륨, 칼륨 등 특정 영양소의 안전 수준을 초과하지 않도록 하는 것이 중요하다. 이 전략은 모든 영양소를 증가시키는 간단하고 비용이 저렴한 방법이며 가정에서 사용할 수 있도록 보호자에게 쉽게 가르칠 수 있다.

조제분유는 멸균 제품이 아니기 때문에 면역력이 저하된 영유아에서 크로노박터 사카자키(Cronobacter sakazaki)에 감염된 사례가 보고되어 6개월 미만의 영유아에게 농축분유 사용을 권고하지 않는다(Kalyantanda et al., 215). 6개월 미만의 영유아의 경우 가능하다면 멸균된 액체 농축분유를 사용하는 것을 권하고 분말 농축분유는 액체 농축분유의 대안이 없을 경우만 사용해야 한다. 단백질과 지방을 변형하여 흡수 장애나 알레르기를 돕는 특수 분유의 대부분은 분말 농축분유로 제조되므로 그것들을 사용하는 것에 다른 대안이 없다.

삼투압(Osmolality)은 액체에 용해된 입자의 농도를 측정하는 것이다. 열량과 영양분을 높이기 위해 분유나 모유가 농축되면, 용액 속 입자의 수가 많아지면서 삼투압이 높아진다. 농축분유가 추가될 때마다 수유시 삼투압 농도는 높아지고 물의 양은 감소한다. 미국 소아과 학회(Barness, 1976)가 권고하는 현재 삼투압 권장량 450mOsm/L를 초과하는 농도를 제공하면 지연된 소화, 구토, 설사, 변비, 탈수, 위 식도 역류 질환의 악화가 나타날 수 있다(Jadcherla et al., 2012; Pearson et al., 2013). 이러한 징후의 대부분은 아동이 구강 섭식으로 전환할 때 조기 포만감이나 식욕부진을 유발할 수 있으며, 구강 섭식에 관심이 없는 영유아에게 잠재적 기여요인으로 여겨질 수 있다. 영양사, 작업치료사 및 전문가간 팀의 다른 구성원들이 협력하여 임상 문제를 치료하고 성장목표를 지원하면서 고삼투압 및 고열량 섭식과 관련된 부작용을 최소화하는 치료 계획을 세울 수 있다.

2) 모듈 사용(Use of Modules)

농축분유(예; 80kcal/100ml)를 사용하여 제조한 영양소 농도가 충족되면 더 많은 에너지를 제공하기 위해 단일 또는 이중 모듈을 추가할 수 있다(예; Polycal 90 kcal/100ml, Microlipid 100kcal/100ml; 표 9.5 참조). **단일 영양 모듈(Single-nutrient modules)**은 일반적으로 모듈을 구성하는 다량 영양소 이외의 다른 영양소를 포함하지 않은 열량 공급원을 말한다. 이는 영양이 잘 갖추어진 분유는 아니므로 영양소 공급원으로 사용될 수 없다.

지방 모듈(Microlipid, 중간 사슬 트리글리세리드 오일) 또는 탄수화물 모듈(polycal)은 영유아의 의학적 진단, 영양 요구 및 잠재적 내성에 따라 선택되는 일반적인 영양 모듈이다. 이러한 영양 모듈은 섭식의 삼투압에 거의 영향을 미치지 않으며 단백질, 비타민 또는 미

표 9.4. 유축 모유 및 시중에 판매중인 영유아 분유의 전형적인 단계별 열량 향상

100ml 당 열량	30ml 당 열량 (일반 제조업체 라벨정보)	강화 전략(fortification strategy)
		유축 모유
68	20	적용 안됨
72	22	• 출생 시 체중(BW)이 2kg 미만인 경우; 모유 강화제 • 출생 시 체중(BW)이 2kg 초과인 경우; 농축분유
80	24	• 출생 시 체중(BW)이 2kg 미만인 경우; 모유 강화제 추가 • 출생 시 체중(BW)이 2kg 초과인 경우; 농축분유 추가
90	27	• 출생 시 체중(BW)이 2kg 미만인 경우; 모유 강화제는 80kcal, 전환기 분유는 90kcal까지 사용 • 출생 시 체중(BW)이 2kg 초과인 경우; 농축분유 추가 단백질(또는 기타 제한 영양소)이 최대량에 도달한 경우, 기본 의학적 상태에 따라 탄수화물 또는 지방 모듈 사용
100	30	단백질(또는 기타 제한 영양소)이 최대량에 도달한 경우, 기본 의학적 상태에 따라 탄수화물 또는 지방 모듈 사용
		시중에 판매중인 영유아용 분유
68	20	적용 안됨
72	22	농축분유 추가
80	24	농축분유 추가
90	27	단백질(또는 기타 제한 영양소)이 최대량에 도달한 경우, 기본 의학적 상태와 영양 목표에 따라 탄수화물 또는 지방 모듈 사용

note. 몇몇 모유 강화제는 병원에서만 사용 가능함. 처방 받은 것은 집에서 제한적으로 사용 가능함. BW = 몸무게; N/A = 적용 안됨.

네랄을 제공하지 않는다. 그것들은 성장을 위해 의도된 열량을 전달할 수 있는 처방된 양을 식이에 첨가한다.

단백질 모듈은 액체 또는 분말 형태(씨밀락 액상 단백질, 베네프로틴–Beneprotein®)로 제공되며, 영유아의 단백질 요구량을 농축분유로 충족되지 못하거나 단백질 요구량을 충족시키기 위해 수유에 더 집중하게 되어 너무 많은 열량과 기타 영양소가 섭취될 때 사용된다.

유축 모유의 열량 농도를 탄수화물이나 지방 모듈만을 사용하여 증가시켜서는 안 된다. 모유의 단백질 농도는 낮고, 이 모듈 중 어느 것도 단백질의 공급원이 아니며, 첨가되었을 때 단백질 농도를 희석시키는 역할을 할 뿐이다. 대부분의 경우 영유아가 신체 조직을 구성하지 않고, 지방만 축적할 수 있는 열량만 있는 것이 아니며, 열량만으로는 단백질을 증가시킬 수 없기 때문에 성장을 촉진하기 위해 추가 단백질이 필요하다. 마찬가지로, 표준 분유 농도(68kcal/100ml)에 탄수화물이나 지방을 첨가하면 단백질이 아닌 열량만을 제공하게 됨으로 표준 지침이 되어서는 안 된다. 유축모유나 분유의 영양소 농도를 증가시키는 것은 단계적으로 수행해야 한다. 섭식의 최대 열량과 영양소 농도는 총 수분 섭취량, 근본적인 의학적 상태, 이후 영양 요구량의 필요성에 따라 결정된다. 특정 영양소 농도가 허용되지 않는 경우 이전에 허용되었던 농도로 돌아가는 것이 좋다. 유축 모유나 시중에 판매중인 분유의 열량 증가 또는 감소시키는 방법은 표 9.4를 참조하도록 한다.

3) 고형식에 열량을 추가하여 최대화시키기 (Introducing and Maximizing Calories in Solid Foods)

고형식을 시도하는 이상적인 시기는 영유아마다 다양하다. 몸무게 증가가 이상적이지 않을 때 고형식을 시작하는 것은 영유아에게 적절한 양의 분유나 모유를 계속 수유하지 않는 한 성장을 개선하지 못한다. 모유와 분유는 영유아가 섭취하는 대부분의 고형식보다 그램당 더 많은 열량과 영양분을 포함하고 있다. 예를 들어, 128ml 완두콩 퓌레의 열량은 약 60칼로리이고, 128ml 모유나 분유의 열량은 87칼로리이다. 시중에 판매되는 영유아 식품은 열량과 대부분의 영양소가 낮다. 만약 아동이 이런 음식을 너무 많이 섭취하게 되면, 그들은 분유나 모유를 덜 섭취할 수 있다. 열량이 높고 영양이 풍부한 액체를 열량이 낮은 고형식으로 대체하면 몸무게가 증가하지 않을 수 있다. 고형식의 열량 함량을 최대화하는 것은 열량 섭취를 최대화하는 유용한 전략이 될 수 있다. 적절하게 성장하지 않거나 성장하지 못하는 영유아와 아동의 경우 과일이나 야채와 같은 저열량 음식을 고기 같은 고열량 음식으로 대체하면 열량 부족을 줄일 수 있다. 또한, 집에서 만든 음식은 문화적으로 다양한 맛과 질감을 제공할 수 있고, 이

표 9.5 유축 모유(EBM)의 열량, 지방, 탄수화물, 단백질을 증가시키기 위해 사용되는 시중에 판매중인 모듈과 조제분유

제품	상세내용
미세지질(Microlipid)	유화된 홍화 오일; 식품, 단백질, 탄수화물의 삼투압을 증가시키지 않고 열량을 증가시킴으로 위배출 시간을 늦춤
MCT 오일	MCT 오일; 지방 흡수 장애 시 지방 열량을 제공하지만 유화되지 않아 경관이나 젖병에 코팅되어 경관이나 젖병에 영양소를 남기고, 설사를 유발할 수 있음
폴리칼(Polycal)	포도당 중합체(말토덱스트림); 탄수화물 열량만 제공하며 식품의 삼투압을 최소한으로 증가
씨밀락 액상 단백질	완전 가수분해된 액상 단백질; 열량의 증가를 최소화하면서 식품의 단백질 함량 증가
베네프로틴(Beneprotein)	파우더 카제인 단백질; 열량은 최소화하면서 식품의 단백질 함량 증가

note. MCT = 중간 사슬 트리글리세리드 오일(medium-chain triglyceride)

는 긍정적인 구강 수용으로 이어질 수 있다. 소금이나 설탕이 첨가되지 않은 집에서 만든 음식은 시중에 판매되는 음식보다 에너지 농도가 더 높을 수 있다. 성장의 목표가 우선이라면, 아동이 즐기는 음식에 버터, 치즈, 아보카도, 전지방 요거트나 사워크림, 조제분유, 영유아용 곡물 분말을 첨가하는 것이 하루 동안의 열량 섭취를 향상시키는 쉬운 방법이다.

(1) 영유아용 곡문 분말을 조기에 도입하여 점도를 증진하기(Early introduction of infant cereal to thicken liquids)

일반적으로 영유아용 쌀 분말은 6개월 전까지는 건강한 영유아의 식단에 첨가하지 않지만, 위 식도 역류 질환이나 삼킴 장애가 있는 경우 조기에 도입할 수 있다(Jenco, 2020). 국내외 소아과 협회가 제안하는 시기보다 앞서 식품을 도입하는 것은 위험보다 장점이 높을 경우 임상적으로 정당화될 수 있다. 연령에 따라 허용 가능한 위장의 기능적 시기와 적절한 신장 기능을 가진 영유아는 점도 증진에 사용되는 특정한 양의 영유아용 쌀 분말을 소화 및 흡수할 수 있다(Lightdale & Gremse, 2013). 작업치료사는 점도를 위해 쌀 분말의 양을 결정하고 영양사는 몸무게 증가와 식단의 적정성을 신중하게 결정해야 한다. 쌀 분말은 양에 비해 상대적으로 부족한 영양 공급원이지만 철분과 다른 영양소를 함유하며 글루텐이 없고 상대적으로 저자극성으로 간주된다.

영유아용 쌀 분말은 식품에 추가적인 열량을 제공하며 과도한 몸무게 증가와 지방 증가로 이루어질 수 있다. 안전한 삼킴을 보장하거나 위 식도 역류 징후를 치료하기 위해 쌀 분말이 필요한 경우 일반적으로 분유의 열량 농도(예; 20kcal/300ml나 68kcal/100ml)를 감소시킨다. 영유아용 쌀 분말을 점도 증진제로 사용하게 될 경우 조제분유에 부수적인 열량이 추가되고 단백질 섭취 과다 및 몸무게 증가를 초래할 수 있으므로 사용을 피하는 것이 중요하다. 삼킴의 안전성을 향상시키기 위해 점도를 증진하는 방법에 대한 자세한 내용은 6장 "삼킴 문제"에서 다룬다.

6. 경관 섭식 스케줄 TUBE FEEDING SCHEDULE

의학적으로 불안정하거나 급성으로 건강이 좋지 않아진 영유아와 아동은 종종 경관 섭식을 필요로 한다. 의학적으로 가능하고 그렇게 하는 것이 안전하다고 판단된다면 즉시 구강 섭식을 시도해야 한다. 경관 섭식은 음식덩어리를 느리고 지속적으로 제공한다. 이러한 각 식이 요법의 선택은 아동, 튜브의 종류, 영양 요구량 및 아동의 식이 허용력에 따라 달라진다.

- **볼루스 주입법(Bolus feeding)**은 짧은 시간동안 일정량의 분유를 수유하고, 다음 수유 이전에 휴식을 취하면, 수유에 대한 내분비 반응을 모방하고 배고픔을 유발하는데 도움이 되기 때문에 가장 생리적인 것으로 여겨진다. 그러나 위 식도 역류나 위장 운동 문제가 있는 아동은 볼루스 주입법을 허용하지 않을 수 있다.
- **느린 볼루스 주입법(Slow bolus feeding)**은 볼루스 주입법과 유사하지만, 수유 시간이 길게 주어진다(예; 60분 또는 90분). 때로는 볼루스 주입법에서 느린 볼루스 주입법으로 바꾸면서 위 식도 역류 질환 징후를 감소시킬 수 있지만, 수유 종료와 다음 수유 사이의 간격이 짧기 때문에 구강 수유에 대한 배고픔을 느끼는 것이 줄어들 수 있다.
- **지속적 주입법(Continuous feeding)**은 여러 시간에 걸쳐 지속적으로 수유하는 것을 포함한다. 지속적 주입법은 24시간 중 정해진 시간 또는 24시간 동안 지속적으로 수유할 수 있다(예; 매일 4시간 휴식을 포함하여 20시간 이상 수유). 지속적 주입법은 볼루스 주입법이나 느린 볼루스 주입법을 견디지 못하거나 공장루관 식이를 하는 아동에게 추천한다. 유문 뒤(위 넘어)에 배치된 수유 영양관은 지속적으로 식이를 제공해야 하고, 직접적으로 음식덩어리를 제공

(볼루스 주입법으로 직접 공장에 제공해서는 안됨) 하면 안 된다.

낮은 허용력을 가진 영유아나 아동이 구강 섭식으로 전환하는 경우 밤새 지속적인 경관 섭식 방법과 경관을 통한 일시적인 섭식 또는 낮 동안 구강 섭식을 결합하는 것을 고려할 수 있다. 이러한 스케줄은 놀이와 같은 다른 활동을 위해 낮 동안 더 많은 유연성을 허용하고 아동이 구강 섭식을 시도하는 다양한 기회를 제공하고 더 나은 허용력을 제공할 수 있다(Romano et al., 2017).

7. 영양 상태를 유지하면서 구강 수유 도입과 경관 수유에서 구강 수유로의 전환 INTRODUCING ORAL FEEDING AND TRANSITIONING FROM TUBE FEEDING WHILE MAINTAINING NUTRITIONAL STATUS

임상 환경에서 성장과 영양은 아동이 구강 수유로 전환하는 것보다 우선으로 한다. 의료진은 종종 몸무게 정체와 감소가 있는지에 대해 걱정한다. 영양이 풍부하고 잘 자란 영유아나 아동에게 구강 수유를 장려하기 위해(예; 코위영양관 수유 전에 배고픔 신호를 더 오래 기다리기, 영양 섭취량 줄이기, 강화를 줄여 배고픔 증가) 도전적이고 단호한 일상이 필요할 수 있으나, 이것은 성장 장애가 있는 아동에게 시도할 수 없다는 의미가 아니라, 공격적이거나 신속하게 시도하지 않을 수 있다는 것이다.

영양 상태나 성장을 방해하지 않고 구강 수유 도입과 경관 수유에서 구강 수유로 전환하는 최종 시기는 보호자와 전문가간 팀 간의 상호 의사 결정 및 계획이 필요하다. 하지만 어떤 전략도 모든 영유아나 아동에게 적용되지 않으며, 특정 아동에 대한 전략이 다른 아동에게 적합하지 않을 수 있다. 구강 수유를 도입하고 경관 수유에서 구강 수유로 전환할 때 각 팀원들은 다른 목표를 가질 수 있다. 영양사의 목표는 작업치료사가 구강 수유를 제공하는 동안 수분 공급 유지, 성장 또는 성장 유지를 지원하고, 영양 과잉 또는 결핍을 예방하기 위해 충분한 영양을 제공하는 것이다.

1) 모유 수유를 하는 영유아의 구강 수유 도입 (Introducing Oral Feeding in Breastfed Infants)

모유 수유를 하는 영유아에게 구강 수유를 도입할 때, 모유 수유 이후에 경관 수유량을 결정하는 것은 어려울 수 있다. 적절한 수분 공급, 영양 섭취 및 몸무게 증가를 보장하기 위해 다양한 접근 방식이 필요할 수 있다. 예를 들어, 모유 수유 전, 후 몸무게를 측정하는 것은 필요한 경관 수유량과 소비량을 결정하는 기준이 될 수 있다. 다른 접근법은 어머니가 영양 공급이 효과적이라고 느껴졌는지 여부를 판단하도록 하고, 어머니의 평가에 기초하여 보충량을 조절하는 것이다. 만약 어머니가 수유가 효과적이었는지 확실하지 않다면, 아동에게 처방된 용량의 절반을 제공하고 며칠 후 몸무게 변화를 정확하게 평가하는 방법이 합리적인 접근법이 될 수 있다.

만약 경관 수유 보충에 사용되는 분유나 모유에 추가 열량이 첨가되어 있고 영유아가 강화되지 않은 모유를 수유하는 경우, 경관을 통해 전달되는 영양소 농도에 대한 조절이 필요한지 여부를 결정하기 위해 1주 후에 몸무게 증가나 감소에 대한 평가를 신중하게 진행해야 한다. 영유아가 모유를 지속적으로 잘 섭취하는 것으로 보이면, 다음 논리적 단계는 어머니가 있을 때는 경관 수유 보충 없이(즉, 아기가 원하는 만큼 자주 그리고 오랫동안) 모유 수유를 하는 것이다. 어머니가 없으면, 어머니의 선호에 따라 경관이나 젖병 수유가 제공된다.

2) 젖병 수유를 하는 영유아를 위한 구강 수유 도입 (Introducing Oral Feeding in Bottle-Fed Infants)

젖병 수유를 하는 영유아의 경우 부모와 의료진은 영유아가 섭취하는 양을 알고 있기 때문에 구강 수유를 추가하고 경관 수유로 보충하는 것이 더 간단하다. 이는 정확한 경관 수유를 통해 성장이 저해되지 않도록 할 수 있다. 영유아는 24시간 동안 규정된 총 수분 섭취량이 있으며, 영유아가 보통 2-3시간마다 수유 신호를 보이면 젖병 수유를 제공받게 된다. 영유아가 젖병 수유를 마쳤다는 신호를 보이면, 나머지 양은 경관을 통해 수유받게 된다. 구강 및 경관 수유 모두 적절한 시간 내 마칠 수 있도록 시간을 제한하는 것을 제안할 수 있다. 예를 들어, 구강 수유 20-30분과 경관 수유 20-30분이라는 시간제한을 두면, 영유아는 다음 수유 전 배가 고플 가능성이 높아진다.

영유아가 구강으로 더 많은 양을 섭취하게 되면, 처방된 24시간 동안의 제공하는 총량을 줄여 경관으로의 보충을 덜 제공하고, 더 많은 배고픔을 유발할 수 있다. 일반적으로 총 수분 섭취량을 160ml/kg/day에서 140ml/kg/day로 줄이면 된다. 또 다른 접근법은 24시간 동안 최소 총 수분 섭취량을 처방하고 경관 수유 없이 낮 동안 원하는 만큼 젖병으로 섭취하게 한 후 부족한 양은 하룻밤 동안 경관을 통해(볼루스 주입법 또는 지속적 주입법) 제공하여 부족한 양을 파악할 수 있다. 일반적으로 이러한 방법은 영유아가 최소한 절반 이상의 수유를 구강으로 섭취할 때 제안되며, 만약 영유아가 절반보다 적게 구강으로 섭취한다면, 밤 동안 제공해야 하는 양이 너무 많을 것이다. 모유 수유와 마찬가지로 영유아는 경관으로 보충을 전혀 받지 않고 애드리브(ad lib) 접근(배가 고플 때 충분히 수유하는 법)을 따른다.

3) 나이가 많은 아동의 경관 섭식에서 구강 섭식으로의 전환(Transitioning From Tube to Oral Feeding in Older Children)

배고픔을 끌어내기 위해 24시간 동안 영양소 섭취를 줄이는 방법은 나이가 많은 아동에게도 유사하게 적용할 수 있다. 구강 섭식을 시도한 이후 섭식량을 줄이거나 열량을 줄여 경관을 통해 보충할 수 있다. 목표는 구강 섭식으로 전환하는 동안 의학적, 영양학적 문제를 최소화하는 것이다. 배고픔을 유발(예; 열량 감소, 수유량 감소, 또는 둘다)하는 일부 영양학적 수정 없이 경관에서 완전한 구강 수유로 전환되는 경우는 극히 드물다. 건강한 아동의 경우 총 에너지 섭취량을 줄이면 배고픔과 식욕이 유발되어 구강 섭취량이 향상된다(Blundell et al., 2020). 경관 수유의 열량 함량을 줄이는 것(예; 1.5kcal/ml에서 1.0kcal/ml)은 배고픔에 영향을 미칠 수 있으며, 구강 수유 시 일부 손실된 에너지를 경관 수유를 통해 대체한다면 열량섭취량은 동일하게 유지할 수 있다(Sharp et al., 2020). 경관 수유로 인해 열량이 감소되었을 때 구강 수유가 개선되는지 여부를 확인하기 위해 영양사와 함께 단기적인 계획을 생각해 볼 수 있다

이유(단유) 계획을 세울 때에는 일반적으로 완전 경관 섭식 중인 아동에게 처방되며 달성 가능한 열량과 단백질 목표는 구강 섭식으로 전환하는 기간에는 거의 달성되지 않는다는 것을 인식하는 것이 중요하다(Wright et al., 2011). 만일 아동의 영양 상태가 배고픔을 촉진하기 위해 영양 감소를 지원하거나 허용하지 않는 경우 경관에서 구강 수유로의 이유(단유)를 시작해서는 안 된다. 경관에서 구강 수유까지의 이유(단유)에 대한 자세한 내용은 8장에서 다룬다.

8. 변비 CONSTIPATION

변비는 복부 불편함과 포만감을 유발하고 구강으로 음식을 먹으려는 욕구가 줄어들 수 있다. 편식하는 사람들의 경우 변비는 낮은 식이섬유로 제한된 식단이나 식욕을 촉진하기 위해 수분을 제한하려는 부모의 욕구의 결과로 수분 섭취 부족으로 인해 발생할 수 있다. 구강이나 경관 수유에 사용되는 일부 조제분유와 영양이 풍부한 영유아용 조제분유는 섬유질의 함량이 적기 때문에 경관으로만 수유하는 아동의 변비에 원인이 될 수 있다. 이는 수분 섭취 부족, 특정 약물(예; 항경련제,

다량의 철분 보충제, 마약성 진통제) 및 낮은 활동과 결합되어 의학적으로 복합적인 아동과 영유아들, 특히 기존에 위장관이 좋지 않은 영유아나 아동들에게 변비를 유발할 수 있다. 이 아동들은 점도가 증진된 액체를 요구하는 삼킴 장애를 가지고 있을 가능성이 높으며, 이 또한 변비를 유발할 수 있다.

일반적으로 모유는 변을 부드럽고 자주 볼 수 있게 한다(Quinlan et al., 1995). 분유를 먹는 영유아들은 주로 카제인 기반 영유아용 분유에서 유청 단백질이 더 많은 분유로 전환하면 변을 더 부드럽고 자주 보게 된다. 농축분유의 양을 줄이면서 영양농도가 높은 분유에서 강화의 양을 줄이는 것은 변비를 완화하고 더 많은 배고픔을 유도하는데 도움이 될 수 있다. 1세 이상의 아동의 경우 적절한 수분과 섬유질을 섭취하고, 신체적 움직임이나 운동을 장려하는 것 또한 정상적인 변의 농도와 규칙적인 배변 활동을 하는데 도움이 될 수 있다. 때로는 이러한 조치가 변비를 완화시키지 못할 때 몇몇 아동들은 약이 필요할 수 있다.

9. 식품 알레르기 FOOD ALLERGIES

식품 알레르기는 위장 장애의 큰 부분을 차지하며 구토, 설사, 호산구 증가성 식도염, 위염, 대장염 및 성장 장애, 반복적인 역류, 배앓이 등의 기타 징후를 초래한다(Calvani et al., 2021; Labrosse et al., 2020). 또한 식품 알레르기는 위 식도 역류 질환의 작은 원인이 될 수 있고(Calvani et al., 2021), 이러한 징후들은 구강 섭식에 대한 무관심이나 문제가 될 수 있는 알레르겐 섭취를 거부할 수 있게 한다. 식품에 대한 부작용은 비-면역글로불린E 매개반응, 면역글로불린E 매개반응 또는 혼합되어 나타날 수 있다. 특정 식품이나 오염물질에 대한 면역 매개반응은 "명확한" 알레르기로 간주되지는 않지만, 종종 알레르기로 언급된다.

1) 비-면역글로불린E 매개 식품 알레르기(Non-IgE Mediated Food Allergy)

비-면역글로불린E 매개 식품 알레르기 질환(Non-IgE mediated GI food allergic disorders)은 식품 단백질 유발성 소장대장염(FPIES), 호산구 증가성 식도염(EoE), 식품 단백질 유발성 알레르기 직장결장염(FPIAP), 식품 단백질 유발성 알레르기 장질환(FPE)으로 구성된다. 이러한 질환은 면역글로불린E 항체가 아닌 면역 체계의 다른 부분과 관련된 반응에서 비롯된다. 이것들의 진단은 전형적으로 구토, 팽만감, 설사와 같이 문제가 되는 음식을 섭취한 후 항상 발생하지 않는 무수한 증상에 기초하여 이루어지며, 문제가 되는 음식이 식단에서 제거되면 증상은 개선되거나 사라진다. 대부분 비-면역글로불린E 매개 알레르기는 학령기 이전에 해결된다(Labrosse et al., 2020).

(1) 식품 단백질 유발성 소장대장염(Food protein-induced enteropathy)

식품 단백질 유발성 소장대장염(FPIES)은 비-면역글로불린E 매개 알레르기의 한 유형이다(Baker & Nowak-Wegrzyn, 2020). 일반적으로 문제가 되는 음식을 섭취한 후, 1-4시간 후에 구토하는 것이 특징이다(Leonard & Nowak-Wegrzyn, 2015; Leonard et al., 2018). 식품 단백질 유발성 소장대장염을 유발하는 가장 흔한 음식은 쌀, 귀리, 우유, 콩, 달걀, 생선, 과일과 채소이다(Nowak-Wegrzyn et al., 2020). 식품 단백질 유발성 소장대장염의 심각성은 식단에서 문제가 되는 음식의 양에 따라 달라진다. 예를 들어, 분유 수유만 한 영유아는 문제가 되는 알레르기 식품이 포함된 고형식을 가끔씩 먹는 영유아보다 더 심각한 징후를 겪게 된다. 식단에서 이런 음식을 제거하면 구토 징후는 3-5일 안에 멈추어야 한다(Nowak-Wegrzyn et al., 2017).

(2) 호산구 증가성 식도염(Eosinophilic esophagitis)

호산구 증가성 식도염(EoE)은 비-면역글로불린E 매개 알레르기의 다른 유형이다. 이는 생후 1년이 되면 삼킴에 문제가 되는 구토, 통증을 포함한 위 식도 역류 질환 증상을 보일 수 있다. 호산구 증가성 식도염은 일반적으로 우유, 계란, 밀 그리고 콩 등 특정 음식이나 알레르기 유발 물질에 반응하여 식도에 호산구가 축적되는 것을 말한다. 임상 증상으로는 구토, 되새김(rumination), 식욕부진, 화끈거림, 통증 등이 있으며, 삼킴의 어려움으로 섭식 직후 울음을 터뜨리는 경우가 많다(Cianferoni & Spergel, 2016).

(3) 식품 단백질 유발성 알레르기 직장결장염(Food protein-induced allergic proctocolitis)

식품 단백질 유발성 알레르기 직장결장염(FPIAP)은 일반적으로 생후 몇 달 이내에 건강한 영유아에서 혈변과 함께 나타난다(Aryola et al., 2006; Nowak-Wegrzyn et al., 2015). 문제가 되는 식품은 우유, 달걀, 콩 및 옥수수 같은 식품일 수 있다(Nowak-Wegrzyn et al., 2015). 연구에 따르면 혈변은 종종 문제가 되는 음식을 제거하지 않고 몇 주 안에 해결된다(Arvola et al., 2006; Elizur et al., 2012). 그러나 증상이 지속되면, 모유 수유 중인 아동은 모유를 중단하거나 분유 수유 중인 아동의 경우 조제 분유를 변경하면, 3-5일 이내 대부분의 증상이 해결되지만 일부 영유아의 경우, 더 오래 걸릴 수 있다(Nowak-Wegrzyn et al., 2015).

(4) 식품 단백질 유발성 알레르기 소장대장염(Food protein-induced allergic enteropathy)

식품 단백질 유발성 알레르기 소장대장염(FPE)은 소장과 관련이 있으며, 일반적으로 생후 1년 안에 성장 실패의 원인이 되는 장기간의 설사가 나타난다(Chinthrajah et al., 2015). 다른 비-면역글로불린E 매개 질환과 마찬가지로 피부 검사에서는 특이사항이 없고 식단에서 문제가 되는 음식을 제거한 후 1-3주일 이내에 증상이 사라진다. 식품 단백질 유발성 알레르기 소장대장염을 가진 대부분의 아동은 1-2년 후에 문제가 되는 음식을 다시 제공하여도 견딜 수 있다.

2) 면역글로불린E 매개 식품 알레르기(IgE-Mediated Food Allergy)

면역글로불린E 매개 식품 알레르기(IgE-mediated food allergy)는 비-면역글로불린(Non-IgE)보다 더 흔하고 이해하기 쉽다. 면역글로불린E(IgE) 항체는 식품 항원에 반응하는 수많은 징후를 일으킨다. 피부 반응 검사나 특정 혈청 면역글로불린E의 존재로 쉽게 변별할 수 있다. 생후 1년 안에 발생하며 두드러기, 콧물, 피부 가려움, 호흡기 징후 및 과민증(anaphylaxis)이나 이 모든 것을 포함한다(Boyce et al., 2010). 가장 일반적인 알레르기 유발 항원은 우유, 콩, 달걀, 밀, 땅콩, 나무열매(견과류), 생선과 갑각류에서 나타난다. 종종 가족 중 면역글로불린E 매개 알레르기를 일으키는 유전적 성향이 있으며, 특히 부모 중 한 명 또는 둘 다 알레르기가 있는 경우 더욱 그렇다.

3) 우유 단백질 알레르기(Cow's Milk Protein Allergy)

영유아기의 구토, 울음, 피부발진과 같은 징후들은 **우유 단백질 알레르기(cow's milk protein allergy - CMPA)**에서 발생한다. 질병의 유병률이 증가하고 있음을 시사하는 특정 증거가 없는 가운데, 우유 단백질 알레르기를 관리하기 위한 전문 제품에 대한 수요가 증가하고 있다(Munblit et al., 2020). 우유 단백질 알레르기는 징후가 다르게 나타나는 면역글로불린E 매개반응이나 비-면역글로불린E 매개반응일 수 있다. 일반적으로 비-면역글로불린E의 반응은 징후의 시작 속도가 느리고 식품 단백질 유발성 알레르기 직장결장염, 식품 단백질 유발성 알레르기 소장대장염 및 식품 단백질 유발성 소장대장염에 대해 앞서 설명한 반응 중 하나로 나타난다. 면역글로불린E 매개 우유 단백질 알레르기의 가장 흔한 유형으로는 두드러기, 피부발진, 구토, 설사, 호흡곤란, 목 붓기, 천명, 기침, 과민증(anaphylaxis) 등의 징후를 보이며 일반적으로 섭취 후 몇 분에서 1-4시간

이내에 발생하고 몇 시간 이내에 진정되며 우유를 다시 먹으면 이런 반응이 또 나타난다(Flom & Sicherer, 2019; Munblit et al., 2020). 면역글로불린 매개 우유 단백질 알레르기는 피부 반응 검사나 피검사로 식별 가능하지만 비-면역글로불린(Non-IgE) 매개 우유 단백질 알레르기는 진단이 어렵다. 일반적으로 식단에서 우유를 제거하고 징후가 해결된 이후에 진단하게 된다.

모유 수유를 하는 영유아의 우유 단백질 알레르기 임상 지침은 최소 2주(Perkin et al., 2016)에서 4주까지(Meyer et al., 2020) 어머니가 먹는 식단에서 모든 우유와 우유가 함유된 음식을 제외하고, 유실 기간(wash period)이 지나고 모유를 다시 수유한다. 식단은 빵, 쿠키, 냉동 감자튀김과 유제품이 아닌 대체식품과 같이 우유가 포함된 것으로 쉽게 인식할 수 없는 식품을 포함하여 모든 우유 및 유제품을 제거한다. 이 유실 기간에 어머니는 모유가 줄지 않도록 모유를 짜서 버려야 하며 어머니가 모유를 짜내는 동안, 영유아에게는 가수분해된 분유를 수유해야 한다(Labrosse et al., 2020).

약 10–20% 영유아에서 징후가 지속되면 아미노산 기반 분유를 시도하는 것이 필요하다(Nowak-Wegrzyn et al., 2017). 부분 가수분해된 단백질 분유는 잔류 항원 함량 때문에 권장되지 않는다(AAP Committee in Nutrition, 2000). 면역글로불린E 매개 알레르기와 식품 단백질 유발성 알레르기 직장결장염, 식품 단백질 유발성 알레르기 소장대장염 및 식품 단백질 유발성 소장대장염과 같은 비-면역글로불린E 매개 알레르기를 가진 영유아들 사이에서 우유와 높은 교차 반응이 관찰되지만, 콩 기반 조제분유는 종종 허용되고 있으며 사용해 볼 수 있다(Vandenplas, 2017, 2019).

4) 유당 못견딤증(불내증)(Lactose Intolerance)

유당 못견딤증(Lactose intolerance)은 식품 알레르기가 아니다. 대신 젖당이라고 불리는 우유의 당분이나 탄수화물을 분해할 수 없는 것이다. 신체는 우유나 유제품에서 발견되는 유당을 분해하여 장에서 흡수될 수 있도록 하는 락타아제라는 효소를 생성한다. 유당 못견딤증이 있는 경우 신체는 섭취된 모든 유당을 완전히 소화시킬 수 있는 충분한 락타아제 효소를 생성하지 못하고 대신 장내 미생물 함량에 의해 발효되어 종종 우유 알레르기와 혼동되는 위장 징후를 일으킨다. 유당 못견딤증의 징후로는 복통, 가스, 설사, 위 식도역류 증상이 있다(Costanzo et al., 2021). 유당 못견딤증은 중재 없이 시간이 지나거나 식단에서 유당을 단기적으로 감소시키거나 제거하면서 해결할 수 있다. 부분 가수분해 분유는 다른 탄수화물과 결합하여 일부 유당을 포함하며, 완전 가수분해 분유나 아미노산 기반의 분유는 유당을 포함하지 않는다.

요약

다학제간 팀 접근 방식은 영유아와 아동의 성장과 영양 상태를 유지하거나 개선하면서 구강 섭식을 도입하거나 개선하려고 시도할 때 발생할 수 있는 문제를 해결하는 핵심 접근이다. 성장과 영양 상태에 대한 지속적인 관찰은 성공을 방해할 수 있는 영양실조와 영양과잉을 모두 예방하기 위해 중요하다.

사례연구 9.1. LUCIA: 성장과 섭식

병력 및 섭식 이력

Lucia는 임신 연령 40주, 몸무게 3.2kg, 키 52cm로 출생하였다. 키와 몸무게 모두 성장지표 측정값은 50%에 있었다(그림 9.2 참조). Lucia는 몸무게가 증가하지 않아 생후 한 달 만에 병원에 입원하였다. 가벼운 이형적 특징(dysmorphic features)과 근긴장 저하로 인해 정밀검사를 위해 유전학과에 의뢰되었다. Lucia는 입원기간 동안 작업치료사에게 섭식 평가를 받았고, 빨고-삼키고-숨쉬기 조절에 효과적이고 삼킴 문제의 징후가 없는 것으로 밝혀졌다. Lucia는 젖병 수유를 하지만 입으로 충분한 양을 섭취하지 않았기 때문에 코위영양관을 삽입하고

사례연구 9.1. LUCIA: 성장과 섭식(Cont.)

강화된 식이로 전환하였다. 식이가 강화되고 구강 수유의 부족한 부분을 코위영양관으로 보충하면서 적절한 몸무게로 회복하였다. 구강 수유와 코위영양관 수유를 병행하면서 퇴원하였고, 지속적이고 완전한 구강 수유가 어렵기 때문에 5개월 때 위루관을 삽입하였다.

Lucia는 이제 8개월이 되었고, 미세결손 증후군(microdeletion syndrome)과 발달지연을 진단 받았고, 구강 수유로 전환하기 위해 섭식 클리닉에 의뢰되었다. 가족들은 Lucia가 위루관 수유 전에 젖병 수유를 하였지만, 배고픔의 징후는 보이지 않고 종종 구강으로 먹는 것을 꺼린다고 보고하였다. 때로는 Lucia는 먹는 양의 30%를 젖병으로 수유하였고 수유하는 동안 가끔 기침이 나타났다. 또한 호흡기 감염 병력이 없고, 위루관 수유를 잘 견뎌낸다.

작업치료 섭식 평가

Lucia는 작업치료사에게 섭식 재평가를 받았다. 어머니는 가정에서 2단계 젖꼭지와 유축 모유를 이용해 젖병 수유를 시행하고 있었고, Lucia는 구강 수유를 꺼렸지만 결국 젖병을 수용하고 빨기 시작했다. 그녀는 적절하게 빠는 양상을 보였지만 흡인 양상(젖은 숨소리, 기침)을 보였다. 비디오 투시 삼킴 검사를 시행하였고, 젖병으로 묽은 액체를 먹었을 때 흡인이 나타났다. 약간 걸쭉한 액체(IDDSI 1단계)와 4단계 젖꼭지를 이용한 젖병 수유에서는 흡인의 징후 없이 적절하게 수유를 이어갔다.

그림 9.2. 성장 지표

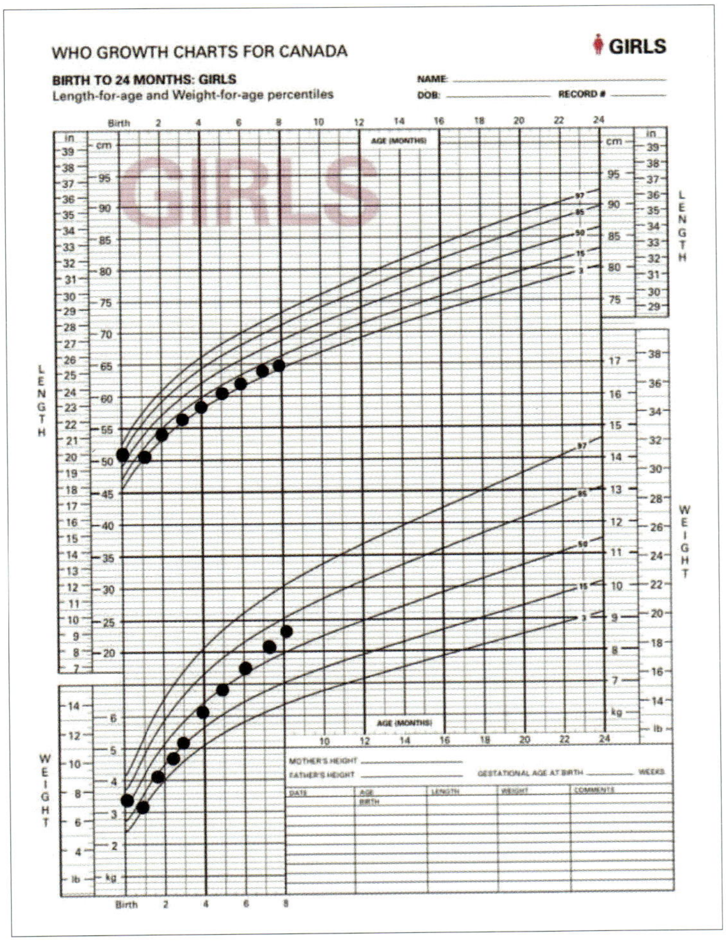

영양 평가

Lucia에 대한 영양사의 평가는 다음과 같았다.

- 관찰에 따르면, Lucia는 키 3%, 몸무게는 50% 이상으로 약 3개월 전부터 상승하는 추세를 보이고 있으므로 과체중이다(그림 9.2).
- 불수의적인 강화식이의 섭취(위루관으로 제공)로 정상 수준 이상의 몸무게 증가가 관찰되었다. 출생 시 키가 50%를 기록하였지만, 추후

사례연구 9.1. LUCIA: 성장과 섭식(Cont.)

평가에서 그녀의 키는 3%로 측정되었다(그림 9.2 참조).

- 활동적인 움직임은 보편적으로 발달하는 영유아에 비해 적었기 때문에 성장에 필요한 에너지 소비와 영양 요구량은 과도한 몸무게 증가를 피하기 위해 수정할 필요가 있다.
- Lucia는 기꺼이 구강 수유를 수용하였으나 위루관으로 공급되는 수유의 양과 열량 밀도에 영향을 받아 배고픔이 제한될 수 있으며, 묽은 액체는 흡인되기 때문에 젖병 수유의 불편함을 초래할 수 있다.

수정된 영양과 섭식 계획

작업치료사와 영양사는 다음과 같은 섭식 계획을 수립하였다.

- 강화된 유축 모유를 젤믹스(Gelmix)를 이용하여 약간 걸쭉한 액체(IDDSI 1 단계)를 만들어 젖병으로 수유한다. 젖병 수유는 최대 30분 동안 4단계 젖꼭지를 사용하고, 강화된 유축 모유를 위루관을 이용하여 보충 수유를 한다.
- 수분 요구량을 약 80% 정도로 줄인다. 하루 8회의 수유를 연령과 영양소 요구량에 적합한 5~6회로 줄인다.
- 영양사는 몸무게를 지속적으로 관찰하고 몸무게 증가가 예상보다 높으면 강화되지 않은 유축 모유로 전환하는 것을 고려해야 한다(수유 횟수와 영양소 열량 함량을 동시에 줄이는 것은 권하지 않는다).
- 영양사는 어머니가 유축을 중단하고 Lucia가 분유로 전환하면서 성장을 유심히 관찰할 것이다. 작업치료사도 구강 수유의 점도 변화와 레시피가 바뀔 수 있기 때문에 이를 알고 있어야 한다.
- 성장에 필요한 영양소보다 많은 영양 제공에도 불구하고 몇 달 동안 Lucia의 키는 늘어나지 않았다. 이것은 그녀가 태어났을 때 백분위로 돌아오는 것을 기대하는 것은 비현실적이고, 지금처럼 영양을 계속해서 최대로 공급하는 것이 키를 성장시키지 않을 것이라는 것을 암시한다. 또한 출생 시 측정한 계측이 부정확했을 수도 있다.
- 작업치료사는 숟가락으로 퓌레를 먹는 행동을 포함하여, 완전 구강 섭식으로 전환할 수 있도록 지속적으로 도움을 제공할 것이다.
- 작업치료사와 영양사는 필요에 따라 지속적으로 영양 공급 계획을 조정하고 협력할 것이다.

참고문헌

Addo, O. Y., Himes, J. H., & Zemel, B. S. (2017). Reference ranges for midupper arm circumference, upper arm muscle area, and upper arm fat area in US children and adolescents aged 1–20 y. American Journal of Clinical Nutrition, 105, 111–120. https://doi.org/10.3945/ajcn.116.142190

American Academy of Pediatrics. (2000). Hypoallergenic infant formulas. Pediatrics, 106, 346–349. https://doi.org/10.1542/peds.106.2.346

Arvola, T., Ruuska, T., Keränen, J., Hyöty, H., Salminen, S., & Isolauri, E. (2006). Rectal bleeding in infancy: Clinical, allergological, and microbiological examination. Pediatrics, 117, e760–e768. https://doi.org/10.1542/peds.2005-1069

Baker, M. G., & Nowak-W grzyn, A. (2020). Food protein-induced enterocolitis syndrome: Epidemiology and comorbidities. Current Opinions in Allergy and Clinical Immunology, 20, 168–174. https://doi.org/10.1097/ACI.0000000000000615

Barness, L. A., Mauer, A. M., Holliday, M. A. Anderson, A. S., Dallman, P. R., Forbes, G. B., . . . O'Brien, D. (1976). Commentary on breastfeeding and infant formulas, including proposed standards for formulas. Pediatrics, 57(2), 278–285. https://doi.org/10.1542/peds.57.2.278

Blundell, J. E., Gibbons, C., Beaulieu, K., Casanova, N., Duarte, C., Finlayson, G., . . . Hopkins, M. (2020). The drive to eat in homo sapiens: Energy expenditure drives energy intake. Physiology and Behavior, 219, 112846. https://doi.org/10.1016/j.physbeh.2020.112846

Bobo, E. (2016). Reemergence of blenderized tube feedings: Exploring the evidence. Nutrition in Clinical Practice, 31, 730–735. https://doi.org/10.1177/0884533616669703

Boyce, J. A., Assa'ad, A., Burks, A. W., Jones, S. M., Sampson, H. A., Wood, R. A., . . . Schwaninger, J. M. (2010). Guidelines for the diagnosis and management of food allergy in the United States: Report of the NIAID-sponsored expert panel. Journal of Allergy and Clinical Immunology, 126(6, Suppl.), S1–58. https://doi.org/10.1016/j.jaci. 2010.10.007

Calvani, M., Anania, C., Cuomo, B., D'Auria, E., Decimo, F., Indirli, G. C., . . . Veronelli, E. (2021). Non–IgE- or mixed IgE/non–IgE–mediated Gastrointestinal food allergies in the first years of life: Old and new tools for diagnosis. Nutrients, 13(1), 226. https://doi.org/10.3390/nu13010226

Chumlea, W. C., Guo, S. S., & Steinbaugh, M. L. (1994). Prediction of stature from knee height for Black and White adults and children with application to mobility-impaired or handicapped persons. Journal of the Academy of Nutrition and Dietetics, 94, P1385–P1391. https://doi.org/10.1016/0002-8223(94)92540-2

Chinthraja, R. S., Tupa, D., Prince, B. T., Block, W. M., Rosa, J. S., Singh, A. M., & Nadeau, K. (2015). Diagnosis of food allergy. Pediatric Clinics of North America, 62(6), 1393–1408. https://doi.org/10.1016/j.pcl.2015. 07.009

Cianferoni, A., & Spergel, J. (2016). Eosinophilic esophagitis: A comprehensive review. Clinical Reviews in Allergy and Immunology, 50, 159–174. https://doi.org/10.1007/s12016-015-8501-z

Corkins, M. R. (2017). Why is diagnosing pediatric malnutrition important? Nutrition in Clinical Practice, 32, 15–18. https://doi.org/10.1177/0884533616678767

Critch, J. N., & Canadian Paediatric Society, Nutrition and Gastroenterology Committee. (2013). Nutrition for healthy term infants, birth to six months: An overview. Paediatrics and Child Health, 18, 206–207. https://doi.org/10.1093/pch/18.4.206

Delano, M. J., & Moldawer, L. L. (2006). The origins of cachexia in acute and chronic inflammatory diseases. Nutrition in Clinical Practice, 21, 68–81. https://doi.org/10.1177/011542650602100168

Di Costanzo, M., Biasucci, G., Maddalena, Y., Di Scala, C., De Caro, C., Calignano, A., & Canani, R. B. (2021). Lactose intolerance in pediatric patients and common misunderstandings about cow's milk allergy. Pediatric Annals, 50(4), e178–e185. https://doi.org/10.3928/19382359-20210312-01

Elizur, A., Rajuan, N., Goldberg, M. R., Leshno, M., Cohen, A., & Katz, Y. (2012). Natural course and risk factors for persistence of IgE-mediated cow's milk allergy. Journal of Pediatrics, 161, 482–487. e1. https://doi.org/10.1016/j.jpeds.2012.02.028

Fenton, T. R., & Kim, J. H. (2013). A systematic review and metaanalysis to revise the Fenton growth chart for preterm infants. BMC Pediatrics, 13, 59. https://doi.org/10.1186/1471-2431-13-59

Flom, J. D., & Sicherer, S. H. (2019). Epidemiology of cow's milk allergy. Nutrients, 11, 1051. https://doi.org/10.3390/nu11051051

Gallagher, K., Flint, A., Mouzaki, M., Carpenter, A., Haliburton, B., Bannister, L., . . . Marcon M. (2018). Blenderized enteral nutrition diet study: Feasibility, clinical, and microbiome outcomes of providing blenderized feeds through a gastric tube in a medically complex pediatric population. Journal of Parenteral and Enteral Nutrition, 42, 1046–1060. https://doi.org/10.1002/jpen.1049

García-Contreras, A. A., Vásquez-Garibay, E. M., Romero-Velarde, E., Ibarra-Gutiérrez, A. I., Troyo-Sanromán, R., & Sandoval-Montes, I. E. (2014). Intensive nutritional support improves the nutritional status and body composition in severely malnourished children with cerebral palsy. Nutrición Hospitaria, 29, 838–843. https://doi.org/10.3305/nh.2014.29.4.7247

Hall, J. G., Allanson, J. E., Gripp, K. W., & Slavotinek, A. M. (2012). Special section: Syndrome-specific growth charts. American Journal of Medical Genetics, Part A, 158A, 2645–2646. https://doi.org/10.1002/ajmg.a.35704

Holliday, M. A., & Segar, W. E. (1957). The maintenance need for water in parenteral fluid therapy. Pediatrics, 19, 823–832. https://doi.org/10.1542/peds.19.5.823

Hron, B., & Rosen, R. (2020). Viscosity of commercial food-based formulas and home-prepared blenderized feeds. Journal of Pediatric Gastroenterology and Nutrition, 70, e124–e128. https://doi.org/10.1097/MPG.0000000000002657

Jadcherla, S. R., Chan, C. Y., Moore, R., Malkar, M., Timan, C. J., & Valentine, C. J. (2012). Impact of feeding strategies on the frequency and clearance of acid and nonacid gastroesophageal reflux events in dysphagic neonates. Journal of Parenteral and Enteral Nutrition, 36, 449–455. https://doi.org/10.1177/0148607111415980

Jenco, M. (2020, August 5). FDA finalizes AAP-supported limit on inorganic arsenic in rice cereals. AAP News. https://www.aappublications.org/news/2020/08/05/arseniclimits080520

Jensen, G. L., Bistrian, B., Roubenoff, R., & Heimburger, D. C. (2009). Malnutrition syndromes: A conundrum vs continuum. Journal of Parenteral and Enteral Nutrition, 33, 710–716. https://doi.org/10.1177/0148607109344724

Kalyantanda, G., Shumyak, L., & Archibald, L. K. (2015). Cronobacter species contamination of powdered infant formula and the implications for neonatal health. Frontiers in Pediatrics, 3, 56. https://doi.org/10.3389/fped.2015.00056

Labrosse, R., Graham, F., & Caubet, J. C. (2020). Non–IgE-mediated gastrointestinal food allergies in children: An update. Nutrients, 12, 2086. https://doi.org/10.3390/nu12072086

Leonard, S. A., & Nowak-W grzyn, A. (2015). Food protein–induced enterocolitis syndrome. Pediatric Clinics of North America, 62, 1463–1477. https://doi.org/10.1016/j.pcl.2015.07.011

Leonard, S. A., Pecora, V., Fiocchi, A. G., & Nowak-W grzyn, A. (2018). Food protein–induced enterocolitis syndrome: A review of the new guidelines. World Allergy Organization Journal, 11(1), 4. https://doi.org/10.1186/s40413-017-0182-z

Lightdale, J. R., & Gremse, D. A., Section on Gastroenterology, Hepatology, and Nutrition. (2013). Gastroesophageal reflux: Management guidance for the pediatrician. Pediatrics, 131, e1684–e1695. https://doi.org/10.1542/peds.2013-0421

Mascarenhas, M. R., Zemel, B., & Stallings, V. A. (1998). Nutritional assessment in pediatrics. Nutrition, 14, 105–115. https://doi.org/10.1016/s0899-9007(97)00226-8

Mennella, J. A., Griffin, C. E., & Beauchamp, G. K. (2004). Flavor programming during infancy. Pediatrics, 113, 840–845. https://doi.org/10.1542/peds.113.4.840

Merritt, R. J., Fleet, S. E., Fifi, A., Jump, C., Schwartz, S., Sentongo, T., . . . Turner, J. (2020). North American Society for Pediatric Gastroenterology, Hepatology, and Nutrition position paper: Plant-based milks. Journal of Pediatric Gastroenterology and Nutrition, 71, 276–281. https://doi.org/10.1097/MPG.0000000000002799

Meyer, R., Chebar Lozinsky, A., Fleischer, D. M., Vieira, M. C., Du Toit, G., Vandenplas, Y., . . . Venter, C. (2020). Diagnosis and management of non-IgE gastrointestinal allergies in breastfed infants: An EAACI position paper. Allergy, 75, 14–32. https://doi.org/10.1111/all.13947

Milton, D. L., Johnson, T. W., Johnson, K., Murphy, B., Carter, H., Hurt, R. T., . . . Hussey J. (2020). Accepted safe food-handling procedures minimizes microbial contamination of home-prepared blenderized tube-feeding. Nutrition in Clinical Practice, 35, 479–486. https://doi.org/10.1002/ncp.10450

Munblit, D., Perkin, M. R., Palmer, D. J., Allen, K. J., & Boyle, R. J. (2020). Assessment of evidence about common infant symptoms and cow's milk allergy. JAMA Pediatrics, 174, 599–608. https://doi.org/10.1001/jamapediatrics.2020.0153

National Center for Health Statistics. (2010). WHO growth standards are recommended for use in the U.S. for infants and children 0 to 2 years of age. https://www.cdc.gov/growthcharts/who_charts.htm Nowak-W grzyn, A., Berin, M. C., & Mehr, S. (2020). Food protein–induced enterocolitis syndrome. Journal of Allergy and Clinical Immunology, 8(1), 24–35. https://doi.org/10.1016/j.jaip.2019.08.020

Nowak-W grzyn, A., Katz, Y., Mehr, S. S., & Koletzko, S. (2015). Non–IgE-mediated gastrointestinal food allergy. Journal of Allergy and Clinical Immunology, 135, 1114–1124. https://doi.org/10.1016/j.jaci.2015.03.025

Nowak-W grzyn, A., Jarocka-Cyrta, E., & Moschione Castro, A. (2017). Food protein–induced enterocolitis syndrome. Journal of Investigative Allergology and Clinical Immunology, 27(1), 1–18. https://doi.org/10.18176/jiaci.0135

Pearson, F., Johnson, M. J., & Leaf, A. A. (2013). Milk osmolality: Does it matter? Archives of Disease in Childhood–Fetal and Neonatal Edition, 98, F166–F169. https://doi.org/10.1136/adc.2011.300492

Pediatric Nutrition Practice Group. (2003). Nutrition management of developmental disabilities. In N. L. Nevin-Folino (Ed.), Pediatric manual of clinical dietetics (2nd ed., pp. 199–200). American Dietetic Association.

Pentiuk, S., O'Flaherty, T., Santoro, K., Willging, P., & Kaul, A. (2011). Pureed by gastrostomy tube diet improves gagging and retching in children with fundoplication. Journal of Parenteral and Enteral Nutrition, 35, 375–279. https://doi.org/10.1177/0148607110377797

Perkin, M. R., Logan, K., Tseng, A., Raji, B., Ayis, S., Peacock, J., . . . Lack G. (2016). Randomized trial of introduction of allergenic foods in breast-fed infants. New England Journal of Medicine, 374(18), 1733–1743. https://doi.org/10.1056/NEJMoa1514210

Pulcini, C. D., Zettle, S., & Srinath, A. (2016). Refeeding syndrome. Pediatrics in Review, 37, 516–523. https://doi.org/10.1542/pir.2015-0152

Quinlan, P. T., Lockton, S., Irwin, J., & Lucas, A. L. (1995). The relationship between stool hardness and stool composition in breast- and formula-fed infants. Journal of Pediatric Gastroenterology and Nutrition, 20(1), 81–90. https://doi.org/10.1097/00005176-199501000-00014

Rieken, R., van Goudoever, J. B., Schierbeek, H., Willemsen, S. P., Calis, E. A. C., Tibboel, D., . . . Penning, C. (2011). Measuring body composition and energy expenditure in children with severe neurologic impairment and intellectual disability. American Journal of Clinical Nutrition, 94, 759–766. https://doi.org/10.3945/ajcn.110.003798

Romano, C., van Wynckel, M., Hulst, J., Broekaert, I., Bronsky, J., Dall'Oglio, L., . . . Gottrand, F. (2017). European Society for Paediatric Gastroenterology, Hepatology and Nutrition guidelines for the evaluation and treatment of gastrointestinal and nutritional complications in children with neurological impairment. Journal of Pediatric Gastroenterology and Nutrition, 65, 242–264. https://doi.org/10.1097/MPG.0000000000001646

Scholz-Ahrens, K. E., Ahrens, F., & Barth, C. A. (2020). Nutritional and health attributes of milk and milk imitations. European Journal of Nutrition, 59, 19–34. https://doi.org/10.1007/s00394-019-01936-3

Sentongo, T. (2019). A new approach to comprehensive growth and nutrition assessment in children. Pediatric Annals, 48, e425–e433. https://doi.org/10.3928/19382359-20191017-01

Sharp, W. G., Volkert, V. M., Stubbs, K. H., Berry, R. C., Clark, M. C., Bettermann, E. L., . . . Scahill, L. (2020). Intensive multidisciplinary intervention for young children with feeding tube dependence and chronic food refusal: An electronic health record review. Journal of Pediatrics, 223, 73–80. https://doi .org/10.1016/j.jpeds.2020.04.034

Sullivan, P. B. (2013). Nutrition and growth in children with cerebral palsy: Setting the scene. European Journal of Clinical Nutrition, 67(Suppl. 2), S3–S4. https://doi.org/10.1038/ejcn.2013.222

Vandenplas, Y. (2017). Prevention and management of cow's milk allergy in non-exclusively breastfed infants. Nutrients, 9(7), 731. https://doi.org/10.3390/nu9070731

Vandenplas, Y., Al-Hussaini, B., Al-Mannaei, K., Al-Sunaid, A., Helmi Ayesh, W., El-Degeir, M., . . . Tawfik, E. (2019). Prevention of allergic sensitization and treatment of cow's milk protein allergy in early life: The middle-east step-down consensus. Nutrients, 11(7), 1444. https://doi.org/10.3390/nu11071444

World Health Assembly. (2002). Infant and young child nutrition: Global strategy on infant and young child feeding: Report by the Secretariat. World Health Organization. https://apps.who.int/iris/handle/10665/ 78470

Zemel, B. S., Pipan, M., Stallings, V. A., Hall, W., Schadt, K., Freedman, D. S., & Thorpe P. (2015). Growth charts for children with Down syndrome in the United States. Pediatrics, 136, e1204–e1211. https://doi.org/10.1542/peds.2015-1652

CHAPTER **10**

미숙아의 수유와 영양
(Preterm Infant Feeding and Nutrition)

SUZANNE BRETON, MA, BSCOT; JOAN BRENNAN, RD, MSC; and SHERNA MARCUS, MHS, BSCOT

챕터 하이라이트

- 구강 수유 준비(Oral feeding readiness)
- 구강 수유로 전환하는 동안 영양 손상 최소화(Minimizing nutritional compromise while transitioning to oral feeds)
- 구강 수유에 영향을 미치는 요인들(Factors affecting oral feeding)
- 구강 수유의 시작(Initiation of oral feeding)
- 미숙아 및 구강 수유 기술의 발달(Prematurity and development of oral feeding skills)
- 미숙아의 구강 수유 지원을 위한 중재(Interventions to support oral feeding in preterm infants)
- 미숙아의 모유 수유(Breastfeeding preterm infants)
- 미숙아의 영양 및 위 식도 역류(Nutrition and gastroesophageal reflux in preterm infants)
- 비침습적 인공호흡기 지원을 받고 있는 경우의 구강 수유(Oral feeding on noninvasive respiratory support)
- 성장 목표 및 신체 구성(Growth goals and body composition)
- 영양학적 고려 사항 및 구강 수유(Nutrition considerations and oral feeding)
- 완전한 구강 수유로의 진행(Progression to full oral feeding)
- 용어(Terminology)
- 점도 증진이 필요한 경우 가능한 구강 수유 관리법(Possible management of oral feeding if thickening required)

주요 용어 및 개념

- 강화된(Fortified)
- 괴사성 소장결장염(Necrotizing enterocolitis)
- 교정 연령(Corrected age)
- 극저체중아(Extremely low birthweight)
- 기관 협착증(Tracheal stenosis)
- 기관지폐이형증(Bronchopulmonary dysplasia)
- 기증자 모유 은행(Donor milk banks)
- 뇌실 내 출혈(intraventricular hemorrhage)
- 뇌실 주위 출혈성 경색(Periventricular hemorrhagic infarction)
- 뇌실 주위 백질연화증(Periventricular leukomalacia)
- 모듈(Modules)
- 모유 강화제(Human milk fortifiers)
- 미숙아(Prematurity)
- 반-수요식 수유(Semi-demand feeding)
- 볼루스 주입법(Bolus feedings)
- 비경구영양(Parenteral nutrition)
- 비침습성 인공호흡(Noninvasive ventilation)
- 성장 지표(Growth charts)
- 속도 조절(Pacing)
- 수유상담사(Lactation consultants)
- 수유 준비 행동(Feeding readiness behaviors)
- 애드리브 수유(Ad lib feeding)

- 월경 후 연령(Postmenstrual age)
- 위 식도 역류 질환(Gastroesophageal reflux disease)
- 위 식도 역류(Gastroesophageal reflux)
- 위루관(Gastrostomy tube)
- 유축(Expression)
- 임신 연령에 비해 작은(Small for gestational age)
- 임신 연령에 비해 큰(Large for gestational age)
- 임신 연령(Gestational age)
- 임신에 적합한 나이(Appropriate for gestational age)
- 자궁 내 성장 지연(Intrauterine growth restriction)
- 장관 영양법(Enteral feeding)
- 저체중아(Low birthweight)
- 젖꼭지 혼동(Nipple confusion)
- 젖떼기 징후(Signs of disengagement)
- 지속적 주입법(Continuous feedings)
- 초저체중아(Very low birthweight)
- 출혈 후 수두증(Posthemorrhagic hydrocephalus)
- 코위영양관(Nasogastric tube)
- 행동 발달의 Als 동기적 모델(Als Synactivemodel of behavioral development)
- 흡입(Suction)
- z 점수(z-score)

안전하고 효율적인 구강 수유의 습득은 발달과정에서 중요한 기술이며 병원에서 미숙아를 퇴원시키는데 필수적이다. 의학적으로 더 복잡한 문제를 가진 더 작은 미숙아가 생존함에 따라 영유아의 입원기간이 길어지더라도 완전한 구강 수유를 달성하기 위해 애써야 하는 것으로 점차 인식되고 있다. 영유아는 적절한 체중증가를 보여주면서 부작용 없이 합리적이고 지속 가능한 기간 내에 모유 수유나 젖병 수유로 모든 수유를 할 수 있어야만 한다. 불완전한 구강 수유는 안정된 미숙아의 퇴원에 장애가 되는 가장 흔한 원인이다(Committee on Fetus and Newborn, 2008; Lau, 2020). 영유아가 구강으로 충분한 수유를 할 수 없는 경우, 콧구멍을 통해 위로 삽입되는 플라스틱 또는 실리콘 튜브인 **코위영양관**(nasogastric tube - NG-tube)이나 복벽을 통해 위로 들어가는 경관인 **위루관**(gastrostomy tube - G-tube)을 통한 대체 수유 방법을 고려해야 한다. 일부 병원은 이러한 영유아들이 코위영양관 수유를 하며 퇴원하는 것을 꺼리기 때문에 퇴원 전에 위루관 삽입술을 선택하는 반면, 다른 병원에서는 영유아가 구강 수유를 확립할 수 있을 때까지 많은 시간을 가지고 위루관 삽입술을 지연시키는 것을 선호한다.

이 장에서는 미숙아의 구강 수유 능력에 영향을 미치는 요인을 고찰한다. 이들 중 다수는 의학적 및 호흡상태, 영양상태, 신경학적 성숙, 행동상태 및 조직, 수유 준비, 구강-운동기술, 삼킴기능, 빨고-삼키고-숨쉬기 협응 능력과 같은 영유아 내부의 요인이다. 다른 것들은 물리적 환경, 자세, 구강 수유 방법과 도구, 보호자의 수유 가능성, 능력, 예민함과 일관성, 프로토콜이나 지침과 같이 외부에 있다.

또한 이 장에서는 안정된 미숙아와 의학적으로 더 복잡한 문제를 가진 영유아 모두에서 구강 수유로의 전환을 하는데 따르는 어려움을 확인한다. 영양 및 수유 중재가 구강 수유의 성공이나 실패에 어떤 역할을 미칠 수 있는지 작업치료사, 영양사, 부모 및 기타 팀 구성원들이 성공적으로 오랜 시간 구강 수유를 하기 위해 모두가 용인할 수 있는 목표에 도달하기 위한 협력 방법에 중점을 둔다.

모유 수유 중인 영유아의 경우 작업치료사와 영양사가 신생아 집중치료실(NICU)에서 중요한 역할을 하는 모유 수유 전문가인 **수유상담사**(lactation consiltants - LCs)와 긴밀히 협력한다. 이 장에서는 모유 수유를 장려하고 지원하기 위해 작업치료사가 영양사 및 수유상담사와 협력하는 방법에 대한 제안이 포함되어 있지만, 수유상담사의 역할인 모유 수유를 가르치거나 촉진하는 방법은 다루지 않는다.

미숙아는 숟가락으로 먹이기, 고형식, 컵으로 마시는 것과 같은 다른 구강 수유 방법으로 전환할 때 수유 문제를 나타낼 수 있다. 이러한 문제는 다른 장에서 자세히 설명되며 여기에서는 설명하지 않는다.

1. 용어
TERMINOLOGY

미숙아(Prematurity)는 임신 37주 이전의 출생으로 정의된다. **임신 연령**(Gastational age – GA)은 산모의 마지막 생리 시작 일과 출생일 사이의 기간이다. **월경 후 연령**(Postmenstrual age – PMA)은 임신 연령에 출생 이후 경과된 시간을 더한 것이다. **교정 연령**(Corrected age – CA)은 영유아가 임신 40주에 태어났다면 영유아의 나이로, 생활연령에서 영유아가 미숙아로 태어난 주 수를 뺀 것이다. 예를 들어, 신생아가 임신 연령 24주에 태어나 현재 7개월인 경우 교정 연령은 12주 또는 3개월(28주 빼기 16주)이다. **저체중아**(Low birthweight)는 2,500g 미만으로 태어나며, **초 저체중아**(Very low birthweight – VLBW)는 1,500g 미만, **극저체중아**(Extremely low birth-weight – ELBW)는 1,000g 미만으로 태어나며, **임신 연령에 비해 작은**(Small for gestational age – SGA) 영유아는 체중이 10번째 백분위 수 미만으로 태어난다. **적정 임신 연령**(Appropriate for gestational age)의 영유아는 임신 연령의 10-89번째 백분위 수 사이의 출생체중을 가지며 출생체중이 90번째 백분위 수 이상인 영유아는 **임신 연령에 비해 큰**(Large for gestational age – LGA) 것으로 간주된다. **자궁 내 성장 지연**(Intrauterine growth restriction – IUGR)이라는 용어는 신체 전체가 비례적으로 임신 연령에 비해 작은 영유아(대칭)이거나, 머리둘레 측정치가 정상 범위 내에 있을 수 있지만 팔다리가 지방과 근육 감소(비대칭)로 가늘게 보이는 태아에 적용된다. 모든 자궁 내 성장 지연 또는 임신 연령에 비해 작은 영유아가 미숙아로 태어나는 것은 아니다.

2. 미숙아 및 구강 수유 기술의 발달
PREMATURITY AND DEVELOPMENT OF ORAL FEEDING SKILLS

안전한 구강 수유에 필요한 각 구성 요소는 서로 다른 시간과 속도로 성숙하며, 영유아는 개인의 능력과 연습의 기회뿐만 아니라 그들의 의학적 상태와 기관지폐이형증(bronchopulmonary dyplasia – BPD) 또는 위장 문제와 같은 합병증의 존재 여부에 따라 발달의 단계들을 거친다. 특히 영양을 제공하는 빨기의 연습과 경험의 과정은 영유아에게 즐겁고 생산적인 구강 수유 달성에 긍정적인 영향을 미치는 것으로 밝혀졌다(Shaker, 2017a; University of Notre Dame, n.d.). 최대한의 지원에도 불구하고 즐거운 수유 경험을 얻을 수 없다면 영유아들에게 가능할 때마다 맛이나 냄새, 비영양적 빨기(nonnutritive sucking – NNS)를 대신해서 제공해야 한다(University of Notre Dame, n.d.). 의학적으로 불안정하거나, 위에서 음식을 다룰 수 없거나, 침습적이거나 다른 형태의 호흡 지원이 필요한 영유아는 영양적 빨기를 연습할 기회를 갖지 못할 수 있다. 작업치료사는 영유아의 준비 상태와 구강 수유 능력에 영향을 미치는 모든 요인을 고려해야 한다. 다음에 논의되는 빨고-삼키고-숨쉬기 협응, 그리고 삼킴의 발달에 대한 정보는 미숙아를 다룰 때 중요하다.

1) 빨기(Sucking)

비영양적 빨기는 영양적 빨기보다 일찍 나타나 성숙되는 것으로 알려져 있으며, 일반적으로 구강 수유가 시작될 즈음 성숙한다(Lau, 2020). 비영양적 빨기는 삼킴에 최소한으로 관여하므로 삼킴의 인두 단계가 시작되지 않아 빨기와 호흡이 동시에 발생할 수 있다. 따라서 강력한 비영양적 빨기의 달성은 구강 수유 능력의 좋은 지표가 아니다. 중요한 것은 신경학적으로 손상되지 않은 대부분의 미숙아는 효율적인 빨기를 달성하기 위해 비영양적 구강 자극이나 구강 또는 안면 감각 자극 개입이 필요하지 않다는 것이다(Lau, 2020; University of Notre Dame, n.d.). 그러나 비영양적 빨기는 안정성의 향상, 구강 수유로 전환의 개선(Foster et al., 2016), 고통스러운 시술 중 진정 효과에 영향을 미친다(Liaw et al., 2012).

영양적 빨기는 유축과 흡입의 두 가지 요소로 구성된다. **유축(Expression)**은 모유를 짜내기 위해 유방이나 젖병의 젖꼭지를 단단입천장에 대고 누르는 것을 말한다. **흡입(Suction)**은 물렁입천장에 의한 비강 폐쇄, 혀가 젖꼭지를 입천장에 대고 유지하며 턱이 낮아져 젖꼭지에서 우유가 빠져나가면서 발생하는 음압이다.

Lau(2015)는 영양적 빨기의 발달을 빠르면 임신 연령 30-31주에 시작할 수 있는 5개의 순차적인 단계로 구분하였다(Gerges et al., 2018; Nyqvist, 2013; Simpson et al., 2002).

- **1단계:** 불규칙한 유축 또는 압착이 낮은 진폭의 흡입이 매우 드물게 나타나는 패턴
- **2단계:** 더 큰 흡입 진폭으로 리드미컬한 유축
- **3단계:** 리드미컬한 빨기의 출현
- **4단계:** 교차적인 유축과 흡입
- **5단계:** 흡입의 진폭과 빨기 폭발의 지속 시간 증가

5단계는 만삭으로 태어난 영유아와 유사한 패턴을 나타낸다. 미숙아는 만삭에 태어난 아기와 유사한 수유 기술을 가지고 있지만 변동성이 더 크다(Scherman et al., 2018). 영유아는 유축만으로 젖병 젖꼭지에서 액체를 빨아들일 수 있기 때문에 젖병 수유에는 성숙한 영양적 빨기가 필요하지 않지만, 수유는 효율적이지 않을 것이다. 미숙아가 성숙함에 따라 빨고 삼키는 빈도가 증가하여 빨기 폭발이 길어지고, 빨기의 강도가 향상되어 빨 때마다 더 많은 양을 얻게 된다(Lau, 2015).

2) 빨고-삼키기와 삼키고-숨쉬기의 협응 (Coordination of Suck-Swallow and Breathe)

미숙아는 더 이른 임신 주 수에 영양적으로 빨 수 있지만, 삼킴과 호흡의 협응은 임신 34주에서 42주 사이에 현저하게 발달하는 것으로 보인다. 빨고-삼키고-숨쉬기를 위한 숨뇌(medulla)의 중심 패턴 발생기(CPGs)는 리드미컬한 운동 패턴을 생성하고 임신 초기에 동시에 발달한다(Amaizu et al., 2008; Viswanathan & Jadcherla, 2020). 구강 수유의 감각 운동 조절에는 빨고-삼키고-숨쉬기를 통합하고 협응하기 위해 여러 중심 패턴 발생기가 필요하다(Barlow, 2009). 미숙아 수유의 어려움은 빨기, 삼키기, 호흡과 관련된 근육의 순차적 발달과 이들의 협응 활동의 변화로 인해 발생할 수 있다. 서로 다른 중심 패턴 발생기는 서로 다른 속도로 성숙하며 빨고-삼키고-숨쉬기를 조절하는 중심 패턴 발생기는 안전한 구강 수유를 위해 기능적이고 서로 동시에 발생되어야 한다고 제안한다(Barlow, 2009; Viswanathan & Jadcherla, 2020). 영유아의 이러한 기능은 다양한 시간과 속도로 성숙할 수 있으며 내부 및 외부 요인의 영향을 받는다. 영유아는 유사한 월경 후 연령 범위에서 다양한 능력을 보일 수 있으므로 수유에 대한 기대는 기능적 표현에 따라 각 영유아에게 개별화되어야 한다.

빨고-삼키기의 협응은 삼키고-숨쉬기의 협응보다 먼저 발달한다(Grewold & Vice, 2006; Lau et al., 2003). 빨고-삼키기의 동기화된 상호작용은 임신 연령 26주에서 29주 사이에 성숙하는 것으로 보인다(Lau, 2015). Lau(2015)는 미숙아가 33-34주에 구강 수유를 시작했을 때 1:1 비율로 빨고 삼키는 것으로 나타났으며, 이는 영유아가 성숙하고 나이가 들어감에 따라 삼키는 과정을 거치면서 2-3회 빨기로 증가할 수 있다고 보고하였다(Viswanathan & Jadcherla, 2020). 또한 영유아는 구강 내 하나의 음식덩어리를 제거하기 위해 두 번 이상 삼키는 것으로 나타날 수 있다.

이후에도 삼킴과 호흡의 협응은 발달하고 영유아가 입으로 먹는 연습을 함에 따라 향상된다. 수유 방법을 배울 때 미숙아는 빨고 삼킬 때 호흡을 멈추는 경향이 있으며, 호흡을 멈추는 것이 길어지면 수유 중 산소포화도가 저하되는 것으로 이어질 수 있다(Viswanathan & Jadcherla, 2020). 일반적으로 미숙아의 기준 호흡수는 분당 40~50회(bpm)이며, 삼키는 동안 공기의 흐름이 멈추는데 350~700ms가 소요되므로 호흡을

통합할 시간이 거의 없다. 빠는 동안 호흡이 통합되지 않으면 수유 중 산소포화도 저하, 무호흡 또는 서맥으로 이어질 수 있다. 영유아에게 산소 공급을 개선하기 위한 도움을 제공하지 않을 경우 수유 시 더 일찍 피로감을 느낄 수 있다. 또한 미숙아는 숨을 들이마시는 중에 삼킬 가능성이 더 높기 때문에 흡인의 위험이 증가한다(Barlow, 2009; Lau, 2015). 미숙아의 흡인 위험은 빨고-삼키기의 협응 보다는 삼키고-숨쉬기 협응의 어려움과 관련이 있다(Lau et al., 2003). 숨을 들이마신 후 삼키며 내쉬는 성숙하고 안전한 패턴은 유아기 이후에 발달한다(Barlow, 2009). 삼킴과 관련하여 영유아의 숨쉬는 타이밍을 듣는 것은 흡인의 위험을 식별하는데 도움이 될 수 있다(자세한 내용은 "미숙아의 구강 수유 지원을 위한 중재" 부분을 참조하십시오).

3) 인두식도의 기능 및 삼킴(Pharyngoesophageal Function and Swallowing)

상부식도 조임근의 성숙은 미숙아가 발달하고 구강 수유를 배우면서 발생한다. 대부분의 미숙아는 후두 입구에서 인두 압력이 감소하고 상부식도 조임근의 이완 반응 시간이 길어진다(Rommel et al., 2011). 어린 신생아일수록 상부식도 조임근이 완전히 이완되는데 시간이 오래 걸리므로 인두 수축이 최대화될 때 상부식도 조임근이 완전히 열리지 않는 결과를 초래한다. 이완 반응 시간은 상부식도 조임근이 인두에 잔여물이 남아 있지 않도록 조임근을 통해 연속적으로 음식덩어리가 통과하기 위해 신속하고 완전히 이완해야 하기 때문에 중요하다(Lau, 2015; Rommel et al., 2011). 월경 후 연령이 약 34주 미만의 미숙아의 경우 이완 시작부터 완료까지의 시간이 길어지기 때문에 상부식도 조임근이 완전히 이완되기 전에 음식덩어리의 흐름을 담당하는 인두에서 최대 수축이 발생한다. 이러한 반응 시간은 유아가 성숙함에 따라 짧아지고 더 일관성 있게 된다. 따라서 인두를 통한 음식덩어리 이동 및 제거는 어린 미숙아에서 비효율적일 수 있으며 삼킴 안전에 영향을 미칠 수 있다(Rommel et al., 2011; Viswanathan & Jadcherla, 2020).

3. 미숙아의 모유 수유 BREASTFEEDING PRETERM INFANTS

미숙아도 성공적인 모유 수유를 할 수 있으며, 젖병 수유에 비해 모유 수유에서 산소포화도와 빨고-삼키고-숨쉬기 협응이 향상되는 경우가 많다. 또한 젖병 수유는 모유 수유보다 스트레스가 더 많고 더 많은 에너지를 사용하는 것으로 밝혀졌다(Lubbe, 2018). 빨기의 유축 요소가 먼저 발달하기 때문에 미숙아는 더 어린 월경 후 연령에서 모유 수유양이 적을 수 있으며, 이 시기는 영유아가 느린 유속의 모유를 빨게 되면서 구강 수유를 시작할 수 있는 좋은 시기가 될 수 있다(Fur-

그림 10.1. 잦은 스킨십(skin to skin)은 모유 수유로 전환하는데 도움이 된다.

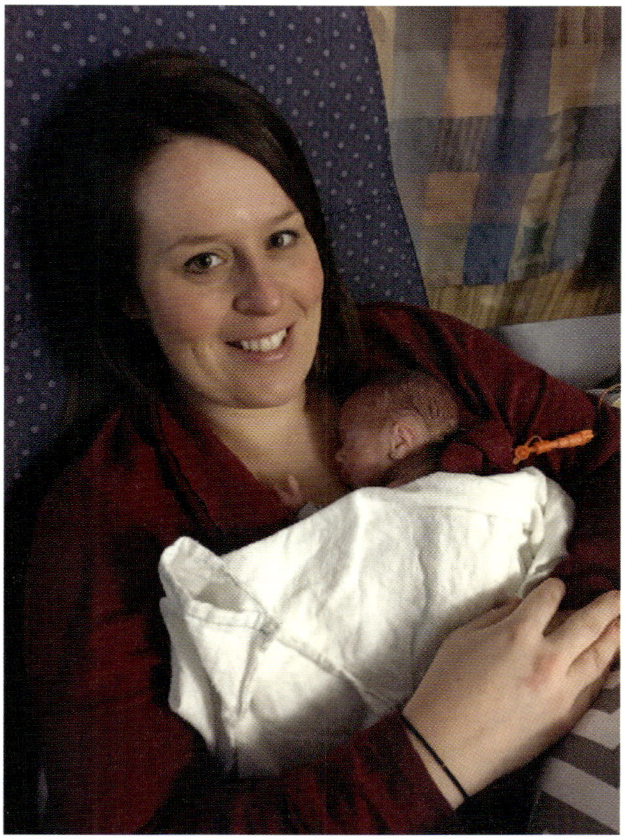

출처: J. Brennan Used with permission.

man & Minich, 2004; Viswanathan & Jadcherla, 2020). 미숙아가 성숙함에 따라 구강 내 음압이 증가하여 그 결과 더 효율적인 빨기가 가능하게 된다. 많은 미숙아가 성공적인 모유 수유를 할 수 있고, 어머니는 가능한 한 모유 수유를 많이 할 수 있도록 격려하고 지원해야 한다. 모유 수유의 결과를 향상시키기 위한 전략에는 어머니의 참여를 장려하고, 영유아들을 조기에 자주 젖을 물리고, 충분하게 모유가 전달되는지 확인하고, 잦은 스킨십(skin to skin)을 제공하는 것이 포함된다(University of Notre Dame, n.d.; 그림 10.1 참조).

작업치료사들, 수유상담사들, 그리고 영양사들은 모유 수유를 지원하기 위해 신생아 집중 치료실에서 함께 일한다. 모유 수유의 어려움에 대한 평가는 다음을 포함해야 한다.

- 어머니의 정신적, 육체적 건강과 웰빙
- 보충 수유, 모유가 나오는 시기와 흐름, 영유아의 수유에 영향을 미치는 젖꼭지 모양과 같은 기타 어머니의 요인, 그리고
- 영유아의 구강 수유 기술 및 빨고-삼키고-숨쉬기의 협응 능력

젖꼭지 혼동(Nipple confusion)은 "인공 젖꼭지의 노출 이후에 다른 한 가지 수유 도구에 대한 영유아의 어려움 또는 선호"로 설명된다(Zimmerman & Thompson, 2015, p. 895). 영유아에게 노리개 젖꼭지나 젖병 젖꼭지를 제공할 경우 젖꼭지 혼동이 모유 수유를 방해할 수 있는지에 대한 논란이 존재한다. 노리개 젖꼭지 빨기는 비영양적이고, 비영양적인 빨기는 영양적 빨기 시기부터 사라지기 때문에 일반적으로 노리개 젖꼭지 빨기는 젖병 수유보다 모유 수유에 미치는 영향이 적은 것으로 알려져 있다. 비영양적 빨기는 빠는 속도가 더 빨라지고 턱의 움직임은 덜 필요하며 삼킴이 최소화된다. 신생아 집중치료실에서는 비영양적 빨기의 사용이 모유 수유에 해로운 영향을 미치지 않는 것으로 나타났다(Nyqvist, 2013).

젖꼭지 혼동은 영양적 빨기에서 문제가 될 수 있다(Zimmerman & Thompson, 2015). 젖병의 젖꼭지는 영유아가 빨기 시작하자마자 우유가 흐르도록 해 주는 반면, 유방에서의 최유 반사(일시적으로 떨어진 모유 분비 호르몬이 최고치에 오르게 되어 모유가 차는 것)는 더 오래 걸리기 때문에 젖병 수유는 우유가 나올 때까지 기다리지 않게 되는 결과를 초래한다. 유속이 빠른 젖병 젖꼭지로 수유하는 영유아들은 유속이 느린 젖꼭지에서 우유를 얻는 것 보다 더 적은 흡입력을 필요로 하므로, 유방을 통한 모유 수유는 덜 효율적이거나 더 쉽게 좌절감을 느낄 수 있다. 곧고 둥글며, 유속이 느린 젖꼭지를 사용하여 모유 친화적인 방법(즉, 영유아의 입에 젖병을 수평으로 놓고 옆으로 눕거나 바로 누워 수유하는 방법)으로 수유할 경우 영유아가 모유 수유와 젖병 수유 사이를 쉽게 전환할 수 있는 것으로 나타났다(Kassing, 2002).

4. 영양학적 고려 사항 및 구강 수유 NUTRITION CONSIDERATIONS AND ORAL FEEDING

부적절한 구강 수유와 그에 따른 성장 부진은 병원에서의 퇴원을 방해하는 빈번한 장애물이다. 역사적으로 영양공급의 주요 목표는 미숙아들이 부정적인 장단기 결과를 최소화하면서 태아 성장과 유사한 성장을 달성하도록 하는 것이었다. 그러나 자궁 외 환경과 태반에 의해 제공되지 않는 영양분의 전달로 인해 이 집단에서 최적의 영양을 결정하고 달성하는 것은 어렵다.

영양공급에 대한 결정은 성장을 위한 목표에 비례하고 수용 가능한 체성분에 도달하려는 욕구에 따라 이루어진다. 이는 신생아가 자궁 내에서 얼마나 잘 성장했는지와 병원에서의 의료 과정 기간과 복잡성에 따라 결정된다. 예를 들어, 임신 연령보다 작게 태어나거나, 괴사성 소장결장염에 대한 외과적 치료를 받았거나, 기관지폐이형증을 앓고 있는 미숙아는 상대적으로 양호

한 치료 과정을 거쳐 적절한 성장을 한 미숙아보다 복잡한 의학적 요구로 인해 성장과 영양 결핍이 더 심할 수 있다.

1) 모유 제공(Provision of Breast Milk)

모유는 만삭아와 미숙아에게 많은 이점(예; 영양학적, 신경학적, 위장관, 면역학적)을 제공하며, 모유 수유는 어머니와 아기 사이의 긴밀한 신체 접촉을 제공하여 수많은 생리학적 이점을 제공하는 것으로 나타났다(Horwood et al., 2001; Lawrence & Lawrence, 2004). 어머니의 모유를 직접 수유 받은 미숙아의 장단기 이점에는 괴사성 소장결장염, 기관지폐이형증, 미숙아망막병증, 후기 발병 패혈증 및 신경 발달 개선 등이 있다(Furman et al., 2004; Lucas et al., 1992; McGuire & Anthony, 2003).

조산을 하는 많은 산모들은 초기에는 여러 가지 이유로 충분한 양의 모유를 수유하지 못한다(Fewtrell et al., 2016; Hoban et al., 2021). 모유 수유를 개선하기 위한 전략에는 조기에 잦은 모유 유축, 잦은 스킨십, 유방에서의 초기 비영양적 빨기, 의학적으로 충분히 안정적일 때 모유 수유를 하는 것이 포함된다. 수유할 수 있는 모유의 양이 충분하지 않을 경우, 저온 살균된 기증자의 모유가 차선책이 될 수 있다.

북미 모유 은행 협회(Human Milk Banking Association of North America)에 의해 규제를 받는 **기증자 모유 은행**(Donor milk banks)은 일반적으로 만삭아를 분만하고 몇 달 동안 모유 수유를 한 산모가 남은 모유를 무료로 기증하는 비영리 단체이다. 산모는 모유를 기증하기 전에 여러 질병에 대한 혈청학적 검사를 포함하여 선별 검사를 받는다. 기증자 모유 은행에 기증된 모유는 해동, 배양 및 저온 살균을 거쳐 혼합된다. 저온 살균이 된 모유는 또 다른 미생물 검사를 거친 후 미생물이 없으면 냉동 보관하여 미숙아와 같은 고위험군이 있는 병원에 기부된다(Colaizy, 2021).

2) 수유와 영양의 개요(Introduction of Feeding and Nutrition)

출생 직후 몸무게가 1500g 미만인 미숙아나 출생체중이 더 많으나 의학적으로 허약한 미숙아는 **비경구 영양**(parenteral nutrition)으로 알려진 완전한 영양분을 정맥으로 공급받으며, 여기에서 분해된 영양소는 말초나 중심 정맥으로 전달된다. **장관 영양법**(enteral feeding)은 위장관이 너무 미성숙하여 위나 장으로 성장에 필요한 충분한 영양을 공급할 수 없기 때문에 필요하다. 비경구 영양에서 위루관 섭식(예; 경관 수유)을 통한 완전한 장관 영양법으로 전환하는 경우 위장관이 모유, 저온 살균을 한 기증자 모유나 미숙아 분유에서 온전한 영양소를 받아들이고 적응하기 위해 사용되는 동안 영양소 목표에 도달할 수 있도록 천천히 수행되어야 한다. 내약성은 일반적으로 구토, 복부팽만이나 흡인(예; 수유 후 위장에 남아 있는 수유 잔류물)이 없는 것으로 확인되며, 이러한 징후가 있는 경우 완전한 수유로의 진행 및 전환을 지연시킬 수 있다.

출생 직후 장 호르몬을 자극하고 장 기능을 개선하여 미숙아의 성장 부진을 최소화 하기 위해 모유, 저온 살균된 기증자 모유 및 분유 수유 시 **최소경관영양**(trophic feeding)과 비경구 영양을 병행한다. 또한 미숙아의 병원 내 성장 부진은 신경 발달 결과에 영향을 미치는 것과 관련이 있는 것으로 나타났다(Georgie et al., 1985; Horbar et al., 2015). Fenton 등(2021)의 최근 리뷰에 따르면 월경 후 연령 36주경 몸무게, 키 및 머리둘레가 Fenton 등(2013)의 성장 지표에서 10번째 백분위 수 이하인 경우, 임신 연령 21개월 아동에게 실시한 베일리 검사의 종합 인지 결과 및 임신 연령 6개월 아동의 지능 검사 결과에 근거하여 자궁 외 성장 지연이 낮은 인지 수준과 관련이 없는 것으로 나타났다. 그러나 더 나은 대뇌성장, 폐 발달 개선 및 후기 발병 패혈증의 발생을 감소시키기 위해 좋은 영양 섭취와 건강 상태를 유지하는 것은 여전히 미숙아 케어의 우선순위로 남아 있다(Prince & GrohWargo, 2013).

5. 성장 목표 및 신체 구성 GROWTH GOALS AND BODY COMPOSITION

성장 지표(Growth charts)는 동일한 연령 및 성별의 아동 집단의 예상 매개변수와 비교하여 정해진 주 또는 개월 동안 아동의 키, 몸무게 및 머리둘레가 성장하고 있는지 확인하는데 사용되는 임상 도구이다. 2세 미만 아동의 경우 모유 수유를 한 "건강한" 영유아의 성장 패턴을 반영하는 성장 지표는 분유 수유를 한 영유아와 모유 수유를 한 영유아 모두에 대한 표준으로 간주된다. 자궁 내 성장 지표는 임신 연령 22주에서 월경 후 연령 50주 사이에 태어난 미숙아의 성장 기대치를 평가하는데 사용할 수 있다(Fenton et al., 2013; 그림 10.2 참조). 월경 후 연령 50주 후 출산한 미숙아는 3세까지 교정된 연령을 사용하여 표준 성장 지표에 표시할 수 있다(Engle & American Academy of Pediatrics [AAP], 2004; 그림 10.3 참조). 미숙아에게 실제 연령을 사용하여 표준 성장 지표에 표시하면 그들은 종종 잘 성장하지 않는 것처럼 보인다.

z-점수는 표준 성장 지표를 사용하여 성장 변수를 정확하게 추적할 수 없는 영유아에게 사용된다. 성장 궤적을 더 잘 이해하기 위해 몸무게, 키 및 머리둘레 측정값을 z-점수로 변환한다. z-점수는 평균 위 또는 아래의 표준편차이며, 임신 연령보다 작거나(SGA) 임신 연령보다 크게 태어난 미숙아(LGA)에게서 이러한 차트에 표시되는 수치를 볼 수 있다(자세한 내용은 9장 "아동 영양학"을 참조하시오). 영양사들은 성장 지표나 z-점수를 사용하여 영유아가 예상 속도로 성장하고 있는지 여부를 결정하고 전체 평가의 일부로 수유 유형, 양 또는 식품에 강화를 하는 것과 같은 사항을 알려준다.

미숙아의 적절한 몸무게 증가는 나중에 긍정적인 신경 인지적 결과를 보이는 것으로 나타났다(Embleton et al., 2016). 그러나 3개월의 교정 연령 사이의 과도한 몸무게 증가는 성인기 대사증후군 같은 것과 관련이 있을 수 있지만 만삭으로 태어난 신생아보다 미숙아에 대한 증거는 약하고 사회적 결정요인을 배제할 수 없다(Kerkhof & Hokken-Koelega, 2012; Ong et al., 2015). 대부분 미숙아의 급격한 몸무게 증가 시기는 임신 34주에서 교정 연령 2개월 사이에 발생하며, 이는 과잉 섭취가 아닌 유전적 잠재력으로 성장하기 시작하는 것과 관련이 있을 가능성이 높다(Toftlund et al., 2018). 이러한 관찰을 통해 몸무게 증가뿐 아니라 키, 머리둘레 및 몸무게의 비례에 대한 성장을 모니터링하는 것이 바람직하다. 일반적으로 영유아가 퇴원 전 입원해 있는 기간 동안 수유량(열량)을 줄여 영유아의 성장을 모니터링할 수 있다. 미숙아의 과체중은 권장되지 않으며 호흡기 지원을 통한 호흡 및 이유(젖을 떼는 것)를 더 어렵게 만들 수 있고, 위 식도 역류의 가능성이 증가할 수 있으며 구강 수유로의 전환을 더 어렵게 만들 수 있다.

1) 수분 섭취량 계산(Calculating Fluid Intake)

일반적인 수분 목표량은 신장이 제대로 기능하고 있으며 주어진 수분의 양이 성장에 필요한 충분한 영양을 제공할 수 있다고 가정하는 과거 데이터에 의해 결정된다. 일반적으로 미숙아는 생후 1일째에 하루에 80ml/kg의 정맥 주사액을 투여 받으며, 이는 미숙아가 자궁 외부의 환경에 적응하는 동안 영양과 전해질을 공급한다. 정맥 또는 장관 영양법 또는 이 두가지를 병행하여 하루 총 수분 섭취량(TFI)이 하루에 약 160ml/kg이 될 때까지 수분을 매일 하루에 약 20ml/kg씩 증가한다. 영유아가 탈수 징후를 보이면 수분을 더 늘려야 할 수도 있고, 영유아가 수분 과부하 징후를 보이면 수분을 줄여야 할 수도 있다.

수분 목표량은 영유아가 성장함에 따라 변화되며 특히 수분 감소가 배고픔을 유발할 수 있기 때문에 구강 수유로의 전환이 우선시될 때 정기적으로 검토되어야 한다. 잘 자라고 있는 더 성숙한 미숙아는 성장을 위해 하루 160ml/kg의 총수분 섭취량이 필요하지 않을 수

그림 10.2. 50주까지의 미숙아를 위한 Fenton 성장 지표

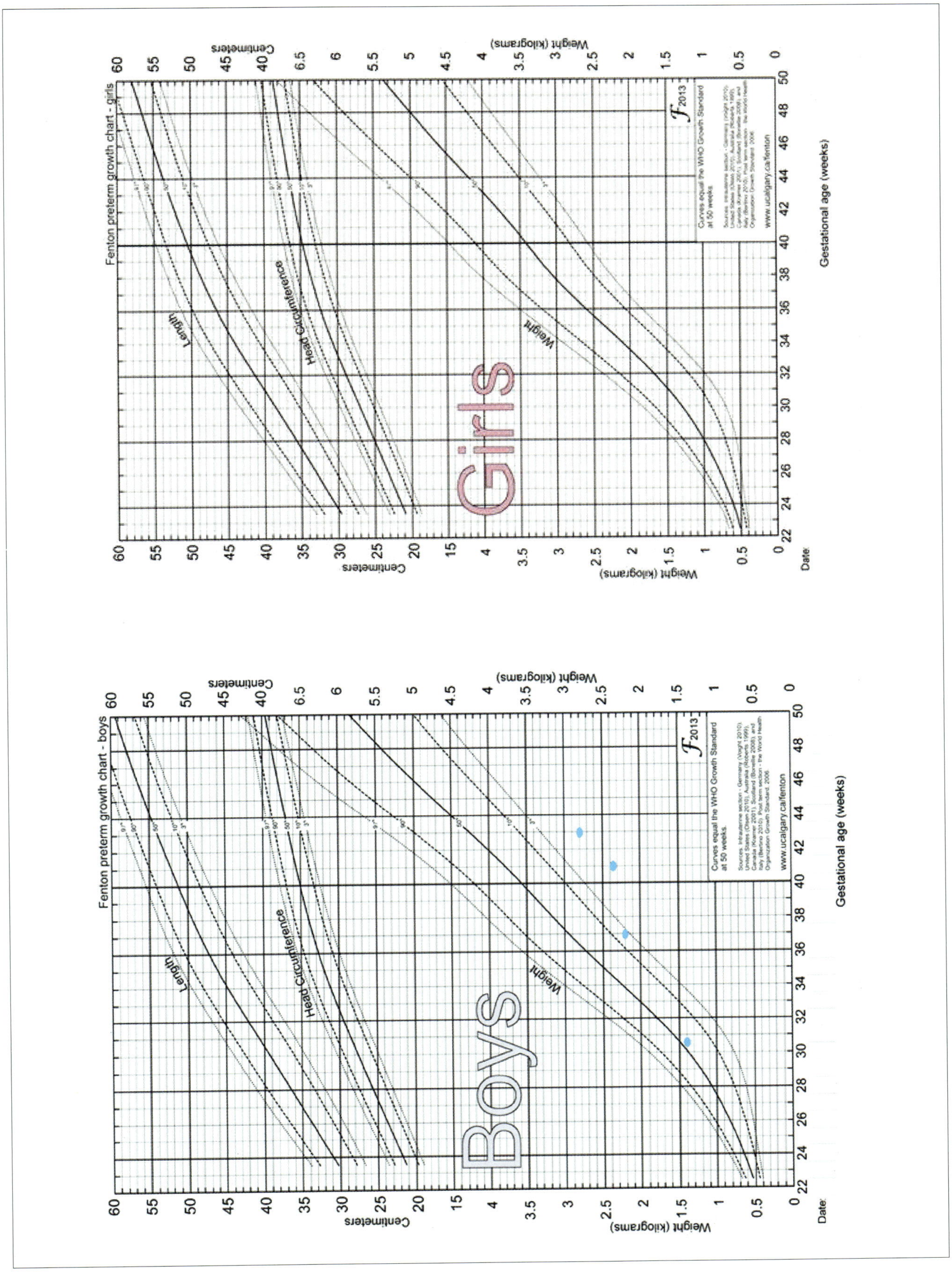

Note. 미숙아 < 월경 후 연령 50주.

그림 10.3. 표준화된 성장 지표

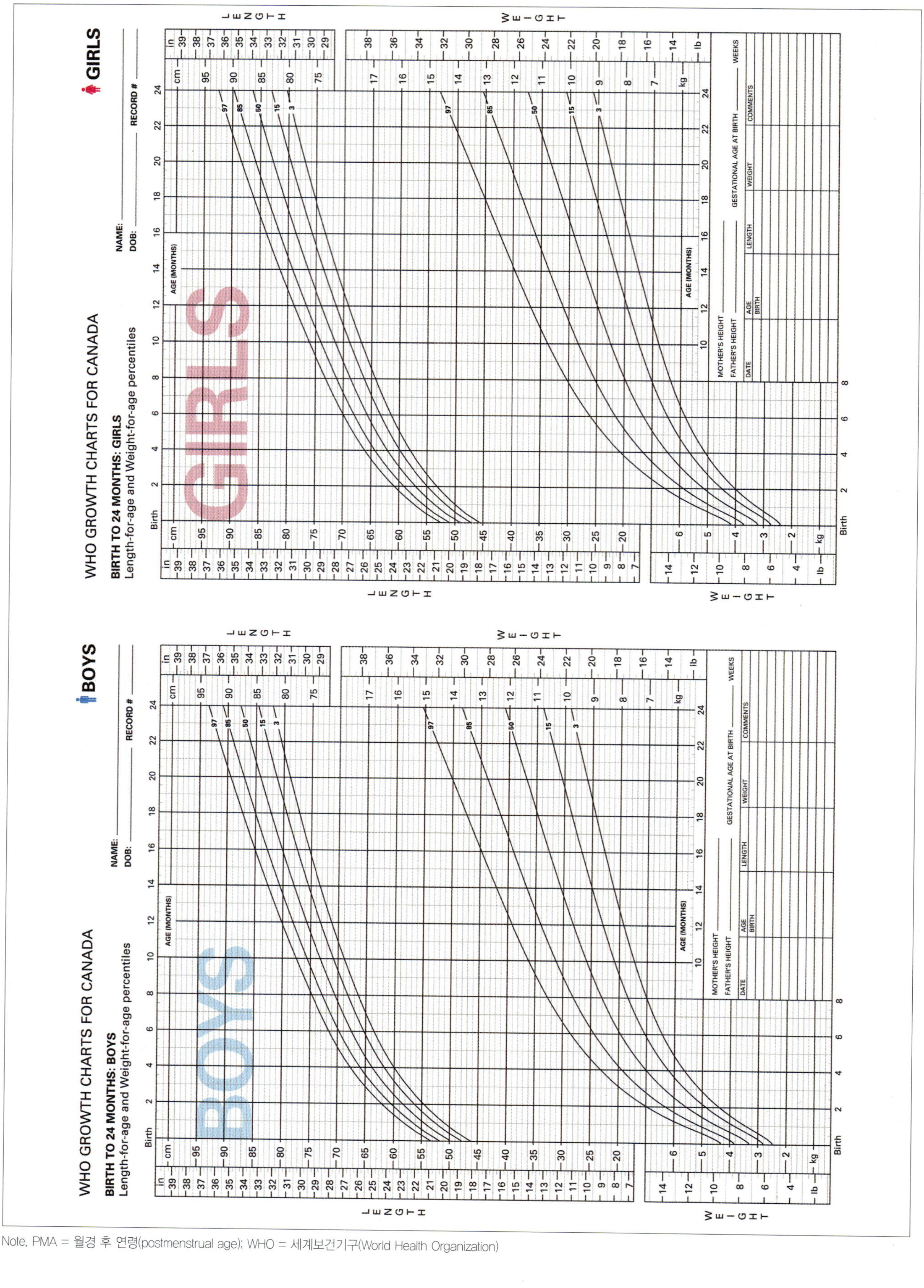

Note. PMA = 월경 후 연령(postmenstrual age); WHO = 세계보건기구(World Health Organization)

있으며, 섭취량을 줄임으로써 구강 수유를 더 쉽게 받아들일 수 있다. 하루 96ml/kg에서 200ml/kg 사이의 수분량은 섭취 하한 및 상한으로 간주된다(Coulthard & Hey, 1985). 대부분의 병원에서는 하루 총 수분 섭취량 중 140ml/kg~160ml/kg의 수분을 정맥 또는 장관 영양법에 적합한 용량으로 간주한다. 그러나 모유 또는 저온 살균된 기증자 모유 한 가지만으로는 임신 연령 약 34주 미만의 미숙아가 자궁 내 속도로 성장하고 미네랄 침전을 돕는 용량이 되지 않는다. 이러한 이유로 **모유 강화제**(human milk fortifiers)는 성장을 위한 추가적인 영양분을 제공하도록 설계되었다. 모유와 저온 살균된 기증자 모유에 첨가되며 하루 총 수분 섭취량 중 80~100ml/kg에서 시작하여 성장의 필요와 의학적 상태에 따라 병원에 입원 기간 동안 계속 첨가된다. 일반적으로 영유아는 모유 수유나 젖병 수유를 시작할 때 강화제를 끊게 된다. 영유아가 직접 모유 수유하는 양이 많아지면, 코위영양관 수유나 젖병 수유로 강화된 모유를 덜 먹게 되면서 강화제를 자연스럽게 이유(젖을 떼는 것) 할 수 있다. 만약 영유아가 대부분 젖병으로 수유하는 경우 강화제를 줄인 후 경관을 제거하고 퇴원할 준비를 할 수 있다. 때때로 다른 방법(예; 영유아용 조제분유, 단일 영양소 첨가제)에 의한 강화가 영양 요구량를 충족할 수 없어 지속적인 성장 부진을 보이는 영유아의 경우 퇴원 후 강화제가 처방될 수 있다.

모유 강화제, 영양 **모듈**(즉, 열량만 제공하는 단일 영양소 첨가제), 분말 조제분유 또는 액상 조제분유를 사용하여 액체를 강화하는 방법은 삼투압 농도와 영유아가 수유할 수 있는 액체의 양으로 조절할 수 있다. 만약 영유아의 수분 섭취가 제한되고 장관 영양법을 통해 고농축된 수분을 총 수분 섭취량의 최소한으로 수유를 받는 경우 변비, 위 식도 역류 및 배고픔 감소에 영향을 미칠 수 있다. 폐 기능이나 위장의 상태를 손상시키지 않으면서 성장의 균형을 맞추려면 진행 중인 수분 제한을 일관되게 자주 모니터링해야 한다. 이와 마찬가지로 영유아가 수분 섭취 상한선 또는 그 이상으로 수유를 받는 경우(예; 포도당 항상성 유지, 성장을 개선하기 위해) 배고픔이 부족하여 영유아가 이 양을 구강으로 섭취하기 어려울 수 있다. 게다가 영유아에게 2시간마다 수유를 하면 위를 비우기 위한 수유 사이의 시간이 거의 없다. 반면에 영유아에게 3시간마다 수유를 하면 1회 수유량이 많아지고 수분 섭취량이 많을수록 복부 팽만감과 위 식도 역류가 악화될 수 있다. 구강 수유로 전환할 때 새로운 수유량의 열량 함량을 높이지 않고 총 수분 섭취량을 낮추는 단기적인 시도를 고려해야 한다. 즉 1.8kg의 영유아가 80kcal/100ml의 강화된 모유를 2시간마다 24ml 씩 수유하는 경우, 일주일 동안 몸무게가 잘 증가하지 않는 한 수유량을 2시간마다 20ml까지로 줄이되 열량은 변경하지 않을 것이다. 기관지폐이형증 또는 위 식도 역류가 있는 성숙한 미숙아의 총 수분 섭취량의 감소(하루 120 또는 140ml/kg까지)는 종종 산소 요구량과 역류 증상을 줄이고 배고픔과 더 성공적인 구강 수유를 장려할 수 있다.

성숙한 미숙아(즉, 약 34주)가 구강 수유로 전환할 때, 총 수분 섭취량이 감소하면 소변 배출량과 체중이 모두 감소할 수 있다. 그렇다고 해서 즉각적인 경고나 구강 수유 계획을 중단하는 원인이 되어서는 안 된다. 때때로 구강 수유로 전환하는 동안 성장 목표를 완전히 달성할 수 없지만 성공하기 위해서는 기대치를 조정하는 것이 중요하다.

구강 수유로 전환할 때 기억해야 할 중요한 사항은 다음과 같다.

- 모유 수유 또는 젖병 수유와 같이 구강 수유로 전환할 때 배고픔을 유발하기 위해 더 낮은 총 수분 섭취량에 대한 단기적인 시도를 고려
- 일주일 동안 몸무게가 증가하지 않는다면 낮은 수분 섭취로 인한 열량 손실을 보충하기 위해 분유(모유)의 열량을 증가시키는 것을 피해야 하며, 낮은 수분 섭취량과 열량은 배고픔을 유발할 가능성이 더 높음을 고려

2) 수유 시 보충 영양소 추가: 강화제와 모듈 (Adding Additional Nutrients to Feedings: Fortifiers and Modules)

모유, 특히 영유아의 어머니의 모유는 미숙아의 수유를 위한 최적의 표준으로 여겨지고 있다. 모유 수유를 할 수 없는 경우 저온 살균된 기증자 모유가 다음으로 적절한 선택이며, 미숙아용 조제분유 수유와 관련된 질병의 증가로 인해 미숙아에게 조제분유를 수유하는 것이 가장 바람직하지 않은 선택이다(괴사성 소장결장염, 미숙아 망막증 발생률 증가; Maayan Metzger et al., 2012; Quigley et al., 2018). 모유나 저온 살균된 기증자 모유만으로는 자궁 내 성장을 모방한 성장 패턴을 보장할 수 없다. 모유와 저온 살균된 기증자 모유에 영양 첨가물(예: 모유 강화제)을 사용하여 수유 시 다량 및 미량 영양소를 증가시킨다(Moro et al., 2015). 모유는 단백질, 칼슘, 인, 나트륨, 비타민 D가 적고 모유 강화제는 이러한 영양소와 기타 영양소를 제공하여 임신 3분기 성장을 지원한다.

비록 저온 살균된 기증자 모유가 미숙아용 조제분유보다 더 적합한 수유 대체물이지만, 저온 살균된 기증자 모유는 영유아에게 제공하는 모든 이점을 동일하게 제공하지는 않는다(Quigley et al., 2018). 저온 살균된 기증자 모유는 많은 기증자의 성숙한 모유로 구성되어 있으며, 저온 살균에 필요한 과정(예: 여러 번의 용기 교체, 가열 과정)을 거치기 때문에 모유와 동일한 영양소를 포함하지 않는다. 저온 살균된 후에도 많은 유익한 특성이 남아 있지만 일부 면역학적, 항감염 및 영양 성분은 감소한다. 보편적인 방법보다 더 강화된 수유를 하지 않는 한(강화제에 대한 정보는 "수분 섭취량 계산" 부분 참조), 저온 살균된 기증자 모유를 수유 받은 일부 미숙아는 어머니의 강화 모유를 수유 받을 때보다 성장 속도가 더 느릴 수 있다(Arslanoglu et al., 2013; Lloyd et al., 2019). 이는 저온 살균된 기증자 모유가 단백질 및 지방과 같은 다량 영양소가 더 낮을 수 있기 때문인 것으로 추정된다(Perrin et al., 2020). 저온 살균된 기증자 모유를 수유 받는 영유아의 성장 매개변수는 보편적인 방법보다 더 강화해야 할 필요성을 위해 면밀히 모니터링해야 한다. 저온 살균된 기증자 모유를 수유 받은 영유아가 충분히 성장하지 못하면 종종 32주에서 36주 사이나 그 이전에 "이유(젖을 떼는 것)"를 하는 경우가 많다.

모유 강화제를 첨가하면 많은 미숙아가 자궁 내 성장과 유사한 속도로 성장한다. 모유 강화제는 액체 또는 분말 제품이 될 수 있으며, 모유와 저온 살균된 기증자 모유의 정확한 영양소 함량을 알 수 없기 때문에 "예측된" 영양소 함량을 제공하기 위해 특정 양의 모유에 첨가된다. 이러한 열량 또는 에너지 수준은 모유와 저온 살균된 기증자 모유가 제공하는 68kcal/100ml보다 높다(일반적으로 74kcal/100ml 또는 80kcal/100ml). 기관지폐이형증, 패혈증, 수분 제한 또는 설명할 수 없는 높은 에너지 요구가 있는 많은 미숙아는 예상되는 속도로 성장하기 위해 80kcal/100ml 이상의 수유를 필요로 한다. 기관지폐이형증이 있는 영유아들은 폐질환으로 인해 수분 섭취량이 적고, 과도한 에너지 소비로 인한 성장을 지원하기 위해 추가 열량과 영양소가 필요한 영양 요구량이 뚜렷하다(Giannì et al., 2014). 때때로 이러한 영유아는 100kcal/100ml의 열량 농도를 필요로 한다.

일반적인 80kcal/100ml 이상의 수유량을 섭취하기 위해 분유, 액체 단백질 또는 탄수화물이나 지방과 같은 모듈을 추가할 수 있다. 이것은 사용되는 모유 강화제에 따라 모유 강화제만 더 추가하면 불필요하고 유해할 수 있는 일부 영양소를 "과도하게 전달"할 수 있기 때문이다. 저온 살균된 기증자 모유를 수유 받은 영유아는 일반적으로 추가적인 단백질과 지방을 필요로 하는데, 이는 저온 살균 및 가공 후 기증자 모유에 이러한 영양소가 적기 때문이다. 임신 연령에 비해 작은 영유아 또는 당뇨병을 진단받은 어머니의 영유아는 혈당 수준을 유지하기 위해 폴리칼(Polycal®)과 같은 탄수화물 모듈이 필요할 수 있다. 모유를 구할 수 없고 저온 살균된 기증자 모유를 주로 수유하는 경우 가공 및 저온 살균 과정에서 손실된 지방을 보충하기 위해 마이크로리피드(Microlipid®)를 첨가하는 것이 바람직할 수 있다. 전반적으로 성장이 좋지 않은 영유아는 이미 강화된 수유에 비례하여 더 많은 단백질, 지방 및 탄수화물을 추가하기 위해 조제분유를 첨가하면 도움이 될 수 있으며 영양사는 이러한 계산이 안전한 섭취량 범위 내에 있는지 확인한다. 일부 모듈은 더 높은 삼투압 공급에 영향을 미치며 위가 더 느리게 비워지게 함에 따라 배고픔을 줄이는데 기여할 수 있다. 또한 고삼투압 수유는 위 식도 역류를 악화시킬 수 있다.

영유아가 구강으로 수유하는 경우 수유의 에너지 밀도를 높이면 그에 따라 섭취량을 조절해야 한다는 근거가 있다(Morgan et al., 2012). 즉, 하루의 마지막 수유 시 고열량 분유(90kcal/100ml)를 수유하는 영유아의 순 열량 증가량은 영유아가 더 적은 양을 섭취하였기 때문에 일반적인 강화 조제분유(80kcal/100ml)를 수유하는 영유아의 순 열량 증가량과 차이가 없을 수 있다. 구강 수유로 전환할 때, 경관을 통해 고열량 분유를 수유한 영유아는 더 이른 포만감을 느끼고 지연된 위 배출과 같은 여러 가지 이유로 인해 자발적으로 동일한 양을 구강으로 수유받지 않을 수 있다.

일부 미숙아들은 임신 약 32–36주에 기하급수적으로 성장하기 시작한다. 이 시기는 구강 수유가 시작되는 시기와 일치하는 경우가 많다. 만일 몸무게 증가 및 성장이 적절했거나 몸무게 증가가 과도할 경우, 강화를 줄인 다음 중단할 수 있으므로 구강 수유, 특히 모유 수유로의 전환이 더 쉬워진다. 구강 수유 및 몸무게 증가와 관련된 우선 순위를 의료진과 협의하는 것이 중요하다. 만약 총 수유량을 줄이거나 강화도가 낮은 우유(강화되지 않은 모유 수유 포함)를 수유하여 영유아의 성장이 저해된 경우, 그로 인해 구강 수유를 시작하는 시기가 적절하지 않을 수 있거나 강화된 우유를 경관으로 보충할 수 있도록 구강 수유량을 제한해야 할 수도 있다. 그러나 만약 의료진이 젖병 수유 또는 모유 수유를 장려하기 위해 짧은 기간(약 3–4일) 동안 미미한 몸무게 감소 또는 몸무게 유지와 대비하여 일일 몸무게 증가가 허용 가능하다고 동의하는 경우, 이를 문서화하고 부모를 포함한 모든 보호자의 동의를 받아야 한다. 건강한 미숙아는 구강 수유를 시작할 때 처음에는 몸무게가 증가하지 않지만 며칠 후에 서서히 적절하게 증가하는 것이 일반적이다.

Toftlund 외(2018)의 연구에서, 퇴원 후 강화되지 않은 모유를 수유한 미숙아는 6세까지 계속해서 적절하게 성장하였으며, 이는 경우에 따라 그 이전에 성장을 따라잡을 경우 퇴원 후 모유나 조제분유를 강화할 필요가 없을 수 있음을 시사한다. 다른 연구에 따르면 일부 미숙아가 퇴원 후 성장 곡선을 유지하거나 따라잡기 위한 성장을 보장하기 위해 강화된 수유가 도움이 될 수 있음을 보여주었다(O'Connor et al., 2008). 최근까지 병원에서 사용되는 시중에 판매되는 모유 강화제는 예외적인 경우를 제외하고는 퇴원 후 사용할 수 없었다. 일반적으로 필요한 경우 추가 열량을 제공하기 위해 유축 모유에 기증자 모유 또는 전환기 분유를 첨가한다. 병원에서 사용하는 강화제를 가정에서 사용할 수 있다면 수유 변화를 잘 견디지 못하는 미숙아에게 도움이 될 수 있다. 각 영유아는 가정에서 젖병 수유 강화가 필요한지 여부와 성장이 허용될 때 강화를 줄이기 위해 어떤 후속 조치가 계획되어 있는지를 결정하기 위해 개별적으로 평가해야 한다. 저온 살균된 기증자 모유에서 이유한 후 어머니가 모유 수유를 중단하기 원하지 않는 미숙아는 열량 증가가 필요하거나 필요하지 않을 수 있는 적절한 조제 분유 또는 전환기 조제분유로 전환된다.

3) 볼루스 주입법과 지속적 주입법의 결정 (Deciding on Bolus Feedings Versus Continuous Feedings)

초기에 미숙아는 장내 내약성이 발달함에 따라 최소량의 모유, 저온 살균된 기증 모유 또는 미숙아용 조제분유를 2시간마다 볼루스 주입법 일정에 따라 수유한다.

대부분의 병원은 표준화된 방법으로 수유를 시작하고 진행하기 위해 근거 기반 수유 지침 또는 수유 프로토콜을 사용한다. 미숙아가 3시간마다 수유하는 것으로 전환해야 할 때 적절한 임신 연령이나 몸무게는 없으며, 이는 임신 연령이나 몸무게가 아닌 수유 준비 신호에 대한 평가를 기반으로 해야 한다.

지속적인 위 식도 역류 또는 수유 과민증의 징후를 보이는 영유아는 종종 단기간(일반적으로 20-30분)에 걸쳐 제공되는 **볼루스 주입법**(bolus feedings)에서 여러 시간에 걸쳐 천천히 전달되는 간헐적 주입법 또는 **지속적 주입법**(continuous feedings)으로 변경된다. 수유 과민증(feeding intolerance)에 대한 보편적인 정의는 없으며 의료서비스 제공자 간에 주관적인 의견일 수 있다. 과민증(intolerance)은 일반적으로 복부 팽만, 구토 또는 다음 수유에서 위 흡인의 존재와 같은 징후를 나타낸다. 볼루스 주입법과 지속적 주입법 사이의 수유 허용 오차를 비교하는 결정적인 근거는 없지만, 일반적으로 의료진은 지속적 주입법을 더 잘 견딘다고 인식한다. 모유나 저온 살균된 기증자 모유를 지속적 주입법으로 수유를 하는 동안 경관에서 상당한 영양소가 손실된다(Castro et al., 2019). 이는 삼투압과 영양소 함량이 낮은 우유가 영유아에게 전달되기 때문에 내약성이 개선된 것으로 인식하는데 영향을 미칠 수 있다.

지속적 주입법으로 수유를 지속해야 하는 의학적 이유(예; 흡수불량, 소화불량, 지속적인 저혈당 수치)가 없는 한, 많은 생리학적 수유 신호를 장려하고 영양 손실을 줄이기 위해 가능한 한 빨리 볼루스 주입법으로 전환해야 한다. 영양분의 손실로 인해 몸무게가 잘 늘어나지 않고, 지속적인 포만감으로 인해 구강 수유로의 전환을 어렵게 만들기 때문에 지속적 주입법이 장기간 지속되는 것을 권장하지 않는다.

구강 수유로 전환할 때 배고픔은 구강 수유에 대한 욕구를 유발하지만 수유 사이에 배가 부른 상태(위가 꽉 차 있는 상태)로 남아 있다면, 이러한 욕구가 감소한다. 지속적 주입법 또는 간헐적 주입법으로 제공되는 수유는 수유 사이의 휴식 시간이 짧기 때문에 배고픔에 영향을 미친다. 또한 이전에 영유아가 "견딜 수 있었던" 경관 수유량은 동일한 용량으로 젖병 수유를 할 때 견디지 못할 수도 있다. 일부 의료 전문가들은 수유가 자발적으로 이루어지고 더 짧은 시간에 걸쳐 섭취되기 때문에 이러한 과민증이 발생하며 이로 인해 더 빨리 포만감이 느껴지거나 또는 더 많은 위 식도 역류가 발생할 수 있다고 생각한다 영유아가 20-30분에 걸쳐 간헐적 또는 지속적 주입법에서 규칙적인 볼루스 주입법으로 안전하게 전환할 수 없는 경우, 완전한 구강 수유 달성은 그 시점에서 성공적이지 못하거나 우선순위가 아닐 수도 있다.

6. 구강 수유에 영향을 미치는 요인들 FACTORS AFFECTING ORAL FEEDING

1) 의학적 상태(Medical Status)

조산아 특히 미숙아에게 일반적으로 영향을 미치는 몇 가지 의학적 합병증들은 영양 상태 및 구강 수유 상태에 상당한 영향을 미칠 수 있으며, 다음과 같은 문제들이 포함될 수 있다.

- 괴사성 소장결장염(NEC)
- 기관지폐이형증(BPD)
- 신경학적 손상
- 기도 문제, 또는
- 위장 문제

(1) 괴사성 소장결장염(Necrotizing enterocolitis)

괴사성 소장결장염(NEC)은 미숙아의 장 조직이 괴사되는 질환으로 병리 생리학은 잘 알려져 있지 않다(Neu, 2014). 미숙아의 경우 괴사성 소장결장염의 원인은 주로 위장관 시스템의 미성숙에 영향을 미치는 여러 가지 요인과 관련이 있는 것으로 생각된다(Neu & Walker, 2011). 미숙아는 미성숙한 운동성, 소화, 흡수 및 면역 방어력을 가지고 있어 장 손상 위험이 증가한다. 괴사성 소장결장염은 출생몸무게가 500-1,500g 사이인 영유아의 약 7%에 영향을 미치며 북미에서는 이러한 영유아의 20-30%, 특히 수술적 중재가 필요한 영유아의 20-30%가 이 질병으로 사망한다(Neu, 2014). 괴사성 소장결장염은 영유아가 장 절제술이 필요할 정도의 치명적인 손상을 일으켜 입원 기간이 길어질 수 있으며 성장 장애, 장 협착 및 유착, 간 담즙 정체, 장 기능 장애가 있거나 없는 짧은창자증후군(short bowel syndrome)과 같은 관리하기 어려운 합병증을 초래한다(Bazacliu & Neu, 2019).

영유아용 조제분유 대신 모유를 수유하는 것이 괴사성 소장결장염을 예방하는데 유익한 것으로 밝혀졌으며, 현재 많은 연구가 이 전도유망한 접근법에 초점을 맞추고 있다(Altobelli et al., 2020). 괴사성 소장결장염이 발병한 영유아는 장관 영양법을 통해 적절한 영양을 섭취하는데 어려움을 겪기 때문에 구강 수유의 도입 및 진행이 종종 지연되는 경우가 많다.

(2) 기관지폐이형증 또는 만성 폐질환(Bronchopulmonary dysplasia or chronic lung disease)

기관지폐이형증(BPD)은 보충 산소 및 침습적 또는 비침습적 호흡 지원을 통한 치료가 필요한 만성 폐질환의 한 형태를 말한다(Isayama et al., 2017). 기관지폐이형증으로 진단된 영유아는 일반적으로 월경 후 연령 36주에 산소 보충(>21%), 지속적 기도양압(CPAP) 또는 기계적 인공호흡이 필요한 영유아로 정의된다(Bancalari & Jain, 2019).

기관지폐이형증은 감염, 염증 및 영양 부족과 같은 다양한 요인에 의해 발생하며 영양 부족은 폐의 성장 저하에 영향을 미치게 된다(Poindexter & Martin, 2015). 기관지폐이형증은 미숙아, 특히 극 저체중아와 초 저체중아에서 흔히 발생한다. 이전에는 인공호흡기로 인한 폐의 압력 손상이 폐 손상의 주요 원인이었지만, 영유아의 인공호흡 전략이 개선됨에 따라 기관지폐이형증은 미성숙, 폐 발달장애, 산전 감염 및 염증과 더 관련이 있다(Bancalari & Jain, 2019; Ibrahim & Bhandari, 2018). 기관지폐이형증은 조산과 관련된 가장 흔한 장기 합병증 중 하나로 에너지 소비, 성장, 신경 발달, 완전한 구강 수유 달성에 영향을 미칠 수 있다(Hwang et al., 2013; Ibrahim & Bhandari, 2018).

기관지폐이형증은 영유아가 안전하게 구강으로 수유하고 적절하게 성장하면서 완전한 구강 수유를 달성하는 능력에 큰 영향을 미칠 수 있다. 기관지폐이형증을 가진 영유아는 호흡률이 높고, 빨기 시간이 짧으며, 빨기 횟수와 압력이 감소하는 경향이 있다(Barlow, 2009). 이 모집단에서의 빨기의 빈도와 압력의 감소는 음색, 긴장도, 근력 및 지구력 감소와 관련이 있을 수 있지만 일반적으로 신생아가 음식덩어리의 크기를 줄여 수유하는 동안 호흡을 위한 시간을 허용하기 위한 보상적 방법이다(Mizuno et al., 2007). 또한 호흡 속도가 빨라지면 삼키는 시간을 확보하기 위해 얕은 호흡을 하는 경우가 많으며, 이는 수유하는 동안 산소포화도 저하로 이어진다. 기관지폐이형증과 같은 호흡기 문제가 있는 영유아는 호흡량이 증가하거나 호흡 속도가 빨라지면 수유 중 삼키고 호흡하는 시간에 영향을 미칠 수 있기 때문에 흡인의 위험이 더 높다(Canning et al., 2020; Grewold, 2006).

기관지폐이형증을 보이는 미숙아는 삼킴 무호흡증을 나타내는 경향이 있으며(Viswanathan & Jadcherla, 2020), 이는 구강 수유 중에 산소포화도 저하 상태를 초래한다. 기관지폐이형증이 있는 영유아는 폐/가슴 탄성도의 감소와 호흡을 위한 움직임의 증가로 수유 과정 동안의 지구력과 적절한 몸무게 증가를 유지하면서 모든 수유를 구강으로 섭취하는 능력에 영향을 미친다. 또한 성장 장애를 겪을 가능성이 높으며 성장과 발달을 지원하기 위해 보충 산소, 증가된 열량 및 보조적인 장관 영양법이 필요하다(Giannì et al., 2014). 기관지폐이형증이 없는 미숙아보다 더 많은 열량과 영양이 필요한 경우가 많지만 이러한 미숙아에게 “과잉 수유”를 해서는 안 된다. 고열량 수유는 폐질환을 악화시키는 위 식도 역류와 흡인을 더 많이 유발할 수 있다.

성장 비례의 원칙은 이 모집단에서 종종 왜곡되는 경우가 많다. 즉, 이러한 영유아는 몸무게와 머리둘레에 비해 "키가 작은" 경향이 있으며, 추가적인 키 성장을 위한 적극적인 영양 개입에도 불구하고 거의 일어나지 않는다. 만약 출산이 임박한 기관지폐이형증이 있는 미숙아가 하루 권장량인 25~30g으로 성장하는 경우, 호흡을 위한 움직임이 증가되어 구강 수유, 보충 산소 공급의 중단 및 기타 발달 이정표를 달성하는데 어려움을 겪을 수 있다.

(3) 신경학적 손상(Neurological injury)

뇌실 내 출혈(Intraventricular hemorrhage, IVH)은 발달 중인 뇌의 심실계에서 발생하는 배아 기질의 파열로 인해 출혈이 있는 것을 말하며 심각성의 정도에 따라 1-4등급까지로 범위를 나타낸다. 이때 1, 2등급은 최소한의 임상적인 영향을 유발하고 3-4등급은 발달장애를 일으킬 가능성이 더 높다(Ballabh, 2010; Szpecht et al., 2016). 낮은 등급의 배아 기질 출혈-뇌실 내 출혈(GMH-IVH; 1-2등급)은 미숙아의 11%에서 발생하는 것으로 보고되며, 심각한 배아 기질 출혈-뇌실 내 출혈(GMH-IVH; 3-4등급)은 미숙아의 3-5%에서 발생하는 것으로 보고되고 있다(Reubsaet et al., 2017). 1, 2등급의 뇌실 내 출혈이 있는 영유아는 신생아기 동안에 심각한 수유 문제는 거의 없다. 심각한 뇌실 내 출혈은 뇌척수액(CSF)의 흐름 또는 재흡수 장애로 인해 심실의 진행성 확장인 심실 확장 및 **출혈 후 수두증**(PHH)을 유발할 수 있다. 과도한 체액을 제거하기 위한 배액술 또는 뇌의 가쪽 뇌실에서 뇌척수액을 배출하기 위한 뇌실-복강 단락술(VP shunt)과 같은 수술적 중재가 필요하다(Christian et al., 2016). 3등급 또는 4등급 뇌실 내 출혈이 있는 영유아는 출혈 후 수두증이 발생할 경우 각성 및 수유 내약성 수준의 변화를 보일 수 있으며, 이러한 변화는 배액술이나 단락술을 통해 체액이 제거되어 뇌의 압력이 감소하면 개선되는 경향이 있다. 일단 머리속 압력이 안정화 되면 영유아는 뇌실 내 출혈이 없는 미숙아와 유사한 방법으로 신생아기에 구강 수유를 진행하는 경우가 많다. 이러한 영유아에게 출혈 후 수두증과 관련된 신경학적 후유증이 발생하면 덜 심각한 뇌실 내 출혈을 보이는 영유아보다 성장함에 따라 수유에 어려움을 겪을 가능성이 더 높다.

뇌실 주위 백질 연화증(Periventricular leukomalacia, PVL)은 가쪽 뇌실에 인접한 백색질이 관류 장애에 취약한 미숙아에게 발생하는 뇌 손상을 말한다(Deng et al., 2008). 뇌실 주위 백질 연화증의 발병은 23-32주 사이에 뇌실 주위 부위의 저산소증과 허혈의 영향으로 발생한다(Ahya & Surawanshi, 2018). 뇌실 주위 백색질의 수질 정맥의 배출장애(Cizmeci et al., 2020)로 인해 발생하는 **뇌실 주위 출혈성 경색**(periventricular hemorrhagic infarction)과 같은 신경학적 손상의 다른 형태는 자세 긴장도와 운동 능력의 변화로 이어질 수 있다(Volpe, 2009). 이러한 조건을 가진 미숙아는 구강-운동 및 삼킴 문제를 보일 수 있다. 그러나 이러한 영유아가 완전한 빨기 반사를 가지고 신생아기에 효과적이고 안전한 구강 수유를 할 수 있는 것은 드문 일이 아니다. 구강-운동 및 삼킴문제는 시간이 지남에 따라 해부학적 구조, 긴장도 및 운동 협응의 변화와 함께 발생한다(이러한 문제에 대한 평가 및 중재에 대해서는 4장 "모유 수유 또는 젖병 수유의 어려움"과 6장 "삼킴문제"를 참조하시오).

(4) 기도 문제(Airway issues)

기관 내 삽관이 오랜 시간 지속되면 후두와 기관의 손상이나 흉터가 생겨 기도가 완전히 닫히지 않을 수 있으며(Raol et al., 2018), 삼키는 동안 흡인의 위험을 증가시킬 수 있다. 장기적이거나 반복적 또는 외상에 의한 삽관은 성대 손상 또는 성대 폐쇄를 방해하는 조직이 형성되는 것으로 이어질 수 있으며 흡인의 위험도 증가시킨다(Devaney et al., 2005). 기도가 좁아지는 **기관 협착증**(Tracheal stenosis)도 삽관으로 인해 발생할 수 있으며 호흡을 위한 움직임을 증가시킬 수 있다(Tsugawa et al., 2006). 기관 협착증이 심각한 경우의 영유아는 기도를 열 수 있게 만들거나 장시간 인공호흡기의 사용을 위해 기관절개술이 필요할 수 있다. 동맥관 개존증 결찰술이나 다른 심장 또는 식도 수술 같은 흉부 외과적 수술 후 재발성 후두 신경 손상이나 절단으로 인해 성대 불완전 또는 완전마비가 발생할 수 있다(Engeseth et al., 2018). 한쪽 성대 기능 장애가 있는 영유아는 종종 삼키는 동안 흡인이 나타난다.

(5) 위장 문제(Gastrointestinal issues)

위 식도 역류, 위 팽창, 지연된 위 배출 등의 운동 장애와 같은 위장 문제는 미숙아에게 흔하며 구강 수유에 영향을 미칠 수 있다(자세한 내용은 "위 식도 역류를 최소화하기 위한 중재 제공"과 7장 "위 식도 역류 및 기타 위장 문제"를 참조하시오).

2) 의인성 문제(Iatrogenic Issues)

고통스럽고 침습적인 시술은 신생아 집중 치료실에서 영유아가 자주 경험하며 구강 수유를 시작할 때 부정적인 연관성을 만들 수 있다. 코 및 구강 흡입, 경관 삽관, 테이프 제거, 지속적 기도양압과 함께 사용되는 비강 고리, 가열식 고유량 또는 저유량 산소는 모두 불편함을 유발할 수 있으며 구강 혐오감을 유발할 수 있다(Hopkins et al., 2017; University of Notre Dame, n.d.). 경관 수유 자체는 영유아의 내적 욕구를 배제하고 음식을 섭취하는 시기나 양을 조절하지 못하게 하기 때문에 영유아가 배고픔을 느끼기 전에 수유하게 될 수 있으며, 영유아가 너무 많이 또는 너무 빨리 수유하게 되는 경우 복부 불편감과 위 식도 역류를 유발할 수 있다. 경관 수유와 관련된 불편함 및 위 식도 역류는 수유 거부 행동과 관련이 있는 것으로 알려져 있다(7장 참조).

3) 신경행동적 성숙도(Neurobehavioral Maturity)

신경행동 발달은 외부 환경과 상호작용하는 동안 내부 안정성을 유지하는 영유아의 능력에 영향을 미친다(Griffith 등., 2020). **행동 발달에 대한 알스 동기적 모델(Als Synactive model)**은 개별 영유아의 내부 하위 시스템이 외부 세계뿐만 아니라 서로 상호작용하는 방법에 중점을 둔다. 영유아가 성숙함에 따라 그들이 성취하려는 발달 과제에 대처하면서 하위 시스템의 균형을 더 잘 유지할 수 있게 된다. 과제의 요구가 이러한 균형을 유지하는 영유아의 능력에 도전하거나 초과할 경우 스트레스 징후가 관찰되며(자료 10.1 참조), 보호자는 영유아가 안정된 상태로 돌아가도록 도와야 한다(Als, 1986). 이러한 행동이나 스트레스 신호는 미숙아의 의사소통 방

자료 10.1. 하위체계별 스트레스 행동

자율 시스템
호흡 정지
색이 얼룩덜룩하거나 청색증 또는 회색으로 변함
구토
딸꾹질
헐떡임
떨림 또는 깜짝 놀람
기침
재채기
하품하기

운동 시스템
이완됨
- 몸통, 사지 또는 안면

과긴장성
- 과신전: 팔-다리가 쭉 펴져 앉은 자세, 비행기 자세, 경례하는 듯 한손을 올린 자세, 활처럼 휜 자세, 혀 내밀기, 얼굴 찡그리기
- 과굴곡: 태아처럼 굽힌 자세, 주먹쥐기

지속적인 움직임
잦은 경련

상태 시스템
산만한 수면 또는 깨어있는 상태
눈을 뜨고 눈을 부릅뜨는 움직임
응시
적극적인 시선 회피
당황하거나 걱정스러운 경계심
흐릿한 눈 또는 긴장된 경계심
짜증, 울음

출처: Als (1986).

법이다. 구강 수유는 미숙아에게 어려운 발달 과제이며, 자기 조절을 달성하고 유지하는 능력에 부담을 줄 수 있으므로 보호자는 영유아가 이 기술을 배울 때 통합된 기능을 잘 발휘할 수 있도록 지원해야 한다.

미숙아의 뇌는 미성숙하고 빠르게 발달하며, 이러한 발달은 신생아 집중 치료실 환경의 독성 스트레스, 반복되는 부정적인 경험, 영유아의 유전적 감수성 및 제공되는 치료의 질에 의해 영향을 받을 수 있다(Canning et al., 2020; Flacking et al., 2012). 신생아의 생물학적 요구에는 최적의 정서 발달을 위한 모성 접촉 및 양육이 포함된다. 신생아 집중 치료실의 영유아는 장기간 부모와의 분리, 고통 및 스트레스를 경험하게 되는데, 이러한 해로운 영향은 보호자의 행동과 지원에 의해 완화될 수 있다(Als, 1986; Altimier & Phillips, 2013; Sanders & Hall, 2018). 미숙아는 자기 조절에 더 어려움이 있고, 자극에 더 민감한 경향이 있으며, 가능한 한 최적의 기능을 수행하기 위해 부모와 보호자의 지원이 필요하다. 영유아는 행동을 통해 의사소통을 하며, 영유아의 스트레스 징후를 관찰하고 학습함으로써 부모와 보호자는 영유아가 스트레스나 조절 장애를 일으키는 경험에 대처하도록 도울 수 있다.

영유아가 성숙함에 따라 생리적, 감각 운동, 행동 상태 및 상호작용능력에서 향상된 안정성을 보여준다. 각성 상태에 도달하고 이 상태를 유지할 수 있게 되면 영유아는 보다 효율적으로 구강 수유를 할 수 있다. 영유아가 환경에 대처하고 체계적인 방법으로 기능하는 능력을 촉진하면 수유와 같은 새로운 과제를 배우는데 도움이 된다. 영유아의 능력이 향상됨에 따라 그들이 성공적으로 수행하는데 필요한 지원이 줄어든다. 작업치료사와 기타 의료 전문가는 영유아 개개인의 행동 단서의 의미를 파악하고 해석하여 가족과 간병인에게 알려주어 적응 기능을 촉진하고 부적응 행동을 최소화할 수 있다(Als, 1986; Coughlin, 2014; Shaker, 2017b). 영유아가 능력이 부족하거나 지속적인 스트레스를 보일 때 구강 수유를 시작하거나 계속하는 것은 신경 발달의 민감한 시기에 부정적으로 인식되어질 수 있으며(Griffith et al., 2020) 이는 신생아 집중 치료실과 퇴원 후 영유아의 수유에 부정적인 영향을 미칠 수 있다.

4) 환경(Environment)

미숙아는 기능적인 준비가 되지 않았거나 완전히 적응하지 못한 환경에서 태어난다(Als, 1986). 영유아는 따뜻하고 체액으로 채워진 자궁 내 환경에서 공기와 중력의 영향에 노출된 요람이나 영유아용 침대로 옮겨진다. 후각은 세제와 알코올과 같은 불쾌한 냄새에 의해 자극을 받고, 소음 수준이 지속적으로 높을 수 있으며, 무작위로 들리는 소리가 추가되고, 조명 수준이 영유아의 상태나 발달 수준에 따라 항상 조정되지 않으며, 영유아는 매일 많은 스트레스와 고통스러운 과정을 경험하고, 양육자가 아닌 접촉 경험이 반복되며, 그리고 부모와의 분리 기간이 길어진다(Altimier & Phillips, 2013; Coughlin, 2014). 미숙아는 특히 새로운 과제를 배우거나 구강 수유와 같은 어려운 과제를 수행할 때 내부 및 외부 환경에서 들어오는 자극에 대처할 수 없다. 이러한 스트레스 요인이 많은 신생아 집중 치료실의 환경이 영유아의 신경행동 발달을 방해할 수 있다는 증거가 늘어나고 있으나, 보호 환경과 양육 개입을 통해 부정적인 영향을 약화시키거나 심지어 역전시킬 수 있다(Coughlin, 2014; Griffith et al., 2020). 미숙아는 지나치게 자극적인 환경에서 어려운 과제를 수행하는 동안 각성 수준이 낮거나 각성을 유지하는데 어려움을 겪는 경우가 많다(Lau, 2020; Pineda et al., 2020). 영유아의 일상적인 관리의 일부로 수유 중에 환경을 수정하고 차분하고 조직화된 경험을 제공하는 것은 스트레스를 줄이고 구강 수유 중 신경 행동을 조직화 하고 최적의 기능을 지원하는데 도움이 될 수 있으며 다음과 같은 방법으로 수정할 수 있다.

- 불쾌하거나 고통스러운 경험, 구강 수유에 영향을 미칠 수 있는 부정적인 연관성이 있는 경우 심부 압박과 억제를 제공하여 영유아를 지지하고 빨고 잡을 기회를 제공함

- 영유아의 얼굴 근처에 화학약품 냄새(예; 알코올 티슈, 향수)를 피함
- 수유 패드 또는 손수건으로 어머니의 가슴 냄새를 제공함
- 신선한 초유나 모유를 사용하여 영유아의 입과 입술 안쪽을 코팅하는 구강 면역 요법을 제공함
- 조명을 어둡게 하고 주야간 조명 주기를 조절함
- 영유아 주변의 소음을 줄이고 갑자기 큰 소리를 내지 않도록 함
- 초기 수유 경험 중에는 영유아에게 말을 걸지 않음
- 구강 수유 중에는 영유아를 과도하게 흔들거나 움직이지 않도록 함

그림 10.4. 아기를 돌볼 때 부모를 포함시키는 것이 중요하다.

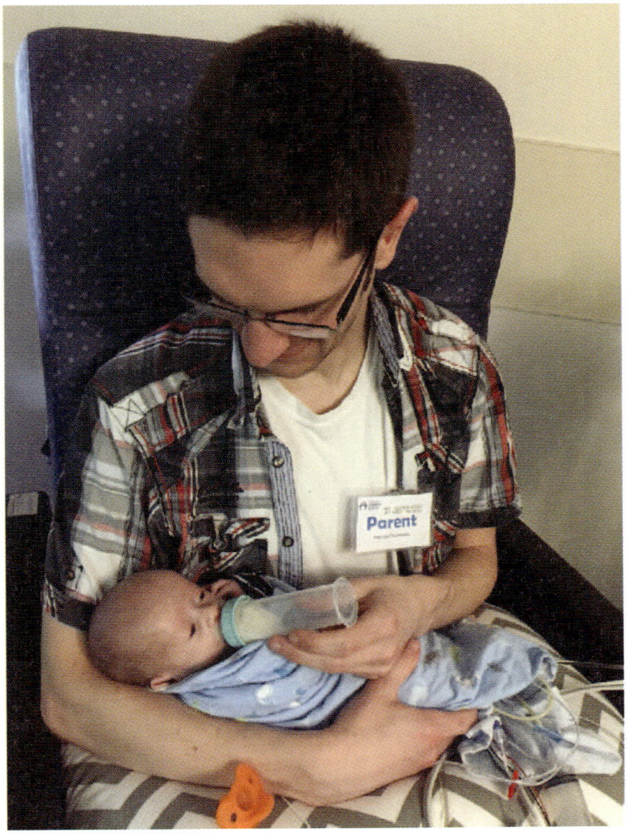

출처: J. Brennan Used with permission.

5) 부모의 참여(Parental Participation)

가능한 한 이른 시기부터 가족의 참여는 애착, 부모의 만족, 영유아를 양육하는 능력에 매우 중요하다(그림 10.4 참조). 부모와 영유아 사이의 장시간 또는 반복적인 분리는 뇌 발달을 변화시키고 애착과 유대감을 손상시킬 수 있다(Flacking et al., 2012).

잦은 스킨십(skin-to-skin)은 어머니의 모유량 증가, 영유아의 생리적 안정성 개선, 통증 및 스트레스 감소, 어머니와 영유아의 애착 증가 등 영유아와 부모에게 여러 가지 이점이 있는 것으로 알려져 있다(Altimier & Phillips, 2013; Eliades, 2018; Flacking et al., 2012). 부모가 가능한 한 빨리 그리고 자주 잦은 스킨십을 제공하도록 격려하고 촉진해야 한다. 영유아는 가능한 한 빨리 그리고 가능한 한 자주 어머니의 따뜻함, 냄새, 모유와 관련된 감각 입력을 얻기 위해 유방에 코를 비비고 핥는 등 빈 유방에서 비영양적 빨기를 할 수 있도록 해야 한다. 모유의 냄새와 맛을 제공하면 구강 수유로의 전환이 개선될 수 있다. 초기 유방 탐색은 완전한 구강 수유로의 전환을 지원하며 어떠한 해로운 영향을 미치지 않는 것으로 보인다(Briere et al., 2015).

일반적으로 부모는 영유아의 주요 양육자이며 영유아의 웰빙에 가장 큰 영향을 미치므로 신생아 집중 치료실에서 영유아를 돌보는데 필수적인 역할을 해야 한다(Altimier & Phillips, 2013). 부모의 돌봄 참여를 촉진하고 부모가 영유아를 지원하는 방법을 안내하면 영유아의 고통과 스트레스를 줄이고 영유아의 신경 행동 조직화를 촉진할 수 있으며(Flacking et al., 2012), 이는 결국 구강 수유 능력을 촉진한다.

부모가 영유아의 행동 및 생리학적 신호를 인식하고 이해하며 영유아에 대한 반응으로 자신의 행동을 수정하도록 가르치는 것은 영유아의 스트레스와 혼란을 줄이는데 도움이 될 뿐만 아니라 부모-영유아의 상호작용이 더 민감해지고 반응성을 높일 수 있다(Morag et al., 2019). 이러한 학습은 부모가 수유 중 영유아의 신호를 식별하고, 영유아의 새로운 기술을 지원하며, 불쾌하거나 무서운 수유 경험을 피하는데 도움이 된다(Als, 1986; Coughlin, 2014; White-Traut et al., 2014). 수유 관계, 부모-영유아 애착, 부모의 유능감을 키우기 위

해 가능한 한 자주 부모가 영유아에게 수유를 하는 것이 이상적이다. 영유아는 같은 한 두 사람이 일관된 방법으로 수유할 때 신뢰하는 법을 배우고 더 잘 수행한다.

6) 수유 기술(Feeding Skill)

건강한 미숙아는 일반적으로 구강 수유가 시작될 때쯤이면 효과적인 빨기가 가능하게 된다(Lau, 2020; Scherman et al., 2018; University of Notre Dame, n.d.). 그러나 미숙아는 빨기 압력을 낮추거나 표정만 사용하여 젖꼭지에서 나오는 액체의 흐름을 감소시킴으로써 빨기를 수정할 수 있으며(Amaizu et al., 2008; Barlow, 2009; Lau, 2020), 이는 마치 영유아가 약한 빨기를 하는 것처럼 보이게 할 수 있다. 미숙아에게 일관되지 않은 수유가 나타나는 것은 드문일이 아니며 빨고–삼키고–숨쉬기의 협응, 삼킴 기능 장애 및 지구력 감소로 구강 수유를 확립하는 능력에 영향을 미친다.

(1) 비일관된 수유(Inconsistent feeding)

미숙아의 수유 능력은 수유시 마다, 심지어 같은 수유 내에서도 차이가 날 수 있다(Griffith et al., 2020). 수유 능력은 영유아의 호흡 상태, 의학적 안정성, 위장관 상태, 스트레스 또는 피로 수준, 배고픔의 정도, 수유를 제공하는 사람을 포함한 신생아 집중 치료실 환경 등 여러 요인의 상호작용에 따라 달라진다(Bowman et al., 2020). 따라서 여러 회기에 걸쳐 수유 수행 능력을 평가하고 영유아의 상태나 수유 기대치에 큰 변화가 있을 때 재평가를 해야 한다.

(2) 빨고–삼키고–숨쉬기(SSB coordination)

미숙아, 특히 폐 손상 또는 기관지폐이형증을 보이는 영유아는 종종 빈호흡(즉, 빠른 호흡), 호흡을 위한 움직임의 증가, 산소 보충의 필요, 얕은 호흡 등과 같은 호흡 문제를 보이는 경우가 많기 때문에 빨고–삼키고–숨쉬기의 협응에 어려움을 나타낸다(Thoyre et al., 2012). 호흡이 매우 빠른 영유아는 빨고–삼키고–숨쉬기 주기에 호흡을 통합할 시간이 짧다. 이로 인해 영유아가 수유하는 동안 적절한 호흡을 할 수 없는 경우 수유가 피곤하고 불쾌하거나 두려울 수 있다. 구강 수유 동안 관찰되는 많은 어려움(예; 체액 손실, 무질서한 혀 움직임, 짧은 빨기 폭발)은 불량한 빨고–삼키고–숨쉬기 협응이 제대로 이루어지지 않고, 액체의 유속을 늦추려는 영유아의 시도와 관련이 있다(Mizumo et al., 2007). 볼과 턱을 받쳐주거나 더 빠른 유속의 젖꼭지를 사용하여 영유아가 삼켜야 하는 횟수를 늘리는 것과 같은 수유의 효율성을 높이기 위한 전략은, 적절한 호흡을 하고 빨고–삼키고–숨쉬기의 협응을 어렵게 만든다. 또한 수유 시 잘못된 타이밍에 호흡을 하게 되면 빨고–삼키고–숨쉬기 협응이 어려워져 영유아가 흡인의 위험에 처할 수 있다.

영유아가 휴식을 취하고 수유하는 동안 호흡 패턴을 관찰하면 삼키고–숨쉬기 협응에 대한 정보를 얻을 수 있고 흡인의 위험과 수유 시 필요한 주의 수준을 결정하는데 도움이 될 수 있다. 수유하는 사람이 관찰할 사항은 다음과 같다.

① **호흡 규칙성(Respiration regularity)**: 호흡 패턴이 규칙적일수록 삼킴이 더 쉽게 이루어질 수 있다(Barlow, 2009). 불규칙한 호흡 패턴은 미숙아에게 흔히 나타나며(Eichenwald et al., 2016; Frey et al., 1998), 특히 지속적인 폐 손상이 있는 영유아에게 삼키고–숨쉬기 주기에서 잘못된 타이밍에 숨을 쉬기 쉽다(Gewolbe et al., 2003; Mizuno et al., 2007).

② **호흡 타이밍(Timing of breathing)**: 삼킴이 완료되기 전에 흡입이 이루어지면, 음식덩어리가 인두를 통하기 전에 성대가 열리기 때문에 영유아는 액체가 흡인될 위험이 있다. 미숙아는 삼키고–숨쉬기 주기의 다른 타이밍에서 삼킬 가능성이 더 높기 때문에 그렁거리는 소리 또는 젖은 숨소리가 들릴 수 있다(Gewolb & Vice, 2006). 삼킴은 아동이 성장함에 따라 호흡의 안전한 단계(숨을 들이쉬기 시작할 때 또는 숨을 내쉬기 종료시와 같은 공기의 흐름이 없을 때)에서 발생하는 경향이 있다(Lau, 2006).

③ **호흡 속도 및 깊이(Respiration rate and depth)**: 얕은 호흡은 영유아가 짧고 얕은 호흡으로 적절한 산소를 얻지 못하기 때문에 수유 시 산소포화도 저하 상태를 초래할 수 있다. 영유아는 더 빠르게 호흡하여 보상하려고 시도하므로 삼킬 수 있는 시간이 줄어들게 된다(Gewolb et al., 2003). 일부 영유아는 기저 호흡기 질환이나 의학적 상태(건강 상태)로 인해 호흡이 빨라 매우 얕은 호흡만 할 수 있는 경우도 있다.

④ **호흡 멈춤(Breath holding)**: 구강 수유 중에 호흡의 멈춤이 발생할 수 있으며 산소포화도 저하 및 때때로 서맥을 유발할 수 있다. 삼키는 동안 후두에 액체가 닿으면 후두가 수축되거나(Raol et al., 2018), 영유아가 음식덩어리를 제거하기 위해 여러 번 삼켜야 하기 때문에 호흡의 멈춤이 발생할 수 있다. 또한, 영유아가 빨고–삼키기 주기에 호흡을 통합할 수 없고 호흡을 위한 빨기를 억제할 수 없는 경우에도 발생할 수 있다. 호흡의 멈춤 시간이 길어지면 산소포화도와 심박수가 감소할 수 있다. 일부 미숙아는 호흡의 멈춤에서 호흡을 재개하기 위해 외부 자극이 필요하다.

⑤ **호흡을 위한 움직임의 증가(Increased work of breathing)**: 코 벌렁임, 그렁거림, 기관 잡아당기기(즉, 목 밑부분의 흉골 하절흔 당기기), 머리 흔들기, 어깨 으쓱하기는 영유아가 산소 섭취량을 늘리기 위해 더 깊게 숨을 들이쉬고 기도를 더 열어, 들이마심을 증가시키려는 징후이다(Thoyre et al., 2005). 호흡을 위한 움직임의 증가는 휴식 중에 관찰될 수 있으며 수유 중에 증가할 수 있다.

⑥ **수유 중 산소포화도 감소(Decrease in oxygen saturation during feeding)**: 산소포화도의 점진적인 감소는 영유아가 수유하는 동안 충분한 호흡을 하지 않는다는 것을 의미한다.

⑦ **빨고–삼키고–숨쉬기 협응의 어려움을 나타내는 다른 행동(Other behaviors indicating SSB incoordination)**: 영유아는 구강 수유 중에 빨고–삼키고–숨쉬기 협응에 어려움이 있음을 나타내는 다음과 같은 다른 행동을 보일 수 있다.

㉠ 삼켜야 하는 양을 줄이기 위해 입 가쪽으로 액체를 흘려 내림

㉡ 영유아가 빠르게 빨고 있어 숨을 쉬기가 어렵다는 것을 시사하는 수유 중 꿀꺽꿀꺽 삼킴(크고 세게 삼키는 소리)

㉢ 액체의 유속을 늦추기 위해 비영양적 빨기 패턴으로 전환

㉣ 액체의 유속을 늦추기 위해 무질서한 혀 움직임을 사용

㉤ 숨을 쉬기 위해 수유를 잠시 멈추려는 시도로 젖꼭지에서 멀어지기

㉥ 적절한 호흡을 하는 것의 어려움으로 걱정되거나 당황한 표정을 짓거나 눈썹을 치켜 올리는 것(그림 10.5 참조)

㉦ 적절한 호흡의 어려움으로 인한 사지 폄, 손가락 벌림, 경련, 근긴장도 소실과 같은 스트레스 징후가 나타남

(빨고–삼키고–숨쉬기 협응의 어려움의 임상 징후에 대한 자세한 내용은 4장을 참조하시오.)

그림 10.5. 빨고–삼키고–숨쉬기 협응이 좋지 않은 영유아의 경우 걱정스러운 표정을 짓고 젖꼭지에서 멀어지는 모습을 볼 수 있다.

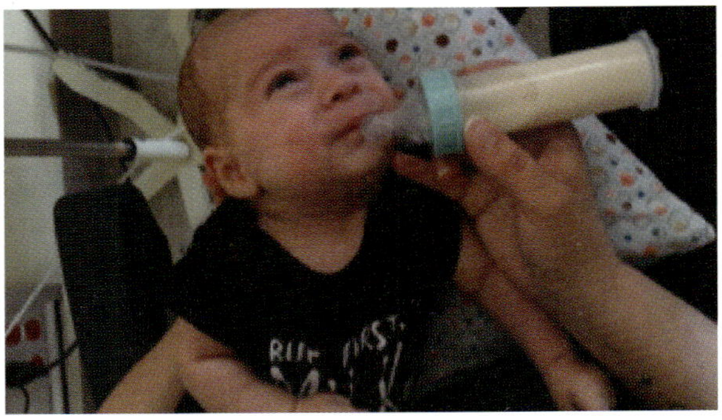

출처: S. Breton. Used with permission.

(3) 삼킴 장애(Swallowing dysfunction)

미숙아는 만삭아보다 기도 보호 기능의 손상으로 흡인이 발생할 가능성이 더 높다(Amaizu et al., 2008;

Ferrara et al., 2017; Lee et al., 2011). 특히 삼키고-숨쉬기 협응을 돕기 위해 수유하는 사람이 적절한 도움을 제공하면서 발달을 지원하고 세심한 방법으로 수유한다면 이러한 흡인 위험의 증가를 완화할 수 있다. 영유아의 신호 읽기, 적절한 위치 맞추기, 속도 맞추기, 모유 유량 수정, 스트레스 징후가 관찰될 때 수유 중단을 포함한 전략은 흡인을 방지하는데 도움이 되는 것으로 알려져 있다(Lee et al., 2011; Pineda et al., 2020).

미숙아는 비디오 투시 삼킴 검사(Bowman et al., 2020; Ferrara et al., 2017)에서 기침이나 질식 없이 "조용히" 흡인되는 것으로 나타났다. 흡인에 대한 반응으로 기침이 없는 것은 후두 기침 반사가 출산 후 1-2개월까지는 완전히 발달하지 않는 것으로 간주되기 때문이다(Jadcherla et al., 2015; Raol et al., 2018). 그러나 많은 영유아는 작업치료사에게 흡인 가능성을 경고하는 다른 징후를 보인다. 어린 영유아의 기도 보호를 위한 주요 메커니즘은 액체가 후두 조직과 접촉할 때 발생하는 후두 화학 반사 작용의 자극으로 여겨진다(Jadcherla et al., 2015; Raol et al., 2018). 이 반사의 자극은 반복적인 삼킴, 무호흡 및 기도 폐쇄를 초래하여 호흡을 증가시키기 위한 움직임을 방해한다(Balest et al., 2020; Raol et al., 2018). 폐로의 액체 흡인은 호흡기 문제, 폐렴, 기관지폐이형증 및 기관지확장증(염증 및 감염으로 인해 기관지 벽이 두꺼워지는 현상)의 발병과 성장 및 발달에도 영향을 미칠 수 있다(Dodrill & Gosa, 2015; Tutor & Gosa, 2012; Weir et al., 2011). 미숙아의 구강 수유 중 또는 구강 수유 후에 후두 침투 또는 흡인을 암시하는 징후는 다음과 같다.

① 서맥 증상들
② 젖은 숨소리
③ 급격한 산소포화도 저하
④ 삼킴 후 갑작스런 무호흡 또는 호흡의 멈춤
⑤ 빠르고 반복적으로 삼킴
⑥ 기도 개방을 방해하는 후두 수축으로 삼킴 후 호흡 곤란
⑦ 삼킴 직후 눈을 감거나 눈꺼풀이 떨림(Lubbe, 2018)
⑧ 삼키는 것에 놀라기(Raol et al., 2018)
⑨ 기침(신생아에서는 덜 일정하지만 신생아가 성숙함에 따라 증가함)
⑩ 수유 후 폐에서 나는 악설음(덜컹거리는 거품 소리)(Frakking et al., 2016), 그리고
⑪ 구강 수유 시작 후 호흡 상태의 변화(예; 산소 보충 또는 호흡을 위한 지원 증가 필요)

(4) 지구력(Endurance)

수유는 미숙아, 특히 호흡기 질환이 있는 미숙아에게 유산소 요구량을 증가시키고 수유 중 호흡을 위한 움직임을 증가시킬 수 있다. 구강 수유를 배우는 미숙아는 수유를 완료하거나 모든 수유를 구강으로 섭취할 수 있는 지구력이 부족할 수 있다. 단서 기반 및 영유아 중심 수유와 양 중심 수유는 영유아가 먹기 위한 준비가 되었다는 신호가 나타날 때만 구강 수유를 하고, 조절 곤란이나 젖떼기의 징후를 보이면 구강 수유를 중단할 수 있기 때문에 피로와 부작용을 예방할 수 있다. 구강 수유 중 지구력 저하 또는 피로는 종종 부모와 보호자가 유속이 느린 젖꼭지를 제공할 때 영유아가 너무 열심히 빨아야 하는 것과 관련이 있다고 느끼지만, 그러나 유속이 느리면 영유아가 숨을 쉴 수 있는 시간이 더 많아지고 수유 중 호흡 예비량을 유지하는데 도움이 되므로 피로가 덜하다(Shaker, 2017b).

7. 구강 수유의 시작 INITIATION OF ORAL FEEDING

1) 구강 수유의 시작을 위한 적절한 시기 결정 (Determining Appropriate Timing for Initiation of Oral Feeding)

과거에는 구강 수유 시작 시기가 월경 후 연령에 따라 결정되었으며, 34-36주는 영유아가 빨고-삼키고-숨

쉬기의 협응이 가능할 것으로 예상되는 시기이기 때문에 영유아가 구강 수유를 시작할 준비가 된 것으로 간주된다. 기능적 성숙은 개별적이며 더 유용한 지표이기 때문에 월경 후 연령은 더 이상 구강 수유를 시작하기에 적절한 시기를 나타내는 최고의 지표로 간주되지 않는다(University of Notre Dame, n.d.; Viswanathan & Jadcherla, 2020). 구강 수유는 발달 기술이며, 영유아는 신경 발달의 통합성, 의학적 및 영양 상태, 몸무게, 위장관의 기능, 병원에서의 치료 과정, 기질 및 각성 수준과 같은 여러 요인에 따라 다양한 교정 연령에 구강 수유를 시작할 수 있다. 영유아가 구강 수유를 시작할 준비가 되었다는 더 나은 지표는 다음과 같은 징후를 나타낸다.

- 잠시라도 각성 상태에 도달하고 유지할 수 있는 능력(Kirk et al., 2007; Pickler et al., 2015; Thoyre et al., 2005)
- 충분한 산소포화도와 안정적인 심박수로 볼 수 있는 생리학적 안정성을 달성하고 유지할 수 있는 능력(Kirk et al., 2007; Pickler et al., 2015; Thoyre et al., 2005)
- 적절한 긴장도로 구부린 자세를 유지할 수 있는 능력(Thoyre et al., 2005)
- 일부 위 수유를 견딤(Kirk et al., 2007; Pickler et al., 2015)
- 예정된 수유 시간에 잠에서 깨어나기 시작(Kirk et al., 2007; Pickler et al., 2015)
- 모유가 차지 않은 가슴이나 노리개 젖꼭지를 비영양적으로 빨 수 있는 능력
- 잦은 스킨십을 하는 동안 유방쪽으로 향함(Kirk et al., 2007; Pickler et al., 2015)
- 손을 입에 가져다 대고 빨기를 시도(Kirk et al., 2007; Pickler et al., 2015)
- 혀를 입 바닥으로 내려 젖꼭지를 물기(Kirk et al., 2007; Pickler et al., 2015)
- 유방에서 떨어지는 것을 핥기 또는 모유가 떨어질 때, 영유아가 아랫입술을 갖다 댐(Kirk et al., 2007; Pickler et al., 2015)

2) 수유 시간에 구강 수유 준비 상태 평가하기 (Assessing Oral Feeding Readiness at Feeding Times)

구강 수유를 시작할 준비가 되어 있는지 여부는 매 수유 시간마다 구강 수유 준비 상태와 구별되어야 한다. 구강 수유를 시작하는 것이 적절하다고 느껴지면, 수유할 때마다 유아의 흥미나 수유 준비 상태를 평가해야 한다(Pickler et al., 2015; 표 10.2 참조). 수유에 대한 영유아의 준비와 관심은 처음 구강 수유를 시작할 때마다 다를 수 있으며, 특히 구강 수유가 처음 시작될 때 영유아의 의학적 상태, 검사 또는 시술 시행 시기, 수유 내약성 등에 따라 달라질 수 있다. 구강 수유 기술은 수유할 때마다 또는 주어진 수유에 따라 영유아의 수유 능력이 향상되거나 악화되거나 일관성을 유지할 수 있다(Griffith et al., 2020; Thoyre et al., 2005). 신생아 집중 치료실의 미숙아, 특히 복잡한 의학적 문제가 있는 미숙아는 종종 일상적인 기능에 영향을 미치는 합병증이 발생하는 경우가 많다. 영유아는 의학적으로나 생리학적으로 어느 날은 안정적이지만 다음에는 그렇지 않거나 심지어 한 수유 시간에는 안정적이지만 다음 날에는 그렇지 않을 수 있으므로 각 수유 시간에 영유아가 수유할 준비가 되었는지 평가해야 한다. 만일 영유아가 수유할 준비의 징후를 보이지 않는 경우, 영유아를 깨우고 수유하도록 격려하려고 시도하는 것은 영유아에게 부정적인 경험과 심지어 흡인과 같은 부작용이 발생할 수 있다.

구강 수유는 영유아가 자신의 발달 요구와 필요를 충족시키고, 부모나 보호자와의 애착을 형성하며, 긍정적인 수유 경험을 확립할 수 있도록 권장되어야 하는 발달 기술이다. 초기 수유는 발달에 적절하고 즐거운 경험을 확립하는 것뿐만 아니라 질과 기술 성취에 초점을 맞춰야 한다. 부정적인 경험은 영유아의 수유 참여

를 감소시키고 수유 회피 및 혐오로 이어질 수 있으므로 피해야 한다(Pineda et al., 2020; University of Notre Dame, n.d.). 구강 수유를 제공할 때와 수유하는 동안 영유아의 스트레스 징후를 평가하여 영유아가 분리 또는 조절 장애의 징후를 보일 경우 수유를 중단할 수 있도록 해야 한다(스트레스 징후에 대해서는 자료 10.1 참조, 이 장 뒷부분의 "분리 징후" 참고). 안전하고 즐거운 방법으로 구강 수유를 할 수 있는 기회는 신경학적 성숙과 뇌 조직화를 촉진할 수 있으므로(Amaizu et al., 2008; Barlow, 2009; Tubbs-Cooley et al., 2015), 각각의 수유는 완전한 구강 수유를 달성하기 위한 단계일 뿐만 아니라 신경 발달과 정신 활동을 지원하는 것으로 생각해야 한다.

특정 수유 시간에 영유아가 수유할 준비가 되어 있음을 나타내는 큐잉(cueing)이라고도 하는 **수유 준비 행동들(feeding readiness behaviors)**에는 먹이 찾기(rooting) 반사, 손 빨기(그림 10.6), 노리개 젖꼭지 또는 보호자의 손가락을 빨기, 깨어남, 울기 또는 꼼지락

그림 10.6. 손을 빠는 것은 수유 준비의 신호일 수 있다.

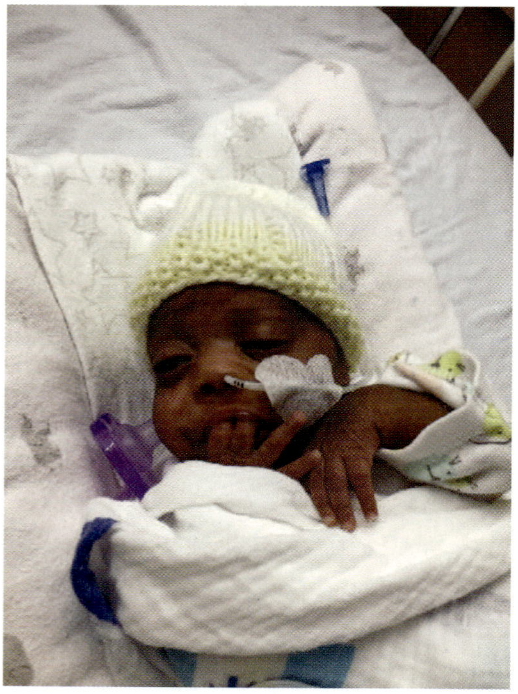

출처: S. Breton. Used with permission.

거리거나 활동 수준의 증가가 포함된다(Kirk et al., 2007; Ludwig & Waitzman, 2007). Ludwig와 Waitzman(2007)의 영유아 주도 수유 준비 척도는 영유아에게 수유 시간 또는 그 즈음에 구강 수유 경험을 제공해야 하는지 여부를 결정하는데 도움이 된다(표 10.1 참조). 영유아가 수유 준비 척도에서 1점 또는 2점을 받은 경우에만 구강 수유를 제공한다.

표 10.1. 영유아 주도 수유 준비 척도

점수	서술
1	• 보살핌을 받기 전 졸리거나, 경계하거나, 까다로움
	• 먹이 찾기 반사 또는 손을 입으로 가져가거나 노리개 젖꼭지를 물고 있음
	• 양호한 긴장도(자율신경 안정성을 전제로 함)
2	• 보살피면 졸리거나 예민함
	• 일부 먹이 찾기 반사 또는 노리개 젖꼭지를 물고 있음
	• 적절한 긴장도
3	• 보살피는 동안 잠깐 깨어 있음
	• 배고픔 행동 없음
	• 긴장도 변화 없음
4	• 보살피는 동안 내내 잠
	• 배고픔 신호 없음
	• 긴장도 변화 없음
5	• 보살피는 동안 산소 증가의 필요성
	• 보살피는 동안 무호흡 또는 서맥
	• 보살피는 동안 기준치를 초과하는 빈 호흡

출처: "영유아 주도 수유 연습을 반영하기 위한 수유 문서 변경" S. M. Ludwig & K. Waitzman, 2007, 신생아 및 영유아 간호 리뷰, 7권, 155-160페이지에서 발췌. 허가를 받아 사용됨.

8. 미숙아의 구강 수유 지원을 위한 중재
INTERVENTIONS TO SUPPORT ORAL FEEDING IN PRETERM INFANTS

1) 세심하고 발달에 도움이 되는 구강 수유 제공 (Provide Sensitive, Developmentally Supportive Oral Feeding)

영유아의 행동은 그들의 의사소통 방법이다(Als, 1986). 영유아의 개별 행동을 이해하고, 해석하며, 적절하게 반응하는 방법을 배우면 수유 상황의 요구나 영유아의 대처 또는 능력이 변하더라도 안전하게 수유할 수 있게 된다. 영유아의 징후를 이해함으로써 영유아가 고통, 산소 부족 또는 구강 수유 중 흡인과 같은 부정적인 경험을 하기 전에 수유자가 이상적으로 반응할 수 있다. 일관된 수유자, 가급적이면 부모가 이 접근 방법을 가장 성공적으로 수행할 수 있다. 부모가 영유아의 유일한 수유자가 되도록 부모를 교육하고 지원하면 영유아의 부작용이 줄어들고 부모의 유능감이 증가하며 경관에서 구강 수유로의 전환이 더 빨라지는 것으로 나타났다(Morage et al., 2019).

세심한 단서 기반 수유는 수유자가 수유할 때 영유아의 의사소통에 반응하여 중재를 제공해야 하며, 중재는 지속적으로 수정되어야 한다(Shaker, 2017a). 이러한 접근 방식은 스트레스를 줄이고, 지구력을 향상시키며, 안전하고 긍정적인 수유 경험을 제공한다(Shaker, 2017b). 영유아의 신호에 반응하면 생리적인 보상 저하와 반복적인 스트레스를 방지할 뿐만 아니라 부적응 행동이 강화되지 않도록 할 수 있다(Morag et al., 2019; Pineda et al., 2020). 세심한 수유자는 영유아의 요구를 예측하는 방법을 학습하고, 수유 중 또는 시기에 적절한 지원을 제공하여 영유아가 가능한 성공적이고 긍정적인 경험을 할 수 있도록 해야 한다(Thoyre et al., 2013). 구강 수유의 목표가 수유량을 최대화하는 것이 아니라 영유아의 참여와 기술 발달에 있을 때, 발달을 지원하고 세심한 방법으로 영유아에게 수유하는 것이 더 쉽다. 성공적인 구강 수유란 영아가 수유하는 내내 집중하고 침착하며 체계적으로 수유하고, 자세를 바르게 하고 적절한 산소포화도를 유지하며, 호흡기나 심장 기능에 큰 변화가 없이, 흡인되지 않는 수유를 말한다. 구강 섭취량이 성공의 주요 척도가 되어서는 안 된다.

세심하고 발달에 도움이 되는 방법으로 구강 수유 기회를 제공할 때 다음과 같은 단계를 사용할 수 있다.

(1) 젖병 수유나 모유 수유를 시도하기 전에 비영양적 빨기를 위해 노리개 젖꼭지나 빈 젖병을 제공함(그림 10.7 참조).

(2) 영유아가 구강 수유 준비 및 구강 수유 중에 내부 조절을 달성하도록 지원함
  ① 구강 수유 전에 영유아가 생리학적으로 안정된 상태(예: 안정적인 호흡수, 심박수, 적절한 자세 긴장도)인지 확인함
  ② 영유아를 편안하고 지지할 수 있는 자세로 누임 (자세한 내용은 다음을 참조)

그림 10.7. 노리개 젖꼭지 제공은 영유아가 구강 수유를 준비하는데 도움이 될 수 있다.

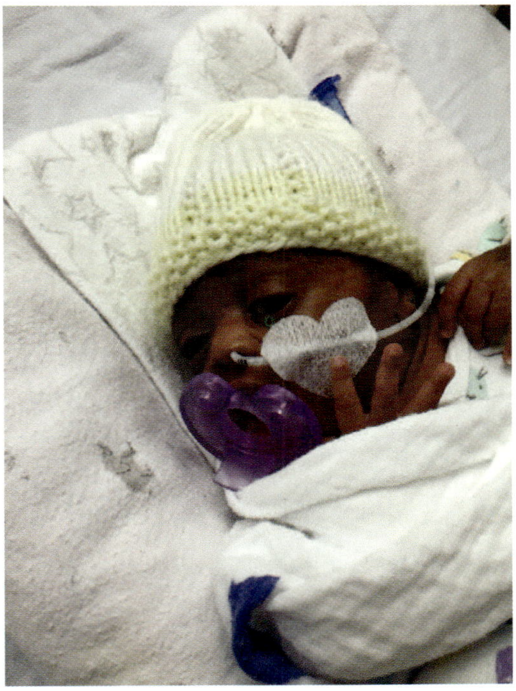

출처: S. Breton. Used with permission.

  ③ 영유아가 수유하는 동안 깨어나 있거나 졸린 상태를 유지할 수 있도록 함. 미숙아는 자극을 최소화하기 위해 수유할 때나 조명이 밝아 깨어 있을 때 눈을 감고 수유하려 할 수 있으며 다음

과 같은 전략이 도움이 될 수 있음

㉠ 팔과 손으로 영유아를 감싸 얼굴을 가리기

㉡ 천천히 부드럽게 움직이면서 팔다리를 붙잡은 채로 영유아를 움직여 몸의 정렬을 유지하기

㉢ 울거나 짜증을 내거나 스트레스를 받는 영유아에게 구강 수유를 시도하지 않기

㉣ 수유하는 동안 외부 자극(예; 흔들기, 큰 소리로 말하기, 쓰다듬기 금지)을 최소화하여 영유아가 수유에 집중할 수 있도록 하기

(3) 가능하면 모유 수유부터 시작하며(Nyqvist, 2013), 영유아의 아랫입술에 우유 한 방울을 떨어뜨려 영유아에게 모유가 나온다는 것을 알림. 만약 어머니가 빠른 최유 반사(일시적으로 떨어진 모유 분비 호르몬이 최고치에 오르게 되어 모유가 차는 것)를 가지고 있거나 모유량이 많은 경우, 모유의 흐름이 너무 빠르지 않도록 하기 위해 유축을 먼저 해야 할 수도 있음

(4) 젖병 수유를 할 경우 다음과 같은 전략을 사용함

① 첫 번째 젖병 수유에는 가장 느린 젖꼭지를 사용하고, 이후에 수유에 가장 적합한 유속을 가진 젖꼭지를 결정하며 일반적으로 미숙아는 유속이 느린 젖꼭지를 사용하는 것이 가장 좋음

② 영유아의 아랫입술에 우유 한 방울을 떨어뜨려 영유아에게 우유가 나온다는 것을 알림

③ 입술을 위에서 아래로 쓰다듬거나 젖꼭지로 입가를 쓰다듬어 먹이 찾기 반사와 입 벌림을 촉진함

④ 영유아가 입을 벌리고 혀가 아래로 위치해 있을 때만 젖꼭지를 영유아의 입에 넣으며, 영유아의 입을 억지로 벌리거나 젖꼭지를 입으로 밀어 넣지 않음

⑤ (혀를 아래로 누르는 대신) 젖꼭지를 움직이지 않고 입 안의 단단입천장에 대고 부드럽게 잡음

⑥ 수유 시작 시, 젖병이 수평이고 젖꼭지에 우유가 없는지 확인하고 영유아의 입으로 액체가 떨어지지 않도록 하여 첫 번째 빨 때 예상치 못한 양이 나오지 않도록 함

⑦ 젖꼭지를 흔들거나 두드리거나 비틀거나 당기지 않고, 영유아가 빨기 시작할 때까지 기다림

⑧ 영유아가 젖을 빨기 시작하면 젖병을 수평으로 유지하면서 천천히 젖병을 기울여 젖꼭지에 우유가 채워지도록 함(그림 10.8).

그림 10.8. 젖병을 수평으로 잡으면 영유아가 젖꼭지를 빨지 않을 때 우유가 입으로 들어가는 것을 방지할 수 있다.

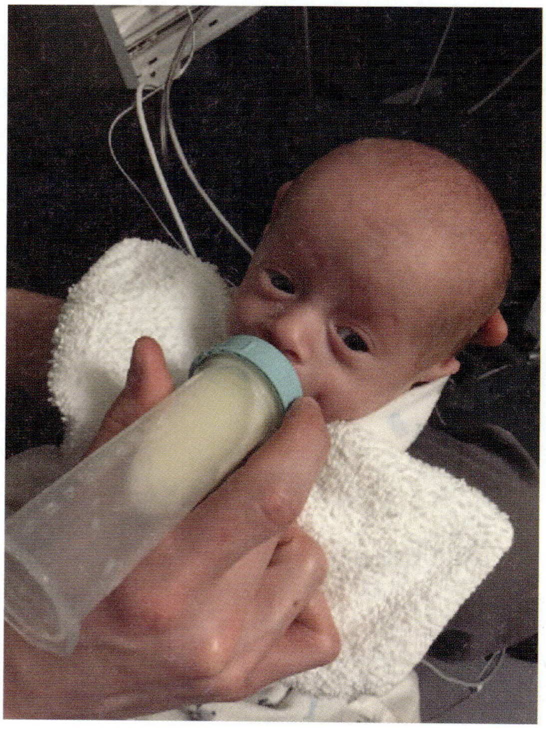

출처: J. Brennan Used with permission.

⑨ 빠는 동안 턱이나 뺨을 지지하지 않음

⑩ 빨기가 시작되면 호흡을 확인하고 4–5회 빨아도 숨소리가 들리지 않을 경우, 영유아를 앞으로 기울이거나 젖병을 아래로 기울여 우유가 젖꼭지에서 비워지도록 하고, 영유아가 숨을 쉴 때까지 기다리며 영유아가 계속 빨고 숨을 쉬지 않으면 젖꼭지를 입에서 제거함

⑪ 영유아의 신호에 따라 외부 속도 조절을 제공함(외부 속도 조절에 대한 추가 정보 및 빨고–삼키

고-숨쉬기 협응에 도움이 되는 기타 제안 사항은 "빨고-삼키고-숨쉬기 협응의 어려움 보상" 부분을 참조)

⑫ 영유아가 자발적으로 빠는 것을 멈추면 젖꼭지를 영유아의 입에 물려 두고 다시 빨기를 기다리며, 영유아가 숨을 쉬는데 필요한 시간 동안 젖꼭지를 비워두어 영유아가 잠시 멈추도록 유도해야 할 수도 있음

⑬ 젖꼭지를 비틀거나 두드리거나 안팎으로 움직여 다시 빨기를 강요하지 않으며, 만일 영유아가 오랫동안 수유를 멈추면 젖꼭지를 부드럽게 잡아당기는 것은 가능함

⑭ 영유아에게 스트레스 또는 혼란의 징후가 있는지 관찰하고(자료 10.1. 참조), 영유아가 안정될 때까지 수유를 수정하거나 중지함

(5) 수유 중에 영유아가 적절히 호흡을 유지하도록 주의를 환기시키거나 도움

(6) 젖을 뗀 영유아에게 다시 젖을 물리거나 계속 먹이려고 반복적으로 시도하지 않음(곧 이어지는 젖떼기 징후 목록을 참조)

(7) 화가 나거나 스트레스를 받는 영유아에게 계속해서 입으로 먹이려고 시도하지 않음

(8) 먹는 동안 영유아에게 모든 주의를 기울임(Shaker, 2017a; Thoyre et al., 2005).

(9) 가능하면 개인적이고, 보호된 공간에서 수유함

영유아가 다음과 같은 **젖떼기 징후**(signs of disengagement)를 보일 때까지 수유를 계속한다.

- 자세의 긴장도 감소,
- 피곤해 보이거나 위축된 모습,
- 젖꼭지를 밀어내기,
- 빨기 폭발 사이에 긴 멈춤을 취하는 경우,
- 의도적으로 비효율적인 빨기 패턴을 사용하고,
- 오랫동안 멈춘 후 다시 빨기 시작하지 않는 경우

영유아가 젖떼기 징후를 보이면 더 많이 먹도록 강요하지 않는다. 영유아에게 수유를 계속하도록 강요하는 것은 피로, 흡인, 구역질 또는 구토를 유발할 수 있으며, 수유 혐오 행동이 나타날 수 있다.

2) 일관된 수유 경험 제공(Provide Consistent Feeding Experiences)

권고되는 수유 자세, 도구 및 기타 전략(예; 외부 속도 조절)을 자세히 설명하는 수유 관리 계획을 만들어 영유아에게 매번 같은 방법으로 수유하도록 한다. 미묘한 행동 신호가 있는 영유아나 정확한 수유 기술이 필요한 영유아는 일반적으로 가능한 한 동일한 수유자가 수유를 하는 것이 가장 좋다. 이렇게 하면 영유아에게 일관된 수유를 할 수 있고, 매 수유시 마다 다시 배울 필요가 없다. 가능한 한 부모가 영유아에게 수유할 수 있도록 가르치고 지원한다. 다양한 의료서비스 제공자로부터 서로 다른 정보를 제공받는다면 부모는 영유아에게 수유하는 방법을 가르치기 어렵다(Thoyre et al., 2016). 생리적 불안정 또는 미묘한 고통을 나타내는 영유아의 행동이 항상 분명한 것은 아니며 의료 전문가를 포함한 보호자는 종종 수유 중 이러한 행동을 인식하기 위해 도움이 필요한 경우가 많다(Thoyre et al., 2016; University of Notre Dame, n.d.). 대부분의 부모는 고위험군 영유아에게 수유하는 방법을 배우는데 지침과 연습이 필요하며(Morag et al., 2019; Shaker, 2017b; University of Notre Dame, n.d.), 일반적으로 구강 수유를 촉진하게 하는 전략에 관한 교육을 원한다. 일단 부모가 유능한 1차 수유자가 되어 다른 요인이 일관되게 유지될 경우 일반적으로 영유아의 수유 능력은 향상된다.

3) 지지하는 자세 제공(Provide Supportive Positioning)

미숙아의 자세 긴장도는 발달함에 따라 변화한다. 일반적으로 영유아가 어릴수록 긴장도가 낮고 지지가 없으면 체간이 구부러져 정중선 자세를 유지하기가 더 어렵

다. 따라서 영유아는 긴장도와 자세를 유지하기 위해 에너지를 사용해야 하므로 구강 수유가 더 어려워진다. 속싸개는 팔과 다리를 안정적으로 감싸고 억제할 뿐만 아니라 특히 처음으로 수유를 배울 때 수유에 집중할 수 있도록 한다. 영유아의 능력이 더 커지면 속싸개가 필요하지 않을 수 있지만, 지지되고 정렬된 자세는 효과적이고 안전한 수유를 가능하게 한다.

옆으로 누이거나 옆으로 세워 누인 자세는 빨고–삼키고–숨쉬기의 협응에 도움이 되는 것으로 나타났으며(Girgin et al., 2018), 왼쪽으로 누이는 것은 역류를 최소화한다(Brooks, 2018). 이 자세는 모유 수유 시 요람안기 자세와 유사하며 영유아가 생물학적으로 기대하는 자세일 수 있다. 음식덩어리가 삼키기 전에 볼로 떨어지므로 음식덩어리를 조절하기 쉽고 영유아가 숨을 쉴 수 있는 시간은 더 길어진다(Shaker, 2017b). 옆으로 누인 자세는 머리와 목이 일직선이 되는 정중선 자세를 유지하기가 더 쉬우므로 영유아의 머리가 수유자의 팔 위로 넘어갈 가능성이 높은 기존의 안쪽으로 구부려지는 자세에 비해 더 안전하다. 또한 옆으로 누인 자세에서는 음식덩어리의 이동은 중력의 영향을 덜 받는다(Raol et al., 2018; Shaker, 2017b). 젖병으로 수유하는 경우 젖꼭지를 수평 위치로 더 쉽게 잡을 수 있으므로 영유아가 준비되지 않았을 때 우유가 젖꼭지에서 입으로 떨어지지 않는다. 영유아가 숨을 쉬기 위해 잠시 멈춰야 하는 경우 이 위치에서 젖병이나 영유아를 쉽게 앞으로 기울여 액체가 입으로 흘러 들어가는 것을 막을 수 있다. 또한 옆으로 누인 자세는 영유아의 가슴과 팔다리에 미치는 중력의 영향을 감소시킨다(그림 10.9 참조).

어떠한 수유 자세로 수유하더라도 다음과 같은 자세 전략을 사용하는 것이 좋다.

(1) 정렬, 굴곡, 억제 및 편안함을 고려한 자세(Neonatal Touch & Massage Certification, 2022)

① 목은 머리가 정중선에 오도록 중립을 유지하거나 약간 구부리고 팔은 양손으로 정중선을 향해 구부림

그림 10.9. 영유아를 일으켜 세우기 위해 엄마의 발을 의자 위에 올려놓고, 옆으로 눕혀 속싸개를 느슨하게 하여 수유한다.

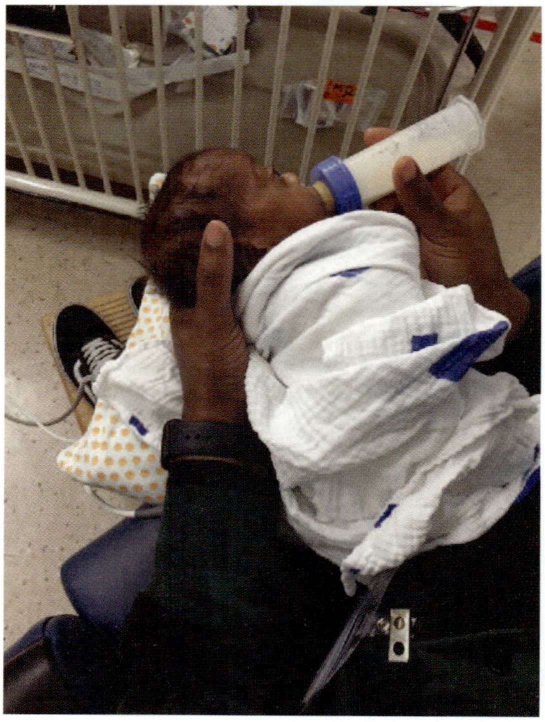

출처: S. Breton. Used with permission.

그림 10.10. 수유자는 다리를 꼬아 신생아를 옆으로 세워 누인 자세로 수유할 수 있다.

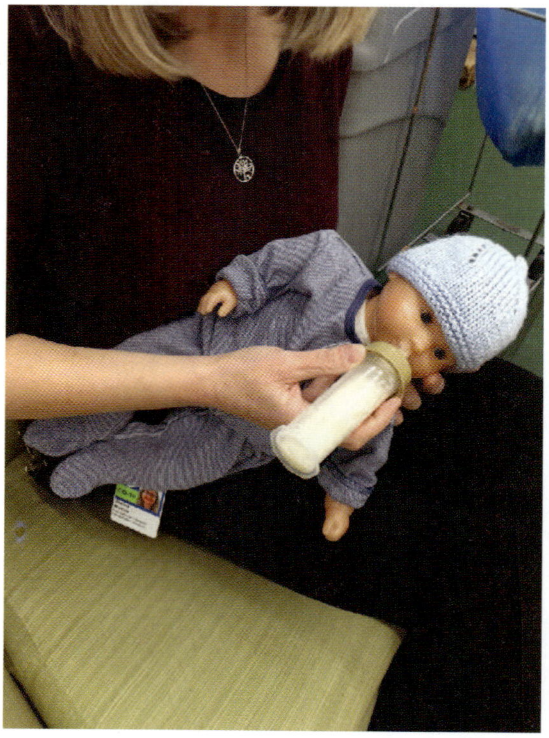

출처: S. Breton. Used with permission.

② 영유아가 자세를 유지하기 위해 힘을 쓰지 않도록 팔다리를 감싸줌

③ 영유아가 편안하고 스스로 조절할 수 있는 능력과 스트레스의 징후가 없는지 확인

(2) 옆으로 누인 자세

① 호흡에 영향을 미치고 역류를 악화시킬 수 있는 복부 압박을 피하기 위해 엉덩이 관절이 과도하게 구부러지지 않도록 함

② 영유아가 바로 누운 자세로 돌아가지 않도록 주의함

③ 옆으로 세워 누인 경우, 수유자가 발을 올려놓을 수 있는 발판을 제공하거나 수유자가 다리를 꼬도록 하여 영유아에게 경사를 제공하는 것이 도움이 될 수 있음(그림 10.10 참조)

(3) 수직으로 세우고 약간 뒤로 젖혀진 자세

① 다리가 과도하게 구부러지지 않고 복부를 압박하지 않도록 함

② 젖병이 비워질 때 목이 펴지지 않도록 주의하고, 중립적인 자세를 유지하기 위해 필요한 경우 영유아를 더 뒤로 젖혀 젖병을 비우는 것이 바람직함

옆으로 누이거나 똑바로 세운 자세로 영유아에게 수유할 때 발생하는 몇 가지 일반적인 자세 문제는 표 10.2를 참조한다.

4) 빨고-삼키고-숨쉬기 협응의 어려움 보상(Compensate for Difficulties With SSB Coordination)

모유 유속을 늦추고 빨고-삼키고-숨쉬기 협응의 어려움을 보상하기 위해 영유아에게 숨 쉴 시간을 더 허용하기 위해 다음과 같은 전략이 도움이 될 수 있다.

표 10.2. 일반적인 자세 문제 및 가능한 해결책들

일반적인 자세 문제	가능한 해결책들
체격이 큰 수유자는 아기를 무릎에 옆으로 눕히는데 어려움이 있음	• 수유에 지장을 주지 않는다면 옆으로 누이는 대신 바로 누임 • 수유자의 무릎 위에 수유 쿠션을 올려두고 그 위에 영유아를 옆으로 누임 • 수유자가 발을 올리거나 영유아를 옆으로 누인 상태를 유지하기 어려운 경우 수유자 옆에 높인 의자나 쇼파의 쿠션 위에 옆으로 누임
수유자가 영유아를 옆으로 세워 누인자세나 발을 올리기 어려운 경우	• 영유아를 누일 수 있도록 수유자의 무릎에 수유 쿠션을 제공함(그림 10.12)
영유아를 옆으로 누인 자세에서 수유자에게 수직으로 위치하도록 하고 다리가 구부러져 복부에 압력이 가해짐	• 영유아의 다리가 수유자 측면으로 뻗을 수 있도록 각도 조절(그림 10.13)
옆으로 눕혀서 수유할 때, 영유아의 얼굴을 보기 위해 수유자가 아기를 바로 누운 자세로 돌림	• 영유아가 수유자를 향할수 있도록 하여 수유자가 얼굴을 볼 수 있도록 자세를 취함 • 영유아의 얼굴을 더 잘 볼 수 있도록 더 높이 누인 자세를 사용함(그림 10.14 참조)
옆으로 누인 자세로 수유할 때 젖병이 수유자를 향해 기울어져 젖꼭지가 더 이상 영유아의 혀 중앙에 위치하지 않음	• 젖꼭지를 혀 중앙에 놓기 쉽도록 더 올린 자세를 사용함 • 영유아를 젖병과 더 수직으로 누임
옆으로 누인 자세로 수유할 때, 특히 수유가 끝날 무렵 젖꼭지에 우유를 가득 채우는데 어려움	• 영유아를 젖병과 더 수직으로 누임 • 젖병을 살짝 기울여 젖꼭지를 채움 • 젖병에 여분의 우유를 넣음
수유자가 영유아를 완전히 똑바로 세워 엉덩이가 구부러지고 목이 펴짐	• 영유아를 약간 뒤로 기울여 엉덩이 각도를 벌리고 목을 약간 굽힌 자세로 유지하기(그림 10.15 참조)

그림 10.11. 수유자의 무릎에 앉기가 어려운 경우 수유 쿠션을 대고 수유한다.

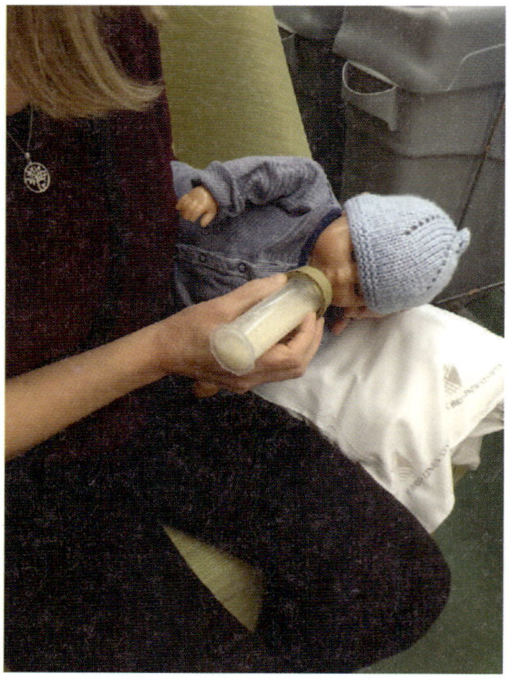

출처: S. Breton. Used with permission.

그림 10.12. 수유 쿠션을 사용하여 영유아의 높이를 높일 수 있다.

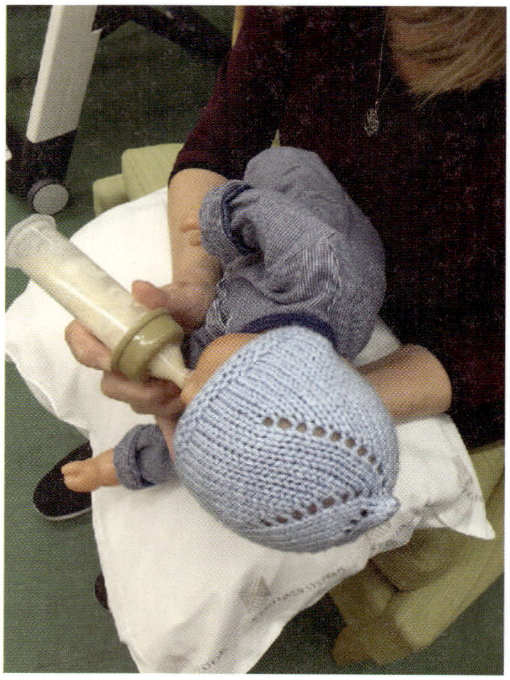

출처: S. Breton. Used with permission.

그림 10.13. 다리를 구부린 상태에서 옆으로 누인 자세는 역류를 증가시킬 수 있다(a). 다리를 더 뻗은 채 왼쪽 옆으로 누인 자세는 역류를 최소화 하는데 도움이 된다(b).

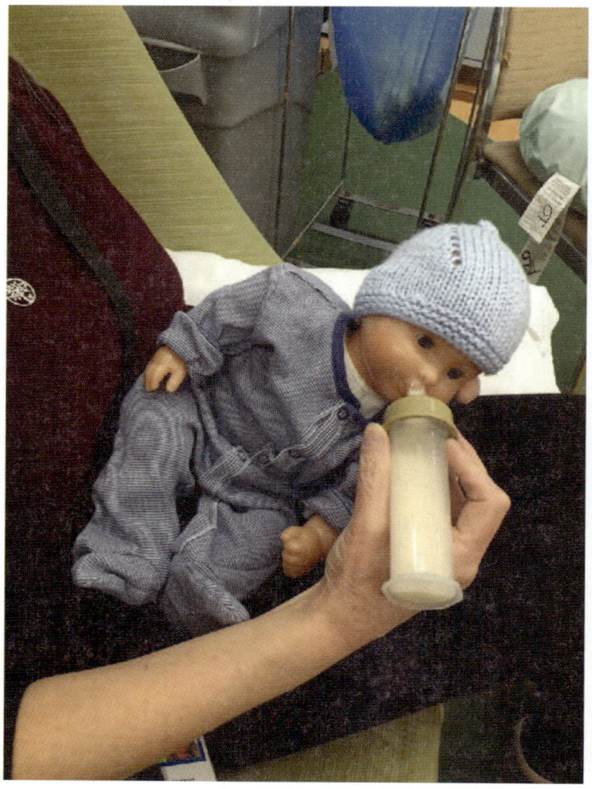

(a)

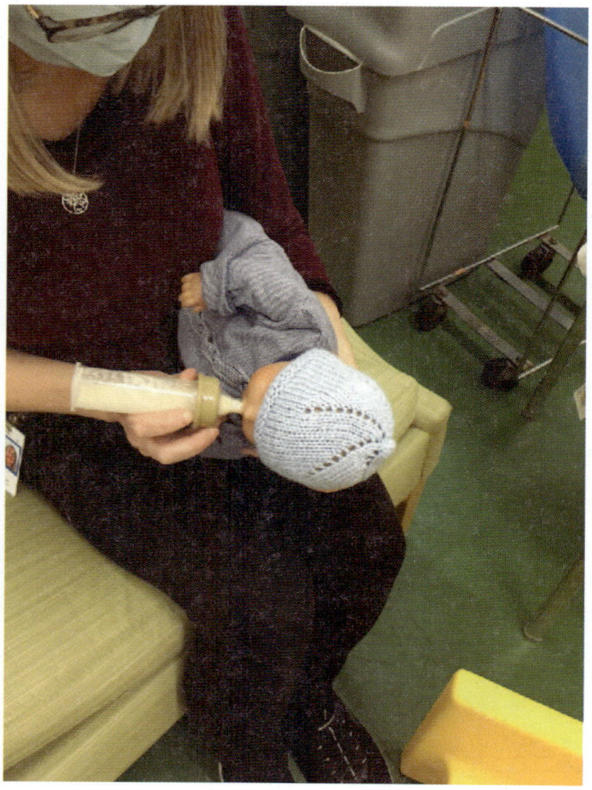

(b)

출처: S. Breton. Used with permission.

그림 10.14. 옆으로 세워 누인 자세는 수유자가 영유아의 얼굴을 더 쉽게 볼 수 있다.

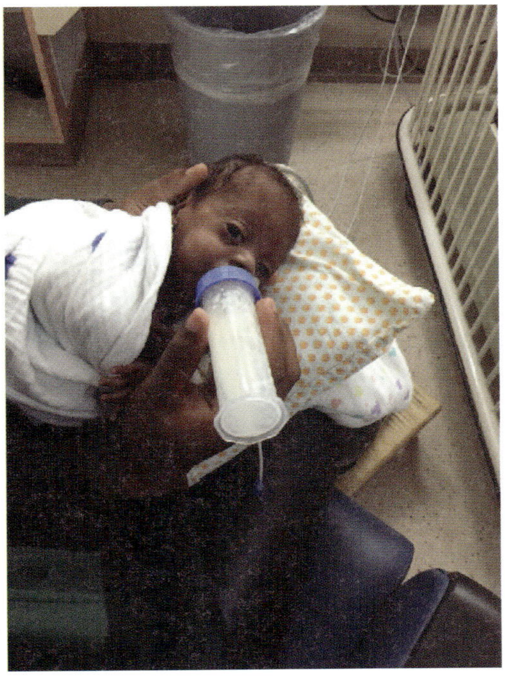

출처: S. Breton. Used with permission.

(1) 모유 수유 제공(Offer breastfeeding)

기관지폐이형증이 있는 영유아는 모유 수유 시 빨고-삼키고-숨쉬기 협응이 더 잘 이루어지고 산소포화도가 개선된다(Mizuno et al., 2007). 미숙아는 초기에 유방을 빨 때 흡입력을 줄이고 짧게 빨기 때문에(Geddes et al., 2017), 더 작은 음식덩어리를 옮기므로 삼키고 호흡하는데 더 많은 시간을 사용할 수 있다. 젖꼭지 보호대는 유방을 잘 물고 있을 수 있는 능력을 향상시키는 것으로 나타났지만 모유 이동을 개선하는지 여부는 확실하지 않다. 젖꼭지 보호대의 크기 및 모유의 양은 모두 유속에 영향을 미칠 수 있으므로(Geddes et al., 2017), 미숙아는 젖꼭지 보호대의 사용에 따라 어떻게 빨고-삼키고-숨쉬기 협응을 용이하게 하는지 여부를 신중하게 평가해야 한다.

어머니의 모유 분비가 빠르거나 모유량이 많은 경우 수유 시간이 가까워지면 영유아를 안기 직전에 모유를

그림 10.15. 똑바로 앉은 자세는 수유 중에 영유아의 목이 과도하게 펴지는 결과를 초래할 수 있다(a). 약간 뒤로 젖힌 자세는 수유를 하는 동안 영유아의 목을 굽힌 자세로 유지하는 것을 더 쉽게 만들 수 있다(b).

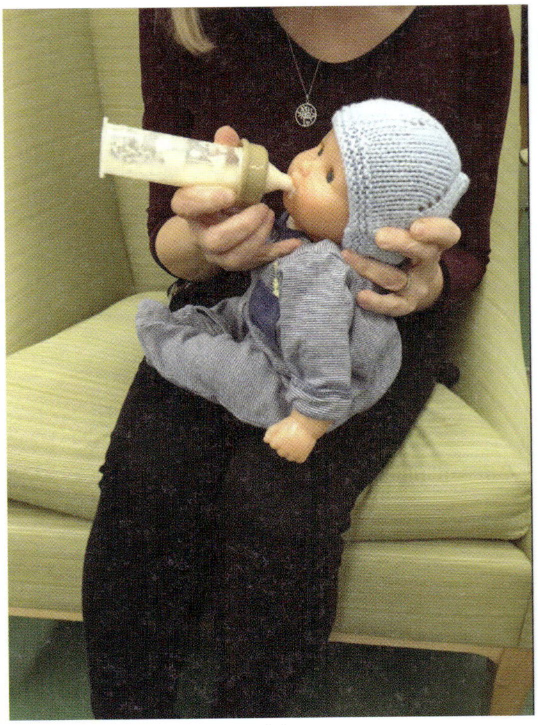

(a)

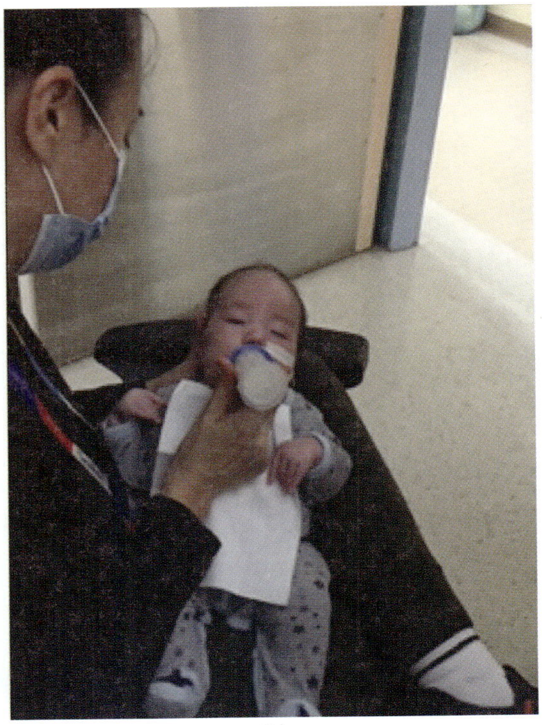

(b)

출처: S. Breton. Used with permission.

조금 짜 내어 모유가 분비되는 초기 힘을 줄이고 모유의 흐름을 늦추는 것이 도움이 될 수 있다. 영유아의 협응력이 향상됨에 따라 어머니는 유축과 모유 수유 사이의 시간을 늘려 더 많은 모유를 수유할 수 있다. 모유 수유 전에 모유를 조금 짜내고 수유하는 것은 영유아가 빨고–삼키고–숨쉬기 협응을 배울 때 일시적으로 사용하는 방법이다. 이 전략은 시간이 지남에 따라 어머니의 모유량이 증가하고 모유의 흐름이 더욱 빨라진다.

(2) 유속이 느린 젖꼭지를 사용한 젖병 수유(Use a slow flowrate nipple when bottle–feeding)

성공적인 구강 수유를 위해서는 적절한 유속이 매우 중요하다. 느리게 흐르는 젖꼭지는 더 많은 호흡 시간을 허용하고 더 효율적인 수유를 가능하게 하므로 빨고–삼키고–숨쉬기 협응력을 향상시킨다(Raol et al., 2018). 구멍의 크기와 젖꼭지의 단단함은 유량에 영향을 미친다. 일부 미숙아용 젖꼭지는 신생아용 젖꼭지보다 유속이 빠르며(예; Ross Premature Nipple), 다른 미숙아 젖꼭지는 신생아 젖꼭지보다 유속이 느리다(Dr. Brown's® 울트라 프리미 또는 프리미 젖꼭지). 접이식 실리콘 젖병의 젖꼭지는 더 느리게 흐르는 경향이 있다. 시중에 판매되는 다양한 젖꼭지는 유속이 다르고 다른 방법으로 라벨이 부착되어 있으며 유속에 대한 유용한 정보를 항상 제공하지는 않는다(Pados et al., 2019). 사용하는 젖꼭지를 평가하여 영유아에게 적절한 유량을 생성하는지 확인해야 한다. 젖꼭지에 우유가 가득 차 있도록 하는 것은 공기 교환을 감소시키고 액체의 유량을 느리게 한다. 또한 젖꼭지의 홀더를 조이면 공기 교환이 감소하고 유속이 느려진다. 이는 젖꼭지가 병에 얼마나 단단히 고정되어 있는지에 따라 동일한 젖꼭지라도 유속이 달라질 수 있기 때문에 중요하다(Shaker, 2017b). 만일 보호자가 영유아가 젖꼭지를 충분히 빨지 않는다고 우려하는 경우, 젖꼭지를 너무 꽉 조이면 젖꼭지의 홀더가 약간 풀릴 수 있다(Ross & Fuhrman, 2015; Shaker, 2017b).

유속이 느린 젖꼭지로 수유할 때 영유아가 "너무 열심히 빨고 있다"는 우려가 종종 제기된다. 병원 스텝들과 부모는 수유의 효율을 높이고 영유아가 빨아야 하는 힘을 줄이기 위해 더 빠른 젖꼭지로 바꾸고 싶어하는 경우가 많으나, 이것은 영유아의 피로를 유발하는 원인이 된다. 그러나 유속은 수유 효율과 부정적인 상관관계가 있는 것으로 나타났으며, 빨고 삼키는 동안 호흡을 협응하려는 것이 영유아들을 피곤하게 하는 것이지, 빨고 있는 행위가 피곤하게 하는 것은 아니다(Mathew, 1991; Shaker, 2017b). 영유아가 피곤해하지 않고 오랜 시간 동안 노리개 젖꼭지를 빨고 있음을 부모에게 상기시키는 것이 도움이 될 수 있다.

영유아가 강하게 빨고 유속이 느린 젖꼭지를 사용하는 경우 젖꼭지가 무너지면(젖꼭지가 비틀리거나, 접히는 경우) 젖꼭지에서 얻는 양은 줄어들게 된다. 그러나 젖꼭지 무너짐이나 젖 물림이 일시적으로 풀리면 젖꼭지가 빠르게 다시 채워지고, 영유아는 다음 번에 빨 때 많은 양의 우유를 삼킬 수 있게 된다(Garber, 2013). 젖꼭지를 비우려면 젖병을 기울여 젖꼭지를 팽창시켜야 한다.

영유아가 모유 수유와 젖병 수유를 병행하는 경우 유속이 느린 젖꼭지를 사용하고 젖병 수유 시 옆으로 누인 자세로 수유하는 것은 모유 수유 중에 영유아가 경험하는 것과 유사하기 때문에 "모유 수유 친화적"인 것으로 간주되므로 권장된다.

(3) 외부 속도 조절을 통한 빨기 폭발과 멈추기(Provide external pacing of sucking bursts and pauses)

미숙아는 1:1 비율로 빨고–삼키고–숨쉬는 성숙한 빨기 패턴이 발달하기 전에 잠시 멈추는 동안 삼키고 숨을 쉬는 짧은 빨기 폭발로 구성된 미성숙한 빨기 패턴을 자주 사용한다(Bu'Lock et al., 2008). 이것은 발달상에서 적절한 것으로 간주되며 중재가 필요하지 않는다. 영유아가 빠는 동안 충분히 숨을 쉬지 않거나 숨을 쉬기 위해 자발적으로 빨기를 멈추는 경우, 영유아는 수유자에 의한 외부 속도 조절이 필요할 수 있다. **외부 속도 조절(External pacing)**은 젖꼭지에서 액체의 흐름을 차단하기 위해 수유자가 빨기를 잠시 멈추는 것으로 구성된다(Law-Morstatt et al., 2003). 외부 속도 조절은 영유아가 빨기를 멈추고, 음식덩어리를 삼키고, 충분한 호흡을 할 수 있을 만큼 충분히 오래 멈출 수 있도록 한다. 필요한 멈춤의 빈도는 영유아에 따라 다르며 영유아가 다음의 징후를 보이기 시작하는 시기를 관찰하여 결정할 수 있다(예; 젖꼭지에서 멀어짐, 걱정스러운 표정, 산소포화도 감소). 일부 미숙아는 수유를 잠시 멈춰야 한다는 미묘한 신호(예; 눈꺼풀을 내리고 손가락을 펴는 것)를 보이기도 하기 때문에 각 영유아의 신호를 해석하는 법을 배우는 것은 수유 중에 발생하는 부작용을 예방할 수 있다. 영유아의 신호가 매우 미묘하거나 일관성이 없는 경우 정해진 수의 빨기(예; 매 3-4회 빨기 후) 후에 잠시 멈춤이 필요할 수 있다(외부 속도 조절에 대한 자세한 내용은 4장 참조).

다음과 같은 방법으로 외부 속도 조절을 수행할 수 있다.

① 젖꼭지를 영유아의 입에 넣고 영유아를 앞으로 기울여 젖꼭지에서 액체를 배출함
② 젖꼭지를 영유아의 입에 넣고 젖병을 아래로 기울여 젖꼭지를 빼냄
③ 젖꼭지를 영유아의 입에 넣은 채로 혀 쪽으로 움직여 빨지 않도록 함
④ 젖꼭지가 입안에 있는데도 영유아가 계속 빨면 젖꼭지를 제거함. 젖꼭지 제거 시 입이나 인두에 우유가 남아 있으면 흡인이 발생할 수 있으므로 젖병을 먼저 기울여서 젖꼭지에 우유가 없어야 하며 젖꼭지를 제거하기 전에 영유아가 입 안에 남아 있는 우유를 삼킬 수 있도록 함

수유하는 동안 영유아가 필요로 하는 만큼의 외부 속도 조절을 제공하고, 이상적으로는 영유아의 신호를 읽어 최고 수준의 기능을 발휘할 수 있도록 하는 것이다. 영유아가 성숙하고 구강 수유를 더 많이 연습을 하게 되면 시간이 지남에 따라 다음 단계의 빨고-삼키고-숨쉬기 협응이 관찰되는 경우가 많다.

① 외부 속도 조절을 제공하는 수유자에 의해 잠시 멈춤이 포함된 빨기 폭발
② 영유아가 자발적으로 멈춘 상태에서의 빨기 폭발
③ 짧고 얕은 호흡의 빨기 폭발은 빨고-삼키기 주기에 통합되어 있고 수유자가 제공하는 휴식시간이 있음
④ 빨고-삼키기 주기에 통합된 적절한 호흡을 동반한 빨기 폭발이 일어나고 영유아가 자발적으로 휴식을 취함

속도 조절은 수유 중 휴식이나 휴식 시간을 제공하는 것과는 다르다. **속도 조절(Pacing)**은 호흡할 수 있는 시간을 주기 위해 잠시 멈추는 반면, 휴식 또는 휴식 기간을 주는 것은 영유아가 휴식을 취하고 다시 활력을 되찾을 수 있도록 더 오래 멈추는 것이다(자세한 내용은 "필요에 따라 자주 휴식시간 제공"을 참조한다).

(4) 자세 수정(Modify positioning)

젖병 수유를 하는 동안 젖꼭지가 입과 수평이 되도록 영유아를 누이면(예; 옆으로 누이기, 높여서 옆으로 누이기, 바르게 누이기, 약간 기울인 자세) 모유가 입으로 들어가는 우유의 유속을 늦추고 영유아가 더 잘 조절할 수 있어 호흡할 수 있는 시간을 더 확보할 수 있다. 일부 영유아는 엉덩이 관절을 구부린 채 똑바로 누인 자세로 있을 때 숨쉬기가 더 어려워지는데, 이는 빨고-삼키고-숨쉬기 협응을 어렵게 만들 수 있다. 옆으로 누인 자세는 영유아가 더 쉽게 호흡하는데 도움이 되므로 더 바람직할 수 있다. 모유 수유 중에 영유아를 옆으로 누인 교차 요람 자세를 취할 수 있다. 또한 어머니의 몸을 약간 뒤로 젖혀 영유아가 가슴보다 약간 위에 오도록 하면 모유가 입으로 들어가는 속도를 늦추고 호흡할 수 있는 시간을 더 확보할 수 있다(자세에 대

한 자세한 내용은 이전의 "지지 자세 제공" 부분 참조).

(5) 액체의 점도 증진(Thicken the liquid)

젖꼭지와 수유 자세를 변경하고 외부 속도 조절을 제공하는 것만으로 효과가 충분하지 않은 경우 의료진과 상의하여 영유아용 곡물 분말이나 시중에 판매되는 점도 증진제를 첨가하여 모유나 조제분유의 점도를 증진시키는 것이 허용되는지 확인한다. 또는 유축된 모유나 조제분유보다 더 높은 점도의 쌀 전분이 첨가된 조제분유를 사용할 수 있다. 점도가 증진된 조제분유는 영유아의 입과 인두로 흐르는 속도가 느려지며 이때, 더 큰 구멍이 있는 젖꼭지를 사용해야 할 수도 있다. 구멍이 더 크더라도 액체의 점도가 증진되었기 때문에 영유아는 더 작은 음식덩어리를 빨아들일 수 있으며, 점도가 증진된 액체는 더 느리게 움직이기 때문에 영유아가 숨을 쉴 수 있는 시간을 더 많이 확보하게 된다.

과거에는 빨고-삼키고-숨쉬기 협응에 어려움이 있는 미숙아의 완전한 구강 수유를 돕고 퇴원을 용이하게 하기 위해 점도 증진제가 자주 사용되었다(Khan et al., 2019). 이러한 관행은 몇 가지 문제(예; 쌀 분말의 비소 함량, 잔탄검으로 인한 괴사성 소장결장염(NEC) 발생률 증가; Beal et al., 2012; Duncan et al., 2019; Koo et al., 2019; Madhoun et al., 2015)를 고려하여 면밀한 조사가 이루어지고 있다. 점도가 증진된 액체를 미숙아에게 수유하는 것은 논란의 여지가 많고 잠재적으로 위험할 수 있으며, 미국 소아과 학회는 미숙아에게 점도 증진제를 사용할 때 주의를 기울일 것을 권고한다(Abrams, 2011). 점도를 증진하는 것(액체를 걸쭉하게 하는 것)은 빨고-삼키고-숨쉬기 협응을 개선하기 위한 다른 전략이 시도되었지만 성공하지 못한 경우에만 사용되어야 한다. 빨고-삼키고-숨쉬기 협응을 개선하기 위한 임시 조치로 실시되어야 하며, 영유아를 자주 재평가하고 가능한 한 빨리 점도 증진제를 떼어야 한다(자세한 내용은 6장 참조).

(6) 필요에 따라 자주 휴식시간 제공(Provide frequent breaks as needed)

영유아가 수유할 때마다 더 많은 양을 섭취하기 시작하면 수유 중 30-60초의 주기적인 휴식을 제공하면 영유아가 산소 요구량을 보충하고 지구력을 강화하는데 도움이 될 수 있다(Shaker, 2017b). 이는 영유아가 빨고-삼키기 주기에 호흡을 통합할 수 있거나 자발적으로 멈출 수 있는 경우 필요하지 않을 수 있는 외부 속도 조절과는 다르지만, 영유아는 지구력을 유지하기 위해 수유 중에 휴식 시간이 필요할 수 있다. 이것은 특히 기관지폐이형증을 가진 영유아들에게 필요하다. 이러한 휴식 시간을 제공하면 영유아가 피곤할 때 발생할 수 있는 빨고-삼키고-숨쉬기 협응의 저하를 예방할 수 있다. 영유아에게 휴식 시간이 필요하다는 신호는 다음과 같다.

① 호흡을 위한 움직임의 증가
② 근긴장도의 감소
③ 더 약한 빨기, 그리고
④ 각성 수준의 감소

임상적으로 민감한 단서 기반의 외부 속도 조절과 함께 휴식 시간을 제공하면 스트레스가 감소하고, 지구력이 향상되어 안정되고 긍정적인 수유 경험으로 이어진다(Shaker, 2017b).

5) 삼킴 장애를 해결하기 위한 중재 제공(Provide Intervention to Address Swallowing Dysfunction)

미숙아의 삼킴 장애에 대한 중재는 삼킴 문제가 있는 모든 영유아에 대한 중재와 동일하다. 영유아의 삼킴 장애에 사용되는 자세 수정, 수유 도구, 음식덩어리의 크기 및 음식덩어리 삼킴 속도 수정과 같은 일반적인 중재가 도움이 될 수 있다(자세한 내용은 6장 참조). 점도를 증진하는 것은 흡인의 위험을 줄이기 위한 또 다른 일반적인 중재이다.

(1) 삼킴의 안전성을 향상시키기 위한 액체의 점도 증진하기(Thicken liquids to improve swallow safety)

점도를 증진시키는 것은 삼키기 시작 전 또는 삼키는 동안 액체의 흡인을 방지하는데 효과적인 것으로 알려져 있으며, 그 이유는 음식덩어리 조절에 도움이 되고 통과 시간을 늦추어 기도 폐쇄에 더 많은 시간을 허용하기 때문이다(Gosa & Dodrill, 2016; Lau, 2015)(점도를 증진시키는 것과 관련된 자세한 사항은 6장 참조). 미숙아는 장이 미성숙하여 괴사성 소장결장염 발병 위험이 증가한다. 모유는 괴사성 소장결장염에 대한 보호 효과가 있고 여러 가지 건강상의 이점을 가지고 있기 때문에 미숙아에게 가장 선호되는 영양 공급원이다. 모유는 잔탄이나 콩기반 검(bean gum)만으로도 효과적으로 점도가 증진된다. 잔탄검으로 만든 제품을 사용한 미숙아에서 괴사성 소장결장염이 발생했다는 보고가 있기 때문에 잔탄검은 더 이상 임신 37주 이전에 태어난 영아에게 권장되지 않는다(Beal et al., 2012; Woods et al., 2012). Koo 등(2019)은 잔탄검으로 점도가 증진된 액체는 산이 첨가될 때 침전되는 경향이 있으며, 이는 장 통과 속도가 느려지고 장폐색으로 이어질 수 있는 것으로 추정하였다. 연꽃 또는 캐롭빈 검 또한 유축된 모유를 걸쭉하게 하는 것으로 나타났으며 영유아에게 안전한 것으로 간주된다(Meunier et al., 2014). 잔탄검에서 보이는 침전물은 캐롭 검에서는 만들어지지 않는 것으로 보인다(Koo et al., 2019). 젤믹스(Gelmix™)는 모유를 포함한 액체의 점도를 증진하는데 캐롭 검을 기반으로 만든 제품으로, 월경 후 연령 42주경, 몸무게가 2.27kg에 도달하면 미숙아에게 사용해도 안전하다고 표시되어 있다.

이러한 첨가물 기반 점도 증진제 사용에 대한 제한은 안전한 삼킴을 위해 조제 분유의 점도 증진이 필요한 월경 후 연령 42주 또는 2.27kg 미만의 미숙아에게 딜레마를 야기한다(가능한 수유 전략은 표 10.3 참조). 월경 후 연령 42주 미만의 영유아가 점도가 증진된 수유가 필요한 경우, 구강 수유를 위해 점도가 증진된 조제분유를 먹어야 하므로 모유를 줄이거나 중단할 수 있다. 영유아용 곡물 분말은 분유와 혼합할 때 부드럽고 안정적인 농도를 생성하기 때문에 점도를 증진하는데 자주 사용된다. 쌀 분말의 안전성은 무기 비소와 높은 수준의 철분을 함유하고 있는 것으로 밝혀졌기 때문에 안전성에 대한 우려도 제기되고 있다(Hojsak et al., 2015; Jenco, 2020). 영유아용 쌀 분말의 비소 함량으로 인해 미국 소아과 학회는 오트밀 분말을 대신 사용할 것을 제안하였다(Abrams, 2011; Carignan et al., 2016; Jenco, 2020; Karagas et al., 2016). 영유아용 오트밀 분말은 영유아용 쌀 분말 만큼 부드러운 농도가 되지 않고 액체와 고체로 분리되는 경향이 있어 삼킴 안전에 문제가 생길 수 있다(점도 증진에 대한 자세한 사항은 6장 참조). 조제분유에 영유아용 곡물 분말을 첨가하면 특히 미숙아에서 변비를 유발할 수 있으며 영유아가 적절하게 성장하고 있는 경우 과도한 열량 섭취를 유발할 수 있다. 영유아용 곡물 분말은 5ml당 약 5kcal가 함유되어 있어 이는 과도한 체지방, 체내 수분 감소, 변비, 지연된 위 배출, 조기 포만감, 구강 섭취 감소로 이어질 수 있다. 영유아용 곡물 분말의 열량은 탄수화물, 비타민 및 철분만을 영양원으로 함유하고 있으며, 영유아가 곡물 분말을 첨가하지 않은 분유보다 적은 양을 수유하는 경우 단백질과 같은 더 중요한 영양소가 부족할 수 있다.

영유아가 안전하게 삼키기 위해 점도 증진이 필요하고 의료진의 처방을 받은 경우 작업치료사는 다음을 수행해야 한다.

① 안전하고 편안한 수유를 위해 필요한 점도 증진제는 항상 최소한으로 사용함
② 가능한 빨리 점도를 증진하는 것을 줄이거나 떼는 것을 목표로 자주 수유 평가를 해야 함
③ 점도 증진으로 인한 합병증(예: 변비, 설사, 수분 감소, 섭취량 감소)이 있는지 영유아를 모니터링해야 함

④ 영유아가 연습을 위해 점도가 증진된 액체 소량을 젖병으로 수유하고 나머지는 경관을 통해 묽은 액체로 제공하는 경우 구강 및 경관 수유를 병행하는 것이 좋음

참조. 병원 환경에서 분말 점도 증진제를 사용하는 경우, 한 명의 영유아에게 사용하더라도 큰 다회용 용기에서 오염 및 박테리아 증식의 위험이 증가하기 때문에 개별 포장(가능한 경우)을 사용하는 것이 좋다(서로 다른 점도 증진제의 장점 및 단점에 대한 정보는 6장의 표 6.1 참조).

(2) 점도 증진이 필요한 경우 가능한 구강 수유 관리법 (Possible management of oral feeding if thickening required)

삼킴의 안전성을 개선하기 위해 점도 증진이 필요한 경우 어떤 점도 증진제를 사용할 것인지, 구강과 경관을 통해 얼마나 많은 수유를 제공해야 하는지에 대한 결정을 내려야 한다. 이는 영유아의 임신 연령, 의학적 문제, 영유아가 받는 수유 유형, 필요한 점도 증진의 정도, 각 영유아와 가족의 고유한 특성을 포함한 몇 가지 요인에 따라 달라진다.

표 10.3은 삼킴 안전 문제로 인해 점도가 증진된 수유가 필요한 미숙아의 다양한 구강 수유 옵션을 설명한다. 설명된 모든 옵션은 가족 및 전문가 간 섭식팀과 협력하여 실행해야 한다.

6) 위 식도 역류 최소화를 위한 중재 제공(Provide Interventions to Minimize GER)

위 식도 역류(GER)는 위에서 식도로 위 내용물이 넘어가는 것을 말하며, 항상은 아니지만 종종 구강으로 넘어가기도 한다(Rosen et al., 2018). 현재 미숙아의 위 식도 역류 또는 **위 식도 역류 질환**(GERD) 중 합병증을 유발하는 더 심각한 형태의 역류를 객관적으로 진단하는 최적의 기준은 없다. 일반적으로 주관적인 증상과 관찰에 따라 영유아의 위 식도 역류 질환의 치료 여부가 결정된다. 많은 치료 방법은 근거에 기반하지 않으며, 치료를 제공하는 사람에 따라 방법이 다를 수 있다. 위 식도 역류 질환 증상이 있는 영유아는 그렇지 않은 영유아에 비해 입원 기간이 더 긴 경향이 있으므로 구강 수유 및 퇴원을 지원하기 위해서는 성공적인 치료가 필수적이다(Gulati & Jadcherla, 2019; Jadcherla et al., 2012).

대부분의 미숙아는 수유 후 위 식도 역류 증상을 보이며, 이는 대개 위의 팽창에 기인하며 반드시 지연된 위의 배출 때문은 아니다. 연구에 따르면 위 식도 역류 증상이 있거나 없는 많은 미숙아는 모두 정상적인 위 배출을 보인다(Ewer et al., 1996; Omari et al., 2002).

2018년 북미 소아 소화기 간장영양학회(NASPGHAN)와 유럽 소아 소화기 간장영양학회(ESPGHAN)가 위 식도 역류가 있는 영유아를 위한 공동 권고안을 발표했지만, 미숙아에 대한 이러한 지침의 적용 가능성은 불분명하며, 이 모집단에 대한 더 많은 연구가 필요하다(Rosen et al., 2018). 영양학적 관점에서 북미 소아 소화기 간장영양학회와 유럽 소아 소화기 간장영양학회 지침에서 위 식도 역류 치료를 위한 중재의 첫 번째 중재 방법으로 수유의 빈도와 양을 변경하거나 우유의 증진시킬 것을 제안한다. 다른 중재로는 더 긴 수유 시간, 유문을 통한 수유, 우유 단백질 제거 및 약리학적 관리가 포함된다.

(1) 더 긴 수유 시간(Longer feeding duration)

Jadcherla 등(2012)의 연구에서 저자는 더 긴 수유 시간(예; 45-60분에 걸친 느린 볼루스 주입법)은 위 식도 역류의 증상은 줄어들었지만, 수유가 천천히 진행될 경우 경관에서 더 많은 영양소가 손실되기 때문에 장기적인 성장에 문제가 될 수 있다고 경고하였다. 느린 볼루스 주입법으로 역류 방지에 실패한 경우 코위영양관으로 지속적 주입법을 시도하는 경우가 많다. 이러한

표 10.3. 점도가 증진된 분유가 필요한 미숙아를 위한 구강 수유 옵션

옵션(Options)	장점과 단점(Pros and Cons)
월경 후 연령 42주 미만이거나 몸무게가 2.7kg 미만인 미숙아	
쌀 분말로 점도를 증진한 모든 분유를 젖병으로 수유함	영유아: • 코위영양관 수유가 필요하지 않을 수 있음 • 유축한 모유를 수유하지 않음 • 더 많은 양의 분유를 수유할 수 있음 • 처음에는 잘 먹다가 위장 문제(예: 지연된 위 배출, 변비)가 발생하면 수유량이 줄어들 수 있음 • 조기 포만감으로 인해 충분한 양을 섭취하지 못할 수 있음
영유아용 곡물 분말로 점도를 증진한 분유를 부분적으로 구강 수유(하루 1–2회 수유 또는 수유 당 15–20ml)를 하고 점도를 증진하지 않은 분유나 모유를 코위영양관으로 수유함	• 코위영양관 수유가 여전히 필요함 • 점도 증진으로 인한 부작용의 위험 감소(예: 지연된 위 배출, 변비) • 영유아는 약간의 모유를 섭취할 수 있음(만일 가능한 경우) • 영유아는 수유 기술을 연습할 수 있음
하루에 한 번 구강-운동 및 삼키기 연습을 위해 소량의 분유만 점도를 증진함	• 여전히 코위영양관 수유가 필요함 • 점도 증진으로 인한 부작용의 위험 최소화 • 영유아는 대부분 모유를 섭취할 수 있음(만일 가능한 경우) • 영유아는 구강 수유 기술을 연습할 수 있음
영유아의 삼킴의 안정성이 개선되고 성장할 때까지 모든 수유의 점도를 증진하지 않고 코위영양관으로 수유함 영유아가 모유를 빨아 들이지 못할 경우 비영양적 빨기를 통해 빨기 연습을 할 수 있도록 노리개 젖꼭지를 제공함	• 점도 증진으로 인한 부작용의 위험 없음 • 영유아는 모든 수유 시 유축한 모유를 수유받을 수 있음(만일 가능한 경우) • 영유아는 구강 수유를 연습할 기회가 없음

옵션(Options)	장점과 단점(Pros and Cons)
월경 후 연령(PMA) 42주 이상이고 몸무게가 최소 2.7kg 미만인 미숙아	
모든 수유를 젤믹스로 점도를 증진한 유축 모유를 젖병으로 수유하거나, 유축 모유가 부족할 경우 조제분유에 젤믹스(또는 쌀 분말)로 점도를 증진하여 수유함	• 영유아는 코위영양관 수유가 필요하지 않을 수 있음 • 가능한 경우 모든 영유아에게 유축 모유를 수유할 수 있음 • 영유아 곡물 분말 섭취량을 줄이면 위 배출이 지연되고, 변비 및 조기 포만감이 발생할 가능성이 줄어듬 • 점도 증진으로 인한 다른 부작용(예: 설사, 가스, 복부 불쾌감)이 나타남
젤믹스로(또는 영유아용 곡물 분말) 점도를 증진한 유축 모유 또는 조제분유를 구강으로 수유하고, 나머지는 점도를 증진하지 않고 코위영양관으로 수유함	• 여전히 코위영양관 수유가 필요함 • 점도 증진으로 인한 잠재적 부작용 위험 감소 • 영유아는 유축 모유를 섭취할 수 있음 • 영유아는 약간의 구강 수유 연습을 할 수 있음
하루에 한 번 구강-운동 및 삼킴 연습을 위해 소량의 분유만 점도를 증진하여 수유함	• 여전히 코위영양관 수유가 필요함 • 점도 증진으로 인한 부작용 위험 최소화 • 영유아는 여전히 구강 수유 기술을 연습할 수 있음
영유아의 삼킴의 안정성이 개선되고 성장할 때까지 모든 수유의 점도를 증진하지 않고 코위영양관으로 수유함 영유아가 모유를 빨아 들이지 못할 경우 비영양적 빨기를 통해 빨기 연습을 할 수 있도록 노리개 젖꼭지를 제공함 삼킴의 안전성 개선을 위한 예상 시간을 고려해야 하며, • 영유아가 빨고-삼키고-숨쉬기 협응의 어려움으로 인해 점도 증진이 필요한 경우, 성숙한 호흡 상태로 개선되면 빨고-삼키고-숨쉬기가 상당히 빠르게 개선될 것임 • 영유아가 다른 문제(예: 신경 손상, 성대마비)로 인해 흡인이 유발되는 삼킴 장애가 있는 경우, 이를 해결하는데 더 오랜 시간이 걸릴 수 있음	• 점도 증진으로 인한 부작용의 위험 없음 • 영유아는 모든 유축 모유을 수유받을 수 있음(가능한 경우) • 영유아는 구강 수유를 연습할 기회가 없음

방법은 단기적으로 영유아의 배고픔과 수유 욕구에 영향을 미치지만 장기간 수유에 대한 불편함을 예방할 수 있다.

(2) 더 적은 수유량(Smaller feeding volume)

더 적은 양의 수유를 더 자주 하는 것은 위 식도 역류를 줄이는데 도움이 될 수 있다. 이 전략은 영유아가 더 편안함을 느끼고 구강 수유를 더 자발적으로 할 수 있게 한다. 때때로 더 많은 양을 먹였을 때와 동일한 양의 열량을 더 적은 양으로 먹일 수 있도록 강화된 수유를 제공하기도 한다. 그러나 고열량 우유는 삼투압 농도가 높아 위 식도 역류를 악화시킬 수 있다. 따라서 위 식도 역류질환 치료를 위해 더 많은 열량을 제공하고 영유아가 이전에 견딜 수 있었던 양 보다 수유량을 줄이기 위해 모유 또는 분유를 강화하는 것은 모든 경우에 권장되는 것은 아니다(Levy et al., 2019).

(3) 총 수분 섭취량 감소(Reduction in total fluid intake)

영유아가 매일 섭취하는 총 수분량을 줄이는 것이 도움이 될 수 있다. "전형적인" 역류 증상은 일반적으로 임신 후기에 나타나기 때문에, 적절하게 성장하는 미숙아에게 너무 많은 영향이 미치지 않도록 하면서 하루 160ml/kg 대신 하루 140ml/kg을 제공하도록 각 수유량을 줄일 수 있다. 전체적인 체액의 감소와 역류의 감소는 종종 배고픔을 증가시키고 구강 수유에 대한 영유아의 관심과 편안함을 증가시킨다.

(4) 경유문 수유(Transpyloric feedings)

코공장루관 또는 위공장루관을 통한 수유는 종종 지속적인 코위영양관 수유에 실패했을 때 시작되지만, 미숙아의 위 식도 역류 중증도에 대한 연속적 또는 경유문 수유의 효과를 비교하기 위한 무작위 대조 실험은 수행되지 않았다. 공장을 통한 수유는 내약성을 갖기 위해 지속적으로 제공되어야 한다. 낮이나 밤에 수유가 "주기적으로 중단되는" 시간이 있지 않는 한, 경유문 수유로 구강 수유처럼 배고픔을 유발하기는 어렵다.

(5) 점도가 증진된 우유(Thickened feeds)

미국 소아과 학회는 미숙아에게 점도 증진제를 사용할 때 주의를 기울일 것을 권장한다(Abrams, 2011). 모유 또는 분유의 점도를 증진시키는 것이 역류의 유병률을 감소시키지는 않지만 역류 및 구토 증상의 횟수를 감소시키는 것으로 나타났다(Horvath et al., 2008; Xinias et al., 2005). 위의 산성 pH에 반응하여 점도가 증진되는 쌀 전분을 첨가한 시중에 판매되는 분유는 미숙아를 위한 선택사항이 될 수 있다. 그러나 이 분유는 모유나 표준 분유보다 점도가 높으며, 적은 양의 물로 더 많은 열량을 제공하도록 강화된 경우 표준 크기의 코위영양관이나 젖꼭지를 통과하기 어려울 수 있다. 이를 위해 경관 수유 시에는 수유 펌프를 사용하거나 젖병 수유의 경우 더 큰 구멍이 있는 젖꼭지를 사용해야 한다. 분유는 농도가 걸쭉해질수록 유속이 느려지고 영유아가 숨을 쉴 수 있는 시간이 더 길어지므로 빨고-삼키고-숨쉬기 협응이 감소된 영유아에게 도움이 될 수 있다.

영유아용 쌀 분말은 때때로 점도 증진제로 사용되지만 모유를 지속적으로 점도가 증진된 상태로 유지시키지 않는다. 따라서 영유아용 쌀 분말을 위 식도 역류 치료 또는 삼킴 안전을 위해 사용하는 경우 모유 대신 영유아용 조제분유를 사용해야 한다. 영유아용 곡물 분말을 사용하여 걸쭉하게 한 경관 수유는 영양관이 막히고 박테리아 성장을 촉진할 수 있기 때문에 권장되지 않는다.

(6) 우유 단백질 제거(Elimination of cow's milk protein)

전문가 지침에서 따르면 위 식도 역류 질환의 징후와 우유 단백질 과민증이 의심되는 영유아의 경우 우유 단백질 제거를 시도해 볼 것을 권장한다(CMPI; Rosen et al., 2018). 우유 단백질 과민증의 징후에는 대변에 잠혈의 존재, 습진, 몸무게 증가 부진, 우유 단백질 알레르기의 가족력이 있는 경우 등이 포함된다(Frati et al., 2002; Gulati & Jadcherla, 2019). 완전 가수분해 분유(eHF)를 먼저 시도하고 증상이 지속될 경우 아미노산 기반 분유(AAFs)를 시도해야 한다. 만약 영유아가 모유만 수유하고 있다면, 우유와 콩을 제외한 산모용 식단을 제안한다. 증상 개선을 평가하려면 앞서 언급한 식단 조절을 적어도 2주간의 시도가 필요하다(Gulati & Jadcherla, 2019). 저온 살균된 기증자 모유는 여러 명의 다른 여성으로 부터 모아진 것으로 우유 단백질이 제거된 수유로 간주될 수 없음을 명심해야 한다.

미숙아에게 완전 가수분해 분유 또는 아미노산 기반 분유를 수유하려는 경우, 이러한 조제분유들 중 많은 것들이 미숙아들을 위해 설계되지 않았고 기존의 대사성 뼈 질환을 악화시킬 수 있으므로 영양소, 특히 미네랄 섭취에 주의를 기울여야 한다. 위 식도 역류 치료를 위해 미국에서 사용이 허용되는 일부 분유, 특히 미숙아용으로 설계된 아미노산 기반 분유는 캐나다 또는 기타 국가에서 사용할 수 없다. 광범위하게 가수분해된 단백질 또는 아미노산 기반 분유와 같이 더 나은 내약성을 위해 조작된 영양소가 있는 조제분유는 표준 조제분유나 모유와 다른 맛과 냄새를 갖는다. 그러나 구강 수유에 많이 또는 전혀 노출되지 않은 미숙아는 어려움 없이 이를 받아들일 수 있다. 의료진은 합리적인 시도 전에 이러한 분유는 구강 수유가 어려울 것이라고 단정하는 것에 주의를 기울여야 한다.

(7) 약리학적 관리(Pharmacological management)

역사적으로 영유아의 "추정"되는 위 식도 역류를 치료하기 위해 많은 약리학적 제품들이 사용되어 왔다. 그러나 위산 억제요법과 위산 분비 억제제는 특히 미숙아에게 장단기적으로 부정적인 결과를 초래할 수 있으므로 이러한 제품은 신중하게 사용해야 한다(Eichenwald et al., 2018; Malcolm & Cotton, 2012)(더 많은 위 식도 역류에 대한 정보는 7장을 참조).

7) 시간이 지남에 따른 구강 수유 기술 또는 도구 변경의 필요성(Make Necessary Changes to Oral Feeding Techniques or Equipment Over Time)

시간이 지남에 따라 영유아의 수유 기술(예; 빨기 강도, 빨고-삼키고-숨쉬기 협응), 의학적 상태(예; 호흡 상태, 위장 내약성) 및 구강 섭취 요구(예; 섭취량, 하루 구강 수유 횟수)가 변하기 때문에, 구강 수유 능력도 종종 변하므로 수유 도구와 기술에 대한 수정이 필요하다.

예를 들어, 미숙아의 빨기 효율성과 의학적 상태 및 성숙도의 변화에 따라 빨고-삼키고-숨쉬기를 협응하는 능력에 변화가 종종 나타난다. 이로 인해 구강 수유가 개선되거나 악화될 수 있다. 영유아가 주로 유축된 수유를 할 경우 빨기의 효과가 떨어지고 빨아들여지는 음식덩어리도 더 작다. 영유아는 덜 효율적인 빨기로 액체의 유속을 관리할 수 있고, 더 적은 양을 빨아들이기 때문에 자발적으로 숨을 쉬기 위해 호흡을 멈출 수 있다. 영유아의 구강-운동 기술이 향상되고 영유아가 흡입(suction)을 더 많이 사용함에 따라 유속이 증가하고 음식덩어리가 커져 영유아가 빨기를 멈추고 숨을 쉬거나 빨고-삼킴 주기에 호흡을 통합하는 것이 더 어려워진다. 결과적으로 영유아는 유속이 느린 젖꼭지로 전환해야 하거나 이전에 필요하지 않던 다른 방법으로의 수유 수정이 필요할 수 있다. 영유아는 숨을 쉬기 위해 3-4회 빨 때마다 잠시 멈출 때 유속이 느린 젖꼭지를 사용하면 더 잘할 수 있지만, 빨기-삼킴 주기에 호흡을 통합하기 시작하면 훨씬 더 느리게 흐르는 젖꼭지가 필요할 수 있다(Barlow, 2009; Lau, 2015).

영유아가 젖을 덜 효과적으로 빨거나 어머니의 모유가 많지 않는 경우 처음에는 삼킴과 호흡을 협응하는데 어려움을 겪지 않고 모유 수유를 할 수 있다. 영유아가 젖을 더 효과적으로 빨수록 모유량이 증가할 가능성이 높으며, 그 결과 모유의 유속이 빨라지고 빨고-삼키고-숨쉬기 협응이 더 어려워질 가능성이 높다.

또한 영유아는 적은 양을 수유할 때는 입으로 수유하는 것이 어려움이 없지만 하루 동안 더 많은 양을 수유하거나 모유 수유를 더 자주 해야 하는 경우 피로감을 느끼고 빨고-삼키고-숨쉬기 협응에 더 어려움을 겪거나 더 많은 역류를 경험할 수 있다. 각성, 의학적 안정성, 위장의 상태, 호흡 기능, 스트레스 또는 피로의 변화도 영유아의 수유 능력에 영향을 미친다. 시간이 지남에 따라 최적의 구강 수유를 보장하기 위해서는 수유 권고 사항에 대한 지속적인 평가 및 수정이 필요하다.

9. 구강 수유로 전환하는 동안 영양 손상 최소화 MINIMIZATION OF NUTRITIONAL COMPROMISE WITH TRANSITION TO ORAL FEEDS

대부분의 신생아 집중 치료실에서는 근거에 기반한 수유 지침을 사용하여 수유를 진행하지만, 경관을 통해 전달되는 수유의 양은 영유아가 자발적으로 결정하는 것이 아니다. 이러한 수유는 일반적으로 하루 20-30ml/kg씩 증가하여 총 150-160ml/kg의 수분 섭취량에 도달한다. 일반적으로 임신 약 34-36주에 심각한 동반 질환(예; 기관지폐이형증, 괴사성 소장결장염)이 없는 미숙아는 에너지 요구량이 높지 않기 때문에 성장이 적절할 경우 영양 강화를 줄일 수 있다. 미숙아가 퇴원할 준비가 되었을 때 모유나 젖병으로 일부 또는 전체를 수유할 수 있도록 하는 것이 목표이며, 미숙아에게 필요한 영양의 강화는 최소화 하거나 전혀 필요하지 않을 수 있다.

1) 비영양적 젖 빨기(Nonnutritive Sucking at the Breast)

모유 수유가 목표인 영유아의 경우, 영유아가 의학적으로 안정되는 즉시 모유가 차지 않은 유방에서 비영양적 빨기를 시작해야 한다. 모유 수유가 목표가 아니라 모유 수유를 계속하는 것이 목표인 영유아인 경우, 비영양적 빨기는 모유량을 개선한다. 그러나 모유량이 많거나 빠른 최유 반사(일시적으로 떨어진 모유 분비 호르몬이 최고치에 오르게 되어 모유가 차는 것)를 보이는 어머니는 비영양적 빨기 중에 영유아에게 모유를 흐르게 할 수 있다. 일부 어머니는 비영양적 빨기 전에 젖을 짜거나 유축을 해야 할 수도 있지만, 어머니의 모유량이 많지 않은 경우에는 필요하지 않을 수 있다.

2) 모유 수유로의 전환(Transition to Breastfeeding)

영양가 있는 모유 수유가 시작되었지만 덜 효율적인 빨기 또는 조기 피로로 인해 충분한 영양을 공급하지 못하는 경우 일반적으로 코위영양관으로 충분히 수유한다. 모유 수유가 어느 정도 정착된 후에는 적절한 수분 공급, 영양 섭취 및 몸무게 증가를 위해 다양한 접근 방법을 취할 수 있다.

예를 들어, 모유 수유 전후에 체중계를 사용하여 영유아의 몸무게 전후를 측정하고 섭취량과 보충적으로 필요한 코위영양관 수유의 양을 결정할 수 있다. 또 다른 접근법은 영유아가 얼마나 오랫동안 젖을 빨고 있는지, 수유가 효과적이었다고 느껴졌는지 등을 파악하여 수유량을 추정하고 필요한 보충량을 계산하는 것이다. 어머니가 효과적인 수유였는지 확신이 서지 않는 경우 며칠 후 몸무게 변화의 정확한 평가와 함께 처방된 양의 절반을 제공하는 것이 합리적인 접근 방법일 수 있다. 모유 수유는 “강화되지 않은” 수유이며, 경우에 따라 “강화된” 수유를 할 수 있으므로 1주일 후 몸무게 증가 또는 감소에 대한 평가는 신중하게 이루어져야 한다. 만일 필요한 경우 경관 수유의 수유 점도를 조정할 수 있다. 구강 수유로 전환하는 건강한 미숙아에게 강화가 필요한 경우는 드물다. 경우에 따라 특히 더 복잡한 의학적 문제가 있는 영유아의 경우 적절한 몸무게 증가를 달성하고 유지하기 위해 강화된 모유로 1~2회 수유하는 것이 필요하다.

다음 단계는 어머니가 있는 동안 코위영양관의 보충 없이 모유 수유(즉, 영유아가 깨어 있을 때 젖을 먹게 하고 특정 일정에 따르지 않고 배고픔의 징후에 따라 수유하는 것)로 진행하는 것이다. 어머니가 없을 때는 그 어머니의 선호도에 따라 코위영양관 또는 젖병 수유를 하게 된다.

3) 젖병 수유로의 전환(Transition to Bottle-Feeding)

젖병 수유 중인 유아의 경우 부모나 의료진이 유아가 섭취하는 양을 "알고" 있고 성장에 지장이 없을 것이라는 확신을 가질 수 있기 때문에 모든 코위영양관 수유에서 젖병 수유로 전환하는 것이 더 간단한 경우가 많다. 영유아는 24시간 동안 총 수분 섭취량이 정해져 있으며, 총 수분 섭취량은 2-3시간 간격으로 나누어 영유아가 신호를 보낼 때 젖병으로 제공된다. 영유아가 더 이상 수유에 관심이 없다는 징후를 보이면 나머지 양은 코위영양관으로 전달된다.

또 다른 접근법은 24시간 동안 "최소" 수유량을 처방하고 영유아가 원하는 양만큼 젖병으로 수유하도록 한 뒤 밤새 코위영양관으로 "부족량"을 보충 수유하는 것이다. 이는 영유아가 젖병으로 적당량을 섭취하면 성공할 가능성이 더 높기 때문에 밤새 동안 필요한 양은 그리 많지 않다. 모유 수유와 마찬가지로 영유아에게 코위영양관으로 보충 수유를 하지 않는 상태에서 애드리브 수유(Ad lib feeding - 배고플 때 충분히 수유하는 방법) 방법으로 진행된다.

4) 총 수분 섭취량의 조절(Modification of Total Fluid Intake)

영유아가 수유할 때마다 입으로 더 많은 양을 섭취하게 되면, 배고픔을 더 유발하기 위해 경관 수유 보충량을 줄임으로써 처방된 총 수유량을 줄일 수 있다. 일반적으로 이것은 필요한 경우 총 수분 섭취량을 하루 160ml/kg에서 하루 140ml/kg과 120ml/kg로 줄이는 것과 같다.

10. 완전한 구강 수유로의 진행 PROGRESSION TO FULL ORAL FEEDING

미숙아가 구강 수유를 시작하면 일반적으로 필요한 영양분을 모두 구강으로 섭취하지 못하며 젖병 수유 또는 모유 수유를 보충하기 위해 경관 수유가 필요하다(Pickler et al., 2015). 많은 문헌에서 완전한 구강 수유로 가장 빠르게 전환하기 위해 영유아에게 수유하는 다양한 방법을 다루고 있다.

1) 구강 수유 일정(Oral Feeding Schedule)

구강 수유로의 전환에 대한 전통적인 접근 방법은 임신 연령에 따라 특정 시간에 수유를 시작하고 정해진 시간에 영유아를 깨워 수유하는 양 중심으로 이뤄졌다. 수유자는 영유아가 섭취하는 양을 늘리기 위해 젖병을 비틀거나 뺨이나 턱을 받쳐주는 것과 같이 수유를 "장려"하는 기술을 빈번하게 사용한다는 것이다. 수유량이 성공의 기준이 되기 때문에 유아의 행동과 반응은 종종 무시되는 경우가 많다.

프로토콜 기반 방법이라고 하는 또 다른 접근 방법은 간호사 또는 의료 전문가 주도로 프로토콜의 연령 또는 단계에 따라 수유량을 점진적으로 늘리거나(Jones, 2012) 하루에 한 번과 같이 구강 수유 횟수를 정하고 특정 성공 기준에 따라 횟수를 늘리는 것으로 구성된다. 많은 신생아 집중 치료실과 작업치료사는 영유아가 특정 시간 동안 일정량을 구강으로 수유를 한 후 양을 늘리는 규정되고 단계적인 접근 방법을 계속 사용하고 있다. 예를 들어, 영유아에게 젖병으로 10ml를 수유하고 이 양을 3회 연속 수유할 수 있어야 15ml를 수유할 수 있게 하거나 또는 영유아가 24시간 동안 젖병 수유가 가능해야만 구강 수유를 할 수 있도록 허용한다. 또 다른 일반적인 전략은 하루에 한 번씩 시작한 다음 매 3분의 1씩 늘리거나 번갈아 가며 수유하는 것이다. 이러한 접근 방법은 비논리적이며 영유아가 아닌 수유자에 의해 주도된다.

영유아의 행동이 수유자를 가이드하는 다양한 영유아 중심 또는 단서 기반 전략이 이제는 더 일반적으로 받아들여지고 있다. **반-수요식 수유(Semi-demand feeding)**는 미리 정해진 수유 시간에 영유아의 준비 상태에 따라 구강 수유를 제공하고 경관 수유로 보충하는 것을 말한다. **애드리브 수유(Ad lib feeding, 주문형 수유)**는 지정된 시간이 아닌 영유아가 깨어나 수유가 필요하다고 표시할 때 구강 수유를 제공하고 영유아가 지정된 섭취량을 달성하는 대신 포만감을 느낄 때까지 젖병 수유 또는 모유 수유를 허용하는 것을 말한다.

초기의 많은 미숙아들은 완전히 애드리브(Ad lib) 기반으로 수유할 만큼 충분히 성숙하지 않기 때문에 미숙아가 막 구강 수유를 시작할 때 영유아 주도 접근 방법의 반-수요식 수유가 효과적인 경우가 많다(Lubbe, 2018; McCain et al., 2012). 반-수요식 수유의 경우 영유아는 구강 수유 여부와 특정 수유 시 섭취량을 결정하며, 수유 시기는 일정에 따라 결정되지만 대부분 영유아가 결정한다(다음에 나오는 예를 참조). 이러한 방법으로 수유한 영유아는 양 중심 접근 방법으로 수유한 영유아보다 더 긍정적인 수유 경험을 갖고 종종 완전한 구강 수유로 더 빨리 진행된다는 근거가 나타나고 있다(Gerges et al., 2018; Pickler et al., 2015).

반-수요식 스케줄의 예는 다음과 같다.

(1) 영유아가 수유 준비 신호를 보이는 경우 2–3시간마다 수유를 제공
  ① 영유아가 예정된 수유 시간보다 최대 30분 전에 깨어나는 경우 영유아의 구강 준비 상태를 평가하고, 영유아가 관심을 보이고 수유할 준비가 되었다면 구강 수유를 시작함
  ② 영유아가 수유 시간에 깨어나지 않을 경우 예정된 시간 30분이 지난 후 경관 수유를 시작하여 영유아가 깨어나 구강 수유에 관심을 보일 수 있도록 기회를 제공함
(2) 영유아가 자발적으로 깨어나지 않고 준비 상태의 징

표 10.4 완전한 구강 수유로 전환하는 동안 발생하는 일반적인 문제

문제	가능한 해결책
영유아가 처방된 총 수분 섭취량을 완전히 구강으로 섭취하지 않음	• 영유아가 잘 성장한 경우 처방된 총 수분 섭취량의 양을 줄이는 것을 고려함 • 며칠 후 영유아가 적절 용량을 섭취하는지 모니터링함
영유아가 구강 수유로 전환할 때 일일 권장 몸무게가 증가하지 않음	• 약간의 몸무게 유지 또는 약간의 몸무게 감소를 허용함 • 영유아가 구강 섭취량을 늘리기 시작하고 며칠 동안 몸무게 증가가 개선되는지 모니터링함

구강 수유 후 코위영양관으로 보충한 후 구토를 하는 영유아	• 처방된 총 수분 섭취량을 줄임
	• 보충 수유에 대한 기대치 감소
	  – 몸무게 증가가 적절하지 않은 경우, 식이(모유 또는 분유)의 열량을 늘려 양을 줄임
	  – 몸무게 증가가 적절하였다면, 식이(모유 또는 분유)의 열량성분을 줄임
	• 중력을 제공하기 위해 더 작은 코위영양관을 사용하거나 펌프를 사용하여 더 천천히 보충하는 것을 고려함

구강 수유 및 코위영양관 보충 수유가 너무 오래 걸리고, 다음 수유 시 영유아가 깨어나지 않거나 배가 고프지 않음	• 영유아가 신호를 보내기 시작하면 구강 수유를 시작하고 예정된 시간을 기다리지 않음 • 구강 및 경관 수유가 약 40분 이내에 완료되도록 함 • 전체 수유 시간을 단축하기 위해 가능한 구강 수유가 끝날 무렵에 코위영양관 수유를 시작함
영유아가 수유할 준비가 되었다는 신호를 보임에도 불구하고 모유나 젖병을 거부함	• 수유 평가를 통해 수유 거부의 원인을 파악하고 구강 수유 시도가 즐겁고 도움이 되는지 확인함 • 양에 기반한 수유 성공 기준을 줄이고 영유아가 구강 수유량을 결정할 수 있도록 함

후를 보이는 경우 부드럽게 깨우고 돌봄(예; 기저귀 교환, 구강 관리)을 제공한 후 재평가를 실시함

(3) 그런 다음 준비 상태의 징후가 표시될 경우에만 모유 수유나 젖병 수유를 하며, 영유아가 준비 상태를 보이지 않으면 특정 수유 시간에 경관 수유를 통해 영양을 공급함

(4) 준비가 되었다는 징후가 보이면, 영유아가 젖꼭지에서 멀어질 때까지 수유한 후 경관을 통해 정해진 양을 보충함

영유아가 보다 일관되게 일어나거나, 준비 및 수유 행동을 보이고 대부분 구강 수유를 한다면 애드리브 수유로 전환하는 것이 고려된다(Pickler et al., 2015; Unal et al., 2019). 애드리브 수유는 영유아가 수유 일정을 결정하고 준비가 되었을 때 수유하며, 보충 수유 없이 원하는 만큼 수유할 수 있다.

2) 경관 수유에서 전환할 때 발생하는 문제(Issues Encountered When Transitioning Off Tube Feeding)

영유아가 일관된 구강 수유를 확립한 후에도 경관 수유를 완전히 끊는 것은 여전히 어려운 일일 수 있다. 표 10.4는 완전한 구강 수유로 전환하는 동안 자주 발생하는 문제와 가능한 해결책을 설명한다. 이러한 해결책은 전문가 간 팀과 협력하여 실행해야 한다.

11. 비침습적 인공호흡기 지원을 받고 있는 경우의 구강 수유 ORAL FEEDING ON NONINVASIVE VENTILATION

초저체중아 및 극저체중아는 삽관이 필요한 침습적 인공호흡기와 달리 외부에서 제공되는 호흡기 지원인 비침습적 인공호흡기(noninvasive ventilation, NIV)가 필요한 경우가 많다. 일반적으로 이러한 지원은 여러 가지 이유로 구강 수유가 가능한 연령이 지난 후에 필요할 수 있다. 영유아에게 비침습적 인공호흡기를 구강으로 공급하는지 여부는 기관마다 상당히 다르며, 현재 합의되거나 통일된 접근방법은 존재하지 않는다.

1) 비침습적 인공호흡기의 유형(Types of Noninvasive Ventilation)

일반적으로 미숙아에게 사용되는 두 가지 유형의 비침습적 인공호흡기는 (1) 지속적 기도 양압(CPAP) 또는 (2) 가열된 비강 캐뉼라를 통한 고유량 산소(HFNC)이다. 지속적 기도 양은 폐포 동원을 증가시키고, 폐포가 팽창하며, 인두 붕괴를 방지하고, 기능적 잔류 용량의 유지를 용이하게 함으로써 호흡을 위한 움직임을 최소화한다(Dagleish et al., 2016; Shaffer et al., 2012). 지속적 기도 양압은 비침습적 인공호흡기 및 기계 인공호흡 중에 대기압보다 높고 날숨이 끝날 때 기도에 남아 있는 일정한 양의 날숨끝양압을 제공한다. 지속적 기도 양압은 또한 미숙아에게 더 규칙적인 호흡 패턴을 생성하고 폐쇄성 무호흡을 감소시킬 수 있는 것으로 알려져 있다(Shaffer et al., 2012). 또한 마스크, 비강 갈고리 또는 RAM 캐뉼라(Cannula®)를 비롯한 다양한 인터페이스를 통해 전달할 수 있다(그림 10.16 참조).

비강 캐뉼라를 통한 고유량 산소는 영유아에게 보다 쉽게 접근할 수 있고 구강 수유를 도입할 수 있기 때문에 신생아 집중 치료실의 미숙아에게도 지속적 기도 양압에서 한 단계 낮은 단계로 자주 사용된다(Manley & Owen, 2016). 비강 캐뉼라를 통한 고유량 산소는 영유아에게 더 편안하고 부모에게 더 쉽게 안길 수 있어 부모와의 유대를 촉진할 수 있다. 비강 캐뉼라를 통한 고유량 산소는 문헌에서 2L/min 이상의 흐름으로 정의된 고유량을 기반으로 한다(Leibel et al., 2020). 비강 캐뉼라를 통한 고유량 산소는 숨을 내쉬는 동안 코인두의 사강(비강에서 폐포까지의 부분)을 씻어냄으로써 팽창 압력을 제공하여 호흡을 보다 효율적으로 만들어 폐포 환기를 개선한다(Aly & Mohamed, 2020;

그림 10.16. RAM 캐뉼라를 통해 지속적 기도 양압을 받는 영유아

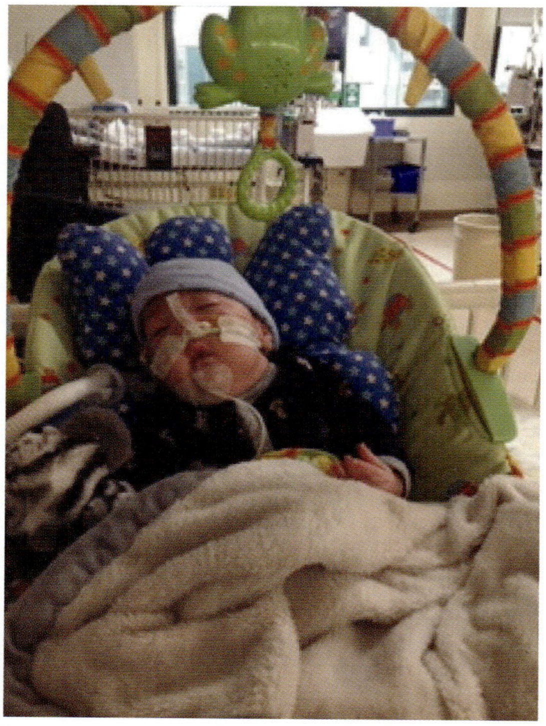

출처: S. Breton. Used with permission.

Shaffer et al., 2012). 비강 캐뉼라를 통한 고유량 산소로 생성되는 압력은 몸무게, 연령, 입 위치, 비강 갈고리 대 콧구멍 비율의 크기와 같은 요인에 의해 영향을 받아 생성되는 압력이 지속적 기도 양압보다 일관성이 떨어진다(Liew et al., 2020). 구강 수유 중에 구강이 밀폐되면 인두 압력이 상승하여 삼킴의 안전성에 영향을 미칠 수 있다(Canning et al., 2021).

비강 캐뉼라를 통한 고유량 산소에 의해 전달되는 유량이 유사한 인두하압의 차이는 무시할 수 있거나 매우 높을 수 있으며 현재 제어하거나 측정할 수 없다(Aly & Mohamed, 2020; Manley & Owen, 2016).

2) 비침습적 인공호흡기 지원을 받고 있는 경우의 구강 수유(Orally Feeding on NIV)

문헌에서는 영유아에게 지속적 기도 양압 또는 비강 캐뉼라를 통한 고유량 산소 지원을 받는 영유아에게 구강 수유를 하는 것에 대한 안정성 논란이 있다. 공기의 높은 흐름은 삼키는 동안 인두압을 증가시키고 기도 폐쇄에 영향을 미칠 수 있기 때문에, 비강 캐뉼라를 통한 고유량 산소 또는 지속적 기도 양압은 액체 또는 분비물의 흡인에 대한 우려가 존재한다(Dumpa et al., 2020; Ferraa et al., 2017). 일부 기관에서는 비강 캐뉼라를 통한 고유량 산소의 유량을 줄이거나 구강 수유 중 지속적 기도 양압을 제거하고 영유아가 수유를 한 후 다시 착용하도록 한다. 이는 영유아에게 구강 수유 중 부과되는 유산소 요구량이 증가하면서 영유아에게 제공되는 호흡 지원을 감소시키기 때문에 논리적으로 적절하지 않는 것으로 보인다(Canning et al., 2020). 유속을 2L/min(비강 캐뉼라를 통한 고유량 산소의 최소 유속)로 감소시키는 것은 문헌에 설명된 또 다른 전략이다. 비강 캐뉼라를 통한 고유량 산소를 영유아에게 적용하는 것은 구강 수유를 하는 동안 높은 공기 흐름을 피하기 위한 것이다. 비강 캐뉼라를 통한 고유량 산소는 영유아 또는 아동의 몸무게(즉, L/min/kg)를 기준으로 설정해야 하므로 유속을 2L 미만으로 줄이면 영유아의 체격에 따라 영향을 미칠 수 있다. 그러나 유속을 줄이면 호흡수가 증가할 수 있으며(Manley & Owen, 2016), 비강 캐뉼라를 통한 고유량 산소의 높은 공기 흐름보다 영유아가 흡인하는 위험이 더 클 수 있다.

다른 연구자들은 비침습성 인공호흡기 지원을 받고 있는 경우의 구강 수유는 신중하게 통제된 접근 방법이 영유아에게 안전하고 유익하다고 주장하였다(Canning et al., 2020; Dagleish et al., 2016; Glackin et al., 2017; Hanin et al., 2015). Lederet 등(2016)은 비침습적 인공호흡기의 필요성이 아니라 영유아의 기본 의학적 상태가 구강 수유 준비 상태를 결정해야 한다고 주장하였다. Glackinet 등(2017)은 영유아가 흡인 증상, 무호흡, 산소포화도 저하 또는 서맥과 관련하여 지속적 기도 양압 또는 비강 캐뉼라를 통한 고유량 산소 공급 시 부작용이 발생하지 않음을 발견하였다. 지속적 기도 양압은 보다 규칙적인 호흡 패턴을 생성하는 것으로 여겨지기 때문에 특정 영유아는 지속적 기도 양압의 호흡 지

원을 통해 빨고-삼키기 호흡을 보다 효율적으로 협응할 수 있다고 주장하였다.

영유아가 모든 유형의 비침습적 인공호흡기 지원을 받고 있는 경우의 구강 수유시에는 생리적 안정성과 흡인 징후를 주의 깊게 모니터링하는 것이 중요하다. 적절한 자세 수정, 유속이 느린 젖꼭지 사용, 앞에서 설명한 민감한 수유 방법 등이 중요하며 비침습적 인공호흡기를 통해 영유아에게 수유할 때 우려되는 결과를 최소화 하거나 완화할 수 있다(Canning et al., 2020; Dagleish et al., 2016). 호흡 보조를 받는 동안 영유아의 비디오 투시 삼킴 검사에 대한 위험이나 흡인을 보고하는 문헌 중 일부는 수유 전략을 사용하지 않았거나 사용된 수유 방법에 대한 세부 사항이 보고되지 않았다(Canning et al., 2021). 미숙아는 호흡 지원을 받지 않는 경우에도 수유하는 동안 생리적, 행동적 안정성을 유지하는 능력을 지원하는 신중한 방법으로 수유하지 않으면 부정적인 결과를 초래할 위험이 있다.

3) 비침습적 인공호흡기 지원을 받고 있는 경우의 구강 수유 안정성 평가(Assessment of Oral Feeding Safety on NIV)

영유아가 비침습적 인공호흡기 지원을 받고 있는 경우 구강 수유를 할 수 있는지 여부를 결정하기 전에 구강 수유 및 준비 단서에 대한 영유아의 관심을 평가하는 것이 중요하다. 모든 영유아와 마찬가지로 구강 수유 시작 기준을 충족하지 못하고 구강 수유 욕구, 발달 기술 또는 준비 상태를 보이지 않는 경우 구강 수유를 도입하는 것은 의미가 없다. 비침습적 인공호흡기 지원을 받고 있는 경우의 구강 수유는 완전한 구강 수유를 더 빨리 달성하는 방법이 아니라 구강 수유 준비가 명확하게 보이는 영유아를 위한 발달 지원적이고 가족 중심적인 활동으로 제공되어야 한다. 비침습적 인공호흡기 지원을 받고 있는 동안 구강 수유에 대한 관심이나 준비가 되어 있지 않고 안전과 적절한 수유 기술에 대한 평가를 받지 못한 영유아는 결과적으로 구강 수유에 대한 부정적인 경험을 할 가능성이 더 높다(Dalgleish et al., 2016). 비침습적 인공호흡기 지원이 필요한 미숙아에게 구강 수유를 도입할 때 이 장의 앞부분에서 설명한 미숙아에게 구강 수유를 시작하는 것과 동일한 접근 방법을 적용해야 한다(Canning et al., 2021).

아직 구강 수유를 위한 안전한 양의 양압을 구성하는 것이 무엇인지에 대한 근거가 없기 때문에(Canning et al., 2020), 비침습적 인공호흡기 지원을 받고 있는 경우 안전한 구강 수유를 보장하기 위해 날숨끝양압 또는 유속의 최대량이 얼마여야 하는지는 불분명하다. 대신에 영유아는 일상적인 관리와 지속적 기도 양압 또는 비강 캐뉼라를 통한 고유량 산소가 단기간에 제거되었을 때 생리학적으로 안정적인지 여부를 평가해야 한다(Hannin et al., 2015). 만약 영유아가 일상적인 관리 또는 호흡 지원 중단 중에 생리적 안정성을 유지할 수 없다면, 호흡 지원을 계속 받는 동안 구강 수유의 산소 요구량을 감당할 준비가 되지 않았을 가능성이 높다. 영유아의 전반적인 의료 상태와 취약성은 의료팀이 비침습적 인공호흡기 지원을 받고 있는 경우 구강 수유를 도입하는 것과 관련된 의사결정을 내리는데 도움이 될 수 있다.

호흡 지원이 필요한 영유아에게 구강 수유를 제공하기로 결정한 경우 다음과 같은 전략이 도움이 된다.

(1) 지속적 기도 양압 또는 비강 캐뉼라를 통한 고유량 산소 지원을 받는 영유아가 구강 수유를 준비하기 위해 젖이 차지 않은 어머니의 유방에서 비영양적 빨기를 시도하는 것을 고려한다.
  ① 어머니는 모유를 미리 짜내고 영유아가 젖이 차지 않은 유방을 빨도록 함
  ② 삼킴의 안정성이 우려되는 경우 어머니의 모유가 흘러들어가지 않도록 함. 또한 어머니가 젖을 비웠음에도 불구하고 영유아가 젖을 빠는 동안 모유가 흘러들어갈 수 있으므로 비영양적 빨기를 하는 동안 모유를 먹지 않도록 하기 위한 전략을 결정하기 위해 수유상담사의 도움을 요청함

③ 유방의 비영양적 빨기가 안전하지 않은 것으로 간주되는 경우 비비기, 코를 킁킁대고 핥기, 코와 젖꼭지 또는 잦은 스킨십을 고려함

(2) 영유아가 모유 수유 또는 비영양적 빨기를 할 수 있는 능력을 보이고 구강 수유 준비가 증가함에 따라 유방의 젖꼭지나 노리개 젖꼭지에 우유를 묻히는 단계로 진행함(Dalgleish et al., 2016).

(3) 일단 구강 수유가 시작되면 영유아는 휴식 시 필요한 것과 동일한 양의 호흡 지원을 제공받아야 함. 구강 수유를 기대하여 영유아에게 요구되는 산소량을 늘리면서 안정 시 필요한 산소량을 제거하거나 줄이는 것은 논리적이지 않음(Canning et al., 2020). 영유아가 호흡 지원으로 안전하게 수유할 수 없다면 구강 수유에 도전할 준비가 되지 않은 것으로 봄

(4) 앞에서 설명한 민감한 단서 기반 전략을 사용하여 영유아의 상태를 평가하고 수유해야 함

(5) 유속이 느린 젖꼭지를 사용함

(6) 비침습적 인공호흡기 지원을 받고 있는 영유아는 입위영양관을 통해 수유하는 경우가 있을 수 있으며, 이러한 경우 입위영양관이 구강 수유에 미치는 영향을 평가

① 입위영양관은 영유아가 빨 때 움직여 자극을 유발할 가능성이 더 높기 때문에 구역질을 유발함

② 또한 위치에 따라 입위영양관의 경관은 단단입천장과 혀의 밀폐를 방해할 수 있기 때문에 영유아가 달성해야 할 흡입을 감소시킬 수 있음. 이것은 수유를 비효율적으로 만들 수 있지만 흡입량이 감소하면 전달되는 우유의 양이 줄어들 수 있기 때문에 빨고-삼키고-숨쉬기 협응에 도움이 될 수 있음

③ 영유아가 입위영양관으로 잘 수유하고 있을 때 코위영양관으로 바꾸면, 더 많이 흡입할 수 있기 때문에 젖꼭지의 유속이 느려질 수 있음

(7) 호흡기 질환이 있는 영유아, 특히 호흡기 지원이 필요한 영유아에게는 적절한 자세, 간격, 휴식 시간이 매우 중요함

(8) 빨고-삼키고-숨쉬기 협응의 어려움, 흡인의 징후 또는 수유가 영유아에게 스트레스를 주거나 불쾌한 징후가 있는지 확인하기 위해 수유 전, 수유 중, 수유 후에 행동 및 생리학적 반응을 관찰해야 하며, 이러한 징후가 관찰되면 수유를 중단하거나 수정해야 함

(9) 구강 수유를 시작할 때 영유아의 호흡 상태의 변화를 주의 깊게 관찰해야 하며, 기능 저하 또는 부정적인 변화의 징후가 나타나면 구강 수유를 재평가할 필요가 있음을 알려야 함. 호흡 지원의 정도가 증가하거나 감소하는 경우에도 구강 수유가 변경될 수 있음. 영유아는 지속적 기도 양압 또는 비강 캐뉼라를 통한 고유량 산소를 사용하면 호흡량이나 호흡수가 감소하기 때문에 수유를 잘 할 수 있음. 그러나 호흡 지원이 중단됨에 따라 영유아는 호흡수 또는 호흡을 위한 움직임의 증가를 경험할 수 있으며, 그 결과 빨고-삼키고-숨쉬기 협응이 더 어려워지고 더 많은 수유 지원이 필요할 수 있음(예; 유속이 느린 젖꼭지, 더 많은 외부 속도 조절, 자세 변화). 반대로 비강 캐뉼라를 통해 고유량 산소 공급이 잘 되지 않는 영유아는 호흡 지원을 증가시키는 지속적 기도 양압으로 전환하면 더 잘 공급될 수 있음. 제공된 호흡 지원에 큰 변화(증가 또는 감소)가 있을 때마다 영유아의 구강 수유를 재평가해야 함

자료 10.2는 비침습성 인공호흡기에 대한 비영양적 빨기 및 구강 수유 제공에 관한 의사결정에 도움을 줄 수 있다. 이 알고리즘의 중요한 요소는 다음과 같다.

- 비침습적 인공호흡기 지원을 받고 있는 경우 구강 수유를 시작하기 전에 작업치료사가 수유를 평가해야 한다. 그리고
- 영유아는 구강 수유를 제공하기 전에 적격성 여부를 평가해야 한다.

자료 10.2. 비침습적 호흡기 지원을 위한 구강 수유 알고리즘

비침습적 지속적 기도 양압 또는 고유량 산소 지원을 받는 동안 모유를 구강으로 수유할 수 있는지 영유아의 준비 상태를 평가한다.

평가 기준

1. 월경 후 연령 32주 이상의 영유아
2. 생리적으로 안정된 상태
   - a 비침습적 지속적 기도 양압 또는 고유량 산소 지원이 일시적으로 변위되어도 대상 기능 장애* 없음
   - b 대상 기능 장애* 없이 노리개 젖꼭지를 빨 수 있음
3. 경관 수유는 1회당 최소 10ml를 수유함
4. 분비물을 삼키고 관리할 수 있음
5. 2일 이내에 전원 계획이 없음
6. 각성 상태를 유지할 수 있음

*대상 기능 장애 = 서맥, 무호흡 및 또는 산소포화도 90% 이하

아니오 → 구강 수유가 준비되지 않음 →

구강 수유 계획에 관계없이, 지속적으로

1. 구강 면역 치료(oral immune therapy – OIT)
2. 노리개 젖꼭지를 이용한 비영양적 빨기 제공

예 ↓

의료진은 작업치료 수유 평가를 처방함

↓

의료진은 작업치료사에게 지속적 기도 양압 또는 고유량 산소 지원을 통한 구강 수유를 처방함

↓

작업치료 컨설팅을 통해 다음과 같은 수유 계획을 수립함

↓

- **구강 수유 금지**: 유축한 유방이나 노리개 젖꼭지로 비영양적 빨기
- **작업치료사와 구강 수유 가능**
- **구강 수유 가능**: 작업치료사의 계별화된 계획에 따라 간호사 또는 부모가 구강 수유를 함 →

지속적 기도 양압 또는 고유량 산소 지원에 대한 작업치료사, 간호사 및 보호자 수유를 위한 일반적인 지침

1. 개별화된 작업치료 계획 참조
2. 각 수유에 대한 적격성 기준을 검토
3. 취약한 수유자에 대한 수유지원 제공
   - 옆으로 누인 자세로 양손을 정중선 안에 놓기
   - 젖병 수유 전에 비영양적 빨기 제공
   - 닥터브라운(Dr. Brown's)사의 미숙아용 젖꼭지 사용
   - 빨고–삼키고–숨쉬기 협응을 모니터링하고 필요에 따라 외부 속도조절 제공
4. 수유 중 다음과 같은 경우에는 구강 수유를 중단하고 의료진과 이비인후과에 알리기
   - 빈맥, 빠른 호흡 또는 산소포화도 저하 상태
   - 흡인의 징후(예: 기침, 서맥), 활처럼 휜 자세 또는 구토와 같은 고통의 징후
5. 모유 수유
   - 모유 수유가 가능할 경우 우선적으로 제공
   - 매 수유 시 모유 수유를 하는 것이 가장 좋음
   - 모유 수유 단계가 젖병 수유 단계보다 앞서는 경우가 많음
   - 모유 수유가 잘 되고 있는지 확인하기 위해 체중계 사용을 고려할 수 있음
   - 유축량을 평가하기 위해 수유 후 유축량과 수유 전 유축량을 비교할 수 있음
6. 퇴원
   - 작업치료사는 구강 수유에 대한 논의를 위해 지역사회 작업치료사와 연계한다. 작업치료사가 없는 경우, 담당 의사와 상의한다. 퇴원 후 지속적 기도 양압 또는 고유량 산소 지원을 통한 구강 수유는 중단될 수 있으며 이는 담당자에 따라 달라질 수 있음을 부모에게 알린다.

출처: The Hospital for Sick Children, Toronto, ON. Used with permission.

요약

미숙아는 의학적, 영양학적, 환경적 및 성숙 문제를 포함하여 안전하게 구강 수유를 배우는데 있어 여러 가지 어려움에 직면한다. 일부 미숙아, 일반적으로 출생 시 몸무게가 가장 낮고 임신 기간이 가장 짧은 영유아와 의학적 복잡성이 있는 영유아는 수유를 시작, 진행, 완료하는데 어려움이 있다. 이것은 성장 실패의 더 높은 발생률과 장기적인 수유 문제와 결합된다. 따라서 미숙아를 위한 구강 수유의 도입 및 전환은 개별화되어야 하며 신중하고 시기적절하며 발달에 민감하고 지지적인 방법으로 접근해야 한다. 성장과 발달에 미치는 영향을 최소화하면서 미숙아에게 안전하고 즐거운 경험이 되도록 해야 한다.

모유 수유 및 젖병 수유, 적절한 영양 유지 및 몸무게 증가와 관련된 일반적인 문제는 사례 10.1-10.3에서 논의된다.

사례연구 10.1 Maria: 영양 및 구강 수유 문제

병력 및 수유 이력

Maria는 임신 연령 24주 4일, 몸무게 580g의 미숙아로 32세의 어머니 로지타의 셋째로 태어났다. 조기진통이 시작되기 전 까지 순조롭게 임신이 유지되고 있었다. Maria는 출생과 동시에 기관 삽관과 인공호흡기가 필요하였고, 지역 병원이 작은 미숙아를 돌볼 수 있는 장비가 없었기 때문에 구급차로 3차 병원의 신생아 집중 치료실로 이송되었다. 어머니가 퇴원하고 Maria가 입원한 신생아 집중 치료실의 간호사는 아이가 구강 수유를 시작하기 전 몇 달 동안은 유축 모유가 필요하다고 전화를 하였기 때문에 Maria는 이중 전기 펌프가 있는 유축기로 모유를 유축하였다.

어머니는 매일 낮시간의 대부분은 병원에서 Maria와 보냈고, 저녁에는 다른 자녀와 함께 있기 위해 집으로 돌아갔다. 어머니는 Maria가 인공호흡기를 하고 있을 때도 대부분 낮 동안 잦은 스킨십을 할 수 있었다. 어머니는 하루에 8번, 10일차까지 매일 300-400ml의 모유를 유축하였다. 어머니의 모유량을 늘리는데 도움을 받기 위해 수유상담사에게 의뢰하였다. 수유상담사는 어머니의 유축기 사용을 평가하고 모유량을 개선하기 위한 전략을 가르쳐 주었다. 로지타는 가능한 한 유축을 계속했지만 병원을 오가는 동안 하루에 8번 유축을 하는 것이 더 어려워졌기 때문에 Maria에게 충분한 모유를 전달할 수 없었다. Maria의 어머니는 부족한 모유를 보충하기 위해 모유를 기증받기로 하였다.

Maria는 삽관 후 월경 후 연령 30주가 될 때까지 인공호흡기를 착용하였다. 월경 후 연령 32주에 비강을 통한 저유량 산소로 전환될 때까지 보충 산소와 함께 비침습성 호흡 지원으로 전환되었고 중등도에서 중증의 기관지폐이형증 진단을 받았다.

영양사는 Maria의 성장을 평가하고 Maria가 어머니의 뱃속에 있었을 때 받았을 것과 동일한 속도로 성장에 필요한 모든 영양소를 적절한 양으로 제공하기 위해 코위영양관으로 강화된 유축 모유 수유가 필요하다고 결정하였다. Maria는 적절한 몸무게 증가, 키 및 머리둘레 성장을 달성하기 위해 병원 프로토콜에 따라 3시간 간격으로 하루 160ml/kg을 공급받기 위해 강화된 유축 모유를 수유하였다.

Maria가 지속적 기도 양압을 받는 동안에도 어머니의 유방에서 비영양적 빨기를 할 수 있었고, 월경 후 연령 32주에 지속적 기도 양압에서 저유량 산소 지원으로 전환되었을 때 영양적 모유 수유를 할 수 있었다. Maria는 2-3시간에 한 번씩 준비 신호를 보내고 어머니는 그 자리에서 모유 수유를 하였다. 처음 몇 번의 모유 수유 시도 동안 Maria는 짧은 시간 동안 빨았고 Maria가 유방에서 빨아들이는 양은 무시해도 될 정도로 추정되었기 때문에 Maria의 전체 수유량은 코위영양관에 의해 제공되었다. 어머니와 수유상담사는 Maria가 더 효과적으로 빨고 있다고 느꼈을 때, Maria가 얼마나 모유를 먹었는지 확인하기 위해 모유 수유 전후의 체중을 측정하였고, 계산된 부피의 나머지는 코위영양관으로 제공하였다. Maria는 모유 수유 중에 적절한 빨고-삼키고-숨쉬기 협응을 보여주었는데 이는 로지타의 모유량이 많지 않아 유속이 빠르지 않았기 때문일 가능성이 높다. Maria는 모유 수유를 한 후 강화된 기증자 모유 또는 조제분유를 코위영양관으로 보충 수유를 하였다. 젖병 수유를 시도하였지만 Maria는 천천히 흐르는 젖꼭지를 사용하여 옆으로 누여 수유하였음에도 불구하고 산소포화도 저하와 서맥이 관찰되었으며, 평가를 위해 작업치료사에게 의뢰되었다.

초기 임상 수유 평가 중 관찰 사항(월경 후 연령 35주)

행동(Behavior): Maria는 침착하고, 각성을 유지하였으며, 평가 전 수유를 원하는 신호를 보내었다.

수유 전 심폐 상태(Cardiorespiratory status prior to feed): Maria는 휴식 중에 호흡을 위한 움직임이 약간 증가하였으나, 호흡 소리는 명료하였고 수유 전 산소포화도를 95% 이상으로 유지하였다.

사례연구 10.1 Maria: 영양 및 구강 수유 문제(Cont.)

영양 평가(Nutritive assessment): 작업치료사는 Maria를 높이 세워 누인 자세로 있는 동안 닥터브라운 사의 미숙아용 젖꼭지를 사용하여 수유 평가를 진행하였다. Maria는 신생아용 젖꼭지를 효과적으로 빨고 상당히 효율적으로 유축 모유를 빨아들일 수 있었다. Maria는 호흡을 멈추지 않고 길고 지속적인 빨기 폭발로 빨 수 있었고, 이로 안해 젖을 빨고 멈추는 속도를 수유자가 주의 깊게 조절하지 않으면 산소포화도 저하 및 서맥 증상이 관찰되었다. Maria는 외부 속도 조절(예: 눈꺼풀 내리기, 눈썹 올리기)이 필요할 때 미묘한 단서를 보이며 산소포화도 저하가 나타났다. 만약 이러한 단서가 눈에 띄지 않고 수유자가 호흡을 멈추지 않으면 더 심각한 산소포화도 저하 및 서맥이 관찰되었으나 수유를 하는 동안 호흡소리는 선명하게 유지되었다.

비판적 분석 및 문제-해결 접근

잠재적인 문제	임상 징후(관찰, 병력)	분석
구강-운동	• 상당히 강하고 지속적인 흡입력을 보여줌	• 적절한 구강-운동 기술
심폐기능	• 젖병 수유 시 미묘한 괴로움의 징후를 보임 • 젖병 수유 시 수유자가 조심스럽게 속도를 조절하지 않으면 산소포화도 저하 및 서맥 증상이 발생	• 젖병 수유 중 빨고-삼키고-숨쉬기 협응 감소 • 모유 수유 중 적절한 빨고-삼키고-숨쉬기 협응은 어머니의 모유량이 적기 때문일 수 있음
행동 반응	• 깨어있고, 수유를 원함 • 수유 준비 신호 표시	• 적절한 행동
삼킴	• 수유 시 산소포화도 저하 및 서맥 증상 발생 • 젖병 수유 전과 수유 중에 선명한 맑은 호흡소리	• 빨고-삼키고-숨쉬기 협응력 감소로 인한 흡인 가능성

Note. SSB = 빨고-삼키고-숨쉬기

분석

Maria는 효율적인 빨기를 보여주었지만, 젖병 수유 시 빨고-삼키고-숨쉬기 협응이 어려웠다. 유속이 매우 느린 젖꼭지와 적절한 호흡을 유지하고 흡인을 방지하기 위해 수유자가 빨고 멈추는 속도를 신중하게 조절해야 했다. 어머니는 자신이 없는 상황에서도 구강 수유를 할 수 있도록 하기 위해 젖병 수유를 할 수 있기를 원했다. 또한 어머니는 Maria가 완전한 구강 수유를 위해 노력할 수 있도록 코위영양관이 아닌 젖병으로 강화된 수유를 하기를 원하였다.

중재

어머니에게 다음과 같은 수유 권고 사항을 제공하였고, 케어를 위해 침대 옆에 게시하였다.

- 어머니가 있을 때 Maria에게 모유 수유를 권장하고 필요한 경우 코위영양관으로 보충 수유를 제공한다. Maria는 두 가지를 모두 할 수 있는 지구력이 없기 때문에 모유 수유 후에 젖병 수유를 하지 않는다.

젖병 수유 시:

- 구강 수유를 위한 준비 징후가 확인되면 강화모유나 조제분유(모유를 구할 수 없을 경우)를 젖병으로 수유한다.
- 높게 올려 옆으로 누인 자세에서 닥터브라운사의 미숙아용 젖꼭지로 수유한다.
- 젖병을 아래로 기울여 젖꼭지에서 우유을 빼내고 Maria가 행동 신호를 보이거나 산소포화도가 92% 이하로 떨어지면 숨을 쉴 수 있도록 잠시 기다린다.
- Maria가 젖떼기 징후(예: 젖꼭지에서 멀리 떨어지기, 빨지 않는 것)를 보일 때는 젖병 수유를 중단하고 코위영양관으로 보충 수유를 한다.

Maria는 다른 간호사들에 의해 수유를 받았고, 행동 신호가 제대로 확인되지 않았기 때문에 젖병 수유 중에 계속해서 산소포화도 저하 상태와 때때로 서맥을 겪었다. 젖병 수유는 보류되었고, 어머니가 있을 때 모유 수유 후 강화된 유축 모유 또는 조제 분유를 코위영양관으로 보충 수유를 받았다. Maria는 1주일 후 월경 후 연령 36주에 수유 재평가를 위해 작업치료사에게 다시 의뢰되었다.

수유 평가 추적 관찰 사항(월경 후 연령 36주)

Maria는 옆으로 누인 상태에서 닥더브라운 사의 미숙아용 젖꼭지를 사용하여 젖병 수유 재평가를 받았지만, 산소포화도 저하 또는 서맥을 방지하기 위해 빨기 폭발과 멈춤의 조절을 신중하게 하였다.

사례연구 10.1 Maria: 영양 및 구강 수유 문제(Cont.)

어머니의 유축 모유가 부족하기 때문에 적절한 성장과 영양을 위해 강화된 식이(모유 또는 조제분유)가 필요하였으므로 코위영양관 수유를 멈추기 전에 점도가 증진된 조제분유로 젖병 수유를 시행하였다(너무 어렸기 때문에 젤믹스로 점도를 증진하는 것은 옵션에 포함되지 않는다). Maria는 약간 걸쭉한 액체(IDDSI 1단계)를 규칙적으로 빨며 젖병 수유가 가능하였다. 5~6회 빨기 폭발이 적절히 일어나 흡입할 수 있었으며 자연스럽게 숨을 쉬기 위해 잠시 멈출 수 있었다. 어머니의 모유 유속이 빠르지 않고, 유량이 적었기 때문에 모유 수유를 지속적으로 유지할 수 있었다.

Maria는 완전한 구강 수유로 전환했으며 월경 후 연령 40주에 집으로 퇴원하여 모유 수유를 하고 걸쭉하게 강화된 조제분유를 하루에 1~2병 수유하였다. 월경 후 42주가 되었을 때 영양사와 작업치료사의 재평가를 위해 방문하였다. 몸무게 증가를 모니터링하였고, 여전히 점도가 증진된 식이(모유 또는 분유)가 필요하여 유축 모유에 젤믹스를 첨가하여 점도를 증진하였다. 이는 퇴원 후 어머니가 지속적으로 유축을 할 수 있게 되면서 모유량이 증가했기 때문에 가능하였다. 영양사는 임신 연령을 기반으로 Maria가 하루 30g의 성장을 보이기 때문에 더 이상 강화된 식이(모유 또는 조제분유)를 젖병으로 수유하는 것이 필요하지 않다고 느꼈다. Maria는 모유 수유를 잘 하고 있었고, 아버지가 수유할 때만 젖병으로 수유하였다. 이제 Maria는 산소포화도 저하, 서맥 또는 다른 징후 없이 닥터브라운 사의 미숙아용 젖꼭지를 사용하여 젖병 수유를 할 수 있게 되었으므로 더이상 점도 증진이 필요하지 않았다.

요약

Maria는 젖병 수유 중에 빨고-삼키고-숨쉬기 협응력이 감소하였지만 어머니의 모유량이 적었기 때문에 안전하게 모유 수유를 할 수 있었다. 수유 도구와 기술 수정을 통해 Maria는 묽은 액체를 안전하게 젖병 수유할 수 있도록 확립하기 위해 노력하였다. Maria는 점도가 증진된 수유가 필요하였고, 어머니는 모유의 양이 제한되어 완전한 모유 수유는 선택 사항이 아니었기 때문에 점도가 증진된 식이(유축 모유 또는 조제분유)로 젖병 수유를 시작하였다. Maria는 안전하고 편안하게 수유할 수 있게 되었고, 이로 인해 코위영양관 수유를 끊고 퇴원할 수 있었다. 2주 후 수유 재평가를 위해 내원하여 평가가 진행되었고, 점도를 증진하지 않은 액체로 전환할 수 있었다. 이 사례는 발달 중인 미숙아의 적절한 성장과 영양 및 안전한 구강 수유를 보장하기 위해 의료 팀 간의 협력을 보여주었다. 점도를 증진한 후 젖병 수유를 한 영유아는 잦은 수유 재평가를 통해 점도를 증진한 수유를 최대한 빨리 중단하는 것이 중요하다.

사례연구 10.2 Benjamin: 비침습적 인공호흡기 지원을 받고 있는 경우의 구강 수유

병력 및 수유 이력

Benjamin은 두 아버지 사이에서 대리모 임신을 통해 임신 연령 25주에 태어났다. Benjamin은 출생 시 기관 삽관을 받았고, 월경 후 연령 36주까지 인공호흡기로 호흡하였으며 이후 지속적 기도 양압으로 전환할 수 있었다. 치료 과정에서 괴사성 소장결장염이 의심되는 증상이 관찰되었으며, 기관지폐이형성증이 발병하였다. Benjamin은 현재 월경 후 연령 40주이며 23% 산소에서 7cm H_2O의 날숨끝양압으로 RAM 캐뉼라 지속적 기도 양압을 사용하고 있다. Benjamin은 보상 능력 저하 없이 짧은 기간 동안 지속적 기도 양압을 제거하여도 견딜 수 있다. Benjamin의 호흡률은 일반적으로 휴식 시 50-75bpm 사이였고, 산소포화도는 비침습적 인공호흡기에서 98% 이상 유지할 수 있었다. Benjamin의 대리모는 모유를 제공할 수 없기 때문에 Benjamin은 3시간 마다 #7 French 입위영양관을 통해 미숙아용 조제분유를 수유 받고 있었다(RAM 캐뉼라 지속적 기도 양압을 사용할 경우 비강 주위에 공간이 필요하기 때문에 코위영양관 대신 입위영양관을 사용한다). 역류나 불편함의 징후 없이 30분 이상 펌프를 통해 입위영양관 수유가 이루어졌다. Benjamin은 예정된 수유 시간 약 30분 전에 자발적으로 일어나 그의 노리개 젖꼭지를 힘차게 빠는 먹기 찾기 반사와 빨기 반사가 활발하게 관찰되었다. 아버지들은 매일 와서 하루의 대부분을 Benjamin과 함께 보냈다.

Benjamin의 구강 수유 준비 징후와 호흡 지원이 중단된 짧은 기간 동안의 안정성을 고려할 때, 일부 구강 수유를 시작하기 위해 작업치료 평가가 의뢰되었다.

초기 임상 수유 평가 중 관찰 사항(월경 후 연령 40주)

Benjamin은 수유시간 전에 깨어 있으며 명료하였고, 노리개 젖꼭지로 지속적인 비영양적 빨기가 가능하였다. 수유를 하는 동안 Benjamin은 휴식을 취할 때 날숨끝양압과 산소를 공급받았다. Benjamin은 높게 옆으로 누인 자세로 유속이 매우 느린 젖꼭지가 달린 젖병으로 수유를 하였다. Benjamin은 즉시 빨기 시작했고 딸깍하는 소리를 내며 빨고-삼키기 주기에 통합된 호흡과 함께 파열음을 내며 들이마시는 것이 관찰되었고 몇 분 후 젖병에서 우유가 줄어들지 않는 것이 확인되었다. 유속이 조금 더 빠른 젖꼭지로 변경하여 입위영양관의 존재로 인한 흡입 효율 감소를 보상하였다. 그 후 Benjamin은 약간의 우유를 빨아 들일 수 있었고 피곤해 보이기 전에 소량을 섭취하였다.

사례연구 10.2 Benjamin: 비침습적 인공호흡기 지원을 받고 있는 경우의 구강 수유(Cont.)

작업치료사는 다음 평가가 시행되기 전에 입위영양관을 코위영양관으로 변경할 가능성에 대해 팀과 논의하였다. #5 French 코위영양관을 삽입하였고 Benjamin은 코위영양관이 삽입된 상태에서 안정적인 호흡 상태를 유지할 수 있는 것으로 관찰되었다. 유속이 매우 느린 젖꼭지를 사용하여 Benjamin의 수유를 재평가하였고 더 효율적으로 빨아들이는 것으로 나타났다. Benjamin은 연속적으로 빨고 삼키는 주기에 호흡을 통합할 수 있었다. 수유를 하는 동안 기침, 산소포화도 저하 반응, 서맥 또는 스트레스 징후가 관찰되지 않았다. 약 10ml를 수유한 후 Benjamin은 빨기 폭발 사이에 긴 일시 멈춤을 취하기 시작했고 그 후 빨기를 멈추었다.

비판적 분석 및 문제-해결 접근

잠재적 문제	임상 징후(관찰, 병력)	분석
행동 반응	• 수유 시간에 명료함 • 먹이 찾기 반사와 비영양적 빨기	• 수유 준비 징후 보임
심폐기능	• 옆으로 누인 자세에서 유속이 매우 느린 젖꼭지의 경우 빨고-삼키는 주기에 호흡을 통합할 수 있음 • 수유 시 산소포화도 저하 또는 호흡을 위한 움직임의 증가가 관찰되지 않음 • 10ml를 수유한 후 빨기 멈춤이 나타남	• 비침습적 인공호흡기 지원을 받고 있는 동안 유속이 매우 느린 젖꼭지와 적절한 빨고-삼키고-숨쉬기 협응이 나타남 • 빨리 피로해짐
구강-운동	• 입위영양관으로 확인된 딸깍거리는 소리 및 비효율적인 빨기 • 입위영양관을 제거하면 흡입이 더 효율적임	• 딸깍하는 소리와 비효율적인 빨기는 입위영양관의 존재로 인한 흡입력의 손실로 인한 것 • 명백한 구강-운동 문제 없음
삼킴	• 지속적 기도 양압으로 더 평가하기 어려운 호흡음 • 기침, 포화도 저하 반응 또는 서맥이 관찰되지 않음 • 행동 장애의 징후는 관찰되지 않음	• 삼킴 문제의 명백한 징후는 없음

Note. CPAP = 지속적 기도 양압; NIV = 비침습적 인공호흡기 = 비영양적 빨기; OG = 입위; SSB = 빨고-삼키고-숨쉬기.

분석

입위영양관이 코위영양관으로 전환되자 Benjamin은 효율적인 빨기를 보여주었다. Benjamin은 비침습적 인공호흡기 지원을 받고 있는 동안 매우 느린 젖꼭지로 옆으로 누운 상태에서 수유하였을 때 적절한 빨고-삼키고-숨쉬기 협응을 보여주었다.

중재 계획

가족 및 전문가 간 팀과 협력하여 다음과 같은 권고사항을 제공하였다.

- 작업치료사는 Benjamin의 부모에게 적절한 수유 자세와 기술 뿐 아니라 Benjamin의 스트레스와 이탈 신호를 읽는 방법에 대한 교육을 제공하였다. 치료사는 부모가 편안해질 때까지 Benjamin에게 수유하는 것을 지원하였다.
- Benjamin은 아버지들만 수유하도록 한다.
- Benjamin은 유속이 느린 젖꼭지를 사용하여 옆으로 누인 자세로 수유해야 한다.
- 아버지들은 Benjamin이 수유 시간 전후 30분에 준비 신호를 보이면 구강 수유를 제공해야 한다.
- 아버지들은 젖병 수유를 15분으로 제한하거나 Benjamin이 이탈의 징후를 보일 경우 더 빨리 중단해야 하며, 나머지는 코위영양관으로 제공한다.

수유 평가 추적 관찰 사항(임신 연령 43주)

Benjamin은 몇 주 동안 아버지들이 구강 수유을 하도록 하였고, 낮 동안 몇 번은 젖병으로 15-20ml를 섭취하였다. Benjamin의 아버지들은 밤에 집에 갔다가 오전 9시 수유 전에 돌아오기 때문에 오후 6시 이후 또는 야간에는 구강으로 수유하지 않았다. Benjamin은 계속해서 제한된 지구력을 가지고 있었고 밤새 수유를 위해 깨지 않는 경향이 있었기 때문에 젖병 수유는 Benjamin의 "아버지들만 하도록" 하였다.

사례연구 10.2 비침습적 인공호흡기 지원을 받고 있는 경우의 구강 수유(Cont.)

Benjamin이 지속적 기도 양압을 제거하자 호흡률 및 호흡량이 증가하였으나, 휴식 시 산소포화도는 90% 중반으로 감소하였다. 호흡 지원을 중단하고 아버지가 수유를 할 때 Benjamin은 특히 수유 초기에 약간의 산소포화도 저하와 기침을 하는 증상을 보였다고 한다. Benjamin은 반복적 수유 재평가를 위해 작업치료사에게 의뢰되었다.

임상 수유 재평가 중 관찰사항

확인 1

Benjamin은 깨어 있었고, 명료하였으며, 먹고 싶어 하였다. Benjamin은 이제 호흡 지원을 중단하고 유속이 느린 젖꼭지를 사용하여 높게 옆으로 누인 자세로 아버지가 젖병으로 수유하였다. Benjamin은 빨아들이는 동안 숨을 쉬지 않고 연속적으로 빨아들이는 것이 관찰되었다. 산소포화도는 빨면서 점차 감소하였고, 호흡량을 위한 움직임이 증가하였으며, 기침이 관찰되었는데, 이는 빨고-삼키기 주기에서 잘못된 시간에 급하게 숨을 쉬는 것과 관련이 있는 것으로 보인다.

확인 2

작업치료사는 Benjamin을 옆으로 누인 자세에서 닥터브라운 사의 미숙아용 젖꼭지(Dr. Brown's Ultra-Preemie nipple)를 사용하여 수유하였다. Benjamin은 숨을 쉬지 않고 연속적으로 빨았기 때문에, 치료사는 젖병을 아래로 기울이고 서너 번 빨 때마다 입에서 젖꼭지를 떼어냈다. 처음 15ml를 섭취한 후 Benjamin은 빨기 폭발과 멈춤을 독립적으로 진행하기 시작했으며 더 이상 수유자에 의한 외부 속도 조절이 필요하지 않았다. 산소포화도 저하나 흡인의 징후가 관찰되지 않았다.

분석

호흡 지원을 중단한 후, Benjamin은 호흡수와 호흡을 위한 움직임이 증가하기 시작하였다. 빨기도 시간이 지남에 따라 더 효과적이었다. Benjamin은 젖꼭지에서 더 큰 음식덩어리를 추출할 수 있었으며, 특히 수유 시작 시 매우 열심히 먹었고, 더 이상 호흡을 빨고-삼키기 주기에 통합하거나 호흡을 위해 자발적으로 멈추어 숨을 쉴 수 없었다. 이로 인해 빨기-삼키기 주기에서 잘못된 시간에 호흡을 했을 때 산소포화도 저하 및 흡인이 발생하였다. 닥터브라운 사의 미숙아용 젖꼭지(Dr. Brown's Ultra Preemie nipple)로 전환하고, 특히 수유 시작할 때 빨기 폭발과 멈춤의 속도를 신중하게 조절하자 빨고-삼키고-숨쉬기 협응력이 개선되었다. 이러한 방법으로 수유하였을 때 흡인의 징후는 관찰되지 않았다.

비판적 분석 및 문제-해결 접근

잠재적 문제	임상 징후(관찰, 병력)	분석
구강-운동 기술	• 강한 빨기	• 성숙함에 따라 빨아들이는 힘이 향상됨
심폐기능	• 유속이 느린 젖꼭지를 사용하여 연속적으로 빨아들이지만 빨고-삼키기 주기에 더 이상 호흡을 통합할 수 없음 • 유속이 느린 젖꼭지를 사용하여 수유할 때 빨기 폭발 중에 호흡이 충분하지 않아 산소포화도가 떨어짐 • 닥터브라운 사의 미숙아용 젖꼭지(Dr. Brown's Ultra Preemie nipple)로 수유자가 제공하는 외부 속도 조절이 수유 시 부작용 없음	• 지속적 기도 양압 제거 시 빨기가 개선되고 호흡 속도와 호흡을 위한 움직임이 증가하여 빨고-삼키고-숨쉬기 협응 감소
삼킴	• 유속이 더 느린 젖꼭지로 수유할 때 기침이 나타남 • 닥터브라운 사의 미숙아용 젖꼭지(Dr. Brown's Ultra Preemie)로 수유자가 제공하는 외부 속도 조절이 수유 시 흡인 징후가 관찰되지 않음	• 잘못된 시간에 호흡할 때 흡인을 초래하는 잘못된 빨고-삼키고-숨쉬기 협응

Note. CPAP = continuous positive airway pressure; SSB = 빨고-삼키고-숨쉬기

사례연구 10.2 비침습적 인공호흡기 지원을 받고 있는 경우의 구강 수유(Cont.)

계획

Benjamin의 아버지들만 일관되게 수유하도록 하였다. 그들은 어떤 젖꼭지를 사용하는지 보여주었고 작업치료사는 Benjamin이 숨을 쉬기 위해 적절한 휴식을 갖도록 빨기 폭발과 멈춤의 속도를 조절하는 방법을 가르쳤다. 그들은 Benjamin이 보이는 단서를 읽는 법을 배웠고 Benjamin이 멈춰야 할 때 눈살을 찌푸리기 시작하는 것을 관찰하였다. 그들은 또한 Benjamin이 매우 간절할 때 수유를 시작하면 속도 조절이 필요하지만, 처음 10–15ml의 수유 후에는 스스로 속도를 조절할 수 있다는 것을 배웠다. 그들은 Benjamin이 비침습적 인공호흡기 지원을 중단한 후 처음 몇 주 동안 모든 수유에 대한 신호를 보내지 않았지만 시간이 지남에 따라 점차적으로 구강 수유의 양과 빈도가 늘어난다는 것을 관찰하였다.

요약

이 사례는 의학적 상태 및 중재의 변화뿐만 아니라 구강 수유가 시간이 지남에 따라 어떻게 성숙하고 변화할 수 있는지 보여주었다. Benjamin에게 처음 입위영양관을 삽입하였을 때 비효율적인 빨기를 보였던 것은 경관이 젖꼭지 주위에 밀착되었을 때 적절한 빨기 압력을 생성하는 능력에 영향을 미쳤기 때문이다. 이것은 입위영양관을 코위영양관으로 전환했을 때 개선되었다. 빨고–삼키고–숨쉬기 협응하는 능력 또한 제공되는 호흡 지원의 수정으로 변경되었다. 지속적 기도 양압을 시행하고 있을 때는 빨고–삼키고–숨쉬기 협응에 어려움이 없었으나, 이 지원을 제거했을 때 호흡 상태가 바뀌었고 그 결과 빨고–삼키고–숨쉬기를 조정하는 능력이 저하되어 수유하는 방법을 수정해야 하였다. 이 사례는 의학적 중재의 변화와 영유아가 성숙함에 따라 지속적인 수유 평가 및 수유 도구 또는 기술 수정의 필요성을 강조한다.

사례연구 10.3 Nigel: 모유 수유와 영양

병력 및 수유 이력

Nigel은 임신 26주차에 태어났으며 비교적 순조로운 출산 과정을 거쳤다. Nigel은 월경 후 연령 33주만에 지속적 기도 양압에서 비강 캐뉼라 고유량 산소로 성공적으로 산소를 뗀 상태이다. Nigel의 어머니는 태어날 때부터 잦은 스킨십으로 안고 있었으며 Nigel은 현재 낮 동안 유방에서 비영양적 빨기를 하고 있었다. Nigel은 24kcal/30ml로 강화된 유축 모유를 수유하였고, 2시간마다 20ml를 코위영양관으로 수유하였다. Nigel은 위 식도 역류와 관련이 있는 것으로 생각되는 코위영양관 수유 후 약간의 무호흡 및 서맥 증상이 보였다. 의료진은 3시간마다 수유를 진행하는 것을 주저하였으며, 이는 추가적으로 수유되는 양이 역류 증상을 악화시킬 수 있기 때문이다.

영양 평가

Nigel은 몸무게, 키, 머리둘레가 비례적으로 성장하였으며 백분위수 25번째였다. Nigel의 하루 평균 몸무게 증가는 약 18g/kg이었다. Nigel의 현재 총 수분 섭취량(TFI)는 하루 160ml/kg으로 성장을 뒷받침하고 있었으며, 최근 혈액 검사 결과도 매우 정상적이었다.

임상 수유 평가 중 관찰 사항(월경 후 연령 33주)

Nigel의 어머니는 매일 유방으로 비영양적 빨기를 제공하며 대부분의 케어를 직접 하였다. 이는 비영양적 빨기에서 모유 수유로 전환할 수 있는 적절한 기회였다. Nigel이 비강 캐뉼라를 통한 6L의 고유량 산소를 공급받았기 때문에 구강 수유를 시작하기 전에 작업치료사에게 평가를 요청하였다. 구강 수유 중 비강 캐뉼라를 통한 고유량 산소를 늘리거나 줄이기 위한 변화는 없었다. Nigel의 어머니는 수유 평가 전에 유축을 하여 부분적으로 비우도록 지시받았다. Nigel은 유방 젖꼭지를 물고 지속적으로 빨기 폭발이 관찰되었다. Nigel은 대략 네 번에서 다섯 번 빨 때마다 삼키는 것처럼 보였고 빨고–삼키기 주기에 호흡을 통합할 수 있었다. Nigel은 편안해 보였고 산소포화도를 기준선 수준으로 유지하였다. 흡인의 징후는 관찰되지 않았으며, 흥미를 잃기 전까지 약 10분 동안 계속해서 수유할 수 있었다. Nigel의 어머니는 Nigel이 젖을 먹고 삼키는 것을 "느낄 수 있다"고 말했지만 수유가 끝날 무렵에는 힘차게 빨지 않는다고 보고하였다. 모유 수유 초기에 어머니는 Nigel이 5ml 정도 수유한 것 같다고 생각하였기 때문에 20ml의 전체 수유량을 채울 수 없어 코위영양관으로 강화된 유축 모유 15ml를 보충 수유 하였다. 흥미롭게도 이 첫 번째 모유 수유 후 보충 수유를 하였을 때 역류의 징후가 관찰되지 않았다.

사례연구 10.3 Nigel: 모유 수유와 영양(Cont.)

비판적 분석 및 문제-해결 접근

잠재적 문제	임상 징후(관찰, 병력)	분석
구강-운동 기술	• 적절한 유방 빨기	• 적절한 구강-운동 기술
심폐기능	• 빨기 폭발 • 빨고-삼키기 주기에서 호흡 통합 가능 • 산소포화도 저하 없음	• 비강 캐뉼라를 통한 고유량 산소를 사용하는 동안 부분적으로 펌핑된 유방에서의 적절한 빨고-삼키고-숨쉬기 협응
삼킴	• 흡인의 임상적 징후 없음	• 삼키는 문제 없음

Note. HFNC = 비강 캐뉼라를 통한 고유량 산소; SSB = 빨고-삼키고-숨쉬기

수유 상담

Nigel의 어머니는 모유 수유를 할 때 Nigel이 젖꼭지를 잘 물었는지 확인하고, 올바르게 모유 수유를 할 수 있도록 하기 위해 수유상담사의 도움을 받았다. 어머니는 Nigel이 깨어있고, 명료하며 수유 신호를 보낼 때 부분 유축을 하여 코위영양관 수유 전에 모유 수유를 계속하기를 원하였다. 어머니가 곁에 있는 동안 Nigel이 신호를 보낼 때 "부분적"으로 모유 수유를 하는 것이 일반 수유 시 보다 젖을 더 많이 빨고 있다는 것을 "느낄 수 있다"고 보고하여 지속되었다. 수유상담사는 Nigel이 젖을 빨아들이고 있음을 나타내는 징후(예; 깊은 턱 운동, 귀 앞의 움직임, 유륜의 윗 부분이 입 쪽으로 이동)를 보여주었다. 처음에는 Nigel에게 하루에 한두 번 모유 수유를 하였으나 하루 3~4회로 증가하였으며, 약 10일에 걸쳐 수유량의 절반을 보충 수유 하였다. 일부 모유 수유는 평소보다 더 성공적이었으며 Nigel의 어머니가 특정 수유가 더 좋다는 것을 인식하고 보고한 방법에 따라 코위영양관으로 보충 수유를 하지 않았다.

계획

영양사, 수유상담사 및 작업치료사는 Nigel의 어머니 및 의료진과 협력하여 수유 계획을 세웠다. Nigel의 어머니가 낮에 곁에 있을 때 코위영양관 보충 수유 없이 2-3시간마다 더 많은 신호 기반 수유를 진행하는 것으로 다음 단계인 완전한 모유 수유가 가능할 것인지에 대한 여부를 확인하기로 결정하였다. Nigel의 어머니와 상의하여 밤새 Nigel에게 코위영양관 수유를 하지 않고 젖병 수유를 하기로 결정하였다. 어머니는 Nigel이 성장함에 따라 수유가 능숙해지고 더 쉬워지고 있어 결국 "모유 수유 전 유축"을 중단하기로 하였다.

영양 재평가

모유 수유로 전환하는 동안, Nigel의 몸무게 증가는 전환 2주 동안 매일 15g/kg씩 감소되었으나, 여전히 월경 후 연령 35주 미숙아의 적절한 몸무게 증가율이다. 이러한 몸무게 증가 감소는 강화되지 않은 모유 수유를 하고, 코위영양관으로 강화된 모유 보충 수유를 중단하였기 때문일 것이다. 2주 동안 모유 수유를 늘리고 보충 수유를 최소화하는 전환 기간이 지난 후, 몸무게는 증가하였고 더 이상 문제가 되지 않았다. 매우 일반적인 이 현상은 영유아가 모유 수유를 하는데 더 능숙해짐에 따라 저지방 및 저칼로리의 전유에 비해 열량이 풍부한 후유를 더 많이 섭취한다는 점을 강조한다.

완전 모유 수유로의 진행

Nigel의 어머니는 Nigel이 코위영양관으로 보충 수유 없이 모든 수유를 단서 기반으로 수유하기 시작하면서 모유 수유에 대한 열의와 체력이 향상되었다고 언급하였다. Nigel은 37주에 비강 캐뉼라를 통한 고유량 산소에서 저유량 산소로 전환하였다. Nigel은 호흡 지원이 감소하였음에도 불구하고 효율적으로 수유를 계속하였고, 적절한 빨고-삼키고-숨쉬기 협응을 보여주었다. Nigel은 낮 동안 5-6회 모유 수유를 하였고 밤에는 강화된 유축 모유를 코위영양관으로 수유를 하였다.

퇴원 계획

Nigel은 어머니가 있을 때는 모든 수유를 모유 수유로, 어머니가 없을 때 코위영양관 수유를 하였다. 모든 강화를 제거한 후 성장을 평가하기 위해 밤새 코위영양관으로 강화되지 않은 모유를 수유할 계획을 세웠다. 그런 다음 Nigel의 어머니가 하룻밤 머물면서 2일 동안 모유 수유만 재공할 계획이 세워졌다. Nigel은 월경 후 연령 39주차에 집으로 퇴원했으며 완전한 모유 수유를 하고 일주일 이내에 몸무게 증가를 평가하기 위해 소아과 의사를 만날 계획이었다. 비록 몸무게 증가가 다소 둔화 되었지만 Nigel은 여전히 적절하게 몸무게가 증가하고 있었고 강화 모유를 한두 번 먹이기 위해 젖병을 사용할 필요가 없었다. 그러나 몸무게 증가가 주춤하기 시작한다면 모유 수유를 계속하려는

사례연구 10.3 Nigel: 모유 수유와 영양(Cont.)

Nigel의 어머니의 의지를 꺾지 않으면서 젖병 수유를 하는 것이 합리적인 해결책이 될 것이다.

요약

이 사례는 미숙아에게도 완전 모유 수유가 가능함을 보여준다. 모유 수유에 대한 어머니의 결정을 지원하겠다는 팀의 약속으로 강조점이 전환되면 목표와 기대치를 공유하는 것이 필수적이다. 수유 전과 후의 몸무게 차이는 Nigel이 모유 수유하고 있는 양을 더 잘 추정할 수 있을 것 같았지만, 이 사례에서는 어머니의 느낌으로 알 수 있었다. 이렇게 평가할 수 있었던 것은 매일 Nigel곁에서 모유 수유를 비교하여 수유량을 측정한 어머니의 노력의 결과일 것이다. 또한 이 전환 시기 동안 "매일" 몸무게 증가를 중점에 두지 않고 "일주일" 동안의 몸무게 증가를 살펴보는 것은 매일 모유 수유를 더 할 것인지 결정하는데 도움이 되며, Nigel의 몸무게 증가 또는 감소 여부에 따라 모유 수유를 중단하거나 시작하는 일이 없어진다. Nigel이 입원해 있는 동안 강화제를 제거함으로써 강화되지 않은 수유에 대한 몸무게 증가를 확인할 수 있었다. 이를 통해 Nigel의 어머니와 의료진 모두 모유만으로도 성장할 수 있다는 확신을 할 수 있게 되었다. Nigel의 역류를 모유 수유가 진행되는 동안 악화되지 않았으며 이것은 자발적으로 수유량을 조절할 수 있는 능력, 수유 강화제의 감소, 성숙도 또는 이 두가지가 복합적으로 작용했기 때문일 수 있다.

참고문헌

Abrams, S. A. (2011). Be cautious in using thickening agents in preemies. AAP News, 32(7), 23. https://publications.aap.org/aapnews/article-abstract/32/7/23/24306/Be-cautious-in-using-thickening-agents-for?redirectedFrom=fulltext

Als, H. (1986). A synactive model of neonatal behavioral organization: Framework for the assessment of neurobehavioral development in the premature infant and for support of infants and parents in the neonatal intensive care environment. Physical & Occupational Therapy in Pediatrics, 6(3–4), 3–53. https://doi.org/10.1080/J006v06n03_02

Altimier, L., & Phillips, R. M. (2013). The neonatal integrative developmental care model: Seven neuroprotective core measures for family-centered developmental care. Newborn and Infant Nursing Reviews, 13(1), 9–22. https://doi.org/10.1053/j.nainr.2012.12.002

Altobelli, E., Angeletti, P. M., Verrotti, A., & Petrocelli, R. (2020). The impact of human milk on necrotizing enterocolitis: A systematic review and meta-analysis. Nutrients, 12(5), Article 1322. https://doi.org/10.3390/nu12051322

Aly, H., & Mohamed, M. A. (2020). Continuous positive airway pressure and high flow nasal cannula: The search for effectiveness continues. Pediatric Research, 87(1), 11–12. https://doi.org/10.1038/s41390-019-0626-y

Amaizu, N., Shulman, R. J., Schanler, R. J., & Lau, C. (2008). Maturation of oral feeding skills in preterm infants. Acta Paediatrica, 97(1), 61–67. https://doi.org/10.1111/j.1651-2227.2007.00548.x

Arslanoglu, S., Corpeleijn, W., Moro, G., Braegger, C., Campoy, C., Colomb, V., . . . van Goudoever, J. (2013). Donor human milk for preterm infants: Current evidence and research directions. Journal of Pediatric Gastroenterology and Nutrition, 57(4), 535–542. https://doi.org/10.1097/MPG.0b013e3182a3af0a

Balest, A. L., White, K. E., Shaffer, A. D., Mahoney, A. S., Georg, M., Theiss, R., & Dohar, J. (2020). Consideration of cough reflex development when ordering modified barium swallow studies in infants. Dysphagia, 35(3), 533–541. https://doi.org/10.1007/s00455-019-10062-5

Ballabh, P. (2010). Intraventricular hemorrhage in premature infants: Mechanism of disease. Pediatric Research, 67(1), 1–8. https://doi.org/10.1203/PDR.0b013e3181c1b176.

Bancalari, E., & Jain, D. (2019). Bronchopulmonary dysplasia: 50 years after the original description. Neonatology, 115(4), 384–391. https://doi.org/10.1159/000497422

Barlow, S. M. (2009). Oral and respiratory control for preterm feeding. Current Opinion in Otolaryngology & Head and Neck Surgery, 17(3), 179–186. https://doi.org/10.1097/MOO.0b013e32832b36fe

Bazacliu, C., & Neu, J. (2019). Necrotizing enterocolitis: Long term complications. Current Pediatric Reviews, 15(2), 115–124. https://doi.org/10.2174/1573396315666190312093119

Beal, J., Silverman, B., Bellant, J., Young, T. E., & Klontz, K. (2012). Late onset necrotizing enterocolitis in infants following use of a xanthan gum-containing thickening agent. The Journal of Pediatrics, 161(2), 354–356. https://doi.org/10.1016/j.jpeds.2012.03.054

Bowman, O. J., Hagan, J. L., Toruno, R. M., & Wiggin, M. M. (2020). Identifying aspiration among infants in neonatal intensive care units through occupational therapy feeding evaluations. The American Journal of Occupational Therapy, 74(1), Article 7401205080. https://doi.org/10.5014/ajot.2020.022137

Briere, C. E., McGrath, J. M., Cong, X., Brownell, E., & Cusson, R. (2015). Direct-breastfeeding premature infants in the neonatal intensive care unit. Journal of Human Lactation, 31(3), 386–392. https://doi.org/10.1177/0890334415581798

Brooks, L. (2018). Treatment for dysphagia: A speech language pathologist's perspective. In J. Ongkasuwan & E. H. Chiou (Eds.), Pediatric dysphagia, challenges and controversies (pp. 148–161). Springer International Publishing.

Bu'Lock, F., Woolridge, M. W., & Baum, J. D. (2008). Development of co-ordination of sucking, swallowing and breathing: Ultrasound study of term and preterm infants. Developmental Medicine & Child Neurology, 32(8), 669–678. https://doi.org/10.1111/j.1469-8749.1990.tb08427.x

Canning, A., Clarke, S., Thorning, S., Chauhan, M., & Weir, K. A. (2021). Oral feeding for infants and children receiving nasal continuous positive airway pressure and high flow nasal cannula: A systematic review. BMC Pediatrics, 21(1), Article 83. https://doi.org/10.1186/s12887-021-02531-4

Canning, A., Fairhurst, R., Chauhan, M., & Weir, K. A. (2020). Oral feeding for infants and children receiving nasal continuous positive airway pressure and high-flow nasal cannula respiratory supports: A survey of practice. Dysphagia, 35(3), 443–454. https://doi.org/10.1007/s00455-019-10047-4

Carignan, C. C., Punshon, T., Karagas, M. R., & Cottingham, K. L. (2016). Potential exposure to arsenic from infant rice cereal. Annals of Global Health, 82(1), 221–224. https://doi.org/10.1016/j.aogh.2016.01.020

Castro, M., Asbury, M., Shama, S., Stone, D., Yoon, E. W., O'Connor, D. L., & Unger, S. (2019). Energy and fat intake for preterm infants fed donor milk is significantly impacted by enteral feeding method. Journal of Parenteral and Enteral Nutrition, 43(1), 162–165. https://doi.org/10.1002/jpen.1430

Chevallier, M., Debillon, T., Pierrat, V., Delorme, P., Kayem, G., Durox, M., . . . Ancel, P. Y. (2017). Leading causes of preterm delivery as risk factors for intraventricular hemorrhage in very preterm infants: Results of the EPIPAGE 2 cohort study. American Journal of Obstetrics and Gynecology, 216(5), 518. https://doi.org/10.1016/j.ajog.2017.01.002

Christian, E. A., Melamed, E. F., Peck, E., Krieger, & McComb, J. G. (2016). Surgical management of hydrocephalus secondary to intraventricular hemorrhage in the preterm infant. Journal of Neurosurgery: Pediatrics, 17(3), 278–284. https://doi.org/10.3171/2015.6.PEDS15132

Cizmeci, M. N., de Vries, L. S., Ly, L. G., van Haastert, I. C., Groenendaal, F., Kelly, E. N., . . . M. Leijser, L. M. (2020). Periventricular hemorrhagic infarction in very preterm infants: Characteristic sonographic findings and association with neurodevelopmental outcome at age 2 years. Journal of Pediatrics, 217, 79–85. https://doi.org/10.1016/j.jpeds.2019.09.081

Colaizy, T. T. (2021). Effects of milk banking procedures on nutritional and bioactive components of donor human milk. Seminars in Perinatology, 45(2), 151382. https://doi.org/10.1016/j.semperi. 2020.151382

Coughlin, M. (2014). Transformative nursing in the NICU: Traumainformed, age-appropriate care. Springer Publishing.

Coulthard, M. G., & Hey, E. N. (1985). Effect of varying water intake on renal function in healthy preterm babies. Archives of Disease in Childhood, 60(7), 614–620. https://doi.org/10.1136/adc.60.7.614

Dalgleish, S. R., Kostecky, L. L., & Blachly, N. (2016). Eating in "SINC": Safe Individualized Nipple-Feeding Competence, a quality improvement project to explore infant-driven oral feeding for very premature infants requiring noninvasive respiratory support. Neonatal Network, 35(4), 217–227. https://doi.org/10.1891/0730-0832.35.4.217

Deng, W., Pleasure, J., & Pleasure, D. (2008). Progress in periventricular leukomalacia. Archives of Neurology, 65(10), 1291–1295. https://doi.org/10.1001/archneur.65.10.1291

Devaney, K. O., Rinaldo, A., & Ferlito, A. (2005). Vocal process granuloma of the larynx—Recognition, differential diagnosis and treatment. Oral Oncology, 41(7), 666–669. https://doi.org/10.1016/j.oraloncology.2004.11.002

Dodrill, P., & Gosa, M. M. (2015). Pediatric dysphagia: Physiology, assessment, and management. Annals of Nutrition and Metabolism, 66(Suppl. 5), 24–31. https://doi.org/10.1159/000381372

Dougherty, D., & Luther, M. (2008). Birth to breast—A feeding care map for the NICU: Helping the extremely low birth weight infant navigate the course. Neonatal Network, 27(6), 371–377. https://doi.org/10.1891/0730-0832.27.6.371

Dumpa, V., Kamity, R., Ferrara, L., Akerman, M., & Hanna, N. (2020). The effects of oral feeding while on nasal continuous positive airway pressure (NCPAP) in preterm infants. Journal of Perinatology, 40(6), 909–915. https://doi.org/10.1038/s41372-020-0632-2

Duncan, D. R., Larson, K., Davidson, K., May, K., Rahbar, R., & Rosen, R. L. (2019). Feeding interventions are associated with improved outcomes in children with laryngeal penetration. Journal of Pediatric Gastroenterology & Nutrition, 68(2), 218–224. https://doi.org/10.1097/MPG.0000000000002167

Eichenwald, E. C., Committee on Fetus and Newborn, Cummings, J. J., Aucott, S. W., Goldsmith, J. P., Hand, I. L., . . . Stewart, D. L. (2018). Diagnosis and management of gastroesophageal reflux in preterm infants. Pediatrics, 142(1), Article e20181061. https://doi.org/10.1542/peds.2018-1061

Eichenwald, E. C., Committee on Fetus and Newborn, Watterberg, K. L., Aucott, S., Benitz, W. E., Cummings, J. J., . . . Wang, K. S. (2016). Apnea of prematurity. Pediatrics, 137(1), Article e20153757. https://doi.org/10.1542/peds.2015-3757

Eliades, C. (2018). Mitigating infant medical trauma in the NICU: Skin-to-skin contact as a trauma-informed, age-appropriate best practice. Neonatal Network, 37(6), 343–350. https://doi.org/10.1891/0730-0832.37.6.343

Embleton, N. D., Korada, M., Wood, C. L., Pearce, M. S., Swamy, R., & Cheetham, T. D. (2016). Catch-up growth and metabolic outcomes in adolescents born preterm. Archives of Disease in Childhood, 101(11), 1026–1031. https://doi.org/10.1136/archdischild-2015-310190

Engeseth, M. S., Rydland Olsen, N., Maeland, S., Halvorsen, T., Goode, A. &

Drange Røksund, O. (2018). Left vocal cord paralysis after patent ductus arteriosus ligation: A systematic review. Paediatric Respiratory Reviews, 27, 74–85. https://doi.org/10.1016/j.prrv.2017.11.001

Engle, W. A., & American Academy of Pediatrics Committee on Fetus and Newborn. (2004). Age terminology during the perinatal period. Pediatrics, 114(5), 1362–1364. https://doi.org/10.1542/peds.2004-1915

Ewer, A. K., Durbin, G. M., Morgan, M. E., & Booth, I. W. (1996). Gastric emptying and gastro-oesophageal reflux in preterm infants. Archives of Disease in Childhood—Fetal & Neonatal Edition, 75(2), F117–F121. https://doi.org/10.1136/fn.75.2.f117

Fenton, T. R., Nasser, R., Creighton, D., Tang, S., Sauve, R., Bilan, D., . . . Eliasziw, M. (2021). Weight, length, and head circumference at 36 weeks are not predictive of later cognitive impairment in very preterm infants. Journal of Perinatology, 41(3), 606–614. https://doi.org/10.1038/s41372-020-00855-0

Fenton, T. R., Nasser, R., Eliasziw, M., Kim, J. H., Bilan, D., & Sauve, R. (2013). Validating the weight gain of preterm infants between the reference growth curve of the fetus and the term infant. BMC Pediatrics, 13, Article 92. https://doi.org/10.1186/1471-2431-13-92

Ferrara, L., Bidiwala, A., Sher, I., Pirzada, M., Barlev, D., Islam, S., . . . Hanna, N. (2017). Effect of nasal continuous positive airway pressure on the pharyngeal swallow in neonates. Journal of Perinatology, 37(4), 398–403. https://doi.org/10.1038/jp.2016.229

Fewtrell, M. S., Kennedy, K., Ahluwalia, J. S., Nicholl, R., Lucas, A., & Burton, P. (2016). Predictors of expressed breast milk volume in mothers expressing milk for their preterm infant. Archives of Disease in Childhood—Fetal & Neonatal Edition, 101, F502–F506. https://doi.org/10.1136/archdischild-2015-308321

Flacking, R., Lehtonen, L., Thomson, G., Axelin, A., Ahlqvist, S., Moran, V. H., . . . SCENE Group. (2012). Closeness and separation in neonatal intensive care. Acta Paediatrica, 101(10), 1032–1037. https://doi.org/10.1111/j.1651-2227.2012.02787.x

Foster, J. P., Psaila, K., & Patterson, T. (2016). Non-nutritive sucking for increasing physiologic stability and nutrition in preterm infants. Cochrane Database of Systematic Reviews. https://doi.org/10.1002/14651858.CD001071.pub3

Frakking, T., Chang, A., O'Grady, K., David, M., & Weir, K. (2016). Aspirating and nonaspirating swallow sounds in children: A pilot study. Annals of Otology, Rhinology, & Laryngology, 125(12), 1001–1009. https://doi.org/10.1177/0003489416669953

Frati, F., Garzi, A., Messina, M., Carfagna, L., Zagordo, L., Belcastro, M., . . . Marcucci, F. (2002). An extensively hydrolysed cow's milk formula improves clinical symptoms of gastroesophageal reflux and reduces the gastric emptying time in infants. Allergologia et Immunopathologia, 30(1), 36–41. https://doi.org/10.1016/s0301-0546(02)79085-x

Frey, U., Silverman, M., Barabási, A. L., & Suki, B. (1998). Irregularities and power law distributions in the breathing pattern in preterm and term infants. Journal of Applied Physiology, 85(3), 789–797. https://doi.org/10.1152/jappl.1998.85.3.789

Furman, L., & Minich, N. (2004). Efficiency of breastfeeding as compared to bottle-feeding in very low birth weight (VLBW, < 1.5 kg) infants. Journal of Perinatology, 24, 706–713. https://doi.org/10.1038/sj.jp.7211175

Furman, L., Wilson-Costello, D., Friedman, H., Taylor, H. G., Minich, N., & Hack, M. (2004). The effect of neonatal maternal milk feeding on the neurodevelopmental outcome of very low birth weight infants. Journal of Developmental & Behavioral Pediatrics, 25(4), 247–253. https://doi.org/10.1097/00004703-200408000-00004

Garber, J. (2013). Oral–motor function and feeding intervention. Physical & Occupational Therapy in Pediatrics, 33(1), 111–138. https://doi.org/10.3109/01942638.2012.750864

Geddes, D. T., Chooi, K., Nancarrow, K., Hepworth, A. R., Gardner, H., & Simmer, K. (2017). Characterisation of sucking dynamics of breastfeeding preterm infants: A cross sectional study. BMC Pregnancy and Childbirth, 17(1), Article 386. https://doi.org/10.1186/s12884-017-1574-3

Georgieff, M. K., Hoffman, J. S., Pereira, G. R., Bernbaum, J., & Hoffman-Williamson, M. (1985). Effect of neonatal caloric deprivation on head growth and 1-year developmental status in preterm infants. The Journal of Pediatrics, 107(4), 581–587. https://doi.org/10.1016/s0022-3476(85)80028-7

Gerges, A., Gelfer, P., & Kennedy, K. (2018). Randomized trial of earlier versus later oral feeding in very premature infants. Journal of Perinatology, 38, 687–692. https://doi.org/10.1038/s41372-018-0058-2

Gewolb, I. H., Bosnia, J. F., Reynolds, E. W., & Vice, F. L. (2003). Integration of suck and swallow rhythms during feeding in preterm infants with and without bronchopulmonary dysplasia. Developmental Medicine & Child Neurology, 45(5), 344–348. https://doi.org/10.1111/j.1469-8749.2003.tb00406.x

Gewolb, I. H., & Vice, F. L. (2006). Maturational changes in the rhythms, patterning, and coordination of respiration and swallow during feeding in preterm and term infants. Developmental Medicine & Child Neurology, 48(7), 589–594. https://doi.org/10.1017/S001216220600123X

Giannì, M. L., Roggero, P., Colnaghi, M. R., Piemontese, P., Amato, O., Orsi, A., . . . Mosca, F. (2014). The role of nutrition in promoting growth in pre-term infants with bronchopulmonary dysplasia: A prospective non-randomised interventional cohort study. BMC Pediatrics. https://doi.org/10.1186/1471-2431-14-235

Girgin, B. A., Gözen, D., & Karatekin, G. (2018). Effects of two different feeding positions on physiological characteristics and feeding performance of preterm infants: A randomized controlled trial. Journal for Specialists in Pediatric Nursing, 23(2), Article e12214. https://doi.org/10.1111/jspn.12214

Glackin, S. J., O'Sullivan, A., George, S., Semberova, J., & Miletin, J. (2017). High flow nasal cannula versus NCPAP, duration to full oral feeds in preterm infants: A randomised controlled trial. Archives of Disease in Childhood—Fetal & Neonatal Edition, 102(4), F329–F332. https://doi.org/10.1136/archdischild-2016-311388

Gosa, M. M., & Dodrill, P. (2016). Effect of time and temperature on thickened infant formula. Nutrition in Clinical Practice, 32(2), 238–244. https://doi.org/10.1177/0884533616662991

Griffith, T., White-Traut, R., & Janusek, L. W. (2020). A behavioral epigenetics model to predict oral feeding skills in preterm infants. Advances in Neonatal Care, 20(5), 392–400. https://doi.org/10.1097/ANC.0000000000000720

Gulati, I. K., & Jadcherla, S. R. (2019). Gastroesophageal reflux disease in the neonatal intensive care unit infant: Who needs to be treated and what approach is beneficial? Pediatric Clinics of North America, 66(2), 461–473. https://doi.org/10.1016/j.pcl.2018.12.012

Hanin, M., Nuthakki, S., Malkar, M. B., & Jadcherla, S. R. (2015). Safety and efficacy of oral feeding in infants with BPD on nasal CPAP. Dysphagia, 30(2), 121–127. https://doi.org/10.1007/s00455-014-9586-x

Hoban, R., Bowker, R. M., Gross, M. E., & Patel, A. L. (2021). Maternal production of milk for infants in the neonatal intensive care unit. Seminars in Perinatology, 45(2), Article 151381. https://doi.org/10.1016/j.semperi.2020.151381

Hojsak, I., Braegger, C., Bronsky, J., Campoy, C., Colomb, V., Decsi, T., . . . van Goudoever, J. (2015). Arsenic in rice: A cause for concern. Journal of Pediatric Gastroenterology and Nutrition, 60(1), 142–145. https://doi.org/10.1097/MPG.0000000000000502

Hopkins, J., Cermak, S. A., & Merritt, R. J. (2017). Oral feeding difficulties in children with short bowel syndrome: A narrative review. Nutrition in Clinical Practice, 088453361770749. https://doi.org/10.1177/0884533617707493

Horbar, J. D., Ehrenkranz, R. A., Badger, G. J., Edwards, E. M., Morrow, K. A., Soll, R. F., . . . Bellù, R. (2015). Weight growth velocity and postnatal growth failure in infants 501 to 1500 grams: 2000–2013. Pediatrics, 136(1), e84–e92. https://doi.org/10.1542/peds.2015-0129

Horwood, L. J., Darlow, B. A., & Mogridge, N. (2001). Breast milk feeding and cognitive ability at 7–8 years. Archives of Disease in Childhood—Fetal & Neonatal Edition, 84, F23–F27. https://doi.org/10.1136/fn.84.1.F23

Horvath, A., Dziechciarz, P., & Szajewska, H. (2008). The effect of thickened-feed interventions on gastroesophageal reflux in infants: Systematic review and meta-analysis of randomized, controlled trials. Pediatrics, 122(6), e1268–e1277. https://doi.org/10.1542/peds.2008-1900

Hwang, Y.-S., Ma, M.-C., Tseng, Y.-M., & Tsai, W.-H. (2013). Associations among perinatal factors and age of achievement of full oral feeding in very preterm infants. Pediatrics & Neonatology, 54(5), 309–314. https://doi.org/10.1016/j.pedneo.2013.03.013

Ibrahim, J., & Bhandari, V. (2018). The definition of bronchopulmonary dysplasia: An evolving dilemma. Pediatric Research, 84(5), 586–588. https://doi.org/10.1038/s41390-018-0167-9

Isayama, T., Lee, S. K., Yang, J., Lee, D., Daspal, S., Dunn, M., & Shah, P. S. (2017). Revisiting the definition of bronchopulmonary dysplasia: Effect of changing panoply of respiratory support for preterm neonates. JAMA Pediatrics, 171(3), 271–279. https://doi.org/10.1001/jamapediatrics.2016.4141

Jadcherla, S. R., Chan, C. Y., Moore, R., Malkar, M., Timan, C. J., & Valentine, C. J. (2012). Impact of feeding strategies on the frequency and clearance of acid and nonacid gastroesophageal reflux events in dysphagic neonates. Journal of Parenteral and Enteral Nutrition, 36(4),449–455. https://doi.org/10.1177/0148607111415980

Jadcherla, S. R., Hasenstab, K. A., Shaker, R., & Castile, R. G. (2015). Mechanisms of cough provocation and cough resolution in neonates with bronchopulmonary dysplasia. Pediatric Research, 78(4), 462–469. https://doi.org/10.1038/pr.2015.131

Jenco, M. (2020, August 5). FDA finalizes AAP-supported limit on inorganic arsenic in rice cereals. AAP News. https://publications.aap.org/aapnews/news/9138

Jones, L. R. (2012). Oral feeding readiness in the neonatal intensive care unit. Neonatal Network, 31(3), 148–156. https://doi.org/10.1891/0730-0832.31.3.148

Karagas, M. R., Punshon, T., Sayarath, V., Jackson, B. P., Folt, C. L., & Cottingham, K. L. (2016). Association of rice and rice-product consumption with arsenic exposure early in life. JAMA Pediatrics, 170(6), 609–616. https://doi.org/10.1001/jamapediatrics.2016.0120

Kassing, D. (2002). Bottle-feeding as a tool to reinforce breastfeeding. Journal of Human Lactation, 18(1), 56–60. https://doi.org/10.1177/089033440201800110

Kerkhof, G. F., & Hokken-Koelega, A. C. (2012). Rate of neonatal weight gain and effects on adult metabolic health. Nature Reviews Endocrinology, 8(11), 689–692. https://doi.org/10.1038/nrendo.2012.168

Khan, Z., Sitter, C., Dunitz-Scheer, M., Posch, K., Avian, A., Bresesti, I., & Urlesberger, B. (2019). Full oral feeding is possible before discharge even in extremely preterm infants. Acta Paediatrica, 108(2), 239–244. https://doi.org/10.1111/apa.14478

Kirk, A. T., Alder, S. C., & King, J. D. (2007). Cue-based oral feeding clinical pathway results in earlier attainment of full oral feeding in premature infants. Journal of Perinatology, 27, 572–578. https://doi.org/10.1038/sj.jp.7211791

Koo, J. K., Narvasa, A., Bode, L., & Kim, J. H. (2019). Through thick and thin: The in vitro effects of thickeners on infant feed viscosity. Journal of Pediatric Gastroenterology & Nutrition, 69(5), e122–128. https://doi.org/10.1097/MPG.0000000000002470

Lau, C. (2006). Oral feeding in the preterm infant. NeoReviews, 7(1), e19–e27. https://doi.org/10.1542/neo.7-1-e19

Lau, C. (2015). Development of suck and swallow mechanisms in infants. Annals of Nutrition and Metabolism, 66(Suppl. 5), 7–14. https://doi.org/10.1159/000381361

Lau, C. (2020). To Individualize the management care of high-risk infants with oral feeding challenges: What do we know? What can we do? Frontiers in Pediatrics, 8, Article 296. https://doi.org/10.3389/fped.2020.00296

Lau, C., Smith, E. O., & Schanler, R. J. (2003). Coordination of suck–swallow and swallow respiration in preterm infants. Acta Paediatrica, 92(6), 721–727. https://doi.org/10.1111/j.1651-2227.2003.tb00607.x

Law-Morstatt, L., Judd, D. M., Snyder, P., Baier, J., & Dhanireddy, R., (2003). Pacing as a treatment technique for transitional sucking patterns. Journal of Perinatology, 23(6), 483–488. https://doi.org/10.1038/sj.jp.7210976

Lawrence, R. M., & Lawrence, R. A. (2004). Breast milk and infection. Clinics in Perinatology, 31(3), 501–528. https://doi.org/10.1016/j.clp.2004.03.019

Leder, S. B., Siner, J. M., Bizzarro, M. J., McGinley, B. M., & Lefton-Greif, M. A. (2016). Oral alimentation in neonatal and adult populations requiring high-flow oxygen via nasal cannula. Dysphagia, 31(2), 154–159. https://doi.org/10.1007/s00455-015-9669-3

Lee, J. H., Chang, Y. S., Yoo, H. S., Ahn, S. Y., Seo, H. J., Choi, S. H., . . . Park, W. S. (2011). Swallowing dysfunction in very low birth weight infants with oral feeding desaturation. World Journal of Pediatrics, 7(4), 337–343. https://doi.org/10.1007/s12519-011-0281-9

Leibel, S. L., Castro, M., McBride, T., Hassall, K., Sarmiento, K., Ye, X. Y., & Shah, V. (2020). Comparison of continuous positive airway pressure versus high flow nasal cannula for oral feeding preterm infants (CHOmP): Randomized pilot study. The Journal of Maternal–Fetal & Neonatal Medicine. https://doi.org/10.1080/14767058.2020.1735 339

Levy, D. S., Osborn, E., Hasenstab, K. A., Nawaz, S., & Jadcherla, S. R. (2019). The effect of additives for reflux or dysphagia management on osmolality in ready-to-feed preterm formula: Practice implications. Journal of Parenteral and Enteral Nutrition, 43(2), 290–297. https://doi.org/10.1002/jpen.1418

Liaw, J.-J., Yang, L., Wang, K., Chen, C., Chang, Y., & Yin, T. (2012). Non-nutritive sucking and facilitated tucking relieve preterm infant pain during heel-stick procedures: A prospective, randomised controlled crossover trial. International Journal of Nursing Studies, 49(3), 300–309. https://doi.org/10.1016/j.ijnurstu.2011.09.017

Liew, Z., Fenton, A. C., Harigopal, S., Gopalakaje, S., Brodlie, M., & O'Brien, C. J. (2020). Physiological effects of high-flow nasal cannula therapy in preterm infants. Archives of Disease in Childhood—Fetal & Neonatal Edition, 105(1), 87–93. https://doi.org/10.1136/archdischild-2018-316773

Lloyd, M. L., Malacova, E., Hartmann, B., & Simmer, K. (2019). A clinical audit of the growth of preterm infants fed predominantly pasteurised donor human milk v. those fed mother's own milk in the neonatal intensive care unit. British Journal of Nutrition, 121(9), 1018–1025. https://doi.org/10.1017/S0007114519000357

Lubbe, W. (2018). Clinicians guide for cue-based transition to oral feeding in preterm infants: An easy-to-use clinical guide. Journal of Evaluation in Clinical Practice, 24(1), 80–88. https://doi.org/10.1111/jep.12721

Lucas, A., Morley, R., Cole, T. J., Lister, G., & Leeson-Payne, C. (1992). Breast milk and subsequent intelligence quotient in children born preterm. Lancet, 339(8788), 261–264. https://doi.org/10.1016/0140-6736(92)91329-7

Ludwig, S. M., & Waitzman, K. (2007). Changing feeding documentation to reflect infant-driven feeding practice. Newborn and Infant Nursing Reviews, 7(3), 155–160. https://doi.org/10.1053/j.nainr.2007.06.007

Maayan-Metzger, A., Avivi, S., Schushan-Eisen, I., & Kuint, J. (2012). Human milk versus formula feeding among preterm infants: Shortterm outcomes. American Journal of Perinatology, 29(2), 121–126. https://doi.org/10.1055/s-0031-1295652

Madhoun, L. L., Siler-Wurst, K. K., Sitaram, S., & Jadcherla, S. R. (2015). Feed-thickening practices in NICUs in the current era: Variability in prescription and implementation patterns. Journal of Neonatal Nursing, 21(6), 255–262. https://doi.org/10.1016/j.jnn.2015.07.004

Malcolm, W. F., & Cotten, C. M. (2012). Metoclopramide, H2 blockers, and proton pump inhibitors: Pharmacotherapy for gastroesophageal reflux in neonates. Clinics in Perinatology, 39(1), 99–109. https://doi.org/10.1016/j.clp.2011.12.015

Manley, B. J., & Owen, L. S. (2016). High-flow nasal cannula: Mechanisms, evidence and recommendations. Seminars in Fetal and Neonatal Medicine, 21(3), 139–145. https://doi.org/10.1016/j.siny.2016.01.002

Mathew, O. P. (1991). Breathing patterns of preterm infants during bottle feeding: Role of milk flow. Journal of Pediatrics, 119, 960–965. https://doi.org/10.1016/S0022-3476(05)83056-2

McCain, G. C., Del Moral, T., Duncan, R. C., Fontaine, J. L., & Pino, L. D. (2012). Transition from gavage to nipple feeding for preterm infants with bronchopulmonary dysplasia. Nursing Research, 61(6), 380–387. https://doi.org/10.1097/NNR.0b013e318268cefb

McGuire, W., & Anthony, M. Y. (2003). Donor human milk versus formula for preventing necrotising enterocolitis in preterm infants: Systematic review. Archives of Disease in Childhood—Fetal and Neonatal Edition, 88(1), F11–F14. https://doi.org/10.1136/fn.88.1.F11

Meunier, L., Garthoff, J. A., Schaafsma, A., Krul, L., Schrijver, J., van Goudoever, J. B., . . . Vandenplas, Y. (2014). Locust bean gum safety in neonates and young infants: An integrated review of the toxicological database and clinical evidence. Regulatory Toxicology and Pharmacology, 70(1), 155–169. https://doi.org/10.1016/j.yrtph.2014.06.023

Mizuno, K., Nishida, Y., Taki, M., Hibino, S., Murase, M., Sakurai, M., & Itabashi, K. (2007). Infants with bronchopulmonary dysplasia suckle with weak pressures to maintain breathing during feeding. Pediatrics,

120(4), e1035–e1042. https://doi.org/10.1542/peds.2006-3567

Morag, I., Hendel, Y., Karol, D., Geva, R., & Tzipi, S. (2019). Transition from nasogastric tube to oral feeding: The role of parental guided responsive feeding. Frontiers in Pediatrics, 7, Article 190. https://doi.org/10.3389/fped.2019.00190.

Morgan, J. A., Young, L., McCormick, F. M., & McGuire, W. (2012). Promoting growth for preterm infants following hospital discharge. Archives of Disease in Childhood—Fetal & Neonatal Edition, 97(4), F295–F298. https://doi.org/10.1136/adc.2009.170910

Moro, G. E., Arslanoglu, S., Bertino, E., Corvaglia, L., Montirosso, R., Picaud, J. C., . . . Ziegler, E. E. (2015). XII. Human milk in feeding premature infants: Consensus statement. Journal of Pediatric Gastroenterology and Nutrition, 61(Suppl. 1), S16–S19. https://doi.org/10.1097/01.mpg.0000471460.08792.4d

Moukarzel, A. A., Abdelnour, H., & Akatcherian, C. (2007). Effects of a prethickened formula on esophageal pH and gastric emptying of infants with GER. Journal of Clinical Gastroenterology, 41(9), 823–829. https://doi.org/10.1097/MCG.0b013e31802c2a10

Neonatal Touch & Massage Certification. (2022). About NTMC. https://www.neonatalcertification.com/about-ntmc/

Neu, J. (2014). Necrotizing enterocolitis: The mystery goes on. Neonatology, 106(4), 289–295. https://doi.org/10.1159/000365130

Neu, J., & Walker, W. A. (2011). Necrotizing enterocolitis. New England Journal of Medicine, 364, 255–264. https://doi.org/10.1056/NEJMra1005408

Nyqvist, K. H. (2013). Lack of knowledge persists about early breastfeeding competence in preterm infants. Journal of Human Lactation, 29(3), 296–299. https://doi.org/10.1177/0890334413489774

O'Connor, D. L., Kahn, S., Weishuhn, K., Vaughan, J., Jefferies, A., Campbell, D. M., . . . Whyte, H. (2008). Growth and nutrient intakes of human milk-fed preterm infants provided with extra energy and nutrients after hospital discharge. Pediatrics, 121(4), 766–776. https://doi.org/10.1542/peds.2007-0054

Omari, T. I., Barnett, C. P., Benninga, M. A., Lontis, R., Goodchild, L., Haslam, R. R., . . . Davidson, G. P. (2002). Mechanisms of gastrooesophageal reflux in preterm and term infants with reflux disease. Gut, 51(4), 475–479. https://doi.org/10.1136/gut.51.4.475

Ong, K. K., Kennedy, K., Castañeda-Gutiérrez, E., Forsyth, S., Godfrey, K. M., Koletzko, B., . . . Fewtrell, M. (2015). Postnatal growth in preterm infants and later health outcomes: A systematic review. Acta Paediatrica, 104(10), 974–986. https://doi.org/10.1111/apa.13128

Pados, B. F., Park, J., & Dodrill, P. (2019). Know the flow: Milk flow rates from bottle nipples used in the hospital and after discharge. Advances in Neonatal Care, 19(1), 32–41. https://doi.org/10.1097/ANC.0000000000000538

Perrin, M. T., Belfort, M. B., Hagadorn, J. I., McGrath, J. M., Taylor, S. N., Tosi, L. M., & Brownell, E. A. (2020). The nutritional composition and energy content of donor human milk: A systematic review. Advances in Nutrition, 11(4), 960–970. https://doi.org/10.1093/ADVANCES/NMAA014

Pickler, R. H., Reyna, B. A., Wetzel, P. A., & Lewis, M. (2015). Effect of four approaches to oral feeding progression on clinical outcomes in preterm infants. Nursing Research and Practice, Article 716828. https://doi.org/10.1155/2015/716828

Pineda, R., Prince, D., Reynolds, J., Grabill, M., & Smith, J. (2020). Preterm infant feeding performance at term equivalent age differs from that of full-term infants. Journal of Perinatology, 40, 646–654. https://doi.org/10.1038/s41372-020-0616-2

Poindexter, B. B., & Martin, C. R. (2015). Impact of nutrition on bronchopulmonary dysplasia. Clinics in Perinatology, 42(4), 797–806. https://doi.org/10.1016/j.clp.2015.08.007

Prince, A., & Groh-Wargo, S. (2013). Nutrition management for the promotion of growth in very low birth weight premature infants. Nutrition in Clinical Practice, 28(6), 659–668. https://doi.org/10.1177/0884533613506752

Quigley, M., Embleton, N. D., & McGuire, W. (2018). Formula versus donor breast milk for feeding preterm or low birth weight infants. Cochrane Database of Systematic Reviews. https://doi.org/10.1002/14651858.CD002971.pub4

Raol, N., Schrepfer, T., & Hartnick, C. (2018). Aspiration and dysphagia in the neonatal patient. Clinics in Perinatology, 45(4), 645–660. https://doi.org/10.1016/j.clp.2018.07.005

Reubsaet, P., Brouwer, A. J., van Haastert, I. C., Brouwer, M. J., Koopman, C., Groenendaal, F., & de Vries, L. S. (2017). The Impact of lowgrade germinal matrix-intraventricular hemorrhage on neurodevelopmental outcome of very preterm infants. Neonatology, 112(3), 203–210. https://doi.org/10.1159/000472246

Rommel, N., van Wijk, M., Boets, B., Hebbard, G., Haslam, R., Davidson, G., & Omari, T. (2011). Development of pharyngoesophageal physiology during swallowing in the preterm infant. Neurogastroenterology & Motility, 23(10), e401–e408. https://doi.org/10.1111/j.1365-2982.2011.01763.x

Rosen, R., Vandenplas, Y., Singendonk, M., Cabana, M., DiLorenzo, C., Gottrand F, . . . Tabbers, M. (2018). Pediatric gastroesophageal reflux clinical practice guidelines: Joint recommendations of the North American Society for Pediatric Gastroenterology, Hepatology, and Nutrition and the European Society for Pediatric Gastroenterology, Hepatology, and Nutrition. Journal of Pediatric Gastroenterology, 66(3), 516–554. https://doi.org/10.1097/MPG.0000000000001889

Ross, E., & Fuhrman, L. (2015). Supporting oral feeding skills though bottle selection. Perspectives on Swallowing and Swallowing Disorders, 24(2), 50–57. https://doi.org/10.1044/sasd24.2.50

Sanders, M. R., & Hall, S. L. (2018). Trauma-informed care in the newborn intensive care unit: Promoting safety, security and connectedness. Journal of Perinatology, 38, 3–10. https://doi.org/10.1038/jp. 2017.124

Scherman, A., Wiedrick, J., Lang, W. C., Rdesinski, R. E., Lapidus, J., McEvoy, C., . . . Buist, N. (2018). Quantification of nutritive sucking among preterm and full-term infants. Research and Reports in Neonatology, 8, 53–63. https://doi.org/10.2147/RRN.S165421

Shaffer, T. H., Alapati, D., Greenspan, J. S., & Wolfson, M. R. (2012). Neonatal non-invasive respiratory support: Physiological implications. Pediatric Pulmonology, 47(9), 837–847. https://doi.org/10.1002/ppul.22610

Shaker, C. S. (2017a). Infant-guided, co-regulated feeding in the neonatal intensive care unit. Part I: Theoretical underpinnings for neuroprotection and safety. Seminars in Speech and Language, 38(2), 96–105. https://doi.org/10.1055/s-0037-1599107

Shaker, C. S. (2017b). Infant-guided, co-regulated feeding in the neonatal intensive care unit. Part II: Interventions to promote neuroprotection and safety. Seminars in Speech and Language, 38(2): 106–115. https://doi.org/10.1055/s-0037-1599108

Simpson, C., Schanler, R. J., & Lau, C. (2002). Early introduction of oral feeding in preterm infants. Pediatrics, 110(3), 517–522. https://doi.org/10.1542/peds.110.3.517

Szpecht, D., Szymankiewicz, M., Nowak, I., & Gadzinowski, J. (2016). Intraventricular hemorrhage in neonates born before 32 weeks of gestation—Retrospective analysis of risk factors. Child's Nervous System, 32(8), 1399–1404. https://doi.org/10.1007/s00381-016-3127-x

Thoyre, S., Park, J., Pados, B., & Hubbard, C. (2013). Developing a co-regulated, cue-based feeding practice: The critical role of assessment and reflection. Journal of Neonatal Nursing, 19(4), 139–148. https://doi.org/10.1016/j.jnn.2013.01.002

Thoyre, S. M., Holditch-Davis, D., Schwartz, T. A., Melendez Roman, C. R., & Nix, W. (2012). Coregulated approach to feeding preterm infants with lung disease: Effects during feeding. Nursing Research, 61(4), 242–251. https://doi.org/10.1097/NNR.0b013e31824b02ad

Thoyre, S. M., Hubbard, C., Park, J., Pridham, K., & McKechnie, A. (2016). Implementing co-regulated feeding with mothers of preterm infants. The American Journal of Maternal/Child Nursing, 41(4), 204–211. https://doi.org/10.1097/NMC.0000000000000245

Thoyre, S. M., Shaker, C. S., & Pridham, K. F. (2005). The Early Feeding Skills Assessment for preterm infants. Neonatal Network, 24(3), 7–16. https://doi.org/10.1891/0730-0832.24.3.7

Toftlund, L. H., Halken, S., Agertoft, L., & Zachariassen, G. (2018). Catchup growth, rapid weight growth, and continuous growth from birth to 6 years of age in very-preterm-born children. Neonatology, 114(4), 285–293. https://doi.org/10.1159/000489675

Tsugawa, J., Satoh, S., Nishijima, E., Takamizawa, S., Muraji, T., Kanegawa, K., . . . Tsugawa, C. (2006). Development of acquired tracheal stenosis in premature infants due to prolonged endotracheal ventilation: Etiological considerations and surgical management. Pediatric Surgery International, 22(11), 887–890. https://doi.org/10.1007/s00383-006-1758-9

Tubbs-Cooley, H., Pickler, R., & Meinzen-Derr, J. (2015). Missed oral feeding opportunities and preterm infants' time to achieve full oral feedings and neonatal intensive care unit discharge. American Journal of Perinatology, 32(1), 1–8. https://doi.org/10.1055/s-0034-1372426

Tutor, J. D., & Gosa, M. M. (2012). Dysphagia and aspiration in children. Pediatric Pulmonology, 47(4), 321–337. https://doi.org/10.1002/ppul.21576

Unal, S., Demirel, N., Bas, A. Y., Arifo lu, I., Erol, S., & Isik, D. U. (2019). Impact of feeding interval on time to achieve full oral feeding in preterm infants: A randomized trial. Nutrition in Clinical Practice, 34(5), 783–788. https://doi.org/10.1002/ncp.10244

University of Notre Dame. (n.d.). Developmental care standards for infants in intensive care. https://nicudesign.nd.edu/nicucare-standards

Viswanathan, S., & Jadcherla, S. (2020). Feeding and swallowing difficulties in neonates. Clinics in Perinatology, 47(2), 223–241. https://doi.org/10.1016/j.clp.2020.02.005

Volpe, J. J. (2009). Brain injury in premature infants: A complex amalgam of destructive and developmental disturbances. The Lancet, 8(1), 110–124. https://doi.org/10.1016/S1474-4422(08)70294-1

Weir, K. A., McMahon, S., Taylor, S., & Chang, A. B. (2011). Oropharyngeal aspiration and silent aspiration in children. Chest Journal, 140(3), 589–597. https://doi.org/10.1378/chest.10-1618

White-Traut, R., Rankin, K. M., Pham, T., Li, Z., & Liu, L. (2014). Preterm infants' orally directed behaviors and behavioral state responses to the integrated H-HOPE intervention. Infant Behavior and Development, 37(4), 583–596. https://doi.org/10.1016/j.infbeh.2014.08.001

Woods, C., Oliver, W. T., Lewis, K., & Yang, Q. (2012). Development of necrotizing enterocolitis in premature infants receiving thickened feeds using SimplyThick®. Journal of Perinatology, 32(2), 150–152. https://doi.org/10.1038/jp.2011.105

Xinias, I., Mouane, N., Le Luyer, B., Spiroglou, K., Demertzidou, V., Hauser, B., & Vandenplas, Y. (2005). Cornstarch thickened formula reduces oesophageal acid exposure time in infants. Digestive and Liver Disease, 37(1), 23–27. https://doi.org/10.1016/j.dld.2004.07.015

Zimmerman, E., & Thompson, K. (2015). Clarifying nipple confusion. Journal of Perinatology, 35(11), 895–899. https://doi.org/10.1038/jp.2015.83

CHAPTER 11

구조적 결함 : 1부 – 머리얼굴 이상, 식도폐쇄증, 기관식도 누출관, 후두연화증, 후두갈림증

(Structural Defects : Part 1–Craniofacial Anomalies, Esophageal Atresia, Tracheoesophageal Fistula, Latyngomalacia, Laryngeal Clefts)

Suzanne Breton, MA, BScOT ; Sherna Marcus, MHS, BScOT ; Kate Turner, MSc (Neurosciences), MScOT; and Ashley Graham, MScOT, MHM

챕터 하이라이트

- 긴 공간 식도폐쇄증(Long–gap esophageal atresia)
- 머리얼굴 이상(Craniofacial anomalies)
- 식도폐쇄증과 기관식도 누출관(Esophageal atresia and tracheoesophageal fistula)
- 입술/입천장 갈림증(Cleft lip and palate)
- 후두갈림증: 유형 1–4(Laryngeal clefts: Types 1–4)
- 후두연화증(Laryngomalacia)

주요 용어 및 개념

- 가짜 수유, 헛 섭식(Sham feeding)
- 기관식도 누출관(Tracheoesophageal fistula)
- 긴 공간 식도폐쇄증(Long–gap esophageal atresia)
- 깊은 모뿔사이 패임(Deep interarytenoid notch)
- 눈 갈림증(Ocular cleft)
- 눈확 얼굴 갈림증(Orbital facial clefts)
- 단단 입천장(Hard palate)
- 되돌이 후두 신경(Recurrent laryngeal nerve)
- 뒤 콧구멍 폐쇄증(Choanal atresia)
- 들숨 그렁거림(Inspiratory stridor)
- 마이크로폼 입술 갈림증(Microform cleft lip)
- 머리얼굴 작음증(Craniofacial microsomia)
- 머리얼굴 갈림증(Craniofacial clefts)
- 머리얼굴 이상(Craniofacial anomalies)
- 목젖 갈림증(Bifid uvula)
- 무증상 흡인(Silent aspiration)
- 물렁 입천장(Soft palate)
- 바깥 얼굴 갈림증(Lateral facial clefts)
- 삐에르 로빈 시퀀스(Pierre Robin sequence)
- 설하수증(Glossoptosis)
- 성대 불완전 또는 완전 마비(Vocal cord paresis or paralysis)
- 성문위 성형술(Supraglottoplasty)
- 시각소실(Anopsia)
- 식도 삼킴 장애(Esophageal dysphagia)
- 식도 운동 이상(Esophageal dysmotility)
- 식도폐쇄증(Esophageal atresia)
- 식도 협착(Esophageal stricture)
- 식도외 역류(Extraesophageal reflux)
- 아래턱 당김 뼈 형성술(Mandibular distraction osteogenesis)
- 아래턱 후퇴(Retrognathia)
- 오피츠–프레즈 증후군(Optiz–Frias syndrome)
- 입술 갈림증(Cleft lip)
- 입술(Lips)
- 입술성형술(Cheiloplasty)

- 입술/입천장 갈림증(Cleft lip and palate)
- 입천장 갈림증(Cleft palate)
- 입천장 성형술(Palatoplasty)
- 입천장(Palate)
- 작은귀증, 소이증(Microtia)
- 작은턱증(Micrognathia)
- 점막 밑 입천장 갈림증(Submucosal cleft palate)
- 정중 옆 얼굴 갈림증(Paramedian facial clefts)
- 중간 얼굴 갈림증(Median facial clefts)
- 치조(Alveolus)
- 코(Nose)
- 큰 몸증, 거구증(Macrosomia)
- 테시어 분류(Tessier classification)
- 트리처 콜린스 증후군(Treacher Collins syndrome)
- 편측안면 소체증(Hemifacial microsomia)
- 혀고정술(Glossopexy)
- 혀-입술 유착(Tongue-lip adhesion)
- 협착증(Stenosis)
- 호산구 증가성 식도염(Eosinophilic esophagitis)
- 후두 모음 반사(Laryngeal adductor reflex)
- 후두갈림증(Laryngeal cleft)
- 후두연화증(Laryngomalacia)

구강 구조, 기도, 위장 기관의 해부학적 결함이 있는 영유아는 종종 호흡기, 영양, 위장관 및 구강 섭식(수유) 문제가 유아기, 때로는 아동기까지 지속되는 경우가 많다. 일부 결함은 태아기 또는 출생 전 후에 진단되는 반면, 다른 결함의 경우 영유아나 아동이 성장, 영양, 구강 섭식(수유)과 관련된 어려움을 발달 과정 중에 겪으면서 알게 된다. 이 장에서는 머리얼굴 이상, 식도폐쇄증, 기관식도 누출관, 후두연화증, 후두갈림증을 포함하여 선천성 구조적 결함을 보이는 영유아와 아동에게 나타나는 섭식(수유)의 어려움을 살펴보고자 한다.

1. 머리얼굴 이상 CRANIOFACIAL ANOMALIES

머리얼굴 이상(Craniofacial Anomalies)은 배아 발달 초기에 자궁에서 발생하는 선천적 결함을 뜻한다. 입술 갈림증(CL)과 입천장 갈림증(CP)은 가장 흔하게 나타나는 선천성 결함 중 하나이다. 머리얼굴 이상은 증후군으로 발생하거나 다른 증후군의 일부로 발생할 수 있다. 이러한 이상 징후가 있는 아동들은 종종 섭식 장애를 보이며, 작업치료사를 포함한 전문가 간 팀 접근 방식을 통해 치료와 관리를 받는다.

1) 입술 갈림증 또는 입천장 갈림증 (Cleft Lip and / or Cleft Palate)

입술 갈림증(CL) 또는 입천장 갈림증(CP)은 전 세계 출생아 1,000명 중 1~2명에서 발생하는 가장 흔한 구강 안면 진단이다. 구강안면 갈림증(Orofaical clefts)은 임신 첫 3개월 구강과 관련된 배아의 발생학적 요소가 완전히 융합되지 않았을 때 형성된다. 산전 초음파를 통해 잠재적인 입술 갈림증과 입천장 갈림증 진단을 확인할 수 있다. 그러나 입천장 갈림증만 나타나는 경우(입술은 포함되지 않음)에는 산전 초음파로 구별되기 어렵기 때문에 일반적으로 출생 후에 진단된다(Maarse et al., 2012).

이러한 이상은 유전적, 환경적 요인들이 복합적으로 작용하여 발생되지만, 구체적인 원인은 완전히 밝혀지지 않았다. 대부분의 영유아는 선천적 이상이나 의학적 문제 없이 입술 갈림증과 입천장 갈림증만을 가지고 있다. 입술 갈림증과 입천장 갈림증의 중증도에 따라 영유아는 수유, 청각, 치열과 언어에 문제를 겪을 수 있다. 입술 갈림증과 입천장 갈림증을 관리하기 위해서는 영유아기부터 성장이 완료되는 초기 성인까지 이러한 아동을 추적 관찰하는 전문 의료 팀이 필요하다(미국 질병통제 예방센터[CDC], 미국 국립보건원[NIH], 국립 치의학 및 두개안면 연구기관[National Institute of Dentistry and Craniofacial Research]).

(1) 입술/입천장 갈림증과 관련된 구강 부위(Parts of the oral cavity involved with CL/P)

입술 갈림증과 입천장 갈림증을 이해하기 위해서는 다음과 같은 구강의 해부학적 구조와 수유 중에 나타나는 기능을 이해해야 한다.

① **입술(Lips)**: 윗입술과 아랫입술은 구강으로 통하는 입구이며, 음식물을 먹고 마실 때 구강을 닫는 역할을 한다.

② **코(Nose)**: 코는 상부 호흡기의 한 부분이며, 비강은 일반적으로 입천장에 의해 구강과 분리된다.

③ **치조(Alveolus)**: 영유아기에 치아가 고르게 나오는 잇몸 선이다.

④ **입천장(Palate)**: 입천장은 입의 천장부분이며, 단단 입천장과 물렁 입천장 두 부분으로 구성되어 있다. 정상적인 입천장 모양에는 큰 차이가 있다. 정상적인 모양으로는 높은 아치 또는 돔 형태 입천장, 평평한 입천장, 정중선 뼈가 두꺼워진(입천장 융기) 입천장이 있다.

㉠ **단단 입천장(Hard palate)**: 입천장의 앞쪽 부분으로 치조골 뒤 입천장의 뼈로 이루어져 있다.

㉡ **물렁 입천장(Soft palate)**: 입천장의 근육 부분으로 단단 입천장 뒤쪽에 있으며, 천장(velum)이라고도 한다. 물렁 입천장 끝에는 원뿔모양의 확장부가 있으며 이를 목젖(uvula)이라고 한다. 물렁 입천장의 기능 중 하나는 음식을 먹거나 마실 때 인두와 비강을 닫는 역할을 한다. 또한 물렁 입천장의 기능적인 움직임은 언어 생성에 중요한 역할을 한다.

그림 11.1. **입술 갈림증과 입천장 갈림증 유형**

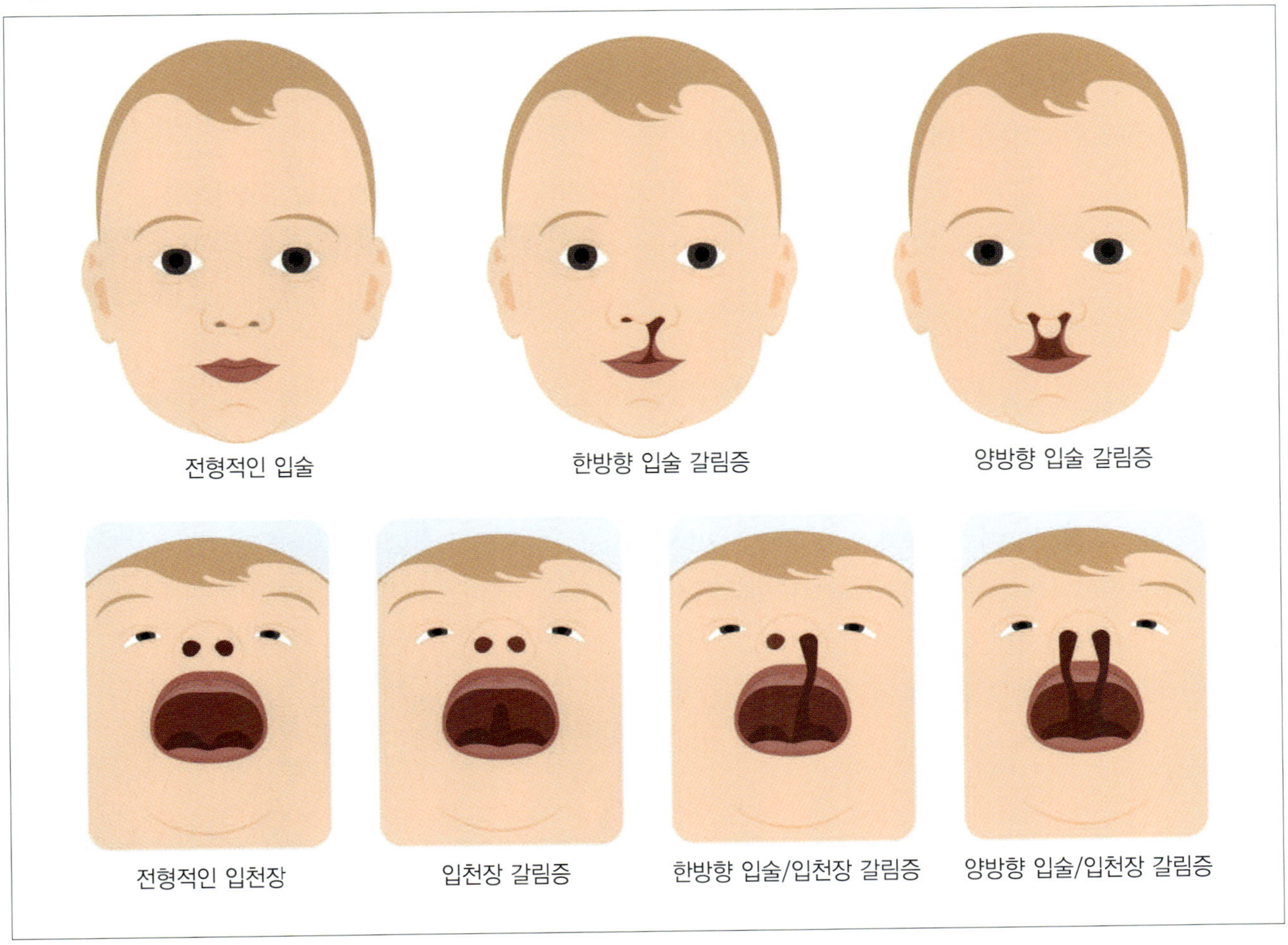

출처: Adapted from Shutterstock. Used under license.

(2) 입술/입천장 갈림증의 진단 및 수술적 치료 (Diagnoses and surgical repair of CL/P)

영유아는 조금씩 다른 해부학적 구조를 가지고 태어나기 때문에 입술 갈림증과 입천장 갈림증의 진단 범위는 다양하다(그림 11.1 참조). 대부분의 영유아는 입술 갈림증과 입천장 갈림증만 가지고 있지만, 다른 의학적인 진단이나 증후군과 함께 나타날 수도 있다(22q11.2 결실 증후군 ; 12장 "구조적 결함: 2부 – 심장 이상"을 참조). 입술 갈림증과 입천장 갈림증의 다양한 진단은 초기에 시행되는 수술의 유형과 함께 다음과 같이 분류되어 있으며 이후에 추가적인 수술이 필요할 수도 있다.

① **입술 갈림증(CL)** : 입술 갈림증은 위쪽 입술에 갈라진 부분이 있을 때 발생하며 이는 치조까지 확장될 수 있다(그림 11.2 참조). 입술 갈림증은 얼굴의 오른쪽 또는 왼쪽의 한방향에서 나타날 수도 있고, 양방향에서 동시에 나타날 수 있다. 입천장 갈림증을 포함하거나 포함하지 않고 나타날 수 있다. 일반적으로 입술 갈림증은 생후 첫 몇 개월 이내에 수술적 치료를 한다(American Cleft Palate–Cranio facial Association[ACPA], 2019). 입술 갈림증의 수술적 치료는 갈라진 양쪽 입술을 하나로 이어주는 수술로 입술 성형술이라고 한다.

② **입천장 갈림증(CP)** : 입천장 갈림증은 입천장이 오른쪽 또는 왼쪽에서 한방향으로 갈라짐이 관찰되거나, 또는 양방향에서 관찰되기도 하며 정중선에서 U자형 모양을 보일 때 진단된다.

③ **입술/입천장 갈림증(CLP)** : 입술과 입천장 모두 갈라져 코까지 이어져 있는 경우에 발생한다(그림 11.3 참조). 입술/입천장 갈림증 진단은 한방향 또는 양방향, 완전 또는 불완전으로 구분할 수 있다. 입술/입천장 갈림증은 입술에서 치조와 모든 입천장이 갈라졌을 때 완전한 것으로 간주된다. 입술/입천장 갈림증을 보이는 영유아는 입천장 갈림증을 수술적으로 복구하기 위해 구강과 비강을 분리하고 기능적인 물렁 입천장을 만드는 ㉠ 입술성형술(cheiloplasty)과 ㉡ 입천장성형술(palatoplasty) 등 최소 두 가지의 수술을 받아야 한다.

(3) 기타 입술/입천장 갈림증의 진단(Other CL/P diagnoses)

작은 구강 안면 갈림증을 포함한 일부 기타 진단은 태어나면서 진단할 수 있지만 일반적으로 수유 문제를 동

그림 11.2. 영유아의 입술 갈림증

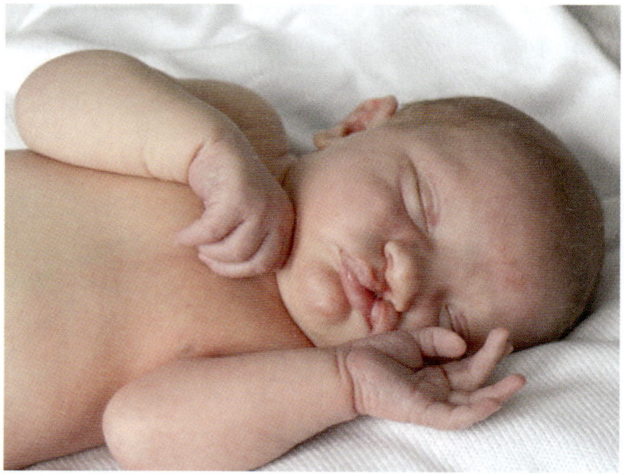

출처: Getty Images. Used under license.

그림 11.3. 영유아의 한방향 입술/입천장 갈림증

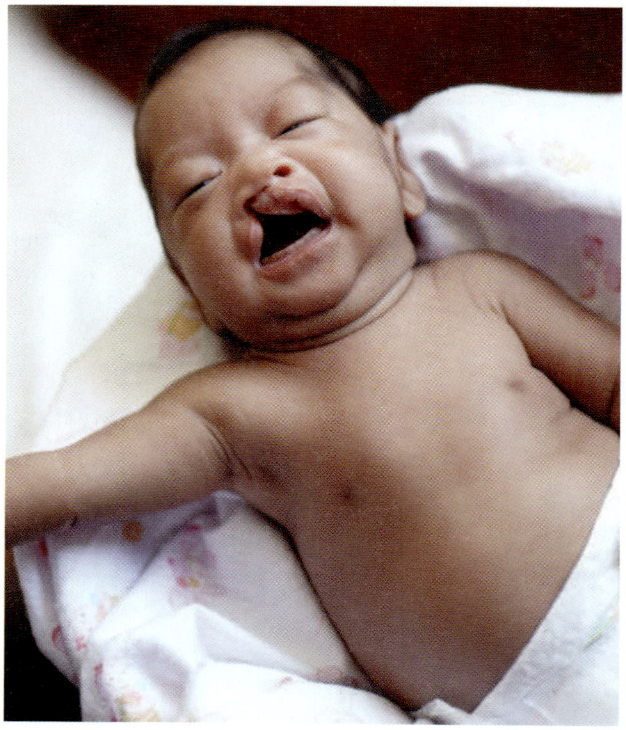

출처: Getty Images. Used under license.

반하지 않는다. 이러한 갈림증은 언어 또는 사회적 발달에 문제가 있는 경우에만 치료를 한다.

① **목젖 갈림증(Bifid uvula)** : 목젖이 갈라지거나 쪼개진 것을 뜻하며 이를 목젖 갈림증이라 한다. 목젖 갈림증은 단독으로 발생하거나 점막 밑 입천장 갈림증 진단의 일부로 발생할 수 있다.

② **점막 밑 입천장 갈림증(Submucosal CP)** : 물렁 입천장은 손상되지 않지만, 단단 입천장의 뒷부분에 뼈 패임(notch)이 없거나, 물렁 입천장 내 근육의 정중선 분열(근육 분리)이 있을 수 있다. 근육 분리(muscle diastasis)는 투명 띠(zona pellucida)나 반투명 영역(translucent zone)이라 불린다. 일반적으로 점막 밑 입천장 갈림증을 보이는 영유아는 수유 장애가 없지만, 언어 산출에 문제가 발생할 수 있다(ten Dam et al., 2013).

③ **미세입술 갈림증(Microform CL)** : 미세입술 갈림증은 입술에서 코로 향한 선이 미묘한 자국(패임)으로 관찰될 수 있다. 때때로 이것은 선척적으로 치유되는 입술 갈림증이라고 언급된다.

(4) 입술/입천장 갈림증의 평가 방법 (How to evaluate the oral cavity for CL/P)

단단 입천장과 물렁 입천장을 평가하는 것은 임상 섭식(수유) 평가 중 구강 평가의 중요한 한 부분이다. 수유에 어려움을 겪는 영유아를 평가할 때(특히 효과적인 빨기가 어려운 영유아를 평가할 때) 입천장이 손상되지 않고, 입천장 갈림증이 수유 문제에 기여하지 않는지 확인하는 것이 바람직하다. 육안 검사는 도움이 되지만, 물렁 입천장과 목젖 같은 모든 구조물을 확인하는 것은 어려울 수 있다. 구강 뒤쪽을 보기 위해서는 입안에 빛을 비추어 신생아의 혀 가운데를 설압자로 부드럽게 누르면서 확인해야 한다. 만일 입안 뒤쪽 구조물을 보기 어려운 경우 작업치료사는 장갑을 낀 손가락이나 노리개 젖꼭지를 사용하여 빠는 능력을 평가할 수도 있다. 입천장 갈림증 가장자리는 치료사의 손가락으로도 만져 확인할 수 있다. 구강 내부 평가는 신생아에게 과도한 스트레스를 주지 않도록 부드럽고 신중하게 수행해야 하며, 평가 중 확인된 우려되는 사항은 의료진에게 알려야 한다.

(5) 입술/입천장 갈림증 진단 시기 (Timing of CL/P diagnosis)

입술 갈림증 또는 입천장 갈림증의 진단은 수유를 위한 다양한 기능적 문제를 포함한다(Arvedson & Brodsky, 2002). 영유아가 태아시기에 입술 갈림증 또는 입천장 갈림증으로 진단을 받게 되면 가족은 미리 의료 전문의와 협의하여 수유를 준비할 수 있다. 입천장 갈림증은 출생 후 진단되기 때문에 수유와 관련된 문제점은 구조적인 문제의 첫 번째 징후일 수 있다. 출생 즉시 입천장 갈림증이 확인되었다면 영유아는 수유 및 성장에 문제가 발생하기 전에 필요한 지원을 받을 수 있다. 특히 물렁 입천장 갈림증 중 하나인 작은 갈라진 틈이 있다면, 진단하는데 며칠이나 몇 주가 걸릴 수 있다(Hanny et al., 2016). 갈림증으로 진단되지 않는 경우 부모들은 모유 수유나 분유 수유를 시도하는 과정에서 스트레스를 받고, 수유 실패를 경험할 수 있다(Martin & Greatrex–White, 2014; Miller, 2011). 일단 진단이 내려지면 적절한 수유 방법으로 영유아에게 수유를 할 수 있도록 가족을 도울 수 있는 전문가를 만나는 것이 중요하다.

(6) 입술/입천장 갈림증에서 구강 수유의 임상 징후 (Clinical Presentation of oral feeding in CL/P)

입술/입천장 갈림증을 보이는 신생아는 먹이찾기 반사(rooting reflex)와 빨기 반사(sucking reflex)가 완전할 수 있으며, 혀와 턱을 이용하여 빠는 움직임을 만들 수 있다. 갈라진 정도와 위치에 따라 수유에 얼마나 영향을 미치는지가 결정된다.

① **입술 갈림증(CL)** : 입술 갈림증이 있는 영유아는 일반적으로 모유 수유나 젖병 수유를 어렵지 않게 할

수 있다. 특히 입술 갈림증이 넓게 형성된 경우, 밀폐된 공간을 만들기 위해서 폭이 넓은 젖꼭지(wide-based nipple)를 사용하거나 유방의 위치를 수정하여 갈라진 틈을 막아야 한다(Glass & wolf, 1999). 모유 수유를 할 때, 어머니는 손가락을 갈라진 틈새에 넣어 막거나 뺨을 지지해 주어 갈라진 틈의 폭을 줄이고, 유두 주변의 폐쇄를 증가시킬 수 있다(Miller, 2011).

② **입술 갈림증이 치조까지 확장된 경우(CL extending into the alveolus)** : 갈라진 틈이 매우 넓지 않은 한, 잇몸선(gumline)을 포함한 입술 갈림증을 보이는 영유아는 일반적으로 젖병 수유나 모유 수유를 잘 할 수 있다(Samann, 2012). 갈라진 틈이 매우 넓은 경우, 밀폐된 공간을 만들기 위해 폭이 넓은 젖꼭지를 사용하거나 갈라진 틈을 막기 위해 유방의 위치를 수정해야 할 수 있다. 앞에서 언급한 바와 같이 어머니는 손가락을 갈라진 틈새에 넣어 막거나, 뺨을 지지해 줄 수 있다(Miller, 2011). 또한 어머니는 영유아가 젖을 빠는 동안 젖의 흐름을 증가시키기 위해 가슴을 손으로 짜면서 영유아를 도울 수 있다.

③ **경미한 입천장 갈림증(Minor CP)** : 경미한 입천장 갈림증을 보이는 영유아는 수유를 위해 기능적인 입술 폐쇄를 만들고 적절한 흡입(suction)과 압착(compression)을 형성할 수 있으나, 갈림증이 큰 영유아의 경우는 그렇지 못하다(Reid et al., 2007; Reilly et al., 2013). 물렁 입천장만을 포함하는 더 작은 입천장 갈림증(예; 점막하 입천장 갈림증, 목젖 갈림증)을 보이는 영유아는 모유 수유가 가능하며(Garcez & Giugliani, 2005), 특히 입천장 기능이 다시 회복되면 일반 젖병을 사용할 수 있다(Buianova et al., 2017; Reid et al., 2007). 또한 어머니는 영유아가 모유를 빠는 동안 모유의 흐름을 증가시키기 위해 가슴을 손으로 짜면서 영유아를 도울 수 있다.

④ **입술/입천장 갈림증(CL/P)** : 입천장 갈림증이나 입술/입천장 갈림증이 큰 영유아는 빨아들이는 흡입력이 약하기 때문에 효율적인 모유 수유나 젖병 수유를 하는데 어려움을 겪는다. 이러한 수유 문제는 구강이 비강으로부터 완전히 폐쇄되지 않기 때문에 나타난다. 완전한 구강 폐쇄가 어려울 경우 영유아는 유방이나 젖병에서 액체를 빨아들이는데 필요한 구강 내 압력(음압)이나 흡입을 생성할 수 없다(Wolf & Glass, 1992). 이때 어머니는 유방의 조직(모유)이 영유아의 입으로 흡입되는 것을 느끼지 못한다고 보고할 수 있다. 젖병 수유를 하는 영유아의 경우 젖꼭지를 빨지 않으므로 보호자는 영유아의 입에서 젖꼭지를 쉽고, 자유롭게 빼낼 수 있다. 빨기의 감소 이외에 입술 갈림증과 입술/입천장 갈림증으로 발생한 구조적인 갈라짐은 젖병 수유나 모유 수유를 할 수 있는 압착 형성을 감소시킨다. 이러한 영유아들은 구강으로 적절한 빨기를 형성하기 어렵기 때문에 완전한 모유 수유를 할 수 없으며(Samaan, 2012), 젖병 수유를 하기 위해서 특별하게 고안된 젖병과 젖꼭지가 필요하다. 부모들이 원한다면 유축 모유를 젖병에 담아 수유할 수 있다.

대부분의 경우 다른 의학적, 신경학적 문제없이 입술/입천장 갈림증을 보이는 영유아는 적절한 수유 방법이 형성되면 수유가 잘 이루어지고, 잘 성장할 수 있다. 그러나 입술/입천장 갈림증을 가지고 태어난 영유아는 공존 증후군(coexisting syndrome) 또는 다른 선천적 결함이 있을 수 있으며, 이로 인해 수유에 더 큰 어려움을 겪을 수 있다(de Vries et al., 2013; Reid et al., 2006).

(7) 입술/입천장 갈림증에서의 젖병 수유나 모유 수유 중재(Intervention for bottle-feeding or breastfeeding with CL/P)

구강 수유를 확립하는 것은 영유아가 출생하면서 가장 먼저 습득해야 할 기술이다. 입술/입천장 갈림증이 있는 경우 구강 수유에 어려움을 겪을 수 있지만, 여러 가지 전략이 도움이 될 수 있다(ACPA, n.d.).

① 모유 수유(Breastfeeding)

입술/입천장 갈림증이 있는 영유아의 경우 모유 수유가 어려울 수 있으며, 입술/입천장 갈림증의 유형과 크기에 따라 모유 수유가 어려울 수 있다. 영유아가 모유 수유를 할 수 없는 경우라도 유축 모유를 젖병으로 수유할 수 있으며, 흡입력에 어려움이 있음에도 불구하고 모유의 이점을 누릴 수 있다. 입술/입천장 갈림증을 보이는 모집단에서의 모유 수유는 지난 수십 년 동안 증가되었다(Alperovich et al., 2017). 모유를 짜내거나 펌핑을 통해서 완전한 모유 수유를 제공하는 것은 어머니에게 얼마나 어려운 일이 될 수 있는지를 이해하는 것이 중요하다. 이러한 어려움에 대한 자세한 설명은 국제 수유 연맹(La Leche League International, 2019) 웹사이트 블로그에서 확인할 수 있다. 모유 수유 또는 유축 모유로 수유하는 것이 어머니의 목표라면, 수유상담사의 도움을 받아 어머니와 영유아를 지원하는 것이 중요하다

표 11.1. 압착에 따른 다양한 영유아용 특수 젖병의 비교

특수 젖병	수유자가 외부 압착 제공	다양한 유속의 젖꼭지	다양한 젖꼭지 사이즈	이미지
메델라 사의 특수젖병(하버만) – Medela Special – Needs® Feeder (Haberman)	가능	가능	있음: • 작은 것 • 보통	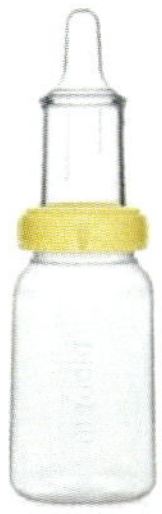
Dr. Brown사의 특수 젖병 – Dr. Brown's Specialty bottle	불가능	가능 • 울트라 프리미(Ultra-Preemie) • 프리미(Preemie) • 트랜지션(Transition) • 1~4단계(Levels 1~4) • Y-cut	없음	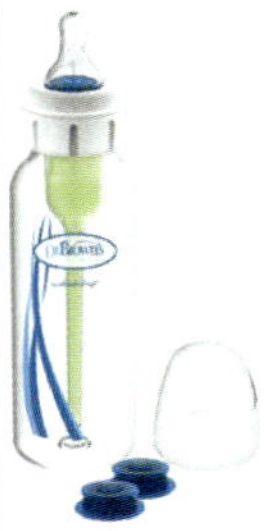
피죤 입천장 갈림증 젖꼭지 – Cleft palate nipple by Pigeon	불가능	규격화된 젖꼭지에 유속의 변화 제공	있음: • 작은 것 • 보통	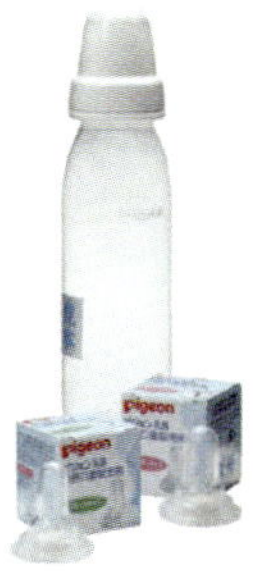
엔파밀 입술/입천장 갈림증 젖병 – Enfamil® Cleft Lip/Palate Nurser	가능	규격화된 젖꼭지에 유속의 변화 제공	없음	

(Reilly et al., 2013). 또는 모유 수유나 모유 유축이 너무 어렵거나 어머니의 목표가 아닌 경우 의료진들은 이러한 선택을 지지하고 존중해야 한다. 이때 영유아가 잘 먹고 잘 자라고 있는 것을 확인하는 것이 최우선이다. 때때로 모유 수유를 할 수 없거나 유축 모유 수유를 하지 않기로 선택하면 죄책감과 상실감을 느낄 수 있으므로 의료진의 세심한 배려와 지원이 필요하다. 입천장 갈림증 진단이 모유 수유를 어렵게 만드는 이유에 대해 가족에게 교육하는 것은 어머니가 이러한 감정을 극복하는데 도움이 될 수 있다.

② 압착 기반 특수 젖병으로 젖병 수유(Bottle–feeding with compression–based specialty bottles)

흡입이 필요 없는 젖병(즉, 구강 내 압력이 필요 없는)을 사용하여 액체를 입안으로 빨아들이는 것은 입천장 갈림증 또는 입술/입천장 갈림증을 보이는 영유아에게 성공적으로 수유할 수 있는 가장 간단하고 보편적인 방법이다. 이 방법을 통해 영유아는 압착만을 사용하여 젖병으로 수유할 수 있다. 입술, 입천장 또는 혀의 표면이 젖꼭지를 압박하기에 충분한 경우 영유아의 입은 충분한 압착력(compression force)을 가할 수 있다. 영유아가 충분한 압착력을 지니지 못한 경우 수유자(즉, 수유자가 특수 젖병이나 젖꼭지를 짜는 것)를 통해 적절한 압력을 제공할 수 있으며, 여러 가지 압착 기반 젖병을 사용할 수 있다(표 11.1 참조).

③ 메델라 사의 특수 젖병–하버만 젖병 (Medela Special Needs Feeder–also referred to as the Haberman Feeder)

1980년 초에 개발된 하버만 젖병은 발명가이자 수유 전문가인 맨디 하버만의 이름을 따서 명명되었으며 (Harberman, n.d.), 메델라 사(Medela®)의 브랜드로 판매되고 있다. 하버만 젖병은 특수 젖꼭지(젖꼭지, 카라, 디스크, 고리)와 젖병으로 구성된다(그림 11.4 참조). 젖병을 제대로 사용하려면 젖꼭지를 올바르게 조립해야 하는데, 익숙하지 않은 경우에는 어려울 수 있다. 조립이 잘못되면 젖병이 새거나 제대로 작동하지 않을 수 있으며, 조립 및 사용법은 온라인으로 쉽게 찾을 수 있다(메델라 사).

하버만 젖병은 끝에 슬릿이 있는 긴 젖꼭지를 가지고 있다. 젖꼭지 바닥에는 디스크와 고리가 한방향으로 밸브에 맞물려 있어 압착을 통해 젖병에서 젖꼭지로 액체가 쉽게 흐르도록 해준다. 영유아에게 수유하기 전에 한 반향 밸브가 잘 작동하여 액체를 채우는 과정이 중요하다. 젖꼭지 끝의 슬릿은 한 방향으로 젖꼭지의 원

그림 11.4. 메델라 사의 하버만 특수젖병. 여러 부품으로 구성되어 있어 정확하게 조립해야 한다.

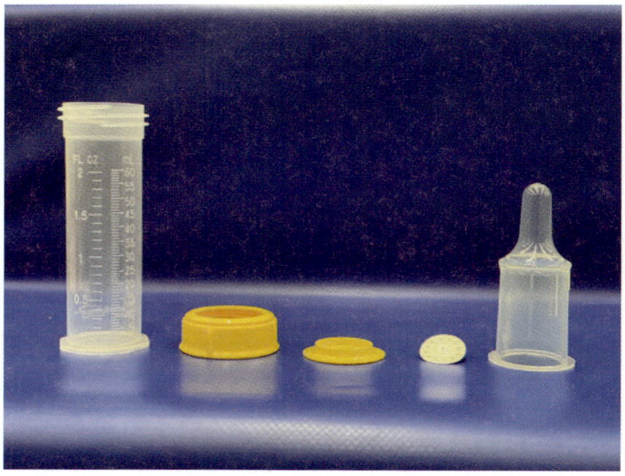

출처: Getty Images. Used under license.

그림 11.5. 하버만 젖꼭지의 원통형 부분에 있는 선은 서로 다른 유속을 나타낸다.

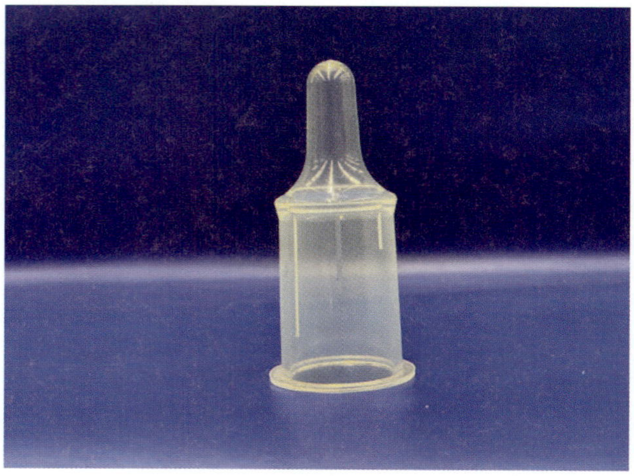

출처: S. Breton. Used with permission.

통형 부분의 3개 선과 맞게 되는데, 이 선이 영유아의 코와 일직선이 될 때 서로 다른 유속의 차이를 나타낸다(그림 11.5 참조).

㉠ **유속선 없음**(no flow line) : 이 선은 젖꼭지의 가장 짧은 선으로, 슬릿이 영유아의 입안과 수평을 이루는 부분이다. 가장 느린 유속에 해당되며 수유자는 젖꼭지를 압축하여 수유한다.

㉡ **중간 유속선**(medium flow line) : 중간선은 영유아의 입안과 대각선을 이루는 중간 유속에 해당된다.

㉢ **빠른 유속선**(fast flow line) : 젖꼭지에서 가장 긴 선으로 슬릿은 입안과 수직을 이루고, 젖꼭지가 압박될 때 가장 많이 열리는 부분에 해당된다.

어떤 유속선을 사용할지는 임상 섭식 평가를 실시할 때 나타난 영유아의 반응에 따라 다르다. 영유아가 수유를 배우는 초기에는 느린 유속(예; 유속선 없음)이 필요할 수 있다. 영유아가 성장함에 따라 더 빠른 유속(예; 빠른 유속선)으로 바꾸게 되며, 빨고-삼키고-숨쉬기 협응 능력이 향상된다.

입안에 적절한 압착면을 보이는 일부 영유아들은 스스로 젖꼭지를 압착하여 효율적으로 수유를 할 수 있다(그림 11.6 참조). 다른 영유아, 특히 넓게 한방향 또는 양방향 입술/입천장 갈림증이 있는 영유아들은 외부에서 압력을 제공해 줄 수 있는 젖꼭지가 필요할 수 있다. 수유자는 영유아의 빨기 패턴에 맞춰 젖꼭지 아래의 원통형 부분을 압착하여 외부 압력을 제공할 수 있다. 젖꼭지를 얼마나 자주 짜주는지는 영유아의 빨고-삼키고-숨쉬기 협응 능력에 따라 다르다. 하버만 젖병을 이용하여 수유하는 것은 영유아와 수유자가 함께 춤을 추는 것과 같다. 수유자는 영유아가 젖을 빨 때 영유아의 리듬에 따라 짜 주어야 하며, 영유아가 숨을 쉬기 위해 멈출 때는 잠시 멈춰 주어야 한다. 어떤 영유아들은 젖병 사용을 배우는 동안 외부 압착이 필요할 수 있으며, 그들은 성장함에 따라 입으로 젖꼭지를 압착하는 것을 배울 수 있다.

젖꼭지는 실리콘으로 만들어져 있다. 다른 실리콘 수유 제품들과 마찬가지로 하버만 젖꼭지는 반복적인 사용, 세척 및 살균으로 마모된다. 젖꼭지 끝의 갈라진 틈이 찢어질 수 있으며, 이로 인해 유속이 빨라질 수 있다. 젖꼭지가 찢어진 경우 젖꼭지를 교체하여 계속해

그림 11.6. 하버만 젖병으로 수유중인 영유아

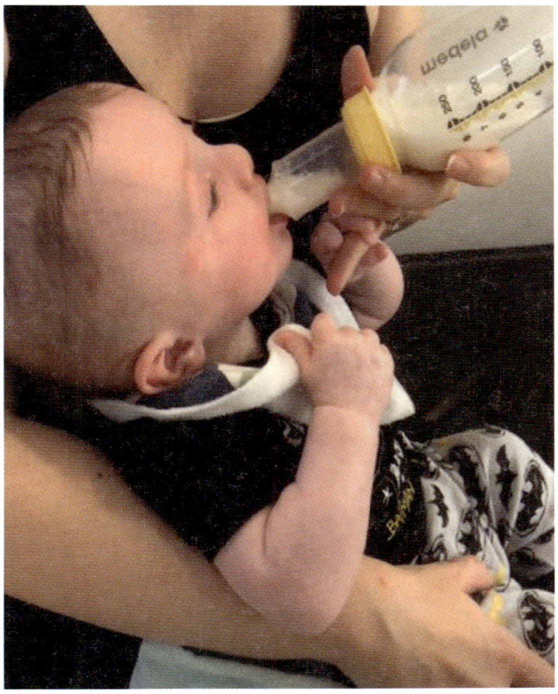

출처: K. Turner. Used with permission.

그림 11.7. 닥터 브라운(Dr. Brown) 사의 특수 수유 시스템은 젖꼭지 아랫부분에 파란 디스크를 포함하고 있으며 이 디스크는 한 방향 밸브와 같은 역할을 하므로 흡입할 필요가 없다.

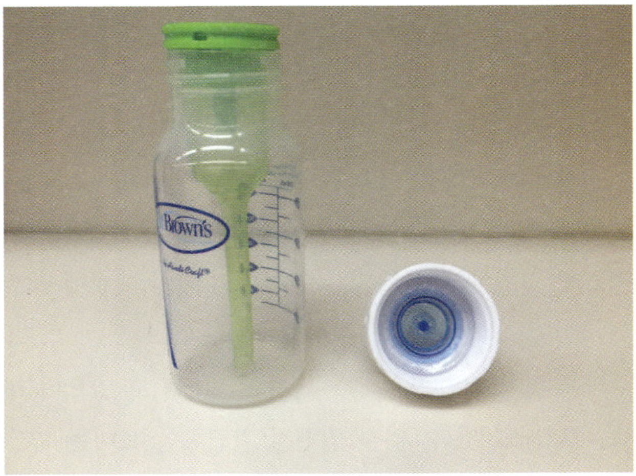

출처: S. Marcus. Used with permission.

서 젖병을 안전하게 사용할 수 있도록 해야 한다.

④ Dr. Brown 사의 특수 수유 시스템
(Dr. Brown's Speciality Feeding System)

이 젖병은 시중에 판매되고 있는 하버만 젖병과 비교하여 출시된 최신 제품이다. 이 젖병은 젖꼭지 아랫부분에 위치한 파란색 디스크를 제외하고는 배앓이 방지 시스템이 있는 일반 닥터 브라운(Dr. Brown) 젖병과 동일하다(그림 11.7 참조). 디스크는 한 방향 밸브 역할을 하며, 흡입할 필요가 없다. 닥터 브라운 사의 특수 젖병은 입술/입천장 갈림증이나 입술 갈림증을 보이는 영유아가 젖병 자체의 압착면을 사용하여 액체를 빨아들일 수 있다. 이 젖병은 적절한 압착면을 형성하고 있기 때문에 수유자에 의해 외부 압착이 필요하지 않은 영유아에게 적합하다. 닥터 브라운 사의 특수 젖병의 장점 중 하나는 유속이 다른 젖꼭지를 구매하여 영유아가 성장함에 따라 젖꼭지 유속을 변경할 수 있다는 점이다.

⑤ 피존 사의 입천장 갈림증 젖꼭지
(Cleft palate nipple by Pigeon)

이 압착 기반 젖병은 Y컷 젖꼭지와 압착만을 사용하는 한 방향 디스크 밸브가 있다. 젖꼭지에는 다른 젖병의 젖꼭지에는 없는 두가지 특징으로, ㉠ 영유아의 코를 향한 젖꼭지 기저부의 공기 배출구가 있고, ㉡ 입천장에 닿는 단단한 면과 혀에 놓이는 부드러운 면이 있는 양면 젖꼭지가 있다.

⑥ 엔파밀 입술/입천장 갈림증 젖병(Enfamil Cleft Lip/Palate Nurser–이전에는 미드 존슨 브랜드로 판매됨)

이 오래된 젖병은 젖꼭지가 길고 압착할 수 있는 플라스틱 젖병이다. 수유자는 영유아의 빨기 패턴에 맞추어 젖병을 압착해 주어야 한다.

다른 압착 기반의 젖병은 시중에 판매되고 있으며 계속 개발되고 있다. 입술/입천장 갈림증을 보이는 영유아가 초기 평가를 받을 때, 가족들은 작업치료사에게 익숙하지 않은 젖병을 가져올 수도 있다. 이러한 경우에는 상황에 맞게 대처하는 행동을 보이는 것이 도움이 된다. 영유아가 효율적으로 수유하고 성장하며, 가족들이 수유에 대한 우려가 없다면 젖병 수유 방법이나 도구를 변경할 필요가 없다. 하지만 주사기, 컵, 숟가락으로 먹이기가 주된 수유 방법으로 사용하는 입술/입천장 갈림증을 보이는 영유아에게 일반적으로 권고되지 않으며, 성장에 도움이 되지 않는 것으로 밝혀졌다(Ize-Iyamu & Saheeb, 2011). 작업치료사는 가족이 압착 기반 젖병에 대한 적절한 교육을 받고, 이러한 도구를 안전하고 효율적으로 사용하여 영유아에게 수유할 수 있는지 확인해야 한다.

(8) 입술/입천장 갈림증의 수유 어려움 (Feeding challenges with CL/P)

① 젖은 숨소리(Wet breath sounds)

입천장 갈림증을 지닌 영유아나 아동들은 코인두 역류로 인해 수유하는 동안 상부 기도에서 젖은 소리가 종종 나타난다. 젖은 숨소리는 코에서 나며 수유가 끝나면 들리지 않는다(Harkness & Samaan, 2011). 때때로 이 소리는 흡인(aspiration)으로 인한 임상 증상과 구분이 어렵다. 젖은 숨소리가 코가 아닌 기도(목이나 가슴 부위에서 나는 소리)에서 나는 것처럼 들리거나, 호흡곤란이나 기침과 같은 다른 징후를 보일 경우 흡인을 의심해야 한다.

② 코역류(Nasal regurgitation)

치료가 되지 않은 입술/입천장 갈림증은 구강과 비강이 완전히 분리되지 않아, 먹거나 마실 때 음식이나 액체가 코로 넘어갈 수 있다. 영유아를 똑바로 세우거나(그림 11.6 참조) 옆으로 높이 누인 자세로 수유하면 코역류를 최소화 할 수 있다. 느린 유속의 젖꼭지를 사용하거나 작은 음식덩어리를 수유하도록 하는 것은 코역류를 최소화하는 하나의 전략이 될 수 있다. 침을 뱉거나 구토를 할 때 코역류가 나타날 수 있으며 입술/입천장 갈림증을 보이는 영유아가 수유할 때 특히 고형식으로 전환할 때 코역류가 나타날 수 있다.

③ 입안에 상처와 출혈이 있는 경우 (Sores and bleeding in the mouth)

갈라진 입천장의 가장자리나 치조, 코는 입천장과 젖꼭지의 마찰로 인해 상처와 출혈이 생길 수 있다. 이러한 일이 발생하면 수유가 고통스러워지고 영유아는 통증으로 인해 젖병을 거부할 수 있다. 갈라진 입천장의 마찰을 최소화하고, 상처가 치유될 시간을 제공하기 위한 중재는 다음을 포함한다.

- 젖꼭지를 입안의 아픈 곳에서 다른 곳으로 옮기고,
- 젖꼭지를 입안의 앞쪽에 위치하게 하고 외부에서 압착을 제공하며,
- 영유아 수유에 안전한 소량의 윤활제(예; 라놀린)를 젖꼭지에 놓아 마찰을 감소시킨다.

만약 고통스러운 젖병 수유로 인해 부정적인 인식이 발생하면 마찰의 원인을 제거하고 상처가 치유되는 시간을 제공하기 위해 코위영양관을 일시적으로 사용하는 것이 도움이 될 수 있다. 이 경우 아동의 입술/입천장 갈림증 전문팀으로부터 필요한 지원을 받아야 한다. 일단 상처가 치유되면 대부분의 영유아는 구강 수유로 돌아간다.

④ 수유 후 과민함과 팽만감 (Irritability and bloating after feeding)

구강과 비강 사이가 갈라져 있기 때문에 입천장 갈림증, 입술/입천장 갈림증을 보이는 영유아는 수유 중에 과도한 공기를 삼킬 수 있다. 이는 수유 후에 과민함과 팽만감이 나타나며(Cooper-Brown et al., 2008), 위식도 역류를 일으킬 수 있으므로 트림을 할 수 있도록 규칙적인 휴식 시간을 제공하는 것이 도움이 될 수 있다. 영유아가 수유 중 또는 수유 후 자주 과민 반응을 보이고 울음을 참지 못하며, 계속 우는 경우 가족은 추가 평가를 위해 의료진의 진료를 받아보아야 한다.

(9) 입술/입천장 갈림증을 보이는 영유아의 수유와 비 치조 성형판(Feeding an infant with CLP and a nasoalveolar molding plate)

넓게 한방향 또는 양방향 입술/입천장 갈림증을 보이는 영유아는 출생 후 몇 주 안에 비 치조 성형(NAM)판을 맞추게 된다(그림 11.8 참조). 비 치조 성형판의 목적은 영유아가 성장하면서 갈림증 수술을 준비하는 동안 치조의 가장자리를 만들어 주는 것이다(Kapadia et al., 2020). 입술/입천장 갈림증을 전문으로 하는 치과의사(교정 전문의나 소아 치과의사)가 영유아의 비 치조 성형판을 제작한다. 비 치조 성형판은 교정 전문의나 소아 치과의사가 시술하며, 부모에게 착용 방법을 교육한다. 영유아가 성장함에 따라 치조의 측면에 맞도록 비 치조 성형판을 조정한다. 비 치조 성형판은 영유아의 입천장에 맞게 성형된 플레이트와 볼에서 "버튼(button)"까지 테이핑하여 영유아의 입에 고정한다(한방향 입술/입천장 갈림증의 경우 버튼 1개, 양방향 입술/입천장 갈림증의 경우 버튼 2개; 그림 11.8). 입술 테이핑과 코 스텐트를 추가하여 각각 입술과 코의 치료를 위한 준비를 할 수 있다.

비 치조 성형판을 삽입하는 것은 영유아와 수유자가 새로운 수유 방법을 배워야 한다는 의미가 될 수 있다. 비 치조 성형판을 삽입 후 변화된 영유아의 구강 수유 방법은 다음과 같다.

- 비 치조 성형판 버튼이 젖꼭지가 영유아의 입으로 들어가는 것을 방해할 수 있다.
- 입천장이나 코의 구조물에 젖꼭지가 닿는 것을 느끼지 못한다.
- 비 치조 성형판을 압착면으로 작용한다.

이러한 요인에 의해 영유아의 수유 방법이 바뀔 수 있으며, 이러한 수유 전환기 동안 작업치료사의 중재를 받는 것이 도움이 된다.

그림 11.8. (a) 입술 테이핑을 한 왼쪽 한 방향 완전 입술/입천장 갈림증 및 코 스텐트를 삽입한 비 치조 성형판, (b) 비 치조 성형판과 코 스텐트가 있는 양방향 완전 입술/입천장 갈림증

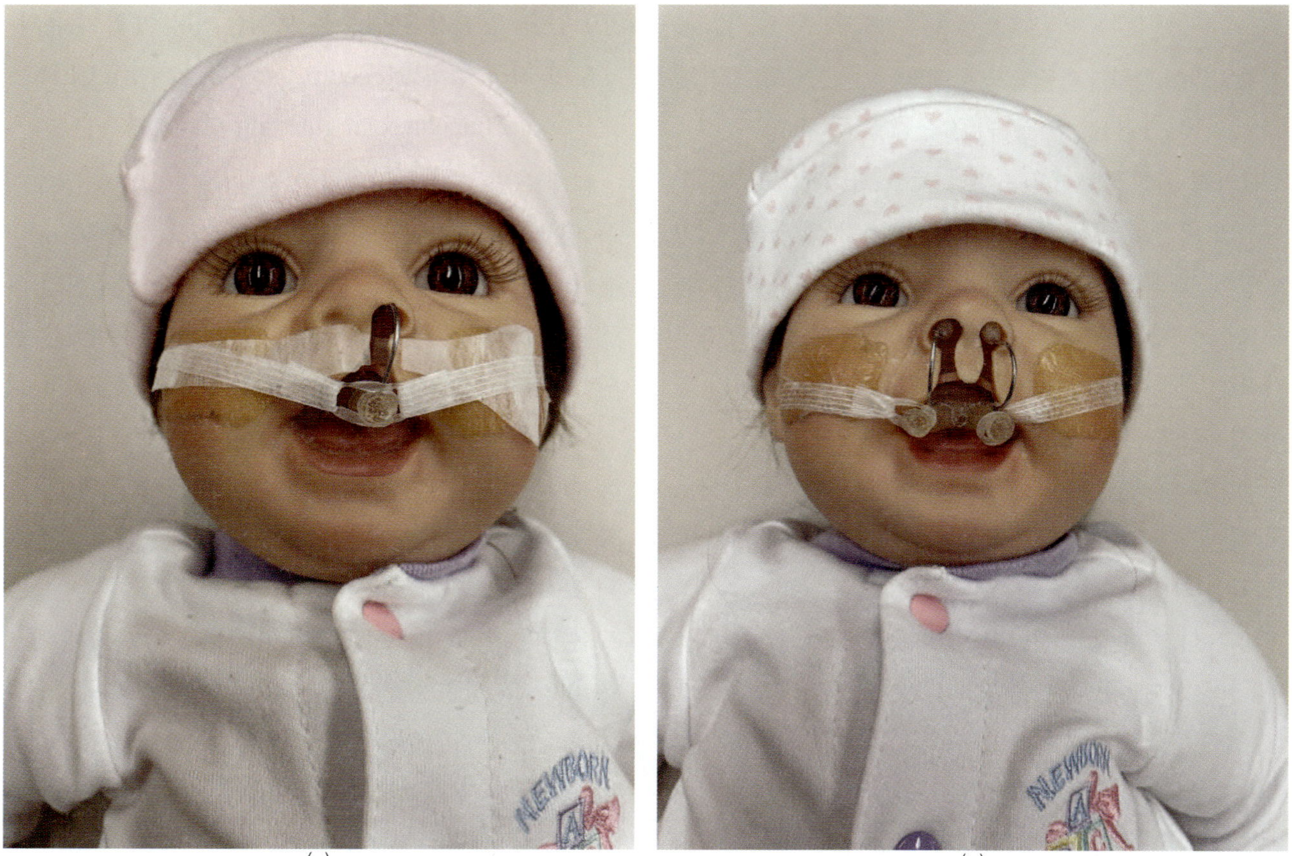

(a) (b)

출처: K. Turner. Used with permission.

(10) 입술/입천장 갈림증의 숟가락 섭식과 컵으로 마시기의 중재(Intervention for spoon feeding and cup drinking with CL/P)

입천장이 치료되기 전까지 입천장 갈림증 또는 입술/입천장 갈림증을 보이는 영유아는 구강 내에 생긴 공간을 통해 음식물이 코를 통해 밖으로 새어 나온다. 입천장 갈림증 또는 입술/입천장 갈림증을 보이는 영유아에서 이유식을 시작할 때 코 역류와 코에서 음식물이 새어 나오는 경우는 흔히 나타난다. 영유아는 갈라진 입천장 부위를 지나 음식물을 옮기는 방법을 배우기 위한 연습이 필요하다. 새콤하거나 매운 음식은 코를 자극할 수 있으므로 이런 종류의 음식으로 인해 불쾌해 하는 경우에는 피해야 한다. 코 역류에서 불구하고, 영유아가 씹기에 필요한 구강–운동 기술을 발달시킬 수 있도록 연령에 맞는 적절한 시기에 이유식을 시작하도록 권고해야 한다(AboutKidshealth, 2020). 때로는 입술을 치료하거나 비 치조 성형판을 삽입한 영유아는 입에서 다양한 부정적인 경험으로 인해 구강 방어나 감각과민을 보일 수 있다. 고형식으로 전환하는 것이 어려운 경우 과도한 스트레스를 줄이고 성공적인 섭식을 지원하기 위해서 임상 섭식 평가, 중재, 보호자 교육이 필요하다(8장 “섭식 혐오와 경관 섭식에서 구강 섭식으로의 전환”을 참조하십시오).

입천장 갈림증이나 입술/입천장 갈림증을 보이는 영유아는 연령에 따라 적절한 시기에 주입구가 개방된 컵(open cup)이나 빨대 컵(sippy cup)으로 전환할 수 있다. 입천장이 치료되지 않은 상태에서는 액체를 빨아들이기 위해 압착 기능이 있는 컵이나, 흡입이 부족할 때 사용할 수 있는 자유 유출 빨대 컵이 필요하다. 흘러내

리지 않는 빨대 컵은 밸브를 제거하거나, 부드러운 주둥이가 달린 스파우트 빨대 컵은 스파우트의 구멍을 조금 확장하여 수정할 수 있다. 빨대 컵은 액체를 빨아들이기 위해 흡입이 필요하기 때문에 일반적으로 성공적인 방법은 아니다.

입천장 수술 및 비강을 막는 기능을 하는 물렁 입천장이 회복된 후 영유아와 아동은 흡입 또는 구강 내 압력이 만들어지면서 다양한 종류의 액체를 마실 수 있다. 수술 부위가 아물기 전까지는 수술 직후 바로 사용할 수 있는 컵의 종류가 제한적일 수 있다. 작업치료사는 제한이 있는지 확인하기 위해 아동의 주치의와 상의해야 한다. 입천장 수술 후에도 코역류와 흡입의 어려움이 지속되는 경우 아동을 외과 전문의 및 전문가 간 팀과 연결하는 것이 도움이 된다.

요약하면, 입술/입천장 갈림증을 진단받은 영유아는 구강 내 흡입 능력의 어려움으로 효율적인 구강 수유와 성장에 제한이 있을 수 있다(Reid et al., 2006). 이러한 손상을 보상하기 위해 수술 전까지는 압착 기반 젖병을 사용하는 것이 도움이 된다. 영유아가 연령에 적합한 구강-운동 기술을 발달시킬 수 있도록 입술/입천장 갈림증을 보이는 영유아들이 고형식 및 컵으로 마시는 것으로 전환하는 것을 권고해야 한다(AboutKidsHealth, 2020). 젖병 수유와 마찬가지로 입술/입천장 갈림증을 보이는 대부분의 영유아와 아동은 연습 시간을 통해 고형식과 컵으로 마시기로 전환한다. 작업치료사의 평가, 중재, 교육은 생후 1년 동안 구강 수유 전환을 통해 보호자를 지원할 수 있다.

2) 기타 머리얼굴 이상(Other Craniofacial Anomalies)

입술/입천장 갈림증이 진단된 영유아는 단기간 수유에 어려움을 겪는 경향이 있으며, 이러한 문제는 갈라짐이 해결되면 회복된다. 하지만 다른 머리얼굴 이상은 복잡하고 장기적인 의학적 및 수유 문제를 보인다(Aredson & Brodsky). 다음과 같은 머리얼굴 이상의 다양한 증후들로 인해 아동들은 안전하고 준비가 되었을 때, 구강 수유를 위한 고유한 방법들을 따르게 된다.

(1) 피에르 로빈 시퀀스(Pierre Robin sequence)

피에르 로빈 시퀀스(PRS)는 배아의 발달 과정 중에 자궁에서 발생하는 이상 증후군이다. 피에르 로빈 시퀀스를 가지고 태어난 영유아는 아래턱이 미성숙하고 후퇴되어 있고(**작은턱증**, micrognathia, **아래턱 후퇴**, retrognathia라고 칭함; 그림 11.9), 혀가 입 뒤쪽에 위치하게 되어(예; **설하수증**, glossoptosis) 상기도를 막히게 할 수 있다(그림 11.10 참조). 피에르 로빈 시퀀스를 보이는 영유아 중 상당수는 입천장 갈림증을 동반하지만, 피에르 로빈 시퀀스를 진단하기 위해 입천장 갈림증이 필수적인 요소는 아니며, 피에르 로빈 시퀀스 단독으로 진단되거나 다른 선천성 이상과 함께 진단된다(Gangopadhyay et al., 2012; 예; 스티클러 증후군-Stickler's syndrome, 22q11.2 델리션 증후군-deletion syndrome).

피에르 로빈 시퀀스 진단을 위해서는 아래의 3개 특징 중 2개 이상을 나타내야만 한다.

- 작은턱증(micrognathia), 아래턱 후퇴(retrognathia)
- 설하수증(glossoptosis)
- 상기도 폐쇄(upper-airway obstruction)

① 피에르 로빈 시퀀스를 위한 기도 관리 (Airway management for PRS)

이 집단에서 기도 폐쇄의 심각성은 매우 다양하다. 몇몇 영유아는 중재 없이 관리되는 반면, 다른 영유아들은 기도 관리를 위해 입원이 필요하다. 일반적으로 혀기저부 기도 폐쇄가 더 심하거나 증후군 형태의 피에르 로빈 시퀀스를 보이는 영유아는 더 침습적인 기도에 대한 중재가 필요하다. 상기도 폐쇄를 중재할 때, 기도 유지를 위해 다양한 전략을 사용할 수 있다.

㉠ 비수술적 치료에는 다음이 포함될 수 있다.

- 옆으로 세워 누인 자세나 엎드린 자세를 취해 혀로 인한 기도 폐쇄를 예방,

그림 11.9. 피에르 로빈 시퀀스와 아래턱 후퇴를 보이는 영유아

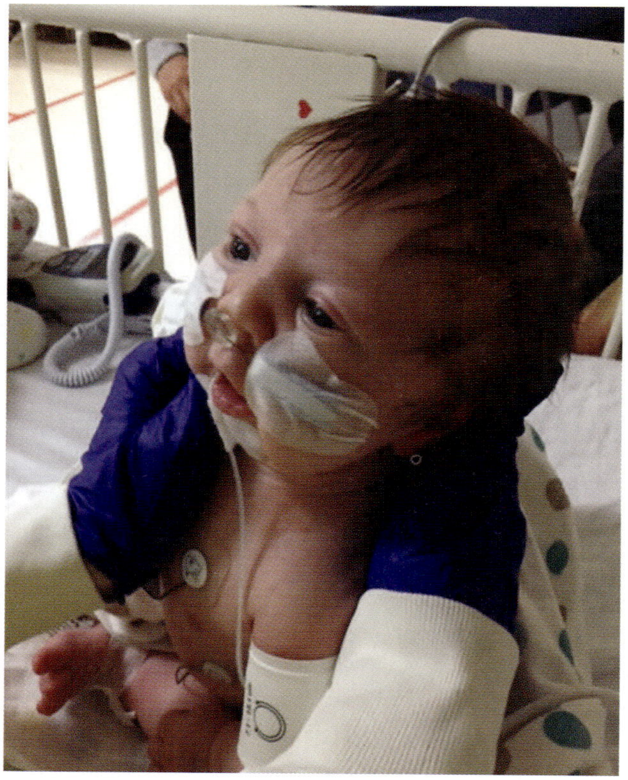

출처: S. Breton. Used with permission.

그림 11.10. 혀가 뒤로 위치하는 것은 피에르 로빈 시퀀스를 보이는 영유아의 상기도를 막을 수 있다.

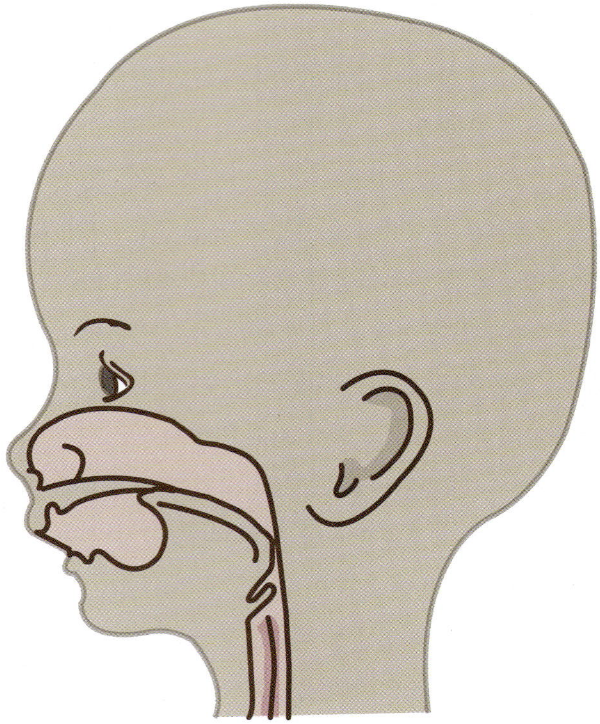

출처: S. Marcus. Used with permission.

- 인공 상기도를 제공하기 위해 한쪽 콧구멍에서 인두까지 연결하거나 코인두관의 삽입(Abel et al., 2012; 참조 그림 11.11).
- 침습적 또는 비침습적 양압환기(Buchenau et al., 2017; Poets & Bacher, 2011).

㉡ 수술적 치료에는 다음이 포함될 수 있다.

- 혀를 입술에 봉합하는 **혀-입술 유착(혀 고정술 - glossopexy)**
- 외과적 수술로 삽입된 견인기를 사용하는 **아래턱 당김 뼈 형성술(mandibular distraction osteogenesis, MDO)**, 또는
- 기관절개관 삽입(Diep et al., 2020; Khansa et al., 2016; Rathe et al., 2015).

② 피에르 로빈 시퀀스의 구강 수유 임상적 징후(Clinical presentation of oral feeding with PRS)

피에르 로빈 시퀀스를 보이는 영유아는 호흡에 어려움을 겪으며, 이로 인해 구강 수유와 성장에 어려움을 겪을 수 있다(Dorise et al., 2019; Glass & Wolf, 1999; Paes et al., 2017). 설하수증으로 인한 호흡 곤란은 특히 영유아와 아동이 바로 누운 자세를 취할 때 기도 폐쇄가 나타난다. 영유아는 기도를 열기 위한 호흡, 호흡을 증가시키기 위한 움직임(예; 기관을 잡아당김, 늑골을 아래로 끌어당기기, 머리 흔들기 등)이 증가되고 산소포화도가 떨어진다. 영유아들은 빨고-삼키고-숨쉬기 협응의 저하, 호흡 곤란, 호흡을 위한 움직임의 증가로 인한 피로 때문에 구강 수유가 어려운 경우가 많다. 수유시간이 오래 걸릴 수 있으며, 수유 중 잘못된 타이밍에 숨을 쉬게 되면 흡인의 징후(예; 기침, 젖은 숨소리)가 나타날 수 있다.

피에르 로빈 시퀀스를 보이는 영유아는 위 식도 역류 질환을 경험하게 되며, 특히 설하수증으로 인해 호흡을 위한 움직임을 증가시킬 때 발생한다(Evans et al., 2011). 호흡량이 증가하면 수유 중 및 수유 후에 역류

그림 11.11. 피에르 로빈 시퀀스 및 코인두관을 가진 영유아

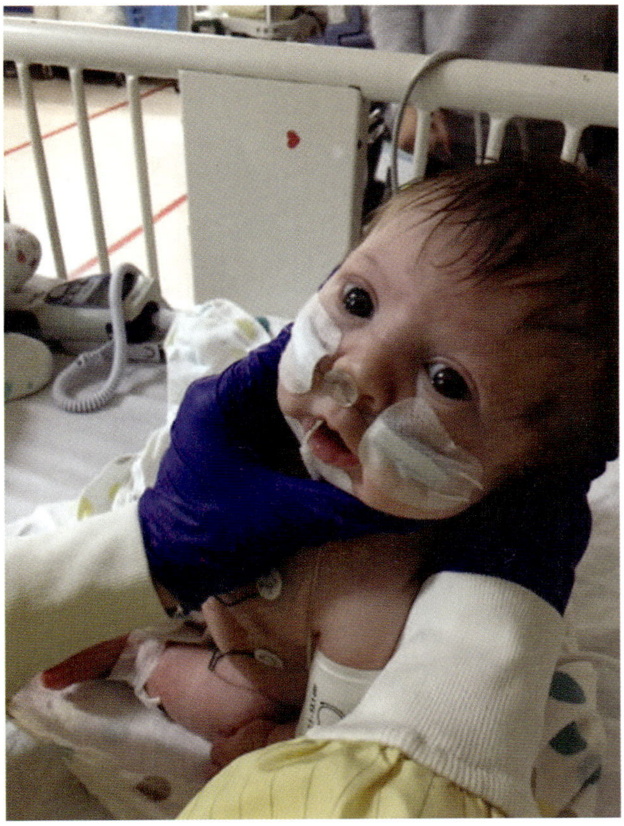

출처: S. Breton. Used with permission.

를 유발하여 기도 부종 발생과 상기도 폐쇄 및 산소포화도 감소를 더욱 악화시킬 수 있다. 위 식도 역류 질환은 구강 수유에 대한 영유아의 흥미를 제한하고, 잠재적으로는 구강 수유와 부정적인 연관성을 유발시킬 수 있다. 이것이 문제가 될 경우 위 식도 역류 질환의 의학적 관리가 중요하다(7장 "위 식도 역류 및 기타 위장 문제"를 참조하여 위 식도 역류 질환 관리에 대한 자세한 내용을 확인하세요).

③ 피에르 로빈 시퀀스의 구강 수유를 위한 중재 (Intervention for oral feeding with PRS)

피에르 로빈 시퀀스를 보이는 영유아에게 구강 수유를 할 때에는 몇 가지 고려 사항을 포함하여 작업치료사의 신중한 평가와 중재가 필요하다(사례연구 11.1 참조). 수술적 또는 비수술적 기도 관리 전략은 구강 수유에 다양한 방식으로 영향을 미칠 수 있다. 기도 관리 전략으로 영유아의 호흡이 성공적으로 개선되면, 구강 수유도 잘 할 수 있게 된다. 기도 관리 전략은 구강 수유에 고려해야 할 다른 영향을 미칠 수도 있다.

작업치료사는 피에르 로빈 시퀀스를 보이는 영유아에게 구강 수유를 할 때 다음과 같은 사항을 고려해야 한다.

㉠ **호흡 상태**(Respiratory status) : 구강 수유를 시도하기 전에 안정된 호흡 상태는 필수적으로 확인되어야 한다. 일반적으로 설하수증으로 인한 기도 폐쇄로 휴식 상태에서 호흡 곤란을 겪는 영유아는 구강 수유를 시도할 준비가 되지 않은 상태이다. 처음에는 비영양적 빨기를 시도하고 영유아의 호흡에 미치는 영향을 관찰한다. 비영양적 빨기로 인한 호흡 증가, 호흡곤란의 악화, 산소포화도가 감소되는 것은 구강 수유를 할 준비가 되지 않은 것이다.

㉡ **자세**(Positioning) : 상기도 폐쇄 없이 구강으로 수유하기 위해서는 수유 시 옆으로 세워 누인 자세나 엎드린 자세를 취해야 하는 경우가 많다(그림 11.12 참조).

㉢ **도구와 수유 기술**(Equipment and feeding technique) : 입천장 갈림증을 보이는 영유아는 압착 가능한 젖병이 필요할 수 있다. 피에르 로빈 시퀀스를 보이는 영유아는 작은 아래턱과 수축된 혀로 인해 압착면의 면적이 작기 때문에 더 긴 젖꼭지와 외부 압착을 제공할 수 있는 젖병이 필요할 수 있다. 젖병을 입천장 쪽으로 기울이는 것은 젖꼭지가 혀 위에 위치했는지 확인하는데 도움이 될 수 있다. 상부 기도의 폐쇄가 관찰되는 경우 영유아가 삼킬 때 호흡을 조절할 수 있는 시간을 더 많이 주기 위해 작은 음식덩어리를 더 자주, 적게 수유하는 것이 필요할 수 있다. 구강 수유 시간을 제한하는 것은 피로를 줄이는데 도움이 될 수 있다.

㉣ **코인두관의 유무**(Presence of an NPT) : 기도 폐쇄의 비수술적 치료 중 하나로 삽입된 코인두관은 구강 수유를 어렵게 할 수 있다. 코인두관을 삽입한 영유아의 경우 구강 수유 시 유축 모유, 조제분유,

그림 11.12. 기도 폐쇄를 줄이기 위해 옆으로 세워 누인 자세로 수유하는 피에르 로빈 시퀀스를 보이는 영유아

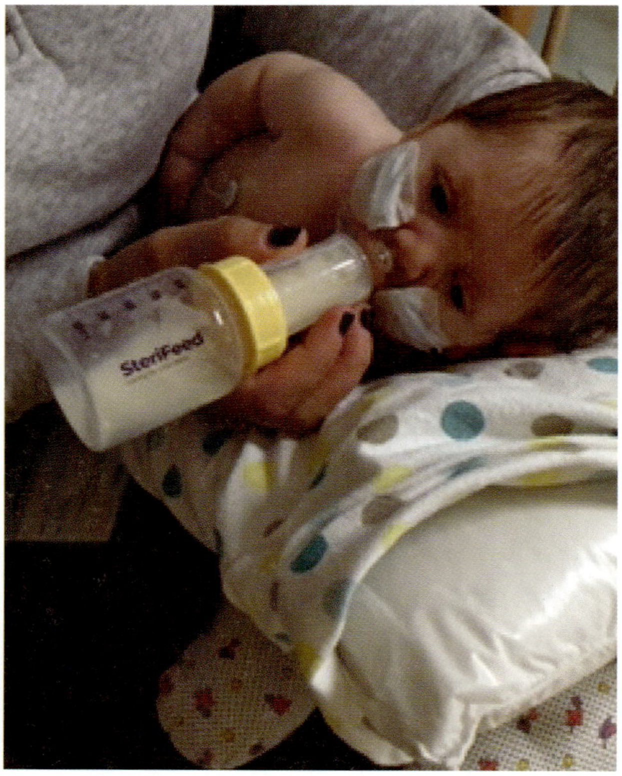

출처: S. Breton. Used with permission.

분비물 또는 역류로 인해 인공적으로 상부기도가 막힐 수 있다(Poets & Bacher, 2011). 옆으로 세워 누인 자세나 작은 음식덩어리를 제공하면 코인두관을 사용하는 영유아의 수유에 도움이 될 수 있다. 일부 영유아들은 구강 수유를 제한하는 코인두관을 사용함에도 심각한 호흡 문제를 겪을 수 있다. 영유아가 성장하면서 기도가 커짐에 따라 설하수증으로 인한 상부 기도 폐쇄가 개선되면 코인두관을 제거하고 구강 수유를 할 수 있게 된다.

ⓜ 수술적 기도관리(Surgical airway management) : 때로는 수술적 기도관리가 필요하다. 아래턱 당김뼈 형성 치료가 완료되면 피에르 로빈 시퀀스를 보이는 영유아의 수유 문제와 삼킴 기능이 개선되는 것으로 밝혀졌다(Monasterio et al., 2004). 그러나 기도관리를 위해서 아래턱 당김이나 기관 절개술을 필요로 하는 영유아가 완전한 구강 수유를 달성하기 위해서는 보상적 치료를 받은 영유아들보다 더 오랜 시간이 걸리는 것으로 나타났다(Runyan, 2018). 이는 기도의 수술적 관리를 필요로 하는 영유아가 더 심각한 유형 또는 증후군 형태의 피에르 로빈 시퀀스를 가질 가능성이 높기 때문일 수 있다(Evans et al., 2011). 또한 기도의 수술적 관리가 필요한 피에르 로빈 시퀀스를 보이는 영유아는 위루관 수유가 필요한 수유 문제를 겪을 가능성이 더 높다(El Ghoul et al., 2020; Lidsky et al., 2008).

ⓗ 기도관리 전략으로 인한 불편함(Discomfort because of airway management strategies) : 자세 수정을 제외한 대부분의 기도관리 전략은 구강 수유를 일시적으로 제한할 수 있는 잠재적 불편함을 유발한다. 기도관리 전략을 변화하기 위해서는 구강 수유의 재평가가 필요하다. 재평가에서 영유아가 수유에 대한 관심이 줄거나 구강 수유를 거부하고, 안전한 구강 수유를 하지 못한다면, 경관 수유가 필요할 수 있다. 부모에게 구강 수유를 해야 하는 이유와 재평가를 해야 하는 시기에 대한 교육을 제공하는 것이 중요하다.

ⓢ 위 식도 역류 질환(GERD) : 피에르 로빈 시퀀스를 보이는 영유아는 의학적 치료, 지속적인 수유, 유문후 부위 수유, 위루관 수유를 필요로 하는 심각한 위 식도 역류 질환을 가지고 있을 수 있다. 이러한 경우 영유아가 구강 수유를 할 준비가 되었는지 여부를 결정하기 위해 신중하게 평가되어야 한다. 시간이 지남에 따라 영유아의 아래턱은 길어지는 경향이 있고 혀가 앞으로 나오게 되어 상부기도 폐쇄와 위 식도 역류가 감소되는 결과를 나타낸다. 더 심각한 유형의 피에르 로빈 시퀀스를 보이는 영유아는 기도 폐쇄의 개선과 위 식도 역류 질환의 해결, 이후 효율적인 구강 수유로의 전환 과정에 지연이 있을 수 있다. 피에르 로빈 시퀀스를 보이는 영유아들은 각각 고유한 특성을 가지기 때문에 구강 수유가 언제 개선될지에 대한 구체적인 시기

는 존재하지 않는다. 기도, 위장 및 다른 의학적 문제들이 해결되면 피에르 로빈 스퀀스를 보이는 영유아들은 일반적으로 구강 수유를 시작한다.

(2) 머리얼굴 작음증(craniofacial microsomia)

머리얼굴 작음증(craniofacial microsomia)은 얼굴이나 머리의 일부분이 발달하지 않은 상태이다(Arvedson & Brodsky, 2002; NIH-미국 국립보건연구원, GARD-유전자 및 희귀질환 정보센터, n.d.-a). 대부분의 경우 얼굴의 절반이 덜 발달되고 이를 **편측안면 소체증(hemifacial microsomia)**이라고 한다. 이 증후군은 얼굴의 미세한 차이부터 얼굴 뿐 아니라 다른 부위까지 포함하는 심각한 경우까지 다양한 중증도를 나타내며 다음과 같은 징후를 가진다.

- 작거나, 결여되거나, 비정형적으로 형성된 귀(**작은귀증, microtia**)로 인해 영향을 받은 쪽의 청력 손실
- 작거나 편평한 얼굴뼈
- 한쪽 하악골이 무형성 또는 결손
- 비대칭적인 얼굴 움직임으로 관찰되는 저형성 얼굴 근육 및 신경
- 혀의 미성숙(**형성저하증, hypoplasia**)
- 손상 부위의 눈이 작거나 보이지 않는(**시각소실, anopsia**) 등의 시각장애 유발

머리얼굴 작음증이 심각한 경우 몸의 다른 부위(NIH-미국 국립보건연구원, GARD- 유전자 및 희귀질환 정보센터, n.d-a)에서도 나타난다.

- 갈비뼈나 척추가 작거나 결여된 경우, 그리고
- 내부 장기가 작거나 결여된 경우

① 머리얼굴 작음증으로 인한 구강 수유 임상적 징후(Clinical presentation of oral feeding with craniofacial microsomia)

머리얼굴 작음증을 보이는 일부 영유아의 경우 얼굴과 신체의 어느 부위가 관련 있는지에 따라 구강 수유가 어려울 수 있다(Caron et al., 2015). 수유 어려움의 정도는 머리얼굴 작음증 진단의 중증도와 관련이 있다(Caron et al., 2018). 여기에는 다음이 포함된다.

- 한쪽 턱이 발달되지 않은 경우 입 벌리기가 어려움
- 입술 닫힘 저하, 부적절한 음식덩어리 조절, 씹기 능력 저하를 보이는 얼굴 근육의 약화
- 형성저하증으로 인한 흡입력과 압력형성 저하
- 혀가 뒤에 위치하거나 혀의 형성 저하로 인해 젖병 수유 시 젖꼭지를 혀 위에 올려놓는 것이 어려움
- 수유 중 기도 폐쇄, 호흡 및 지구력의 어려움을 보이는 상부 기도 이상
- 위 식도 역류 질환, 메스꺼움, 운동 장애를 유발하는 위장 문제
- 약한 근육 신경의 형성 저하로 인한 구강 및 인두 단계의 삼킴 장애(Miller & Madhoun, 2016); 머리얼굴 작음증의 13.5%에서 묽고 걸쭉한 액체에 대한 삼킴 장애가 관찰된다(van de Lande et al., 2018).

② 머리얼굴 작음증에 대한 구강 수유 중재법(Interventions for oral feeding with craniofacial microsomia)

구강 수유를 고려하기 전에 영유아의 안정된 의학적 상태와 기도 확보, 위장 문제들이 적절히 관리되었는지 확인해야 한다. 그 전까지는 경관 수유가 필요할 수 있다. 영유아의 삼킴을 안전하게 평가하기 위해 필요에 따라 침상위 평가와 비디오 투시 삼킴 검사를 하는 것은 구강 수유를 준비하는 영유아들에게 중요하다. 삼킴 장애를 겪는 영유아와 아동의 안전을 위해 구강 수유 방법을 수정해야 할 수 있다. 영유아는 형성 저하로 인한 독특한 구강의 구조적 어려움을 보상하기 위해 적절한 젖병이나 컵이 필요할 수 있다. 영유아의 구강 수유의 어려움이 지속될 것으로 예상되는 경우 의료진은 장기적인 경관 수유를 고려할 수 있다.

(3) 트리처콜린스 증후군(Treacher Collins syndrome)

트리처콜린스 증후군(Treacher Collins syndrome)은 50%

는 부모로부터 상염색체 우성 유전패턴을 따르며, 나머지는 새로운 돌연변이인 유전 질환이다(NIH-미국 국립보건연구원, GARD- 유전자 및 희귀질환 정보센터, n.d.-b). 외형은 다음과 같은 얼굴뼈와 조직의 발달부전이 특징이다.

- 광대(malar), 위턱과 아래턱의 발달부전
- 입술/입천장 갈림증과 혀의 후방 위치 및 상부 기도 폐쇄를 동반하거나 동반하지 않는 작은턱증(micrognathia)
- 시각 장애를 유발할 수 있는 넓은 미간, 아래로 처진 눈 및 기타 눈의 이상
- 청력 손실을 동반한 작고, 비정형적이거나 결여된 귀(작은귀증, 소이증 microtia)
- 좁아지거나 폐쇄된 비강, 즉 **뒤 콧구멍 폐쇄증**(choanal atresia) 또는 **협착증**(stenosis)으로 인한 호흡 곤란 초래

(참조: Palacio[2012]의 책 Wonder와 Stephen Chobsky[2017]가 제작한 동일한 제목의 영화는 트리처콜린스 증후군을 가지고 태어난 소년 Auggie와 그의 가족이 처음으로 공립학교에 입학하면서 겪는 이야기를 담고 있다.)

트리처콜린스가 나타나는 영유아와 아동들은 단기간 또는 장기간 동안 경관 수유를 필요로 하는 구강 수유 문제를 가지고 있다. 어떤 구강 수유 문제가 발생하는지는 관련된 구조에 따라 달라진다. 트리처콜린스를 보이는 영유아와 아동은 다음과 같은 문제 중 일부 또는 전부가 나타날 수 있다.

- 설하수증(glossoptosis)과 뒤 콧구멍 폐쇄증(choanal atresia)으로 인한 기도 폐쇄(즉, 비강관이 열려 있지 않음), 구강 수유 시 빨고-삼키고-숨쉬기 협응의 저하(Posnick et al., 2004)와 흡인 위험(Miller & Madhoun, 2016)
- 턱의 형성 저하로 인한 씹기 근육이 약한 경우 씹는 힘 감소
- 비정상적인 뇌신경 신경 분포로 인해 삼킬 때 구강 및 인두 단계에서 삼킴 장애를 초래
- 구강 구조의 형성 저하 또는 결손으로 인한 구강 내 압력 저하, 비효율적인 빨기, 음식물 조절 저하와 구강 전달 감소
- 위장 문제 또는 의학적 관리가 필요한 기타 선천성 기형

(4) 희귀 머리얼굴 갈림증(Rare craniofacial clefts)

희귀 머리얼굴 갈림증(Rare craniofacial clefts)은 앞에서 설명한 부위 이외의 얼굴의 다른 부위에서도 발생할 수 있다. 이러한 갈림증은 단독으로 발생하거나 다른 기형과 함께 발생할 수 있다. 희귀 갈림증과 관련된 얼굴 부위는 다음을 포함한다.

- 얼굴 중앙부에 갈림증이 발생한 **중간얼굴 갈림증**(Median facial clefts)
- 코나 이마 안쪽 또는 그 주변으로 확장된 **정중 옆 얼굴 갈림증**(Paramedian facial clefts)
- 눈 안쪽이나 눈 주변에 갈림증이 발생한 **눈확 얼굴 갈림증**(Orbital facial clefts)
- 입 옆으로 갈림증이 발생하여 입이 크게 벌어져 큰 입을 만드는 **바깥 얼굴 갈림증**(Lateral facial clefts)

이러한 희귀 머리얼굴 갈림증은 의사 또는 외과의사가 진단하고 의료 전문가들이 머리얼굴 갈림증을 보고 할 수 있는 하나의 표준 방법을 제공하는 **테시어 분류**(Tessier classification)로 설명된다.

이 모집단은 매우 드물기 때문에 구강 수유에 관한 문헌이 제한적이다. 머리얼굴 갈림증을 보이는 영유아는 구강 내 흡입 감소 또는 압착면의 감소와 같은 입술 갈림증과 입천장 갈림증 모집단과 유사한 수유 문제를 겪을 수 있다. 예를 들어, 정중 옆 얼굴 갈림증은 입이 크게 벌어지거나 입을 다물 수 있는 능력이 저하될 수 있다. 눈 갈림증(Ocular cleft)은 입에서 뺨 위쪽을 따라 뼈나 연조직이 자궁에서 융합되지 않은 틈이 생긴 경우이다. 눈 갈림증에서 뼈와 연조직 둘 다 완전히 갈

라진 경우 음식덩어리가 앞으로 흘러나오게 되며 흡입이 제대로 이루어지지 않을 수 있다. 눈 갈림증의 다른 유형은 수유 문제를 일으키지 않을 수 있다. 수유 문제가 일어나는 경우 압착식 젖병 사용(입술 갈림증으로 인해 흡입이 어려운 경우), 수유 문제 및 해결 방안에 관한 보호자 교육, 의료팀의 기타 의학적 문제 관리 등의 입술 갈림증 및 입천장 갈림증 집단에서 사용한 중재 전략을 사용할 수 있다. 눈 갈림증 만으로 수유 문제가 발생한 경우, 수술적 치료가 완료될 때까지 영유아의 갈림증 특성에 적절한 수유 방법을 찾아야 한다.

사례연구 11.1. ANAYAH: 피에르 로빈 시퀀스

Anayah는 Holly와 Stephanie 사이에서 만삭으로 태어난 생후 14일 된 여아이다. Anayah는 부모님의 둘째이며 3살 위의 오빠가 있다. Anayah는 생후 2일이 되었을 때 병원에서 집으로 왔지만 모유 수유를 하는데 어려움을 겪었다. 생후 5일째 되던 날 주치의를 통해 건강검진을 받았고, Anayah의 체중이 출생시보다 10% 이상 감소된 것을 알게 되었다. Anayah의 어머니 Holly는 모유 수유에 어려움을 겪고 있다고 보고하였다. 진료 후 Holly와 Stephanie는 처방에 따라 유축 모유를 젖병으로 수유하고 조제분유로 보충 수유하기 시작했다. 생후 13일에 경과 관찰을 위한 주치의 진료시 Anayah는 지속적인 체중 감소와 젖병 수유에 어려움을 겪고 있었다. 주치의는 Anayah에게 입천장 갈림증을 진단하였고, 지역사회의 입술 갈립증 및 입천장 갈림증 프로그램에 의뢰하였다. Anayah는 진단받은 후 다음 날 성형외과 의사들과 전문가간 팀에게 진료를 받을 예정이었다.

수유 이력(부모 보고)

Holly는 Anayah가 태어났을 때부터 모유 수유에 어려움이 있었고, 오빠와는 달랐다고 보고하였다. Anayah는 배가 고픈 것처럼 보였지만 수유를 위해 젖을 물지는 않았고, Holly는 젖병 수유가 매우 느리다고 보고했다. Anayah는 30ml를 수유하는데 30–45분이 걸렸고, 1시간에서 1시간 30분마다 젖병 수유를 하였다. 부모님은 Anayah에게 수유하는 것에 대한 부담을 느낀다고 보고하였다. 그들은 Anayah가 높이 세워 엎드린 자세로만 깊게 잠을 잘 수 있었고, 바로 누운 자세에서는 "재미있는 숨소리"가 들린다고 보고했다.
성형외과 전문의, 간호사, 영양사, 사회복지사, 작업치료사를 포함한 입술/입천장 갈림증 팀이 함께 Anayah를 클리닉에서 평가하였다.

임상 수유 평가 중 관찰 사항

심폐 상태(Cardiorespiratory status) : Anayah는 카시트에 누운 자세에서 기관 당김(tracheal tug), 머리 흔들림(head bobbing), 가슴 아래쪽이 당겨지는 듯 보이는 등 호흡이 상당히 힘들었다. 간헐적으로 폐쇄성 호흡소리가 들렸다. 간호사는 Anayah의 산소포화도 모니터를 확인하였고, 수유 전 Anayah의 산소포화도는 95% 이상을 유지하였다. 엎드리거나 옆으로 누인 자세에서 Anayah의 호흡이 개선되었다.
구강구조(Oral structures) : Anayah가 울고 있을 때, U자형 입천장 갈림증이 보였고, 혀가 입안의 뒤쪽에 위치하는 아래턱 후퇴가 관찰되었다. 성형외과 전문의는 아래턱 후퇴, 설하수증, 상기도 폐쇄 등 여러 가지 징후가 복합적으로 나타난다는 이유로 피에르 로빈 시퀀스를 진단하고 부모님에게 알렸다.
행동 반응(Behavioral response) : Anayah는 무기력했지만 배고픔의 신호를 보였다. 평가를 위해 만지거나 기저귀를 벗겼을 때 잠시 깨어났다.
발달 선별검사(Developmental screen) : 적절한 신생아 반사, 근 긴장도, 생리적 굴곡이 관찰되었다.
비영양적 기능(Nonnutritive function) : 이 기능은 치료사가 장갑을 착용한 손가락으로 평가하였으며, 먹이찾기(rooting)와 빨기(sucking)반사는 존재하였다. Anayah는 장갑 낀 손가락 빨기를 시작하기 위해 혀를 앞으로 가져오는데 어려움을 느꼈으나 흡입은 느껴지지 않았다.
영양적 기능(nutritive function) : 작업치료사는 입천장 갈림증이 있는 영유아에게 적용할 수 있는 압착식 젖병을 보호자에게 소개하였고, Anayah는 작업치료사에게 수유를 받았다.
확인 1 – 닥터브라운(Dr. Brown)사의 특수 젖병으로 유축모유 수유 : Anayah는 옆으로 세워 누인 자세를 취하였으나 젖꼭지로 영양적 빨기 패턴을 시작하기에 어려움이 있었다. Anayah의 혀는 입안의 너무 뒤쪽에 위치하여 입천장에 젖꼭지를 압착하는데 어려움이 있었다. 그 결과 Anayah는 먹이찾기 반사와 배고픔 신호를 보였음에도 불구하고 적절한 영양적 빨기 패턴을 만들어 내지 못했다.
확인 2 – 하버만 젖병(Haberman Feeder)으로 유축모유 수유 : Anayah는 다시 옆으로 세워 누인 자세로 하버만 젖병의 가장 짧은 선(no flow)을 코에 나란히 놓이는 상태로 맞추었다. Anayah는 젖꼭지를 찾았고 작업치료사는 조심스럽게 젖병을 혀 위에 위치시켰다. Anayah는 처음 빨기를 시작하는 것이 어려웠기 때문에 작업치료사는 외부에서 젖꼭지에 압력을 제공하여 작은 양을 입에 넣었다. 작은 음식덩어리는 몇 번의 빨기 폭발을 유발하였고, 빨기 폭발 사이에 숨을 쉬기 위해 잠시 멈추었다. Anayah는 수유 연습을 통해 3~4회 빨 때마다 외부에

사례연구 11.1. ANAYAH: 피에르 로빈 시퀀스(Cont.)

서 젖꼭지에 압력을 제공하였고, 40ml를 20분 안에 구강으로 수유하는데 까지 발전하였다. 외부압력의 빈도가 증가(예; 1~2회 빨 때마다) 하자 Anayah는 기침을 하였다. 40ml 수유가 지나면 Anayah는 젖병을 멀리하고, 수유 후 모든 자세에서 젖은 숨소리나 기도 폐쇄음이 증가하였다. 폐쇄음이 증가됨에 따라 Anayah는 점점 불안하고 예민해 졌으며, 산소포화도가 80대 중반으로 떨어지기 시작하였다. 간호사와 성형외과 의사는 결과를 보고하였다.

비판적 분석 및 문제-해결 접근

잠재적 문제	임상 징후(관찰 및 과거력)	분석
구조적 및 구강-운동	• 약한 흡입력 • U자형 입천장 갈림증 • 혀가 뒤로 위치한 아래턱 후퇴 • 충분한 구강 내 압축면 부족 • 하버만 젖병으로 효율적인 수유 가능	• 구조적 문제로 인한 비효율적인 빨기 • 입천장 갈림증, 아래턱 후퇴, 혀가 뒤에 위치하여 젖꼭지가 긴 압착형 젖병 필요
심호흡	• 바로 누인 자세에서 혀가 기도 위를 막으면서 기도폐쇄음이 들림: 옆으로 눕거나 엎드린 자세에서 개선됨 • 작은 양의 음식덩어리 제공하고, 3-4회 흡입 때마다 외부에서 압력을 제공하여 수유하면 적절한 빨고-삼키고-숨쉬기 협응이 나타남 • 모든 자세에서 수유 후 기도 폐쇄 증가 및 산소포화도 감소로 인한 호흡 곤란이 관찰됨	• 구조적 문제로 인한 기도 폐쇄 • 적절한 자세, 작은 음식덩어리, 간헐적으로 젖꼭지에 외부 압력을 제공하여 적절한 빨고-삼키고-숨쉬기 협응을 제공
위장	• 수유 전 배고픔의 징후 • 수유 후 역류를 암시하는 징후(짜증, 호흡 상태 악화-젖은 숨소리, 호흡 증가, 기도 폐쇄 증가)	• 40ml 이후에 위 식도 역류의 임상 증상은 Anayah가 단기간에 섭취한 최대 용량임

분석

Anayah는 피에르 로빈 시퀀스로 인해 기도 폐쇄와 입천장 갈림증으로 효율적인 구강 수유에 어려움이 있는 생후 14일 된 여아이다. 옆으로 세워 누인 자세에서 하버만 젖병과 젖꼭지를 이용하여 가장 느린 유속으로 수유하고 매 3-4회 빨 때마다 외부에서 압력을 제공하면 적절한 빨고-삼키고-숨쉬기의 협응을 보이며 효율적인 수유를 하였고, 삼키는 동안 흡인의 임상적 징후는 관찰되지 않았다. 수유 후 호흡량이 증가하고 상기도 폐쇄가 악화되어 산소 포화가 감소되는 것으로 나타났다. 이는 위의 내용물이 구강 인두로 역류하여 기도로 유입된 결과라 생각되었다.

중재

Anayah는 체중이 감소하고 있었고, 수유 후 산소포화도는 감소되었으며, 압착 기반-젖병에 완전히 적응하지 못했기 때문에 성형외과의사는 체중 증가, 기도 확보, 수유(코위영양관 수유 및 젖병 수유 교육)를 위해 입원을 시키기로 결정하였다. 전문가간 팀과 협력하여 작업치료사는 다음과 같이 수유를 권고하였다.

- 구강 수유를 하는 동안 옆으로 세워 누인 자세 취하기
- 하버만 젖병을 흐르지 않는 수준(no flow)에서 매 3-4회 빨 때마다 보호자가 외부에서 압력을 제공하는 방법으로 수유하기
- Anayah가 관심이 저하되거나 피로를 느끼거나 역류 징후가 보이면 15-20분 후 젖병 수유를 중단하거나 더 빨리 중단하기
- 구강 수유 후 남은 양은 코위영양관으로 수유하기

수유 평가 추적 관찰

입원 기간 동안 Anayah는 수유량의 1/3은 구강 수유를 하였고, 나머지는 코위영영관으로 수유하였다. 며칠 만에 하버만 젖병의 중간 유속선(medium flow) 수준에서 매 3-4회 빨 때마다 압착을 제공하는 수준까지 개선되었다. Holly와 Stephanie는 하버만 젖병으로 수유하는 방

사례연구 11.1. ANAYAH: 피에르 로빈 시퀀스(Cont.)

법을 연습하였고, 코위영양관 사용법을 배웠다. Anayah는 수유 후에도 폐쇄성 호흡과 동시에 나타나는 위 식도 역류 질환 증상으로 힘들어 하여 의료진은 위 식도 역류 질환에 대한 약물을 처방하였다. 2주 간의 입원 후, Anayah는 구강 수유 및 코위영양관 수유와 입술 갈림증 및 입천장 갈림증 프로그램 전문가 간 팀의 추적 관찰을 종료하고 집으로 퇴원하였다. 시간이 지남에 따라 Anayah의 구강 수유가 호전되었고, 코위영양관을 제거할 수 있게 되었다.

요약

Anayah는 출생 후 피에르 로빈 시퀀스 진단을 받은 사례이다. 게다가 입천장 갈림증과 함께 구강 수유에 영향을 미치는 기도 문제도 가지고 있었다. 신생아 시기에 일반적인 수유 방법(젖병 수유, 모유 수유)으로는 효율적인 구강 수유를 할 수 없었다. 자세를 수정하고 압착 기반 수유 시스템을 사용하면서 적절한 빨고–삼키고–숨쉬기 협응이 나타나 효율적인 수유를 할 수 있었다. 그러나 상부기도 문제로 역류가 발생하였고 구강 수유에 영향을 미쳤다. Anayah의 수유 문제를 관리하고 궁극적으로 완전한 구강 수유로의 전환을 지원하기 위해 여러 전문가간 팀원들의 다각적인 접근이 필요하였다.

2. 식도폐쇄증과 기관식도 누출관 ESOPHAGEAL ATRESIA AND TRACHEO-ESOPHAGEAL FISTULA

식도폐쇄증(EA)은 식도의 끝부분이 위에 닿기 전에 조기에 끝나 근위부와 원위부에 주머니가 생기는 식도의 발달장애이다. 기관식도 누출관(tracheoesophageal fistula, TEF)은 식도와 기관사이가 연결된 것을 뜻한다. 이 두 질환은 각각 발생하거나 또는 동시에 발생할 수 있다(Brown et al., 2013). Gross 분류(1953)에서는 식도폐쇄증과 기관식도 누출관을 다양한 유형으로 설명한다(그림 11.13 참조).

- Type A : 이 유형은 기관식도 누출관 없이 식도폐쇄증만 나타나는 경우로 전체 사례의 7%~8.5%를 차지한다.
- Type B : 식도의 상부와 기관의 근위부 기관식도 누출관이 연결되고 하부는 주머니로 막힌 경우로 전체 사례의 1%~2%를 차지한다.
- Type C : 식도의 하부와 기관의 원위부 기관식도 누출관이 연결되고, 상부는 주머니로 막힌 경우로 전체 사례의 약 85%를 차지한다.
- Type D : 식도의 상부와 하부가 모두 기관에 연결되는 이중 누출관이 있으며, 기관식도 누출관을 통해 기관과 연결되어 있는 경우로 사례의 1%를 차지한다.
- Type E : 식도는 온전하게 위와 연결되지만, 식도와 기관 사이에 H형 누출관이라 불리는 연결부위가 있는 경우이다(Miller et al., 2019). Type E는 사례의 4%를 차지한다.

식도폐쇄증과 기관식도 누출관의 치료는 수술적 관리가 필요하며, 이는 식도 양쪽 끝의 일차 문합(즉, 수술적 연결)과 누출관의 폐쇄(존재하는 경우)로 구성된다.

1) 관련 이상 징후와 합병증 (Associated Anomalies and Complications)

식도폐쇄증과 기관식도 누출관을 보이는 영유아 50%에서 관련 이상 징후를 나타난다. 이과 관련된 이상 징후는 심장, 위장 척추 시스템, 비뇨계통과 염색체 이상 등이 포함된다(Browne et al., 2013). 식도폐쇄증과 기관식도 누출관을 보이는 영유아는 보편적인 발달을 하는 영유아 보다 구강 수유에 영향을 미칠 수 있는 다른 구조적 기도 이상을 보일 가능성이 높다. 이는 기관연화증, 성대 불완전 또는 완전 마비와 후두갈림증이 포함될 수 있다(Baxter et al., 2018). 식도폐쇄증과 기관식도 누출관은 바테르 증후군(VACTERAL association)의 일부이며, VACTERAL의 각 머리 글자의

그림 11.13. Gross 분류에 따른 다양한 유형의 식도폐쇄증과 기관식도 누출관

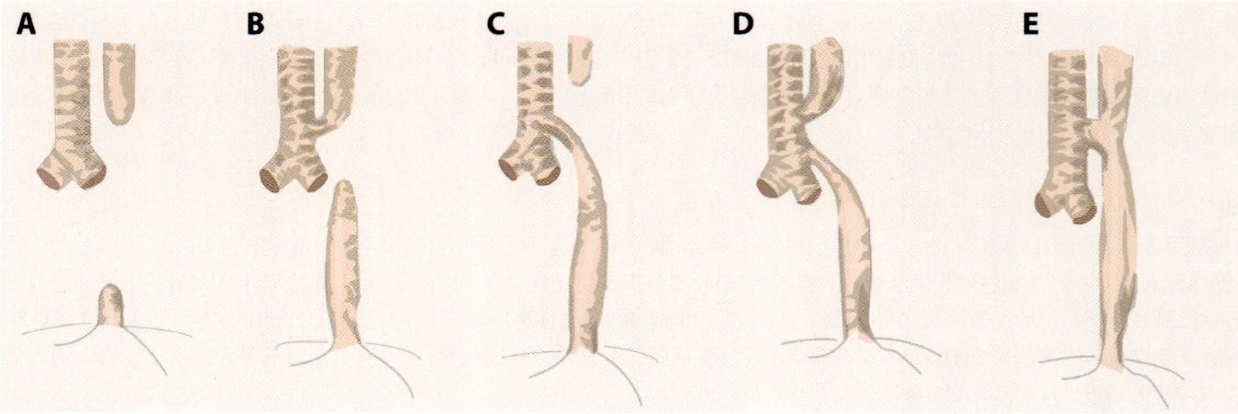

7.8% 0.8% 85.8% 1.4% 4.2%

note. EA/TEF = esophageal atresia/tracheoesophageal fistula; EA = 식도폐쇄증(esophageal atresia); TEF = 기관식도 노출관(tracheoesophageal fistula).
출처: Classifications from Gross (1953). Illustration by Manila Typesetting Company.

개별적 의미는 V, 척추 이상(vertebral abnormalities); A, 항문 폐쇄증(anal atresia); C, 심장결함(cardiac defects; T, 기관식도 누출관을 포함한 기관 이상(tracheal anomalies), ; E, 식도폐쇄증; R, 신장(renal)과 노쪽(raidal-손의 엄지 부분) 이상; L, 사지 비정상(limb abnormalities)을 나타낸다. 많은 영유아와 아동들은 다양한 이유로 위 식도 역류, 식도 수술 부위 협착, 식도 운동 이상, 기관연화증, 삼킴 장애, 수유 장애와 같은 합병증을 경험하며, 이는 호산구 증가성 식도염의 유병률이 증가하는 것으로 나타났다. 호산구 증가성 식도염과 위 식도 역류 질환이 유사한 증상을 보일 수 있으며 치료되지 않은 채 방치될 경우 삼킴 장애와 식도협착을 유발할 수 있으므로 주의가 필요하다(Mousa et al., 2017).

2) 긴 공간 식도폐쇄증 (Long-Gap Esophageal Atresia)

긴 공간 식도폐쇄증(long-gap EA)을 보이는 아동의 경우 식도의 근위부와 원위부 끝부분 사이에 긴 공간이 있으며, 초기 1차 수술로는 두 끝부분을 함께 모아 봉합할 수 없다. 이러한 유형의 문제를 치료하기 위해서는 다양한 수술 기법이 사용되며, 이것은 이 책의 범위를 벗어난다. 만일 이러한 모집단을 치료하는 경우, 각 수술 기법이 위장관 및 구강 수유에 미치는 영향이 다르기 때문에 사용되는 수술적 접근에 대한 논의를 팀과 함께 충분히 논의되어야 한다.

때로는 궁극적으로 식도의 끝을 1차적 치료를 통해 하나로 결합시킬 수 있기를 바라며 성장을 위해 수술을 지연시켜야 할 필요가 있다. 일부 아동들은 식도에 긴 공간이 있거나 성장이 느려질 경우 치료를 위해 수개월 동안 기다려야 할 수 있다. 이렇게 지연이 될 경우 식도의 양쪽 끝이 결합되지 않아 구강 수유와 코위영양관 삽입이 해부학적으로 불가능하기 때문에 출생 직후 위루관 수술이 필요하다. 레플로그 관(Replogle tube)이라 불리우는 연속 흡입 카테터를 상부 식도 주머니에 코를 통해 삽입하여 주머니에 모인 타액의 흡인을 방지하고 타액을 배출한다.

3) 식도폐쇄증 및 기관식도 누출관의 구강 수유 (Oral feeding with EA/TEF)

구강 수유는 식도 양끝의 일차 문합(수술적 연결)과 누출관이 있는 경우 이를 폐쇄하는 수술을 해야 가능하

다. 동반된 질환이 없는 영유아의 경우 모유 수유나 젖병 수유를 어려움 없이 할 수 있으며, 특히 식도의 끝을 쉽게 접근하여 봉합된 경우에는 구강 수유를 위한 중재가 필요하지 않는다. 일부 외과의사들은 구강 수유를 하기 전에 봉합 부위에 누출이 없는지 확인하기 위해 수술 후 상부 위장관 검사를 요구하는 반면, 다른 외과의사는 수술 후 24시간 내에 바로 구강 수유를 시작하기도 한다(Dingemann et al., 2020). 추가적인 진단을 받았거나 식도 치료가 지연 및 복잡하거나 긴장된 상태(식도가 끝부분에 가까워지도록 늘어나야 하는 경우)에서 이루어진 수술은 이후 구강 수유에 어려움을 겪을 수 있다. 다음 중재는 수술 전 구강 수유를 준비하는데 도움이 될 수 있으며 수술 후 구강 수유를 시작하는데 도움이 될 수 있다.

(1) 수술 전 긍정적 구강 경험 제공하기(Providing positive oral experiences before repair)

긴 공간 식도폐쇄증을 보이는 영유아의 수술이 장기간 지연되어야 하는 경우 궁극적인 구강 수유를 준비하기 위해 긍정적인 구강 경험을 제공하는 것이 도움이 된다. 이 시기에는 부모 및 보호자 교육, 기대 수준 관리, 현실적인 목표 설정도 중요하다.

영유아가 빨기 반사를 잃어버리지 않도록 비영양적 빨기를 연습할 수 있는 기회를 제공하는 것이 중요하다. 경관 수유를 하는 동안 노리개 젖꼭지를 제공하는 것은 빨기와 배고픔, 포만감 사이를 연결하는 것을 도울 수 있다. 만약 그렇게 하는 것이 안전하다면 노리개 젖꼭지나 부모님의 깨끗한 손가락에 물이나 유축 모유를 묻혀 제공할 수 있다.

영유아에게 소량의 물 또는 유축 모유를 수유한 후 레플로그 관(Krishnan et al., 2016)으로 식도 주머니에서 즉시 흡입하는 **가짜 수유(sham feeding)**는 영유아가 긍정적인 수유를 경험하고 구강 수유 기술을 연습하기 위해 사용되기도 한다. 영유아의 호흡상태가 안정적이고, 구강 수유의 욕구를 보이면 느린 유속의 젖꼭지를 사용하여 소량의 물이나 유축 모유를 매우 천천히 수유할 수 있다. 가짜 수유를 제공하기 전에 레플로그 관을 세척하고 파우치에서 액체가 제대로 내려가는지, 식도주머니에서 액체를 제대로 흡입하는지 면밀히 관찰해야 한다. 영유아에게 액체가 흡입될 가능성의 징후와 불편함이나 고통의 징후가 있는지 관찰해야 한다. 이러한 중재를 시도하기 전에 환자를 관리하는 외과 및 의료팀의 처방을 받는 것이 중요하다.

(2) 수술 후 구강 수유 도입(Introducing oral feeding postrepair)

수술 팀이 구강 수유가 안전하다고 판단하면 수술 후 구강 수유를 시작한다. 작업치료사는 영유아의 구강운동, 감각, 삼킴 기술, 편안함을 기준으로 수유 평가를 실시하고 가장 안전한 구강 수유 방법을 결정하여 즐거운 수유 경험의 발판이 될 수 있도록 하는 것이 중요하다. 또한 구토는 불쾌한 수유 경험을 만들 뿐 아니라 수술 부위의 치유에도 영향을 미칠 수 있기에 구토가 발생하지 않도록 구강 수유량을 확인하고 천천히 늘려 나가야 한다(Krishnan et al., 2016; Patria et al., 2017).

수술 당시의 연령과 발달단계에 따라 수술 후 제공되는 수유 방법이나 음식에 영향을 미칠 수 있다. 수술 후 회복을 수개월 이상 기다린 아동들은 반사적인 빨기가 더 이상 나타나지 않을 수 있다. 또한 노리개 젖꼭지로 빨기 연습을 했을지라도 젖병 수유나 모유 수유 시 액체를 빠는 것은 구강–운동 기술뿐만 아니라 빨고–삼키고–숨쉬기의 협응을 필요로 하지만 아동들이 이것을 연습한 적이 없을 수도 있다. 이러한 이유로 수술 이후 아동들이 구강 수유를 시작할 때 퓌레를 시도하는 것이 더 성공적일 수 있다. 이것은 숟가락으로 빨거나, 손에 묻은 퓌레를 핥기, 익숙한 장난감을 통해 감각 탐색을 할 수 있기 때문이다. 아동이 묽은 퓌레에 익숙해지면 퓌레의 질감을 천천히 증가시킬 수 있다. 젖병 수유는 천천히 제시(아동이 여전히 빨고 있는 경우)하고, 컵으로 마시기로 서서히 전환할 수 있다.

4) 식도폐쇄증 및 기관식도 누출관 치료로 인한 구강 수유 문제 해결(Oral Feeding Challenges with Repaired EA/TEF)

식도폐쇄증 및 기관식도 누출관을 치료한 아동들이 보이는 구강 수유 문제는 여러 가지 요인이 복합적으로 작용한다(Ramsay & Birnbaum, 2013). 일반적으로 수술과정이 복잡하거나 식도폐쇄증 및 기관식도 누출관 수술 후 동반 질환을 앓고 있는 아동이 완전한 구강 수유를 달성하는 과정은 수개월이 걸릴 수 있다(Khan et al., 2009). 이들 집단에서 완전히 경관 수유를 제거하는 것은 1~2세 정도에 이루어지는 것으로 알려져 있으나(Forker et al., 1997; Haliburton et al., 2016), 일부의 경우 유년기와 성인기까지 섭식의 어려움이 계속될 수 있다(Ijsselstijn et al., 2013).

식도폐쇄증 및 기관식도 누출관을 보이는 영유아나 아동은 수술 후 구강 수유에 한 가지 이상의 문제를 나타낼 수 있다.

- 식도단계 삼킴 문제
- 인두단계 삼킴 문제
- 빨고-삼키고-숨쉬기 협응의 어려움
- 구강운동과 감각 문제
- 위 식도 역류

(1) 구강 수유에 영향을 미치는 식도단계 문제 (Esophageal phase issues that affect oral feeding)

식도폐쇄증 및 기관식도 누출관을 보이는 영유아나 아동은 치료 후 식도나 인두단계에 삼킴 문제가 발생할 수 있다. 각 징후와 증상은 서로 겹칠 수 있어 원인을 파악하여 진단하는데 어려움을 겪을 수 있다. 삼키는 과정 중 식도단계에서 발생하는 문제로 인한 삼킴 문제를 **식도 삼킴 장애**(esophageal dysphagia)라고 한다. 식도폐쇄증 및 기관식도 누출관 치료 후 식도 삼킴 장애는 구강 수유에 영향을 미치며 다음 중 하나 이상의 문제로 발생할 수 있다.

- 식도폐쇄증 수술 후 수술 부위가 단단해지거나 자국(흉터)으로 인한 식도 협착
- 식도의 근위부와 원위부를 늘려서 연결하기 때문에 발생하는 식도의 내강의 좁아짐
- 음식덩어리가 식도를 통과할 때 느리게 움직이거나 체계적이지 못함
- 문합부위(즉, 수술부위)에서 누출 발생
- 수술 후 누출관 발생 또는 재발
- 호산구 증가성 식도염

① 협착 형성, 좁아짐 또는 식도 운동 이상 (stricture formation, narrowing or esophageal dysmotility)

식도 협착(esophageal stricture)은 식도가 좁아지는 것으로(그림 11.14 참조), 식도폐쇄증 및 기관식도 누출관의 치료가 완료된 영유아와 아동의 경우 일반적으로 식도 문합(anastomosis) 부위에서 발생하며, 보편적으로 임상 증상을 보이는 환자의 바륨 검사 또는 내시경 검사를 통해 발견된다(Tambucci et al., 2017). 수술 부위의 식도 내 협착은 긴 공간 식도폐쇄증의 수술로 인한 문합부의 장력, 흉터 발달 및 위 식도 역류로 인한 염증 등 여러 가지 요인이 영향을 미친다(Krishnan et al., 2016; Patria et al., 2017). 생후 1년 내에 수술을 받거나 긴 공간 또는 문합부의 장력이 높은 경우 협착의 위험이 상당히 높은 것으로 보고된다(Mahoney & Rosen, 2016; Mousa et al., 2017). 이러한 협착 형성으로 인해 액체나 음식물이 고이게 되고, 고인 음식물이 인두로 유입되어 기도로 침투하는 경우(사례연구 11.2 참조) 흡인이 발생할 수 있다(Krishnan et al., 2016; MacQueen & Chen, 2019). 근위부 주머니나 팽창은 문합 부위에 생겨날 수 있으며, 기도에 가까울수록 수유하는 동안 주머니에 채워지는 음식물로 인해 흡인의 위험이 높아진다(Krishnan et al., 2016).

식도 좁아짐과 협착은 두 식도의 끝부분이 거리가 멀수록 더 자주 발생하며, 특히 긴 공간 식도폐쇄증의 경우 수술 부위의 장력이 증가하는 결과를 초래한다

(Tambucci et al., 2017). 식도가 상당히 좁아지거나 완전히 협착된 경우 음식덩어리가 식도나 위를 통과하지 못하기 때문에 구토가 발생한다(MacQueen & Chen, 2019). 협착의 심각성이 항상 이러한 증상과 상관관계가 있는 것은 아니므로 영유아와 아동이 구토나 흡인 징후 같은 임상적 문제가 보이는 경우에만 관련된다. 코위영양관이나 입위영양관은 식도의 공간을 차지하며, 특히 협착이 있는 경우 식도 비움에 어려움이 발생할 수 있다. 식도 수축이 불규칙하거나, 동기화되지 않거나, 식도의 수축이 없는 **식도 운동 이상**(esophageal dysmotility)은 식도폐쇄증 및 기관식도 누출관을 보이는 영유아와 아동에서 흔히 발생한다(그림 11.15 참조). 근본적인 원인은 식도의 비정상적인 발달과 내재적 요인과 관련되어 있는 것으로 생각된다. 외과적 중재는 외상과 염증을 유발하고 운동 장애를 일으킬 수 있다(Krishnan et al., 2016). 비정상적인 신경지배로 인한 식도의 긴장 또는 식도 운동 이상의 원인으로 식도가 좁아지면 음식물이나 액체가 식도를 통해 원활하게 이동하지 못하고 식도에 고여있을 수 있으므로 흡인이 발생할 수 있다(Baxter et al., 2018; Mahoney & Rosen, 2016). 음식물이 식도를 통해 느리게 이동하면 영유아나 아동이 삼킬 때 인두로 이물질이 역류하는 결과를 초래할 수 있다. 액체의 점도가 낮으면 좁은 공간을 통과할 수 있지만, 점도가 높으면 통과하기가 어려워질 수 있다.

그림 11.14. **수술 이후 식도의 협착 부위**

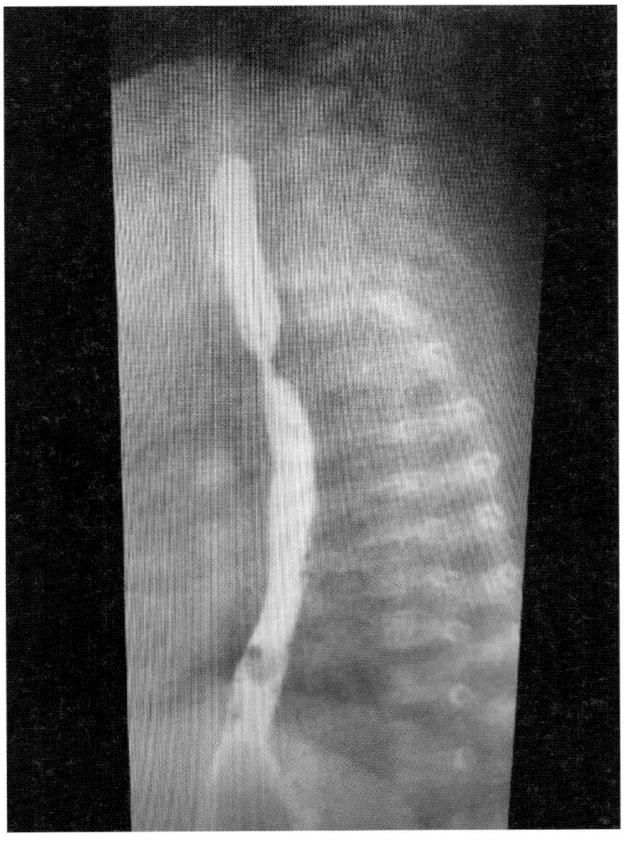

출처: S. Breton. Used with permission.

㉠ **식도 협착, 좁아짐 또는 운동 이상의 임상적 징후** (Clinical Presentation of esophageal stricture, narrowing, or dysmotility)

다음의 임상 징후는 식도 협착, 좁아짐 또는 운동 이상을 시사할 수 있다.

- 아동이 처음 몇 번은 힘들지 않게 삼킨 후 이후에는 힘들어 하거나 기침을 시작함
- 아동이 퓌레나 고형식보다 액체를 더 잘 삼킴
- 아동이 이전에는 잘 삼켰지만 지금은 기침이나 구토 또는 두 가지 증상을 모두 보임
- 아동이 구토, 기침, 침흘림, 재발성 호흡기 감염이나 흡인성 폐렴의 병력이 있는 경우(Krishnan et al., 2016; Patria et al., 2017)
- 아동이 음식에 흥미를 보이지만 삼키지 않으며, 처음에는 우려할 정도가 아니나 이러한 증상이 지속되거나 이전 반응과 다른 경우 추가적인 검사가 권고됨
- 구강 수유 이후 음식물의 역류가 발생하며, 부모님은 아동이 마지막 수유 후 몇 시간 후에 소화되지 않은 음식물을 토한다고 설명하며 이는 음식물이 식도에 고여 있을 수 있음을 시사함
- 구강 분비물이나 침 흘림의 증가를 보이며, 아동이 기준치보다 구강 분비물이 증가되었거나 특히 위의 징후 중 하나와 함께 나타난다면 추가적인 검사를 권고함
- 아동은 고형식을 삼키는데 불편함을 호소함

그림 11.15. 식도 운동 이상으로 인한 식도 내 음식덩어리의 느린 움직임

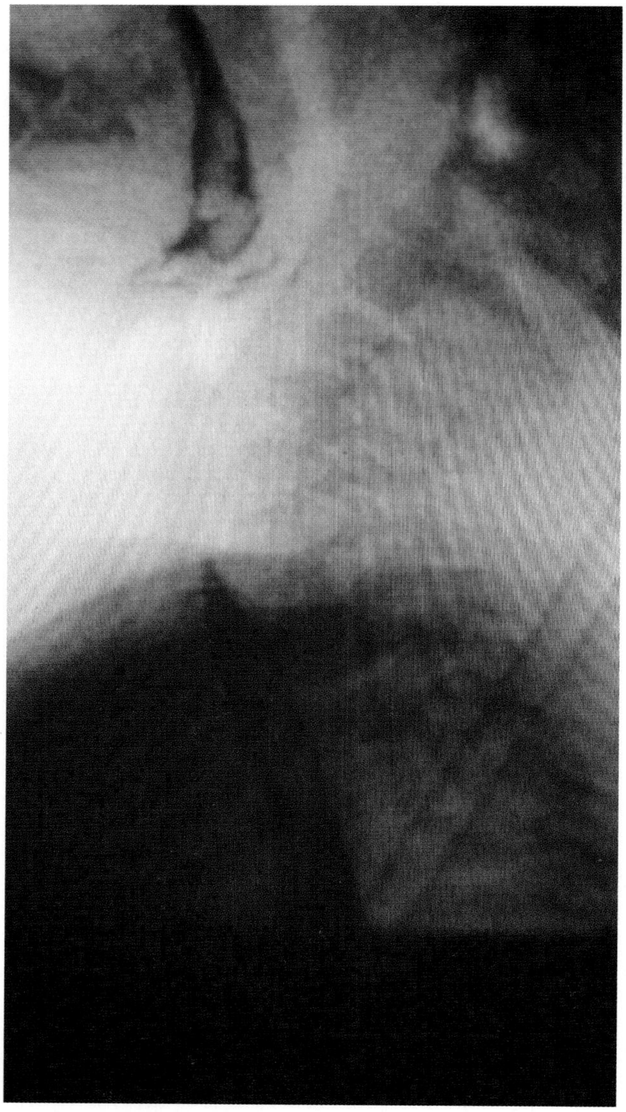

출처: S. Breton. Used with permission .

- 아동은 질감이 있거나 단단한 음식을 먹는 것을 거부함

식도 협착, 좁아짐 또는 운동 이상의 임상적 징후를 보일 경우 이 정보를 외과 의사 또는 주치의에게 전달하여 추가적인 검사가 필요한지 확인해야 한다. 평가는 상부 위장관의 협착이나 좁아짐의 가능성을 검사하는 것이 포함된다. 식도를 시각화하는 비디오 투시 삼킴 검사는 식도 운동 이상이 아동의 삼킴에 영향을 미치는지 확인하는데 도움이 될 수 있다.

ⓛ 중재(Intervention)

아동이 식도 협착이나 좁아짐을 보이고 수유에 어려움을 겪는다면 음식물이 통과할 수 있을 만큼 직경을 넓히기 위해 식도확장을 시행할 수 있다. 일부 아동들의 경우 문합부 협착의 재발로 협착이 발생하기 전에 반복적인 확장이 필요한 경우도 있다(P. Wales, personal communication, October 29, 2021). 또 다른 일부 아동의 경우 확장으로 협착이 개선되지 않으며, 이로 인해 지속적으로 수유에 어려움을 겪기도 한다(Friedmacher et al., 2017; Krishnan et al., 2016).

식도 협착이나 좁아짐 또는 운동 이상을 보이는 아동의 경우 식도를 통한 음식물의 움직임이 감소하고 불규칙하거나 느리게 나타날 수 있다. 구강 수유 중에 이러한 문제를 보상하기 위해 다음과 같은 중재가 도움이 될 수 있다.

- **수유 시 바로 세운 자세(Position is upright for feeding)** : 바로 세운 자세는 식도를 깨끗이 하는데(식도 비움) 유용하며 중력의 영향으로 음식덩어리가 식도를 통과하는데 도움이 되고 인두로 들어갈 위험을 줄일 수 있다.
- **수유하는 동안 멈춤 제공하기(Provide pauses during feeding)** : 수유 속도를 늦추기 위해 잠시 멈춤을 제공하면 음식덩어리가 식도를 통과하여 인두나 기도로 역류하지 않도록 하는데 도움이 될 수 있다. 식도폐쇄증 및 기관식도 누출관을 보이는 영유아가 특히 문합부위가 좁아지거나 식도가 "꽉" 문합되어 좁아진 경우 젖병 수유 또는 모유 수유 중에 정기적으로 수유를 중단하여 음식덩어리가 식도를 통과할 시간을 확보해야 할 수 있다. 적어도 식도 문합부위가 어디에 있는지(예; 더 근위 또는 원위) 아는 것이 도움이 된다. 문합부위가 더 근위부에 있

는 경우 고여 있던 음식물이 인두로 역류하여 흡인을 일으킬 수 있는 위험이 더 커진다. 이러한 경우 음식물이나 액체가 깨끗하게 식도를 통해 배출될 때까지 시간을 갖기 위해 더 많은 멈춤이 필요할 수 있다.

- 제공되는 음식 수정하기(Modify foods offered – 사례연구 11.3. 참조) :
  - 아동이 고형식을 시작할 준비가 되었다면, 묽고 부드러운 퓌레부터 시작하는 것이 좋다. 아동이 이를 잘 받아들이면, 질감이 더 단단한 고형 식품으로 천천히 진행할 수 있다.
  - 끈적끈적하거나 부드러운 식빵과 같이 "반죽처럼" 변하는 음식은 식도에 걸릴 가능성이 높기 때문에 피해야 한다.
  - 소스를 첨가하는 등 음식을 촉촉하게 만드는 것은 식도로 음식이 통과하는데 도움이 될 수 있다.
- 아동과 부모에게 교육하기(Provide education to child or family) :
  - 아동이 음식을 잘 씹을 수 있도록 격려하고 식도를 깨끗이 할 수 있도록 씹는 중간에 물을 한 모금씩 마시는 것을 권한다.
  - 케어가 줄어드는 학령전기 아동에게는 자신의 몸을 관리하는 방법과 안전한 음식이 무엇인지 이해하는 방법을 가르치는 것이 중요하다.

② 문합부위 누출이나 재발성 누출관
(Anastomotic leak or fistula recurrence)

식도 협착 형성 외에도 식도폐쇄증 및 기관식도 누출관의 치료나 수술 후 합병증에는 문합부 누출(치료 부위)과 재발성 기관식도 누출관이 포함된다(Gupta et al., 2011). 재발성 기관식도 누출관이나 분리된 H유형의 누출관은 잠재적으로 액체가 기도로 들어갈 수 있도록 하는 기관과 식도 사이의 구멍이다. 누출관의 재발이나 문합부의 누출 여부를 확인하기 위해 상부 위장 검사, 식도 조영술(esophagram)이나 기관지 내시경 검사(bronchoscopy)를 시행한다(Browne et al., 2013). 반면에 치료되지 않은 기관식도 누출은 종종 기관에서 식도 방향으로 뒤 아래(후 원위)로 달려 있으며, 재발성 누출관은 모든 방향으로 이어질 수 있고 그 수가 많을 수도 있다. 기관에서 식도 후방으로 이어지는 길고 얇은 재발성 기관식도 누출관은 아동이 삼킬 때 식도를 따라 아래로 이동하는 일반적인 상부 위장관 검사에서 놓칠 수 있다. 따라서 확인을 위해 pull-back 식도 조영술이 선호된다(E. Prost, personal communication, 20년 11월 2일). 누출관의 존재 여부에 대한 검사는 구강 수유를 시작하기 전 수술 후 며칠 동안 시행하는 경우가 많다. 하지만 일부 외과의사는 구강 수유를 시작하기 전에 수술 후 누출관의 존재 여부를 확인하지 않는다(Friedmacher et al., 2017).

㉠ 문합 누출이나 재발성 누출관의 임상적 징후
(Clinical presentation of anastomotic leak or fistula recurrence)

아동은 재발성 흉부 감염이나 질식 또는 수유 시 청색증이 나타난다(Friedmacher et al., 2017). 또한 아동은 호흡기 후유증이 나타날 수 있지만 비디오 투시 삼킴 검사에서는 흡인이 분명하지 않을 수 있다.

㉡ 중재(Intervention)

누출의 정도에 따라 수술적 중재의 필요성이 필요할 수도 그렇지 않을 수도 있다. 그러나 일반적으로 누출이나 누출관이 치료되거나 자연적으로 회복되기 전까지 구강 수유는 중단하게 된다(Freidmacher et al., 2017).

③ 호산구 증가성 식도염(Eosinophilic esophagitis)

호산구 증가성 식도염(EOE)은 "식품을 포함하여 환경 알레르겐에 대한 인간의 식도 면역체계의 파괴적인 반응"이다(Krishnan, 2019, p.2). 최근 들어 식도폐쇄증이 치료된 아동들에게서 호산구 증가성 식도염 발병 위험이 더 높은 것으로 나타났다(Papadopoulou et al., 2014). 이러한 연관성에 대한 몇 가지 가설이 있는데, 이는 유전적 요소뿐 아니라 산억제제의 조기 및 장기 사용이 포함된다. 호산구 증가성 식도염은 위 식도 역류 질환과 유사한 증상을 보이며 협착을 유발할 수 있다. 따라서 중재에도 불구하고 식도폐쇄증 치료로 인한 증상과 삼킴 장애가 지속되면 호산구 증가성 식도염에 대한 검사가 필요하다. 구강 수유가 시작되기 이전에 호산구 증가성 식도염을 보이는 아동은 소화기내과 전문의로부터 의학적 관리가 필요하다.

(2) 인두단계 삼킴 문제 (Pharyngeal phase swallowing issues)

식도폐쇄증 및 기관식도 누출관을 보이는 대부분의 영유아와 아동에게 인두단계의 삼킴 문제는 흔히 관찰되며, 인두단계 삼킴 문제는 다음 중 하나로 인해 발생할 수 있다.

- 성대 불완전 또는 완전 마비
- 수술 후 기도 부종
- 발달적 문제

① 성대 불완전 또는 완전 마비 (vocal cord paresis and paralysis)

성대 불완전 또는 완전 마비(vocal cord paresis and paralysis)는 한쪽 또는 양쪽 성대의 움직임이 감소하거나 없는 상태를 말한다. 식도폐쇄증 및 기관식도 누출관을 보이는 아동에게 흔히 나타나는 증상으로 이는 수술적 치료 중 장기간 삽관(intubation) 또는 되돌이 후두 신경(recurrent laryngeal nerve, RLN)의 손상과 관련이 있는 것으로 생각되지만 선천적 기형의 결과일 수 있다(Kovesi et al., 2018; Mahoney & Rosen, 2016; Mousa et al., 2017; Patria et al., 2017). 수술 중 되돌이 후두 신경이 손상되지 않도록 주의를 기울였음에도 불구하고, 이로 인해 한쪽 또는 양쪽 성대의 불완전 또는 완전 마비가 발생할 수 있다(E. Propst, personal communication, 20년 11월 2일). 되돌이 후두 신경(RLN)은 기관과 식도에 가까운 미주신경의 한 가지로 식도폐쇄증 및 기관식도 누출관 치료 중 손상을 입기 쉽다(Kovesi et al., 2018). 이러한 이유로 수술 후 성대의 기능은 주기적으로 평가하는 경우가 많다. 성대 불완전 또는 완전 마비의 징후는 발성장애(dysphonia), 위약감, 쉰 목소리나 또는 숨이 차오르는 울음소리가 있다. 진단을 확인하기 위해 이비인후과 전문의가 내시경검사를 하는 경우가 많다. 성대 불완전 또는 완전 마비를 보이는 아동들은 삼킬 때 기도 폐쇄가 감소하기 때문에 흡인의 위험성이 높다. 일반적으로 삼키는 기능을 완전히 평가하기 위해서는 비디오 투시 삼킴 검사가 필요하며, 다양한 점도의 음식물을 평가할 필요가 있다. 한쪽 성대 불완전 마비 아동의 경우 높은 점도의 음식덩어리를 제공하면 흡인의 위험성이 낮아지는 것으로 나타났다(Bhattacharyya et al., 2003).

성대 불완전 또는 완전 마비가 있는 아동의 삼킴 기능이 향상되는데 많은 시간이 소요된다. Fung 등(2019)의 연구에 따르면 식도폐쇄증 또는 기관식도 누출관 치료 이후 성대 기능의 장애가 있는 대부분의 아동은 8개월 후에 인두 흡인의 문제가 해결되었다고 보고하였다. Fung 등(2019)은 임상적 회복이 성대의 움직임 회복과 반드시 상관관계가 있는 것은 아니며, "마비된 성대가 반대쪽의 기능적인 성대에 대항하기 위해 내측으로 이동하는 보상적 적응"일 가능성이 높다고 강조하였다. 성대 기능은 손상된 신경의 치료 기간과 맞물려 회복할 것이다(성대 불완전 또는 완전 마비가 삼킴에 미치는 영향에 대한 자세한 내용은 6장 '삼킴 문제' 참조).

② 상부 기도 부종(upper-airway edema)

인두단계의 삼킴 장애는 수술 후 상기도 부종으로 인해 발생할 수 있으며, 이로 인해 삼키는 동안 불완전한 기도 폐쇄로 이차적인 흡인이 나타날 수 있다(Kovesi et al., 2018). 따라서 삼키는 동안 기도 폐쇄가 감소하여 일시적인 삼킴 문제가 발생할 수 있다. 아동이 수술에서 회복되고 기도 부종이 가라앉으면서 일반적으로 삼킴 기능이 향상되는 것을 볼 수 있다.

③ 발달상 문제(developmental issues)

일부 식도폐쇄증 및 기관식도 누출관을 보이는 영유아의 경우 삼킴 기능에 영향을 미치는 발달장애와 알려지지 않은 이유로 흡인의 위험이 증가하는 것으로 보인다(Krishnan et al., 2016; Mahoney & Rosen, 2016; Mousa et al., 2017).

④ 인두단계 삼킴 문제의 임상적 징후와 중재 (Clinical presentation and intervention for pharyngeal phase swallowing issues)

인두단계 삼킴 장애를 보이는 식도폐쇄증 및 기관식도 누출관을 가진 아동은 전형적인 흡인의 증상과 삼킴 문제를 보인다(6장 참조). 이 아동들은 인두단계와 식도단계의 삼킴 문제가 동시에 나타나는 경우가 많아 완전한 인두단계 삼킴 기능을 평가하기 위해 종종 비디오 투시 삼킴 검사가 필요하며, 영상의학과 전문의가 허용하는 경우 비디오 투시 삼킴 검사 중 식도를 아래쪽으로 스캐닝하여 보는 것이 도움이 될 수 있다

삼킴 장애에 대한 일반적인 중재는 자세 수정, 수유 도구, 수유 속도와 수유 방법의 변경 등이 도움이 될 수 있다(자세한 내용은 6장 참조). 액체의 점도를 높이는 것은 인두단계 삼킴 장애를 보이는 영유아나 아동에게 흡인의 위험을 줄이기 위한 또 다른 중재법이다. 점도가 높은 액체는 기도 폐쇄가 감소되었다 하더라도 음식의 응집력이 높아져 기도로 들어갈 가능성이 줄어들기 때문에 흡인의 위험이 감소되는 것으로 나타났다(Wolf & Glass, 1992). 그러나 식도폐쇄증 및 기관식도 누출관을 보이는 아동이 식도단계의 문제를 가지고 있다면 점도를 높이는 것이 삼킴의 어려움이 더 악화될 수 있다는 것을 기억하는 것이 중요하다. 높은 점도의 음식덩어리는 삼키는 동안 인두단계에서 안정성을 제공하지만, 식도 통과가 지연되어 음식덩어리가 인두로 역류하여 흡인을 유발할 위험이 높아질 수 있다. 인두 및 식도 단계의 삼킴 문제를 모두 고려해야 하는 경우 구강 수유의 방법을 수정해야 하는 경우가 많다. 한 가지 문제에 대한 중재(예; 점도를 높여 삼키는 동안 흡인을 예방)가 다른 문제(예; 점도가 증진된 액체가 식도 통과가 느려져 음식덩어리가 역류하여 흡인이 발생하는 경우)를 악화시키는 경우 보조적인 경관 수유가 필요할 수 있다.

(3) 빨고-삼키고-숨쉬기 협응의 어려움 (poor SSB coordination)

식도폐쇄증 및 기관식도 누출관을 보이는 영유아는 여러 이유로 모유 수유 및 젖병 수유시 빨고-삼키고-숨쉬기 협응의 어려움을 겪을 수 있다. 수술 후 상부 기도 부종은 기도가 좁아져 빨고-삼키고-숨쉬기 협응에 영향을 미칠 수 있으며(Kovesi et al., 2018), 이로 인해 모유 수유나 젖병 수유 중에 영유아가 적절한 호흡을 하기 어려워 질 수 있다.

기관이 무너지는 **기관연화증(Tracheomalacia)**은 호흡을 저하시켜 모유 수유나 젖병 수유 중 빨고-삼키고-숨쉬기 협응이 어려워 질 수 있다. 중증 기관연화증은 식도폐쇄증 및 기관식도 누출관을 보이는 영유아의 11~13%에서 발견되었다(Patria et al., 2017). 기관연화증은 누출관이 발생한 부위의 기관 벽이 약해져 발생할 수 있으며, 숨을 내쉬거나 기침을 할 때 기관 연골의 선천적 결함으로 인해 앞쪽과 뒤쪽 기관 벽이 서로를 향해 움직이면서 이차적으로 발생할 수도 있다. 또한 기관연화증을 동반하는 경우 기관 연골의 뒤쪽 기관지 근육이 기도 내를 침범하거나, 기관 연골이 혈관 구조에 의해 앞쪽으로 압박될 수 있다(E. Propst, personal communication, 2021년 11월 2일). 기관연화증은 기관 연골의 약화 또는 결손이 심각할 경우 기관이 무너

져 숨을 내쉬는 동안 호흡량이 증가하고, 식도폐쇄증 및 기관식도 누출관이 회복된 아동의 특징인 짖는 듯한 기침, 불완전한 내쉬는 호흡, 심지어 기도 폐쇄를 유발한다. 또한 수유 중에 음식덩어리가 이동하면서 식도가 확장되면 기관과 충돌하여 기관의 붕괴가 악화될 수 있다(Browne et al., 2013; Patria et al., 2017).

또한 산소 공급이 감소하여 무호흡과 청색증으로 이어질 수 있는 기도 폐쇄가 발생할 수 있다. 기도 폐쇄는 영유아가 삼킴 후 숨을 쉬기 위해 기도를 여는 것을 어렵게 만들고, 영유아의 빨고-삼키고-숨쉬기 협응을 어렵게 만들 수 있다.

기관연화증은 시간이 지남에 따라 호전될 수 있으나 증상이 심각하거나 생명을 위협하는 경우 수술적 중재가 필요할 수 있다. 수술적 중재의 유형은 기관연화증의 원인에 따라 달라진다. 맥박성 압박을 고정하기 위해 혈관을 전방으로 고정(수술적 고정)할 수 있다(예; 대동맥 고정술, 폐동맥 고정술; E. Propst, personal communication, 2021년 11월 2일). 기관지 근육이 기도 앞쪽으로 침범하는 것을 방지하기 위해서 식도를 바깥으로 이동한 후 척추 전방 근막까지 고정할 수도 있다(예; Jennings procedure; E. personal communication, 2021년 11월 2일).

① 빨고-삼키고-숨쉬기 협응의 어려움에 대한 임상적 징후 (clinical presentation of difficulty with SSB coordination)

- 빨기를 수행하는 동안 적절한 호흡의 어려움
- 기관연화증으로 인해 삼킴 후 숨쉬기 위한 기도 개방의 어려움
- 호흡을 위해 젖꼭지에서 멀어짐
- 겁먹은 것처럼 보임
- 수유 중 호흡 및 호흡을 위한 움직임 증가
- 호흡이 충분하지 않아 산소포화도 감소로 이어짐
- 삼켜야 할 액체의 양을 줄이기 위해 입 밖으로 흘림
- 입안으로 들어가는 액체의 유속을 늦추기 위해 의도적으로 효율이 낮은 조금씩 빨기로 전환함
- 지구력 감소, 느린 수유 및 부적절한 구강 섭취(4장 참조)

② 빨고-삼키고-숨쉬기 협응의 어려움에 대한 중재 (intervention for difficulty with SSB coordination)

입으로 들어가는 액체의 유속을 늦추는 것은 영유아가 음식덩어리를 잘 조절하게 하고 삼키는 횟수를 줄이게 된다. 이것은 영유아에게 호흡하는 시간을 제공하게 되며 다음과 같은 중재가 도움이 될 수 있다.

- 영유아를 바로 세우거나 옆으로 눕혀 음식덩어리를 더 잘 조절할 수 있도록 한다. 또한 바로 세운 자세는 식도를 깨끗이 하는 것(식도 비움)이 촉진되므로 더 효율적일 수 있다.
- 유속이 느린 젖꼭지를 사용하여 젖꼭지에서 나오는 음식덩어리의 양을 줄인다.
- 때로는 흐르는 액체의 양을 줄이기 위해서 액체의 점도를 높이는 경우가 있다. 높은 점도의 우유를 유속이 빠른 젖꼭지를 사용하는 것은 젖꼭지에서 액체(우유)를 효율적으로 빨아들일 수 있지만, 우유의 움직임이 느리기 때문에 영유아에게 숨을 쉴 수 있는 시간을 조금더 제공해야 한다. 모든 영유아에게 특히 식도 삼킴 장애가 있는 영유아와 아동의 경우 식도를 통한 음식덩어리의 통과가 지연되고 삼킴 장애가 악화될 수 있으므로 점도를 높이는 것은 신중하게 사용되어야 한다(점도 증진에 대한 자세한 내용은 6장 참조).

(4) 구강운동 및 감각 문제 (Oral-motor and sensory issues)

식도폐쇄증 수술이 지연되어 수유를 시도하지 못한 영유아는 더 이상 젖병의 젖꼭지를 빨지 않을 수 있다. 이러한 경우에는 컵으로 액체를 마실 수 있도록 할 수 있으나, 구강-운동 조절이 더 많이 필요하기 때문에 초기에는 아동에게 더 어려울 수 있다. 일부 식도폐쇄증 및 기관식도 누출관을 보이는 아동의 경우 식도 삼킴 장애나 다른 문제들로 인해 질감이 있는 퓌레와 고

형식의 경험이 늦어지게 된다. 이로 인해 감각문제가 발생하고 특정 음식에 대해 토하지 않고 받아들이기 어려울 수 있다.

다양한 종류의 퓌레 및 고형식에 대한 제한된 경험으로 인해 구강–운동 기술 및 씹기 기술을 습득하는 것이 지연될 수 있다. 구강 수유의 시작이 지연되는 것은 씹기 기술의 발달에 영향을 미치는 것으로 나타났다(Arslan et al., 2018). 질감이 있는 퓌레와 고형식의 식도 통과 속도가 느리거나 식도에 음식물이 걸리면 불편함을 느끼며 이로 인해 영유아와 아동이 특정 음식을 피하게 될 수 있다. 이러한 아동들은 컵으로 마시기와 높은 점도와 질감의 퓌레, 고형식으로 전환하기 위한 치료적 중재를 필요로 한다(자세한 내용은 5장 참조).

(5) 위 식도 역류(Gastroesophageal reflux)

위 식도 역류는 식도폐쇄증 및 기관식도 누출관 수술 후 영유아와 아동에게 매우 흔하게 나타나며, 어떤 연구에서는 50% 정도의 아동이 만성 위 식도 역류로 고통을 호소한다고 한다(Tovar & Fregano, 2013). 식도폐쇄증 및 기관식도 누출관의 성공적인 수술 후에도 비정상적인 신경절 손상으로 인해 식도 운동과 조임근 기능에 영향을 미치는 영구적인 결함이 있을 수 있다(Tovar & Fregano, 2013). 식도의 운동성 장애 또는 식도 원위부의 비정상적인 신경절의 분포로 인해 식도 비움 능력의 저하가 위 식도 역류의 원인으로 여겨진다(Mahoney & Rosen, 2016). 또한 문합부의 원위부에서 전반적으로 저하된 식도 연동 운동은 음식물이나 액체가 식도를 더 느리게 이동하게 하며 이는 위 식도 역류의 원인이 된다. 위 식도 역류는 수술 부위의 재발성 협착, 호흡기 합병증의 발생과 기관연화증 악화의 원인이 될 수 있다(Mousa et al., 2017). 위 식도 역류의 중재는 다음을 포함한다.

① **의학적 관리(medical management)** : 기관식도 누출관을 가진 영유아의 의학적 관리는 산–차단 약물 사용이 포함된다. 산–차단 약물은 인두와 기도로 역류하는 식도외 역류(extraesophageal reflux)를 겪는 영유아의 기도 부종을 조절하는 중요한 역할을 한다(Faria & Behar, 2014). 산–차단은 문합부 협착, 식도염, 바레트 식도(Barrette esophagus)와 같은 잠재적 합병증을 예방하는데 필수적이다(Baird et al., 2013). 일반적으로 위산 역류로 인한 부정적인 결과를 최소화하기 위해 산–차단 약물을 영유아의 생 후 1년 동안 사용할 것을 권장한다(Krishnan et al., 2016). 양성자 펌프 억제제는 공복(식후 약 2시간)에 투약해야 하고, 양성자 펌프 억제제(PPI)를 투약한 후 1시간 정도 기다렸다가 다시 음식을 먹는 것이 효과를 극대화 할 수 있는 필수적인 방법이다. 비타민D를 투약하는 것은 양성자 펌프 억제제로 인한 칼슘 흡수장애를 상쇄시켜 칼슘을 흡수하는데 도움이 된다(E. Propst, personal communication, 2021년 11월 2일).

② **자세(positioning)** : 역류를 경험하는 영유아와 아동에게 수유 중과 수유 후에 자세를 변경하는 것은 역류를 최소화하는데 도움이 될 수 있다. 식도폐쇄증 및 기관식도 누출관 치료를 받은 영유아는 바로 세운 자세에서 중력의 영향을 받아 식도 내 음식물을 제거하는데 도움이 된다. 역류를 최소화하기 위해 왼쪽 옆으로 누인 자세보다는 약간 뒤로 기대어 누워 엉덩이 관절을 편 자세는 음식물을 더 잘 먹을 수 있도록 할 수 있으며, 이 자세는 종종 위 식도 역류를 최소화하기 위해 권장된다(자세한 내용은 7장 참조).

③ **점도 조절(thickening)** : 북미 소아 소화기 병리학, 간장학 및 영양학회(North American Society for Pediatric Gastroenterology, Hepatology and Nutrition, NASPHGAN)와 유럽 소아 소화기 병리학, 간장학 및 영양학회(European Society for Pediatric Gastroenterology, Hepatology and Nutrition, ESPGHAN; Rosen et al., 2018)에서는 영유아와 아동의 위 식도 역류를 관리할 때 점도를 증진하여 수유하기를 권장한다. 그러나 식도폐쇄증을 보이는 영

유아는 식도 운동 이상, 협착 또는 두가지 다에 해당하는 경우가 많기 때문에 묽은 액체보다 식도를 통과하여 비워내는 속도가 느려지는 어려움을 겪을 수 있다. 높은 점도의 액체가 문합 부위 위에 고이게 되면, 문합 부위에 가깝거나 식도의 돌출부가 있어 음식물이 고일 경우 기도로 침투할 수 있다.

사례연구 11.2. ZARA: 식도 협착으로 인한 흡인

병력 및 수유 이력(의뢰 사항과 부모 보고)

Zara는 식도폐쇄증과 원위부 기관식도 누출관을 가지고 태어났다. 생후 3일째에 기관식도 누출관 결찰술과 식도 수술을 받았다. Zara의 수술 후 위장관 조영술에서 식도 주머니와 가까운 것으로 보아 식도 수술이 근위부에서 이루어진 것으로 보였다. 현재 출생 후 2주가 되었으며 코위영양관을 통해 유축 모유만을 3시간마다 수유하고 있다. 코위영양관은 수술 당시 삽입되었고, 문합부위가 협착되는 것을 방지하기 위한 스텐트 역할을 해주고 있다. 코위영양관 수유는 중력으로 20분 정도에 걸쳐 이루어지고 있으며 Zara는 이 모든 것을 잘 견뎠다.

Zara의 어머니는 간호사의 도움을 받아 구강 수유를 시도하였다. 간호사는 Zara가 일반 유속의 젖꼭지를 사용하여 10ml 정도를 수유한 후 더 이상 삼키기를 거부하거나 잠이 들었다고 보고하였고, 작업치료 상담 의뢰가 이루어졌다.

초기 임상 수유 평가 중 관찰 사항

Zara는 예정된 수유 전에 부모님 침대 옆에 있는 아기 침대에서 같이 잠든 상태였다.

수유 전 심폐 상태(Cardiorespiratory status before feeding) : 자고 있을 때와 깨어 있을 때에는 상부 기도에서 선명하고 차분한 소리가 들렸다.

행동 반응(Behavioral response) : 기저귀를 갈 때 깨어나거나, 자신의 손을 빨거나, 먹이찾기 반사와 짜증을 내는 등 배고픈 징후를 보이며 깨기도 하였다.

자세(Positioning) : 수유자의 팔에 안겨 약간 뒤로 뉘어진 자세로 있었다.

구강운동 기술과 삼킴 기능(Oral-motor skill and swallowing function) :

- 비영양적 빨기 : 노리개 젖꼭지를 빨 때 리듬감 있게 강하게 빨 수 있었다.
- 젖병을 이용한 유축 모유 수유(느린 유속의 젖꼭지) : 젖병에 즉각적인 반응을 보이며 즉시 젖꼭지를 빨기 시작하고, 빨고-삼키기 주기에 호흡을 적절하게 통합시킬 수 있었다. 5-6회 삼킨 후 젖꼭지를 떼어내고 젖은 숨소리가 나타났다. 잠시 멈춘 후 젖은 숨소리가 사라지고 젖꼭지를 제공하자 다시 빨기 시작하였다. Zara는 다시 5-6회 빨고 젖꼭지를 떼어내었고 침을 여러 번 삼킨 후 괴로워하는 모습이 관찰되었다.
- 젖병을 이용한 유축 모유 수유(매우 느린 유속의 젖꼭지) : 영양적 빨기를 수행하는 시간이 늘어났으며, 이제 10-12회를 빨고 난 후 젖은 숨소리와 괴로워하는 모습이 관찰되었다. 빨고-삼키기 주기에 호흡을 적절히 통합할 수 있으며, 평가하는 20분 동안 총 10ml를 수유할 수 있었다.

비판적 분석 및 문제-해결 접근

잠재적 문제	임상 징후(관찰 및 과거력)	분석
행동반응	• 깨어있고 의식이 명료하며 먹고 싶어함 • 젖꼭지를 받아 물고 빨기 시작함 • 몇 번 빨고 나면 젖꼭지를 떼어내고 괴로워하는 모습을 보임	• 배고픔의 징후와 적절한 각성 수준을 보임
빨고-삼키고-숨쉬기의 협응	• 몇 차례 빤 후 젖꼭지를 떼어냄 • 매우 느린 유속의 젖꼭지로 개선됨 • 빨기-삼키기 주기에 호흡을 통합할 수 있는 것처럼 보임	• 짧은 빨기 폭발 이후에 젖꼭지를 떼어내는 것은 빨고-삼키고-숨쉬기 협응의 어려움 때문일 수 있으나 빨기 폭발 동안 적절한 호흡을 할 수 있는 것으로 관찰됨
구강-운동	• 노리개 젖꼭지를 강하고 리듬감 있게 빨 수 있음 • 젖병의 젖꼭지를 강하게 빨 수 있음 • 짧은 빨기 사이에 자주 멈춤이 있기 때문에 수유 효율이 떨어짐	• 구강-운동에 대한 문제는 없음

사례연구 11.2. ZARA: 식도 협착으로 인한 흡인(Cont.)

삼킴	• 짧은 빨기 폭발 후에 젖꼭지를 떼어냄 • 젖은 숨소리가 나타남 • 괴로워하는 것처럼 보임 • 짧은 빨기 후 여러 번 삼킴이 관찰됨 • 느린 유속의 젖꼭지 일수록 더 잘 빨고, 빨기 사이의 멈춤이 효율적임	• 인두단계 삼킴 문제 또는 인두로 역류하는 이물질로 인해 식도를 깨끗이 하는 것(식도 비움)이 느리다는 것을 시사함 • 적응 패턴으로 삼키는 양이 적기 때문에 삼킴 기능을 정확하게 평가하기 어려움
위장	• 수유 시간이 되면 배가 고픔 • 코위영양관을 잘 견딤	• 위장문제가 나타나지 않음

Note. SSB=빨고–삼키고–숨쉬기

분석

Zara는 강한 빨기와 좋은 구강운동 기술을 가지고 있다. 젖병 수유를 하는 동안 불편한 징후와 젖꼭지를 떼어내는 것이 관찰되었다. 이것은 인두단계 삼킴 문제 또는 식도 문제와 비교했을 때 빨고–삼키고–숨쉬기 협응의 어려움으로 인한 보호 반응으로 보인다. 빨기 이후에 젖은 숨소리, 빨기 폭발 후 여러 번 삼키는 모습, 근위부 식도 주머니의 병력으로 인한 인두단계 삼킴 문제이거나 식도단계 삼킴 장애를 시사한다. 위장관 문제로 인한 명확한 징후는 관찰되지 않았다.

중재

전문가 간 팀과 협력하여 다음과 같은 권고사항을 제공하였다.

• 식도 내 더 많은 공간을 확보하기 위해 코위영양관을 더 얇은 크기로 교체하였다.
• 더 얇은 코위영양관으로 재평가를 계획하였다.

추적 관찰 평가

Zara는 더 얇은 코위영양관으로 교체한 상태에서 재평가가 시행되었다. 매우 느린 유속의 젖꼭지를 사용하면 빨고–삼키기 주기가 호흡과 통합되면서 다소 긴 호흡으로 빨아들일 수 있었다. 15–20회 정도 빨고 나면 Zara는 침을 꿀꺽 삼킨 후에 젖꼭지를 떼어내었고 이러한 방식으로 반복해서 삼키는 것이 관찰되었다. 젖은 숨소리가 있었지만 잠시 멈추면 깨끗해졌다. Zara는 매 5–6회 삼킨 후 멈추어 평가를 받았다. 이러한 방법은 침을 삼키는 횟수와 불편함이 줄어드는 것처럼 보였으나 수유 시간이 길어지고, 지속적으로 적용하지 않으면 결과적으로 Zara는 다시 꿀꺽 침을 삼키며 매우 괴로워하는 모습을 보였다. 이는 식도를 비워내는 것이 지연되어 액체가 근위부 주머니를 채우고 인두로 역류하는 식도 문제 때문일 가능성이 높다고 생각하였다. 비디오 투시 삼킴 검사 결과, 삼키는 동안 액체가 역류하고 기관 흡인이 발생하면서 근위부 식도 주머니의 비우기가 지연되는 것으로 나타났다.

Zara는 완전히 식도가 치료될 수 있도록 몇 주 동안 온전히 코위영양관을 통해 수유하였고, 식도 삼킴 장애를 돕고 흡인을 예방하기 위한 다른 전략(예; 매우 느린 젖꼭지, 똑바로 세운 자세, 멈춤)은 효과적이지 못하였다. 확장술 이후 Zara는 생후 6주까지 젖병(아주 느린 유속의 젖꼭지) 수유와 모유 수유를 완전하게 할 수 있었으며 흡인의 징후는 보이지 않았다.

Zara가 생후 12주가 되었을 때 젖병 수유 시 기침을 하는 것을 보고 작업치료사를 통해 수유 재평가를 받았다. 치료사는 Zara의 어머니가 수유하는 동안 엉덩이 관절을 약간 굴곡 시킨 채 기대어 앉은 자세로 느린 유량의 젖꼭지를 사용하여 수유하는 것을 관찰하였다. 어머니는 Zara가 매운 느린 유속의 젖꼭지를 불만스러워하는 것처럼 보여 조금 더 빠른 느린 유속의 젖꼭지로 바꾸어 수유하였다고 보고하였다. Zara는 젖꼭지를 받아들이고 적절한 빨고–삼키고–숨쉬기 협응을 통해 긴 시간 동안 빨았다. 약 15ml 삼킴 후 젖은 숨소리와 함께 기침을 하는 것이 관찰되었다. Zara는 대부분의 구강 수유가 끝난 후 구토를 하였다. 어머니는 기침과 구토는 Zara가 너무 빨리 먹는 것과 관련이 있는 것으로 생각하였다. 유축 모유 20ml 정도 먹은 후, Zara는 젖꼭지를 떼어내고 수유를 거부하였다.

비판적 분석 및 문제–해결 접근

잠재적 문제	임상 징후(관찰 및 과거력)	분석
행동반응	• 먹기를 원함 • 즉시 빨기를 시작함	• 배고픔의 징후를 보임

사례연구 11.2. ZARA: 식도 협착으로 인한 흡인(Cont.)

위장	• 배고픔의 징후를 보임 • 소량의 수유 후 수유 거부를 새롭게 보이기 시작함 • 소량의 수유 후 구토가 새롭게 시작되었지만, 과거에는 구강 수유 또는 코위영양관 수유를 완전히 견디는데 어려움이 없었음	• 이러한 변화가 위장관의 문제로 인한 것이 아닐 가능성이 높음을 시사함
삼킴	• 긴 시간 빨고나면 젖은 숨소리와 기침을 하기 시작함 • 20ml 수유 후 지속적인 수유를 거부함	• 부적절한 인두 비움을 동반한 흡인 및 구토를 유발하는 재발성 식도 협착이 나타남 • 확장술이 필요했던 과거의 협착상태로 볼 때, 식도 삼킴 장애의 가능성이 높음

수유에 대한 우려를 일반외과 의사에게 보고하였고, 식도 해부학적 구조와 운동성을 평가하기 위해 상부 위장관 조영술을 실시하였다. Zara는 문합부위가 좁아져 식도 확장이 필요한 것으로 확인되었다. Zara는 식도 확장술 후 몇 주 동안은 잘 먹었지만, 젖병 수유를 할 때 마다 기침과 구토 증상이 나타났고, 식도 풍선 확장술을 두 번 더 받아야 했다.

요약

Zara는 효율적인 구강-운동기술과 적절한 빨고-삼키고-숨쉬기 협응력을 가지고 있었다. Zara는 삼킴 문제를 호소하였고, 이는 문합부위의 협착으로 인해 식도가 비워진 후 액체가 근위부 절개 부위에 고여 있기 때문인 것으로 판단되었다. 왜냐하면 협착 부위 위에 주머니가 매우 근접해 있었기 때문에 주머니가 가득 차 계속 수유하는 동안 액체가 인두에 도달하여 기관으로 흘러 들어가고 있었기 때문이다. Zara는 협착부위를 넓히는 수술을 통해 호전되었지만 수술 부위는 재협착이 진행되어 재확장술이 필요하였다. Zara의 주치의에 따르면, 처음 확장술로 문제가 해결되지 않는 경우가 흔하며 2~3차례 확장술이 필요한 경우가 많다고 하였다(P. Wales, personal communication, 10월 29일, 2021년). Zara의 경우도 마찬가지였다.

이 사례는 식도폐쇄증 및 기관식도 누출관이 있는 영유아와 아동에게 시간이 지남에 따라 발생할 수 있는 수유 문제의 변화를 강조한다. 지속적인 임상 수유 평가는 다양한 수유 문제의 원인을 파악하여 적절한 중재를 시행하는데 도움이 될 수 있다.

사례연구 11.3. NICHOLAS: 지연된 구강운동 기술과 식도 비움 저하

병력 및 수유 이력(병원 차트, 의뢰 사항과 부모 보고)

Nicholas는 생후 8개월된 남아로, 긴 공간 식도폐쇄증 1차 수술 후 1주일이 지났다. Nicholas는 출생시부터 병원에 입원하여 외과의사의 판단하에 식도가 자라 양쪽 끝이 가까워져 연결될 때까지 기다렸다. 이 기간 동안 분비물을 흡입하기 위해 식도 근위부에 레플로그를 삽입하였다. Nicholas는 어떤 음식도 구강으로 수유할 수 없었지만 비영양적 구강 자극과 약간의 미각 자극은 제공되었다. 수술 후 24시간 뒤, 기관 삽관을 하였고 저유량 산소 공급을 중단한 후 중환자실에서 퇴원하였다. 외과의사의 소견에 따르면 문합부위는 최소한의 장력만 유지되고 있다고 하였다.

Nicholas는 몇 달 전부터 노리개 젖꼭지에 흥미를 잃고 빨지 않았지만, 손과 장난감을 입으로 가져가는 데는 계속 관심을 보였다. Nicholas의 어머니는 종종 유축 모유를 치발기에 묻혀 맛보게 하였다. 수술 전에는 4시간 간격으로 30분 이상 코위영양관으로 수유하였고, 수유가 늦어지면 종종 화를 내었다. 수술 후 코위영양관 수유가 천천히 다시 시작하게 되었고, 현재는 역류를 최소화하기 위해 24시간 동안 3시간 휴식을 취하면서 지속적으로 실행되고 있었다. Nicholas는 수술 후 양성자 억제제를 복용하기 시작하였다. 수술 후 1주일이 지나자 Nicholas의 수술팀은 구강 수유를 허용하였고, 작업치료사에게 수유 평가를 요청하였다.

임상 수유 평가 중 관찰 사항

Nicholas는 첫 번째 수유 평가 동안 깨어있었고, 호흡이 안정적이며 각성상태는 차분하고 명료하였다. Nicholas는 지속적인 수유가 끝난 3시간 휴식 후 평가를 받았으며, 뚜렷한 배고픔의 징후는 관찰되지 않았다.

수유 전 심폐 상태(Cardiorespiratory status before feeding) : 기본적으로 젖은 상기도 음, 호흡량의 증가는 없으며 화가 났을 때 상기도 음이 증가하고 "짖는 듯한" 기침소리가 관찰되었다.

사례연구 11.3. NICHOLAS: 지연된 구강운동 기술과 식도 비움 저하(Cont.)

자세(Positioning) : 트레이가 있는 아동용 의자에 앉아 있었다.

구강–운동 기술과 삼킴기능(Oral–motor skills and swallow function) :

- 비영양적 빨기 : 노리개 젖꼭지로 빨기를 유도할 수 없었다.
- 묽은 액체를 느린 유속의 젖꼭지를 이용한 젖병 수유 : 젖병의 젖꼭지를 입에 물고 압착하여 유축 모유를 빨아들이지 않았다.
- 트레이 위에 부드러운 퓌레 제공 : 음식에 대한 첫 번째 노출을 위해 부드럽고 단단한 퓌레(IDDSI 3단계: 고구마)를 Nicholas의 트레이 위에 올려놓고 손으로 탐색하게 하였으나, 손으로 탐색하지만 손을 입으로 가져가지 않았다.
- 부드럽고 걸쭉한 퓌레를 숟가락으로 먹이기((IDDSI 2단계) : 다음으로 동일한 퓌레에 물을 섞어 부드럽게 걸쭉한 점도의 액체(IDDSI 2단계)를 숟가락으로 제공하였으나, Nicholas는 혀로 숟가락을 탐색하지만 소량의 음식을 입에 넣으면 얼굴을 찌푸리고 구역질을 하였다.
- 약간 걸쭉한 액체를 숟가락으로 제공 : 퓌레에 물을 조금 더 추가하여 약간 걸쭉한 점도의 액체(IDDSI 1단계)를 만들어 제공하면 입술에 묻은 액체의 맛을 보았다. 윗입술에 숟가락을 대고 약간 위로 기울여 걸쭉한 액체가 입에 들어가면 입 밖으로 액체가 흐르는 등의 음식덩어리 조절이 어려우나 소량을 삼켰고, Nicholas는 평가 동안 구역질 없이 몇 번을 삼킬 수 있었다.

분석

Nicholas는 여전히 스케줄에 맞추어 위루관 수유를 하고 있다. 이는 평가 중에 확인된 배고픔의 징후가 나타나지 않는 이유일 가능성이 높다. Nicholas는 퓌레 음식에서 관심을 보이고 탐색하지만, 구강으로 먹기를 시도하는 것에 대한 혐오 반응을 보인다. Nicholas는 현재 수유를 할 준비가 되어있지 않았지만, 수술 후 회복이 계속됨에 따라 안전한 방법으로 음식 탐색하기를 시작할 수 있었다.

중재

전문가 간 팀과 가족이 협력하여 다음과 같은 권고사항을 제공하였다.

- 보호자는 Nicholas에게 하루에 1–2번 정도 트레이 위에 부드럽게 걸쭉한 퓌레(IDDSI 2단계)를 조금씩 제공하여 탐색하게 한다. 보호자는 치발기에 퓌레를 묻혀 아동의 입으로 가져갈 수 있도록 한다.
- 위루관 수유는 Nicholas가 허용하는 범위 내에서 보다 정상적인 배고픔–만족 주기를 회복할 수 있도록 점진적으로 진행하고 구강 수유에 대한 관심을 유도해야 한다.

비판적 분석 및 문제–해결 접근

잠재적 문제	임상 징후(관찰 및 과거력)	분석
행동반응	• 앞에 놓인 음식을 탐색하는데 관심이 없음 • 음식을 입으로 가져오지 않음	• 음식에 대한 경험 부족
감각	• 부드럽게 걸쭉한 퓌레(IDDSI 2단계)는 구토하였으나, 약간 걸쭉한 액체(IDDSI 1단계)로 개선되는 모습을 보임	• 이전의 제한된 영양적 구강 감각 경험으로 인한 구강 감각 과민의 가능성
구강–운동	• 숟가락으로 약간 걸쭉한 액체(IDDSI 1단계)를 입에 넣을 경우 음식덩어리의 양이 조절되지 않고 입 밖으로 흘러내림	• 경험 부족에 따른 미성숙한 구강–운동 기술
삼킴	• 제한된 양을 섭취하였지만 삼킴 문제나 흡인에 관한 징후는 없음	• 삼킴에 관한 명확한 문제는 없었으나, 제한된 양을 섭취하며 일관성 있게 먹기를 시도하지 않기 때문에 삼킴의 안전성을 판단할 수 없음
위장	• 3시간 간격으로 위루관으로 수유를 지속함 • 명확한 배고픔 징후 없음 • 수유를 시도할 때 구토 반응 나타남 • 수술 후 수유 시 수유 시간에 배고픔 징후를 보였음	• 배고픔 징후의 제한은 현재 경관 수유 스케줄과 관련이 있을 수 있음 • 수술 후 위장 문제 가능성 • 식도 문합 부위를 보호하기 위해 구토를 조심하여 주의 깊게 진행해야 함

Note.. IDDSI = 국제 삼킴 장애 식이 표준화 체계

사례연구 11.3. NICHOLAS: 지연된 구강운동 기술과 식도 비움 저하(Cont.)

추적 관찰 평가

1주일 후 작업치료사는 Nicholas를 재평가하였다. Nicholas는 낮에는 3시간마다, 밤에는 지속적으로 유축 모유를 수유하고 있었으며, 다음 주에 집으로 퇴원할 예정이었다.

어머니는 Nicholas가 가끔 배고픔의 징후는 보이지만, 수술 이전과 같지는 않다고 하였다. Nicholas는 손으로 약간 걸쭉한 퓌레를 탐색하고, 때로는 손가락을 입에 가져가는 것을 즐기기 시작했다고 보고하였다.

구강–운동 기술과 삼킴기능(Oral–motor skills and swallow function) : 부드러운 퓌레에 물을 섞어 부드럽게 걸쭉한 퓌레(IDDSI 2단계)를 숟가락으로 먹이려 하자, Nicholas가 숟가락에 손을 뻗어 입으로 가져가 대부분의 음식은 흘렸지만 숟가락을 빨았다. 숟가락으로 다시 소량을 제공하면 입을 벌렸고 숟가락 주변으로 입술 닫힘이 제한적으로 보였으나, 소량의 퓌레를 먹을 수 있었다. 입 밖으로 음식물이 소실되는 등의 음식덩어리의 조절이 어려웠지만 소량을 삼킬 수 있었고, 윗입술 아래쪽으로 숟가락을 놓아주었을 때 입술 닫힘이 관찰되면 퓌레를 입 안으로 조금 더 빨아 삼킬 수 있었다. 삼킴에 어려움이 보이지 않았으며, 흡인 징후는 관찰되지 않았다.

중재

전문가 간 팀과 가족이 협력하여 다음과 같은 권고사항을 제공하였다.

- Nicholas는 낮 동안 경관 수유 시작 전 구강 수유를 시도한다.
- 보호자는 Nicholas가 지지대가 있는 아동용 의자에 똑바르게 앉아 있는지 확인해야 한다.
- 보호자는 부드럽게 걸쭉한 퓌레(IDDSI 2단계)를 숟가락으로 조금씩 제공한다. 적절한 숟가락 섭식(숟가락을 윗입술 아래에 수평하게 놓기)방법을 보호자에게 보여주었다.
- 보호자는 아동이 입으로 치발기를 가져가도록 격려한다. 입에 넣는 길이가 조금 긴 형태의 치발기를 권고하고, 부드럽고 걸쭉한 퓌레를 묻히는 것도 권하였다.
- 구강 섭식의 경우 거부의 징후가 보이면 즉시 중단한다.

Nicholas의 어머니는 시간이 지남에 따라 아동의 식단에 액체, 다양한 질감, 나이에 알맞은 음식이 포함될 수 있도록 지역사회 작업치료사에게 의뢰하였다. 결국 작업치료사의 도움으로 다양한 종류의 퓌레를 먹고, 소량의 물이나 우유를 빨대컵으로 마실 수 있게 되었다. Nicholas의 위루관 수유의 양은 줄었지만, 아직 구강 수유만으로 나이에 맞는 충분한 수분 섭취와 체중 증가를 달성할 수 없었기 때문에 밤에 한 번씩 분유 수유를 해야만 했다.

작업치료사의 도움으로 Nicholas의 어머니는 더 걸쭉한 점도의 퓌레, 포크로 으깬 음식, 고형식을 제공하기 시작하였다. Nicholas가 처음에는 먹는 모습을 보였지만, 몇 번 먹은 후 거부하기 시작하였고, 소량만 먹어도 역류하는 증상이 여러 번 관찰되었다.

이러한 우려로 인해 실시한 액체를 이용한 상부 위장관 검사 결과 Nicholas의 식도가 다소 좁아 졌지만, 수술 부위에서 협착이나 식도 주머니는 발견되지 않았다. Nicholas는 3차 의료기관의 작업치료실에서 재평가를 받고 전문가 간 팀과 함께 추적 관찰 중에 있다.

추적 관찰 평가

Nicholas의 어머니는 지인들로부터 아이가 12개월이 되었으니 좀 더 질감이 다양한 음식을 먹여야 한다는 이야기를 듣고 어떻게 해야 할지 모르겠다고 말하였다. 그녀는 아이가 다양한 질감의 음식을 먹고 싶어 한다는 것을 알고 있지만, Nicholas의 병력을 고려할 때 우려되는 부분이 있다고 하였다.

구강–운동 기술과 삼킴기능(Oral–motor skills and swallow function) :

- 적당히 걸쭉한 퓌레를 숟가락으로 제공(IDDSI 3단계) : 충분히 먹을 수 있었고, 숟가락 주위로 입술을 적절히 다물 수 있었다. 음식덩어리를 잘 조절하고 효율적으로 뒤쪽으로 보낼 수 있었으며, 삼킴에 어려움 없이 호흡소리도 선명하고 깨끗하였다.
- 포크로 으깬 부드러운 고형식을 숟가락으로 제공 : 숟가락을 향해 입을 벌리고 숟가락 주위로 입술을 적절히 다물 수 있었다. Nicholas가 배고파하여 어머니가 음식을 빨리 제공하였다. 적절한 음식덩어리 조절 능력을 보이지만 씹지 않고 음식물을 삼키는 모습이 관찰되었다. 음식이 제공될 때마다 삼킨 후 얼굴 찌푸리기를 반복하였고, 으깬 음식을 1/2을 먹은 후 구토하는 모습이 관찰되었다.
- 빨대 컵으로 액체(IDDSI 0단계) 제공 : Nicholas가 컵을 입으로 가져와 3~4회 빨고 삼킨 후 멈추었다. 음식덩어리의 조절이 적절하며 효율적인 후방 이동이 관찰되었다. 삼키는데 어려움은 관찰되지 않았으며, 찡그리거나 기침, 젖은 숨소리 또한 관찰되지 않았다.
- 입에서 녹거나(치즈퍼프), 바삭하거나(크래커), 부드러운(치즈) 고형식 : Nicholas는 스스로 이 음식들을 먹을 수 있었고, 한입 베어 물고 씹기를 위해 입의 측면으로 음식을 이동시켜 우적우적 씹기(munching) 패턴(턱의 수직 움직임)이 관찰되었다. 음식량을 적절히 조절하였

사례연구 11.3. NICHOLAS: 지연된 구강운동 기술과 식도 비움 저하(Cont.)

으며, 짧은 시간 씹은 후에 음식을 입 뒤로 보내고 삼켰다. 삼킨 후 얼굴을 찌푸리는 동작이 반복적으로 관찰되었으며, 몇 차례 고형식을 삼킨 후 빨대 컵으로 물을 제공하면서 불편함과 반복적인 삼킴을 줄이는데 도움이 되는 것으로 보였다.

분석

Nicholas는 병원에서 퇴원한 후 구강 섭식의 여러 영역에서 개선된 모습을 보였다. 적절한 구강운동 능력, 중간정도 걸쭉한 퓌레(IDDSI 3단계)와 빨대 컵으로 안전하게 삼키는 모습을 보였다. 으깬 고형식은 거의 씹지 않았고, 다른 고형식은 미성숙하게 씹는 모습을 보였다. 이로 인해 때때로 완전히 분해되지 않은 음식덩어리를 삼키기도 하였으며, 포크로 으깬 음식이나 다른 고형식을 삼킬 때 불편함이 관찰되었고, 반복적으로 삼키며 때로는 구토가 나타나기도 하였다. 이는 식도 좁아짐과 식도 운동 이상으로 인해 식도 비움의 속도가 느리고 씹기 기술이 미성숙하여 고형식이 제대로 분해되지 않아 발생하였을 가능성이 높다.

중재

Nicholas 보호자에게 다음과 같은 권고사항을 제공하였다.

- Nicholas의 구강–운동 기술을 계속 훈련한다.
- Nicholas의 씹기 기술이 향상되기 전까지 씹기 쉬운(예; 입에서 녹는 고형식, 매우 부드러운 고형식) 고형식을 제공한다. 한 번에 적은 양의 고형식을 제공하고, Nicholas가 잘 씹을 수 있도록 격려하며, 잘 부서지지 않는 단단한 고형식과 끈적거리거나 "반죽처럼" 되는 음식(예; 부드러운 식빵)은 식도에 걸릴 가능성이 높으므로 피해야 한다.
- 덩어리진 음식, 포크로 으깬 음식, 입에서 녹는 음식, 부드러운 고형식은 Nicholas가 천천히 먹도록 유도하고, 한 두입 먹을 때 마다 물을 한 모금씩 마셔 식도 비움에 도움을 제공한다.
- 소스를 첨가하거나 음식을 촉촉하게 만들어 음식이 식도를 통과할 수 있도록 도움을 제공한다.

비판적 분석 및 문제–해결 접근

잠재적 문제	임상 징후(관찰 및 과거력)	분석
구강–운동	• 으깬 음식을 씹지 않고 삼킴 • 고형식을 우적우적 씹는(munching) 패턴을 보임 • 빨대 컵으로 제공하는 액체(IDDSI 0단계)와 적당히 걸쭉한 퓌레(IDDSI 3단계)를 숟가락으로 제공하면 적절한 구강–운동 조절을 보임	• 미성숙한 구강–운동(씹기) 기술 • 빨대 컵으로 제공하는 액체와 숟가락으로 제공하는 퓌레는 적절한 구강–운동 기술을 보임
삼킴	• 으깬 음식과 고형식을 삼키며 반복적으로 얼굴을 찡그리는 모습을 보임 • 고형식을 삼킨 후 물을 제공하면 불편함이 감소된 모습을 보임 • 빨대 컵으로 액체(IDDIS 0단계)와 중간 정도 걸쭉한 퓌레(IDDSI 3단계)를 숟가락으로 제공할 때 삼킴에 어려움이 없음 • 흡인이나 인두 잔여물의 징후(기침이나 젖은 숨소리)는 없음	• 인두단계 삼킴 문제의 징후 없음 • 식도 협착으로 인해 느려진 식도 비움과 운동 이상이 있을 수 있음을 시사하며, 점도가 높거나 고형식인 경우 더 심함 • 상부 위장관 검사에서 운동 이상은 나타나지 않았으나, 검사가 액체로 진행되었기 때문에 고형식에 대한 운동 이상은 명확하지 않을 수 있음
위장	• 밤 동안 한 번의 분유를 경관으로 수유하는 동안 구토 없이 견뎌냄 • 액체를 빨대 컵으로 삼킬 때 구토가 나타나지 않음 • 수유 시간에 배고픔을 느낌 • 으깬 음식은 역류함	• 명확한 위장관 문제는 나타나지 않음 • 으깬 음식을 구토하는 것은 너무 빨리 먹을 때 식도 비움이 느린 것과 관련이 있을 수 있음

Note. IDDSI = 국제 삼킴 장애 식이 표준화 체계(International Dysphagia Diet Standard Initiative)

요약

Nicholas의 사례는 배고픔의 감소와 더불어 이전의 구강 수유 경험이 부족하여 초기 구강 수유가 제한되었던 사례이다. 음식으로 전환하고 배고픔을 더 많이 느끼면서 구강 섭취를 받아들이기 시작하였고, 연습을 통해 구강-운동 기술이 향상되었다. 그러나 12개월이 되었을 때, 구강 섭식을 늦게 시작하였기 때문에 여전히 씹는 기술은 미성숙하였다. 구강-운동 기술을 향상시키고 식도 협착과 운동 이상으로 인한 식도 비움을 보상하고, 식이 방법을 수정하기 위해 지속적인 작업치료 중재가 필요하였다.

3. 후두연화증
LARYNGOMALACIA

후두연화증(Laryngomalacia)은 숨을 들이마시는 동안 성문위(supraglottic)의 구조물이 무너지는 것으로(Ayari et al., 2012), 영유아에서 가장 흔한 그렁거림(stridor)의 원인이 된다(Preciado & Zalzal, 2012). 후두연화증을 보이는 영유아는 숨을 들이마실 때 발생하는 고음의 쌕쌕거리는 소리인 **들숨 그렁거림**(inspiratory stridor)이 나타난다. 그렁거림은 영유아가 흥분하거나 울거나 바로 누운 자세로 있을 때 더 심해지는 경향이 있다(Goanta et al., 2018). 후두연화증으로 인한 그렁거림은 생후 10일 동안 빠르게 나타나는 경향이 있으며, 생후 첫 달 동안 악화되고 12개월 이후 점진적으로 개선된다(Ayari et al., 2012).

1) 원인(Causes)

후두연화증의 원인은 영유아의 후두 해부학적인 구조, 수면 중 또는 신경학적 문제로 인한 성문위 구조의 음색 조절 능력의 저하, 점막 부종과 같은 다양한 요인이 복합적으로 작용하여 나타나는 것으로 알려져 있다(Ayari et al., 2012). 후두연화증과 관련된 해부학적 변형은 후두 입구를 좁히는 오메가 모양의 후두덮개(epiglottis)로 이어지는 모뿔덮개주름(aryepiglottic folds)이 짧아지는 것이 포함된다(Kelly, 2020).

후두연화증 징후의 또 다른 해부학적 요인으로 후두덮개, 모뿔덮개주름과 잔뿔연골(corniculate cartilages), 모뿔연골(arytenoid cartilages)과 같은 성문위 구조물의 붕괴로 인해 숨을 들이마시는 동안 들숨 그렁거림이나 기도 폐쇄(Simons et al., 2016)를 유발하는 것으로 추정된다(Ayari et al., 2012). 이러한 위성문 폐쇄는 모뿔연골 조직(arytenoid tissue)과 관련이 있을 수 있고 없을 수도 있다(Goanta et al., 2018). 성문위 폐쇄의 또 다른 원인은 후두연골의 미성숙으로 추정된다(Goanta et al., 2018). 위 식도 역류는 점막부종을 유발할 수 있으며, 이는 숨을 들이마실 때 기도가 더 좁아지고 붕괴될 수 있는 것으로 생각된다(Kelly, 2020).

2) 진단(Diagnosis)

후두연화증은 이비인후과 전문의가 실시하는 굴곡성 광섬유 후두경검사(flexible fiberoptic laryngoscopy; FFL; Faria & Behar, 2014)를 이용하여 비수면 상태에서 검사하여 진단한다. 굴곡성 광섬유 후두경 검사를 하는 동안 후두는 짧은 모뿔덮개주름, 오메가 모양의 후두덮개, 모뿔연골의 붕괴 같은 외형적 특징을 갖는 것으로 관찰된다(Faria & Baher, 2014). Gonta 등(2018)은 굴곡성 광섬유 후두경 검사를 하는 동안 모뿔연골의 내부붕괴(유형1), 모뿔덮개주름의 안쪽변위(유형2), 뒤후두벽에 대한 후두덮개의 뒤꼬리 변위(유형3)와 같은 소견을 설명하였다.

3) 증상(Symptoms)

후두연화증의 증상은 두 가지로 나뉜다. 첫 번째 범주는 기도 폐쇄가 호흡에 미치는 영향을 말하며, 그렁거림, 호흡을 위한 움직임의 증가, 안구 주위 청색증 및 명백히 생명을 위협하는 것과 같은 증상을 포함할 수 있다(Faria & Baher, 2014). 두 번째 범주는 기도 폐쇄가 수유에 미치는 영향과 관련된 것으로 수유 중 역류, 기침 또는 질식, 지연된 체중 증가, 흡인으로 인한 재발성 폐렴 등이 포함될 수 있다(Faria & Baher, 2014). 후두연화증은 보통 위치에 따라 다르며 울거나 수유할 때와 같이 호흡량이 증가할 때 더 심해진다(Kelly, 2020).

4) 의학적 및 수술적 치료 (Medical and Surgical Treatment)

후두연화증의 증상은 가벼운 정도(경도), 중간 정도(중등도), 심한 정도(중증)로 분류할 수 있다. 후두연화증을 보이는 영유아의 약 40%는 경도, 또 다른 40%는 중등도로 나타난다(Goanta et al., 2018). 이로 인해 약 20%의 영유아가 중증 후두연화증을 보인다(Goanta et al., 2018).

경도나 중증도의 후두연화증을 보이는 영유아는 일반적으로 체중 증가와 수유를 면밀히 관찰하고 위산 억제를 통해 관련된 위 식도 역류 질환을 의학적으로 치료할 수 있다(Faria & Behar, 2014). 수술적 치료는 무호흡 발작(apneic spells), 성장장애, 수유의 어려움을 초래하는 심각한 증상이 있는 영유아를 대상으로 이루어지며, 후두연화증을 보이는 영유아 중 10% 미만이 이에 해당한다(Preciado & Zalzal, 2012).

수술적 치료는 내시경 **성문위 성형술(supraglottoplasty)**이 포함되며(그림 11.16), 짧은 모뿔덮개주름을 나누고 중복된 상부 모뿔 점막을 절개한다(E. Propst, personal communication, 2021년 11월 2일). 성문위 성형술은 대부분 후두연화증의 징후와 증상을 개선하거나 해결하는 성공적인 방법이다(Preciado & Zalzal, 2012). 흡인, 육아종 형성, 성문하 협착을 포함한 일부 수술 후 합병증은 드물게 나타나며, 관련된 의학적 합병증이 있는 경우 더 흔히 발생한다(Preciado & Zalzal, 2012).

5) 후두연화증과 구강 수유 (Laryngomalacia and Oral Feeding)

중증의 후두연화증을 보이는 영유아는 구강 수유에 어려움을 겪는 경우가 많으며, 수유 및 삼킴 평가와 치료를 위해 작업치료에 의뢰된다. 후두연화증이 있는 영유아에게 나타날 수 있는 수유 문제는 다음과 같다.

- 빨고-삼키고-숨쉬기 협응 저하
- 삼킴 손상
- 위 식도 역류 질환

(1) 빨고-삼키고-숨쉬기 협응 저하 (Poor SSB coordination)

후두연화증을 보이는 영유아는 숨을 들이마실 때 기도 폐쇄가 나타나며, 이는 영유아가 수유 중 호흡을 시도할 때 더욱 심해진다. 이로 인해 빨고-삼키고-숨쉬기 협응의 저하가 발생할 수 있다(사례연구 11.4 참조).

① 임상적 징후(Clinical presentation)

빨고-삼키고-숨쉬기 협응의 저하가 발생하는 영유아는 다음과 같은 증상이 나타날 수 있다.

㉠ **수유하는 동안 그렁거림 증가**(Increase in stridor during feeding) : 영유아가 수유 중일 때 그렁거림이 증가하는 경우가 많다. 젖병 수유나 모유 수유 중에 영유아는 흡인을 방지하기 위해 삼키는 동안 호흡을 일시적으로 멈추어야 하며, 삼킴 후에 충분한 공기를 들이마시며 호흡한다. 이로 인해 기도 폐쇄와 수유 중 그렁거림의 증가가 나타나게 된다.

㉡ **수유 중 충분한 호흡의 어려움**(Difficulty taking adequate breaths during feeding) : 후두연화증을 보이는 영유아는 숨을 들이마실 때 기도 폐쇄가 나타나 종종 수유 중에 충분한 공기를 들이마시는 데 어려움을 겪는 경우가 많다. 이로 인해 호흡량이 증가하고 호흡곤란 징후가 나타날 수 있다. 이러한 징후로는 코 벌렁거림, 기관 당김이나 산소포화도의 감소가 포함될 수 있다. 또한 부적절한 빨고-삼키고-숨쉬기의 주기로 호흡을 하여 흡인을 유발할 수 있다(Glass & Wolf, 1994; Mattew, 1991; Thoyre et al., 2005).

그림 11.16. 후두연화증의 성문위 성형술 전(a)과 후(b)

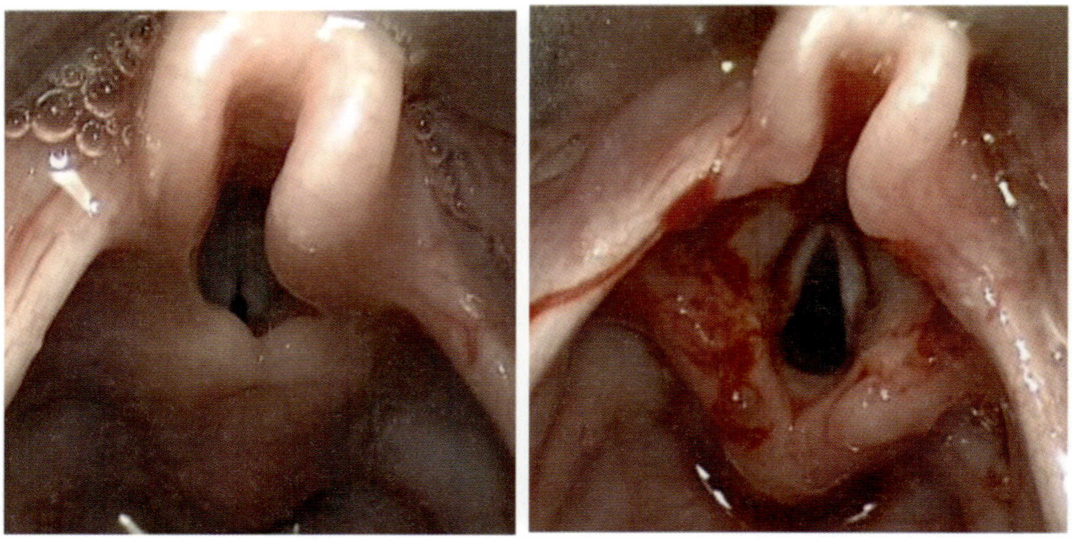

(a) (b)

출처: Courtesy of Otolaryngology at the Hospital for Sick Children, Toronto, ON.

㉢ **젖꼭지를 떼어냄**(Pulling away from the nipple) : 후두연화증을 보이는 영유아가 젖을 빠는 동안 충분한 호흡이 어려운 경우 호흡을 위해 젖꼭지를 떼어내려고 시도할 수 있다.

㉣ **입 가쪽으로 액체가 흘러내림**(Loss of liquid from corners of mouth) : 후두연화증을 보이는 일부 영유아는 입 가쪽에서 액체가 흘러나오는 경우가 있다. 이는 삼켜야 하는 양을 줄이고 삼키면 호흡에 더 많은 시간을 제공하기 위한 시도이다(Thoyre et al., 2005).

㉤ **비효율적인 빨기**(Inefficient suck) : 수유하는 동안 충분한 호흡을 할 수 없는 경우 액체의 유속을 줄이고 호흡시간을 늘리기 위해 의도적으로 비효율적인 빨기로 전환할 수 있다.

㉥ **수유 중 피로감**(Fatigue during feeding) : 후두연화증을 보이는 영유아와 아동은 수유 중 호흡곤란으로 인해 피곤해지며 구강 수유를 충분히 할 수 있는 지구력이 저하될 수 있다.

㉦ **느린 수유**(Slow feeding) : 후두연화증을 보이는 영유아는 호흡에 필요한 시간을 더 확보하고 피로를 최소화하기 위해 짧은 빨기 사이에 자주 휴식을 취해야 할 수 있다. 이로 인해 수유 시간이 오래 걸릴 수 있다.

② 중재(Intervention)

다음과 같은 중재는 빨고-삼키고-숨쉬기 협응의 어려움을 보상하는데 도움이 될 수 있다.

㉠ 자세(Positioning) : 일반적으로 후두연화증을 보이는 영유아는 바로 누운 자세보다 옆으로 누운 자세에서 기도 폐쇄가 적고 호흡이 편안해지는 것을 경험한다. 이러한 이유로 옆으로 누운 자세에서 수유하는 것이 가장 좋은 자세이다. 이 자세는 젖꼭지가 입안에서 수평을 이루고 중력이 우유의 흐름에 영향을 미치는 것이 최소화되어 영유아가 더 잘 조절할 수 있고, 영유아가 빨지 않을 때 우유가 입안으로 들어올 가능성이 줄어들게 된다. 이는 영유아가 액체의 유속을 보다 적절하게 조절하며 호흡을 위한 시간을 확보할 수 있다.

영유아에게 수유하기 전에 옆으로 누운 자세와 반쯤 기울여 누운 자세에서 호흡을 관찰하는 것이 도움이 될 수 있다. 영유아가 옆으로 누웠을 때 호흡을 더 잘한다면 옆으로 누웠을 때 수유를 더 잘할 수 있다고 가정할 수 있다.

ⓛ **액체의 유속 늦추기**(Slowing the flow rate of liquid) : 후두연화증을 보이는 영유아는 젖병 수유나 모유 수유를 하는 동안 적절한 호흡을 유지하기 어려울 수 있으므로 입안으로 들어가는 우유의 유속을 늦추는 것이 영유아가 호흡을 할 수 있는 충분한 시간을 제공하는데 도움이 될 수 있다. 유속이 느려지면 영유아가 삼키는 횟수가 줄어들어 호흡하는 시간이 더 많이 주어질 수 있다. 유속이 느린 젖꼭지로 전환하는 것은 젖병 수유를 하는 동안 유속을 느리게 할 수 있다. 모유 수유를 하는 동안 어머니가 뒤로 기대어 영유아가 어머니의 가슴보다 위에 놓이게 되면 중력이 영유아의 입안으로 들어가는 모유의 흐름을 늦추는데 도움이 된다. 젖꼭지 보호대를 사용하여 모유의 유속을 늦추는 것도 도움이 될 수 있지만, 젖꼭지 보호대가 모유의 이동 속도를 증가시킬 수 있기 때문에 이는 평가를 통해 관찰되어야 한다.

ⓒ **빨기 폭발과 멈춤 조절하기–외부 조절**(Pacing of sucking bursts and pauses–external pacing) : 간헐적으로 젖꼭지를 기울이거나 젖꼭지를 입에서 떼어내는 것은 빨기와 멈춤을 조절하여 영유아가 호흡하기 위한 시간을 충분히 확보하는데 도움이 될 수 있다. 영유아가 빨기 폭발과 멈춤을 조절하기 위해서는 젖꼭지를 영유아의 입에 넣은 상태에서 젖병을 기울여 젖꼭지에 더 이상 분유가 들어가지 않도록 하는 것이다. 이 과정은 영유아가 다시 빨기를 시작하기 전에 호흡할 수 있는 기회를 제공한다. 영유아가 충분히 호흡할 수 있는 시간을 제공한 후 다시 젖병을 기울여 젖꼭지로 분유가 채워질 수 있도록 한다. 만약 젖꼭지가 기울여진 채 영유아가 계속 빠는 경우 입에서 젖꼭지를 완전히 떼어내야 할 수도 있다. 젖꼭지를 완전히 떼어내기 전에 젖꼭지를 영유아의 턱 방향으로 기울여 젖꼭지의 압력을 풀고, 입 안에 있는 우유를 다 삼킬 수 있도록 하는 것이 도움이 된다. 모유 수유 중인 영유아의 경우 어머니의 손가락을 영유아의 입 꼬리에 대고 젖꼭지의 압력을 푼 뒤 영유아의 입에서 젖꼭지를 떼어내도록 한다.

ⓓ **점도 조절**(Thickening) : 유속을 늦추기 위해 우유의 점도를 조절하는 것은 후두연화증이 심한 경우 도움이 될 수 있다. 점도를 증진하고 빠른 유속의 젖꼭지를 사용하면 우유를 효율적으로 빨아들일 수 있다. 그러나 우유가 천천히 움직이기 때문에 영유아가 호흡할 수 있는 시간이 더 길어질 수 있다(점도조절에 대한 자세한 내용은 6장, 빨고–삼키고–숨쉬기 협응의 어려움에 대한 임상 징후 및 중재에 대한 자세한 내용은 4장 참조).

(2) 삼킴 문제(Swallowing issues)

후두 침투(penetration)와 흡인(aspiration)은 후두연화증을 보이는 영유아들에게 흔히 나타나는 징후이다(Irace et al., 2019). 한 연구에 따르면 수술이 필요한 심각한 후두연화증을 보이는 영유아 중 72%는 수술 전에 흡인의 병력이 있다는 근거가 있었다(Richter et al., 2009). 후두연화증을 보이는 영유아들의 흡인 위험은 다양한 메커니즘으로 나타날 수 있다. 상부 모뿔조직의 탈출은 기도 폐쇄를 유발하여 이로 인해 빨고–삼키고–숨쉬기 협응을 어렵게 하며 삼킴의 부조화와 흡인의 위험을 증가시킨다(Richter et al., 2009). 또한 숨을 들이마실 때 발생한 기도 폐쇄는 흉부 내 음압을 증가시키고 수유 중 식도에서 인두로 액체가 역류하여 흡인으로 이어질 수도 있다(Richter et al., 2009).

이러한 영유아들에게 흡인의 위험을 증가시키는 또 다른 메커니즘은 후두연화증이 있는 영유아에서 나타나는 정상적인 후두 감각의 변화와 관련이 있다(Richter et al., 2009). 후두 모음 반사의 손상은 후두연화증을 보이는 일부 영유아에서 나타나는 것으로 알려져 있다(Irace et al., 2019). **후두 모음 반사**(laryngeal adductor reflex)는 후두의 모뿔덮개주름에 위치한 기계적 수용체(mechanoreceptors)의 자극에 의해 유도되며(Willging & Thompson, 2005), 삼킴 시작 시 기도가 닫히도록 하여 삼키는 동안에 음식이 흡인되는 것을 예방한다(Irace et al., 2019). 이 반사의 손실은 후두연화증을 보이는 영유아의 흡인 위험이 높아질 수 있다.

성문위 성형술이 필요한 심각한 후두연화증을 보이는 영유아는 수술 후 삼킴 기능에 변화가 있을 수 있다. 많은 연구에 따르면 성문위 성형술을 받은 대부분의 영유아의 경우 삼킴 기능이 개선된 것으로 나타났다(Richter et al., 2009). 어떤 경우에는 빨고-삼키고-숨쉬기 협응의 향상으로 인해 흡인의 위험이 감소하기도 한다. 삼킴 기능이 개선되는 이유에 대한 또 다른 이론으로는 성문위 성형술이 모뿔덮개주름과 성문위 조직의 신경 말단을 노출시켜 후두 감각이 높아지고 기도 보호를 개선시킨다는 것이다(Richter et al., 2009). 그러나 일부 영유아의 경우 성문위 성형술 이후 삼킴 기능이 저하되는 경우가 있지만 이는 일시적인 경우가 많다. 한 연구에 따르면 수술 전 삼킴 문제가 없던 영유아의 16.7%(24명 중 4명)가 성문위 성형술 이후 흡인으로 인한 삼킴 문제가 나타났지만, 이는 수술 4주가 지나면 모든 영유아에서 이러한 문제가 해결되었다. 그러나 여러 동반 질환이 있는 영유아의 경우 성문위 성형술을 실시한 이후에도 지속적인 삼킴 문제가 나타날 위험이 높은 것으로 밝혀졌다(Richer et al., 2009).

① 임상적 징후(Clinical presentation)

몇몇 학자들은 감각 운동 기능에 변화가 있는 후두연화증을 보이는 영유아는 기침 반응 없이 흡인이 나타나는 **무증상 흡인**(silent aspiration)의 위험이 높아질 수 있다고 우려를 표명하였다(Chadha, 2019). 이로 인해 현성 징후(overt signs)의 부족으로 지각하지 못하는 지속적인 흡인으로 인해 만성 기도 질환이 나타날 수 있다(Chadha, 2019). 삼킴 평가에 대한 전문 지식을 갖춘 작업치료사는 기침, 질식과 같은 징후 이외에 삼킴 장애 및 흡인의 더 미묘한 징후를 찾을 수 있는 훈련을 받았다(자세한 내용은 6장 참조). 작업치료사가 찾는 미묘한 징후에는 젖은 숨소리와 젖은 목소리가 포함되며, 이는 수유 중 기도로 흡인되었음을 암시할 수 있다(Tutor & Gosa, 2012).

그러나 후두연화증을 보이는 영유아는 울거나 수유할 때와 같이 호흡이 증가하면 젖은 숨소리가 나는 경우가 많다. 이러한 젖은 숨소리의 증가가 반드시 흡인의 결과인 것은 아니지만, 흡인에서 동반되는 젖은 숨소리와 구별하기 어려울 수 있다. 울 때와 같이 영유아의 호흡량이 증가하는 등의 다른 이유로 젖은 숨소리가 나는지 관찰하는 것이 도움이 될 수 있다. 만약 우는 동안 호흡 증가로 인한 젖은 숨소리가 관찰된다면, 이는 흡인으로 인한 젖은 숨소리가 아닐 수 있음을 시사한다. 또한 영유아의 호흡이 정상패턴으로 돌아오자마자(빨기 폭발 후 몇 초 뒤) 젖은 숨소리가 사라진다면, 이 역시 흡인으로 인한 젖은 숨소리가 아닐 수 있음을 나타낸다. 그러나 후두연화증을 보이는 영유아의 전체적인 삼킴 기능을 평가하고 수유하는 동안 나타나는 젖은 숨소리의 원인을 파악하기 위해 비디오투시 삼킴 검사나 광섬유 내시경 검사와 같은 도구적 삼킴 평가를 실시해야 하는 경우가 종종 있다(삼킴 문제에 대한 자세한 내용은 6장 참조).

② 중재(Intervention)

흡인 위험을 감소시키기 위해서는 다음과 같은 전략을 포함한다.

- 액체의 유속을 느리게 하기
- 음식덩어리의 크기를 줄이기
- 액체의 점도 조절하기

㉠ **액체의 유속을 느리게 하고 음식덩어리의 크기를 줄이기**(Slowing the flow rate and reducing the bolus size) : 입안으로 들어가는 액체의 유속을 느리게 하고 음식덩어리의 크기를 줄이는 것은 흡인의 위험을 감소시키는데 도움이 될 수 있다. 젖병

수유를 하는 영유아의 경우 느린 유속 젖꼭지를 사용하고 영유아에게 빨기 폭발과 멈춤의 속도를 조절할 수 있도록 도움을 제공한다. 모유 수유 중에는 어머니가 뒤로 기대어 누운 자세에서 영유아가 어머니의 가슴보다 약간 위에 있도록 하면 중력으로 인해 영유아의 입으로 들어가는 모유의 흐름을 늦출 수 있다.

ⓛ **점도 조절(Thickening)** : 후두연화증을 보이는 영유아는 삼킬 때 흡인이 나타나는 경우가 많으므로 점도를 높여 젖병으로 수유하면 더 잘 삼킬 수 있다. 점도를 증진한 우유는 삼킴 장애의 원인이 되는 감각 인식 저하를 보상하는데 도움이 될 수 있는 감각 정보를 제공한다. 게다가 점도가 높은 음식덩어리는 더 느리게 움직이기 때문에 빨고–삼키고–숨쉬기의 협응을 더 쉽게 만들며 기도가 닫힐 수 있는 시간을 제공한다. 또한 음식덩어리의 점도가 높아질수록 생겨나는 응집력으로 기도가 닫히는 속도가 지연되거나 불완전할 경우 기도로 들어갈 가능성이 적어진다(Wolf & Glass, 1992)(6장 참조).

(3) 위 식도 역류(Gastroesophageal reflux)

위 식도 역류는 후두연화증의 동반질환으로 잘 발생하며(Simons et al., 2016), 이는 들숨에 대항하여 폐쇄된 성문위 위 식도 역류로 이어지기 때문이다(E. Propst, personal communication, 11월 2일, 2021). 중증의 후두연화증을 보이는 영유아는 숨을 들이마시는 동안 발생하는 기도 폐쇄로 흉강 내 함몰이 증가하여 늑간의 뒤당김을 초래하며 이로 인해 위 식도 역류가 나타난다(Ayari et al., 2012). 위 식도 역류는 기도가 좁아질 수 있는 점막 부종을 유발하여 기도 폐쇄를 악화시킬 수 있다(Ayari et al., 2012). 이로 인해 기도 폐쇄는 역류를 증가시키고, 역류는 기도 폐쇄를 증가시키는 영속가능성(self–perpetuation) 순환이 될 수 있다(사례연구 11.4 참조).

① 임상적 징후(Clinical presentation)

위 식도 역류의 임상적 징후는 다음과 같다.

ⓖ **불편함이나 통증의 징후 또는 수유 중 수유 거부의 징후(Signs of discomfort or pain, or feeding refusal partway through feeds)** : 후두연화증을 보이는 영유아는 일반적으로 배가 고프고 수유를 원하는 것처럼 보이지만, 수유를 통해 역류를 암시하는 징후를 보이기 시작한다. 여기에는 얼굴을 찡그리기, 꿈틀거리기, 울기, 고개 숙이기와 같은 고통과 불편함의 징후가 포함될 수 있다(Riffe et al., 2007). 그러나 일부 영유아들은 비산성 역류나 약산성 역류를 경험한다. 비산성 역류를 보이는 영유아는 통증이나 불편함의 징후는 보이지 않지만 역류가 발생하면 지속적인 수유 거부가 나타난다(예; 젖꼭지를 빨지 않고 입 밖으로 밀어내거나 멀리함).

ⓛ **젖병이나 모유 수유를 할 때 꿀꺽꿀꺽 삼키기(Gulping during bottle–feeding or breastfeeding)** : 수유 중에 역류가 발생하기 시작할 때 음식덩어리의 일부가 통과하면 영유아가 꿀꺽꿀꺽 삼키며 액체의 유속을 조절하는데 어려움을 겪는 것처럼 보일 수 있다. 이것은 삼키는 동안 액체가 아래쪽으로 내려가고, 역류로 인해 다시 위쪽으로 올라오면서 식도나 인두 내에서 액체의 부피(양)가 증가하기 때문일 수 있다. 이로 인해 호흡을 하기에 충분한 시간을 확보하기 어렵고, 때로는 흡인이 발생할 수 있다.

ⓒ **수유 후 마른 삼킴(Dry swallowing after feeds)** : 일부 영유아와 아동들에서는 수유 중, 수유 후 또는 경관 수유 중에 수유를 멈추었을 때 반복적으로 삼키는 모습이 관찰될 수 있으며 이는 위 식도 역류가 있음을 나타낼 수 있다. 연구에 따르면 인두의 자극으로 인해 이차 인두 삼킴이 나타나고 이는 역류된 잔여물을 인두에서 깨끗하게 비워내고 흡인을 예방하는데 도움이 될 수 있다고 한다(Gilger, 2003; Shaker & Hogan, 2000).

㉣ **수유 후 불편함 징후**(Signs of discomfort after feeds) : 역류를 경험하는 영유아는 종종 불안정하고 수유 후 한동안 고통과 불편함의 징후를 보일 수 있다.

㉤ **트림하는 동안 흡인 징후**(Signs of aspiration during a burp) : 트림을 하는 동안 기침, 질식이나 젖은 숨소리 같은 흡인의 징후가 관찰될 수 있다. 이것은 트림하는 동안 역류가 발생하기 때문일 수 있다. 이러한 징후는 영유아가 앉은 자세에서 트림을 할 때 가장 많이 발생하게 되며, 이는 복부 내용물의 압력이 높아지면서 역류가 증가하여 인두 또는 잠재적으로 기도로 들어갈 수 있게 된다(Orenstein et al., 1983).

㉥ **수유 후 흡인 징후**(Signs of aspiration after feeds) : 수유 후 흡인의 징후(예; 기침, 질식, 젖은 숨소리)가 나타날 수 있다. 이러한 징후는 수유 후 영유아를 다른 장소로 이동하거나 자세를 바꿀 때 인두와 기도로 물질이 유입되면서 역류가 발생할 수 있다.

㉦ **젖병 수유나 모유 수유보다 경관 수유를 더 잘 견딤**(Tube feeding better tolerated than bottle-feeding or breastfeeding) : 후두연화증을 보이는 영유아들의 역류의 원인은 대부분 숨을 들이마시는 동안 기도 폐쇄와 영유아가 더 많은 공기를 들이마시기 위해 호흡을 증가시키기 위한 움직임 과정에서 이차적으로 호흡량이 증가하기 때문에 나타난다. 결과적으로 경관 수유 중에는 조화로운 빨고-삼키고-숨쉬기 협응을 시도할 필요가 없으므로 구강 수유 중에 발생하는 호흡의 양이 증가하거나 호흡의 어려움이 나타나지 않기 때문에 역류를 덜 경험할 수 있다.

② 중재(Intervention)

후두연화증을 보이는 영유아의 구강 수유를 개선하고 위 식도 역류를 최소화하기 위한 전략은 다음을 포함한다.

㉠ **의학적 관리**(Medical management): 후두연화증을 보이는 영유아의 역류에 대한 의학적 관리는 산 억제(acid-blocking) 약물을 사용하는 것을 포함한다. 산 억제 약물은 식도외 역류(extraesophageal reflux)가 있는 영유아의 기도 부기(airway swelling)를 조절하는데 중요한 역할을 한다(Faria & Behar, 2014).

㉡ **자세**(Positioning): 후두연화증으로 역류를 경험하는 영유아는 수유 중 또는 수유 후 트림 시 역류를 최소화할 수 있는 자세가 도움이 될 수 있다(자세에 대한 자세한 내용은 7장 참조). 트림을 하는 동안에 자세를 수정하는 것은 역류를 줄일 수 있다(역류를 최소화하기 위한 트림 자세에 대한 자세한 내용은 7장 참조).

㉢ **점도 조절**(Thickening): 북미 소아 소화기, 간장학 및 영양학회(NASPGHAN)와 유럽 소아 소화기 병리학, 간장학 및 영양학회(ESPGHAN)는 아동의 위 식도 역류 질환에 대한 점도 조절에 관해 제안하고 있다(Rosen et al., 2018). 분유의 점도를 증진하면 역류와 구토의 빈도가 감소되지만 역류가 줄어드는 것은 아니다(Czinn & Blanchard, 2013; Vandenplas et al., 2005). 이는 역류를 제거하는 것이 아니라 인두와 구강에 도달하는 역류된 물질을 예방하는 것이다. 역류된 물질이 인두와 기도에 도달하지 못하면 역류가 기도 점막에 미치는 영향이 줄어든다. 그러나 점도 조절에도 불구하고 역류된 물질이 인두와 기도에 도달해 심각한 수준에 이르면 흡인이 되고, 이는 호흡을 어렵게 만든다. 이런 이유로 점도 조절이 도움을 주는지 수유를 악화시키지 않는지를 임상적으로 평가하는 것은 중요하다. 또한 사용하는 점도 증진제의 종류가 지연된 위배출이나 변비, 역류를 악화시키지 않는지를 확인해야 한다.

위 식도 역류 질환의 임상 증상 및 중재 전략에 대한 자세한 내용은 7장을 참조한다.

사례연구 11.4. IAN: 후두연화증과 위 식도 역류

병력 및 수유 이력(부모 보고)

Ian은 생후 6주된 영유아로 구강 수유에 어려움이 있고, 수유로 인한 질식으로 병원에 입원하였다. Ian의 어머니는 집에서 유축 모유와 분유를 젖병으로 수유하였다고 보고하였다. Ian은 수유 시간이 되면 배가 고파 보였고, 젖병의 젖꼭지를 쉽게 빨았다. 젖병 수유를 하는 동안 멈추었을 때 그렁거림이 나타났으며 젖병으로 수유하는 동안 소리가 커지고, 가끔은 숨이 막힐 때도 있었다. 이러한 증상은 수유 내내 발생하였으며, 시간이 지남에 따라 점점 더 심해지고 있다. 또한 섭취량이 감소하고 몸무게는 늘지 않았다. Ian은 어머니 팔에 기대 누운 자세에서 닥터브라운(Dr. Brown)사의 미숙아용 젖꼭지를 사용하여 젖병 수유를 하였다.

입원 중 이비인후과 전문의의 진료를 본 후 후두연화증을 진단받았다. Ian은 후두연화증으로 인한 역류 위험에 대한 우려 때문에 산 억제제(란소프라졸, lansoprazole)를 복용하기 시작했다. Ian은 코위영양관 수유를 시작하였고 3시간마다 수유량의 약 50%를 젖병으로 수유하고 나머지는 코위영양관으로 수유하였다. Ian의 흉부 엑스레이 오른쪽에 흐릿한 불투명함이 보였고, 밤에는 산소포화도가 약간 떨어졌다. Ian은 수유 평가를 위해 작업치료사에게 의뢰되었다.

초기 임상 수유 평가 중 관찰 사항

수유 전 심폐 상태(Cardiorespiratory status before feeding) : 호흡을 위한 움직임의 증가, 숨을 들이마실 때 그렁거림, 수유 전 깨끗한 호흡소리가 들렸다. 바로 누운 자세에서 호흡을 위한 움직임이 증가하고 기도 폐쇄로 인한 호흡의 어려움이 있었으나 옆으로 누운 자세에서 개선되었다.

자세(Positioning) : 휴식을 취할 때 옆으로 누운 자세에서 호흡이 안정된 모습을 보였기 때문에 역류를 최소화하기 위해 왼쪽 옆으로 누인 자세에서 젖병 수유를 하였다.

행동 반응(Behavioral response) : 수유 시간에 깨어있고 의식이 명료하며 수유를 원하였다. 수유 초기에는 침착하고 명료하였으나, 수유 중에 불편한 징후(예: 꿈틀거림, 찡그림)가 나타났으며, 구강 수유 후 불편함(예: 꿈틀거림, 활처럼 휘거나 울기)과 마른 삼킴, 기침이 관찰되었다.

젖병 수유 평가(Bottle-feeding assessment) : 1단계 젖꼭지로 효율적인 빨기가 관찰되었고, 젖병 수유를 하는 동안 숨을 들이마실 때 그렁거림이 증가하였다. 수유 중 호흡을 위해 젖꼭지를 밀어내고 수유하는 동안 액체가 입가쪽으로 흘러내렸다. 이것은 빨고-삼키기 주기의 잘못된 타이밍에서 호흡하였기 때문인 것으로 보이고, 닥터브라운사의 미숙아 젖꼭지로 전환하면서 빨고-삼키고-숨쉬기 협응이 다소 개선되었다. 수유하는 동안 젖은 숨소리가 나타났으며, 40ml 섭취 후 젖은 숨소리의 증가와 함께 침을 삼키고 꿈틀거리는 모습이 관찰되었다. 구강 수유를 중단한 후 코위영양관으로 보충 수유를 하였다.

비판적 분석 및 문제-해결 접근

잠재적 문제	임상 징후(관찰, 병력)	분석
행동반응	• 배고픈 징후를 보이며 먹기를 원함 • 수유 중일 때와 수유가 끝난 후 불편함을 보임	• 역류가 의심됨
구강-운동	• 효율적인 빨기가 나타남	• 명백한 구강-운동 문제 없음
심폐기능	• 구강 수유에 따라 증가하는 호흡을 위한 움직임, 휴식 시 숨을 들이마실 때 그렁거림이 나타남	• 후두연화증과 관련된 적절한 호흡의 어려움으로 수유 중 호흡 문제가 악화됨
빨고-삼키고-숨쉬기 협응	• 호흡하기 밖으로 액체 소실 • 빨고-삼키고-숨쉬기 주기의 잘못된 타이밍에 숨을 들이마셔 기침을 함	• 빨고-삼키고-숨쉬기 협응의 어려움 • 부적절한 빨고-삼키고-숨쉬기 협응으로 인한 흡인 발생
삼킴	• 수유하는 동안 젖은 숨소리가 남 • 수유 시작 시 기침을 함 • 수유하는 동안 기침을 함	• 삼킴 문제의 가능성을 시사함 • 수유 시작 시 처음 나타나는 기침은 빨고-삼키고-숨쉬기의 불협응과 연관됨 • 수유하는 동안 발생하는 기침은 역류로 인한 이차적인 증상일 수 있음

사례연구 11.4. IAN: 후두연화증과 위 식도 역류(Cont.)

위장	• 수유 중 또는 수유 후에 불편함(꿈틀거림, 활처럼 휘거나 찡그림)을 보임 • 수유 후에 마른 삼킴과 기침이 나타남	• 역류의 가능성을 시사함

Note. SSB=빨고–삼키고–숨쉬기(suck–swallow–breathe)

분석

Ian은 수유 시간에 배고픈 징후를 보였으나 효율적으로 빨지 못하기 때문에 다음과 같은 문제가 나타날 수 있다.

- 후두연화증과 관련된 빨고–삼키고–숨쉬기 협응의 어려움으로 인해 수유하는 동안 적절한 호흡을 하기 어렵다. 수유 중 빨고–삼키기 주기의 잘못된 타이밍에 호흡할 위험이 있어 결국 흡인으로 이어질 수 있으며, 유속이 매우 느린 미숙아용 젖꼭지를 사용하여 옆으로 누인 자세로 수유하면 개선된다.
- 수유하는 동안 나타나는 기침과 젖은 숨소리는 삼킴 문제 때문일 수 있다.
- 수유 중 또는 수유 후에 젖은 숨소리의 증가와 같은 역류의 징후가 나타나 수유에 불편함을 느끼고 흡인의 위험이 있다. 수유 중 나타나는 질식(차트에는 기록되어 있지만, 수유 평가 시 관찰되지 않음)은 역류된 물질의 흡인 때문일 수 있으며, 수유 이후 나타나는 기침 또한 역류된 물질로 인한 흡인 때문일 가능성이 높다.

계획

의료진 및 부모님이 협력하여 다음과 같은 계획을 수립하였다. 삼킴 안전에 대한 우려와 흡인을 시사하는 흉부 엑스레이 소견(오른쪽 흐릿한 불투명도)으로 인해 비디오 투시 삼킴 검사를 통해 삼킴의 안전과 기능에 대한 전반적인 검사가 예정되어 있었다.

- 비디오 투시 삼킴 검사가 진행되기 전까지 구강 수유를 중단한다.
- 역류 및 흡인의 위험을 줄이기 위해 더 오랜 시간 동안 느리게 코위영양관 수유를 한다.

비디오 투시 삼킴 검사 결과

Ian은 검사가 진행되는 동안 옆으로 누인 자세에서 미숙아용 젖꼭지를 이용하여 젖병 수유를 하였다. Ian은 수유를 원했고 효율적인 빨기와 적절한 빨고–삼키고–숨쉬기 협응을 보여주었다. 때때로 음식덩어리가 조롱박 오목(piriform sinuses)에 도달하여 삼킴의 시작이 지연되는 것이 관찰되었다. 흡인과 후두 침습은 관찰되지 않았고, 삼킴 후 구강이나 인두에 잔여물이 남지 않았다. 검사를 진행하는 동안 그렁거림, 호흡을 위한 움직임의 증가와 젖은 숨소리는 관찰되었지만, 검사 중 흡인과 연관된 것은 아니었다.

분석

비디오 투시 삼킴 검사의 결과를 바탕으로 다음과 같이 요약하였다.

- Ian은 유속이 매우 느린 유속 젖꼭지를 사용하여 옆으로 누인 자세에서 수유하면 빨고–삼키고–숨쉬기가 적절하게 나타나 수유를 시작할 때 흡인의 위험이 감소하였다.
- 수유 중에 들리는 젖은 숨소리는 비디오 투시 삼킴 검사에서 흡인과 관련이 없음이 나타났다. 후두연화증을 보이는 영유아에게 수유 중 젖은 숨소리가 나는 것은 일반적이며, 이것이 반드시 흡인으로 인해 나타나는 것은 아니다.
- 역류와 관련된 문제점과 역류로 인한 이차적인 흡인 가능성은 검사를 진행하는 시간의 제한으로 비디오 투시 삼킴 검사로 확인하기 어렵기 때문에 수유를 제한한다.

계획

전문가 간 팀과 가족이 협력하여 다음과 같은 수유 시 권고 사항을 제시하였다.

- 미숙아용 젖꼭지를 이용하여 왼쪽 옆으로 누인 자세로 젖병수유를 한다. 젖꼭지를 입에서 떼어내고 필요에 따라 호흡을 할 수 있도록 잠시 멈춘다.
- 위 속을 비워 역류를 최소화 할 수 있도록 수유 중 몇 분간 간헐적으로 휴식을 취한다.

사례연구 11.4. IAN: 후두연화증과 위 식도 역류(Cont.)

- 역류의 징후가 나타나면 구강 수유를 중단하고 코위영양관을 통해 천천히 수유한다.
- 트림을 시키거나 수유 이후에는 역류 방지 자세를 취한다.

추적 관찰

Ian은 며칠 후 수유 추적 관찰을 위해 내원하였다. Ian은 100ml 중 45ml를 젖병으로 수유하고 나머지는 코위영양관으로 보충하고 있었다. 수유 중 또는 수유 후에 불편함은 줄었지만, 젖은 숨소리는 증가하고 수유 중에 가끔 기침을 하는 증상은 지속되었다.

분석

수유 중과 수유 후 불편함이 감소한 것은 산 억제제(라소프라졸)를 복용한 후 일주일이 지나면서 효과가 커졌을 가능성이 높다. 그러나 Ian은 여전히 수유 중에 역류의 징후가 나타나며, 이로 인해 흡인과 부적절한 구강 수유로 이어지고 있는 것으로 보인다. 지속되는 역류와 흡인은 기도부종, 나빠진 그렁거림, 호흡을 위한 움직임의 증가로 이어져 역류를 증가시키는 원인이 될 수 있다.

계획

가족과 전문가 간 팀이 논의한 결과, 역류와 흡인을 줄이고 구강 수유량의 증가와 호흡 상태를 개선하기 위해 분유와 모유에 젤믹스(영유아용 점도 증진제 – Gelmix)를 첨가하여 점도를 증진하기로 하였다. 유축 모유나 분유 20ml당 젤믹스 1ml를 섞고 1단계 젖꼭지로 다시 바꾸었다.

사후평가

시간이 지남에 따라 Ian의 구강 섭취량은 증가하였다. Ian은 수유 중 또는 수유 후에 흡인의 징후(기침)는 관찰되지 않았고, 호흡 상태가 개선되었다. 수유를 하는 동안 그렁거림은 지속되었지만 호흡을 위한 움직임은 증가하지 않았고, 호흡을 위한 노력은 줄었다. 그 후 한 달이 지나면서 완전한 구강 수유로 전환할 수 있었고, 코위영양관을 제거할 수 있었다.

요약

Ian은 후두연화증을 보이는 영유아에게 흔히 볼 수 있는 수유문제 즉, 흡인을 유발하는 빨고–삼키고–숨쉬기 협응의 저하와 위 식도 역류를 호소하였다. 역류와 흡인으로 인해 호흡량이 증가하고 숨을 들이마실 때 그렁거림으로 호흡이 힘들어져 빨고–삼키고–숨쉬기 협응과 역류가 악화되었다. 빨고–삼키고–숨쉬기 협응 저하를 보완하기 위해 수정된 수유기술(예: 자세, 젖꼭지의 변경, 속도 조절)과 흡인과 역류를 줄이기 위한 전략(예: 자세, 약물, 점도조절)을 통해 Ian의 호흡 상태는 시간이 지나면서 전반적으로 향상되었고 완전한 구강 수유를 할 수 있게 되었다.

4. 후두갈림증: 유형 1–4
LARYNGEAL CLEFT: TYPES 1-4

후두갈림증(laryngeal cleft)은 뒤쪽 후두기관벽의 흔하지 않은 선천적 기형이다. 후두갈림증은 갈라짐의 정도에 따라 유형 1~4로 분류된다. **후두갈림증 유형1(type1 laryngeal cleft, LC1)**은 Benjamin과 Inglish 분류에 따라 성대 수준까지 연장되어 모뿔사이점막 손상의 유무에 관계없이 모뿔사이근육의 불완전한 형성으로 인해 발생한다(Miglani et al., 2017). **후두갈림증 유형2(LC2)**는 반지연골(cricoid cartilage)의 불완전한 형성으로 인해 성대 아래의 갈림증이 반지연골판(cricoid lamina)까지 연장된 경우를 말한다(Miller et al., 2020). **후두갈림증 유형3(LC3)**은 반지연골이 목 기관(cerivicaltrachea)까지 연장된 경우이며, **후두갈림증 유형4(LC4)**는 흉추기관 뒤 벽과 기관 연골까지 손상된 경우로 다음과 같은 증상이 나타날 수 있다(Miller, 2020; 참조 그림 11.17).

후두갈림증 유형3과 4는 갈라진 부분이 기관까지 확장되어 심각한 호흡기 문제를 초래하기 때문에 대부분 즉시 진단된다(Johnston et al., 2014). 후두갈림증 유형1과 2는 임상적 징후가 명확하지 않기 때문에 진단되지 않고 오랜 기간 방치될 수 있다(Johnston et al., 2014; Miglani et al., 2017; Rahbar et al., 2009).

근육의 손실 모뿔사이 패임의 깊이로 설명되는 **깊은 모뿔사이 패임**(deep interaytenoid notch - DIN)은 종종 후두갈림증 유형1의 설명 및 관리에 포함된다(Basharat et al., 2019; Miglani et al., 2017). 후두갈림증 유형1과 깊은 모뿔사이 패임은 건강한 아동들에게 미미한 영향을 미칠 수 있지만, 동반 질환이 있는 아동들의 경우 심각한 문제를 일으킬 수 있다(Miglani et al., 2017; Ojha et al., 2014). 후두갈림증 유형1과 깊은 모뿔사이 패임은 1개월에서 72개월 사이에 진단이 가능한 것으로 알려져 있다(Ojha et al., 2014).

후두갈림증 유형 1, 2와 깊은 모뿔사이 패임은 증상이 다른 질환과 겹치는 경우가 많기 때문에 놓칠 수 있다. 후두갈림증 유형1과 유형2, 또는 깊은 모뿔사이 패임의 증상으로는 흡인, 액체를 삼킬 때 기침, 재발성 폐렴 또는 쌕쌕거림(wheezing), 만성기침, 그렁거림, 호흡기 감염과 특징을 알 수 없는 천식과 같은 증상이 나타날 수 있다(Johnston et al., 2014). 이러한 증상에 대한 적극적인 치료에도 증상이 해결되지 않을 때 후두갈림증으로 진단을 내리기도 한다.

이러한 문제점을 보이는 영유아나 아동의 진단을 위해 종종 비디오 투시 삼킴 검사가 포함되며, 갈림증이 의심되는 경우 반드시 포함되어야 한다(Miglani et al., 2017; Ojha et al., 2014). 건강한 아동의 비디오 투시 삼킴 검사 상 나타나는 흡인 증상은 구조적인 결함과 밀접한 상관관계가 있다(Rahbar et al., 2009). 그러나 검사 시 간헐적으로 흡인이 발생하는 경우가 많기 때문에 후두갈림증 유형1과 깊은 모뿔사이 패임을 보이는 아동의 경우 비디오 투시 삼킴 검사의 결과가 정상일 수 있다(Johnston et al., 2014; Rahar et al., 2009). 흥미롭게도 후두갈림증을 보이는 아동들의 경우 흡인된 음식물이 기도로 들어가는 위치는 다른 이유로 흡인되는 아동들에서 관찰되는 것보다 더 깊지 않은 것으로 보인다. 흡입된 음식물이 기도로 들어가는 후두갈림증을 지닌 아동들이 다른 이유로 흡인을 보이는 아동들과 관찰된 것이 다르지 않다. 즉, 전형적으로 보이는 바와 같이 흡인은 반드시 뒤쪽(예상할 수 있는)으로 들어가는 것처럼 보이지는 않으며, 이는 모뿔덮개주름(aryepiglottic fold)의 바깥쪽이나 후두덮개의 앞쪽으로 들어갈 수도 있다(Issac & El Hakim, 2019). 후두갈림증의 명확한 진단을 위해서는 전신마취 하에 후두경 및 기관지 내시경 검사를 통해 모뿔사이공간을 시각화하고 촉진해야 한다(Miller et al., 2019; Yeung et al., 2017).

1) 후두갈림증과 관련된 질환 (Conditions Associated with Laryngeal Clefts)

후두갈림증과 관련된 다른 선천적 질환으로는 후두연화증, **오피츠-프레즈 증후군**(Opitz-Frias syndrome, 신체의 정중선에 있는 구조물이 영향을 받는 유전적 질환), 식도 폐쇄, 기관식도 누출관, 심장 이상, VACTERAL과 차지 증후군(CHARGE syndrome은 결손, 심장질환, 뒤 콧구멍 폐쇄증, 성장저하, 생식기 이상, 귀 이상 등이 이 질환에서 흔히 나타나며 이러한 징후들의 약어; Johnston et al., 2014; Rahbar et al., 2009)이 있다. 후두연화증이 가장 많이 나타나며 후두갈림증 유형1 환자의 50%-90%에서 나타나는 것으로 보고된다(Johnston et al., 2014; Rahar et al., 2009). 뒤쪽 후두의 비정상적인 상태는 숨을 들이마실 때 상부 기도의 점막이 과도하게 돌출되어 기도가 좁아질 수 있다. 위 식도

그림 11.17. Benjamin과 Inglis 후두갈림증 분류: 유형 1-4.

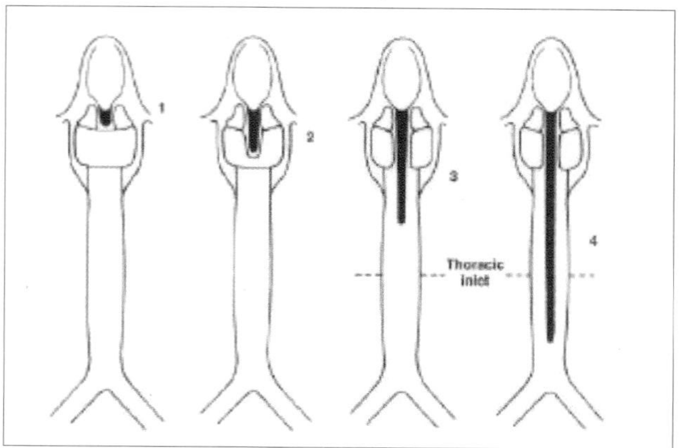

출처: "Minor Congenital Laryngeal Clefts: Diagnosis and Classification, by B. Benjamin & A. Inglis, 1989, Annals of Otolaryngology, Rhinology, & Laryngology, 98, Figure 2. Copyright 1989 by Sage. Used with permission.

역류 질환 또한 후두갈림증 환자에게서 흔히 나타난다(Basharat et al., 2019; Isaac & El Hakim, 2019; Miller et al., 2019; Ojha et al., 2014).

2) 위 식도 역류와 후두갈림증 (GER and Laryngeal Clefts)

위 식도 역류는 후두갈림증을 보이는 영유아에게 흔히 나타난다. 이러한 영유아는 역류가 인두 수준에 도달하면 갈라진 틈을 통해 기관으로 더 쉽게 들어갈 수 있기 때문에 위 식도 역류와 관련된 호흡기 합병증의 위험이 높다. 또한 위 식도 역류는 상부 기도 자극과 부종을 유발하여 삼킴 문제를 자극하거나 악화시킬 수 있기 때문에(Ojha et al., 2014) 이러한 영유아에서는 역류를 최소화하는 것이 중요하다. 후두갈림증을 보이는 영유아에게 나타나는 증상의 일부는 위 식도 역류 질환과 관련된 증상들과 유사하게 나타날 수 있다. 따라서 영유아의 역류가 잘 관리되고 있지만 호흡기 증상이 지속된다면, 후두갈림증을 제외하고 다른 원인을 확인하기 위한 검사가 필요할 수 있다.

3) 후두갈림증 유형1이나 깊은 모뿔사이 패임의 치료 (Treatment of Type 1 Laryngeal Clefts or Deep Interarytenoid Notches)

후두갈림증 유형 2, 3, 4를 보이는 아동들은 흡인의 정도에 따라 대부분 수술적 치료가 필요하지만, 후두갈림증 유형 1이나, 깊은 모뿔사이 패임을 보이는 아동들은 수술적 치료, 주사요법, 비침습적 증상 관리와 같은 다양한 방법으로 관리할 수 있으며, 어떤 것이 최선의 접근 방법인지에 대한 문헌상의 논쟁이 있다. 모든 중재는 갈림증으로 인한 기능적 문제 즉 최선의 의학적 관리 및 수유 방법에도 불구하고 호흡 문제 또는 수유의 어려움에 대한 지속성에 근거해야 하며, 갈림증의 존재 여부에만 근거해서는 안 된다(Yeung et al., 2017). 후두갈림증 유형1이나, 깊은 모뿔사이 패임을 보이는 아동들의 경우 특히 건강하고 폐 합병증이나 성장 지연을 보이지 않는 아동의 경우 보상적인 치료를 먼저 시도한다(Yeung et al., 2017). 치료에도 불구하고 호흡기 문제가 계속 나타나는 경우에는 겔 주사 또는 수술을 시행하는 순차적인 접근을 시도하는 경우가 많다(Johnston et al., 2014; Ojha et al., 2014; Rahbar et al., 2009).

(1) 보상적 치료(Conservative treatment)

보상적 치료는 점도 증진, 자세 수정, 수유 도구 및 수유 방법에 관한 권고 사항 제공, 산 역류에 대한 의학적 관리로 구성된다. 일부 아동들은 시간이 지남에 따라 점도를 증진하여 수유할 필요가 없어지고 묽은 액체의 정상 수유상태로 돌아오는 경우가 있지만, 다른 아동들은 액체의 점도 증진을 지속적으로 필요로 하는 경우가 있다. 증상 호전을 위해 필요한 보상적 치료의 기간이나 필요한 시간에 대해 문헌상에 구체적으로 보고되어 있지 않다. 일부 학자들은 삼킴 재평가 이전에 6–8개월의 보상적 치료를 시도할 것을 제안하지만(Isaac & El Hakim, 2019; Johnston et al., 2014), 이는 치료를 통한 반응에 근거해야 할 필요가 있다. 삼킴기능은 위 식도 역류 질환의 효율적인 관리, 적절한 영양 공급, 흡인 예방, 전반적인 성장으로 기도 부종과 자극이 감소하여 시간이 지남에 따라 개선될 수 있으며, 이는 수술적 중재의 필요성을 예방할 수 있다(Johnston et al., 2014). 보상적인 치료 접근에도 불구하고 기침, 질식, 폐렴 재발이나 폐 상태 악화를 보이는 아동은 수술적 치료를 고려해야만 한다(Ojha et al., 2014; Rahbar et al., 2019).

생후 10개월 이전에 후두갈림증 유형1이나, 깊은 모뿔사이 패임을 진단받은 영유아의 경우 보상적 치료로 개선될 가능성이 더 높다. 영유아가 나이가 들수록 삼킴의 안정성을 개선하기 위해 권고되는 보상적인 치료 접근들을 준수하기 더 어려워지며, 이러한 영유아의 경우 종종 수술이 필요하게 된다(Ojha et al., 2014; 사례연구 11.5 참조).

(2) 확대 주사 또는 후두 성형술(Augmentation injection or injection laryngoplasty)

확대 주사 또는 후두 성형술은 모뿔사이 공간에 필러를 주입하여 해당 부위에 부피와 높이를 더하는 것을 말한다. 이 중재는 때때로 아동이 외과적 수술에 적합한지 여부를 결정하기 위한 검사로 시행되거나, 일부 아동들의 경우 이 중재를 통해 삼킴이 영구적으로 개선되는 것처럼 보일 수 있기 때문에 일차적 중재로 사용될 수 있다(Horn et al., 2014; Issac & El Hakim, 2019; Miglani et al., 2017). 그러나 대부분의 필러는 8개월 후에 용해되기 때문에 주사요법 보다 성공적인 흡인을 완화하기 위해 공식적인 수술적 관리가 필요하다(E. Propst, personal communication, 11월 2일, 2021).

(3) 수술적 관리(Surgical management)

수술적 관리는 내시경으로 손상 부위를 치료하는 것을 말한다. 여기에는 갈림증을 치료하기 위해 해당 부위를 봉합하거나 카본 다이옥시드 레이져를 사용하는 방법이 포함된다(Johnston et al., 2014; Rahbar et al., 2009). 흡인이 심각하거나 신체 전반의 건강상 문제를 보이는 아동들의 경우 보상적 치료를 시도하지 않고 일차적으로 수술적 관리가 필요하다(Ojha et al., 2014). 수술을 했음에도 불구하고 많은 영유아들이 특히 동반되는 신경학적 상태, 저긴장 또는 이차 기도 병변이 있는 경우, 그리고 무증상 흡인과 같은 문제를 보이는 영유아의 경우 흡인으로 인해 액체의 점도 증진을 필요로 한다(Isaac & El Hakim, 2019; 사례연구 11.6 참조).

보상적 치료 접근, 주사 및 수술적 관리의 효과는 보상적 전략을 통한 호흡기 증상의 개선과 흡인을 제거하고 묽은 액체를 구강으로 섭취하는 능력 등 성공에 대한 정의가 다양하기 때문에 가변적이다.

4) 임상적 징후와 섭식(수유) 평가(Clinical Presentation and Feeding Assessment)

후두갈림증을 보이는 영유아나 아동들이 흡인이 우려되는 병력이 있거나 흡인의 임상 징후를 보이는 이유로 섭식 평가에 의뢰되는 경우가 많다. 아동들은 수유 중 뿐만 아니라 수유 후에도 젖은 숨소리, 기침 등을 포함한 흡인의 임상적 징후를 보일 수 있다. 이는 삼킴 장애를 유발할 수 있는 신경학적 또는 발달적 문제나 빨고-삼키고-숨쉬기 협응의 저하와 관련되지 않는 것으로 보인다. 임상 수유 평가는 진단 과정에 중요한 부분이며, 특히 후두갈림증으로 진단을 받지 않은 후두갈림증 유형1 또는 깊은 모뿔사이 패임을 보이는 아동의 경우 더욱 그렇다. 비디오 투시 삼킴 검사는 흡인 여부를 확인하는데 도움이 될 수 있다. 보편적인 발달을 보이는 영유아와 아동이 비디오 투시 삼킴 검사에서 흡인이 관찰되는 경우 구조적 결함의 가능성을 평가하기 위해 이비인후과 진료를 받는 것이 좋다. 후두갈림증을 보이는 아동에게 간헐적으로 흡인이 나타날 수 있으므로 비디오 투시 삼킴 검사에서 흡인이 관찰되지 않더라도 후두갈림증을 배제할 수는 없다. 이러한 이유로 비디오 투시 삼킴 검사에서 흡인 징후가 지속된다면 이비인후과 전문의와 상담하여 구조적 결함의 가능성을 평가해야 한다(사례연구 11.6 참조).

신경학적으로 일반적인 아동은 천식이나 역류 같은 다른 원인에 의해 증상이 나타나는 경향이 있기 때문에 다른 질환에 대해 검사 및 치료를 받은 뒤에도 호흡기 증상이 지속되면 삼킴 또는 섭식 평가를 위해 의뢰되는 경우가 많다. 영유아에게 비디오 투시 삼킴 검사를 시행하는 것은 어려울 수 있으며, 가족과 아동이 잘 협조하지 못한다고 느낀다면 증상 완화를 평가하기 위해 점도가 증진된 액체를 시도하는 것이 권장되기도 한다(사례연구 11.5 참조). 증상이 지속되면 더 침습적인 검사가 필요할 수 있다. 증상이 줄어들어 가족이나 의료진이 수술적 중재가 바람직하지 않다고 판단되는 경우 비디오 투시 삼킴 검사 또는 그 이상의 침습적 검사를 시도하기 전에 점도가 증진된 수유를 시행할 수 있다.

후두갈림증을 진단 받은 아동의 경우 수유평가는 효율적인 수유 중재의 효과를 평가하고, 보상적인 치료 접근의 여부를 결정하기 위해 필요하다. 후두갈림증 관리를 위해 다양한 접근 방법이 있으므로 작업치료사는 의료진 및 수술팀과 협력해야 한다. 일부 의사들은 흡인의 여부를 확인하기 위해 비디오 투시 삼킴 검사를 실시하는 것을 선호하는 반면, 다른 의사들은 수유 기술을 수정하는 등 보상적 치료 접근을 시도함으로 시간이 지남에 따른 흡인의 위험을 관찰하는 방법을 선호한다.

5) 치료되지 않은 후두갈림증 유형1 또는 깊은 모뿔사이 패임을 보이는 아동을 위한 구강 수유 중재 (Oral Feeding Intervention for Children With Unrepaired LC1 or DIN)

신경학적인 문제나 합병증이 없는 후두갈림증 유형1 또는 깊은 모뿔사이 패임을 보이는 아동들의 경우, 특히 큰 음식덩어리를 과도하게 삼키는 것을 시도하지 않는다면 삼킴의 다른 요소들이 이를 보상하여 아동이 안전하게 삼킬 수 있도록 할 수 있다. 후두갈림증 유형1은 성대 위쪽에서 끝나기 때문에 후두덮개 내번(inversion)과 성대 폐쇄는 기도로 액체가 들어가는 것을 방지하는데 도움이 될 수 있다. 임상 섭식 평가나 비디오 투시 삼킴 검사에서 흡인의 징후가 보이면, 음식덩어리의 크기를 줄이거나, 유속을 늦추고 액체의 점도를 증진하는 등의 중재가 흡인을 예방하는데 도움이 될 수 있다.

(1) 음식덩어리의 크기를 줄이고 액체의 유속을 느리게 하기(Reduce bolus size and slow the flow rate of liquids)

음식덩어리의 크기를 줄이고 입안으로 들어오는 액체의 유속을 느리게 하는 것은 음식덩어리를 더 잘 조절할 수 있게 하고 삼키는 동안 흡인의 위험을 감소시킨다. 다음과 같은 자세 조절, 수유 도구나 방법을 수정하는 것이 도움이 될 수 있다.

- 영유아를 똑바로 누이거나 옆으로 누이고, 음식덩어리를 더 잘 조절할 수 있도록 턱을 당겨 앉은 자세에서 수유한다.
- 유속이 느린 젖꼭지를 사용하여 젖꼭지에서 나오는 음식덩어리의 크기가 더 작아지도록 한다.
- 유속이 느린 빨대 컵을 사용한다. 밸브가 있어 더 강하게 빨아야 하는 빨대 컵은 영유아가 더 적은 양을 빨아들이고 음식덩어리를 더 잘 조절할 수 있게 한다.
- 작은 컵, 코 부위가 잘린 컵(nosey cup), 빨대가 부착된 컵을 이용한다. 이는 마시는 동안 고개를 숙일 수 있고, 입 안에서 액체의 흐름을 느리게 하여 액체가 인두로 너무 빨리 넘어가는 것을 예방할 수 있다.
- 좁은 빨대(예; 주스 팩에 붙어있는 빨대)를 사용하면 더 적은 양의 음식덩어리가 입안으로 들어오게 되고, 음식덩어리를 더 잘 조절할 수 있다.
- 한 번에 한 모금씩 마시도록 유도하여 삼킴 메카니즘에 방해가 될 수 있는 빠른 연속 삼키기를 피한다.
- 개방된 컵으로 마시는 것을 자제한다. 특히 이제 막 컵 사용법을 배운 영유아가 개방된 컵을 사용하면 준비되지 않은 상태에서 많은 양의 음료가 입안으로 들어가 쉽게 인두로 흘러들어갈 수 있다.

(2) 액체 점도 증진하기(Thicken the liquid)

액체의 점도를 증진하는 것은 유속을 느리게 하는데 도움이 되고, 응집력 높은 음식덩어리가 만들어져 갈림증으로 생겨난 구멍으로 침투할 가능성을 줄인다.

6) 주사 또는 수술적 치료 후 구강 섭식(수유) 중재 (Oral Feeding Intervention Following Injection or Surgical Repair)

수술 직후에는 구강 수유를 시작할 수 있으므로 가능하면 수술 부위를 자극하는 경관을 제거한다. 아동은 수술 이전에 시행하던 프로토콜이나 권고 사항에 따라 구강 수유를 지속한다(Basharat et al., 2019; Wolter et al., 2018). 아동이 점도가 증진된 액체를 먹고 있다면, 수술 후 부종이 있는 경우 안전한 삼킴에 영향을 미칠 수 있으므로 수술 이후에도 동일한 농도의 액체를 유지해야 한다.

수술 후 4-12주 사이에 아동의 삼킴 기능의 변화와 액체를 삼키는 능력을 확인하기 위해 비디오 투시 삼킴 검사를 시행할 수 있다(Rahbar et al., 2009). Miller 등(2019)은 모뿔사이 주사 후 2주가 경과되면 삼킴 기능이 개선되었음을 발견하였다. 일부 학자들은 아동이 신경학적으로 적절하고 동반되는 다른 질환이 없는 경우, 비디오 투시 삼킴 검사를 수행하기 전에 경관을 제거하고 묽은 액체를 삼키기 위한 삼킴 재활을 할 수 있도록 주의 깊게 관찰하며 점진적으로 점도 증진을 중단하는 것을 고려할 수 있다고 권고한다(Miglani et al., 2017).

일부 프로그램의 경우 매우 묽은 액체에 도달하기 전까지, 매주 수유량의 4분의 1씩 점도를 줄이거나(예; 점도 조절 프로토콜, Phoenix Children's Hospital; Basharat et al., 2019; Wolter et al., 2018) 2주마다 10%씩(예; 체계적 이유 과정, Boston Children's Hospital; Wolter et al., 2018) 점진적으로 점도를 낮추어 이유(젖을 떼는 것)를 진행할 것을 권고한다. 기침이나 흡인의 징후가 나타나거나 아동의 호흡 상태에 변화가 있는 경우 위와 같은 프로그램에서는 이전 단계의 점도로 돌아갈 것을 제안한다. 젖병 수유를 하는 영유아에게 이러한 점도를 줄이는 방법을 시도하려면, 액체의 유속을 적절하게 조절할 수 있도록 느린 유속의 젖꼭지로 바꾸는 것이 중요하다. 아동이 동반되는 의학적 또는 발달적 질환이 있거나 호흡기 질환의 병력이 있거나 신생아가 수술 후 흡인이 보일 경우, 지속적인 흡인의 위험에 노출되거나 부정적인 경험을 할 위험이 더 높을 수 있으므로 점도를 줄이는 전략을 시도하기 전에 반복적인 비디오 투시 삼킴 검사를 시행할 것을 권고한다.

아동이 비디오 투시 삼킴 검사 상 이전보다 묽은 농도를 안전하게 삼킨다면, 비디오 투시 삼킴 검사가 시행되는 제한된 평가 상황보다 가정에서 구강 수유의 요구가 더 크기 때문에 이유 과정을 적용하여 안전한 수준의 점도까지 점진적으로 점도를 줄이는 전략이 가장 좋다(Wolter et al., 2018). 또한 수술 이후 수술 부위의 치유를 돕고 삼킴 기능에 영향을 줄 수 있는 자극이나 부종을 예방하기 위해 수술 후 위 식도 역류를 잘 관리하는 것 또한 중요하다.

사례연구 11.5. JAKE: 간헐적 흡인을 보이는 후두갈림증 유형1의 늦은 진단

Jake는 만성 기침의 병력이 있으나 보편적인 발달중인 2살 남자 아동이다. Jake의 부모님은 아동이 물이나 주스를 마실 때 대부분 기침을 하고, 음식을 먹고 난 후에도 밤낮으로 기침을 한다고 보고하였다. Jake는 종종 호흡기 질환을 앓았으나, 항생제 치료를 받으면 회복하였고 입원하지는 않았다. Jake는 천식으로 이비인후과 의사의 지시에 따라 흡입기(inhalers)와 스테로이드 치료를 받았으며, 아플 때 급성 증상은 일시적으로 호전되었지만 기침은 지속적이었다. 영유아기 때 Jake는 잦은 기침의 원인으로 생각되는 위 식도 역류 질환 진단을 받고 치료를 진행하였다. 가족은 Jake가 18개월 때 구토를 하지 않고, 불편한 징후를 보이지 않아 역류와 관련된 약물 복용을 중단하였다. Jake의 부모님은 약을 중단한 이후 Jake의 증상에 어떠한 변화도 느끼지 못했다고 한다. 부모님은 Jake가 모든 종류의 음식을 잘 먹으며 먹는 것을 즐긴다고 보고하였다. 대근육 운동, 소근육 운동, 언어, 사회성 기술 측면에서 Jake의 발달은 적절하였다. Jake는 구강 섭식 능력 평가를 위해 작업치료사에게 의뢰되었고, 잦은 기침과 호흡기 질환이 흡인에 영향을 미치는지 확인하기 위해 비디오 투시 삼킴 검사를 실시하였다.

임상 섭식 평가 중 관찰 사항

행동 반응(Behavioral response) : Jake는 어머니와 분리되는 것을 싫어하며 작업치료사를 매우 경계하였다.
자세(Positioning) : 트레이가 있는 아동용 의자에 똑바로 앉아 있었다.
구강-운동 기술 및 삼킴 기능(Oral-motor skills and swallow function) :

- 부드러운 고형식(머핀) : 어머니가 머핀을 조각으로 쪼개어 주면 Jake는 스스로 먹을 수 있었다. 씹기 위해 음식을 입에 넣고, 음식덩어리를 입 가장자리로 이동할 수 있었다. 나이에 적절한 씹기와 음식덩어리 조절이 가능하고, 효율적인 음식덩어리 이동이 가능하였으며, 기침 또는 기타 흡인의 징후는 관찰되지 않았다.
- 자연스러운 점도의 액체(마트에서 구입한 초코우유)를 빨대 컵으로 마시기 : 빨대 주변으로 적절하게 입술을 닫고 기침이나 기타 흡인의 징후 없이 순차적으로 빨고 삼킬 수 있었다.

사례연구 11.5. JAKE: 간헐적 흡인을 보이는 후두갈림증 유형1의 늦은 진단(Cont.)

- 매우 묽은 액체(물, IDDSI 0단계)를 빨대 컵으로 마시기 : 10–12회 정도 빨고 삼키며, 빨고 삼키기 사이에 멈추었으나 숨소리가 깨끗하고 잠재적인 흡인의 징후는 관찰되지 않았으나 30ml를 마신 후 기침하는 모습이 관찰되었다.

비판적 분석 및 문제–해결 접근

잠재적 문제	임상 징후(기록, 관찰)	분석
구강–운동	• 적절한 구강–운동 기술 • 발달 연령에 적절한 섭취 및 운동 발달	• 구강–운동 문제없음
삼킴	• 자연스러운 점도의 액체에서 기침이나 흡인의 다른 징후를 보이지 않음 • 매우 묽은 액체 30ml 마신 후 기침을 한번 함 • 호흡기 질환 병력은 있으나 흡인성 폐렴은 없음 • 액체를 마신 후 기침의 병력	• 매우 묽은 액체를 삼킬 때 흡인의 가능성이 존재함
위장	• 위 식도 역류의 병력 • 증상의 변화가 없어 최근에 역류와 관련된 약물 복용을 중단함 • 평가가 끝나는 시점에 기침함	• 역류로 인한 이차적 흡인 가능성, 식사가 끝나는 시점에 기침과 호흡기 질환 유발

분석

Jake의 임상 증상과 병력(예; 액체를 마신 후 기침, 잦은 호흡기 감염, 천식 치료 시 일관성 없는 반응)은 흡인을 암시하며, 이는 일차적인 삼킴 문제 또는 위 식도 역류의 이차적인 문제로 인한 것일 수 있다.

중재

삼킴 기능의 완전한 평가를 위해 비디오 투시 삼킴 검사가 의뢰되었다. 작업치료사는 비디오 투시 삼킴 검사가 어떻게 진행되는지 부모님과 논의했지만, 부모님은 Jake가 검사에 협조적이지 않을 것 같다고 생각하였다. Jake는 낯선 사람을 두려워했고, 엑스레이를 포함한 여러 가지 의학적 조치를 받은 경험으로 의료진을 경계하였기 때문에 의료진과 부모님이 논의하여 다음과 같은 사항이 권고되었다.

- Jake의 부모님은 호흡기 질환과 기침의 변화를 관찰하기 위해 3개월 동안 점도가 증진된 액체를 시도해본다.
- 작업치료사는 시중에 판매중인 점도 증진제를 첨가하거나, 주스에 과일 퓌레를 첨가하거나, 우유에 요거트를 첨가하는 등 액체의 점도를 증진하는 방법에 대한 정보를 제공한다.
- 부모님은 과일 농축액, 요거트, 스무디와 같이 원래 걸쭉한 음료를 시도해 보도록 한다.
- 이러한 방법에도 개선되지 않으면 비디오 투시 삼킴 검사를 고려한다.

추적 관찰(초기평가 2개월 후)

부모님은 Jake에게 점도가 증진된 액체를 먹이는 것에 어려움을 겪는다고 보고하였다. Jake는 부모님이 없을 때 물을 마시기도 하였고, 유치원에서는 묽은 액체를 그냥 주기도 하였다. 부모님은 Jake가 시중에 판매중인 점도 증진제를 첨가하여 걸쭉해진 물을 마시지 않아 물을 전혀 마시지 않는다고 걱정하였고, 과일 농축액, 요거트, 스무디와 같은 원래 걸쭉한 음료의 설탕 함량에 대해 걱정하였다. 그러나, 점도를 조절한 이후 기침을 하는 횟수가 줄어들었고, 호흡기 질환도 걸리지 않았다는 것을 알게 되었다. 유치원을 다니면서 Jake는 새로운 사람들에게 더 익숙해졌기 때문에 비디오 투시 삼킴 검사를 시도하기로 결정하였다. 가족들은 Jake에게 진행할 검사에 대해 설명하고 검사를 위해 자신의 컵과 가장 좋아하는 음료를 선택하도록 하면서 검사를 준비하였다.

비디오 투시 삼킴 검사는 성공적으로 마쳤고, 묽은 액체(물과 바륨 혼합물)와 매우 묽은 액체(IDDSI 0단계)에서는 기침을 하지 않고 간헐적으로 흡인되는 것이 관찰되었다. 약간 걸쭉한 액체(IDDSI 1단계)에서는 흡인이 관찰되지 않았지만, Jake가 걸쭉한 액체를 마시는 것을 싫어하고 일부 액체의 경우 설탕 함량에 대한 부모님의 우려로 현실적으로 수분을 섭취할 수 있는 방법은 아니었다. 그 후 후두갈림증의 검사를 위해 이비인후과 의사에게 의뢰되었다. Jake는 기관지 내시경 검사를 받은 결과 후두갈림증 유형1로 확인되어 곧바로 수술을 받게 되었다. Jake의 부모님은 수술 후 2~4주 동안 요거트, 과일 농축액, 스무디 등 걸쭉한 액체(IDDSI 1단계 이상)를 먹여 수술로 인한 부종이나 염증이

사례연구 11.5. JAKE: 간헐적 흡인을 보이는 후두갈림증 유형1의 늦은 진단(Cont.)

완전히 치유되고 해소될 수 있도록 권유받았고, 한시적이었기 때문에 그렇게 하기로 기꺼이 받아들였다. 시간이 지나면서 유속이 느린 빨대 컵을 사용하여 우유나 기타 묽은 액체를 제공하고 기침의 여부를 확인하였다.
수술 3개월 후 추적관찰을 위해 내원했을 때 Jake는 유속이 느린 빨대 컵이나, 컵으로 물과 같은 묽은 액체를 마시고 있다고 보고하였다. 기침은 완전히 사라졌고, 지난 몇 달 동안 호흡기 질환도 없었다.

사례연구 11.6. TAMARA: 후두갈림증 유형1의 흡인에 대한 보상적 관리

Tamara는 임신 연령 25주에 출생하였고, 장기간 호흡기 치료가 필요하였다. Tamara는 처음에는 삽관 후 인공호흡기를 사용하였지만, 비강 영유 지속적 양압환기(V-CPAP)로 전환한 후 저유량 산소로 전환하였다. 뇌 영상 검사 결과 1기의 오른쪽 뇌실 내 출혈이 있었을 뿐 다른 증상은 없었다. 임신 연령 36주가 되었을 때, 코를 통해 250cc의 저유량 산소를 공급받으며 구강 수유를 시작하였다. Tamara의 어머니는 단유를 하였기 때문에 유축 모유가 없어 분유를 수유하였다. Tamar는 분유의 일부를 입으로 수유 후 나머지는 코위영양관으로 보충 수유를 하였다. Tamara는 지역 병원에서 작업치료사에게 평가를 받았고, 필요에 따라 외부에서 속도 조절이 가능한 느린 유속의 젖꼭지를 사용하는 것을 권고받았다. 수유 시 산소포화도와 심박수가 떨어졌다는 보고를 받았지만 기침을 하거나 힘들어 보이지는 않았다. 더 많은 양을 구강으로 수유하기 시작하면서 산소 요구량이 증가되는 것이 관찰되었고, 흉부 엑스레이에서 흐릿한 것이 관찰되었다. Tamara는 월경 후 44주에 수유 평가와 비디오 투시 삼킴 검사를 위해 3차 의료기관의 작업치료사에게 의뢰되었다.

임상 수유 평가 중 관찰사항

발달 선별 검사(Developmental screen) : 교정연령에 적합한 근 긴장도와 움직임 패턴, 원시 반사가 존재하였고, 명료하고 사회적 상호작용이 가능하였다.
수유 전 심폐 상태(Cardiorespiratory status before feeding) : 250cc의 저유량 산소에서 산소포화도는 95%, 깨끗한 호흡소리, 호흡량 증가는 관찰되지 않았다.
행동 반응(Behavioral response) : 명백한 배고픔 신호와 먹고 싶은 욕구를 나타내었다.
구강-운동 기술Oral-motor skills) : 자극을 주면 젖꼭지를 바로 찾아 물고, 혀의 모양을 적절하게 만들며 적절한 혀와 턱의 움직임으로 효율적으로 빨 수 있었다.
빨고-삼키고-숨쉬기 협응(SSB coordination) : 느린 유속 젖꼭지로 수유하고, 4-5회 빨 때마다 호흡을 위해 자연스럽게 멈추었다.
삼킴(swallow) : 수유 중 산소포화도 75%, 심박수 90 이하로 떨어졌으며, 기관을 당기거나 고개를 흔들며 호흡량이 증가하였으나 기침이나 젖은 숨소리는 관찰되지 않았다.
위장 : 구강 수유 또는 코위영양관 수유시 구토나 불편한 징후 없이 수유에 관심을 보였다.

비판적 분석 및 문제-해결 접근

잠재적 문제	임상 징후(기록, 관찰)	분석
구강-운동	• 강한 빨기 • 적절한 혀와 턱 움직임	• 발달에 적합한 구강-운동 기술
심폐	• 산소 보충으로 인한 폐 기능 손상 • 미성숙한 빨고-삼키고-숨쉬기 패턴: 호흡을 빨고-삼키는 주기에 통합하지 못함	• 빨고-삼키고-숨쉬기 협응이 감소되었지만 느린 유속 젖꼭지를 사용하면 스스로 속도를 조절할 수 있음
삼킴	• 구강 수유를 하는 동안 산소포화도 저하와 서맥(brady-cardic)이 나타남 • 구강 수유량 증가에 따른 산소 요구량 증가의 병력 • 흉부 엑스레이 상 흡인 의심 소견	• 삼킴으로 인한 흡인 암시
위장	• 수유에 관심이 있고 구토나 불편함이 없음	• 위장 문제 없음

Note. SSB=빨고-삼키고-숨쉬기(swallow-suck-breathe)

사례연구 11.6. TAMARA: 후두갈림증 유형1의 흡인에 대한 보상적 관리(Cont.)

분석

임상 징후와 흡인을 시사하는 병력을 고려하여 비디오 투시 삼킴 검사를 실시하였다.

비디오 투시 삼킴 검사 결과

Tarama는 비디오 투시 삼킴 검사 결과에서 묽은 액체는 보호 기침 반응 없이 직접적인 기관 흡인이 관찰되었다. 약간 걸쭉한 액체(IDDSI 1단계)에서는 흡인이 관찰되었지만, 부드럽게 걸쭉한 액체(IDDSI 2단계)에서는 흡인이 관찰되지 않았다.

중재

의료진과 협력하여 다음과 같은 권고사항을 제공하였다.

- Tarama의 모든 구강 수유용 분유를 젤믹스(Gelmix), 쌀 분말을 첨가하여 점도를 증진한다(IDDSI 2단계). 쌀 분말을 첨가하여 점도를 증진하는 경우 부작용(예; 변비)을 최소화하기 위해 구강 수유마다 30ml로 제한한다.
- Tamara의 배고픔 신호에 따라 수유하고, 남은 수유량은 점도를 조절하지 않고 코위영양관으로 보충 수유를 한다.
- 6주 후에 비디오 투시 삼킴 검사를 다시 실시한다.

추적 관찰

Tamara는 8주 동안 IDDIS 2단계로 구강 수유를 한 후 비디오 투시 삼킴 검사를 다시 실시하였다. 구강 수유 시 서맥이나 산소포화도 저하가 더 이상 나타나지 않았다. Tamara는 여전히 코위영양관으로의 보충 수유가 필요하였지만 잘 견뎌냈다. 반복적인 비디오 투시 삼킴 검사에서 약간 걸쭉한 액체(IDDSI 1단계)에서는 흡인이 관찰되지 않았지만, 묽은 액체(IDDSI 0단계)는 흡인이 지속되었다. 젤믹스를 첨가하여 약간 걸쭉한 액체(IDDSI 1단계)를 젖병으로 수유하였고 필요에 따라 코위영양관으로 보충 수유를 하였다. 몇 주 후, Tamara는 코위영양관을 통한 보충 수유를 중단하였고 주치의의 권유에 따라 코위영양관을 제거하였다.

교정연령 6개월이 되었을 때 Tamara의 호흡 상태는 호전되었다. 더 이상 산소 보충이 필요하지 않았고 신경학적 상태도 안정되게 유지되었지만, 비디오 투시 삼킴 검사를 재실시 할 때마다 묽은 액체가 흡인되는 증상이 지속되었다. Tamara는 산소가 필요하지 않고 신경학적 상태도 적절하였지만, 반복되는 비디오 투시 삼킴 검사에서 묽은 액체는 흡인이 나타났다. Tamara의 지속적인 흡인에 대한 원인을 평가하기 위해 이비인후과에 의뢰하였다. Tamara는 미숙아로 태어나 장기간 삽관 및 인공호흡기를 사용했기 때문에 처음에는 코 내시경을 통해 성대기능을 평가받았다. 그 결과 삼킴 문제의 원인으로 이것은 Tamara의 삼킴 문제로 성대의 기능장애를 배제할 수 있었기 때문에 그 후 실시한 기관지 내시경 검사를 통해 후두갈림증 유형1이 발견되었다.

Tamara는 후두갈림증 수술을 받았으며, 수술 후 6주간 약간 걸쭉한 액체(IDDSI 1단계)로 수유하였다. 6주 후 실시한 비디오 투시 삼킴 검사 결과, 검사가 시행되는 동안 액체를 삼킬 때 흡인 증상은 나타나지 않았다. 점도 수준을 단계적으로 줄여나가면서 묽은 액체로 전환하였고, 젖꼭지 유속도 점도의 변화에 맞추어 적절하게 바꾸었다.

요약

구강 구조, 기도 또는 위장관 시스템의 선천적 기형을 보이는 영유아나 아동은 독특한 수유 문제를 겪는다. 특히 수술적 중재가 제공된 경우 시간이 지남에 따라 수유 및 삼킴 문제가 다르게 나타날 수 있다. 이러한 아동들은 구강 수유 기능과 삼킴의 안전성을 높이기 위해 구강 수유 기술, 수유 자세 및 도구를 평가하고 수정하는 역할을 하는 작업치료사를 포함한 전문가간 수섭식 팀의 장기적인 추적 관찰이 필요하다.

감사의 말

저자들은 이 장에서 전문 지식을 공유해 주신 이비인후과의 Dr. E. Propst, Department, Hospital for Sick Children과 일반외과 및 흉부외과 Dr. P. Wales의 공헌에 감사를 표합니다.

참고문헌

Abel, F., Bajaj, Y., Wyatt, M., & Wallis, C. (2012). The successful use of the nasopharyngeal airway in Pierre Robin sequence: An 11-year experience. Archives of Disease in Childhood, 97(4), 331–334. https://doi.org/10.1136/archdischild-2011-301134

AboutKidsHealth. (2020, June 16). Cleft lip and left palate: Spoon feeding and cup drinking. https://www.aboutkidshealth.ca/Article? contentid=968&language=English&hub=clp

Alperovich, M., Frey, J. D., Shetye, P. R., Grayson, B. H., & Vyas, R. M. (2017). Breast milk feeding rates in patients with cleft lip and palate at a North American Craniofacial Center. The Cleft Palate–Craniofacial Journal, 54(3), 334–337. https://doi.org/10.1597/15-241

American Cleft Palate–Craniofacial Association. (n.d.). Feeding your baby. https://acpa-cpf.org/acpa- family-services/family-resources/feeding-your-baby/

American Cleft Palate–Craniofacial Association. (2019). Preparing for surgery. https://acpa-cpf.org/wp-content/uploads/2019/07/Preparing-for-Surgery.pdf

Arslan, S., Demir, S. N., Karaduman, A., Tanyel, F., & Soyer, T. (2018). Chewing function in children with repaired esophageal atresia–tracheoesophageal fistula. European Journal of Pediatric Surgery, 28, 534–38. https://doi.org/10.1055/s-0037-1608930.

Arvedson, J. C., & Brodsky, L. (Eds.). (2002). Pediatric swallowing and feeding: Assessment and management. Delmar Cengage Learning.

Ayari, S., Aubertin, G., Girschig, H., Van Den Abbeele, T., & Mondain, M. (2012). Pathophysiology and diagnostic approach to laryngomalacia in infants. European Annals of Otorhinolaryngology, Head and Neck Diseases, 129(5), 257–263. https://doi.org/10.1016/j.anorl.2012.03.005

Baird, R., Laberge, J.-M., & Lévesque, D. (2013). Anastomotic stricture after esophageal atresia repair: A critical review of recent literature. European Journal of Pediatric Surgery, 23(3), 204–213. https://doi.org/10.1055/s-0033-1347917

Basharat, U., Schraff, S., Stevens, L. M., Clarke, P. Y., Kang, P., Woodward, J., . . . Williams, D. I. (2019). Deep interarytenoid notch in young children managed with systematic thickener wean and injection laryngoplasty. International Journal of Pediatric Otorhinolaryngology, 118, 115–119. https://doi.org/10.1016 /j.ijporl.2018.12.032

Baxter, K. J., Baxter, L. M., Landry, A. M., Wulkan, M. L., & Bhatia, A. M. (2018). Structural airway abnormalities contribute to dysphagia in children with esophageal atresia and tracheoesophageal fistula. Journal of Pediatric Surgery, 53(9), 1655–1659. https://doi.org/10.1016/j.jpedsurg.2017.12.025

Benjamin, B., & Inglis, A. (1989). Minor congenital laryngeal clefts: Diagnosis and classification. Annals of Otolaryngology, Rhinology & Laryngology, 98(6). https://doi.org/10.1177/000348948909800603

Bhattacharyya, N., Kotz, T., & Shapiro, J. (2003). The effect of bolus consistency on dysphagia in unilateral vocal cord paralysis. Otolaryngology: Head and Neck Surgery, 129, 632–636. https://doi.org/10.1016/s0194-5998(03)00633-8

Browne, N. T., Flanigan, L. M., McComiskey, C. A., & Pieper, P. (2013). Nursing care of the pediatric surgical patient (3rd ed.): Jones & Bartlett Learning.

Buchenau, W., Wenzel, S., Bacher, M., Müller-Hagedorn, S., Arand, J., & Poets, C. F. (2017). Functional treatment of airway obstruction and feeding problems in infants with Robin sequence. Archives of Disease in Childhood–Fetal and Neonatal Edition, 102, F142–F146. https://doi.org/10.1136/archdischild-2017-312841

Buianova, I., Kulihova, K., Vitkova, V., & Janota, J. (2017). Breastfeeding after early repair of cleft lip in newborns with cleft lip or cleft lip and palate in a baby-friendly designated hospital. Journal of Human Lactation, 33(3), 504–508. https://doi.org/10.1177/0890334417706062

Caron, C. J. J. M., Pluijmers, B. I., Joosten, K. F. M., Dunaway, D., Padwa, B. L., Wolvius, E. B., & Koudstaal, M. J. (2018). Feeding difficulties in craniofacial microsomia: A multicenter retrospective analysis of 755 patients. Journal of Cranio-Maxillofacial Surgery, 46(10), 1777–1782. https://doi.org/10.1016/j.jcms.2018.07.017

Caron, C. J. J. M., Pluijmers, B. I., Joosten K. F. M., Mathijssen, I. M., van der Schroeff, M. P., Dunaway, D.J., . . . Koudstaal, M. J. (2015). Feeding difficulties in craniofacial microsomia: A systematic review. International Journal of Oral & Maxillofacial Surgery, 44(6), 732–737. https://doi.org/10.1016/j.ijom.2015.02.014

Centers for Disease Control and Prevention. (n.d.). Facts about cleft lip and cleft palate. https://www .cdc.gov/ncbddd/birthdefects/cleftlip.html

Chadha, N. K. (2019). Silent aspiration in laryngomalacia—Not a hard concept to swallow. JAMA Otolaryngology–Head & Neck Surgery, 145(2), 151–152. https://doi.org/10.1001/jamaoto.2018.3764

Chbosky, S. (Director). (2017). Wonder. Lionsgate.

Cooper-Brown, L., Copeland, S., Dailey, S., Downey, D., Petersen, M. C., Stimson, C., & Van Dyke, D. C. (2008). Feeding and swallowing dysfunction in genetic syndromes. Developmental Disabilities Research Reviews, 14(2), 147–157. https://doi.org/10.1002/ddrr.19

Czinn, S. J., & Blanchard, S. (2013). Gastroesophageal reflux disease in neonates and infants. Pediatric Drugs, 15, 19–27. https://doi.org/10.1007/s40272-012-0004-2

de Vries, I. A. C., Breugem, C. C., van der Heul, A. M. B., Eijkemans, M. J. C., Kon, M., & Mink van der Molen, A. B. (2013). Prevalence of feeding disorders in children with cleft palate only: A retrospective study. Clinical Oral Investigations, 18(5), 1507–1515. https://doi.org/10.1007/s00784-013-1117-x

Diep, G. K., Eisemann, B. S., & Flores, R. L. (2020). Neonatal mandibular distraction osteogenesis in infants with Pierre Robin sequence. The

Journal of Craniofacial Surgery, 31(4), 1137–1141. https://doi.org/10.1097/SCS.0000000000006343

Dingemann, C., Eaton, S., Aksnes, G., Bagolan, P., Cross, K. M., De Coppi, P., ... Ure, B. M. (2020). ERNICA Consensus Conference on the Management of Patients With Esophageal Atresia and Tracheoesophageal Fistula: Diagnostics, preoperative, operative, and postoperative management. European Journal of Pediatric Surgery, 30(4), 326–36. https://doi.org/10.1055/s-0039-1693116

Dorise, B., Trivedi, A., Galea, C., Walker, K., & Mehta, B. (2019). Feeding practices and growth of infants with Pierre Robin sequence. International Journal of Pediatric Otorhinolaryngology, 118, 11–14. https://doi.org/10.1016/j.ijporl.2018.12.004

El Ghoul, K., Calabrese, C. E., Koudstaal, M. J., & Resnick, C. M. (2020). A comparison of airway interventions and gastrostomy tube placement in infants with Robin sequence. International Journal of Oral & Maxillofacial Surgery, 49(6), 734–738. https://doi.org/10.1016/j.ijom.2019.10.013

Evans, K. N., Sie, K. C., Hopper, R. A., Glass, R. P., Hing, A. V., & Cunningham, M. L. (2011). Robin sequence: From diagnosis to development of an effective management plan. Pediatrics, 127(5), 936–948. https://doi.org/10.1542/peds.2010-2615

Faria, J., & Behar, P. (2014). Medical and surgical management of congenital laryngomalacia: A case control study. Otolaryngology–Head and Neck Surgery, 151(5), 845–851. https://doi.org/10.1177/0194599814541921

Fearon, J. A. (2008). Rare craniofacial clefts: A surgical classification. The Journal of Craniofacial Surgery, 19(1), 110–112. https://doi.org/10.1097/SCS.0b013e31815ca1ba

Foker, J. E., Linden, B. C., Boyle, E. M., Jr., & Marquardt, C. (1997). Development of a true primary repair for the full spectrum of esophageal atresia. Annals of Surgery, 226(4), 533–543. https://doi.org/10.1097/00000658-199710000-00014

Friedmacher, F., Kroneis, B., Huber-Zeyringer, A., Schober, P., Till, H., Sauer, H., & Höllwarth, M. E. (2017). Postoperative complications and functional outcome after esophageal atresia repair: Results from longitudinal single-center follow-up. Journal of Gastrointestinal Surgery, 21(6), 927–935. https://doi.org/10.1007/s11605-017-3423-0

Fung, S. W., Lapidus-Krol, E., Chian, M., Fallon, E. M., Haliburton, B., Propst, E., Chiu, P. P. L. (2019). Vocal cord dysfunction following esophageal atresia and tracheoesophageal fistula (EA/TEF) repair. Journal of Pediatric Surgery, 54(8), 1551–1556. https://doi.org/10.1016/j.jpedsurg.2018.08.041

Gangopadhyay, N., Mendonca, D. A., & Woo, A. S. (2012). Pierre Robin sequence. Seminars in Plastic Surgery, 26(2), 76–82. https://doi.org/10.1055/s-0032-1320065

Garcez, L. W., & Giugliani, E. R. (2005). Population-based study on the practice of breastfeeding in children born with cleft lip and palate. The Cleft Palate–Craniofacial Journal, 42(6), 687–692. https://doi.org/10.1597/04-108R1.1

Gilger, M. A. (2003). Pediatric otolaryngologic manifestations of gastroesophageal reflux disease. Current Gastroenterology Reports, 5, 247–252. https://doi.org/10.1007/s11894-003-0027-5

Glass, R. P., & Wolf, L. S. (1994). A global perspective on feeding assessment in the neonatal intensive care unit. American Journal of Occupational Therapy, 48(6), 514–526. https://doi.org/10.5014/ajot.48.6.514

Glass, R. P., & Wolf, L. S. (1999). Feeding management of infants with cleft lip and palate and micrognathia. Infants and Young Children, 12(1), 70–81. https://doi.org/10.1097/00001163-199907000-00010

Goanta, C., Tusaliu, M., Sava, L., & Budu, V. (2018). Laryngomalacia in infants. Archives of the Balkan Medical Union, 53(3), 459–462. https://doi.org/10.31688/abmu.2018.53.3.24

Gross, R. E. (1953). The surgery of infancy and childhood. W. B. Saunders.

Gupta, M., Mahajan, J. K., Bawa, M., & Rao, K. L. N. (2011). Esophageal atresia and tracheoesophageal fistula: Effect of pleural cover on anastomotic dehiscence. Journal of Indian Association of Pediatric Surgeons, 16(2), 50–53. https://doi.org/10.4103/0971-9261.78130

Haberman, M. (n.d.). About Mandy: Successful British inventor and entrepreneur. https://mandyhaberman.com/about

Haliburton, B., Graham, A., Chiang, M., Scaini, V., Marcon, M., & Chiu, P. (2016). P-08: Multi-disciplinary approach to transitioning to oral feeds following placement of enterostomy tubes in infants post repair of esophageal atresia/tracheoesophageal fistula. Diseases of the Esophagus, 29(3), 291. https://doi.org/10.1093/dote/29.3.291a

Hanny, K. H., de Vries, I. A., Haverkamp, S. J., Oomen, K. P., Penris, W. M., Eijkemans, M. J., ... Breugem, C. C. (2016). Late detection of cleft palate. European Journal of Pediatrics, 175(1), 71–80. https://doi.org/10.1007/s00431-015-2590-9

Harkness, M., & Samaan, S. (2011, September 23–24). An occupational therapist's approach to infant feeding and swallowing in the cleft and craniofacial population [Oral presentation)]. Ontario Society of Occupational Therapists Conference, Niagara Falls, Ontario.

Horn, D. L., DeMarre, K., & Parikh, S. R. (2014). Interarytenoid sodium carboxymethylcellulose gel injection for management of pediatric aspiration. Annals of Otology, Rhinology & Laryngology, 123(12), 852–858. https://doi.org/10.1177/0003489414539129

Ijsselstijn, H., Beelen, N. W. G., & Wijnen, R. M. H. (2013). Esophageal atresia: Long-term morbidities in adolescence and adulthood. Diseases of the Esophagus, 26(4), 417–421. https://doi.org/10.1111/dote.12059

Irace, A. L., Dombrowski, N. D., Kawai, K., Watters, K., Choi, S., & Perez, J., ... Rahbar, R. (2019). Evaluation of aspiration in infants with laryngomalacia and recurrent respiratory and feeding difficulties. JAMA Otolaryngology–Head & Neck Surgery, 145(2), 146–151. https://doi.org/10.1001/jamaoto.2018.3642

Isaac, A., & El-Hakim, H. (2019). Type 1 laryngeal cleft and feeding and swallowing difficulties in infants and toddlers: A review. Clinical Otolaryngology, 44(2), 107–113. https://doi.org/10.1111/coa.13223

Ize-Iyamu, I. N., Saheeb, B. D. (2011). Feeding intervention in cleft lip and palate babies: A practical approach to feeding efficiency and weight gain. International Journal of Oral & Maxillofacial Surgery, 40(9), 916–919. https://doi.org/10.1016/j.ijom.2011.04.017

Johnston, D. R., Watters, K., Ferrari, L. R., & Rahbar, R. (2014). Laryngeal cleft: Evaluation and management. International Journal of Pediatric Otorhinolaryngology, 78(6), 905–911. https://doi.org/10.1016/j.ijporl.2014.03.015

Kapadia, H., Olson, D., Tse, R., & Susarla, S. M. (2020). Nasoalveolar molding for unilateral and bilateral cleft lip repair. Oral and Maxillo facial Surgery Clinics of North America, 32(2), 197–204. https://doi.org/10.1016/j.coms.2020.01.008

Kelley, P. E. (2020). Laryngomalacia. In M. Friedman & O. Jacobowitz (Eds.), Sleep apnea and snoring: Surgical and non-surgical therapy-(2nd ed.; pp.429–434). Elsevier. https://doi.org/10.1016/B978-0-323-44339-5.00072-9

Khan, K. M., Krosch, T. C., Eickhoff, J. C., Sabati, A. A., Brudney, J., Rivard, A. L., & Foker, J. E. (2009). Achievement of feeding milestones after primary repair of long-gap esophageal atresia. Early Human Development, 85(6), 387–392. https://doi.org/10.1016/j.earlhumdev.2009.01.006

Khansa, I., Hall, C., Madhoun, L. L., Splaingard, M., Baylis, A., Kirschner, R. E., & Pearson, G. D. (2017). Airway and feeding outcomes of mandibular distraction, tongue-lip adhesion, and conservative management in Pierre Robin sequence: A prospective study. Plastic and Reconstructive Surgery, 139(4), 975e–983e. https://doi.org/10.1097/PRS.0000000000003167

Kloukos, D., Fudalej, P., Sequeira-Byron, P., & Katsaros, C. (2016). Maxillary distraction osteogenesis versus orthognathic surgery for cleft lip and palate patients. Cochrane Database of Systematic Reviews. https://doi.org/10.1002/14651858.CD010403.pub2

Kovesi, T., Porcaro, F., Petreschi, F., Trozzi, M., Bottero, S., & Cutrera, R. (2018). Vocal cord paralysis appears to be an acquired lesion in children with repaired esophageal atresia/tracheoesophageal fistula. International Journal of Pediatric Otorhinolaryngology, 112, 45–47. https://doi.org/10.1016/j.ijporl.2018.06.031

Krishnan, U., Mousa, H., Dall'Oglio, L., Homaira, N., Rosen, R., Faure, C. & Gottrand, F. (2016). ESPGHAN–NASPGHAN guidelines for the evaluation and treatment of gastrointestinal and nutritional complications in children with esophageal atresia-tracheoesophageal fistula. Journal of Pediatric Gastroenterology & Nutrition, 63(5), 550–570. https://doi.org/10.1097/MPG.0000000000001401

Krishnan, U. (2019). Eosinophilic esophagitis in esophageal atresia. Frontiers in Pediatrics, 7, Article 497. https://doi.org/10.3389/fped.2019.00497

La Leche League International. (2019, March 11). Born with a cleft palate. https://www.llli.org/born-with-a-cleft-palate/

Lidsky, M. E., Lander, T. A., & Sidman, J. D. (2008). Resolving feeding difficulties with early airway intervention in Pierre Robin sequence. Laryngoscope, 118(1), 120–123. https://doi.org/10.1097/MLG.0b013e31815667f3

Maarse, W., Rozendaal, A. M., Pajkrt, E., Vermeij-Keers, C., Mink van der Molen, A. B., & van den Boogaard, M.-J. (2012). A systematic review of associated structural and chromosomal defects in oral clefts: When is prenatal genetic analysis indicated? Journal of Medical Genetics, 49(8), 490–498. https://doi.org/10.1136/jmedg enet-2012-101013

MacQueen, I. T., & Chen, D. (2019). Esophageal dysphagia. In D. K. Chhetri & K. Dewan (Eds.), Dysphagia evaluation and management in otolaryngology (pp. 173–183). Elsevier.

Mahoney, L., & Rosen, R. (2016). Feeding difficulties in children with esophageal atresia. Paediatric Respiratory Reviews, 19, 21–27. https://doi.org/10.1016/j.prrv.2015.06.002.

Martin, V., & Greatrex-White, S. (2014). An evaluation of factors influencing feeding in babies with a cleft palate with and without a cleft lip. Journal of Child Health Care, 18(1), 72–83. https://doi.org/10.1177/1367493512473853

Matthew, O. P. (1991). Breathing patterns of preterm infants during bottle-feeding: Role of milk flow. Journal of Pediatrics, 199(6), 960–965. https://doi.org/10.1016/S0022-3476(05)83056-2

Medela. (n.d.). SpecialNeeds Feeder. https://www.medela.com/breastfeeding-professionals/products/feeding/special-needs-feeder

Miglani, A., Schraff, S., Clarke, P. Y., Basharat, U., Woodward, P., Kang, P., . . . Williams, D. I. (2017). An aerodigestive approach to laryngeal clefts and dysphagia using injection laryngoplasty in young children. Current Gastroenterology Reports, 19(12), Article 60. https://doi.org/10.1007/s11894-017-0599-0

Miller, A. L., Hersh, C. J., Johnson, K. E., & Hartnick, C. J. (2019). Short-term swallowing outcomes following type 1 laryngeal cleft injection. International Journal of Pediatric Otorhinolaryngology, 116, 159–163. https://doi.org/10.1016/j.ijporl.2018.10.040

Miller, C. K. (2011). Feeding issues and interventions in infants and children with clefts and craniofacial syndromes. Seminars in Speech and Language, 32(2), 115–126. https://doi.org/10.1055/s-0031-1277714

Miller, C. K., Cohen, A. P., & Willging, J. P. (2020).Structural etiologies. In J. P. Willging, C. Kane Miller, & A. P. Cohen (Eds.), Pediatric dysphagia: Etiologies, diagnosis, and management (pp. 105–118). Plural Publishing.

Miller, C. K., & Madhoun, L. L. (2016). Feeding and swallowing issues in infants with craniofacial anomalies. Perspectives of the ASHA Special Interest Groups, 1(5), 13–26. https://doi.org/10.1044/persp1.SIG5.13

Mitchell, C., & Paluszak, S. L. (2018). Adaptive feeding techniques and positioning: An occupational therapist's perspective. In J. Ongkasuwan & E. H. Chiou (Eds.), Pediatric dysphagia, challenges, and controversies (pp.

135–144). Springer.

Monasterio, F. O., Molina, F., Berlanga, F., López, M. E., Ahumada. H., Takenaga, R. H., & Ysunza, A. (2004). Swallowing disorders in Pierre Robin sequence: Its correction by distraction. Journal of Craniofacial Surgery, 15(6), 934–941. https://doi.org/10.1097/00001665-200411000-00009

Mousa, H., Krishnan, U., Hassan, M., Dall'Oglio, L., Rosen, R., Gottrand, F., & Faure, C. (2017). How to care for patients with EA–TEF: The known and the unknown. Current Gastroenterology Reports, 19(12), 65. https://doi.org/10.1007/s11894-017-0605-6

National Institutes of Health, Genetic and Rare Diseases Information Center. (n.d.-a). Hemifacial microsomia. https://rarediseases.info . nih.gov/diseases/6582/hemifacial-microsomia National Institutes of Health, Genetic and Rare Diseases Information Center. (n.d.-b). Treacher Collins syndrome. https://rarediseases .info.nih.gov/diseases/9124/treacher-collins-syndrome

National Institutes of Health, Genetic and Rare Diseases Information Center. (n.d.-c). VACTERL association. https://rarediseases.info.nih.gov/diseases/5443/vacterl-association

National Institutes of Health, National Institute of Dentistry and Craniofacial Research. (n.d.). Cleft lip and palate. https://www.nidcr.nih.gov/health-info/cleft-lip-palate/more-info#:~:text=Cleft%20lip%20 with%20or%20 without,cleft%20lip%20without%20cleft%20palate

Ojha, S., Ashland, J. E., Hersh, C., Ramakrishna, J., Maurer, R., & Hartnick, C. J. (2014). Type 1 laryngeal cleft: A multidimensional management algorithm. JAMA Otolaryngology–Head & Neck Surgery, 140(1), 34–40. https://doi.org/10.1001/jamaoto.2013.5739

Orenstein, S. R., Whitington, P. F., & Orenstein, D. M. (1983). The infant seat as treatment for gastroesophageal reflux. The New England Journal of Medicine, 309, 760–763. https://doi.org/10.1056/NEJM198309293091304

Paes, E. C., de Vries, I. A. C., Penris, W. M., Hanny, K. H., Lavrijsen, S. W., van Leerdam, E. K., . . . Breugem, C. C. (2017). Growth and prevalence of feeding difficulties in children with Robin sequence: A retrospective cohort study. Clinical Oral Investigations, 21(6), 2063–2076. https://doi.org/10.1007/s00784-016-1996-8

Palacio, R. J. (2012). Wonder. Penguin Random House. Papadopoulou, A., Koletzko, S., Heuschkel, R., Dias, J. A., Allen, K. J., Murch, S. H., . . . Vandenplas, Y. (2014). Management guidelines of eosinophilic esophagitis in childhood. Journal of Pediatric Gastro enterology and Nutrition, 58(1), 107–118. https://doi.org/10.1097/MPG.0b013e3182a80be1

Patria, M., Ghislanzoni, S., Macchini, F., Lelii, M., Mori, A., Leva, E., . . . Esposito, S. (2017). Respiratory morbidity in children with repaired congenital esophageal atresia with or without tracheoesophageal fistula. International Journal of Environmental Research and Public Health, 14(10), 1136. https://doi.org/10.3390/ijerph14101136.

Poets, C. F., & Bacher, M. (2011). Treatment of upper airway obstruction and feeding problems in Robin-like phenotype. Journal of Pediatrics, 159(6), 887–892. https://doi.org/10.1016/j.jpeds.2011.07.033

Posnick, J. C., Tiwana, P. S., & Costello, B. J. (2004). Treacher Collins syndrome: Comprehensive evaluation and treatment. Oral & Maxillofacial Surgery Clinics of North America, 16(4), 503–523. https://doi.org/10.1016/j.coms.2004.08.002

Preciado, D., & Zalzal, G. (2012). A systematic review of supraglottoplasty outcomes. Archives of Otolaryngology–Head & Neck Surgery, 138(8), 718–721. https://doi.org/10.1001/archoto.2012.1251

Rahbar, R., Chen, J. L., Rosen, R. L., Lowry, K. C., Simon, D. M., Perez, J. A., . . . Katz, E. S. (2009). Endoscopic repair of laryngeal cleft type I and type II: When and why? Endoscopic repair of laryngeal cleft. The Laryngoscope, 119(9), 1797–1802. https://doi.org/10.1002/lary.20551

Ramsay, M., & Birnbaum, R. (2013). Feeding difficulties in children with esophageal atresia: Treatment by a multidisciplinary team. Diseases of the Esophagus, 26(4), 410–412. https://doi.org/10.1111/dote.12062

Rathé, M., Rayyan, M., Schoenaers, J., Dormaar, J. T., Breuls, M., Verdonck, A., . . . Hens, G. (2015). Pierre Robin sequence: Management of respiratory and feeding complications during the first year of life in a tertiary referral centre. International Journal of Pediatric Otorhinolaryngology, 79(8),1206–1212. https://doi.org/10.1016/j.ijporl.2015.05.012

Reid, J., Kilpatrick, N., & Reilly, S. (2006). A prospective, longitudinal study of feeding skills in a cohort of babies with cleft conditions. The Cleft-Palate–Craniofacial Journal, 43(6), 702–709. https://doi.org/10.1597%2F05-172

Reid, J., Reilly, S., & Kilpatrick, N. (2007). Sucking performance of babies with cleft conditions. The Cleft-Palate–Craniofacial Journal, 44(3), 312–320. https://doi.org/10.1597/05-173

Reilly, S., Reid, J., Skeat, J., Cahir, P., Mei, C., Bunik, M., and the Academy of Breastfeeding Medicine. (2013). ABM Clinical Protocol #17: Guidelines for breastfeeding infants with cleft lip, cleft palate, or cleft lip and palate, revised 2013. Breastfeeding Medicine, 8(4), 349–353. https://doi.org/10.1089/bfm.2013.9988

Richter, G. T., Wootten, C. T., Rutter, M. J., & Thompson, D. M. (2009). Impact of supraglottoplasty on aspiration in severe laryngomalacia. Annals of Otology, Rhinology & Laryngology, 118(4), 259–266. https://doi.org/10.1177/000348940911800404

Riffe, I., Sayre, J., Waller, T., Brinker, T., & Roberts, P. (2007). Gastroesophageal reflux disease in infants. Family Practice Recertification, 29(9), 28–33.

Rosen, R., Vandenplas, Y., Singendonk, M., Cabana, M., Di Lorenzo, C., & Gottrand, F., . . . Tabbers, M. (2018). Pediatric Gastroesophageal Reflux Clinical Practice Guidelines: Joint recommendations of the North American Society for Pediatric Gastroenterology, Hepatology, and Nutrition and the European Society for Pediatric Gastroenterology, Hepatology, and Nutrition. Journal of Pediatric Gastroenterology and Nutrition, 66(3), 516–554. https://doi.org/10.1097/mpg.0000000000001889

Runyan, C. M., Uribe-Rivera, A., Tork, S., Shikary, T. A., Ehsan, Z., Weaver, K. N., . . . Pan, B. S. (2018). Management of airway obstruction in infants with Pierre Robin sequence. Plastic and Reconstructive Surgery–Global Open, 6(5), Article e1688. https://doi.org/10.1097/GOX.0000000000001688

Samaan, S. (2012). Oral feeding babies with a cleft lip and/or cleft palate. AboutFace E-Newsletter. http://files.ctctcdn.com/6a2a4e4b001/559f370b-cf45-47b8-8300-6a7049fb4c20.pdf

Shaker, R., & Hogan, W. J. (2000). Reflex-mediated enhancement of airway protective mechanisms. The American Journal of Medicine, 108(4 Suppl. 1), 8–14. https://doi.org/10.1016/S0002-9343(99)00289-2

Simons, J. P., Greenberg, L. L., Mehta, D. K., Fabio, A., Maguire, R. C., & Mandell, D. L. (2016). Laryngomalacia and swallowing function in children. The Laryngoscope, 126(2), 478–484. https://doi.org/10.1002/lary.25440

Tambucci, R., Angelino, G., De Angelis, P., Torroni, F., Caldara, T., Balassone, V., . . . Dall'Oglio, L. (2017). Anastomotic strictures after esophageal atresia repair: Incidence, investigations, and management, including treatemnt of refractory and recurrent strictures. Frontiers in Pediatrics, 5, Article 120. https://doi.org/10.3389/fped.2017.00120

ten Dam, E., van der Heijden, P., Korsten-Meijer, A. G., Goorhuis-Brouwer, S. M., & van der Laan, B. F. (2013). Age of diagnosis and evaluation of consequences of submucous cleft palate. International Journal of Pediatric Otorhinolaryngology, 77(6),1019–1024. https://doi.org/10.1016/j.ijporl.2013.03.036

Thoyre, S., Shaker, C., & Pridham, K. (2005). The Early Feeding Skills Assessment for preterm infants. Neonatal Network, 24(3), 7–16. https://doi.org/10.1891/0730-0832.24.3.7

Tovar, J. A., & Fregano, A. C. (2013). Gastroesophageal reflux after repair of esophageal atresia. European Journal of Pediatric Surgery, 23(3), 175–181. https://doi.org/10.1055/s-0033-1347911

Tutor, J. D., & Gosa, M. M. (2012). Dysphagia and aspiration in children. Pediatric Pulmonology, 47(4), 321–337. https://doi.org/10.1002/ppul.21576

van de Lande, L. S., Caron, C. J. J. M., Pluijmers, B. I., Joosten, K. F. M., Streppel, M., Dunaway, D. J., . . . Padwa, B. L. (2018). Evaluation of swallow function in patients with craniofacial microsomia: A retrospective study. Dysphagia, 33(2), 234–242. https://doi.org/10.1007/s00455-017-9851-x

Vandenplas, Y., Salvatore, S., & Hauser, B. (2005). The diagnosis and management of gastro-oesophageal reflux in infants. Early Human Development, 81(12), 1011–1024. https://doi.org/10.1016/j.earlhumdev.2005.10.011

Willging, J. P., & Thompson, D. M. (2005). Pediatric FEESST: Fiberoptic endoscopic evaluation of swallowing with sensory testing. Current Gastroenterology Reports, 7, 240–243. https://doi.org/10.1007/s11894-005-0041-x

Wolf, L. S., & Glass, R. P. (1992). Feeding and swallowing disorders in infancy: Assessment and management. PRO-ED.

Wolter, N. E., Hernandez, K., Irace, A. L., Davidson, K., Perez, J. A., Larson, K., & Rahbar, R. (2018). A systematic process for weaning children with aspiration from thickened fluids. JAMA Otolaryngology–Head & Neck Surgery, 44(1), 51–56. https://doi.org/10.1001/jamaoto.2017.1917

Yeung, J. C., Balakrishnan, K., Cheng, A. T. L., Daniel, S. J., Garabedian, E.-N., Hart, C. K., . . . Rahbar, R. (2017). International Pediatric Otolaryngology Group: Consensus guidelines on the diagnosis and management of Type I laryngeal clefts. International Journal of Pediatric Otorhinolaryngology, 101, 51–56. https://doi.org/10.1016/j.ijporl.2017.07.016

CHAPTER 12

구조적 결함 : 2부 – 심장 이상
(Structural Defects: Part 2–Cardiac Anomalies)

LISA HOFFMAN, BScOT, and KATE TURNER, MSc (NEUROSCIENCES), MScOT

챕터 하이라이트

- 단심실 심장 결손(Single ventricle cardiac defects)
- 모유 수유 시 고려사항과 선천성 심장 질환(Breastfeeding considerations and CHD)
- 선천성 심장 질환의 분류(Classification of congenital heart disease)
- 선천성 심장 질환이 구강 수유에 미치는 영향(Effect of CHD on oral feeding)
- 선천성 심장 질환과 경관 수유 종결(Feeding tube weaning and CHD)
- 선천성 심장 질환의 구강 수유와 유전성 증후군(Oral feeding and genetic syndromes in CHD)
- 선천성 심장 질환의 의학적 합병증 및 수유에 미치는 영향(Medical complications of CHD and effect on feeding)
- 수술 합병증 및 구강 수유에 미치는 영향(Surgical complications and effect on oral feeding)
- 심부전(Heart failure)
- 정상적인 심장의 해부학과 기능(Normal heart anatomy and function)

주요 용어 및 개념

- 22q11.2 결실 증후군(22q11.2 deletion syndrome)
- 가로막 불완전 또는 완전 마비(Diaphragm paresis or paralysis)
- 경관 수유 의존(Feeding tube dependency)
- 괴사성 소장결장염(Necrotizing enterocolitis)
- 다운증후군(Down's Syndrome – Trisomy 21)
- 단계적 재건술(Staged reconstruction)
- 단심실 심장 결손(Single ventricle heart defects)
- 대동맥 전위(Transposition of the great arteries)
- 대동맥 협착(Coarctation of the aorta – CoA)
- 대동맥 협착증(Aortic stenosis)
- 동맥간증(Truncus arteriosus)
- 동맥관 개존증(Patent ductus arteriosus – PDA)
- 삼첨판 폐쇄증(Tricuspid atresia)
- 선천성 심장 질환(Congenital heart disease – CHD)
- 성대 불완전 마비(Vocal cord paresis)
- 성대 완전 마비(Vocal cord paralysis)
- 심근병증(Cardiomyopathy)
- 심방 사이막 결손(Atrial septal defect – ASD)
- 심부전(Heart failur – HF)
- 심실 사이막 결손(Ventricular septal defect – VSD)
- 심장(Heart)
- 암죽 가슴증(Chylothorax)
- 암죽(Chyle)
- 양대혈관 오른심실 기시증(Double outlet right ventricle)
- 왼심실 형성 부전 증후군(Hypoplastic left heart syndrome – HLHS)
- 의인성 마약 금단(Iatrogenic narcotic withdrawal)
- 차지 증후군(CHARGE syndrome)
- 청색증(Cyanotic)
- 체외막 산소공급(Extracorporeal membrane oxygenation)
- 팔로사징(Tetralogy of Fallot)
- 폐동맥 고혈압(Pulmonary hypertension – PHTN)
- 폐동맥 폐쇄(Pulmonary atresia)
- 혈관 고리(Vascular rings)

그림 12.1. 심장의 해부적 구조

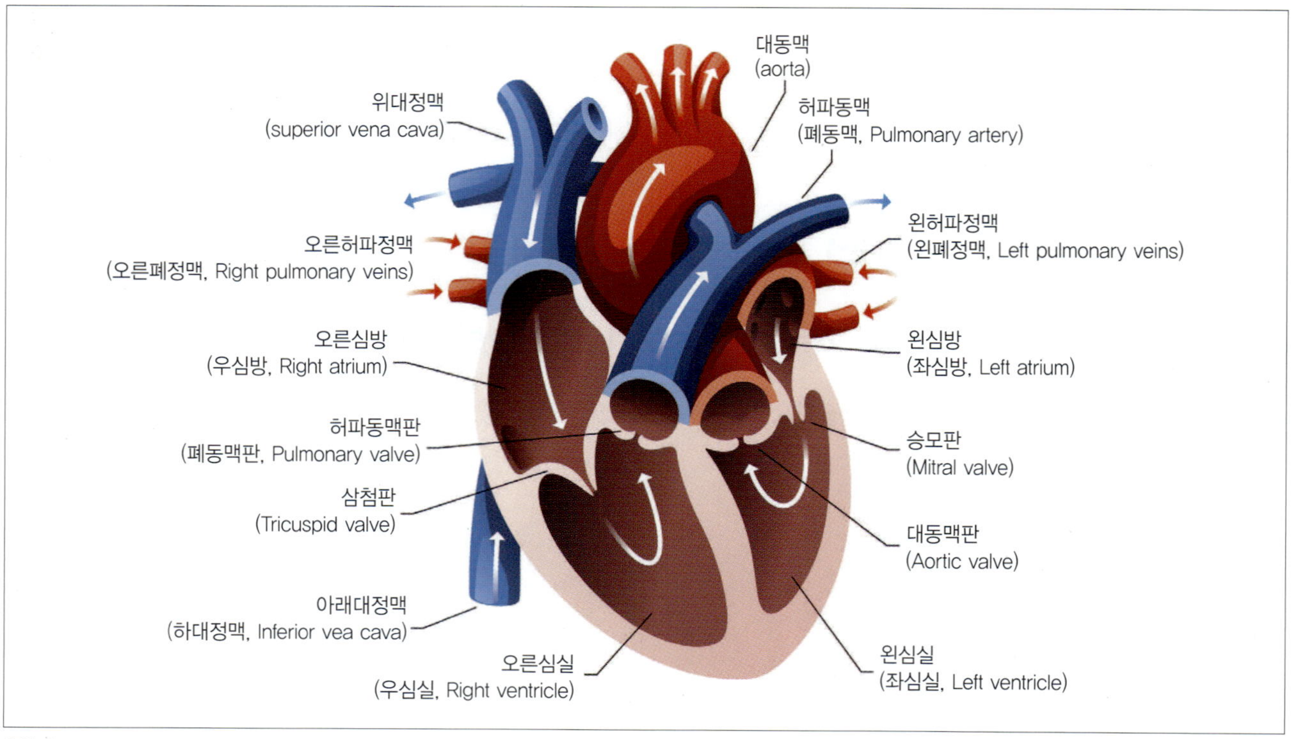

출처: Getty Images. Used under license.

선천성 심장 질환(Congenital heart disease – CHD)은 출생 시 발견할 수 있는 심장과 관련된 넓고 다양한 구조적 문제들을 포함한다. 선천성 심장 질환의 발병률은 북아메리카에서 약 1% 정도로 추정된다(Centers for Disease Control and Prevention,n.d.). 선천성 심장 질환의 범위는 아동에게 최소한의 기능적 영향을 줄 수 있는 작은 손상에서부터 출생 후 수년 동안 수술적 중재와 복잡한 치료과정을 필요로 하는 심각한 수준의 손상까지 다양하다. 일부의 아동들은 하나 이상의 복합적인 손상이 결합된 진단을 받기도 한다(National Institutes of Health [NIH], U.S. Library of Medicine, n.d.; Wolf & Glass, 1992). 손상의 완전한 회복이 언제나 가능한 것은 아니며 선천성 심장 질환을 가진 아동은 유전적 증후군 또한 동반할 가능성이 있다(Maurer et al., 2011). 지난 몇 수십 년 동안 선천성 심장 질환의 사망률이 줄어듦에 따라 이 질환을 가진 아동의 모집단에서 수유의 긍정적인 결과를 나타내는 것을 포함하여 의학적 문제를 줄이는데 더 많은 초점이 맞춰지고 있다(Sables-Baus et al., 2012).

이 장에서는 심장 기형의 다양한 유형에 대해 알아보고, 이 심장 질환이 어떻게 구강 수유에 영향을 미치는지, 그리고 수술 이후의 구강 수유에 영향을 미칠 수 있는 합병증에는 어떤 것이 있는지 확인해 볼 것이다.

1. 정상적인 심장의 해부학과 기능 NORMAL HEART ANATOMY AND FUNCTION

심장(Heart)은 두 개의 상부방(혈액이 들어옴)과 두 개의 하부방(혈액을 내보냄)으로 이루어져 있다(그림 12.1 참조). 근육으로 이루어진 벽, 즉 중격은 심장을 두 곳으로 분리하고 산소화 및 탈산소화된 혈액이 섞이는 것을 막아준다. 혈액은 상부방(오른쪽과 왼쪽의 심방)으로 흘러들어간 후, 혈액을 내보내는 하부방(오른쪽과 왼쪽의 심실)으로 이동하게 된다. 오른심실은 혈액을 폐동맥을 통해 폐(폐순환계)로 보내 혈액에 산소를 공급한다. 산소화된 혈액은 다시 왼심방으로 되돌아와 왼심실로 흘러들어가며 대동맥을 통해 신체의 나머지 부분으로 내보내진다(온몸 순환계; 그림 12.2). 심장판막(삼천판, 폐동맥판, 승모판, 대동맥판막)은 혈액이 올바른 방향으로 흐르도록 열리고 닫힌다(Children's Hospital of Philadelphia [CHOP], n.d.–c; NIH, National Heart, Lung, and Blood Institute, n.d.; SickKids Staff, n.d.–b).

그림 12.2. 폐 및 온몸 순환계

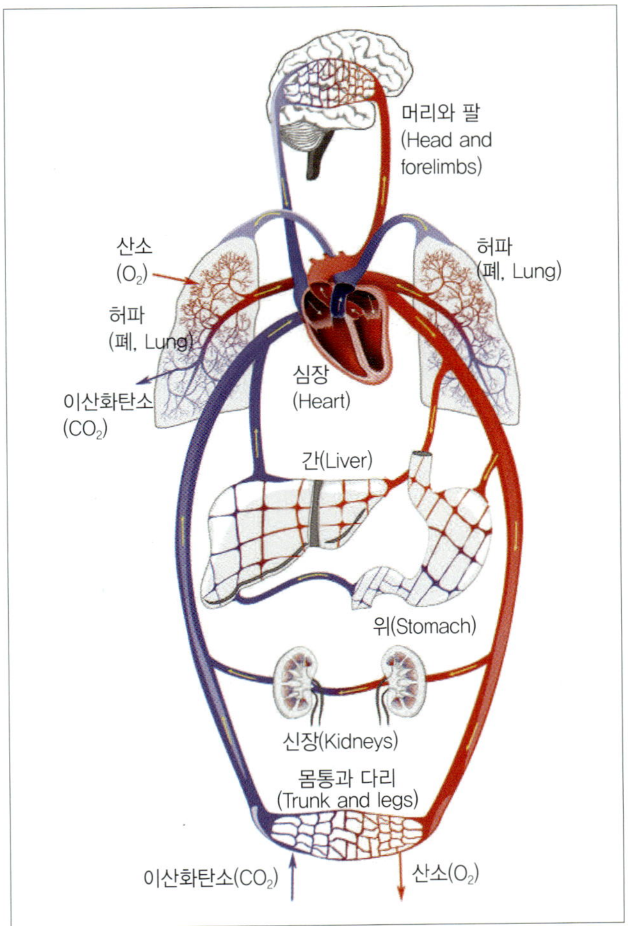

출처: Getty Images. Used under license.

2. 선천성 심장 질환의 분류 CLASSIFICATION OF CHD

선천성 심장 질환은 심장의 중격이나 판막, 심장 근처에 있는 동맥과 정맥을 포함할 수 있다(NIH, National Heart, Lung and Blood Institute, n.d.). 선천성 심장 질환의 분류에는 다음과 같은 이상 징후를 포함한다.

- 폐로 가는 혈류량이 너무 많은 경우
- 폐로 가는 혈류량이 너무 적은 경우
- 체내 혈류량이 너무 적은 경우, 또는
- 심혈관 구조나 기능에 영향을 미치는 기타 질환

1) 선천성 심장 질환: 폐로 가는 혈류량이 너무 많은 경우(CHD: When Blood Flow to the Lungs Is Too High)

너무 많은 양의 혈류가 폐를 지날 때, 폐는 스트레스와 손상으로 인해 혈압이 높아질 수 있으며, 진단은 다음을 포함한다.

- 동맥관 개존증(Patent ductus arteriosus – PDA)
- 심방 사이막 결손(Atrial septal defect – ASD)
- 심실 사이막 결손(Ventricular septal defect – VSD)
- 방실 사이막 결손(Atrioventricular septal defect – AVSD)

(1) 동맥관 개존증(Patent ductus arteriosus)

태아의 동맥관은 혈액을 주폐동맥에서 하강 대동맥으로 보내며, 팽창되지 않은 폐를 우회하게 된다. 이 구조는 일반적으로 호흡이 확립됨에 따라 출생 직후 닫힌다. **동맥관 개존증(Patent ductus arteriosus – PDA)**은 관이 정상적으로 닫히지 않아 혈액이 대동맥에서 폐동맥으로, 왼쪽에서 오른쪽으로 단락될 때 진단하게 된다. 심각한 동맥관 개존증은 심부전(heart failure – HF) 징후(예; 헐떡거리는 호흡, 식은땀, 수유의 어려움, 성장 지연)와 폐동맥 고혈압(pulmonary hypertension – PHTN)을 일으킬 수 있다. 동맥관 개존증은 미숙아에게 흔하다. 만약 동맥관 개존증이 심부전 또는 폐동맥 고혈압 징후의 원인이 된다면, 혈관 클립을 이용한 결찰술로 닫을 수 있으며, 심장 카테터 삽입술과 폐쇄 장치 삽입을 통해서도 해결할 수 있다. 미숙아의 경우

동맥관 개존증 닫힘을 촉진하기 위해 약물(예; 인도메타신 - indomethacin)을 사용할 수 있다. 일부 동맥관 개존증 진단(예; 왼심실 형성 부전 증후군[hypoplastic left heart syndrome - HLHS], 폐동맥폐쇄)의 경우 폐 또는 온몸으로 혈류를 공급하기 위해 동맥관 개존증의 개방을 유지하는 것이 바람직하다. 이러한 영유아들은 약물(예; 프로스타글란딘 - prostaglandins)이나 도관의 개방을 유지하기 위한 카테터 시술(예; 스텐트)을 받을 수도 있다.

(2) 심방 사이막 결손(Atrial septal defect)

심방 사이막 결손(Atrial septal defect - ASD)은 심장의 두 상부방 간의 비정상적인 개방으로, 심장 중격을 통과하는 비정상적 혈류를 유발한다. 시간이 지남에 따라 심각한 심방 사이막 결손은 심장의 우측 방의 비대를 유발할 수 있다. 폐의 충혈로 인한 심부전 징후가 나타날 수 있으며, 비정상적인 심장 박동을 일으키거나, 더 드물게 폐동맥 고혈압을 일으킬 수 있다. 심방 사이막 결손의 크기와 위치에 따라 수술 또는 심장 카테터 삽입을 통한 경도관 장치 폐쇄로 막는 방법이 있다. 작은 크기의 심방 사이막 결손은 보통 징후가 없으며 구멍이 스스로 닫힐 수도 있다.

(3) 심실 사이막 결손(Ventricular septal defect)

심실 사이막 결손(Ventricular septal defect - VSD)은 심장으로부터 혈액을 내보내는 두 개의 하부방 사이의 하부 중격(즉, 오른심실과 왼심실 사이)에 결함 또는 "구멍"이 있는 것을 말한다. 심실 사이막 결손은 선천성 심장 질환에서 가장 흔하며, 약 21%가 심실 사이막 결손을 가지고 있는 것으로 알려져 있다. 심실 사이막 결손은 심장의 방 사이에 한 개 또는 여러 개의 구멍이 있을 수 있다. 작은 심실 사이막 결손은 종종 자발적으로 닫히고, 큰 심실 사이막 결손은 심장 왼쪽에서 오른쪽으로 이동하여 과도한 혈액이 폐순환계로 들어가게 한다. 과도한 혈액은 폐에 충혈을 일으키고 심부전 징후(예; 헐떡거리는 호흡, 식은땀, 수유의 어려움, 성장 지연)를 초래할 수 있다. 경우에 따라서는 심실 사이막 결손이 폐동맥 고혈압으로 이어지기도 한다. 심실 사이막 결손은 수술 또는 상황에 따라 심장 카테터 삽입을 통해 장치를 이용한 폐쇄로 막을 수 있다.

(4) 방실 사이막 결손(Atrioventricular septal defect)

방실 사이막 결손(Atrioventricular septal defect - AVSD) 또는 "방실관 결손(atrioventricular canal defect)"이라고 부르기도 한다. 방실 사이막 결손은 심방 사이막 결손, 심실 사이막 결손, 그리고 비정상적으로 형성된 승모판 또는 삼첨판과 같은 심장의 여러 구조적 이상을 포함한다. 방실 사이막 결손은 이 모든 결함이 있는 경우 "완전" 방실 사이막 결손, 일부 결함만 있는 경우 "부분" 방실 사이막 결손 이라고 한다. 방실 사이막 결손은 21번 상염색체 질환(Down's Syndrome)이 있는 영유아에게 가장 많이 발견되는 선천성 심장 질환이다. 방실 사이막 결손은 왼쪽에서 오른쪽으로 혈류 단락을 유발하여 폐에서 혈액이 과도한 순환을 일으키고 심부전 징후(예; 헐떡거리는 호흡, 식은땀, 수유의 어려움, 성장 지연)를 초래한다. 방실 사이막 결손은 일반적으로 교정을 위한 수술이 필요하며, 최적의 수술 시기는 생후 4개월에서 6개월 사이이다.

2) 선천성 심장 질환: 폐로 가는 혈류량이 너무 적은 경우(CHD: When Blood Flow to the Lungs Is Too Low)

혈액이 폐로 충분히 통과되지 못할 때, 혈액은 탈산소 상태로 남아 몸 전체에 충분한 산소를 공급하기 어렵게 될 것이다. 이 진단을 받은 영유아는 **청색증**(cyanotic)이 나타날 수 있으며, 이는 피부가 회색, 파란색, 보라색을 띠는 것으로 진단은 다음을 포함한다.

- 삼첨판 폐쇄증(Tricuspid atresia)
- 폐동맥 폐쇄(Pulmonary atresia)
- 대동맥 전위(Transposition of the great arteries)

- 팔로사징(Tetralogy of Fallot)
- 양대혈관 오른심실 기시증(Double outlet right ventricle)
- 동맥간증(Truncus arteriosus)

(1) 삼첨판 폐쇄증(Tricuspid atresia)

삼첨판 폐쇄증(Tricuspid atresia)은 오른심방과 오른심실 사이에 삼첨판이 형성되지 않아 혈액이 폐에 도달하지 못하는 것이다.

(2) 폐동맥 폐쇄(Pulmonary atresia)

폐동맥 폐쇄(Pulmonary atresia)는 오른심실의 폐동맥판이 형성되지 않은 것이다. 결과적으로 혈액은 오른심실에서 폐로 나갈 수 없게 된다.

(3) 대동맥 전위(Transposition of the great arteries)

대동맥 전위(Transposition of the great arteries)가 있는 영유아는 왼심실에서 나오는 주폐동맥과 오른심실에서 나오는 대동맥을 가지고 태어나는 것으로, 이는 정상적인 심장 해부와는 반대되는 것이다.

(4) 팔로사징(Tetralogy of Fallot)

팔로사징(Tetralogy of Fallot)은 네 개의 심장 결함이 공존하는 질환으로 팔로사징은 다음을 포함한다.

① 폐동맥 협착 – 폐동맥이 좁아지는 것
② 오른심실과 왼심실 사이에 구멍이 생기는 심실 사이막 결손
③ 오른심실 근육벽이 두꺼워지는 오른심실 비대증
④ 대동맥이 오른심실 및 왼심실과 연결되는 대동맥 기승

(5) 양대혈관 오른심실 기시증(Double outlet right ventricle)

이름에서 알 수 있듯이, 양대혈관 오른심실 기시증(Double outlet right ventricle)이 있으면 대동맥은 왼심실 대신 오른심실로 연결되며, 이로 인해 탈산소화된 혈액이 온몸 순환계로 이동하게 된다. 또한 주폐동맥과 대동맥 모두 오른심실에서 나와 폐로 가는 혈류가 줄어들게 된다.

(6) 동맥간증(Truncus arteriosus)

동맥간증(Truncus arteriosus)은 대동맥과 주폐동맥이 두 개의 분리된 동맥 대신 심장에서 빠져나가는 하나의 큰 동맥으로 합쳐지는 것이다. 폐와 온몸 순환계의 혈액은 분리되어 남아 있지 않고 혼합되게 된다.

3) 선천성 심장 질환: 체내 혈류량이 너무 적은 경우 (CHD: When Blood Flow to the Body Is Too Low)

산소화된 혈액이 체내로 유입되는 것이 차단되어 진단되어지는 것으로 이는 (1) 심장에서 혈액을 체내로 보내는 주요 동맥인 대동맥의 문제, 또는 (2) "심장 방의 문제" 위 두 가지 원인 중 하나일 수 있으며, 진단은 다음을 포함한다.

- 대동맥 협착(Coarctation of the aorta – CoA)
- 대동맥 협착증(Aortic stenosis)
- 왼심실 형성 부전 증후군(Hypoplastic left heart syndrome – HLHS)

(1) 대동맥 협착(Coartation of the aorta)

대동맥 협착(Coarctation of the aorta – CoA)은 대동맥이 좁아지거나 수축하는 것으로, 수축 단계 이전에 신체 하부(다리)로 가는 혈액의 흐름을 방해하고 혈압을 상승시킨다. 영유아의 경우 일반적으로 수술이 필요하며 결손의 성격에 따라 복장뼈 또는 가슴을 통해 수술이 이루어질 수 있다. 일부의 나이가 많은 아동의 경우 혈류 개선을 위해 카테터 시술이 시행될 수 있다.

(2) 대동맥 협착증(Aortic stenosis)

대동맥 협착증(Aortic stenosis)은 왼심실과 대동맥 사이의 대동맥 판막이 좁아져 심장에서 혈류가 빠져나가는

것을 방해할 때 발생한다. 혈액을 내보내기 위해 왼심실이 더 많은 수축을 하게 되며 결국 왼심실의 비대와 잠재적 허혈이 발생하게 된다. 가벼운 경우 카테터 삽입 절차를 통해 교정할 수 있지만 일반적으로 외과적 수술이 필요하다.

(3) 왼심실 형성 부전 증후군(Hypoplastic left heart syndrome)

왼심실 형성 부전 증후군(Hypoplastic left heart syndrome – HLHS)은 이 질환의 여러 변이와 더불어 "단일 심실" 선천성 심장 질환으로 분류된다. 심장의 심각한 결함과 왼쪽 심장 구조가 발달하지 않은 것을 동반하는 대혈관의 결함을 포함하며, 승모판, 작은 왼심실, 대동맥 협착증 또는 폐색, 협착, 방실 사이막 결손을 보일 수 있다. 일반적으로 아동의 생후 1년 동안 단계적인 재건 수술인 ① 노우드(Norwood) 또는 사노(Sano) 수술, ② 양 방향성 상대정맥–폐동맥단락술(Bidirectional Cavopulmonary Shunt) 또는 "글렌(Glenn) 수술", ③ 폰탄(Fontan) 수술이 진행된다. 1단계와 2단계 사이 영유아는 돌연사 위험이 높기 때문에 면밀한 의학적 추적 관찰이 필요하다. 어떤 경우 심장 이식이 필요할 수 있다. 자세한 내용은 이 장의 뒷부분에 있는 "단심실 심장 결손" 부분을 참조하도록 한다.

4) 기타 심장 질환(Other Cardiac Conditions)

혈관 고리, 심근병증, 폐동맥 고혈압과 같은 기타 심장 질환이 포함된다.

(1) 혈관 고리(Vascular rings)

혈관 고리(Vascular ring)는 대동맥에 의해 기관이나 식도가 압박될 수 있는 일련의 이상들을 말한다. 소아기 후반까지 진단되지 않는 경우가 많으며 징후가 나타나지 않을 수도 있다. 심한 경우 기관 압박으로 인해 기도 폐색 징후(예; 들숨 그렁거림)가 발생한다. 식도 압박으로 인해 삼킴 곤란(특히 고형식에서 발생하지만 때때로 액체에서도 관찰됨) 징후가 나타날 수 있다. 수유 중 아동은 소란스러운 호흡 소리와 잦은 역류, 지속적인 기침 및 위 식도 역류 징후를 보일 수 있으며 음식이 "달라붙어 있다"는 느낌을 호소하거나, "질식"되는 것처럼 느낄 수도 있다. 혈관 고리 징후에 대해서는 외과적인 수술을 시행하게 된다.

(2) 심근병증(Cardiomyopathy)

심근병증(Cardiomyopathy)이란 심장 근육이 두꺼워지거나 비대해지고 뻣뻣해지는 질환을 말한다. 심근병증은 혈액을 효과적으로 펌프질하는 심장의 기능에 영향을 미친다. 심근병증의 분류로는 확장성, 비후성, 제한성, 비치밀성이 있다. 어떤 아동들의 경우 심부전이나 비정상적인 심장 박동 징후를 보일 수 있다. 치료에는 약물 복용, 심장박동 조절기, 이식형 제세동기, 기계식 심실 보조 장치 또는 심장 이식이 포함될 수 있다.

(3) 폐동맥 고혈압(Pulmonary hypertension)

폐동맥 고혈압(Pulmonary hypertension – PHTN)은 폐동맥의 혈압이 높아진 것을 의미한다. 폐동맥 고혈압은 좁아진 동맥을 통해 혈액을 내보내기 위해 더 높은 압력을 필요로 하며 이에 대한 결과로 오른쪽 심장이 더 많은 일을 하게 된다. 폐동맥 고혈압은 다양한 심장 문제(예; 동맥관 개존증, 심실 사이막 결손, 방실 사이막 결손), 폐 문제(예; 만성 폐질환), 유전 질환에서 발생할 수 있다. 폐동맥 고혈압의 결과로 심부전, 혈관 손상, 비정상적 심장 박동과 같은 문제를 초래할 수 있다. 징후로는 호흡 곤란, 피로, 운동내성 저하, 가슴 통증, 어지럼증, 실신, 부종, 청색증 등이 있다. 폐동맥 고혈압에 대한 치료는 원인에 따라 달라지며 근본적인 심장 결함의 외과적 복구, 약물 및 산소 보충이 포함된다.

3. 선천성 심장 질환이 구강 수유에 미치는 영향
EFFECT OF CHD ON ORAL FEEDING

선천성 심장 질환을 보이는 영유아는 구강 수유에 필요한 기술을 성공적으로 확립하는데 영향을 미치는 합병증을 자주 경험하게 된다. 여기에는 청색증, 호흡곤란, 심박수 및 리듬의 변화, 빠른 호흡, 호흡을 증가시키기 위한 움직임의 증가, 운동 또는 활동 내성 저하와 같은 임상적 징후들이 포함된다(Imms, 2001). 선천성 심장 질환을 가진 영유아와 아동들은 신경 발달 장애, 위장 장애, 성대 불완전 또는 완전 마비, 그리고 근본적인 신체 상태나 치료로 인한 다른 합병증 또한 경험할 수 있다. 성장과 영양의 문제는 과도한 대사 상태와 관련된 에너지 요구량 증가, 영양소 흡수와 관련된 문제들, 위장 문제 합병증과 부적절한 구강 수유로 인해 발생할 수 있다.

선천성 심장 질환을 가진 영유아의 30–60%는 구강 수유를 보충하기 위해 경관 수유를 필요로 하는 것으로 추정된다(Einarson & Arthur, 2003; Hubschman, 2013; Jones et al., 2020; Kogon et al., 2007; Medoff–Cooper et al., 2016; Sables–Baus et al., 2012). 적절한 성장과 영양 섭취는 수술의 시기뿐만 아니라 결과에도 영향을 미칠 수 있기 때문에 선천성 심장 질환을 가진 집단의 수유 문제를 식별하고 관리하는 것은 중요하다(Jadcherla et al., 2009; McKean et al., 2017; Medoff–Cooper & Irving, 2009). 보다 복잡한 심장 결함(예; 단일 심실 생리), 수술 시 저체중, 신경학적 이상, 수술 후 장기적인 삽관 및 입원의 병력이 있는 영유아는 수유 장애 발생 위험이 가장 높다(Einarson & Arthur, 2003; Kogon et al., 2007; Maurer et al., 2011; Medoff–Cooper & Irving, 2009).

선천성 심장 질환 아동의 수유 문제는 종종 초기 영유아기에 발생하여 아동기까지 지속되는 경우가 많다(March, 2017; Maurer et al., 2011; Pados, 2019). 이러한 아동의 부모와 보호자들은 수유와 관련된 높은 스트레스, 불안 및 부정적인 반응을 보인다고 보고되고 있다(Elgersma et al., 2020; Goldberg et al., 1990; Imms, 2000; Medoff–Cooper et al., 2010; Thommessen et al., 1991). 수유 문제는 종종 부모–자녀 상호작용의 질에 영향을 미치므로 평가와 중재에 대한 다면적인 접근이 필요하다. 접근 방식은 영양 및 잠재적 구강–운동 또는 삼킴 문제뿐만 아니라 아동과 보호자 사이의 수유 관계의 사회적, 정서적 측면에도 초점을 맞추어야 한다.

선천성 심장 질환을 가진 아동을 다루는 작업치료사는 아동의 심장 결함에 따른 특성, 수술 이력, 현재 진행 중인 의학적 관리 사항 및 향후 수술이나 중재의 필요성과 아동의 예상 예후를 이해하고 있는 것이 중요하다. 이러한 이해는 작업치료사가 평가 결과를 정확하게 해석하고, 적절한 구강 수유 목표를 세우며, 필요한 중재를 선택하고 평가에 대한 결과를 안내하기 위해 필요하다. 가지고 있는 결함이 심하지 않거나 성공적인 수술 결과로 완치된 영유아들은 보편적인 발달을 하는 아동들과 같은 수준의 구강 수유 기술을 습득할 수 있다. 그러나 보다 복잡한 심장 결함(예; 여러 수술과 지속적인 의학적 중재가 필요한 아동), 동반되는 질환(예; 유전적 증후군) 및 치료로 인한 합병증을 경험한 아동들은 종종 구강 수유에 큰 어려움을 경험하며 구강 수유 기능을 최대한으로 끌어올리기 위해 작업치료사를 포함한 전문가 간 섭식 팀의 도움이 필요하다. 사례연구 12.1에서 이와 같은 수유 문제에 대해 살펴볼 수 있다.

4. 모유 수유 시 고려사항과 선천성 심장 질환
BREASTFEEDING CONSIDERATIONS AND CHD

심각한 질병을 가진 영유아에 대한 모유 수유의 중요성

과 관련된 연구 자료들이 입증되어 있으며, 이는 선천성 심장 질환을 가진 영유아에게도 동일한 이점으로 작용된다(Herridge et al., 2021; Stanley et al., 2019). 선천성 심장 질환을 가진 영유아는 괴사성 소장결장염의 위험이 증가하며, 이 영유아들에게 강화되지 않은 모유만 수유하는 것이 수술 전 괴사성 소장결장염의 위험도를 낮추는 것으로 밝혀졌다(Cognata et al., 2019). 최근 연구에서도 모유 수유를 한 영유아가 분유 수유를 한 영유아에 비해 수술 후 수유량 증가를 견딜 수 있는 능력이 높고, 두 그룹간의 체중 증가의 차이가 없다는 등의 연구 결과가 보고되고 있으며, 선천성 심장 질환에서 모유 수유의 이점을 뒷받침하는 결과가 나타났다(Bhatia et al., 2020).

선천성 심장 질환과 모유 수유에 관련된 몇 가지 오해가 여전히 존재하고 있다. 예를 들어, 모유 수유에 비해 젖병 수유가 "덜 힘들다", 젖병 수유가 영유아의 체중 증가를 개선시킨다는 오해가 있다. 그러나 일부 연구는 모유를 수유 받은 선천성 심장 질환이 있는 영유아가 분유를 섭취한 영유아에 비해 더 높은 체중 연령 점수를 보인다는 것을 보여준다(Combs & Marino, 1993; Medoff-Cooper et al., 2010). 만약 영유아의 성장을 위해 추가적인 영양 보충이 필요하다면, 열량을 증가시키기 위해 모유를 강화하고, 경관 또는 젖병으로 보충 수유를 할 수 있다. 추가적인 연구에 따르면 선천성 심장 질환을 가진 영유아는 젖병 수유에 비해 모유 수유 시 산소포화도가 더 높게 유지되고 변동이 적으며(Marino et al., 1995), 이는 모유 수유 시 빨고-삼키고-숨쉬기 협응이 증진되어 유량 조절이 보다 향상되었음을 시사한다(Jones et al., 2020).

병원 환경은 환경적 제약이나 사생활의 결여, 중증 질환을 가진 영유아의 어머니에게 미치는 스트레스의 영향, 합병증 및 의학적 절차로 인한 잦은 경관 수유 종결 등으로 인해 모유 수유의 확립이나 지속에 영향을 미칠 수 있다. 선천성 심장 질환을 가진 영유아의 모유 수유 또는 유축한 모유나 기증자 모유의 사용을 장려하기 위한 노력이 필요하다(Cognata et al., 2019; Jones et al., 2020; Stanley et al., 2019)(모유 기증에 대한 자세한 내용은 10장 "미숙아의 수유와 영양"을 참조). 모유 수유 교육과 부모-자녀를 위한 수유 컨설팅 지원에 대한 접근은 모유 수유를 우선시 하는 것을 보장하기 위해 중요하다. 모유 공급을 유지하기 위한 병원 수준의 유축 장비, 초기의 잦은 스킨십 장려, 모유 수유를 통한 경구 면역 치료는 직, 간접적으로 모유 수유를 용이하게 하는데 도움이 될 수 있다. 작업치료사는 선천성 심장 질환 영유아를 위한 수유상담사, 영양사, 간호사와 협력하여 안전하고 효율적인 모유 수유 또는 젖병 수유 계획을 세워야 한다.

5. 심부전
HEART FAILURE

일부 아동들은 심장의 기능이 저하되는 **심부전(Heart failure - HF)** 또는 울혈성 심부전(Congestive heart failure - CHF)을 경험한다. 심부전은 회복되지 않은 선천성 심장 질환이나 다른 의학적 문제(예; 심근병증 또는 드물게 외상이나 암)로 인해 효율적으로 혈액을 펌프해 내는 능력이 저하되어 발생할 수 있다. 심부전은 호흡곤란, 체중 증가 또는 감소, 수유 못견딤, 과도한 땀흘림으로 이어질 수 있다(미국 심장 협회, n.d.). 신체가 효율적으로 혈액을 펌프하지 못하는 경우, 체액이 폐에 축적되어(예; 폐부종) 호흡기의 손상을 초래할 수 있다(Das, 2018). 아동은 심각한 심부전으로 인한 장내 관류 및 장 부종을 경험할 수도 있으며(Demirats, 2019; Jayaprasad, 2016), 이는 위장의 불편함과 이와 관련된 메스꺼움으로 인한 수유 시 또는 수유 후 헛구역질, 구토, 짜증스러움, 울기와 같은 수유 못견딤으로 이어질 수 있다(심부전이 구강 수유에 미치는 영향에 대해서는 사례연구 12.1을 참조).

1) 심부전으로 인한 구강 수유 문제를 보이는 아동의 임상적 징후(Clinical Presentation of Oral Feeding Difficulties In Children with Heart Failure)

심부전을 가진 아동은 구강 수유 중 다음과 같은 징후를 보일 수 있다.

① 뚜렷한 배고픔의 표현이 없음
② 피로나 빠른 포만감으로 인해 모유 수유 및 젖병 수유량이 적음
③ 수유가 끝나기 전에 피로감을 표현함
④ 빠른 호흡 및 호흡을 위한 움직임의 증가(예; 콧구멍을 벌렁거림, 기관이 당겨짐, 갈비뼈 하부가 함몰됨, 숨을 내뱉을 때 그르렁거리는 소리)
⑤ 특히 얼굴이 땀에 젖거나 습기가 참
⑥ 구강 수유 시 메스꺼움으로 인한 구역질 반응
⑦ 다음과 같은 모습으로 나타날 수 있는 빨고–삼키고–숨쉬기 협응의 어려움
  ㉠ 숨을 쉬지 않고 여러 번 빨고–삼키기를 반복
  ㉡ 수유 중 적절하게 숨 쉬는 것이 어렵기 때문에 호흡 곤란 반응을 보임(예; 눈을 크게 뜨고 눈썹을 찌푸림)
  ㉢ 숨을 쉬기 위해 젖병이나 가슴을 밀어냄
  ㉣ 삼켜야 할 액체의 양을 줄이고 더 많은 호흡을 허용하기 위해 입 가장자리에서 우유가 흘러내림
  ㉤ 비영양적 빨기 패턴으로 전환하여 우유의 유속을 늦추고 호흡 시간을 늘림
  ㉥ 우유의 흐름을 방지하기 위해 젖병 젖꼭지를 깨물거나 접음
  ㉦ 빠는 시간이 짧거나 호흡을 위해 다음 빨기까지 오랜 시간 휴식을 취함
  ㉧ 젖병이나 가슴으로부터 고개를 돌리고, 각성이 낮아지거나 잠드는 모습
  ㉨ 부적절하거나 타이밍이 좋지 않은 호흡으로 청색증이나 잠재적 흡인이 유발됨
⑧ 더 성장한 아동의 메스꺼움의 징후는 배고픔을 느끼지 않거나 배가 아프다고 느끼거나 스스로 섭취량을 제한하는 것으로 나타날 수 있으며, 메스꺼움으로 인해 고형식보다 액체를 더 선호할 수 있음

적절한 중재가 이루어지지 않으면 영유아와 아동은 구강 수유가 부정적인 경험으로 학습될 수 있고, 수유 거부와 같은 다른 혐오적인 수유 행동을 발달시킬 수 있다. 결과적으로 선천성 심장 질환에 대한 치료로 심부전이 개선된다면, 구강 수유의 어려움은 자연스럽게 해결될 것이다.

2) 심부전 아동의 구강 수유 어려움을 위한 중재 방법(Interventions for Oral Feeding Difficulties in Children with Heart Failure)

심부전이 있는 아동의 수유를 위한 중재 전략은 다음을 포함한다.

① 젖병 또는 모유 수유 중 빨고–삼키고–숨쉬기 협응의 어려움을 보상하기 위한 중재를 제공
  ㉠ 느린 유속의 젖병 젖꼭지를 사용
  ㉡ 젖병을 아래로 젖혀 수유 중간에 아동이 호흡할 수 있는 시간을 제공하는 외부 속도 조절을 제공
  ㉢ 모유 수유 시 유량을 감소시키기 위해 모유 수유 직전 모유를 약간 유축한 후 모유 수유를 실시
  ㉣ 모유 수유 시 유속을 늦추는 방법에 대한 더 많은 도움을 얻기 위해 수유상담사에게 의뢰
  ㉤ 수유 시 우유가 구강과 구강인두로 들어가는 속도를 늦추기 위해 영유아를 옆으로 누인 자세를 취함
② 아동의 먹고자 하는 신호에 주의를 기울이고 불편함 또는 거부의 징후가 관찰되면 구강 수유를 종결함으로써 긍정적인 수유 경험을 촉진
③ 특히 수술을 앞둔 상태에서는 에너지를 절약하고 구강 수유에 대한 부정적인 경험을 피하기 위해 경관 수유를 진행하는 것이 나을 수 있음(때에 따라서는 구강 수유를 하지 않는 것이 부정적인 구강 수유를 경험하는 것보다 나음)

④ 수유 어려움의 징후 및 중재 방법을 이해하기 위한 가정 내 교육을 제공

6. 단심실 심장 결손 SINGLE VENTRICLE CARDIAC DEFECTS

단심실 심장 결손(Single ventricle heart defects)은 왼심실 형성 부전 증후군, 삼첨판 폐쇄증, 양대혈관 오른심실 기시증, 기타 다양한 복합 결손 등 심장에 효과적으로 혈액을 펌핑할 수 있을 만큼 크거나 강하지 않은 하나의 심실만 있는 상태를 말한다(CHOP, n.d.-d). 이러한 유형의 심장 결손은 출생 직후 복잡하고 집중적인 의학적 및 외과적 중재를 필요로 한다.

과거에는 단심실 심장 결손이 치명적이었지만, 현재 대부분의 영유아들은 생후 몇 해 동안에 걸쳐 **단계적 재건술(staged reconstruction)**로 알려진 3단계의 완화 수술을 받는다. 이 수술들은 실제 병변을 교정하는 것이 아니라 적절한 심실이 없음에도 불구하고 가능한 한 효율적으로 심혈관 시스템을 재구성하기 위한 절차이기 때문에 "완화"라고 불린다(Cincinnati Children's. n.d.-a). 첫 번째 수술(즉, 블렐록 타우시그 션트-Blalock-Taussig shunt 또는 사노 션트-Sano shunt를 사용한 노우드 수술-Norwood procedure)은 대개 출생 직후 받게 된다. 이 단계 이후 일반적인 혈중 산소포화도는 결손의 유형에 따라 75%-90% 정도가 된다(Rudd et al., 2014). 영유아는 이 기간 동안 돌연사의 위험이 있으므로 특히 2단계 수술까지 의료진의 면밀한 관찰이 필요하다(Rudd et al., 2014). 두 번째 수술(양방향성 공정맥 폐동맥 문합-bidirectional cavopulmonary anastomosis, 또는 글렌-GLenn)은 생후 4-6개월경에 받게 된다(Cincinnati Children's n.d.-b). 이 2단계 수술 이후, 대부분의 영유아들은 허용 가능한 기준인 75%-85% 범위의 산소포화도를 동반한 청색증이 지속적으로 나타난다. 세 번째이자 마지막 수술(폰탄-Fontan procedure)은 아동의 성장 정도와 임상 상태에 따라 2-3세경에 시행되며, 일반적으로 90% 범위에서 산소포화도를 유지하게 된다(Cincinnati Children's n.d.-b). 더 드물게 실시되는 심장 이식은 특정 단심실 결손이 있는 일부 아동에게 선택사항이 될 수 있다(Everett & Lim, 2004).

1) 단심실 선천성 심장 질환의 구강 수유의 어려움 (Oral Feeding Difficulties in Single Ventricle CHD)

단심실 생리를 가진 영유아와 아동은 독특한 생리적 상태로 인해 구강 수유에 어려움을 겪을 위험이 높으며(Golbus et al., 2011; Kogon et al., 2007; Medoff-Cooper & Ravishankar, 2013; Uzark et al., 2012), 이는 양심실 심장 결손을 가진 아동에 비해 심장, 호흡, 위장, 영양 및 신경 발달 상태에 더 큰 영향을 미친다(Davis et al., 2008; Medoff-Cooper & Ravishankar, 2013). 영유아와 아동들은 3단계 수술을 거치며 수술 합병증의 위험이 증가하고, 종종 영유아기 동안 구강 수유 기능에 영향을 미치는 지속적인 심폐 기능 저하를 겪는다.

1단계 수술 후에도 영유아는 단일 심실에 의존하며, 이는 온몸 및 폐 순환계에 혈액을 공급하는데 큰 부하를 갖게 된다(Medoff-Cooper & Ravishankar, 2013). 이 영유아는 1단계 수술과 관련된 수술 전후 합병증의 위험도가 높아질 뿐 아니라 이러한 독특한 생리 상태 및 비효율적 순환과 연관된 수유 문제를 겪을 가능성이 높아진다. 청색증, 울혈성 심부전, 높은 대사 수요 및 에너지 소비, 성장 부진, 되돌이 후두 신경 손상, 위장 합병증(예; 괴사성 소장결장염, 부종 허혈로 인한 소화/흡수 장애) 및 신경학적 손상과 같은 요인은 모두 이 아동들의 수유 문제에 영향을 미칠 수 있다(Golbus et al., 2011; Hill, Silverman, et al., 2014; Kurtz et al., 2019; Medoff-Cooper & Ravishankar, 2013). 문헌에 따르면 이 질환을 보이는 영유아와 아동의 절반 정도는 퇴원시 부분 또는 전체 경관 수유가 필요하다고 보고된

다(Kurtz et al., 2019; Uzark et al., 2012). 다른 심장 결손을 가진 영유아에 비해 단심실 심장 결손을 가진 영유아는 의학적 복잡성으로 인해 위루관 수유를 시행할 가능성이 높다(Kogon et al., 2007).

단심실 결손을 가진 아동에게서 구강 수유 확립에 어려움이 발생될 가능성이 높기 때문에 일부 기관은 2단계 수술 전에 사망률을 줄이고 체중 증가를 개선하고자 퇴원 전 "선제적"인 위루관 수술과 같은 방법을 시행하였다(Garcia et al., 2011). 보다 최근의 연구에서는 이러한 관행이 코위영양관이나 구강 수유를 하는 영유아와 비교했을 때 체중 증가, 입원 기간 감소, 또는 2단계 수술 전 사망률 감소로 이어지지 않는 것으로 나타났다(Hebson et al., 2012; Hill, Hehir et al., 2014; Lambert et al., 2014; Medoff-Cooper & 2014, Ravishankar, 2013; Uzark et al., 2012). 필요한 경우 많은 기관에서 초기 단계 수술 이후 적절한 영양을 유지하기 위한 효과적인 방법으로 가정에서 코위영양관으로 보충 수유를 사용할 수 있도록 하고 있으며, 2단계 수술 이후 보다 안정적인 순환이 가능해지면 경관 수유를 성공적으로 종료하게 되기를 희망하고 있다.

2) 예후 예측 인자로서의 성공적인 수유(Feeding Success as a Predictor of Outcomes)

흥미롭게도 초기 단계 수술 후 퇴원 시 경관으로 영양을 보충해야 했던 단심실 생리를 가진 영유아는 같은 상황에서 완전한 구강 수유가 가능했던 영유아에 비해 2단계 수술 시 더 적은 체중 증가를 보였다(Di Maria et al., 2013; Kurtz et al., 2019). 초기 수술 후 수술 또는 경피적 위루관 수술을 필요로 했던 단심실 생리를 가진 영유아는 2단계 수술에 도달하기 전 사망할 위험이 증가하는 것으로 밝혀졌다(Hebson et al., 2012). 따라서 초기 퇴원 시 완전한 구강 수유를 확립하지 못하는 것은 이 질환을 가진 환자군에서 질병의 심각도와 사망 위험 증가에 대한 중요한 지표로 작용할 수 있다(Di Maria et al., 2013; Lambert et al., 2014). 완전한 구강 수유를 달성하는 능력은 이 영유아들의 건강 상태에 대한 중요한 지표가 될 수 있다.

3) 단심실 선천성 심장 질환 아동의 구강 수유에 영향을 미치는 위험 요인(Risk Factors Contributing to Oral Feeding Difficulties in Children With Single Ventricle CHD)

단심실 선천성 심장 질환 아동의 구강 수유 문제의 원인이 되는 위험 요인은 다음과 같다.

① 빨고–삼키고–숨쉬기는 협응을 방해하는 빠른 호흡 및 호흡을 위한 움직임의 증가

② 지구력에 영향을 미치는 감소된 심장 기능. 이는 피로함을 느끼게 하고 적절한 시간 내에 필요한 양을 섭취하는 것을 어렵게 함

③ 구강 수유 욕구에 영향을 미치는 메스꺼움, 구토 및 빠른 포만감(심장 기능이 감소된 경우 흔함)

④ 대사 수요 및 에너지 소비 증가로 인한 더 높은 열량 요구량(이를 구강 수유로 충족하기 어려울 수 있음)

⑤ 외과적 중재로 인해 2차적으로 발생하는 성대마비로 인한 삼킴 장애의 위험의 증가. 대동맥궁 근처를 지나는 되돌이 후두 신경의 손상(단심실 질환을 가진 인구에서 보고된 성대 기능 장애의 비율은 10%–45%로 환자의 정기적인 검사 여부에 따라 달라진다; Skinner et al., 2005; Srinivasan et al., 2009)

⑥ 수술 전 구강 수유 경험 부족으로 인한 구강–운동 능력 저하(Davis et al., 2008; Golbus et al., 2011; Hebson et al., 2012; Sachdeva et al., 2007)

⑦ 위 식도 역류 질환 발생률 증가(GERD; Davis et al., 2008; Golbus et al., 2011; Hobson et al., 2012; Sachdeva et al., 2007)

⑧ 단심실 생리 상태와 관련된 뇌졸중이나 저산소성 뇌 손상과 같은 신경계 후유증의 위험 증가 및 구강–운동과 삼킴 기능에 영향을 미칠 수 있는 생후 첫 3년간의 여러 차례 심장 수술 경험(Di Maria et al., 2013)

단심실 집단의 경관에서 구강 수유로 성공적인 전환에 기여하는 요인으로는 수술 전 구강 수유 경험, 초기 퇴원 시 연령에 맞는 체중 달성, 짧은 중환자실 입원 기간, 짧은 입원 기간, 2단계 수술 시 연령 대비 높은 체중 달성 등으로 확인되었다(Kurtz et al., 2019).

2단계 수술 후 구강 수유가 개선될 수 있지만, 연구에 따르면 이러한 아동(2세-6세) 중 다수는 2단계 또는 3단계 완화 수술을 완료한 후에도 보호자를 힘들게 하는 지속적인 수유 문제를 보인다(Hill, Silverman, et al., 2014; Maurer et al., 2011). 특히 성장 지연, 수유에 대한 거부, 수유 시간 공격성, 수유하는 보호자에 대한 혐오감 등이 보고되었다(Hill, Silverman, et al., 2014; Maurer et al., 2011). 따라서 작업치료사들은 단계적 완화 수술 완료 후에도 구강 수유 기술과 긍정적인 부모-자녀 수유 관계를 증진시키기 위한 치료를 제공하는데 중요한 역할을 하고 있다.

4) 단심실 심장 결손이 있는 아동의 일반적인 수유 문제와 그에 따른 중재(Common Feeding Problems and Interventions for Infants or Children With Single Ventricle Cardiac Defects)

이 아동들은 여러 가지 질환을 동시에 가지고 있거나, 다양한 합병증을 가질 수 있기 때문에 구강 수유 중재는 광범위한 치료적 접근법을 포함할 필요가 있다. 이 아동들의 수유 문제들과 구강 수유를 증진하기 위한 전략은 다음을 포함한다.

① 심폐기능 손상으로 인한 빨고-삼키고-숨쉬기 협응 감소
 ㉠ 젖병 수유를 할 때 매우 느린 유속의 젖꼭지를 사용하여 우유의 유속을 늦추고 호흡시간을 더 많이 확보한다.
 ㉡ 젖병 및 모유 수유 시 영유아를 옆으로 누여 유량을 조절하거나 또는 수유하는 동안 어머니의 몸을 뒤로 기울여 영유아가 가슴 위로 오도록 하는 자세 또한 도움이 될 수 있다.
 ㉢ 수유상담사의 도움을 받으며 유속을 늦추기 위한 단기적인 전략으로 수유 전 미리 유축하는 방법을 고려한다.
 ㉣ 필요에 따라 젖병을 아래로 기울여 영유아가 잠시 멈추고 호흡을 할 수 있도록 함으로써 외부적인 속도 조절을 제공한다.
 ㉤ 다른 전략이 효과적이지 않다면 모유나 조제 분유의 점도를 증진하여 액체의 유속을 더 느리게 만드는 것을 고려한다. 이 경우 영유아의 안전을 보장하고 점도 증진의 부작용을 최소화하기 위해 의료진과 논의해야 한다(액체의 점도를 증진하는 방법에 대한 자세한 내용은 6장 "삼킴 문제"를 참조).

② 지구력 감소
 ㉠ 과도한 피로를 방지하기 위해 모유 및 젖병 수유 시간을 제한한다.
 ㉡ 필요한 열량 섭취량을 줄이기 위해 고열량 농축 분유나 유축 모유 강화의 가능성에 대해 영양사와 상의한다.
 ㉢ 경관으로 수유 보충을 고려한다.
 ㉣ 경관을 통해 목표로 하는 수유량을 달성한다.
 ㉤ 더 많은 휴식을 위해 경관 수유와 구강 수유를 교대로 제공한다.
 ㉥ 낮 시간에는 구강 수유를, 밤 시간에는 경관 수유를 제공한다.

③ 구강 수유에 대한 관심에 영향을 미치는 위장 문제(위식도 역류, 위장 운동성 감소, 지연된 위 배출)
 ㉠ 위장 문제의 의학적 처치에 대해 잘 아는 전문가 간 팀과 협력한다.
 ㉡ 영양 관리에 관한 전문가 간 팀과 상의한다(예; 경관 수유량을 조절하고 배고픔 유도 및 구강 수유 촉진을 위해 조제분유 점도 수정을 제공).
 ㉢ 수유 후 위 식도 역류 질환 완화를 위해 왼쪽으로 누이거나, 지연된 위 배출을 위해 오른쪽으로 누이는 등 적절한 자세 전략을 사용한다. 이

때 영유아 돌연사 증후군의 위험이 있기 때문에 옆으로 누인 영유아를 지속적으로 관찰하거나 바르게 누어 잠들 수 있도록 해주어야 한다(자세한 내용은 7장 "위 식도 역류 및 기타 위장 문제"를 참조).

④ 구강 수유 욕구에 영향을 미치는 메스꺼움, 구토, 헛구역질
  ㉠ 구강 및 경관 수유 시 위장의 편안함을 증가시키기 위하여 의학적 처치를 받는다.
  ㉡ 구강 수유에 대한 관심 또는 수용을 위한 전제조건인 편안함, 인내 및 배고픔을 촉진하기 위해 영양사의 도움을 받는다(예; 구강 수유에서 경관 수유로의 전환, 분유 변경).
  ㉢ 재발성 위장 문제를 보이는 경우 수유에 대한 혐오를 예방하기 위해 구강 수유를 강요하지 않는다(자세한 내용은 7장을 참조).

⑤ 구강 수유 거부 및 혐오 행동
  ㉠ 수유 혐오로 발전하는 것을 예방하기 위해 일방적인 구강 수유 행위를 피해야 할 필요가 있음을 보호자 및 부모에게 교육해야 한다.
  ㉡ 구강 수유의 양이 아닌 수유의 질에 초점을 맞추는 영유아 주도 전략을 사용한다.
  ㉢ 의학적 안정성과 향후 심장 수술의 필요성에 따라 구강 수유의 적절성을 검토한다. 의학적 안정성이 확인될 때까지 또는 수술 후 수유 못견딤증이 지속되거나 심폐 기능이 저하된 경우 구강 수유를 시도하는 것을 기다리는 것 또한 고려한다.
  ㉣ 모유 및 젖병 수유를 거부하는 6개월 이상의 영유아의 경우, 발달 수준에 따라 숟가락으로 퓌레를 먹이거나 컵으로 마시기를 시도하는 것에 대해 의료진과 상의한다(자세한 내용은 8장 "섭식 혐오와 경관 섭식에서 구강 섭식으로의 전환"을 참조).

⑥ 성대 완전 마비(VCP; 자세한 내용은 수술 합병증 다음 부분에 나오는 성대 완전 마비에 대한 설명을 참조)
  ㉠ 비디오 투시 삼킴 검사를 시행하기에 앞서 점도가 증진된 액체를 시도하여 임상적 수유 평가를 진행한다. 급성기 성대 완전 마비 아동의 경우 묽은 점도에서 흡인이 일어날 수 있기 때문에 국제 삼킴 장애 식이 표준화 체계가 제시한 2–3단계 정도 수준으로 점도를 증진한 액체를 제공해 주어야 한다.
  ㉡ 삼킴 안정성을 전반적으로 평가하기 위해 도구적 삼킴 평가(비디오 투시 삼킴 검사 또는 광섬유 내시경 검사)를 진행한다.
  ㉢ 필요하다면 경관으로 수유 보충을 제공한다.
  ㉣ 계속해서 액체의 점도를 증진할 필요가 있는지 확인하기 위해 삼킴에 대한 재평가를 진행한다.

⑦ 2단계 또는 3단계 수술 후 의학적으로 안정적인 상태의 영유아 또는 아동의 경관 수유에서 구강 수유로 전환하기의 문제
  ㉠ 이전에 확인된 구강 수유에 영향을 미칠만한 요인들을 파악하고 현재 해결되었는지 확인한다.
  ㉡ 구강–운동 및 감각 기술과 긍정적인 부모–아동 간 수유시간 상호작용을 목표로 하는 반응성 수유 치료 접근법을 통해 구강 수유를 위한 기술을 습득하고 편안함을 형성하도록 한다.
  ㉢ 만약 아동이 적절한 성장을 하고 있고 의학적으로 안정적인 경우, 전문가 간 팀과 협력하여 아동 스스로 식욕과 구강 수유를 조절하는 능력을 향상시키기 위해 경관 수유를 통해 제공되는 열량을 감소시켜 배고픔 유발 접근을 시도해 볼 수 있다(Krom et al., 2017; Shine et al., 2019; Wilken et al., 2015). 이는 또한 구강 수유에 대한 동기를 증가시킬 수 있다(자세한 내용은 8장을 참조).

7. 수술 합병증 및 구강 수유에 미치는 영향 SURGICAL COMPLICATIONS AND EFFECT ON ORAL FEEDING

심장 수술로 인해 몇 가지 합병증이 발생할 수 있으며, 이는 구강 수유에 영향을 미칠 수 있다. 나타날 수 있는 합병증으로는 성대 불완전 또는 완전 마비, 가로막 마비, 그리고 암죽 가슴증이 있다.

1) 성대 불완전 또는 완전 마비(Vocal Cord Paresis or Paralysis)

특정 심장 수술을 받은 영유아는 되돌이 후두 신경의 의인성 손상의 위험을 가지고 있으며, 이는 편측의 **성대 완전 마비**(Vocal cord paralysis, 즉, 완전히 움직이지 않음) 또는 **성대 불완전 마비**(Vocal cord paresis, 즉, 이동성이 감소됨)를 초래할 수 있다. 삼킴을 하는 동안 완전한 성대의 닫힘(내전)을 이루지 못하면 기도를 보호하지 못하게 되어 삼킴 시 흡인의 위험이 증가하는데 영향을 미치게 된다(Karas et al., 2019; 그림 12.3 참조). 선천성 심장 질환을 가진 환자의 성대마비 발병률은 여러 요인(예; 수술 후 성대마비에 대한 선별 검사 시행 여부, 심장 수술의 종류, 수술 시 체중)에 따라 7%–48%로 매우 다양하다(Ambrose et al., 2018; Gorantla et al., 2019; Sinha et al., 2021). 대동맥 활 과 되돌이 후두 신경이 근접하게 위치하고 있기 때문에 절제 후 일괄적으로 성대마비 검사를 실시한 영유아에서 대동맥 활 수술이 48%에 가까운 가장 높은 성대마비 발병률을 보였다(Pourmoghadam et al., 2017)(그림 12.4 참조). 따라서 대동맥 활의 축진이나 재건을 필요로 하는 수술은 수술 후 성대의 기능 장애 위험을 증가시킨다.

다음과 같은 심혈관 수술을 받은 영유아와 아동은 성대마비로 진단될 위험이 가장 높다.

① 동맥관 개존증(patent ductus arteriosus – PDA) 결찰(특히 미숙아 또는 저체중아의 경우; Henry et al., 2019; Parande et al., 2017)

② 대동맥 활이 포함되거나 근접한 수술(예; 협착부위 교정, 동맥 치환술, 동맥줄기, 종결된 대동맥 활 교정, 노우드 수술; Davies et al., 2014; Gorantla et al., 2019)

③ 경추 캐뉼라 접근법을 통한 체외막 산소공급(Extracorporeal membrane oxygenation – ECMO; Karas et al., 2019; Sachdeva et al., 2007; Schumacher et al., 1989): **체외막 산소공급(ECMO)**은 캐뉼라와 연결된 경관을 통해 체내 혈액을 가스 교환막으로 보낸 후 펌프를 통해 다시 환자의 순환계로 돌려보내는 심폐 생명 유지 장치의 한 형태이다(Pavlushkov et al., 2017).

그림 12.3. 성대의 해부학적 구조와 성대 완전 마비(VCP)

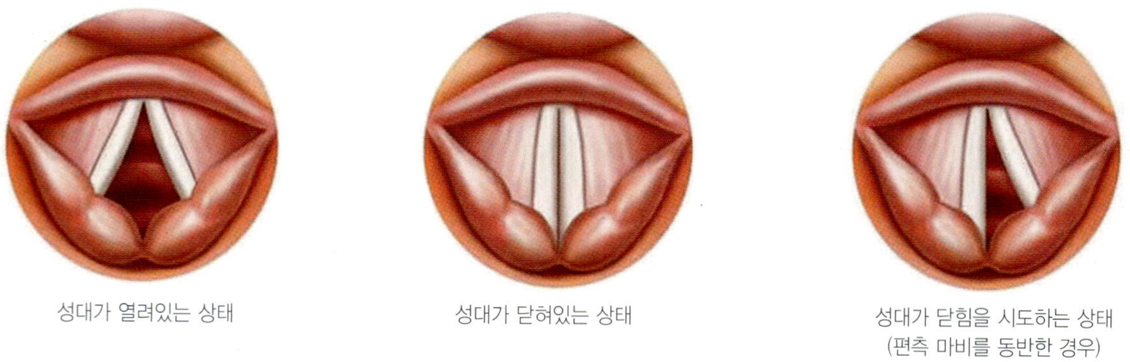

그림 12.4. 대동맥 활과 근접한 좌우 되돌이 후두 신경의 위치(a). 후두 및 대동맥 활과 관계를 보여주는 좌측 되돌이 후두 신경(b).

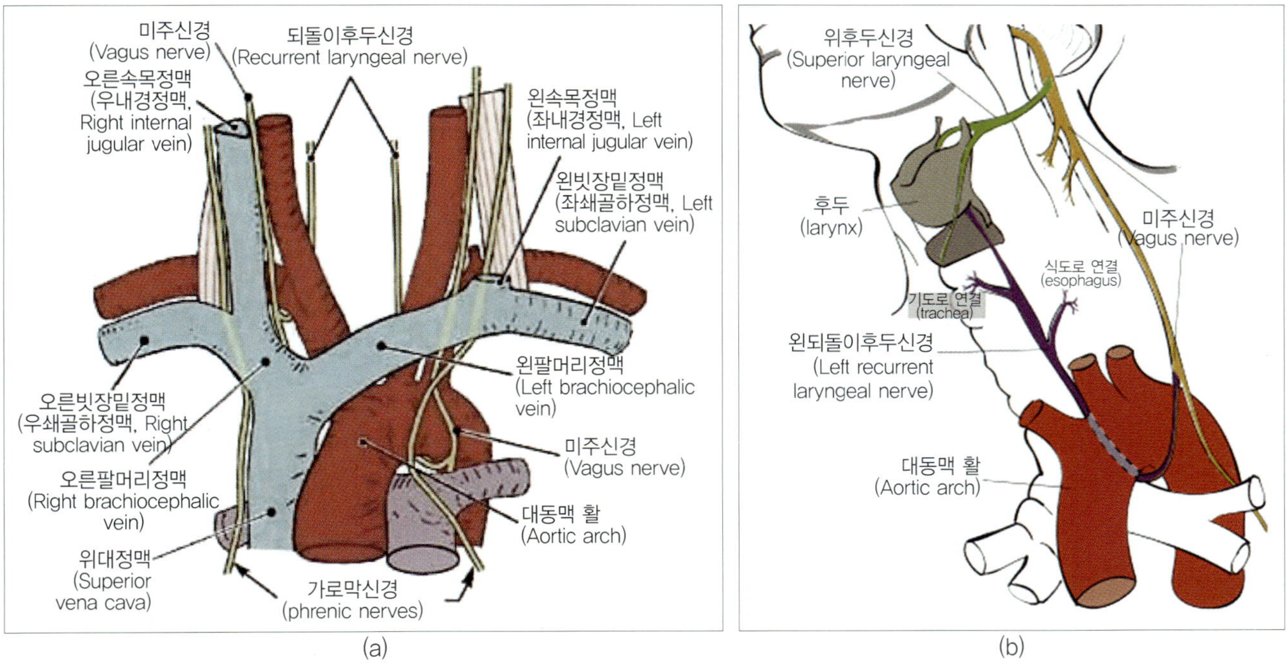

선천성 심장 결함이 있는 영유아와 아동의 수술 후 성대 기능 장애는 편측 성대마비가 가장 흔하며, 특히 수술 절차상 왼쪽 되돌이 후두 신경의 해부학적 위치로 인해 왼쪽 성대의 마비가 나타날 수 있다(Dewan et al., 2012; Pourmoghadam et al., 2017; 그림 12.4 참조).

신경 손상은 수술 중 혈관을 조작하는 과정에서 견인, 횡단, 압박(예; 경식도 심장 초음파의 사용), 또는 심장 수술 중 열 외상(예; 소작술이나 수술 중 사용된 국소 및 온몸 저체온증; Ambrose et al., 2018; Dewan et al., 2012; Gorantla et al., 2019; Itagaki et al., 2007; Raut et al., 2017)으로 인해 발생할 수 있다. 오른쪽 성대마비는 체외막 산소공급을 받는 동안 우측 내경동맥 또는 내경정맥에 캐뉼라 삽입 이력이 있는 영유아에게 더 흔하게 관찰되며, 이는 미주신경이 이 두 혈관 사이를 흐르고 되돌이 후두 신경은 미주신경의 한 갈래이기 때문이다(Harvey, 2018; Karas et al., 2019; Schumacher et al., 1989). 경우에 따라 수술과 체외막 산소공급을 모두 받은 영유아 또는 단순히 외상 삽관이나 장기간 삽관으로 인한 합병증으로 양측 성대마비를 보일 수 있다(Karas et al., 2019; Pourmoghadam et al., 2017).

성대마비를 가진 영유아와 아동은 삼킴 장애, 흡인 및 요구되는 열량을 모두 구강으로 섭취하는 것의 어려움으로 인해 수술 후 퇴원 시 경관 수유를 필요로 할 가능성이 높으며(Davies et al., 2014; Karas et al., 2019; Pourmoghadam et al., 2017), 이는 여러 동반되는 질환(예; 단심실 심장 질환)에 따라 달라질 수 있다. 심장 수술 후 성대의 이동성과 삼킴 기능이 개선되는데 필요한 시간은 평균 6개월이며, 1개월에서 6년으로 매우 다양하다(Davies et al., 2014; Karas et al., 2019; Orzell et al., 2019; Rodney et al., 2019).

(1) 성대 불완전 또는 완전 마비에 대한 평가 시 고려사항(Assessment considerations for vocal cord paresis or paralysis)

아동의 수술 이력(예; 대동맥 활과 근접한 수술 이력, 체외막 산소공급)을 기반으로 성대마비의 위험성이 높거나 음성의 질이 변화된 영유아와 아동의 경우 수술 후 조기 선별 검사를 통해 삼킴 장애로 인한 흡인의 위험을 최소화하고 흡인으로 인해 나타나는 구강 수유에 대한 부적절한 행동 반응이 발달하는 것을 예방할 필요가 있다. 임상 섭식(수유) 평가에는 수술 후 관찰된 음성 질의 변화와 구강 수유 기능의 변화, 수술 전과 비교한 행동 변화에 대해 부모 및 보호자로부터 과거 이력을 수집하는 것이 포함되어야 한다.

또한 예비 평가는 성대마비에서 발생하는 상기도 폐색의 징후(예; 호흡을 위한 노력이 증가되며 그렁거림; Daya et al., 2000; Ryan et al., 2020; Sinha et al., 2021)의 존재 여부에 초점을 맞추어야 하며, 이는 구강 수유의 안정성과 기능에 영향을 미치는 이차적인 호흡 손상으로 이어질 수 있기 때문이다. 이러한 문제가 확인되면 작업치료사는 이비인후과 진료를 통해 상기도의 구조와 기능을 평가받을 수 있도록 주치의에게 요청해야 한다. 이 검사는 대부분 유연한 코인두경 검사를 통해 이루어진다(Engeseth et al., 2018; Henry et al., 2019; Ryan et al., 2020; Sinha et al., 2021)(사례 연구 12.2. 참조).

(2) 성대 불완전 또는 완전 마비의 임상적 징후 (Clinical presentation of vocal cord paresis or paralysis)

성대마비가 있는 영유아와 아동의 경우 다음과 같은 모습을 보일 수 있다.

① 울거나 목소리를 낼 때 약하고 부드러운 소리가 나거나 음성이 없는 발성장애(Dysphonia)

② 울거나 목소리를 낼 때 목이 쉰 소리가 나거나 "바람이 새는 소리", 쉿소리가 남

③ 고음의 목소리

④ 그렁거림

⑤ 삼킴 문제를 암시하는 다음과 같은 징후가 나타남

㉠ 구강 수유 시 흡인의 임상적 징후 – 특히 액체 농도에 대해 가장 두드러지게 관찰됨: 상기도 출혈 증가, 또는 "젖거나" "그르렁 거리는" 호흡 소리 (기침은 있을 수도 있고, 없을 수도 있음)

㉡ 구강 수유가 시작된 이후 관찰되는 설명할 수 없는 호흡 대상 부전

㉢ 특히 수술 전 구강 수유가 확립된 영유아에게서 관찰되는 구강 수유 거부 또는 혐오

㉣ 스트레스로 인한 다른 행동적인 징후들: 빨기 거부, 수유하는 동안 눈을 크게 뜸, 갑작스럽게 젖꼭지에서 입을 떼어냄, 수유를 시작한 지 얼마 되지 않아 잠에 드는 것처럼 보임

작업치료사는 임상 수유 평가가 진행되는 동안 삼킴 시 흡인의 임상 징후가 있는지 면밀히 평가해야 한다. 흡인을 암시하는 징후는 수유가 진행되는 동안 상기도의 충혈이 증가하거나, 일시적인 산소포화도 감소, 조기에 젖병을 떼려고 하는 스트레스 행동 징후와 같이 감지하기 어려울 수 있다. 성대마비를 가진 영유아와 아동의 대부분은 기침 반사가 없는 것이 특징인 "무증상"흡인을 보인다(Irace et al., 2019). 이는 감각, 운동 신경 분포의 변화 및 되돌이 후두 신경 손상으로 인해 발생한 후두 모음(내전)근 반사 손상으로 야기된 기도 보호 메커니즘의 손상과 관련이 있을 수 있다(Allen et al., 2020; Domer et al., 2013). 성대마비를 보이는 일부 영유아와 아동은 처음에는 안전한 방식으로 먹고 삼키는 것처럼 보일 수 있지만, 수유가 진행됨에 따라 피로와 함께 흡인의 징후를 보이기 시작한다. 따라서 치료사는 수유가 진행되는 전체 기간 동안 영유아와 아동을 관찰하는 것이 중요하다.

이 의학적으로 취약한 성대마비를 보이는 모집단에서 흡인의 위험성이 증가되었기 때문에 (Davies et al., 2014; Irace et al., 2019; Pourmoghadam et al., 2017; Rodney et al., 2019), 비디오 투시 검사나 광섬유 내시경 검사와 같은 도구적 삼킴 평가를 이용하여 전반적인 삼킴 기능을 평가하고 중재 계획을 세우는 것이 권고된다. 기능적으로 가장 의미 있는 평가 결과를 얻기 위해 도구적 삼킴 평가의 시기를 고려하는 것 또

한 중요하다(자세한 내용은 6장을 참조). 예를 들어, 선천성 심장 질환을 가진 많은 영유아와 아동들은 수술 후 급성기 동안 충분한 양을 입으로 먹으려 하지 않을 수 있기 때문에 검사의 신뢰도, 타당도 및 임상적 의미가 적절하지 않을 수 있다. 성대마비를 보이는 대부분의 영유아와 아동은 도구적 삼킴 평가를 시행하기 전 구강 수유 준비 및 수용의 정도를 확인하기 위해 치료적 구강 수유 테스트(예; 작은 크기, 조절된 음식덩어리, 점도 증진)를 진행하는 것이 도움이 될 수 있다. 이 치료적 구강 수유 테스트의 위험성과 이점에 대해서는 각 환자별 전문가 간 섭식 팀과 논의해야 한다.

(3) 성대 불완전 또는 완전 마비와 구강 수유를 위한 중재(Interventions for oral feeding and vocal cord paresis or paralysis)

성대마비 이후 회복 초기 단계의 영유아와 아동들은 묽은 액체(IDDSI 0단계) 및 약간 걸쭉한 액체(IDDSI 1단계)를 삼킬 때 흡인의 위험성이 증가된다. 종종 이 영유아와 아동들은 흡인을 예방하기 위해 부드럽게 걸쭉한 액체(IDDSI 2단계), 또는 중간 정도로 걸쭉한 액체(IDDSI 3단계) 농도로 점도를 높이는 것을 필요로 한다.

처음 영유아는 여러 가지 이유(예; 피로를 동반한 흡인의 위험 증가, 지속적인 심폐 손상 및 제한적인 지구력, 향후 수술의 필요성, 동반한 위장 문제)로 점도가 증진된 유축한 모유나 분유만을 안전하고 편안하게 섭취할 수 있다. 이 경우 코위영양관을 통해 영양 및 수분 보충이 이루어지며 아동의 섭취량이 증가함에 따라 점차 영양관 사용을 종결하게 된다. 성대마비가 있는 많은 영유아는 결과적으로 걸쭉한 액체를 완전히 구강으로 수유할 수 있게 된다. 이는 특히 수술 후 완전히 개선된 선천성 심장 질환을 가진 영유아들에게 해당된다. 반면 불완전한 재건술을 한 영유아와 아동(예; 단심실 생리, 노우드 수술 이후)은 복합적으로 동반된 질환들로 인해 점도가 증진된 액체를 완전히 구강으로 수유하는 것이 어려울 수 있다.

지시를 따를 수 있는 아동들에게는 손상된 방향으로 고개를 돌리는 것이 편측 성대마비로 인한 기능 장애에 대한 보상적인 전략이 될 수 있다. 손상된 방향으로 고개를 돌리는 것은 외부 압력으로 인해 후두의 입구를 좁히고, 이는 성대 폐쇄를 향상시킬 수 있다(Logemann et al., 1989; Vose et al., 2014).

아직 편측 성대마비가 있는 아동에게 중력을 이용하기 위해 옆으로 누운 자세를 취하여 성대 폐쇄를 수동적으로 보조하는 중재에 대한 효과를 뒷받침하는 연구의 근거가 없다. 그러므로 이는 성대마비로 인한 흡인을 보이는 영유아와 아동에게 안전한 삼킴을 증진하기 위해 권고되는 중재 방법은 아니다. 모든 농도에서 흡인이 나타나고 명백한 삼킴 문제가 있는 영유아와 아동의 경우 장기적인 경관 삽입(예; 위루관 수유, 위공장루관 수유)에 대한 고려가 필요할 수 있다.

성대마비가 있는 대부분의 영유아와 아동들은 수개월에서 그리고 생후 1년 간 삼킴 기능의 향상을 보이며 약간 걸쭉한 액체(IDDSI 1단계)나 묽은 액체(IDDSI 0단계)를 수유하는 것으로 전환할 수 있다. 개선되는데 소요되는 시간은 매우 다양하며 평균적으로 6개월, 1개월에서 6년 정도가 걸린다고 보고되고 있다(Davies et al., 2014; Karas et al., 2019; Orzell et al., 2019; Rodney et al., 2019).

이 모집단에서 무증상 흡인이 높은 확률로 우세하게 나타나기 때문에 점도 조절을 시행하기 전에 정기적인 비디오 투시 삼킴 검사를 실시하여 경과를 살피는 것이 중요하다(Irace et al., 2019). 후속 비디오 투시 삼킴 검사에 대한 준비를 나타낼 수 있는 임상적 징후에는 목소리 질의 향상, 그렁거림의 감소, 이전에 처방된 보상 기술(예; 점도 조절)을 사용한 구강 수유의 증진이 포함된다.

지속적인 삼킴 장애 또는 흡인이 관찰되는 나이가 많은 아동의 경우 성대 접근을 촉진하기 위해 중재적 시술(예; 성대주입술, 신경재분포 시술)을 고려할 수 있다(CHOP, n.d.-e; Daya et al., 2000; Levine et al., 1995; Wentland et al., 2016).

2) 가로막 불완전 또는 완전 마비(Diaphragm Paresis or Paralysis)

흉부외과 수술 중 뇌신경에 손상을 입으면 **가로막 불완전 마비(Diaphragm paresis)** 또는 **가로막 완전 마비(Diaphragm paralysis)**가 발생할 수 있다(Akay et al., 2006; Joho-Arreola et al., 2005). 가로막 근육은 호흡 기능에 매우 중요하며, 가로막 손상은 종종 빠른 호흡, 저산소증, 호흡 곤란, 그리고 호흡을 위한 움직임의 증가를 포함한 호흡의 어려움을 초래한다. 선천성 심장 질환을 가진 아동의 경우 후향적 연구에서 가로막 마비 발생률은 5% 범위로 보고되었으나, 이는 심장 수술의 유형에 따라 달라진다(Akay et al., 2006; Joho-Arreola et al., 2005). 일반적으로 가로막 마비는 양측성보다는 편측성으로 흔하게 발생한다(Baker et al., 2008; de Leeuw et al., 1999). 특수 초음파를 통해 진단을 내릴 때 편측 가로막의 움직임이 없거나, 운동 감소, 역행성 운동을 보일 수 있다(Ben-Dov, 2012; Shoemaker et al., 1981). 가로막 마비의 징후에는 기계적, 비침습적 인공호흡기 사용 종결을 지속적으로 실패하는 경우, 흉부 X선 검사 상 관찰되는 편측 가로막의 상승, 호흡 곤란 또는 빠른 호흡, 비대칭 호흡 패턴, 재발성 폐렴, 그리고 편측 폐 허탈(lung collapse) 징후가 포함된다(Akay et al., 2006; Joho-Arreola et al., 2005; Shoemaker et al., 1981).

가로막 마비는 영유아와 아동들의 이미 약해진 갈비뼈 사이 근육과 증가된 흉벽 순응도, 수평 방향의 갈비뼈 그리고 이동성을 가진 중격과 같은 문제가 발생하여 호흡 기능에 영향을 미칠 수 있기 때문에 매우 유의해야 한다(Baker et al., 2008; de Leeuw et al., 1999). 어떤 경우에는 가로막 기능의 자발적인 회복이 몇 주에서 수개월에 걸쳐 발생할 수 있으며, 이외에 기계적 인공호흡을 종결하거나 진행 중인 호흡 곤란을 해결하기 위해 가로막의 외과적 처치를 필요로 할 수 있다(Baker et al., 2008; Ben-Dov, 2012).

(1) 가로막 불완전 또는 완전 마비의 임상적 징후 및 구강 수유(Clinical presentation of diaphragm paresis or paralysis and oral feeding)

가로막 불완전 또는 완전 마비가 있는 아동은 다음과 같은 징후를 보일 수 있다.

① 빠른 호흡

② 호흡을 증가시키기 위한 움직임의 증가

③ 산소포화도 감소

④ 비대칭적인 흉부 및 흉곽의 움직임

⑤ 빨고 삼키기 시 호흡의 협응이 어려움

⑥ 구강 수유 시 지구력이 감소

⑦ 하부 식도 조임근 기능에서 가로막 신경의 역할만큼 물리적 역류 방지 장벽의 구성 요소로서 가로막 근육 또한 중요하기 때문에 위 식도 역류 질환의 위험성이 증가함(Chaves & Navarro-Rodriguez, 2015; Mittal & Goyal, 2006; Rosen & Winters, 2021)

(2) 가로막 불완전 또는 완전 마비와 구강 수유를 위한 중재(Interventions for diaphragm paresis or paralysis and oral feeding)

다음과 같은 전략은 가로막 불완전 또는 완전 마비가 있는 영유아와 아동의 구강 수유를 증진시킬 수 있다.

① 느린 유속의 젖꼭지를 사용하여 유속을 늦추거나 점도가 증진된 액체를 사용하여 젖병 수유 시 영유아가 더 자주 숨을 쉴 수 있도록 기회를 제공하기

② 특히 반사적인 빨기를 보이거나 빨고-삼키는 과정에서 호흡을 통합하는데 어려움이 있고, 숨을 쉬기 위해 빨기를 멈추는 영유아에게 도움을 제공하기 위해 수유 중에 숨을 쉴 수 있는 "휴식 시간"을 제공하기

③ 수유 시 영유아의 환기 능력을 향상시키고 산소 공급을 원활하게 하기 위해 영유아의 손상측이 위로 가도록 옆으로 누인 자세(예; 만약 오른쪽 가로막 마비가 있다면, 영유아의 신체 왼쪽이 아래로 가도

록 옆으로 누임)를 취하기(Shapiro & Broccard, 1997)

④ 가로막은 몸통과 척추의 근육 안정화에도 중요한 역할을 하여 구강 수유 기능에 긍정적인 영향을 끼치므로(Massery, 2017) 자세 정렬 및 안정성을 증진하는 자세를 취하고 핸들링하는 중재 전략을 사용하기

⑤ 위 식도 역류 질환이 있는 경우 위 식도 역류로 인한 불편감과 통증이 구강 수유에 대한 흥미와 구강 수유 능력에 부정적인 영향을 끼치기 때문에 이를 관리하도록 돕는 것이 매우 중요함

3) 암죽 가슴증(Chylothorax)

암죽 가슴증(Chylothorax)은 심장 수술로 인해 드물게 나타나며 림프계의 흉관이 손상되어 암죽의 흐름에 장애를 일으키는 합병증이다. **암죽**(Chyle)은 지방 대사 과정에서 소장에 형성되는 체액으로 소화가 진행되는 동안 림프계로 흡수된 후 흉관을 통해 혈류로 운반된다. 그러나 암죽 가슴증이 있는 경우 손상된 흉관은 암죽이 흉강으로 누출되는 원인이 된다. 이와 같은 일이 발생하면 암죽이 폐 주변 공간을 차지하게 되고 폐가 팽창할 공간이 적어져 호흡이 어려워진다(CHOP, n.d.-b; Herridge et al., 2021; SickKids Staff, n.d.-a).

암죽 가슴증의 치료는 긴 사슬 지방산을 낮추고(손상된 흉관을 통한 암죽의 흐름을 감소시키고 관이 치유될 시간을 제공), 중간 사슬 지방산을 높이는(혈류로 바로 흡수될 정도로 작아 림프계를 통과하며 이동할 필요가 없는) 변형된 지방 식단을 일시적으로 처방하는 것을 포함하게 된다. 영유아를 위한 변형된 지방 식단은 긴 사슬 지방산이 높게 함유된 모유나 분유를 긴 사슬 지방산은 낮고 중간 사슬 지방산은 높게 함유된 치료 목적의 특수 분유로 전환해야 한다(Herridge et al., 2021). 최근에는 영양분이 풍부한 변형된 지방의 모유가 암죽 가슴증을 가진 영유아들에게 성공적인 치료제로 사용되고 있으며, 성장 촉진에 도움이 되는 것으로 나타났다(DiLauro et al., 2020).

일반식을 먹는 아동의 경우, 지방을 최소화한 식단을 섭취해야 한다. 일반적으로 변형된 지방 식단은 약 6주 정도 시행하도록 권고되고 있지만, 치료 기간은 각 의료기관에서 시행하는 방법에 따라 달라질 수 있다(CHOP, n.d.-b; SickKids Staff, n.d.-a). 중요한 것은 암죽 가슴증 치료를 위한 변형된 지방 식단은 일시적인 의학적 중재라는 것이다. 아동들은 담당 의료 팀의 지시에 따라 일반식을 다시 시작할 수 있다.

(1) 암죽 가슴증을 가진 아동의 구강 수유의 어려움(Oral feeding challenges in children with chylothorax)

암죽 가슴증 치료를 위한 식단 변화를 잘 따르더라도 일부 영유아와 아동들에게는 처방된 식단을 지키는 것이 어려울 수 있다.

① 이전에 모유 수유 또는 다른 조제 분유 수유의 경험이 있는 영유아는 변형된 지방 분유나, 지방 모유로 전환하는 것이 어려울 수 있으며 암죽 가슴증 치료가 완료될 때까지 코위영양관 사용이 필요할 수 있다.

② 모유 수유를 경험 했던 영유아는 암죽 가슴증 진단 및 치료가 시작된 이후로 더 이상 진행할 수 없는 모유 수유의 편안함을 선호할 수 있다. 때문에 노리개 젖꼭지나 보호자의 손가락을 빨도록 함으로써 아동이 편안함을 느낄 수 있도록 도와야 한다.

③ 나이가 많은 아동의 경우 선호하는 일반식을 허락하지 않고 구강 섭취를 제한해야 할 수도 있다. 만약 아동이 수술 전에 선택적 식사를 했다면, 수술 이후에 일시적으로 제한된 식단을 충족하는 음식의 종류를 찾는 것이 어려울 것이다.

(2) 암죽 가슴증을 가진 아동의 구강 수유 어려움을 위한 중재 방법(Interventions for oral feeding challenges in children with chylothorax)

때때로 영유아가 구강 수유로 돌아가기 어려울 때 구강

수유를 지원하기 위해 작업치료사에게 상담을 요청할 수 있다. 다음과 같은 중재과정을 포함한다.

① 아동의 구강 섭취를 제한해야 하는 이유에 대해 보호자 교육 실시하기
② 만약 아동이 젖병 수유를 거부한다면 대체될 수 있는 긍정적인 구강 수유 경험에 집중하기(예; 숟가락을 이용한 음식 섭취나 나이가 많은 아동의 경우 컵으로 마시기를 적용)
③ 섭식 혐오로의 발달을 예방하기 위해 암죽 가슴증 치료가 진행되는 동안 아동에게 식사를 강요하지 않도록 보호자 교육 실시하기
④ 암죽 가슴증이 완전히 치료된 후 구강 수유를 다시 시작하기 위한 가이드라인을 보호자에게 제공하기

8. 선천성 심장 질환의 의학적 합병증 및 수유에 미치는 영향 MEDICAL COMPLICATIONS OF CHD AND EFFECT ON FEEDING

선천성 심장 질환을 가진 영유아와 아동은 다음과 같이 구강 수유에 영향을 미치는 의학적 합병증이 발생할 위험이 증가한다.

1) 괴사성 소장결장염(Necrotizing Enterocolitis)

괴사성 소장결장염(Necrotizing enterolitis – NCE)은 장의 점막 장벽의 손상으로 장괴사, 패혈증, 사망으로 진행될 수 있는 장손상을 초래하는 질환이다(McElhinney et al., 2000). 선천성 심장 질환을 가진 일부 영유아는 위의 지속적인 관류 감소, 낮은 심박출량 및 수술 중 심장 우회로 인한 염증 반응으로 인해 괴사성 소장결장염의 위험이 높아진다(Motta et al., 2015). 선천성 심장 질환을 가진 영유아 중 조산 이력이 있거나 저체중, 선천성 심장 질환 중에서도 매우 복잡한 특징들을 가진 영유아(예; 단심실 생리) 또는 쇼크나 온몸 관류 이상을 경험한 경우 가장 위험도가 높다(Jones et al., 2020; McElhinney et al., 2000). 영유아가 괴사성 소장결장염에서 회복될 때 장관 수유를 중단하게 되고, 경관이나 구강으로 수유를 받지 못하는 상황이 장기간 반복될 수 있다. 일반적으로 수유가 다시 시작되면 영유아가 허용할 수 있는 범위를 확실하게 확인하기 위해 아주 소량의 음식을 단계적으로 천천히 제공하게 된다. 수유를 중단하고 다시 시작하는 것이 지연되면 영유아의 구강-운동 기술과 수유 기술을 확립하고 유지하고 증진시키는데 영향을 미칠 수 있다. 또한 급성 괴사성 소장결장염에 동반될 수 있는 메스꺼움, 구토 및 위장의 불편함은 구강 수유에 대한 혐오감을 유발할 수 있다.

2) 위장 문제(Gastrointestinal Issues)

선천성 심장 질환을 가진 아동은 구강 수유에 영향을 미칠 수 있는 다양한 위장 문제가 발생할 위험이 있다. 위장 합병증은 심장 결함뿐만 아니라 이후에 동반되는 의학적, 수술적, 영양적 중재 모두에서 발생할 수 있다. 특히 선천성 심장 질환을 가진 영유아 중에서 미숙아 및 저체중아 이력이 있거나, 심장 기능 저하, 심부전, 단심실 생리 및 수반되는 유전적 조건(예; 22q11 결실, T21)을 보이는 영유아의 경우 특히 위장 문제가 발생할 위험이 높다. 또한 특정 심장 약물(예; 푸로세마이드-furosemide, 스피로놀락톤-spironolactone, 실데나필-sildenafil, 아미오다론-amiodarone, 캡토프릴-captopril)은 식욕 저하, 메스꺼움, 구토 및 변비와 같은 위장 부작용으로 인해 구강 수유에 대한 흥미에 영향을 미칠 수 있다(Roman, 2011). 심장 수술 후 통증 관리에 사용되는 마약성 약물은 변비를 유발할 수 있으며 메스꺼움과 식욕에 부정적인 영향을 미칠 수 있다.

(1) 위 식도 역류 질환, 지연된 위 배출 및 운동 이상 (Gastroesophageal reflux disease, delayed gastric emptying, and dysmotility)

위 식도 역류 질환의 유병률은 선천성 심장 질환이 있

는 영유아에게서 25%로 선천성 심장 질환이 없는 영유아(10%–20%; Jones et al., 2020)에 비해 다소 높다. 선천성 심장 질환이 있는 영유아는 위장 운동성의 손상과 감소된 내장 혈류의 결과로 인한 점막 위축으로 위 식도 역류 질환과 지연된 위 배출에 더 취약할 수 있다(Demirtas, 2019). 심부전과 심장 수술은 감소된 위장 관류와 장 부종, 지방 흡수 불량 및 위장관을 통한 과도한 단백질 손실의 원인이 될 수 있으며(D'Ancona et al., 2003; Demirtas, 2019; Hubschman, 2013), 이는 지연된 위 배출과 장 운동 이상, 그리고 메스꺼움을 유발할 수 있다(Roman, 2011; Stanley et al., 2019).

하부 식도 조임근의 완전한 폐쇄를 방해하는데 영향을 미치는 코위영양관 수유를 한 영유아는 위 식도 역류가 더 잘 발생할 수 있다. 증가된 신진대사 요구에 따른 성장 지연을 해결하기 위해 고열량 분유 또는 강화 모유에 자주 의존하게 되면 지연된 위 배출이 발생할 수 있고(Cavell, 1981; Zhang et al., 2019), 잠재적으로는 포만감, 조기 포만감 및 메스꺼움에 영향을 미칠 수 있다. 또한 심각한 위 식도 역류는 흡인으로 이어질 수 있으며, 이는 호흡 상태가 악화되며 선천성 심장 질환을 가진 영유아의 치료 과정을 복잡하게 만들 수 있다(Kuwata et al., 2013). 위 식도 역류 질환, 지연된 위 배출, 운동 이상은 식욕 감소 또는 조기 포만감 뿐 아니라 불편함이나 통증을 유발할 수 있으며, 모두 영유아와 아동의 구강 섭취 욕구에 영향을 미칠 수 있다(자세한 내용은 7장을 참조).

(2) 구강 수유에 영향을 미치는 위장 문제의 임상적 징후(Clinical presentation of gastrointestinal issue affecting oral feeding)

선천성 심장 질환을 가진 영유아의 구강 수유에 영향을 미치는 위장 문제는 다음과 같은 임상적 징후를 포함한다.

① **부적절한 구강 섭취(Inadequate oral intake)**: 일부 영유아와 아동들은 수유를 하는 시간에 배가 고픈 것처럼 보이고 그들의 초기 배고픔을 만족시키기 위해 충분한 양(예; 20–30ml)을 섭취하면서 짧은 시간 동안 열성적으로 먹기에 집중한다. 그러나 위 식도 역류 질환 또는 메스꺼움과 같은 위장 징후가 발생하기 시작하면 추가적인 음식 섭취를 거부하기 시작한다.

② **위 식도 역류 또는 위장의 불편함을 나타내는 행동 징후(Behavioral signs of GER or GI discomfort)**: 영유아가 소량의 구강 수유 후 얼굴을 찡그리거나 몸을 구부리고, 구역질, "마른" 삼킴, 기침, 잠재적 역류와 같은 역류 또는 위장 장애를 암시하는 다른 임상 징후를 보이기 시작할 수 있다.

③ **먹기에 관심이 없거나 거부(Disinterest or feeding refusal)**: 일부 영유아들은 수유를 시도한 직후 강렬하고 지속적인 수유 거부 반응을 보인다. 이는 이전의 부정적인 수유 경험의 결과로 배고픔을 잘 느끼지 못하고, 메스꺼움 또는 구강 수유에 대한 거부 때문일 수 있다. 젖꼭지를 잘 물지 못하고, 빨기를 시작하지 않거나, 의도적인 혀 돌출 움직임을 이용해 입에서 젖꼭지를 뱉어낼 수도 있다. 일부는 머리나 몸을 젖꼭지로부터 돌리거나 울기도 한다. 다른 경우에는 먹기 경험을 회피하기 위해 젖꼭지가 제공되었을 때 갑작스럽게 "잠드는" 모습을 보일 수도 있다.

④ **메스꺼움이나 배고픔의 징후가 없음(Lack of hunger or signs of nausea)**: 특히 심부전이나 지연된 위 배출 징후를 보이는 영유아와 아동들은 수유 시간에 최소한의 배고픔의 징후를 보일 수 있다. 또 일부는 수유를 시도할 때 메스꺼움을 암시하는 징후(예; 구역질, 헛구역질 등)를 보일 수 있다. 구강으로 수유를 하는 동안 구역질과 헛구역질이 관찰될 수 있지만, 수유가 끝난 후 또는 먹기와 직접적인 관련 없이 하루 종일 발생할 수도 있다. 나이가 많은 아동들은 식욕이나 배고픔을 잘 느끼지 못하고, 소량만 먹은 후에 "배가 부르다"고 느끼거나, 복통이나 불편함을 경험할 수 있다. 이 아동들은 고형식보다는

액체를 마시는 것을 더 선호할 수 있다.

⑤ 위 식도 역류에 대한 경관 수유 못견딤증(Tube feeding intolerance with GER) : 경관 수유와 관련된 역류 및 수유 과민증의 징후는 구강 수유를 진행하는 아동의 욕구와 능력에 부정적인 영향을 미칠 수 있다. 여기에는 경관 수유 중과 수유 후에 스트레스 또는 불쾌감, 얼굴 찌푸림, 몸을 구부림, 구역질, 마른 삼킴, 기침 및 구토와 같은 행동 징후가 포함될 수 있다.

(3) 구강 수유에 영향을 미치는 위장 문제를 위한 중재(Interventions for gastrointestinal issues affecting oral feeding)

선천성 심장 질환이 있는 영유아와 아동의 위장 문제를 효과적으로 관리하는 것은 편안함, 호흡 상태 및 영양 개선을 통해 구강 수유에 긍정적인 영향을 미칠 수 있다(Jones et al., 2020). 작업치료사는 구강을 통한 영양 공급을 어렵게 하는 잠재적 위장 문제를 식별하고, 이러한 우려를 의료 팀에 전달하며, 의학적 및 영양학적 관리를 지지하는데 중요한 역할을 한다. 작업치료사들은 위장 문제가 있는 아동의 구강 수유를 개선하기 위한 보호자 교육과 다른 권고되는 사항들에 대한 정보를 제공하며, 다음과 같은 중재과정이 포함된다.

① 부모 및 보호자 교육(Parent or caregiver education): 부모와 보호자에게 아동의 비언어적 의사소통과 위장 문제로 인한 신체적 불편감과 수유 시 아동의 행동 사이의 연관성에 대한 교육을 제공하는 것은 아동이 수유를 거부할 때 모유(분유)를 먹도록 밀어붙이거나 "강요"하는 것을 예방하는데 도움이 될 수 있다. 지속적인 위장의 불편함이나 통증이 있는 상황에서 억지로 구강 수유를 진행하는 것은 이러한 경험이 종종 섭식 혐오 행동이나 구강 수유 거부로 발전할 수 있기 때문에 이를 피하는 것이 매우 중요하다. 대부분의 경우 부정적인 구강 수유를 경험하는 것 보다는 구강 수유를 하지 않는 편이 낫다.

② 자세 취하기(Positioning): 수유를 하는 동안과 그 이후에 적절한 자세를 취하는 것은 매우 도움이 되는 전략이다. 옆으로 누인 자세(신체 왼쪽이 아래를 향하도록)는 위 식도 역류를 감소시키는데 효과적이다(Eichenwald & Committee on Fetus and Newborn, 2018). 반대쪽 옆으로 누인 자세(신체 오른쪽이 아래를 향하도록)는 위 배출을 촉진할 수 있다(Villanueva-Meyer et al., 1996). 수유 후 옆으로 누인 자세 전략을 사용하는 경우 영유아와 아동을 지속적으로 지켜보는 것이 중요하며, 영유아와 아동을 지켜볼 수 없을 경우에는 영유아 돌연사 증후군 발생 가능성 때문에 영유아와 아동을 바로 누인 자세로 변경해 주어야 한다.

③ 모유나 분유의 점도를 증진하기(Thickening breastmilk or formula): 모유나 분유의 점도를 증진하여 제공하는 것은 일부 영유아와 아동들의 역류 빈도와 양을 감소시키는데 도움을 주지만, 잠재적인 위험과 이점은 아동 개개인을 기준으로 고려해야 한다(액체의 점도를 증진할 때 고려해야 할 사항에 대한 자세한 내용은 6, 7장을 참조).

④ 영양 관리(Nutritional management): 구강 및 경관 수유 행동에 관한 임상 섭식 평가 결과를 영양사 및 의료진에게 전달하는 것은 중재 방향을 가이드하는데 도움이 될 수 있다. 이것을 기반으로 소화가 잘 되는 분유로 바꾸거나, 목표 섭취량 조절, 모유나 분유의 강화 정도를 변경, 열량 농도 조정 또는 경관 수유 방법으로 변경과 같은 중재 전략들을 사용할 수 있다(예; 구강 수유에서 경관 수유를 지속하는 것으로 변경, 위에서 날문부 경관 수유로 전환). 모유는 선천성 심장 질환이 있는 영유아와 아동의 위장의 관점에 있어 가장 견딜 수 있는 종류의 음식이기 때문에 가능한 모유를 섭취하도록 권장해야 한다(Cognata et al., 2019; Davis & Spatz, 2019). 위루관 수유를 하고 있는 유아(1세 이상)의 경우, 일반식을 갈아서 제공하는 식단으로 전환하는 것은 역류, 구역질이나 헛구역질, 메스꺼움 등을 감소시킬

수 있고 또한 경관 수유에서 구강 수유로 전환하는 것을 도울 수 있다(Gallagher et al., 2018).

⑤ **약물 치료(Pharmacotherapy)**: 영유아와 아동의 주치의는 위 식도 역류 질환으로 인한 불편감과 염증을 완화하기 위해 산 억제 약물(예; 양성자펌프 억제제, H2(히스타민-histamine H2) 차단제)을 처방할 수 있다. 운동 촉진성 약물(예; 돔페리돈-domperidone, 메토클로프라마이드-metoclopramide) 또한 위 배출을 돕기 위해 처방될 수 있으며 변비와 관련된 문제에 대해서는 완하제(예; 폴리에틸렌 글리콜 3350-polyethylene glycol 3350, 락툴로스-lactulose)를 사용할 수 있다.

⑥ **수술적 관리(Surgical management)**: 흡인으로 인하여 폐 손상이 크게 발생하였거나 경관 수유를 견딜 수 없는 난치성 위 식도 역류 환자의 경우 의사는 위바닥주름술 시행을 고려할 수 있다.

이에 대한 자세한 평가와 중재 시 고려사항에 대한 내용은 7장을 참조한다.

작업치료사는 아동의 위장 문제가 개선된 후 구강 수유를 다시 시도할 준비가 되었는지 지속적으로 모니터링하고 평가해야 한다. 위장 문제가 일시적인 심장 기능 저하 또는 약물 부작용과 같은 심부전이나 수술 후 요인과 관련이 있는 경우 이 징후들은 수술적 처치, 심장 기능 향상, 약물 복용 종결 후 극적으로 개선될 수 있고, 또한 구강 수유에 대한 영유아와 아동의 흥미가 상당히 향상되는 경향을 보일 수 있다.

3) 의인성 마약 금단(Iatrogenic Narcotic Withdrawal)

수술 후 선천성 심장 질환이 있는 영유아와 아동은 통증 관리를 위한 약물(예; 오피오이드-opioids) 및 진정제(예; 벤조디아제핀-benzodiazepines)를 단약하면서 의인성 마약 금단(Iatrogenic narcotic withdrawal)을 경험할 수 있다. 의인성 마약 금단 징후는 자율신경 조절 장애, 중추신경계, 각성 및 위장 문제가 결합된 형태로 나타나며, 이러한 징후는 관련된 약물의 단약과 관련하여 발생할 수 있다(Walters et al., 2021). 또한 과민성, 떨림, 긴장도 변화, 각성 변화 외에도 의인성 금단 증상은 종종 빠른 호흡, 빈맥, 메스꺼움, 헛구역질, 구토 및 설사와 같은 자율신경계 및 위장 징후와 관련하여 나타난다(Dokken et al., 2021; Hudak et al., 2012; Jones et al., 2020; MacMullen et al., 2014). 의사와 약사에 의해 시행되는 약물의 점진적 사용 감소는 일반적으로 갑작스럽게 약물을 단약하는 것에 비해 금단 증상의 감소에 도움이 될 수 있다.

약물 사용의 감소 및 단약 과정에서 나타나는 금단 증상은 영유아와 아동이 먹는 것에 흥미를 갖고 성공적으로 구강 수유를 하는 것에 직접적인 영향을 미치게 되어 구강 수유 확립을 어렵게 만들 수 있다. 임상적으로 이러한 영유아들은 신생아 약물 금단 증후군을 가진 영유아와 비슷한 양상을 보이며, 작업치료사는 이에 대해 평가하고 약리학적 중재 접근과 관련한 문헌들을 검토하는 것이 도움이 될 수 있다(MacMullen et al., 2014; Maguire et al., 2018; Mangat et al., 2019; Oostlander et al., 2019; Ryan et al., 2019; Taylor et al., 2020).

(1) 구강 수유에 영향을 미치는 마약 금단의 임상적 징후(Clinical presentation of narcotic withdrawal symptoms affecting oral feeding)

마약 금단 징후를 보이는 영유아와 아동은 다음과 같은 영역에서 자주 어려움을 보이며, 이는 영유아와 아동의 구강 수유 욕구와 능력에 영향을 미칠 수 있다.

① **각성 및 상태 조절(Arousal and state regulation)**: 영유아와 아동은 과민하며, 불안하고, 고음의 울음소리를 보이거나, 상태 조절의 어려움(예; 침착하고 안정적인 각성 상태를 유지하거나 깊게 잠드는 것이 어려움)을 겪을 수 있다.

② 위장 문제(GI): 영유아와 아동은 구토를 하거나, 헛구역질, 묽은 변을 볼 수 있다.
③ 신경학적 문제(Neurologic): 근육긴장항진, 과반사(예; 과장된 모로 반사), 떨림, 신경질적인 움직임, 또는 경련을 일으킬 수 있다.
④ 자율신경계 문제(Autonomic): 영유아는 과도한 하품, 재채기 또는 땀흘림을 보일 수 있다.
⑤ 심폐 기능(Cardiorespiratory): 빠른 호흡, 빈맥, 코막힘이 관찰될 수 있다.
⑥ 수유 문제(Feeding): 영유아는 먹이 찾기 반사(rooting reflex)를 억제하는데 어려움을 겪거나, 자가-진정을 위해 비영양적 빨기에 상당히 의존할 수 있으며, 무질서하거나 비기능적인 영양적 빨기 패턴, 빨고-삼키고-숨쉬기 협응의 어려움, 적은 음식 섭취량, 체중 증가의 어려움 등을 보일 수 있다(MacMullen et al., 2014; Maguire et al., 2018; Taylor et al., 2020).

(2) 구강 수유에 영향을 미치는 마약 금단의 중재 방법(Interventions for narcotic withdrawal symptoms affecting oral feeding)

다음과 같은 전략들은 구강 수유 기능에 영향을 미치는 금단 징후를 완화하는데 도움이 될 수 있다.

① 속싸개로 감싸기, 핸들링 시 느린 움직임, 전정 자극 입력(예; 위 아래로 움직이기), 또는 고유수용성 감각 입력을 제공하기 위한 자세 보조 도구를 이용하여 행동 상태 조절을 촉진하는 감각, 자세 및 핸들링 전략이 포함됨
② 소음을 제한하거나, 조명을 어둡게 하고, 일관된 보호자의 케어를 받도록 하는 것과 같은 환경적 전략으로 아동의 상태 조절을 돕기
③ 신생아 마사지를 통해 영유아의 상태 조절을 촉진하고 근긴장과 움직임 패턴을 개선하기
④ 캥거루 케어와 같이 피부를 접촉시키는 케어법으로 영유아의 상태 조절을 돕고 모유 수유를 준비할 수 있도록 하기
⑤ 부모가 영유아의 신호에 대해 빠르게 대응하며 영유아의 상태 조절 및 편안함을 촉진하기
⑥ 모유가 나오지 않는 젖이나 노리개 젖꼭지를 통해 비영양적 빨기를 제공하거나 영유아의 손을 입으로 가져가 자가-진정 및 수유 준비를 돕기
⑦ 영유아를 편안하게 하고 진정시키기 위해 모유를 수유하기
⑧ 일부 영유아는 구토와 과민성을 완화하기 위해 적은 양을 자주 먹는 수유 스케줄이 더 도움이 될 수 있으며, 또 다른 경우 에너지 소비의 증가, 역류 및 설사와 관련된 영양 문제를 해결하기 위해 영양사와 의료진이 지시하는 고열량 식단을 제공하기(MacMullen et al., 2014; Oostlander et al., 2019)
⑨ 젖꼭지의 유속이 느리거나, 옆으로 누인 자세, 빨고-삼키고-숨쉬기 협응의 어려움이 있는 경우 외부 속도 조절과 같은 보상적인 구강 수유 기술을 사용하기
⑩ 영유아의 행동 상태를 조절하고 구강 수유 발달을 돕기 위해 영유아의 신호를 식별하고 이해하며 반응하는 것에 대한 부모 교육하기
⑪ 관찰된 금단 징후를 식별하고 보고하기 위한 전문가 간 팀의 의사소통을 통해 징후 관리와 관련된 의사결정을 돕기

4) 후천성 뇌손상과 선천성 심장 질환(Acquired Brain Injury and CHD)

선천성 심장 질환을 가진 아동의 출생 전 또는 출생 이후 후천성 뇌손상(ABI)에 대한 위험도는 일반적인 수준보다 높다(Heart & Stroke, n.d.; Miller & McQuillen, 2007). 이러한 위험은 심장을 개방하는 수술 중 또는 이후에 사용되는 생명 유지를 위한 조치(예; 체외막 산소공급-ECMO, 혈관 우회술-bypass) 및 자궁 내 관류, 심장 기능 감소와 관련이 있다. 심장 마비와 뇌졸중 모두 수술 전, 수술 중, 그리고 수술 이후 선천성 심장 질환과 관련이 있으며, 이는 신경학적 후유

증으로 이어질 수 있다(Mebius et al., 2017; Newburger & Bellinger, 2006). 일반적이지 못한 수유 행동은 선천성 심장 질환으로 인한 신경학적 손상이 있는 아동이 신경학적 손상이 없는 선천성 심장 질환 아동보다 6배 더 많이 발생할 수 있으며, 이는 다른 유형의 신경학적 손상이 있는 아동에게서 나타나는 수유 문제와 유사한 모습을 보인다(Maurer et al., 2011).

구강 수유는 신경학적 손상의 심각성에 따라 다른 반응을 보일 수 있다. 경미하고 일시적인 뇌손상은 아동의 구강 수유에 최소한의 영향을 미치는 반면, 더 심각한 손상은 영구적이며 중대한 변화의 원인이 될 수 있다. 후천성 뇌손상이 의심되거나 확인된 아동을 평가할 때 작업치료사는 아동의 상태 조절, 행동, 자세 긴장도, 구강-운동 기술, 감각 처리 기술, 그리고 삼킴과 위장 기능을 포함한 여러 요소를 고려해야 한다(이 문제에 대한 임상적 징후 및 중재 전략에 대한 자세한 내용은 4장 "모유 수유 또는 젖병 수유의 어려움", 5장 "퓌레, 고형식, 컵으로 마시기 전환의 어려움" 및 6장을 참조).

어떤 경우 아동의 구강 수유 능력은 오로지 신경학적 손상에 의해 일시적으로 영향을 받는다. 그러나 심각한 수유 장애 또는 수유 과민증과 같은 수유 문제가 오래 지속되는 경우, 장기간의 경관 수유와 같은 구강 수유 방법의 조절을 필요로 할 수 있다. 후천성 뇌손상 이후 아동의 회복 단계 안에서 작업치료사와 전문가 간 팀의 면밀한 추적 관찰을 실시하는 것은 구강 수유를 돕는데 매우 중요한 열쇠가 된다.

9. 선천성 심장 질환의 구강 수유와 유전성 증후군 ORAL FEEDING AND GENETIC SYNDROMES IN CHD

많은 유전성 증후군이 선천성 심장 질환과 관련이 있으며, 이는 수유 기술 습득의 지연 가능성을 증가시키는 것으로 나타났다(Maurer et al., 2011). 유전적 질병은 선천성 심장 질환 아동의 수유 문제를 보다 복잡하게 만드는 요인이 된다. 결과적으로 선천성 심장 질환의 치료가 이루어진 이후에도 구강 수유 문제는 완전하게 해결되지 않을 수 있으며, 이러한 아동들은 대개 복잡한 수유 문제에 익숙한 전문가 간 팀의 장기적인 추적 관찰을 필요로 한다.

선천성 심장 질환과 관련되어 가장 흔하게 발생하는 유전성 증후군 세 가지는 다음과 같다(Ko, 2015).

1. T21(다운증후군–Down syndrome)
2. 22q11.2 결실 증후군(디죠지 증후군–DiGeorge syndrome)
3. (차지 증후군–CHARGE syndrome)

아동이 선천성 심장 질환 및 유전성 증후군을 가지고 있는 경우, 선천성 심장 질환과 함께 존재하는 구강 수유 문제를 보다 복잡하게 만드는 여러 요인들로 인해 어려움들을 경험할 수 있으며 다음을 포함한다.

- 위장 문제(예: 위 식도 역류 질환, 운동 이상)
- 구조적 문제(예: 입술 및 입천장 갈림증)
- 근 긴장(근육긴장저하 또는 근육긴장항진)과 자세 조절의 변화
- 삼킴 장애
- 지연되거나 기능 장애가 있는 구강-운동 기술
- 감각 처리의 어려움

1) 다운증후군(Trisomy 21)

다운증후군은 2개가 아닌 3개의 21번 염색체를 갖는 유전적 진단이다. 이는 현재 가장 흔한 유전적 질환이기도 하다. 선천성 심장 질환은 다운증후군을 가진 아동에게 흔한 선천성 기형으로, 40%–50%를 차지한다. 또한 다운증후군을 가지고 태어난 영유아와 아동들은 근육긴장저하, 난청, 시력 장애, 지적 발달 지연과 함께 위장, 호흡기 및 내분비 문제를 보일 수 있다(NIH–미국 국립보건연구원, Genetic and Rare Diseases

Information Center[GARD-유전자 및 희귀질환 정보센터], n.d.-c). 심부전은 이러한 신체적 상태와 결합되어 다운증후군을 가진 아동의 구강 수유 문제를 복잡하게 만들 수 있다(Stanley et al., 2019).

심부전, 위 식도 역류 질환과 같은 근본적인 의학적 문제를 관리하는 것은 매우 중요하다. 심장 수술 단계에서 아동의 구강 수유에 대한 기대 및 목표와 관련하여 보호자 교육을 진행하는 것은 영유아와 아동이 먹고 싶어 하지 않거나 먹기를 위한 준비가 되지 않았을 때 부모가 먹을 것을 강요하는 행동을 예방하는데 도움이 될 수 있다. 선천성 심장 질환이 있는 일부 신생아들은 인두 단계에서 삼킴 장애를 보이기도 한다(Jackson et al., 2016). 다운증후군 아동이 후두연화증(laryngomalacia), 폐동맥 고혈압(PHTN), 폐렴(pneumonia) 또는 선천성 심장 질환을 동반하고 있을 경우 삼킴 장애가 발생될 위험도가 높아진다고 보고되고 있다(Jackson et al., 2019).

영유아가 구강-운동 근긴장 저하 또는 빠른 호흡이나 호흡을 위한 움직임의 증가로 인한 빨고-삼키고-숨쉬기 협응의 어려움으로 인해 약한 빨기를 보이고 있다면 구강 수유 조절이 필요할 수 있다. 영유아가 안전하게 적절한 양을 섭취할 수 없는 경우 수술 전까지 코위영양관을 사용하여 영양을 보충해야 할 수 있다. 아동의 구강 수유에 영향을 미치는 요인이 선천성 심장 질환 때문이라면 구강 수유는 수술 후 점차 개선될 것이다.

다운증후군을 가진 영유아가 근육 긴장 저하 및 구강감각 운동 기술의 저하가 있는 경우 구강 수유 능력에 영향을 받을 수 있다(Anil et al., 2019; Ross et al., 2019). 안정적인 구강 수유를 위한 머리와 몸통의 정렬뿐만 아니라 아동이 먹는 동안 자세를 지지해주는 것이 중요하다. 근육 긴장 저하와 발달 지연으로 인한 미숙한 구강-운동 기술과 머리 및 몸통 조절의 어려움은 아동이 성장하면서 고형식으로 전환하는 것에 영향을 미칠 수 있다. 사례 연구 12.1에서 수술 전, 그리고 수술 후 구강-운동 문제를 보이는 다운증후군 영유아에 대해서 다룰 것이다.

2) 22q11.2 결실 증후군(디죠지 증후군-22q11.2 Deletion Syndrome)

22q11.2 결실 증후군(22q11.2 deletion syndrome, **디죠지 증후군**)은 22번 염색체에서 20-40번 유전자가 결실된 유전적 진단이다. 22q11.2 결실 증후군 환자군에서 70% 이상이 선천성 심장 질환이 있다고 보고되고 있다(NIH-미국 국립보건연구원, GARD-유전자 및 희귀질환 정보센터, n.d.-a). 22q11.2 결실 증후군과 관련하여 흔하게 발생하는 선천성 심장 질환은 대동맥 활 단절, 동맥간증, 그리고 팔로사징이 있다. 또한 입술 및 입천장 갈림증(69%), 저칼슘혈증/부갑상선기능저하증(50%), 신장 결함(31%), 학습 장애(90%), 수유 장애(30%) 등의 어려움을 함께 보일 수 있다. 이 진단을 받은 환자군의 임상적 징후는 개인마다 매우 다양하게 나타나고 있다(NIH-미국 국립보건연구원, GARD-유전자 및 희귀질환 정보센터, n.d.-a).

22q11.2 결실 증후군을 가진 아동들은 종종 인두 기능 부전으로 인해 삼킴 기능 장애와 코 역류를 보일 수 있다(Eicher et al., 2000). 삼킴 장애가 있는 22q11.2 결실 증후군 영유아는 무증상 기관 흡인(Wong et al., 2019)이나 삼킴 후 인두 잔여물과 같은 특징적인 패턴을 보인다. 이 패턴들은 인두 식도 부분의 운동 장애와 관련이 있는 것으로 여겨진다(Eicher et al., 2000). 이 환자군에서 삼킴 기능을 적절하게 평가하기 위해서는 임상 섭식 평가 및 비디오 투시 삼킴 검사가 진행되어야 할 것이다. 만약 입천장 갈림증을 가지고 있다면, 적절한 압력 기반의 젖병이나 젖꼭지를 사용하는 것이 중요하다(자세한 내용은 11장 "구조적 결함: 1부"의 "머리얼굴 이상" 부분을 참조).

3) 차지 증후군(CHARGE Syndrome)

차지 증후군(CHARGE syndrome)은 CHD7 유전자의 새로운 돌연변이에 의한 유전적 진단이며, 10,000-

15,000명 중 1명의 비율로 발생한다(Blake & Hudson, 2017). 진단명은 다음의 첫 글자를 따서 만든 두 문자어이다.

Coloboma(안 조직 결함)
Heart Defects(심장 결함)
Atresia/stenosis of the choanae(뒤 콧구멍의 폐쇄/협착)
Retardation of growth and development(성장 및 발달 지연)
Genitourinary anomalies(비뇨 생식기 이상)
Ear abnormalities(귀 이상)

최근에는 뇌신경 이상(CN I, V, VII, IX, X, 및 XI 신경 이상을 포함), 구강 얼굴 갈림증, 기관 식도 누출관, 작은 구강 구조와 큰 혀증을 포함하도록 차지(CHARGE) 증후군의 진단 기준이 확장되었다(enlarged tongue; NIH-미국 국립보건연구원, GARD-유전자 및 희귀질환 정보센터, n.d.-b).

차지 증후군 환자군에서 수유 문제는 매우 높은 확률로 발생한다. 위 식도 역류 질환과 운동 이상과 같은 위장 문제가 흔하며 이는 구강 수유와 먹고자 하는 욕구에 영향을 미칠 수 있다. 뒤 콧구멍의 폐쇄나 협착은 비강 호흡 문제를 초래해 모유 수유나 젖병 수유 시 영유아가 적절히 호흡하는 것을 어렵게 한다. 뇌신경의 이상은 감각 및 운동 기능에 영향을 미쳐 다음과 같은 결과를 초래할 수 있다.

① 후각 및 미각 저하
② 구강 내 감각 인식 저하 및 음식 섭취에 필요한 구강-운동의 어려움
③ 인두 및 후두의 감각 인식 저하 및 운동 문제로 인해 삼킴 기능 장애로 이어짐
④ 분비물 관리가 어려움
⑤ 식도 운동 이상

차지 증후군 아동의 치료되지 않은 선천성 심장 질환은 기존에 보이고 있던 수유에서의 어려움을 더 크게 만든다. 차지 증후군을 가진 아동을 지원하기 위한 전략은 아동의 문제가 어느 신체 시스템과 관련되어 있는지에 따라 달라지며 이를 중재하기 위해 개별화된 접근법이 필요하다. 구강-운동, 감각 및 삼킴 문제의 중재에 대한 자세한 내용은 4-6장을 참조한다.

10. 선천성 심장 질환과 경관 수유 종결 FEEDING TUBE WEANING AND CHD

선천성 심장 질환을 가진 영유아의 약 30-64%는 코위영양관, 위루관 또는 위공장루관을 통해 영양을 보충하거나 완전히 경관 수유를 하는 상태로 퇴원하게 된다(Jones et al., 2020; Kogon et al., 2007; Medoff-Cooper et al., 2016; Sables-Baus et al., 2012). 경관 수유는 초기 영양 및 의학적 관리를 위해 필요할 수 있지만, 장기간 경관 수유가 지속될 경우 구강 혐오, 수유 거부, 구강 감각 방어, 헛구역질, 구역질, 구토, 위 식도 역류, 그리고 메스꺼움과 같이 오랜 기간 아동에게 부정적인 영향을 미칠 가능성이 있다. 초기 경관 수유를 필요로 했던 의학적 문제가 해결되었음에도 불구하고 아동의 먹기에 대한 흥미 결여, 강한 거부감, 구강 수유 시도와 관련된 혐오 행동으로 경관 수유의 지속적인 사용으로 **경관 수유 의존(Feeding tube dependency)**을 초래할 수 있다. 경관 수유 의존은 수유 기술 발달의 지연, 부모-아동 간 상호작용 문제, 가족의 삶의 질 저하와 같은 문제를 초래할 수 있다(Slater et al., 2021). 경관 적용 시 단기, 장기적인 수유 목표, 그리고 궁극적인 경관 수유 목표에 대해 가족 및 의료팀과 논의해야 한다. 중재나 외과적 수술 이후 아동이 의학적으로 안정적인 상태를 갖추게 되면, 전문가 간 접근을 통해 경관에서 구강 수유로 전환하는 것을 시도해 보는 것이 좋다(Dunitz-Sheer et al., 2009; Krom et al., 2017; Slater et al., 2021).

1) 선천성 심장 질환 아동의 경관 수유 종결을 위한 평가 시 고려사항(Assessment Considerations for Tube Weaning in CHD)

경관 수유 종결 과정을 시작하기 전 선천성 심장 질환을 가진 영유아 또는 아동들은 중재가 있을 때나, 없을 때 모두 안전하게 삼킬 수 있는지에 대해 확인해야 한다. 경관 수유 종결을 위한 준비 과정에 영향을 미치는 다른 중요한 고려사항으로는 의학적 안정, 심장 기능 상태, 향후 수술의 필요성, 수분 제한, 그리고 성장 지연 이력이 있다면 이를 "따라 잡을" 필요가 있는지 여부 등이 있다. 아동이 필요한 약물을 먹을 수 있는지, 기꺼이 먹으려 하는지에 대해서도 확인해 봐야 한다.

경관 수유 종결 과정을 시작하기 전 아동의 가족 구성원들과 함께 합리적인 목표를 명확하게 정해야 한다. 많은 경우 심장 기능이 좋고 다른 합병증이 최소화된다면 완전한 구강 수유를 목표로 하는 것이 합리적이다. 그러나 심각한 심장 기능 손상이 잔존해 있거나 복합적인 진단을 함께 가지고 있는 경우(예; 신경학적 장애, 특정 유전성 증후군), "부분적인" 경관 수유 종결을 목표로 하는 것이 더 합리적이고 아동에게 안전할 것이다. 이때 아동의 구강 수유에 대한 참여는 증가시킬 수 있지만, 오랜 기간 동안 경관 수유를 통한 보충이 필요할 것이다(자세한 내용은 8장을 참조).

앞서 언급한 종결 전 아동의 준비 상태와 관련된 요소 이외에 부모 또한 이 과정을 시작할 준비가 되었는지 확인해야 한다. 부모들은 이전에 아동의 체중 증가에 초점이 맞춰 수유를 진행했던 결과로 아동에게 식욕이나 먹는 양을 스스로 조절하도록 허락하는 것에 어려움을 겪을 수 있다. 경관 수유를 종결하는 과정에서 일시적으로 발생할 수 있는 예측 가능한 체중 정체 또는 일부의 체중 감소는 부모의 상당한 불안을 야기할 수 있다. 어떤 경우에는 경관 수유를 종결하는 과정이 복합적인 선천성 심장 질환을 가진 자녀와 지금까지 겪어온 의학적 처치 과정에서 트라우마로 기억될 수 있다. 이에 대해 섭식 중재팀은 경관 수유 종결 과정에서 아동과 보호자의 감정에 대해 인지하고 있는 것이 중요하다.

2) 선천성 심장 질환 아동의 경관 수유 종결을 위한 중재(Interventions for Tube Weaning in CHD)

선천성 심장 질환을 가진 아동의 경관 수유 종결을 위해서는 전문가 간 팀과 협력하는 것이 가장 효과적이다. 영유아나 아동이 짧은 기간 동안 경관 수유를 경험했고(예; 완전한 재건이 이루어지기 이전의 심부전을 가진 아동), 심장 기능이 양호한 편이라면 아동의 체력과 식욕 개선 및 심장 기능 향상으로 메스꺼움이 감소함에 따라 구강 수유 비율을 늘리며 자연스럽게 전환할 수 있을 것이다. 이러한 경우 아동이 "요구할 때" 구강 수유를 하도록 하며, 구강으로 섭취하지 않은 나머지를 경관을 통해 보충하는 방법 또한 좋은 방법이 될 수 있다. 아동이 수분 공급 요구를 충족할 만큼 최소한의 양을 구강으로 수유하게 되면 중재 팀은 완전한 구강 수유로 전환할 때 반드시 필요한 아동의 식욕과 포만감의 자기–조절을 촉진할 수 있는 기간이 어느 정도인지 명확하게 확인하고 경관 수유를 통한 영양 보충을 종결하는 시도를 수행하기로 결정할 수 있다.

장기간 진행된 경관 수유 기간 동안 최소한의 구강 섭취량이 있었고, 삼킴의 관점에서 안전하게 구강 수유를 할 수 있으며, 경관 수유를 종결하기 충분할 만큼 의학적으로 안정된 상태라고 여겨지는 아동의 경우 이전에 설명한 적 있는 배고픔의 원리를 적용했을 때 경관 수유 제공량이 더 크게 감소되는 것으로 나타났다. 배고픔 유발은 오랜 기간에 걸쳐 체계적으로 경관 수유 제공량을 감소시키며 아동의 식욕과 먹기에 대한 흥미, 먹기에 대한 내적 동기를 자극하기 위해 사용된다(Krom et al., 2017; Shine et al., 2019; Slater et al., 2021; Wilken et al., 2015). 필요한 구강–운동 및 수유 기술(예; 컵으로 마시기, 숟가락으로 먹기, 깨물거나 씹기)이 확립되었는지 평가하고, 종결 과정 전 또는 과정 중에 구강 감각과 삼킴 문제를 해결하기 위해서 아동들에게 개별화된 섭식 치료를 제공하는 것이 도움이 된다.

긍정적인 식사시간 상호작용과 구강 경험을 촉진하는 것 또한 중요하다. 장기간 경관 수유를 받았던 아동의 부모는 자녀가 경험 부족으로 인해 아동의 실제 연령과 일치하지 않는 구강-운동/수유 기술을 보일 수 있기 때문에 아동의 발달에 맞는 적절한 수유 목표(예; 질감, 양)에 대해 전문가 간 팀으로부터 도움을 받을 수 있을 것이다. 수용 가능한 수준의 체중 정체 또는 체중 감소에 대해 전문가 간 팀의 확신은 경관에서 구강 수유로 성공적인 전환을 하는데 중요하다. 초기 종결 과정이 완료된 후 성공적인 구강 수유 결과를 얻기 위해 전문가 간 팀에 의해 추적 관찰이 진행되는 것 또한 필요하다(자세한 내용은 8장을 참조).

요약

선천성 심장 질환은 가장 흔한 선천적 이상 중 하나이며 수술 전과 수술 후 모두 구강 수유 기능에 영향을 미칠 수 있다. 성공적인 구강 수유는 선천성 심장 질환의 중증도와 수술 결과, 그리고 의학적, 수술적 합병증 유무에 달려있다. 유전성 증후군과 같은 요인 또한 구강 수유 결과에 영향을 미친다. 작업치료사는 선천성 심장 질환이 있는 아동에게 구강 수유 문제가 발생할 때 아동과 그 가족에게 중재 전략과 지지를 제공하는데 핵심적인 역할을 한다.

사례연구 12.1. VICTORIA: 수술 전과 수술 후 구강 수유 계획의 수립

Victoria는 다운증후군과 재건되지 않은 심실막 사이 결손을 가지고 있는 생후 9주의 여아이다. Victoria는 지지적인 가정의 첫째 아이이며, 임신 32주에 태어나 현재 교정 연령으로 1주가 되었다. Victoria는 산소 보충을 필요로 하는 지속적인 산소포화도 감소 상태, 구강 수유의 어려움 및 빠른 호흡으로 인해 신생아 중환자실에서 순환기내과 병실로 전원되었다. 의료진은 Victoria가 구강 수유를 거부하고 있어 완전히 코위영양관으로 영양을 섭취하고 있다고 보고하였다. Victoria는 현재 유축한 모유 50ml를 3시간 간격으로 제공받고 있다. 코위영양관은 잘 견뎌내고 있으나 심부전 징후를 관리하기 위해 푸로세마이드(furosemide)를 복용하고 있다.

생후 1주일에 시행된 작업치료 평가: 수술 전, 입원 중

Victoria는 속싸개에 감싸져 살짝 잠든 상태로 코위영양관을 통해 영양을 공급받고 있었고 심장 모니터링 기계가 연결되어 있었다. 비강 캐뉼라를 통해 125cc의 저유량 산소 공급을 받고 있었으며 속싸개를 풀자 천천히 잠에서 깨는 모습을 보였다.

임상 수유 평가 중 관찰 사항

자세(Positioning): Victoria는 어머니의 팔에 살짝 뒤로 기대어 안정적인 자세로 안겨 있었다.

심폐 상태(Cardiorespiratory status): 평가가 진행되는 동안 92% 이상의 산소포화도를 보였다. 평가 전 분당 130회의 심박수와 분당 66회의 호흡수가 관찰되었으나, 수유를 제공하기 전 약간의 숨을 들이마시며 맑은 호흡 소리와 함께 호흡을 위한 노력이 증가되는 것이 관찰되었다.

행동 반응(Behavioral response): 수유 시간이 다가오자 명백한 배고픔의 신호(자극이 오는 쪽으로 따라가며 울음)를 보였다.

비영양적 빨기(Nonnutritive suck): 노리개 젖꼭지를 받아들였으며 강하고 리드미컬한 빨기 패턴을 보였다.

확인 1

수유 평가(Feeding assessment): 느린 유속의 젖꼭지를 이용하여 유축한 모유를 제공하였다. 자극이 오는 쪽으로 고개를 돌리며 젖꼭지를 물었고, 폭발적인 빨기 움직임 사이에 호흡을 위한 긴 휴식 시간을 가지면서 짧은 시간 동안만 빨았다. 수유가 시작 된지 15초 정도 지났을 때 입 가쪽으로 액체의 흘러내림이 명확하게 관찰되기 시작하였다. 2–3번 빨아들인 후 젖병을 밑으로 내려 젖꼭지 안에 모유가 가득 차지 않도록 하는 외부 속도 조절을 통해 Victoria가 호흡을 위해 더 많은 시간을 가지도록 하였다. 외부 속도 조절로 인해 액체의 흘러내림은 감소되었지만, 눈썹을 찡그리고 젖병을 밀어내는 스트레스 징후가 관찰되기 시작하였다. Victoria는 수유가 시작된 지 5분 정도 지나자 잠에 들었고, 수유 후 호흡 속도는 분당 72회로 증가되었다. 약 5분 동안 5ml 정도를 섭취하였고, 흡인의 징후는 관찰되지 않았으며 호흡 소리는 맑게 유지되었다.

사례연구 12.1. VICTORIA: 수술 전과 수술 후 구강 수유 계획의 수립(Cont.)

확인 2 (다음 날)
자세(Positioning): 아동을 높이 옆으로 누인 자세를 취하도록 하였다.
수유 평가(Feeding assessment): 매우 느린 유속의 젖꼭지를 이용하여 유축한 모유를 제공하였다. 각성이 깨어있었으며 배고픔의 신호를 보내어 자극이 오는 쪽으로 고개를 돌려 젖꼭지를 영양적으로 빨기 시작하였다. 한 번에 약 10회 정도 더 오랫동안 강하게 빨아들이는 움직임을 보였고 빨고–삼키는 과정에서 호흡을 통합하는 것을 잘 수행하였다. 보호자에 의해 제공되는 외부 속도 조절을 필요로 하지 않았고, 평가가 진행되는 동안 차분하고 편안한 모습을 보이며 스트레스 징후는 관찰되지 않았다. 약 10분동안 30ml 정도를 젖병으로 섭취하였고, 아동이 잠든 후 비영양적 빨기 패턴으로 전환되었다. 흡인 징후는 관찰되지 않았으며 호흡 소리 또한 맑았고, 수유 후 남은 모유는 경관을 통해 제공되었다.

비판적 분석 및 문제–해결 접근

잠재적 문제	임상 징후(관찰 및 과거력)	분석
구강–운동	• 효율적으로 빨아들임	• 특별한 구강–운동 문제는 없음
행동 반응	• 먹고자 하는 신호를 보냄	• 배고픔에 대한 신호를 보냄
심폐 상태	• 초기에 빠른 호흡과 호흡을 위한 움직임의 증가를 보임 • 구강으로 들어가는 유속이 너무 빠르면 적절한 호흡을 하는 것이 어려우며, 이로 인해 스트레스 징후를 보임; 매우 느린 유속 젖꼭지를 이용하여 옆으로 누인 자세에서 제공했을 때 향상되는 반응을 보임	• 빠른 호흡과 호흡을 위한 움직임의 증가로 인해 빨고–삼키고–숨쉬기 협응이 어려움
삼킴	• 기침이나 서맥, 명백한 산소포화도 감소는 보이지 않음 • 식사를 하는 동안 맑은 호흡 소리를 유지함	• 특별한 삼킴 문제는 없음
위장	• 불편감이나 역류의 징후(예: 꿈틀거림, 몸을 구부림, 젖꼭지를 밀어냄)는 없었으나, 수유 평가 동안 아주 소량만 섭취함 • 코위영양관을 잘 견딤	• 특별한 위장 문제는 없음

Note. SSB = 빨고–삼키고–숨쉬기.

분석

Victoria는 수유가 시작된 초반에 배고픔의 징후를 보였다. 효율적이고 지속적인 빨기를 보였으나 빠른 호흡과 호흡을 위한 움직임의 증가로 인해 빨고–삼키고–숨쉬기 협응이 어려웠다. 느린 유속 젖꼭지를 사용할 때는 외부 속도 조절을 제공해도 스트레스 반응이 나아지지 않았으나, 매우 느린 유속 젖꼭지를 사용하고 아동을 위로 올려 옆으로 누인 자세(구강 내 액체 흐름을 더욱 느리게 만들어줌)를 취하자, Victoria의 빨고–삼키고–숨쉬기 협응이 개선되었고 스트레스 징후가 관찰되지 않았다. 삼킬 때 흡인의 징후는 관찰되지 않았으나, Victoria는 약 10분 정도 후 피로해 하는 모습을 보였다.

의료진과 가족이 논의한 수유 권고사항

- 젖병 수유 시 매우 느린 유속 젖꼭지를 사용하도록 한다.
- Victoria를 높이 옆으로 누인 자세에서 수유한다.
- Victoria가 영양적 수유 패턴을 유지하기 어려워하면 젖병 수유를 중단한다(최대 10–15분 정도).
- 배고픔의 징후를 보이지 않거나 먹기에 흥미를 보이지 않을 때는 Victoria에게 수유를 강요하지 않으며 긍정적인 구강 수유 경험만을 제공한다.
- 젖병 수유가 어렵다면 코위영양관을 통해 제공한다.

Victoria가 4–6개월 정도 되었을 무렵 예정된 심실 사이막 결손 재건 수술을 기다리는 동안 빨고–삼키고–숨쉬기 협응 및 심부전에 대해 보호자 교육을 제공하였다. 그 사이 Victoria는 구강 및 코위영양관을 통한 수유가 가능한 상태로 퇴원하였고, 의료진은 가정 내에서 산소를 보충할 수 있도록 처방을 내렸다. 그리고 Victoria와 그의 가족이 작업치료사 및 영양사에게 구강 수유와 영양에 대한 지속적인 지원을 받을 수 있도록 하였다.

사례연구 12.1. VICTORIA: 수술 전과 수술 후 구강 수유 계획의 수립(Cont.)

교정 16개월에 시행된 작업치료 평가: 수술 전, 외래 진료

Victoria가 수술 전 예정된 내분비내과 외래 진료에 내원했을 때 구강 수유 시 기침을 하는 것에 대한 우려로 작업치료사를 만나 평가를 받을 수 있도록 하였다. 가족은 Victoria가 젖병을 받아들이지 않으려 하며, 구강 수유 시 매우 졸려하여 각성 상태를 유지하기 어려워한다고 보고하였다. 퇴원한지 한 달 후 코위영양관을 제거하였으나, Victoria가 젖병으로 섭취하는 양이 계속해서 감소하였기 때문에 2주 뒤 코위영양관을 다시 사용하게 되었다. Victoria는 구강 수유가 다시 어려워진 이후 담당 지역사회 작업치료사를 만나지 않았다. 해당 클리닉의 간호사는 작업치료사에게 아동의 심부전 징후가 악화되었다고 알려주었고, 1주일 후에 심실 사이막 결손 재건 수술을 위해 예약이 되었다.

관찰 사항

심폐 상태(Cardiorespiratory status): 안정 상태에서 분당 82회 호흡하며 다소 호흡을 위한 움직임이 증가된 모습(예; 콧구멍을 벌렁거림, 갈비뼈 하부가 함몰됨, 머리를 끄덕거림; 이마를 만졌을 때 발한과 축축함이 느껴짐)을 보였다.
행동 반응(Behavioral response): 어머니 품에 안겨 잠들어 있었다. 수술 전 외래 진료 때문에 평소 수유시간보다 1시간이 지났지만 배고픔의 신호를 보이지 않았다.

분석

평가 중 관찰에 따르면 구강 수유 시도를 권하지 않았다. Victoria는 빠른 호흡과 호흡을 위한 움직임이 증가하며 발한이 나타나는 것이 관찰되었다. Victoria는 구강 수유를 위하여 각성을 유지하는 것이 어려웠고, 심부전 및 이차적인 지연된 위 배출/운동 이상으로 인해 배고픔에 대한 신호를 보이지 않았다. Victoria의 수술 날짜가 매우 가까워졌기 때문에 부정적인 수유 경험을 줄 수 있는 강제적인 구강 수유를 하기 보다는 코위영양관을 통해 수유하도록 권고하였다. 또한 빠른 호흡과 호흡을 위한 움직임이 증가되며 흡인의 위험이 있어 보였다.

중재

의료진과 가족이 논의하여 다음과 같은 권고사항을 제공하였다.

- Victoria의 부모에게 아동의 구강 수유 장애가 수술 전 심실 사이막 결손을 가진 영유아에게 드문 일이 아니며 재건 후 개선될 수 있음을 알렸다.
- Victoria가 현재 코위영양관을 통해서만 영양 섭취를 해야 하며 수술 후 구강 수유에 대한 재평가를 진행할 것이라고 조언하였다.
- 경관 수유를 하는 동안 노리개 젖꼭지로 비영양적 빨기를 할 수 있도록 권고하였다.
- 수술 후 컨디션을 회복하기 전까지 긍정적인 구강 수유 경험을 제공하는 것을 우선시 하고 부정적인 구강 수유 경험을 하지 않도록 해야 한다는 점을 부모에게 강조하였다.
- 병원에서 일하는 작업치료사는 평가에서 변경된 Victoria의 정보를 지역사회 작업치료사에게 전달하였다.

교정 18주에 시행된 작업치료 평가: 수술 후, 입원 중

내분비내과 병동에서 심실 사이막 결손 재건 4일 후 Victoria의 임상 수유 평가를 진행할 것을 권유하였다. 내분비내과 의료진은 수술 후 Victoria의 심장 기능이 좋으며 완전한 재건이 이루어졌다고 보고하였다. Victoria는 수술 다음 날 기관내삽관을 제거하였고, 수술 후 3일 째에 심장 중환자실에서 일반 병실로 이송될 만큼 충분히 안정적이었다. 저유량 산소 및 모르핀(morphine) 사용 또한 중단할 수 있었다.
Victoria의 부모는 아동이 약물 복용량을 줄이자 각성이 깨어있으며 통증 관리에 참여하는 것처럼 보인다고 보고하였다. 또한 부모님은 Victoria가 몇 주 만에 처음으로 예정된 코위영양관 수유 시간 전에 배고픔 신호를 보였다고 하였다. 아동의 부모는 수술 1주 전부터 아동에게 젖병을 제공하지 않았고, 아동은 비강 캐뉼라를 통해 분당 500cc의 산소와, 심장 모니터링을 하며 코위영양관으로 영양분을 제공하였다. 아동은 코위영양관을 통한 수유를 잘 견뎌내었다.

관찰 사항

자세(Positioning): 어머니의 품에 살짝 뒤로 기댄 자세로 안겨있었다.
심폐 상태(Cardiorespiratory status): 분당 45회로 편안하게 호흡하였고, 평가가 진행되는 동안 100%의 산소포화도를 유지하였다.
행동 반응(Behavioral response): 평가 시 각성 상태를 유지하며 미소를 지었고 먹을 것에 대해 요구하는 듯한 신호를 보내는 모습이었다. Victoria를 들어 안았을 때 심장 수술 절개 부위인 흉골 부분에 움찔거리는 반응을 보였으나, 속싸개에 감싸 안아 올리자 스트레스의 징후는 보이지 않았다.

사례연구 12.1. VICTORIA: 수술 전과 수술 후 구강 수유 계획의 수립(Cont.)

수유 평가(Feeding assessment): 느린 유속 젖꼭지를 이용하여 유축한 모유를 제공하였다. 처음에 젖병이 제공되자 얼굴을 찡그렸고, 천천히 젖꼭지를 Victoria 입에 갖다 대자 받아들이긴 하였으나 소량만 먹었다. 빨고-삼키는 과정에 호흡을 잘 통합할 수 있었고 심박수나 호흡수에 변화나 스트레스 반응도 보이지 않았다. 젖은 숨소리나 기침하는 반응이 없었고, 15분간 30ml를 섭취한 후 잠들었다.

분석

Victoria의 심부전과 관련된 수유 문제는 심실 사이막 결손 재건술 이후 개선되었다. Victoria는 배고픔의 신호를 보내었으며 빨고-삼키고-숨쉬기 협응이 향상된 모습을 보였다. 수술 후 3일째에 아동은 느린 유속 젖꼭지로 수유할 수 있었고, 이는 수술 전 단계에서 예측했던 결과였다. 평가 내용에 기반하여 Victoria가 점차 구강 수유로 전환할 준비가 되었다고 판단하였다.

중재

작업치료사와 영양사는 다음과 같은 수유 계획을 수립하였다.

- Victoria가 배고픔 신호와 먹기에 대한 흥미를 보일 때 젖병 수유를 제공하고, 그렇지 않을 때는 코위영양관으로 수유한다.
- 느린 유속 젖꼭지를 이용하여 젖병 수유를 진행한다.
- 젖병으로 20-30분 간 수유한 후 남은 양은 코위영양관으로 제공한다.
- Victoria가 먹는 것에 흥미를 보이지 않는다면 젖병 수유를 빨리 끝내거나 아예 제공하지 않는다.
- 가정 내에서 Victoria의 구강 수유에 대해 지속적으로 지원받을 수 있도록 지역사회 작업치료사와 연계한다.

수술 후 가정에서 회복

Victoria는 심실 사이막 결손 재건술 후 1주일만에 퇴원하였다. Victoria는 퇴원시 전체 열량의 50% 정도를 젖병으로 수유하고 있었다. 수술 2주 후 아동은 내분비내과 외래진료를 위해 병원에 내원하였다. Victoria의 부모는 Victoria가 젖병으로 70% 정도를 수유할 수 있으며, 코위영양관으로는 남은 소량만 보충하고 있다고 보고하였다. Victoria는 진료를 본 후 코위영양관을 제거하였고, 수유에 관한 지시 사항을 듣고 귀가하였다. Victoria의 적절한 체중 증가를 확인하기 위해 소아과 의사의 진료를 받고 논의하도록 하였다. 이후 Victoria의 가족은 병원과 지역사회 작업치료사 모두에게 이메일을 보내었고, 한 달 후 담당 작업치료사는 Victoria가 젖병으로 영양분을 잘 섭취하고 있으며 더 이상 코위영양관 사용이 필요하지 않다고 보고하였다. 또한 적절한 체중 증가가 관찰되었다.

요약

Victoria의 사례연구는 선천성 심장 질환을 가진 영유아의 수유 문제가 시간이 지남에 따라 어떻게 변화할 수 있는지 보여주는 예시이다. Victoria는 처음에 구강으로 통해 먹고자 하는 욕구가 강했으나 빠른 호흡과 호흡을 위한 움직임이 증가됨으로 인해 빨고-삼키고-숨쉬기 협응에 어려움을 겪었다. Victoria의 심부전 징후가 악화됨에 따라 각성 수준과 구강 수유 능력은 점차 저하되기 시작하였다.
구강 수유를 직접적으로 평가할 수는 없었지만 수술 전 외래 진료에서 영유아를 평가하는 것은 매우 중요하였다. 아동이 의학적인 컨디션이 좋지 않고 임상적으로 징후가 악화되고 있는 경우 구강 수유 평가를 진행하지 않는 것이 적절한 선택일 수 있다. Victoria에게 일시적으로 구강 수유를 중단하는 것이 부정적인 수유 경험과 흡인 위험을 피하기 위해 당시 가장 적절하고 안전한 권고 사항이었으며 부정적인 구강 수유 경험을 예방할 수 있었던 Victoria는 수술 후 컨디션이 회복되고 심장 기능이 개선되었을 때 완전한 구강 수유로 전환할 수 있었다.

사례연구 12.2. HENRY: 성대 불완전 마비/완전 마비가 수유 및 삼킴 기능에 미치는 영향

Henry는 출생 후 대동맥 협착(CoA), 심실 사이막 결손(VSD) 및 동맥관 개존증(PDA) 진단을 받은 생후 10일된 남아이다. 출생 직후 이송된 3차 병원 소아과에서 몇 시간 거리에 위치한 도시에 거주중이며 신혼부부의 첫째 아이이다. 생후 5일째에 아동의 협착 재건, 심실 사이막 결손 폐쇄 및 동맥관 개존증 결찰을 위해 심장 개복 수술을 진행하였다. Henry는 48시간 후 기관내삽관을 제거하고 다음 날 심장 중환자실에서 일반 병실로 옮겨졌으며, 구강 수유 평가 및 치료를 위해 작업치료사에게 의뢰되었다.

수유 이력(병원 차트, 간호사 및 보호자 보고)

Henry는 코위영양관으로 현재 약 3시간마다 30분에 걸쳐 60ml의 유축한 모유를 수유하고 있었다. Henry의 부모와 간호사는 지난 이틀 동

사례연구 12.2. HENRY: 성대 불완전 마비/완전 마비가 수유 및 삼킴 기능에 미치는 영향(Cont.)

안 느린 유속 젖꼭지를 사용하여 젖병 수유를 시도하였지만 구강 수유 확립의 진전이 없었다고 보고하였다. 그들은 Henry가 "협응되지 않은 빨기"를 하기 시작하며 5~10ml 수유 후 더이상 빨지 않고 "곧 잠들" 것이라고 보고하였다. Henry의 어머니는 Henry가 "노리개 젖꼭지 빠는 것을 매우 좋아하고 빠는 힘도 강한" 반면에 젖병 수유 시에는 잘 빨지 못하는 것에 대해 혼란스럽다고 표현하였다. Henry의 담당 간호사는 Henry가 허용 가능한 산소포화도 수준인 95%보다 낮은 포화도 문제로 인해 최근 산소 보충을 공급받았다고 보고하였다. 또한 간호사는 Henry가 상기도 분비물을 제거하는데 어려움을 겪고 있으며 때문에 하루에 여러 번 석션을 통해 분비물을 제거해 주었다고 보고하였다. 코위영양관 수유 시 간헐적으로 구역질 반응을 보이고 약간의 구토가 있다고 하였다. 인터뷰를 하는 동안 부모와 간호사는 Henry가 숨을 쉴 때, 특히 울 때 "꺡꺡거리는" 소리를 낸다고 보고하였다.

초기 임상 수유 평가 중 관찰 사항

발달 선별검사(Developmental screen): 경미한 체간 긴장도 저하가 관찰되나 신경운동학적 검사에서는 연령의 정상 범주 안에 있었다.

심폐 상태(Cardiorespiratory status): 비강 캐뉼라를 통해 저유량 산소를 공급받고 있었다. 안정 상태 및 수유 전 측정한 산소포화도는 96%(산소포화도 기준선)를 유지하는 것으로 확인되었고, 울 때 두드러지게 그렁거리는 호흡 소리가 있었으나, 울혈의 징후나 젖은 호흡 소리는 관찰되지 않았다. 분당 45회의 호흡률(호흡률 기준선)을 유지하였고 호흡을 위한 움직임의 증가 모습은 없었다. 수유 중 및 수유 후 기준선과 비교하였을 때 울혈의 징후 및 젖은 호흡 소리가 증가되었다. 젖병으로 모유를 5ml 수유한 후 89%까지 일시적인 산소포화도 감소가 관찰되었다.

목소리의 질(Vocal quality): 약하고, 부드러운 울음소리와 함께 숨소리 및 거친 목소리가 관찰되었다.

행동 반응(Behavioral response): 구강 수유 전 먹기에 대한 명확한 신호(예; 자극이 있는 쪽으로 고개를 돌림, 손을 입으로 가져감, 노리개 젖꼭지를 힘차게 빨아들임)와 함께 각성이 깬 상태를 유지하였다. 젖병 수유 5분경과 후 엄마 품에서 갑자기 졸려하였고, 코위영양관을 통해 수유하기 위해 아동을 침대에 눕히자 빠르게 각성이 깨며 배가 고픈 것처럼 울기 시작하였다. Henry는 경관 수유를 시작할 무렵에는 차분하고 안정적인 모습이었으나 수유가 끝나갈 때가 되자 다소 짜증스러운 모습을 보였으며 등을 구부리고 몇 차례 구역질을 하였다. 계속해서 "마른" 삼킴을 하였고, 이는 무언가를 다시 삼켜 내리려는 모습처럼 보였다.

젖병 수유 중 자세(Positioning during bottle-feeding): 어머니의 무릎 위에서 쿠션으로 지지하여 옆으로 누이고 살짝 세워 안은 자세로 있었다.

구강-운동 기술 및 삼킴 기능(Oral-motor skills and swallow function):

- 구강 구조(Oral structures): 입천장이 온전하고, 아래턱 후퇴는 없었으며 혀와 볼, 턱의 적절한 운동 범위를 가지고 있었다.
- 노리개 젖꼭지 빨기(Sucking on pacifier): 열심히 노리개 젖꼭지를 받아들이며 강하고 리드미컬한 비영양적 빨기 패턴을 보였다.
- 확인 1 – 유축 모유를 젖병으로 수유함: Dr. Brown®사의 미숙아 전용 젖병을 사용하여 수유하였으며 다음과 같은 사항이 관찰되었다.
  - 처음에는 자극이 오는 쪽으로 고개를 돌려 젖꼭지를 물었으며, 강하고 효율적인 영양적 빨기를 시작하였다.
  - 강하게 빨아들이는 움직임 사이에 호흡을 위해 길게 휴식을 가지는 모습이 관찰되었다.
  - 5ml를 섭취한 후 기준선과 비교해 "젖은" 호흡 소리 증가가 관찰되었다.
  - "걱정스러운" 표정(예; 눈을 크게 뜨고 눈썹을 찌푸림)을 보이기 시작하였고, 젖꼭지를 깨물고 고개를 돌리며 혀를 내밀어 입에서 젖꼭지를 뱉어내려는 모습이 관찰되었다.
  - 젖병 수유를 중단한 후 회복되기 전 2-3분 간 산소포화도가 89%로 감소하였다.
  - 어머니가 Henry에게 젖병 수유를 다시 시작하려고 시도했을 때 아동은 젖꼭지를 물거나 빨지 않으며 갑자기 눈을 감고 졸려하는 모습이 관찰되었다.
- 확인 2(확인 1이 있은 이후 예정보다 늦은 수유 시간에 시도함) – 유축 모유의 점도를 증진하여 젖병으로 수유함: 아동의 연령에 사용할 수 있는 점도 증진제(Gelmix)를 사용해 모유의 점도를 IDDSI 2단계(약간 걸쭉함)로 만들어 제공하였다. 빠른 유속 젖꼭지를 사용하여 점도가 증진된 유축 모유를 효율적으로 빨아들일 수 있도록 하자 다음과 같은 사항이 관찰되었다.
  - 다시 효율적이고 강한 영양적 빨기를 보였다.
  - 강하게 빨아들이는 움직임이 더 오래 지속되었으며, 젖꼭지를 밀어내는 등의 다른 스트레스 징후를 보이지 않았다.
  - 기준선과 비교해 상기도 울혈의 징후를 보이거나 "젖은" 호흡 소리가 악화되지 않았다.
  - 기침이나 산소포화도 감소 등이 관찰되지 않았다.
  - 점도가 증진된 30ml의 모유를 약 15분에 걸쳐 수유하는 동안 각성이 잘 깨어있고, 조직화된 행동 상태를 유지하였다.
  - 점도를 증진하지 않은 모유를 코위영양관으로 수유하여 남은 목표 섭취량을 채웠다.
  - 경관 수유가 끝날 무렵 짜증스러운 모습과 함께 몸을 구부리고 구역질을 하기 시작하였고, 무언가를 다시 삼켜 내리는 것과 같은 모습이 관찰되었다.

사례연구 12.2. HENRY: 성대 불완전 마비/완전 마비가 수유 및 삼킴 기능에 미치는 영향(Cont.)

비판적 분석 및 문제-해결 접근

잠재적 문제	임상 징후(관찰 및 과거력)	분석
목소리의 질	• 약하고 부드러운 울음소리, 기식음이 많이 섞여있고 거친 음성	• 대동맥활 수술 및 목소리의 질 변화 이력으로 인해 성대 완전 마비 위험이 높음
심폐 상태	• 수유 중 또는 수유 후 현저히 빠른 호흡이나 호흡을 증가시키기 위한 움직임이 관찰되지 않음 • 각성이 활발히 깨어있거나 울 때 간헐적인 천명음 • 기준선에서 상기도 울혈은 없음	• 진행 중인 심장 문제와 관련된 수유문제일 가능성은 적음 • 잠재적인 기도 문제(예: 성대 완전 마비, 기도삽관으로 인한 외상, 기도 부종)
구강-운동	• 노리개 젖꼭지를 힘차게 빨수 있음 • 묽은 액체를 제공했을 때 초반에 강한 영양적 빨기를 보임 • 부드럽게 걸쭉한 액체를 구강으로 수유하는 동안 강하고, 효율적인 빨기	• 연령에 맞는 구강-운동 기술 • 묽은 액체를 제공했을 때 "비조직화된" 혀와 턱의 움직임이 관찰되고 마치 흡인을 방지하기 위해 젖꼭지로부터 액체가 나오는 것을 제한하거나 수유를 종결하려는 시도처럼 보임
빨고-삼키고-숨쉬기 협응	• 묽은 액체 제공시 강하게 빨아들이는 움직임을 짧게 보이고 호흡을 위해 길게 휴식을 취하며, 약간 걸쭉한 액체 제공시 긴 시간동안 빨아들임	• 삼킴 기능 장애로 인해 보호 반응을 위한 협응이 어려움
행동 반응	• 초반에 배고픔/먹기에 대한 신호를 보이지만 갑작스러운 거부와 함께 일시적으로 "잠든 것처럼" 보임 • 5ml의 묽은 액체를 삼킨 후 스트레스 신호를 보냄(예: 눈썹 찌푸리기, 눈을 크게 뜸, 젖꼭지를 밀어냄) • 부드럽게 걸쭉한 액체(IDDSI 2단계)를 더 편안하게 받아들임	• 잠재적인 수유 또는 삼킴 기능 장애로 인한 혐오 행동
삼킴	• 묽은 액체 삼킴 후 나타나는 젖은 호흡소리 및 산소포화도 저하 • IDDSI 2단계 정도로 부드럽게 걸쭉한 액체 제공 시 상기도 호흡 소리의 악화 또는 변화가 관찰되지 않고 산소포화도 감소 또한 없음	• 액체가 걸쭉해질수록 울혈이나 산소포화도 감소가 개선되는 것은 묽은 액체 흡인을 암시할 수 있음
위장	• 수유 시간 전 배고픔의 신호를 보임 • 짜증스러움, 몸을 구부림, 구역질 및 "마른" 삼킴이 경관 수유가 끝나갈 즈음에 관찰됨	• 수유 종료 직전 위 식도 역류의 발생을 암시하는 임상 징후일 수 있음

Note., IDDSI = 국제 삼킴 장애 식이 표준화 체계

분석

대동맥활 재건술 이후 목소리 질의 변화와 간헐적인 그렁거리는 소리가 관찰되었고 이는 잠재적으로 성대마비와 관련이 있음을 알 수 있었다. 또한 분유를 젖병으로 수유할 때 흡인의 임상 징후를 보였다. 더 분명한 흡인의 징후(예: 기침이나 질식)는 관찰되지 않았고, 이는 급성기 성대마비가 있는 영유아에게 일반적으로 나타나는 모습이다. 점도를 증진하지 않은 분유로 구강 수유 시도를 시작한 후 보충 산소 요구량이 증가된 것은 흡인과 관련이 있을 수 있다. 또한 액체의 점도를 IDDSI 2단계(약간 걸쭉함)로 제공했을 때 흡인의 임상 징후를 더 이상 보이지 않았는데, 이는 급성기의 성대마비가 있는 영유아의 특징 중 하나이다. 묽은 액체를 사용한 확인 1에서 관찰되었던 혀 내밀기와 턱 악물기는 흡인으로 인해 수유를 중단하려는 의도적이며, 자기 보호적인 시도였을 가능성이 높다. Henry의 구강-운동과 빨기 기술은 액체의 점도를 증진하여 제공했을 때 조직화되고 효율적인 수행이 가능해졌다. Henry가 코위영양관을 통해 영양을 공급받는 동안 보였던 짜증스러움, 몸을 구부림, 구역질 그리고 마른 삼킴과 같은 행동은 위 식도 역류와 관련이 있다고 보여진다. 성대마비가 있는 영유아는 기도 폐쇄 장애로 인해 역류된 음식물이 흡인될 가능성이 높으며 그렇기 때문에 위 식도 역류로 인한 합병증에 특히 취약할 수 있다.

사례연구 12.2. HENRY: 성대 불완전 마비/완전 마비가 수유 및 삼킴 기능에 미치는 영향(Cont.)

수유 평가 후 Henry는 이비인후과 진료를 받았고, 비인두경 검사를 통해 좌측 성대마비가 확인되었다. 또한 작업치료사와 방사선사에 의해 비디오 투시 삼킴 검사가 진행되는 동안 묽은 액체(IDDSI 0단계)와 약간 걸쭉한 액체(IDDSI 1단계) 삼킴 시 흡인(기침을 통한 보호 반응을 동반하지 않음)이 있음을 확인하였다. 액체가 부드럽게 걸쭉할 때(IDDSI 2단계) 흡인은 관찰되지 않았고, 다른 구강, 인두, 식도 삼킴 단계에서의 구성 요소들은 모두 정상 범주 내에 있었다.

중재

전문가 간 팀과 협력하여 다음과 같은 권고사항을 제공하였다.

- 유축 모유에 젤믹스를 첨가하여 점도를 증진하고(IDDSI 2단계, 부드럽게 걸쭉한 액체), Dr. Brown's®의 3단계 젖꼭지를 사용하여 젖병으로 수유한다.
- 아동이 빨기를 멈추거나 먹기에 대해 흥미가 감소된 것처럼 보이는 경우 또는 약 30분 동안 수유를 이미 진행한 경우에는 점도를 증진하지 않은 모유를 코위영양관을 통해 수유 목표량의 나머지를 제공한다.
- 흡인을 시사하는 징후(예: 상기도 울혈 증가, "젖은" 호흡소리, 산소포화도 감소, 기침)가 나타나면 빠르게 젖병 수유를 중단해야 한다.
- 의심되는 위 식도 역류 질환의 치료를 위해 의료진은 약물 치료를 시작하도록 한다.
- 경관 수유 중 Henry의 편안함과 인내심이 증진되는 것은 아동의 구강 수유 진행에 긍정적인 영향을 미치기 때문에, 영양사와 간호사는 코위영양관으로 제공되는 액체의 양과 전달 속도를 조절하는 것을 통해 위 식도 역류 질환을 감소시키도록 조언한다(예; 부정적이거나 혐오스러운 수유 경험을 방지).
- 작업치료사, 영양사, 간호사로부터 제공되는 교육을 받은 후, 점도를 증진하여 구강 수유를 하는 것과 코위영양관으로 남은 영양을 보충하는 형태의 수유 방법을 유지한 채로 Henry는 퇴원할 예정이다.
- 퇴원 후 완전한 구강 수유로 전환하기 위해 지역사회 작업치료 서비스에 의뢰한다.

추적 평가

Henry는 비디오 투시 삼킴 검사가 완료된 며칠 후 퇴원하였다. 퇴원 당시 점도가 증진된 모유(IDDSI 2단계, 부드럽게 걸쭉함)를 젖병으로 수유하고 있었고, 목표 수유량의 약 50%를 구강으로 꾸준히 섭취했으며, 수유 후 남은 모유는 점도를 증진하지 않은 상태로 코위영양관을 통해 제공되었다. 참고로, Henry는 입원 당시 점도가 증진된 유축 모유를 수유한 지 24시간 후 산소를 보충하는 것을 성공적으로 종결할 수 있었다. 아동의 역류 징후는 제산제 투여 일주일 후 눈에 띄게 좋아졌으며 동시에 코위영양관으로 제공되는 양의 감소로 인해 구강 섭취량이 증가되었다.

퇴원한 지 2주가 지나자(Henry가 생후 1개월이 되었을 때), 부모는 Henry가 목표 수유량의 80%를 구강으로 수유하고 있으며, 소아과 의사로부터 만족스러운 성장을 보이고 있다는 소견을 들었다고 보고하였다. 또한 Henry의 그렁거리는 호흡 소리가 개선되었고, 부모는 구강 수유 중 어떤 명확한 흡인의 징후가 없으며, 주치의의 소견에 따르면 양호한 폐 상태를 유지하고 있다고 보고하였다. 이 시점에서 영양사와 작업치료사는 점도를 증진한 액체를 주문식 수유 방식(아동이 먹고 싶어 할 때 자유롭게 수유하는 방법)을 통해 제공하는 것을 통해 코위영양관을 제거할 것을 제안하였다. 그 후 며칠 동안, Henry는 안정적으로 목표 수유량 전체를 점도가 증진된 모유를 젖병 수유하는 것으로 전환할 수 있었다.

생후 3개월 경 진행된 추적 임상 수유 평가결과 Henry의 목소리 질이 향상된 것을 관찰할 수 있었다. 또한 재시행한 비디오 투시 삼킴 검사에서 약간 걸쭉한 액체(IDDSI 1단계)에 대해 흡인이 없음을 확인하였고, 이로 인해 점도 증진제의 사용을 줄일 수 있게 되었다. 그러나 Henry는 지속적으로 묽은 액체(IDDSI 0단계)를 30ml 섭취 후 피로감과 함께 삼킴 시 흡인이 되는 모습을 보였다. 약간 걸쭉한 액체(IDDSI 1단계) 정도로 점도를 증진하여 수유하도록 부모에게 권고하였고, 이를 위해 점도 증진 방법을 교육하였다. 이비인후과에서 비인두경 검사를 재시행 했을 때, 좌측 성대의 움직임이 관찰되었으나 성대를 중앙으로 모으는 것은 지속적으로 불완전함을 확인할 수 있었다.

Henry는 8개월 후 비디오 투시 삼킴 검사를 다시 받기 위해 병원을 내원하였다. 당시 부모는 Henry에게 약간 걸쭉한 액체(IDDSI 1단계)를 어려움 없이 젖병으로 수유하고 있고, 다양한 퓌레 음식을 아동에게 숟가락으로 제공하는 것과 동시에 부드럽고, 으깨진 음식을 아동이 스스로 먹어볼 수 있도록 기회를 주기 시작했다고 보고하였다. 이때 진행된 비디오 투시 삼킴 검사에서 묽은 액체에 대해 흡인 의심 없이 정상적인 삼킴 기능을 보여주고 있다는 결과를 확인하였다. 또한 이비인후과에서도 Henry의 추적 관찰을 위한 비인두경 검사 결과 성대 움직임이 완전히 회복되었다고 보고하였다.

사례연구 12.2. HENRY: 성대 불완전 마비/완전 마비가 수유 및 삼킴 기능에 미치는 영향(Cont.)

요약

Henry는 인두 단계 삼킴 기능 장애가 초반에 보여지는 "서투른" 빨기 기술과 최소한의 구강 섭취량의 원인이 되는 상황을 보여주는 사례이다. Henry의 경우, 심장 수술 중 되돌이 후두 신경의 의인성 손상으로 인해 이차적으로 발생한 왼쪽 성대마비 때문에 삼킴 시 기도 폐쇄 손상을 보이는 것이 원인이었다.

Henry가 초반에 보였던 구강 수유에 대한 무관심의 원인(묽은 액체의 흡인으로 인한 안전하지 않은 삼킴)을 확인한 후 효과적인 중재(즉, 모유의 점도를 증진하여 제공함)가 시행되면서 빠르게 해결되었다. Henry의 위 식도 역류 징후를 초반에 확인해낸 것은 완전한 구강 수유로 전환하는 것을 어렵게 만드는 잠재적으로 혐오스러운 수유 경험을 예방하는데 도움이 되었을 것이다. 또한 지속적인 추적 관찰과 보호자 교육, 그리고 전문가 간 팀의 협력 또한 성공적이고 안전한 구강 수유로 전환을 촉진하는데 중요한 요소가 되었다.

참고문헌

Akay, T. H., Ozkan, S., Gultekin, B., Uguz, E., Varan, B., Sezgin, A., . . . Aslamaci, S. (2006). Diaphragmatic paralysis after cardiac surgery in children: Incidence, prognosis and surgical management. Pediatric Surgery International, 22(4), 341–346. https://doi.org/10.1007/s00383-006-1663-2

Allen, E., Minutello, K., & Murcek, B. W. (2020). Anatomy, head and neck, larynx recurrent laryngeal nerve. StatPearls Publishing. https://www.ncbi.nlm.nih.gov/books/NBK470179/

Ambrose, S. E., Ongkasuwan, J., Dedhia, K., Diercks, G. R., Anne, S., Shashidharan, S., & Raol, N. (2018). Analysis of vocal fold motion impairment in neonates undergoing congenital heart surgery. JAMA Otolaryngology—Head & Neck Surgery, 144(5),406–412. https://doi.org/10.1001/jamaoto.2017.3459

American Heart Association. (n.d.). Heart failure in children and adolescents. https://www.heart.org/en/health-topics/heart-failure/what-is-heart-failure/heart-failure-in-children-and-adolescents

Anil, M. A., Shabnam, S., & Narayanan, S. (2019). Feeding and swallowing difficulties in children with Down syndrome. Journal of Intellectual Disability Research, 63(8), 992–1014. https://doi.org/10.1111/jir.12617

Baker, C. J., Boulom, V., Reemtsen, B. L., Rollins, R. C., Starnes, V. A., & Wells, W. J. (2008). Hemidiaphragm plication after repair of congenital heart defects in children: Quantitative return of diaphragm function over time. Journal of Thoracic and Cardiovascular Surgery, 135(1), 56–61. https://doi.org/10.1016/j.jtcvs.2007.09.031

Ben-Dov, I. (2012). Diaphragmatic paralysis—Symptoms, evaluation, therapy and outcome. In E. Molloy (Ed.), Congenital diaphragmatic hernia—Prenatal to childhood management and outcomes (pp. 19–28). IntechOpen. https://doi.org/10.5772/33997

Bhatia, A., Moellinger, A., Abernathy, S., & Toms, R. (2020). Donor breast milk improves feeding tolerance in infants with critical congenital heart disease [Meeting abstract]. Pediatrics, 146(1), 125–126. https://doi.org/10.1542/peds.146.1MA2.125

Blake, K. D., & Hudson, A. S. (2017). Gastrointestinal and feeding difficulties in CHARGE syndrome: A review from head-to-toe. American Journal of Medical Genetics, Part C: Seminars in Medical Genetics, 175(4), 496–506. https://doi.org/10.1002/ajmg.c.31586

Cavell, B. (1981). Effect of feeding an infant formula with high energy density on gastric emptying in infants with congenital heart disease. Acta Paediatrica, 70(4), 513–516. https://doi.org/10.1111/j.1651-2227.1981.tb05732.x

Centers for Disease Control and Prevention. (n.d.). Data and statistics on congenital heart defects. https://www.cdc.gov/ncbddd/heartdefects/data.html

Chaves, R. C. M., & Navarro-Rodriguez, T. (2015). Respiratory physiotherapy in gastroesophageal reflux disease: A review article. World Journal of Respirology, 5(1), 28–33. https://doi.org/10.5320/wjr.v5.i1.28

Children's Hospital of Philadelphia. (n.d.-b). Chylothorax. https://www.chop.edu/conditions-diseases/chylothorax

Children's Hospital of Philadelphia. (n.d.-c). Congenital heart disease. https://www.chop.edu/conditions-diseases/congenital-heartdisease

Children's Hospital of Philadelphia. (n.d.-d). Single ventricle heart defects. https://www.chop.edu/conditions-diseases/singleventricle- heart-defects

Children's Hospital of Philadelphia. (n.d.-e). Vocal cord paralysis. https://www.chop.edu/conditions-diseases/vocal-cord-paralysis

Cincinnati Children's. (n.d.-a). Hypoplastic left heart syndrome/Norwood surgery. https://www.cincinnatichildrens.org/health/h/hlhs

Cincinnati Children's. (n.d.-b). Single ventricle anomalies/Fonton circulation. https://www.cincinnatichildrens.org/health/s/sv

Cognata, A., Kataria-Hale, J., Griffiths, P., Maskatia, S., Rios, D., O'Donnell, A., . . . Hair, A. B. (2019). Human milk use in the preoperative period is associated with a lower risk for necrotizing enterocolitis in neonates with complex congenital heart disease. The Journal of Pediatrics,

215(2), 11–16. https://doi.org/10.1016/j.jpeds.2019.08.009

Combs, V. L., & Marino, B. L. (1993). A comparison of growth patterns in breast and bottle-fed infants with congenital heart disease. Pediatric Nursing, 19(2), 175–179.

D'Ancona, G., Baillot, R., Poirier, B., Dagenais, F., de Ibarra, J. I. S., Bauset, R., . . . Doyle, D. (2003). Determinants of gastrointestinal complications in cardiac surgery. Texas Heart Institute Journal, 30(4), 280–285.

Das, B. B. (2018). Current state of pediatric heart failure Children, 5(7), 88. https://doi.org/10.3390/children5070088

Davis, D., Davis, S., Cotman, K., Worley, S. Londrico, D., Kenny, D., & Harrison, A. M. (2008). Feeding difficulties and growth delay in children with hypoplastic left heart syndrome versus d-transposition of the great arteries. Pediatric Cardiology, 29, 328–333. https://doi.org/10.1007/s00246-007-9027-9

Davis, J. A., & Spatz, D. L. (2019). Human milk and infants with congenital heart disease: A summary of current literature supporting the provision of human milk and breastfeeding. Advances in Neonatal Care, 19(3), 212–218. https://doi.org/10.1097/ANC.0000000000000582

Davies, R. R., Carver, S. W., Schmidt, R., Keskeny, H., Hoch, J., & Pizarro, C. (2014). Laryngopharyngeal dysfunction independent of vocal fold palsy in infants after aortic arch interventions. Journal of Thoracic and Cardiovascular Surgery, 148(2), 617–624. https://doi.org/10.1016/j.jtcvs.2013.05.054

Daya, H., Hosni, A., Bejar-Solar, I., Evans, J. N. G., & Bailey, C. M. (2000). Pediatric vocal fold paralysis: A long-term retrospective study. JAMA Otolaryngology—Head & Neck Surgery, 126(1), 21–25. https://doi.org/10.1001/archotol.126.1.21

de Leeuw, M., Williams, J. M., Freedom, R. M., Williams, W. G., Shemie, S. D., & McCrindle, B. W. (1999). Impact of diaphragmatic paralysis after cardiothoracic surgery in children. Journal of Thoracic and Cardiovascular Surgery, 118(3), 510–517. https://doi.org/10.1016/S0022-5223(99)70190-X

Demirta , M. S. (2019). Approach to gastroesophageal reflux: A cause of chest pain in infants with congenital heart disease. In U. Lakshmanadoss (Ed.), Differential diagnosis of chest pain (pp. 356–524). IntechOpen. https://doi.org/10.5772/intechopen.89327

Dewan, K., Cephus, C., Owczarzak, V., & Ocampo, E. (2012). Incidence and implication of vocal fold paresis following neonatal cardiac surgery. The Laryngoscope, 122(12), 2781–2785. https://doi.org/10.1002/lary.23575

DiLauro, S., Russell, J., McCrindle, B. W., Tomlinson, C., Unger, S., & O'Connor, D. L. (2020). Growth of cardiac infants with post-surgical chylothorax can be supported using modified fat breast milk with proactive nutrient-enrichment and advancement feeding protocols: An open-label trial. Clinical Nutrition ESPEN, 38, 19–27. https://doi.org/10.1016/j.clnesp.2020.05.001

Di Maria, M. V., Glatz, A. C., Ravishankar, C., Quartermain, M. D., Rush, C. H., Nance, M., . . . Goldberg, D. J. (2013). Supplemental tube feeding does not mitigate weight loss in infants with shunt-dependent single-ventricle physiology. Pediatric Cardiology, 34(6), 1350–1356. https://doi.org/10.1007/s00246-013-0648-x

Dokken, M., Rustøen, T., Diep, L. M., Fagermoen, F. E., Huse, R. I., Rosland, G. A., . . . Bentsen, G. K. (2021). Iatrogenic withdrawal syndrome frequently occurs in paediatric intensive care without algorithm for tapering of analgosedation. Acta Anaesthesiologica Scandinavica, 65(7), 928–935. https://doi.org/10.1111/aas.13818

Domer, A. S., Kuhn, M. A., & Belafsky, P. C. (2013). Neurophysiology and clinical implications of the laryngeal adductor reflex. Current Otorhinolaryngology Reports, 1(3), 178–182. https://doi.org/10.1007/s40136-013-0018-5

Dunitz-Scheer, M., Levine, A., Roth, Y., Kratky, E., Beckenbach, H., Braegger, C., . . . Scheer, P. J. (2009). Prevention and treatment of tube dependency in infancy and early childhood. ICAN: Infant, Child, & Adolescent Nutrition, 1(2),73–82. https://doi.org/10.1177/1941406409333988

Eichenwald, E. C., & Committee on Fetus and Newborn. (2018). Diagnosis and management of gastroesophageal reflux in preterm infants. Pediatrics, 142(1), Article e20181061. https://doi.org/10.1542/peds.2018-1061

Eicher, P. S., McDonald-McGinn, D. M., Fox, C. A., Driscoll, D. A., Emanuel, B. S., & Zackai, E. H. (2000). Dysphagia in children with a 22q11.2 deletion: Unusual pattern found on modified barium swallow. The Journal of Pediatrics, 137(2), 158–164. https://doi.org/10.1067/mpd.2000.105356

Einarson, K. D., & Arthur, H. M. (2003). Predictors of oral feeding difficulty in cardiac surgical infants. Pediatric Nursing, 29(4), 315–319.

Elgersma, K. M., McKechnie, A. C., Gallagher, T., Trebilcock, A. L., Pridham, K. F., & Spatz, D. L. (2020). Feeding infants with complex congenital heart disease: A modified Delphi survey to examine potential research and practice gaps. Cardiology in the Young, 31(4), 577–588. https://doi.org/10.1017/S1047951120004370

Engeseth, M. S., Olsen, N. R., Maeland, S., Halvorsen, T., Goode, A., & Røksund, O. D. (2018). Left vocal cord paralysis after patent ductus arteriosus ligation: A systematic review. Paediatric Respiratory Reviews, 27, 74–85. https://doi.org/10.1016/j.prrv.2017.11.001

Everett, A. D., & Lim, D. S. (2004). Illustrated field guide to congenital heart disease and repair. Scientific Software Solutions.

Gallagher, K., Flint, A., Mouzaki, M., Carpenter, A., Haliburton, B., Bannister, L., . . . Marcon, M. (2018). Blenderized enteral nutrition diet study: Feasibility, clinical, and microbiome outcomes of providing blenderized feeds through a gastric tube in a medically complex pediatric population. Journal of Parenteral and Enteral Nutrition, 42(6), 1046–1060. https://doi.org/10.1002/jpen.1049

Garcia, X., Jaquiss, R. D., Imamura, M., Swearingen, C. J., Dassinger, M. S., III, & Sachdeva, R. (2011). Preemptive gastrostomy tube placement after Norwood operation. Journal of Pediatrics, 159(4), 602–607. https://doi.org/10.1016/j.jpeds.2011.04.009

Golbus, J. R., Wojcik, B. M., Charpie, J. R., & Hirsch, J. C. (2011). Feeding complications in hypoplastic left heart syndrome after the Norwood procedure: A systematic review of the literature. Pediatric Cardiology, 32(4), 539–552. https://doi.org/10.1007/s00246-011-9907-x

Goldberg, S., Morris, P., Simmons, R. J., Fowler, R. S., & Levison, H. (1990). Chronic illness in infancy and parenting stress: A comparison of three groups of parents. Journal of Pediatric Psychology, 15(3), 347–358. https://doi.org/10.1093/jpepsy/15.3.347

Gorantla, S. C., Chan, T., Shen, I., Wilkes, J., & Bratton, S. L. (2019). Current epidemiology of vocal cord dysfunction after congenital heart surgery in young infants. Pediatric Critical Care Medicine, 20(9), 817–825. https://doi.org/10.1097/PCC.0000000000002010

Harvey, C. (2018). Cannulation for neonatal and pediatric extracorporeal membrane oxygenation for cardiac support. Frontiers in Pediatrics, 6, 17. https://doi.org/10.3389/fped.2018.00017

Heart & Stroke. (n.d.). Stroke in children (pediatric stroke). https://www.heartandstroke.ca/stroke/what-is-stroke/stroke-in-children

Hebson, C. L., Oster, M. E., Kirshbom, P. M., Clabby, M. L., Wulkan, M. L., & Simsic, J. M. (2012). Association of feeding modality with interstage mortality after single-ventricle palliation. Journal of Thoracic and Cardiovascular Surgery, 144(1), 173–177. https://doi.org/10.1016/j.jtcvs.2011.12.027

Henry, B. M., Hsieh, W. C., Sanna, B., Vikse, J., Taterra, D., & Tomaszewski, K. A. (2019). Incidence, risk factors, and comorbidities of vocal cord paralysis after surgical closure of a patent ductus arteriosus: A meta-analysis. Pediatric Cardiology, 40(1), 116–125. https://doi.org/10.1007/s00246-018-1967-8

Herridge, J., Tedesco-Bruce, A., Gray, S., & Floh, A. A. (2021). Feeding the child with congenital heart disease: A narrative review. Pediatric Medicine, 4, Article 7. https://doi.org/10.21037/pm-20-77

Hill, G. D., Hehir, D. A., Bartz, P. J., Rudd, N. A., Frommelt, M. A., Slicker, J., . . . Ghanayem, N. S. (2014). Effect of feeding modality on interstage growth after stage I palliation: A report from the National Pediatric Cardiology Quality Improvement Collaborative. The Journal of Thoracic and Cardiovascular Surgery, 148(4), 1534–1539. https://doi.org/10.1016/j.jtcvs.2014.02.025

Hill, G. D., Silverman, A. H., Noel, R. J., Simpson, P. M., Slicker, J., Scott, A. E., & Bartz, P. J. (2014). Feeding dysfunction in children with single ventricle following staged palliation. The Journal of Pediatrics, 164(2), 243–246. https://doi.org/10.1016/j.jpeds.2013.09.030

Hubschman, L. E. (2013). Malnutrition in congenital heart disease: Management to improve outcomes. ICAN: Infant, Child, & Adolescent Nutrition, 5(3), 170–176. https://doi.org/10.1177/1941406413485906

Hudak, M. L., Tan, R. C., Committee on Drugs, & the Committee on Fetus and Newborn. (2012). Neonatal drug withdrawal. Pediatrics, 129(2), 540–560. https://doi.org/10.1542/peds.2011-3212

Imms, C. (2000). Impact on parents of feeding young children with congenital or acquired cardiac disease. Cardiology in the Young, 10(6), 574–581. https://doi.org/10.1017/s1047951100008842

Imms, C. (2001). Feeding the infant with congenital heart disease: An occupational performance challenge. American Journal of Occupational Therapy, 55(3), 277–284. https://doi.org/10.5014/ajot.55.3.277

Irace, A. L., Dombrowski, N. D., Kawai, K., Dodrill, P., Perez, J., Hernandez, K., . . . Rahbar, R. (2019). Aspiration in children with unilateral vocal fold paralysis. The Laryngoscope, 129(3), 569–573. https://doi.org/10.1002/lary.27410

Itagaki, T., Kikura, M., & Sato, S. (2007). Incidence and risk factors of postoperative vocal cord paralysis in 987 patients after cardiovascular surgery. The Annals of Thoracic Surgery, 83(6), 2147–2152. https://doi.org/10.1016/j.athoracsur.2007.02.008

Jackson, A., Maybee, J., Moran, M. K., Wolter-Warmerdam, K., & Hickey, F. (2016). Clinical characteristics of dysphagia in children with Down syndrome. Dysphagia, 31, 663–671. https://doi.org/10.1007/s00455-016-9725-7

Jackson, A., Maybee, J., Wolter-Warmerdam, K., DeBoer, E., & Hickey, F. (2019). Associations between age, respiratory comorbidities, and dysphagia in infants with down syndrome. Pediatric Pulmonology, 54(11), 1853–1859. https://doi.org/10.1002/ppul.24458

Jadcherla, S. R., Vijayapal, A. S., & Leuthner, S. (2009). Feeding abilities in neonates with congenital heart disease: A retrospective study. Journal of Perinatology, 29(2), 112–118. https://doi.org/10.1038/jp.2008.136

Jayaprasad, N. (2016). Heart failure in children. Heart Views, 17(3), 92–99. https://doi.org/10.4103/1995-705X.192556

Joho-Arreola, A. L., Bauersfeld, U., Stauffer, U. G., Baenziger, O., & Bernet, V. (2005). Incidence and treatment of diaphragmatic paralysis after cardiac surgery in children. European Journal of Cardio-Thoracic Surgery, 27(1), 53–57. https://doi.org/10.1016/j.ejcts.2004.10.002

Jones, C. E., Desai, H., Fogel, J. L., Negrin, K. A., Torzone, A., Willette, S., . . . Butler, S. C. (2020). Disruptions in the development of feeding for infants with congenital heart disease. Cardiology in the Young, 31(4), 589–596. https://doi.org/10.1017/S1047951120004382

Karas, A. F., Patki, A., Ryan, M. A., Upchurch, P. A., Eapen, R. J., & Raynor, E. M. (2019). Outcomes of vocal fold immobility after pediatric cardiovascular surgery. Otolaryngology Open Journal, 5(2), 29–33. https://doi.org/10.17140/OTLOJ-5-157

Ko, J. M. (2015). Genetic syndromes associated with congenital heart disease. Korean Circulation Journal, 45(5), 357–361. https://doi.org/10.4070/kcj.2015.45.5.357

Kogon, B. E., Ramaswamy, V., Todd, K., Plattner, C., Kirshbom, P. M., Kanter, K. R., & Simsic, J. (2007). Feeding difficulty in newborns following congenital heart surgery. Congenital Heart Disease, 2(5), 332–337. https://doi.org/10.1111/j.1747-0803.2007.00121.x

Krom, H., de Winter, J. P., & Kindermann, A. (2017). Development, prevention, and treatment of feeding tube dependency. European Journal of

Pediatrics, 176(6), 683–688. https://doi.org/10.1007/s00431-017-2908-x

Kurtz, J. D., Chowdhury, S. M., Woodard, F. K., Strelow, J. R., & Zyblewski, S. C. (2019). Factors associated with delayed transition to oral feeding in infants with single ventricle physiology. Journal of Pediatrics, 211, 134–138. https://doi.org/10.1016/j.jpeds.2019.02.030

Kuwata, S., Iwamoto, Y., Ishido, H., Taketadu, M., Tamura, M., & Senzaki, H. (2013). Duodenal tube feeding: An alternative approach for effectively promoting weight gain in children with gastroesophageal reflux and congenital heart disease. Gastroenterology Research and Practice, 2013, Article 181604. https://doi.org/10.1155/2013/181604

Lambert, L. M., Pike, N. A., Medoff-Cooper, B., Zak, V., Pemberton, V. L., Young-Borkowski, L., . . . Williams, R. V. (2014). Variation in feeding practices following the Norwood procedure. Journal of Pediatrics, 164(2), 237–242. https://doi.org/10.1016/j.jpeds.2013.09.042

Levine, B. A., Jacobs, I. N., Wetmore, R. F., & Handler, S. D. (1995). Vocal cord injection in children with unilateral vocal cord paralysis. Archives of Otolaryngology: Head and Neck Surgery, 121(1), 116–119. https://doi.org/10.1001/archotol.1995.01890010092017

Logemann, J. A., Kahrilas, P. J., Kobara, M., & Vakil, N. B. (1989). The benefit of head rotation on pharyngoesophageal dysphagia. Archives of Physical Medicine and Rehabilitation, 70(10), 767–771.

MacMullen, N. J., Dulski, L. A., & Blobaum, P. (2014). Evidence-based interventions for neonatal abstinence syndrome. Pediatric Nursing, 40(4), 165–172, 203.

Maguire, D. J., Shaffer-Hudkins, E., Armstrong, K., & Clark, L. (2018). Feeding infants with neonatal abstinence syndrome: Finding the sweet spot. Neonatal Network, 37(1), 11–18. https://doi.org/10.1891/0730-0832.37.1.11

Mangat, A. K., Schmölzer, G. M., & Kraft, W. K. (2019). Pharmacological and non-pharmacological treatments for the neonatal abstinence syndrome (NAS). Seminars in Fetal & Neonatal Medicine, 24(2), 133–141. https://doi.org/10.1016/j.siny.2019.01.009

March, S. (2017). Parents' perceptions during the transition to home for their child with a congenital heart defect: How can we support families of children with hypoplastic left heart syndrome? Journal for Specialists in Pediatric Nursing, 22(3), Article e12185. https://doi.org/10.1111/jspn.12185

Marino, B. L., O'Brien, P., & LoRe, H. (1995). Oxygen saturations during breast and bottle feedings in infants with congenital heart disease. Journal of Pediatric Nursing, 10(6), 360–364. https://doi.org/10.1016/s0882-5963(05)80033-8

Massery, M. (2017). Physical therapy following phrenic nerve graft surgery: Implications far beyond breathing. In A. Elkwood, M. Kaufman, & L. Schneider (Eds.), Rehabilitative surgery (pp. 129–137). Springer. https://doi.org/10.1007/978-3-319-41406-5_11

Maurer, I., Latal, B., Geissmann, H., Knirsch, W., Bauersfeld, U., & Balmer, C. (2011). Prevalence and predictors of later feeding disorders in children who underwent neonatal cardiac surgery for congenital heart disease. Cardiology in the Young, 21(3), 303–309. https://doi.org/10.1017/S1047951110001976

McElhinney, D. B., Hedrick, H. L., Bush, D. M., Pereira, G. R., Stafford, P. W., Gaynor, J. W., . . . Wernovsky, G. (2000). Necrotizing enterocolitis in neonates with congenital heart disease: Risk factors and outcomes. Pediatrics, 106(5), 1080–1087. https://doi.org/10.1542/peds.106.5.1080

McKean, E. B., Kasparian, N. A., Batra, S., Sholler, G. F., Winlaw, D. S., & Dalby-Payne, J. (2017). Feeding difficulties in neonate following cardiac surgery: Determinants of prolonged feeding tube use. Cardiology in the Young, 27(6), 1203–1211. https://doi.org/10.1017/S1047951116002845

Mebius, M. J., Kooi, E. M. W., Bilardo, C. M., & Bos, A. F. (2017). Brain injury and neurodevelopmental outcome in congenital heart disease: A systematic review. Pediatrics, 140(1), Article e20164055. https://doi.org/10.1542/peds.2016-4055

Medoff-Cooper, B., & Irving, S. Y. (2009). Innovative strategies for feeding and nutrition in infants with congenitally malformed hearts. Cardiology in the Young, 19(Suppl. 2), 90–95. https://doi.org/10.1017/S1047951109991673

Medoff-Cooper, B., Naim, M., Torowicz, D., & Mott, A. (2010). Feeding, growth, and nutrition in children with congenitally malformed hearts. Cardiology in the Young, 20(Suppl. 3), 149–153. https://doi.org/10.1017/S1047951110001228

Medoff-Cooper, B., & Ravishankar, C. (2013). Nutrition and growth in congenital heart disease: A challenge in children. Current Opinion in Cardiology, 28(2), 122–129. https://doi.org/10.1097/HCO.0b013e32835dd005

Medoff-Cooper, B., Irving, S. Y., Hanlon, A. L., Golfenshtein, N., Radcliffe, J., Stallings, V. A., . . . & Ravishankar, C. (2016). The Association among feeding mode, growth, and developmental outcomes in infants with complex congenital heart disease at 6 and 12 months of age. The Journal of Pediatrics, 169, 154–159. https://doi.org/10.1016/j.jpeds.2015.10.017

Miller, S. P., & McQuillen, P. S. (2007). Neurology of congenital heart disease: Insight from brain imaging. Archives of Disease in Childhood—Fetal and Neonatal Edition, 92(6), F435–F437. https://doi.org/10.1136/adc.2006.108845

Mittal, R. K., & Goyal, R. K. (2006). Sphincter mechanisms at the lower end of the esophagus. GI Motility Online. https://www.nature.com/gimo/contents/pt1/full/gimo14.html

Motta, C., Scott, W., Mahony, L., Koch, J., Wyckoff, M., Reisch, J., . . . Brion, L. P. (2015). The association of congenital heart disease with necrotizing enterocolitis in preterm infants: A birth cohort study. Journal of Perinatology, 35(11), 949–953. https://doi.org/10.1038/jp.2015.96

National Institutes of Health, Genetic and Rare Diseases Information Center. (n.d.-a). 22q11.2 deletion syndrome. https://rarediseases.info.nih.gov/diseases/10299/22q112-deletion-syndrome

National Institutes of Health, Genetic and Rare Diseases Information

Center. (n.d.-b). CHARGE syndrome. https://rarediseases.info.nih.gov/diseases/29/charge-association

National Institutes of Health, Genetic and Rare Diseases Information Center. (n.d.-c). Down syndrome. https://rarediseases.info.nih.gov/diseases/10247/down-syndrome

National Institutes of Health, National Heart, Lung, and Blood Institute. (n.d.). Congenital heart defects. https://www.nhlbi.nih.gov/health-topics/congenital-heart-defects

National Institutes of Health, U.S. Library of Medicine. (n.d.). Congenital heart disease. https://medlineplus.gov/ency/article/001114.htm

Newburger, J. W., & Bellinger, D. C. (2006). Brain injury in congenital heart disease. Circulation, 113(2), 183–185. https://doi.org/10.1161/CIRCULATIONAHA.105.594804

Oostlander, S. A., Falla, J. A., Dow, K., & Fucile, S. (2019). Occupational therapy management strategies for infants with neonatal abstinence syndrome: Scoping review. Occupational Therapy in Health Care, 33(2), 197–226. https://doi.org/10.1080/07380577.2019.1594 485

Orzell, S., Joseph, R., Ongkasuwan, J., Bedwell, J., Shin, J., & Raol, N. (2019). Outcomes of. vocal fold motion impairment and dysphagia after pediatric cardiothoracic surgery: A systematic review. Otolaryngology—Head and Neck Surgery, 161(5),754–763. https://doi.org/10.1177/0194599819858594

Pados, B. F. (2019). Symptoms of problematic feeding in children with CHD compared to healthy peers. Cardiology in the Young, 29(2), 152–161. https://doi.org/10.1017/S1047951118001981

Pavlushkov, E., Berman, M., & Valchanov, K. (2017). Cannulation techniques for extracorporeal life support. Annals of Translational Medicine, 5(4), 70–70. https://doi.org/10.21037/atm.2016.11.47

Pharande, P., Karthigeyan, S., Walker, K., D'Cruz, D., Badawi, N., Luig, M., . . . Popat, H. (2017). Unilateral vocal cord paralysis after surgical closure of a patent ductus arteriosus in extremely preterm infants. Journal of Paediatrics and Child Health, 53(12), 1192–1198. https://doi.org/10.1111/jpc.13632

Pourmoghadam, K. K., DeCampli, W. M., Ruzmetov, M., Kosko, J., Kishawi, S., O'Brien, M., . . . Fakioglu, H. (2017). Recurrent laryngeal nerve injury and swallowing dysfunction in neonatal aortic arch repair. Annals of Thoracic Surgery, 104(5), 1611–1618. https://doi.org/10.1016/j.athoracsur.2017.03.080

Raut, M. S., Dubey, S., & Maheshwari, A. (2017). Iatrogenic vocal cord paralysis after cardiac surgery: Evocative note for surgeon and anesthesiologist [Letter to editor]. Annals of Cardiac Anaesthesia, 20(1), 117–118. https://doi.org/10.4103/0971-9784.197852

Rodney, J. P., Thompson, J. L., Anderson, M. P., & Burkhart, H. M. (2019). Neonatal vocal fold motion impairment after complex aortic arch reconstruction: What should parents expect after diagnosis? International Journal of Pediatric Otorhinolaryngology, 120, 40–43. https://doi.org/10.1016/j.ijporl.2019.02.006

Roman, B. (2011). Nourishing little hearts: Nutritional implications for congenital heart defects. Practical Gastroenterology, 35, 11–34.

Rosen, R. D., & Winters, R. (2021). Physiology, lower esophageal sphincter. StatPearls Publishing. https://www.ncbi.nlm.nih.gov/books/NBK557452/

Ross, C. F., Bernhard, C. B., & Smith-Simpson, S. (2019). Parentreported ease of eating foods of different textures in young children with Down syndrome. Journal of Texture Studies, 50(5), 426–433. https://doi.org/10.1111/jtxs.12410

Rudd, N. A., Frommelt, M. A., Tweddell, J. S., Hehir, D. A., Mussatto, K. A., Frontier, K. D., . . . Ghanayem, N. S. (2014). Improving interstage survival after Norwood operation: Outcomes from 10 years of home monitoring. The Journal of Thoracic and Cardiovascular Surgery, 148(4), 1540–1547. https://doi.org/10.1016/j.jtcvs.2014.02.038

Ryan, G., Dooley, J., Gerber Finn, L., & Kelly, L. (2019). Nonpharmacological management of neonatal abstinence syndrome: A review of the literature. Journal of Maternal–Fetal & Neonatal Medicine, 32(10), 1735–1740. https://doi.org/10.1080/14767058.2017.1414180

Ryan, M. A., Upchurch, P. A., & Senekki-Florent, P. (2020). Neonatal vocal fold paralysis. NeoReviews, 21(5), e308–e322. https://doi.org/ 10.1542/neo.21-5-e308

Sables-Baus, S., Kaufman, J., Cook, P., & da Cruz, E. M. (2012). Oral feeding outcomes in neonates with congenital cardiac disease undergoing cardiac surgery. Cardiology in the Young, 22(1), 42–48. https://doi.org/10.1017/S1047951111000850

Sachdeva, R., Hussain, E., Moss, M. M., Schmitz, M. L., Ray, R. M., Imamura, M., & Jaquiss, R. D. (2007). Vocal cord dysfunction and feeding difficulties after pediatric cardiovascular surgery. Journal of Pediatrics, 151(3), 312–315. https://doi.org/10.1016/j.jpeds.2007.03.014

Schumacher, R. E., Weinfeld, I. J., & Bartlett, R. H. (1989). Neonatal vocal cord paralysis following extracorporeal membrane oxygenation. Pediatrics, 84(5), 793–796. https://doi.org/10.1542/peds.84.5.793

Shapiro, R., & Broccard, A. (1997). Patient positioning in respiratory disease. Clinical Pulmonary Medicine, 4(1), 45–52.

Shine, A. M., Finn, D. G., Allen, N., & McMahon, C. J. (2019). Transition from tube feeding to oral feeding: Experience in a tertiary care paediatric cardiology unit. Irish Journal of Medical Science, 188(1), 201–208. https://doi.org/10.1007/s11845-018-1812-3

Shoemaker, R., Palmer, G., Brown, J. W., & King, H. (1981). Aggressive treatment of acquired phrenic nerve paralysis in infants and small children. The Annals of Thoracic Surgery, 32(3), 250–259. https://doi.org/10.1016/s0003-4975(10)61047-8

SickKids Staff. (n.d.-a). Chylothorax: Minimal fat diet. AboutKidsHealth. https://www.aboutkidshealth.ca/Article?contentid=1196&language=English

SickKids Staff. (n.d.-b). Heart problems. AboutKidsHealth. https://www.aboutkidshealth.ca/article?contentid=372&language=english

Sinha, A., Geragotellis, A., Singh, G. K., Verma, D., Ansari, D. M., Tarmahomed,

A., . . . Harky, A. (2021). Vocal cord palsy as a sequela of paediatric cardiac surgery—A review. Cardiology in the Young, 1–9. https://doi.org/10.1017/S1047951121001165

Skinner, M. L., Halstead, L. A., Rubinstein, C. S., Atz, A. M., Andrews, D., & Bradley, S. M. (2005). Laryngopharyngeal dysfunction after the Norwood procedure. Journal of Thoracic and Cardiovascular Surgery, 130(5), 1293–1301. https://doi.org/10.1016/j.jtcvs.2005.07.013

Slater, N., Spader, M., Fridgen, J., Horsley, M., Davis, M., & Griffin, K. H. (2021). Weaning from a feeding tube in children with congenital heart disease: A review of the literature. Progress in Pediatric Cardiology, 62, Article 101406. https://doi.org/10.1016/j.pped card.2021.101406

Srinivasan, C., Sachdeva, R., Morrow, W. R., Gossett, J., Chipman, C. W., Imamura, M., & Jaquiss, R. D. B. (2009). Standardized management improves outcomes after the Norwood procedure. Congenital Heart Disease, 4(5), 329–337. https://doi.org/10.1111/j.1747-0803.2009.00323.x

Stanley, M. A., Shepherd, N., Duvall, N., Jenkinson, S. B. Jalou, H. E. Givan, D. C., . . . Roper, R. J. (2019). Clinical identification of feeding and swallowing disorders in 0–6 month old infants with Down syndrome. American Journal of Medical Genetics, 179(2), 177–182. https://doi.org/10.1002/ajmg.a.11

Taylor, K., Maguire, D., & Cleveland, L. (2020). A review of feeding practices in infants with neonatal abstinence syndrome. Advances in Neonatal Care, 20(6), 430–439. https://doi.org/10.1097/ANC.0000000000000780

Thommessen, M., Heiberg, A., Kase, B. F., Larsen, S., & Riis, G. (1991). Feeding problems, height and weight in different groups of disabled children. Acta Paediatrica, 80(5), 527–533. https://doi.org/10.1111/j.1651-2227.1991.tb11897.x

Uzark, K., Wang, Y., Rudd, N., Elixson, E. M., Strawn, J., Nieves, J. A., . . . Ittenbach, R. (2012). Interstage feeding and weight gain in infants following the Norwood operation: Can we change the outcome? Cardiology in the Young, 22(5), 520–527. https://doi.org/10.1017/S1047951111002083

Villanueva-Meyer, J., Swischuk, L. E., Cesani, F., Ali, S. A., & Briscoe, E. (1996). Pediatric gastric emptying: Value of right lateral and upright positioning. Journal of Nuclear Medicine, 37(8), 1356–1358.

Vose, A., Nonnenmacher, J., Singer, M. L., & González-Fernández, M. (2014). Dysphagia management in acute and sub-acute stroke. Current Physical Medicine and Rehabilitation Reports, 2, 197–206. https://doi.org/10.1007/s40141-014-0061-2

Walters, R. A., Izquierdo, M., Rodriguez, J. C., Stevens, J. S., & Lavandosky, G. (2021). Iatrogenic opiate withdrawal in pediatric patients: Implementation of a standardized methadone weaning protocol and withdrawal assessment tool. Journal of Pharmacy Practice, 34(3), 417–422. https://doi.org/10.1177/0897190019875613

Wentland, C. J., Song, P. C., & Hartnick, C. J. (2016). Pediatric voice and swallowing disorders related to vocal fold immobility: The use of laryngeal EMG. Current Treatment Options in Pediatrics, 2, 339–351. https://doi.org/10.1007/s40746-016-0067-3

Wilken, M., Cremer, V., & Echtermeyer, S. (2015). Home-based feeding tube weaning: Outline of a new treatment modality for children with long-term feeding tube dependency. ICAN: Infant, Child, & Adolescent Nutrition, 7(5), 270–277. https://doi.org/10.1177/1941406415591207

Wolf, L. S., & Glass, R. P. (1992). Feeding and swallowing disorders in infancy: Assessment and management. PRO-ED.

Wong, N. S., Feng, Z., Rappazzo, C., Turk, C., Randall, C., & Ongkasuwan, J. (2019). Patterns of dysphagia and airway protection in infants with 22q11.2-deletion syndrome. The Laryngoscope, 130(11), 2352–2356. https://doi.org/10.1002/lary.28317

Zhang, H., Gu, Y., Mi, Y., Jin, Y., Fu, W., & Latour, J. M. (2019). Highenergy nutrition in paediatric cardiac critical care patients: A randomized controlled trial. Nursing in Critical Care, 24(2), 97–102. https://doi.org/10.1111/nicc.12400

CHAPTER 13

자폐스펙트럼 아동의 섭식 문제

(Feeding Challenges for Children With Autism Spectrum Disorder)

BRITTANY ST. JOHN, MPH, OTR/L; LIBBY HLADIK, MS, OTR/L; PATRICIA NOVAK, MPH, RD, CLE; SHARON GARTLAND, OTD, OTR/L; AND KARLA K. AUSDERAU, PHD, OTR/L

챕터 하이라이트

- 섭식 문제는 자폐스펙트럼장애 아동의 가장 일반적인 특징 중 하나이다(Feeding challenges are one of the most common characteristics of children with ASD).
- 자폐스펙트럼장애 아동에서의 섭식 문제는 이질적이고 복잡한 양상을 보이며, 여러 원인에 의해 비롯된다(Feeding challenges among children with ASD are heterogeneous, with complex presentation, and stem from multiple etiologies).
- 작업적 관점은 역동적인 부모-자녀 관계에 내재된 가족 식사 시간의 맥락에서의 섭식 문제를 평가하고, 아동의 발달과 건강 상태를 고려하기 위해 적용되어야 한다(An occupational perspective should be applied to evaluate feeding challenges in the context of family mealtime, embedded in dynamic parent-child relationships, and considering the child's development and health conditions).

주요 용어 및 개념

- 감각 식이(Sensory diet)
- 감각 처리(Sensor processing)
- 과민반응(Hyperresponsive)
- 과소반응(Hyporesponsive)
- 구강-운동 문제(Oral-motor challenges)
- 도전 가능한 수준의 과제(Just-right challenge)
- 무분별 탐식증(Pica)
- 문제가 되는 식사 시간 행동(Problematic mealtime behaviors)
- 불안(Anxiety)
- 새것 혐오증 행동(Neophobic behavior)
- 선택적 식이(Selective diets)
- 섭식 문제(Feeding challenges)
- 식사 시간 참여(Mealtime participation)
- 식이 제한(elimination diet)
- 융통성 없는 식사 시간(Mealtime rigidity)
- 자폐스펙트럼장애(Autism spectrum disorder)
- 전문가 간 팀(Interprofessional team)
- 편식(Food selectivity)
- 회피/제한된 음식섭취 장애(Avoidant/restrictive food intake disorder)

섭식 및 식사 시간 문제는 **자폐스펙트럼장애(Autism spectrum disorder - ASD)** 아동의 가장 일반적인 특징 중 하나이며, 발생률은 84%-89%로 추정된다(Leader et al., 2020; Ledford & Gast, 2006). 증가된 감각 민감도, 제한적이고 반복적인 행동과 같은 자폐스펙트럼장애의 가장 중요한 특성은 편식과 전반적인 섭식 및 융통성 없는 식사 시간이 되는 원인이 된다(Hyman et al., 2020; Marshall et al., 2014). 자폐스펙트럼장애 아동의 섭식 문제는 음식의 허용, 적절한 영양 섭취, 식사 시간 내 상호작용 또는 보편적인 가족 일상을 방해하는 운동, 행동 또는 감각적 특성으로 인해 발생할 수 있다. 자폐스펙트럼장애 아동에게 나타나는 특유의 섭식 문제는 여러 형태로 표현되고 의학적, 발달적으로 영향을 미치는 결과가 나타날 위험이 있다(Gahagan, 2012; Johnson et al., 2014). 또한, 섭식 문제는 아동 및 가족의 작업에 광범위하게 영향을 미치며(Hubbard et al., 2014; Marquenie et al., 2011; Tanner et al., 2015), 가족과의 상호작용 및 식사 시간 일상이 혼란스러워 지는데 큰 영향을 미칠 수 있다(Ausderau & Juarez, 2013; Thullen & Bonsall, 2017; Zlomke et al., 2020).

이 장에서는 자폐스펙트럼장애 아동의 섭식 문제에 영향을 미치는 일반적인 요인과 각 요인을 해결하기 위한 평가, 중재 접근 방법을 다룬다. 징후와 임상적 양상이 개별적으로 논의되지만 흔히 섭식에 영향을 미치는 요인들은 중복되며, 항상 전체론적인 접근법 사용을 고려해야 한다는 것을 기억하는 것이 중요하다. 참고로 작업치료에서는 섭식과 먹기라는 용어는 종종 같은 의미로 사용된다. 먹기는 음식을 먹는 행위이며, 섭식은 먹거나 먹이는 과정을 말한다. 이 장의 목적에 따라 섭식 문제(feeding challenges)라는 용어는 자폐스펙트럼장애 아동들 사이에서 나타날 수 있는 다양한 음식 및 식사 시간과 관련된 문제를 포함하기 때문에 같은 의미로 사용된다.

1. 자폐스펙트럼장애의 복잡한 섭식 문제 FEEDING CHALLENGES IN ASD ARE COMPLEX

섭식 문제(feeding challenges)는 음식의 허용, 적절한 영양 섭취, 식사 시간 상호작용 또는 보편적인 가족의 일상을 방해하는 섭식에 대한 모든 어려움이다. 섭식 문제는 종종 여러 원인에 의해 나타나며 아동의 운동, 건강, 행동 또는 감각적 특성을 포함한 다양한 요인에 의해 발생할 수 있다. **감각 처리(Sensory processing)**는 환경으로부터 감각 정보를 등록, 조직하고 적응 반응을 만들어내는 능력이며, 섭식 문제의 주요 특징으로 널리 인식되어 있다(Chistol et al., 2018).

가장 일반적으로 보고되는 자폐스펙트럼장애 아동의 섭식 문제는 **편식(food selectivity)**으로 빈번하거나 만연한 음식 거부, 다양하지 못한 종류의 음식 허용, 특정 색이나 질감의 음식만을 먹거나 특정한 위치나 도구를 요구하는 것과 같은 특별한 감각적(예; 색깔, 질감, 향) 또는 환경적(예; 위치, 도구) 특성으로 나타난다(Chistol et al., 2018; Hubbard et al., 2014; Mayes & Zickgraf, 2019). 음식의 감각적 특성과 관련된 문제 외에도, 자폐스펙트럼장애 아동은 식사 시간 동안 환경으로부터 입력된 감각을 조절하고 자신에게 필요한 감각을 충족시키는데 어려움을 겪을 수 있다. 일상과 행동의 융통성 없음, 구강-운동 결핍, 기초 건강 상태, 구강-운동 및 섭식 기술, 편식은 식사 시간 상호작용에 부정적인 영향을 미칠 수 있다(Hubbard et al., 2014; Marí-Bauset et al., 2014).

신체 전반적으로 영향을 주는 자폐스펙트럼장애의 특성으로 인해 자폐스펙트럼장애 및 섭식 문제를 가진 아동은 추가적으로 섭식과 관련될 수 있는 면역, 위장 문제, 신경학적 특성을 보인다. 위장 기능장애와 알레르기를 포함한 건강 문제의 유병률은 자폐스펙트럼장애 아동들에서 더 높으며 섭식 및 성장에 영향을 미칠 수 있다(Berry et al., 2015; Tye et al., 2019; Vuong & Hsiao, 2017). 일부 자폐스펙트럼장애 아동의 경우 음식 회피가 유난히 극단적이고 영양 결핍 또는 영양 보충의 필요성이 나타나는 경우 **회피/제한된 음식섭취장애(avoidant/restrictive food intake disorder – ARFID)** 진단을 고려할 수 있다(Eddy et al., 2019). 이러한 섭식장애 진단은 체중감소 또는 성장 지연, 영양 결핍, 경관 식이, 영양 보충제에 대한 의존, 심리사회적 장애 중 하나 이상을 포함하여 제한된 양 또는 다양한 종류의 음식이 포함된 음식을 회피하거나 제한하는 것을 특징으로 한다(Eddy et al., 2019).

여러 섭식 문제와 원인은 복합적으로 작용하여 오해

를 불러일으킬 수 있는 모습으로 나타난다(예; 행동 반응으로 나타나는 건강 및 감각 관련 섭식 문제). 개별적인 섭식 문제뿐만 아니라 어떻게 다른 문제를 악화시킬 수 있는지 고려하는 것이 필수적이다.

2. 부모-자녀 상호작용 PARENT-CHILD INTERACTIONS

어린 시절의 먹기는 부모가 음식을 제공하고, 식습관을 모델링하고, 영양섭취를 조절할 책임이 있기 때문에 부모-자녀의 맥락에 깊게 내재되어 있다. 아동, 부모, 환경적 요인의 균형은 아동의 효과적인 식습관을 발달시키기 위해 필요하다(Gahagan, 2012). 이러한 요인들의 복잡하고 상호작용적인 관계는 부모-자녀의 역할을 더욱 강조하고 기존의 섭식 문제를 더 강화시킬 수 있다(Berlin et al., 2009). 또한 섭식 문제로 인해 와해된 부모-자녀 관계는 섭식의 맥락을 넘어 확장될 수 있다. 자폐스펙트럼장애 아동의 부모는 보편적으로 발달하는 아동의 부모와 비교하여 높은 양육 스트레스를 경험한다(Hayes & Watson, 2013). 부모-자녀 관계는 섭식 문제로 인해 크게 부담이 될 수 있으며, 잠재적으로 이미 높아진 부모 스트레스 수준을 악화시킬 수 있다(DeGrace, 2004; Nadon et al., 2011; Winston et al., 2010). 또한 최근 연구에서는 아동의 행동 문제, 자폐스펙트럼장애의 증상, 양육 스트레스 사이의 관계는 양방향적이고 상호작용적이라는 것을 시사하며, 그렇기 때문에 부모와 아동이 함께 중재 받는 것이 바람직하다고 본다(Rodriguez et al., 2019).

3. 가족 식사 시간의 일상과 작업 FAMILY MEALTIME ROUTINES AND OCCUPATIONS

식사 시간 참여(Mealtime participation)는 가족 문화에 의해 확립된 식사 경험, 관습, 일상의 참여를 포함한다. 참여는 아동이 나이가 들고 가족의 역할과 독립성이 발달함에 따라 성장한다. 규칙적인 가족 식사 시간 작업의 참여는 아동과 가족에게 의미 있는 영향을 미칠 수 있다(Fruh et al., 2011). 식사 시간을 포함한 가족의 일상과 관습은 일상생활의 의미를 향상시키고, 가족 정체성을 안정화시키는데 도움이 되며, 정서적 표현과 문제 해결을 위한 공간을 만들고, 가족의 결속력을 형성하여 결과적으로 아동의 발달을 촉진할 수 있다(Curtiss, 2018). 규칙적인 가족의 일상은 모든 가족의 웰빙을 나타내기 위해 제안되기도 하였다(Larson & Miller-Bishoff, 14). 식사 시간은 가족의 필요사항과 섭식 문제를 가진 아동의 특별한 요구 사항을 포함한다(Marquenie et al., 2011). 아동의 섭식 문제는 가족의 식사 시간 일상을 방해하고, 가족들이 식사 시간 내 작업에 함께 참여할 기회를 감소시킨다(Marquenie et al., 2011; Suarez et al., 2014). 자폐스펙트럼장애 아동의 가족은 때때로 가족 구성원의 필요에 따라 식사를 따로 하는 것이 필요할 수 있다고 보고한다(Marquenie et al., 2011; Suarez et al., 2014).

자폐스펙트럼장애 및 섭식 문제를 가진 아동의 부모는 식사 시간 참여를 촉진하기 위해 가족 특유의 전략을 만들고 사용할 수 있다(Ausderau et al., 2019; Muesbeck et al., 2018). 그러나 가족들은 제한된 도움이나 성공적인 경험을 통해 가족 식사를 함께 하는 것에 대한 욕구가 있음에도 불구하고 섭식 문제를 극복하는 전략을 사용하거나 시도하는 것을 포기할 수 있다(McAuliffe et al., 2019; Suarez et al., 2014). 현재 적용 중이거나 이전에 적용되었던 육아 전략과 그러한 전략이 어떻게 섭식 및 가족 식사 시간을 지원하거나 방해할 수 있는지에 대한 철저한 평가가 중요하다. 마지막으로 자폐스펙트럼장애와 섭식 문제를 가진 아동을 평가할 때 작업중심 관점을 적용하고 가족의 식사 시간 일상, 가족의 가치 및 목표, 아동의 특별한 섭식 문제 간의 관계를 고려하는 것이 필수적이다. 표 13.1은 식사 시간 참여를 위한 확실한 기초를 만들기 위해 식사 시간 전, 후에 시행할 수 있는 전략을 제공한다.

4. 섭식을 위한 전문가 간 접근법 INTERPROFESSIONAL APPROACH TO FEEDING

여러 전문가가 협력하여 그들의 고유한 전문 분야를 바탕으로 문제를 해결하고 아동과 가족을 위한 공동 목표를 달성한다. **전문가 간 팀**(Interprofessional team) 구성원은 아동들의 필요뿐만 아니라 특정 분야의 필요에 따라 매우 다양하다. 모든 제공자 간의 의사소통과 협업은 중재 접근법의 일관성과 공유된 목표를 인지하고, 아동과 가족을 위한 더 높은 수준의 치료가 가능하게 할 것이다. 약물 및 의학적 중재의 변화는 섭식 문제의 효과적인 중재를 위해 필요할 수 있다. 반대로 섭식 중재는 아동의 의학적 필요를 고려하고 지원해야 한다.

작업치료사는 섭식 중재에서 중요한 역할을 하지만, 때로는 아동과 가족의 모든 요구사항을 적절히 해결하기 위해 팀 접근이 필요하다(Sharp et al., 2017). 전문가 간 팀이 항상 지원할 수 있는 것이 아니므로 아동과 가족의 요구사항을 적절하게 충족시키기 위해 다른 전문가를 찾아보고 연락해 볼 필요가 있다. 일반적인 팀 구성원과 그들의 고유한 역할은 표 13.2에 설명되어 있다.

5. 평가와 중재 가이드를 위한 실행 ASSESSMENT AND EVALUATION TO GUIDE INTERVENTION

작업치료사는 아동의 능력과 행동 수행에 영향을 미칠 수 있는 개별적인 특성 요인(예; 감각 처리, 식사 시간 행동, 자조, 운동, 구강-운동 및 삼킴 기술)과 환경적 요인을 평가하도록 교육을 받는다. 또한 아동의 먹기뿐만 아니라 가족 전체의 경험과 식사 시간 관습을 고려하는 특별한 관점을 가지고 있다. 자폐스펙트럼장

표 13.1. 참여를 위한 기초 만들기

개념	중재 전략
가족 식사 시간 외 중재 제공	• 기능 향상을 위한 치료용 음식과 간식 • 감각, 운동, 인지, 심리사회적 필요에 대한 치료적 지원 • 일괄된 행동 지원
건강 증진 습관의 형성	• 매일 신체 활동 • 영상시청 시간을 2시간 이내로 제한(의사소통을 위한 경우 제외) • 충분한 수면 • 규칙적인 배변 활동을 위한 배변 습관
익숙한 일상 형성	• 일관된 식사 및 간식 시간 • 식사 전후 과정(손 씻기, 식사 차리기, 테이블 치우기)
식사 시간 설정	• 적절한 식사 시간 환경(좌석, 식기류, 함께 식사하는 사람) • 음식 준비(질감, 영양)
환경	• 섭식에 영향을 미치는 환경적인 요소를 고려하고 수정 – 시각(벽, 테이블, 접시, 함께 식사하는 사람) – 청각(음악, 대화, 주변 소음) – 촉각(의류, 의자, 테이블, 식기류) – 후각(주변 냄새, 음식 냄새) • 적절한 앉는 자리, 식기 및 컵 • 영상은 의사소통으로 제한하거나 필수적인 섭취를 지원하기 위해 필요한 경우에만 사용

표 13.2 전문가 간 팀 구성원과 책임

팀 구성원	역할 책임
가족 및 사회적 지원 네트워크	일상생활에서 아동의 식사 및 간식 시간을 용의하게 한다. 발달과 건강(섭식과 관련하여)을 지원하는 의학적 및 치료 지침을 준수하도록 지원한다. 가족의 가치, 일상, 관습 및 우선순위는 아동의 섭식 문제 평가와 치료의 지표가 되어야 한다. 가족은 일상생활에서 중재 전략을 실행하는 핵심 구성원이다. 중재 기술을 선택할 때 보호자의 부담과 가족의 동의를 고려해야 한다.
작업치료사	섭식 문제(예: 구강-운동, 감각, 삼킴, 행동, 건강, 발달)에 대한 포괄적인 평가를 포함하여 섭식의 맥락, 가족 상호작용 및 일상에 미치는 영향에 대한 평가, 섭식 문제에 대한 의미 있는 가족 중심 목표와 중재 방법을 평가하고 제공한다.
언어병리학자(언어재활사)	구강-운동, 삼킴 또는 의사소통 결함과 관련된 문제를 확인하고 치료한다.
영양학자 또는 영양사	아동의 영양 섭취, 성장과 체중 증가에 대한 자세한 평가를 제공하여 목표 식단의 변화 또는 보충 식이에 대한 구체적인 권고사항을 제공한다.
정신건강 전문가 (예: 심리학자, 상담사)	음식을 먹는 동안 식사 시간 참여를 촉진하는데 도움이 될 수 있는 섭식 경험과 정신건강 징후 사이의 공통된 부분을 해결한다. 가족의 결속, 부모-자녀 상호작용 및 가족의 웰빙을 지원하기 위해 가족과 아동을 지원한다.
소아과 의사 및 의료 전문가	섭식에 영향을 미치는 근본적인 건강 문제를 확인하고 치료한다.
추가적인 팀 구성원	아동과 가족의 개별적인 요구의 근거에 따라 확인한다. 예를 들어 학교 선생님, 간호사, 가정 방문 서비스 제공자, 행동 치료사 등이 포함된다.

애 아동에 대한 포괄적인 평가는 섭식 문제의 근본적인 원인을 밝히고 가족의 요구에 맞는 적절한 목표와 목표에 따른 중재 전략을 개발하기 위해 필수적이다. 가능한 평가는 병력 및 섭식이력, 아동의 기술과 특성에 대한 평가와 섭식 관찰이 반드시 포함되어야 한다. 또한 아동의 현재와 이전의 건강, 의학적 상태, 약물, 성장과 식이 섭취에 특별한 주의를 기울여야 한다. 평가 과정은 가족 식사 시간에 포함된 전체적인 식사경험을 고려하여 가족 및 아동과 관련된 목표를 설정함으로써 치료에 정보를 제공할 수 있다. 평가를 통해 가족의 우선순위와 가치에 따라 실제로 무엇이 문제인지 판단할 수 있다.

현재 자폐스펙트럼장애 아동의 섭식을 위한 표준화된 평가 도구는 제한적이다. 자폐스펙트럼장애 아동뿐만 아니라 보편적인 발달중인 아동에게도 사용할 수 있도록 검증된 10개 항목의 부모 보고식 설문지는 아동의 식사 시간 행동을 간략하게 평가할 수 있는 도구이다(Seiverling et al., 2016). 작업치료사는 광범위한 아동 모집단에서 특정 섭식 요구를 해결하고 클라이언트의 섭식 문제를 위해 설계된 평가도구 사용을 고려하여야 하며, 자폐스펙트럼장애 모집단을 위해서는 구체적으로 검증된 도구를 사용하여야 한다(자세한 내용은 3장 "섭식 평가" 참조).

자폐스펙트럼장애 아동을 위한 특정 중재의 근거는 여전히 대두되고 있다. 작업치료사는 사용 가능한 근거, 임상 전문 지식, 효과적인 중재를 실행하기 위하여 가족의 가치와 필요를 기반으로 해야 한다. 섭식 중재는 각 가족과 아동의 요구를 고려하는 창의적인 문제 해결법을 필요로 한다. 보편적으로 조작적 조건 형성과 체계적 둔감화를 포함하여 다양한 행동 기반 중재가 시행되었다(Marshall et al., 2013). 조작적 조건 형성은 아동이 행동에 대한 반응(예: 칭찬)을 얻기 위해 아동이 원하는 특정 행동(예: 음식을 조금씩 베어 먹기)을 잘 할 수 있도록 촉구한다. 체계적 둔감화는 선호하지 않는 음식에 보다 편안하게 노출되는 놀이기반에 더 가까운 접근법이 될 수 있다. 체계적 둔감화를 기반으로 잘 알려져 있고, 일반적으로 사용되는 중재 프로그램은 순차적 구강 감각 접근법(Sequential Oral Sensory (SOS) approach)이다(Toomey & Ross, 2011).

작업치료사가 개발한 것을 포함하여 가족 구성원을 치료에 참여하도록 하고, 아동의 요구를 해결하는 가족 중심 접근법에 초점을 맞춘 몇 가지 다른 접근법이 대두되고 있다. 이러한 접근법은 일반적으로 자폐스펙트럼장애 아동의 식사 시간의 맥락을 고려하고 부모 교육 또는 코칭이 포함된다(예; 자폐증 섭식 혐오 및 다양성 제한[Autism MEAL : Sharp et al., 2014], 음식에 대한 유연성 강화 및 노출 계획[BUFFET : Building Up Food Flexibility and Exposure Treatment] 프로그램[Kuschner et al., 2017], 다 먹기[EAT-UP : Cosbey & Muldoon, 2017]). 이러한 프로그램 중 일부는 긍정적인 효과를 보여주지만 제한된 연구와 연구 설계의 문제는 여전히 한계가 있다. 현재의 중재 프로그램과 최근 대두되는 중재 프로그램의 효과를 평가하려면 더 큰 표본의 크기와 엄격한 설계를 가진 추가 연구가 필요하다. 이 장의 나머지 부분에서는 특정 중재의 기반이 아닌 자폐스펙트럼장애 아동의 섭식 문제를 해결하기 위한 전략에 초점을 맞춘다.

6. 감각-기반 섭식 문제 SENSORY-BASED FEEDING CHALLENGES

감각적 특성에 대한 반응의 차이는 감각-기반 섭식 문제로 이어질 수 있다. 자폐스펙트럼장애 아동은 질감, 맛, 온도, 냄새 또는 색깔에 따라 특정 음식에 대한 혐오감이나 강한 선호도를 가질 수 있다. 아동 환경의 감각적 요소(예; 조명, 소음 수준, 감각 자극의 예측 가능성, 다른 사람의 음식 모습 또는 냄새, 의자 선택)도 식사 시간에 참여하는 능력에 영향을 미칠 수 있다.

1) 임상적 징후(Clinical Presentation)

(1) 음식 및 질감에 대한 선택성 또는 거부(Food and texture selectivity or refusal)

특정 감각-기반의 선호도 또는 혐오감은 극단적일 수 있으며, 편식이나 거부는 결과적으로 영양 결핍 및 건강 문제를 유발할 수 있다(Zimmer et al., 2012). 편식이라는 용어는 빈번하거나 만연한 음식 거부, 다양하지 못한 종류의 음식 허용 또는 특정 색상이나 질감의 음식만 먹거나 특정 식사 시간 또는 도구를 요구하는 것과 같은 특정 감각이나 환경적 특성의 회피에 사용된다(Cermak et al., 2010; Hubbard et al., 2014; Tanner et al., 2015). 아동은 음식 섭취를 제한하거나 선호하는 질감이나 맛에 집착하게 되며, 선호하지 않거나 혐오하는 음식을 먹었을 때 종종 구역질이나 구토가 나타날 수 있다. 감각-기반 음식 선호로 인해 새로운 것을 회피하는 것(즉, 새것 혐오증 행동-neophobic behavior)도 음식 거부와 편식으로 이어질 수 있다(Milano et al., 2019). 편식은 음식의 감각적 특성과 관련하여 자폐스펙트럼장애 아동에게 가장 자주 보고되는 식습관과 관련된 문제이다(Hubbard et al., 2014).

(2) 음식의 감각적 특성에 대한 과민반응(Hyper-responsive to sensory properties of food)

자폐스펙트럼장애 아동은 일반적으로 과장된 혐오반응과 관련된 음식의 감각적 특성에 과잉반응(즉, 과민반응-hyperresponsive)할 수 있다. 맛과 냄새에 대한 과민반응은 음식을 더 많이 거부하게 하고, 과일이나 채소가 적고 다양하지 못한 음식을 먹는 것과 관련이 있다(Chistol et al., 2018). 아동은 음식의 질감, 색 또는 맛의 적은 변화도 예민하게 인식하고 음식을 거부할 수 있다.

(3) 음식의 감각적 특성에 대한 과소반응(Hyporesponsive to sensory properties of food)

반대로, 아동은 음식의 감각적 특성에 대해 저반응(즉, 과소반응–hyporesponsive) 할 수 있다. 자폐스펙트럼장애 아동의 일반적인 감각의 과소반응은 음식에 대한 무관심 또는 더 자극적인 음식에 대한 욕구로 이어질 수 있다(Zhu & Dalby-Payne, 2019). 음식의 특성에 대한 과소반응을 보이는 아동은 일반적이지 않은 방식으로 음식의 맛, 질감 또는 냄새를 경험하여 강한 맛의 음식 또는 특정 질감의 음식(예; 바삭바삭함)에 대한 욕구가 생긴다. 과소반응 감각 패턴을 가진 아동은 음식 섭취에 영향을 미치는 배고픔이나 포만감을 덜 느낄 수 있다.

(4) 냄새, 맛, 질감, 시각적 표현 및 온도에 대한 과도한 지각(Enhanced perception of smell, taste, texture, visual presentation, and temperature)

일부 자폐스펙트럼장애 아동들은 음식의 감각적 특성이나 보여지는 것과 같은 세부 사항에 특별한 지각능력을 가지고 있으며 그들 주변의 다른 사람들이 인식할 수 없는 작은 변화나 차이를 알아차릴 수 있다. 예를 들어, 아동은 맛이나 냄새만으로 두 가지 다른 회사의 우유를 구별할 수 있다. 아동은 다른 사람들은 인식하지 못하는 음식의 아주 작은 변화를 알아차릴 수 있다. 또한 아동은 과일의 숙성 정도, 음식의 온도나 부패 정도와 같은 특성을 독특하게 지각할 수 있다. 비록 높은 지각능력이 항상 음식에 대한 혐오감이나 식사 시간 반응과 관련된 것은 아니지만, 일부 아동들 사이에서는 음식이나 식사를 거부하는 결과를 초래할 수 있다.

2) 중재 전략(Intervention Strategies)

감각–기반 섭식 문제는 아동의 감각 조절, 음식 특성, 식사 시간 환경 및 가족을 포함한 중재가 필요하다. 부모 훈련과 교육은 치료 대상의 기술의 일반화를 효과적으로 향상시키는데 필수적이다(Johnson et al., 2019). 장기적인 목표를 염두에 두고, 친절하고 따뜻한 마음으로 이끌어 나가며 아동에게 먹으라고 너무 많은 부담감을 주지 않는 것이 치료적 관계를 만들어 가는데 중요하다. 아동이 원하는 행동을 통제하고 모델링 할 수 있는 방법을 찾는 것도 신뢰를 쌓는데 도움이 된다.

(1) 식사 시간 대비를 위한 감각 조절(Sensory regulation to prepare for mealtime)

감각–기반 중재 전략은 식사 시간에 대한 아동의 전반적인 감각 조절을 다루어야 한다. 자폐스펙트럼장애 아동은 특별한 감각 반응들을 가지고 있으며 식사를 준비하기 위해 다른 감각이 필요하거나 식사 시간 동안 일상적인 감각 환경의 변화가 필요할 수 있다. 식사 시간을 준비하기 위한 중재 전략에는 식사 시간 전 몇 분 동안 아동에게 마사지를 해주거나, 대 근육 활동을 일상화하거나, 의자를 흔드는 것과 같은 전정 및 고유수용성 활동이 포함될 수 있다. 환경 문제를 해결하는 중재 전략의 예로는 식사 시간 환경에서의 감각 입력(예; 조명, 냄새, 소음)을 변경하여 감각 조절을 지원하고, 식사 시간 동안 추가적인 감각 입력을 제공하기 위한 앉은 자세의 변경(예; 움직임이나 촉각 입력 제공되는 의자, 무게감 있는 무릎 덮개, 지면의 감각을 제공하는 안정적인 발 받침대)이 포함될 수 있다.

(2) 음식 및 질감에 대한 선택성 또는 거부(Food and texture selectivity or refusal)

음식을 거부할 때 음식에 대한 수용을 높이는 전략은 질감, 맛, 또는 냄새를 기반으로 한 번에 한 가지만 변경하고 시간이 지남에 따라 작은 변화를 만드는 것을 포함한다. 아동의 입에 음식이 들어가는 것을 기대하기 전에 새로운 음식에 대한 다양한 노출이 필요하다. 아동의 성공을 지원하기 위한 적절한 수준의 도전과 아동의 기술을 일치시키는 도전 가능한 수준의 과제(Just-right challenge)를 고려하고, 원하는 음식이나 다음 수준의 기술을 목표로 하는 감각 통합 활동은 음식 수용과 기술을 향상시키는데 도움이 된다. 예를 들어, 시간이 지남에 따라 음식의 점도를 천천히 수정해 가거나 아동이 음식을 입에 넣기 전에 시각, 촉각, 또는 후각으로 탐색하도록 허용하면 아동이 음식에 대한 편안함을 높일 수 있다.

질감, 온도, 점도 또는 다른 감각-기반 특성이 아동에게 문제가 될 경우 음식에 대한 수용력을 높이기 위해 음식을 바꾸는 방법도 고려해야 한다. 예를 들어, 아동에게 음식을 제공하기 전에 음식을 으깨거나, 부수는 것은 까다로운 질감을 가진 음식을 접할 수 있는 방법이 될 수 있다. 또한 중재 활동으로는 테이블에서 음식을 차리거나 치우기, 음식 준비에 참여하기, 음식에 관한 책 읽기와 같은 일상의 맥락에서 문제가 되는 음식에 대한 노출이 포함될 수 있다. 음식 수용을 높이기 위한 중재 전략을 계획할 때, 도전 가능한 수준의 과제는 각 가족과 아동에게 고유하게 적용해야 할 것이며, 장기 목표로 확인된 기술과 음식에 대해 노력하는 것이 중요하다는 것을 기억해야 한다.

(3) 음식의 감각적 특성에 대한 과민반응(Hyper-responsive to sensory food properties)

음식의 질감, 맛, 냄새에 강하고 과장된 혐오반응을 보이는 아동은 시간이 지남에 따라 작은 변화와 반복적인 노출이 도움이 될 수 있다. 먼저 아동의 전반적인 감각조절을 고려하고, 준비 활동을 제공하거나, 아동이 지나치게 배고프거나 피곤하지 않으며, 잘 조절되는 최적의 시간을 선택하여 중재를 계획하고 준비해야 한다. 음식의 특유한 감각 경험으로 인해 과도하게 자극을 받기 쉬운 아동에게 식사의 부담감 없이 음식들을 서서히 탐색하는 기회는 음식에 대한 내성과 섭식 기술을 향상시킬 수 있다. 감각-기반 중재는 특정 음식의 색깔, 질감 또는 냄새를 탐색함으로 아동의 강점과 선호도를 기반으로 할 수 있다. 또 다른 전략은 선호하거나 친숙한 음식과 함께 한 번에 하나의 새로운 음식이나 질감을 추가하는 것을 포함할 수 있다. 감각-기반 중재는 재미있고 즐거워야 하며, 아동이 음식을 즐기면서 기술을 향상시킬 수 있도록 해야 한다. 자료 13.1은 음식에 즐겁게 참여하는 핵심 요소와 사용할 수 있는 전략을 설명한다.

(4) 음식의 감각적 특성에 대한 과소반응(Hypore-sponsive to sensory food properties)

감각 자극 및 각성 역치가 높은(과소반응) 아동의 경우, 최적의 각성을 자극하는 활동과 함께 식사 전 아동의 특정한 감각적 욕구를 충족시키기 위해 미리 선택된 일상에서의 순서화된 활동들로 구성된 감각 식이(Sensory diet) 활동으로 식사를 준비할 수 있다. 얼굴에 주의를 집중할 수 있는 식사 전 활동을 고려해야 한다. 아동의 얼굴을 씻는 것, 동물의 얼굴을 연기하는 것과 같은 일련의 얼굴의 움직임 또는 스트레칭은 아동의 각성 수준과 입에 대한 인식을 향상시킬 수 있다. 몸 전체의 각성을 위해 깡충깡충 뛰기, 점프 또는 온몸 비틀기와 같은 활동을 시도할 수 있다.

음식을 먹기 전에 음식의 감각적 특성(예; 냄새, 질감, 색깔, 저어주거나 자르거나 물었을 때의 소리)을 탐색하는 것은 먹을 준비를 하는 방법이 될 수 있다. 먹는 동안 다양한 질감이나 맛을 섞거나 바꾸는 것은 아동의 주의력을 유지하는데 도움이 된다. 낮은 인지수준을 가진 아동들은 음식을 입에 가득 넣을 수 있기 때문에 아동이 한입씩 베어 물거나 씹는 것에 집중하면서 그들의 입을 시각적으로 볼 수 있도록 거울 앞에서 먹도록 한다. 음식에 대한 아동의 지각을 높이기 위한 다른 조절 전략은 아동이 음식을 다루기가 어려운 경우 도구를 사용하거나 한 번에 적은 양만 제공하는 것이 포함될 수 있다. 부드러운 음식(예; 요구르트)과 바삭바삭한 음식(예; 시리얼)을 번갈아가면서 먹는 것은 각성을 유지하고 입안의 음식에 대한 지각을 높이는데 도움이 될 수 있다. 식사 후에는 거울을 보면서 아동의 얼굴을 닦는 습관을 만드는 것도 필요하다.

자료 13.1. 목적이 있는 음식 놀이

목적이 있는 음식 놀이: 놀이는 아동들이 새로운 음식을 보고, 만지고, 냄새를 맡고, 듣고, 핥으면서 음식의 특성을 경험하고 감각 조절 능력을 향상시킬 수 있는 기회가 될 수 있다.

음식과 놀이 고려 사항:
- 아동의 발달 연령과 생활 연령을 모두 고려한다.
- 지저분하게 만드는 것과 자신의 음식 선호도에 대해 부모가 허용 가능한 범위를 염두에 둔다.
- 선호하는 음식과 선호하지 않는 음식을 짝지어본다.
- 한 번에 하나의 목표에 집중하고 작은 단계로 진행한다.
- 재미있게 즐긴다!

목적있는 음식 놀이의 시작	
촉각	• 소스, 휘핑크림, 푸딩, 요구르트 또는 짜먹는 치즈로 핑거 페인팅 하기 • 케첩, 머스타드 또는 요구르트를 바디나 페이스 페인트로 사용하기 • 마른 통이나 파스타, 소스나 요구르트에 동물이나 작은 장난감을 숨기기
시각	• 파란색 젤라틴으로 바다 속 모습 만들기 • 같은 색의 음식을 그릇에 분류하기(청포도와 완두콩, 올리브와 건포도, 마시멜로와 팝콘)
청각	• 스틱 프레첼(과자)을 드럼 스틱으로 사용하기 • 콩, 마른 시리얼 또는 크래커로 쉐이커를 만들기
후각	• 눈을 감고 다양한 음식의 냄새를 맡아보고 어떤 음식인지 맞춰보기 • 강한 냄새(레몬, 바닐라, 식초, 커피 콩)가 나는 병을 만들어 아동이 얼마나 멀리 떨어져 있어도 그 냄새를 맡을 수 있는지 시험해보기
미각	• 소스, 요구르트, 휘핑크림, 푸딩, 땅콩버터로 핑거 페인팅을 하고 손가락을 핥아먹기 • 알고 있는 음식과 알지 못하는 음식을 맛보고 아동이 최소한 절반의 음식을 선택하도록 하며, 다른 사람(부모 및 형제자매)도 각각의 음식을 핥아먹어 보거나 한입씩 먹도록 하기
가상 놀이	• 바나나를 전화기로 사용하기 • 인형에게 먹이를 주기 • 장난감 덤프트럭에 시리얼을 채우기

(5) 냄새, 맛, 질감, 시각적 표현 및 온도에 대한 과도한 지각(Enhanced perception of smell, taste, texture, visual presentation, and temperature)

먼저 아동의 과도한 지각이 문제가 되는지 확인한다. 음식의 극심한 차이에 대한 아동의 인식은 단지 알아차리는 것일 뿐 먹기에 문제가 되지 않을 수도 있다. 만일 아동의 과도한 지각이 혐오 반응으로 이어진다면 맛이나 질감의 미묘한 변화를 천천히 시도하는 것이 아동의 음식에 대한 허용을 키우는데 도움이 될 수 있다. 또한 전략으로는 음식이 있는지 없는지의 여부와 함께 선호하거나 선호하지 않는 음식에 대한 색깔, 질감 및 기타 사항에 대한 논의를 포함할 수 있다. 특정 음식을 아동이 좋아하거나 싫어하는 다른 음식과 비교하는 것은 아동과 치료사 그리고 부모 사이의 관계를 형성하는 데 도움이 될 수 있다. 아동의 지각 기술을 사용하여 선호하는 음식과 유사한 특성을 가진 새로운 음식에 대한 논의는 아동의 의견을 수용함으로써 아동의 식단을 확대하기 위해 고려해야 할 음식 목록을 만드는데 도움이 될 수 있다.

7. 구강-운동 이상 ORAL-MOTOR DFFICULTIES

자폐스펙트럼장애 아동의 구강-운동 문제는 더 명확한 행동 문제에 초점을 맞추는 경향 때문에 종종 간과된다 (Allen et al., 2015; Castro et al., 2016). **구강-운동 문제(Oral-motor challenges)**는 입안의 음식이나 액체를 효과적으로 조작하기 어렵게 만드는 입술, 혀, 볼 또는 턱 근육의 근력, 협응력, 조절 또는 지구력의 어려움이 포함될 수 있다. 일반적으로 자폐스펙트럼장애 아동의 구강-운동 문제는 충분히 보고되지 않았으며 잘 연구되지 않았다. 구강-운동 문제는 먹기와 식사 시간 참여에 근본적인 장애가 될 수 있다. 일부 자폐스펙트럼장애 아동은 씹기, 혀 움직임, 입술을 다물고 삼키는데 어려움을 가지는 것으로 나타났다(Aponte & Romanczyk, 2016). 구강-운동 기술이 감각 및 행동 문제와 어떻게 겹쳐질 수 있는지에 대한 복잡한 특성을 고려하는 것은 중요하며, 평가와 중재에서 모든 요소를 고려해야 한다(구강-운동 문제와 구강 섭식 성공에 미치는 영향에 대한 자세한 내용은 제5장 "퓨레, 고형식, 컵으로 마시기 전환의 어려움"과 제8장 "섭식 혐오와 경관 섭식에서 구강 섭식으로의 전환"을 참조).

1) 임상적 징후(Clinical Presentation)

(1) 미성숙한 구강-운동 기술과 제한된 음식 선택 (Underdeveloped oral-motor skills and restrictive food choices)

구강-운동 기술이 미성숙한 아동은 연령에 적합한 음식을 입 안에서 다루는데 어려움을 겪을 수 있다(Malhi et al., 2017). 미성숙한 구강-운동 기술은 아동이 씹는 것에 어려움을 겪거나 쉽게 피로해지게 하고, 혀의 움직임과 음식덩어리 조절이 감소하여, 음식을 입에 넣거나 입에 물고 있을 때 나타날 수 있다. 이것은 구강-운동 관점에서 아동이 안전하게 다룰 수 있는 음식만 먹기를 결정함으로 제한된 음식 선택을 초래할 수 있다. 반대로, 제한된 음식 선택은 구강-운동 기술의 미성숙으로 이어질 수 있다. 제한된 식단이나 특정 음식의 종류를 선호하는 아동은 성숙한 구강-운동 발달로 이어지는 복잡한 음식의 질감을 경험하지 못할 수 있다. 미성숙한 구강-운동 기술은 감각의 민감성으로 인한 반복적인 음식 거부의 결과로 나타날 수 있으며, 이는 성숙한 구강-운동 기술의 발달에 필요한 다양한 음식을 먹는 경험의 부족으로 이어질 수 있다. 아동은 음식을 다룰 수 있는 구강-운동 기술이 부족하기 때문에 자신을 보호하기 위해 더 다양한 질감의 음식을 거부할 수 있다.

(2) 입에 가득 머금기, 침흘림, 구역질(Overstuffing the mouth, drooling, and gagging)

자폐스펙트럼장애 아동은 보편적인 발달을 하는 아동들보다 입 안에 음식을 머금거나 입안 측면에 음식을 모아놓을 가능성이 더 높다(Seiverling et al., 2018). 구강 감각이 저하되어 있거나 특히 입안의 감각에 대한 인식이 낮은 아동은 입 안에 얼마나 많은 음식이 있는지 알지 못하기 때문에 삼키기 전에 크게 한입 베어 먹거나, 여러 번 베어 먹을 수 있다. 또한 입에 가득 머금는 것은 효율적으로 음식덩어리를 만들지 못하고, 씹는 동안 삼키지 못하는 것과 같은 미성숙한 구강-운동 기술의 결과일 수도 있다. 입에 가득 머금는 것은 음식이 입 속에 가득 차게 되어 음식을 뱉어내거나 구역질이나 구토로 이어질 수 있다. 입 안의 낮은 긴장도는 씹는 능력을 감소시키거나 침 흘림이나 음식을 뱉어내는 것을 증가시킬 수 있다.

(3) 길어진 식사 시간 및 줄어든 음식 허용(Prolonged mealtimes and reduced food acceptance)

구강-운동의 어려움으로 아동이 삼키기 전에 오랜 시간 씹을 경우 식사 시간이 길어질 수 있다(Malhi et al., 2017). 아동은 또한 먹기로 결정한 음식이 선택적일 수 있으며, 더 다루기 쉬운 음식으로 제한하여 허용하므로 허용 가능한 음식이 줄어들 수 있다. 아동은 먹기 힘든 음식을 다루기 어려움으로 인해 완고한 선호도를 가질 수 있으며, 전반적인 음식 거부와 선택적인 식사로 이어질 수 있다.

(4) 음식이나 액체로 인한 질식(Choking on food or liquids)

단단한 음식이나 액체로 인해 질식하게 되는 것은 아동을 흡인의 위험에 빠뜨리는 구강-운동이나 삼킴 문제의 징후일 수 있다. 미성숙한 구강-운동 기술의 발달은 입안의 음식을 다루기가 적절하게 이루어지지 않고, 비효율적인 씹기, 입에서 음식이나 액체를 효과적으로 조절하고 움직이는 것의 어려움으로 질식의 위험이 증가할 수 있다. 음식이나 액체에 대한 반응으로 빈번하거나 지속적으로 질식하게 되는 경우 임상 섭식 평가와 필요에 따라 숙련된 아동 작업치료사 또는 언어병리학자(언어재활사)를 통해 비디오 투시 삼킴 검사가 실시되어야 한다(삼킴 평가 및 중재에 대한 자세한 내용은 6장 "삼킴 문제"를 참조하십시오).

2) 중재 전략(Intervention Strategies)

(1) 미성숙한 구강-운동 기술과 제한된 음식 선택(Immature oral-motor skills and restrictive food choices)

구강-운동의 관점에서 아동이 다룰 수 있는 선호하는 음식을 사용하여 구강-운동 기술을 향상시키기 위한 과제의 난이도를 천천히 단계화 한다. 예를 들어, 만약 아동이 부서지기 쉬운 크래커를 좋아한다면 더 씹기 어려운 단단한 크래커로, 만약 아동이 요리된 파스타와 같이 부드러운 것을 좋아한다면 더 삶아 조금 덜 단단한 파스타를 제공한다. 혀의 움직임과 조절능력을 향상시키기 위해 입술과 입 꼬리에 묻어 번진 음식을 핥게 하거나, 선호하는 음식을 입 가운데로 제공하여 아동이 혀를 옆으로 움직여 씹도록 하는 연습을 한다. 또는 음식을 입 한쪽으로 제공하여 아동이 한쪽 볼에서 다른 쪽 볼로 음식을 옮기도록 격려한다. 아동이 구강-운동 강화 메뉴에서 매일 세 가지 활동을 선택할 수 있도록 한다(자료 13.2 참조). 식사 시간 동안 근육 피로를 예방하기 위해 아동이 간식 시간이나 식사 시간 사이에 구강-운동 기술을 발달시키기 위한 연습을 하도록 하는 것을 고려해 보아야 한다.

(2) 입에 가득 머금기, 침흘림, 구역질(Overstuffing the mouth, drooling, and gagging)

제공된 음식의 난이도를 평가한다. 만약 아동이 구강-운동 기술의 미성숙한 발달로 지속적인 구역질 또는 특정 음식으로 인해 어려움을 겪는다면, 부드러운 질감을 가진 음식이나 더 작은 조각과 같이 다루기 쉬운 음식을 제공하는 것을 고려해야 한다. 입에 가득 머금고 있다면 다른 도구를 사용하거나 음식을 더 천천히 제공하여 먹는 속도를 고려해야 한다. 조금씩 먹기 위해 더 작은 숟가락이나 포크를 사용하고, 액체나 다양한 질감의 음식물을 번갈아가며 먹도록 한다. 한 번에 적은 양의 음식을 제공하거나, 아동이 식사를 하는 동안 더 제공되는 음식은 적은 양을 접시에 제공함으로써 가득 머금고 있는 것을 최소화해야 한다. 구역질을 하거나 침을 흘리는 것은 음식을 다루기 너무 어렵다는 것을 나타낼 수 있다. 구강-운동 문제에 대비하면서 안전하게 먹을 수 있는 음식을 제공하여 더 어려운 음식을 다루어 먹을 수 있도록 도움을 주어야 한다. 또한 식사 시간 외에 구강-운동 능력과 기술을 향상시키기 위해 노력해야 한다(자료 13.2 참조).

(3) 길어진 식사 시간 및 줄어든 음식 허용(Prolonged mealtimes and reduced food acceptance)

아동이 피곤해지기 전인 식사 초반에 더 어려운 음식을 제공한다. 근육이 피로하면 구강-운동의 힘(예; 바삭하고 질긴 음식)과 협응력(예; 혼합된 질감이나 끈적끈적한 것)이 더 요구되는 음식은 과도한 노력이 필요할 수

자료 13.2. 구강–운동 활동 메뉴 예시

활동이 아동의 현재 수준에 적절하게 등급화 되었는지 확인한다.

지시사항: 아동이 구강–운동 기술을 습득하기 위해 간식 시간이나 식사 시간 사이에 매일 2–3가지 활동을 선택하도록 한다. 활동을 재미있게 만들고 아동을 위한 활동의 예를 제시한다. 아동이 잘 참여할 수 있도록, 시각적 신호와 물리적 신호를 제공한다.

걸쭉한 것을 빨대로 마시기(예: 스무디, 밀크 쉐이크, 푸딩, 사과퓌레, 요구르트)	**미로나 장애물이 있는 길에 퍼프 공을 불어 보내기**(빨대 유무에 관계없이)	**얼굴 따라하기** 번갈아 가며 목록에서 웃긴 표정을 짓고 서로를 따라 한다. • 혀로 코 만지기 • 혀로 뺨을 밀어내기 • 혀끝만 내밀기 • 뱀처럼 혀 내밀기 • 물고기처럼 입술 오므리기 • 스스로 만들기	**아주 바삭하거나 질긴 것 씹기**(예: 당근, 썰지 않은 사과, 생야채, 육포, 건과일, 엿) • 왼쪽 어금니로 3번 씹기 • 혀로 오른쪽 치아로 옮기기 • 오른쪽 치아로 3번 씹기 • 혀를 사용하여 왼쪽으로 옮기고 반복하기
츄이튜브 씹기 각 지점에서 10회씩 씹기: 오른쪽 어금니, 오른쪽, 가운데, 왼쪽, 왼쪽 어금니	**풍선 불기**	**껌으로 풍선 불기**	**혀로 '똑' 소리내기** 혀를 입천장 위로 빨라 올린 후 '똑' 소리내기 패턴이나 노래 리듬에 맞추어 연주하고, 연속해서 25번까지 해보기
빨대와 흡입기를 사용하여 테이블에서 작은 물건을 집어 그릇이나 컵으로 옮기기(예: 종이 조각, 퍼프 볼, 금붕어 크래커)	**음료를 마시거나 목욕시간 동안 빨대로 거품 불기** 재미있는 빨대(silly straw)의 다양한 유형의 빨대 옵션 고려하기	**빨대를 사용하거나 입으로 불어 테이블 건너편으로 구슬 보내기**	**10번의 입 운동** 음식을 한 입 베어 물고 씹기 전에 혀를 사용하여 치아 앞쪽으로, 왼쪽으로, 오른쪽으로 그리고 다시 가운데로 옮기기
씹기 도전 질긴 음식(예: 육포, 츄이 캔디, 건과일)을 골라 입안에서 없어질 때까지 최대한 오래 씹기 몇 번이나 씹었나요? 모든 치아로 그것을 씹을 수 있나요?	**물 분수 만들기** 외부: 입에 물을 가득 머금고 얼마나 멀리 뿌릴 수 있는지 보기; 용기에 닿도록 노력하기	**입술로 '팝' 소리내기** 입술을 치아를 감싸 안으로 모으기. 그런 다음 입술을 빠르게 밀어 '팝' 소리내기 입술로 낼 수 있는 가장 큰 '팝' 소리를 만들어보고 연속으로 최대 25번까지 해보기	**소리내기** 라–라–라 트–트–트–트–트 느–느–느–느–느 드–드–드–드–드 턱 움직임 없이 1–2분 연습하기

있다. 만일 아동이 피곤할 때인 식사 중 후반에 이러한 음식들이 제공된다면 아동은 음식들을 거부할 수 있다. 반면에 특히 부적절한 체중 증가가 우려가 된다면 섭취량에 영향을 미치지 않도록 간식 시간에는 도전적인 음식을, 식사 시간에는 덜 도전적인 음식을 시도한다.

(4) 음식이나 액체로 인한 질식(Choking on food or liquids)

만일 아동이 구강–운동 장애로 인한 질식 또는 음식이나 액체가 흡인된 경우 아동의 기능 수준에 맞게 과제를 수정해야 한다. 예를 들어, 적절히 음식을 분해할 수 없기 때문에 단단한 고체 음식에서 질식이 일어나는 미성숙한 씹기 기술을 가지고 있는 아동은 분해하기 더 쉬운 부드러운 고체 음식을 제공해야 한다. 오픈 컵(open cup)으로 마실 때 액체가 흡인되는 아동은 시피컵(sippy cup)이나 빨대컵을 사용하여 음식덩어리 조절이나 흡인 없이 액체를 마실 수 있도록 하며 동시에 치료 중재는 구강–운동 기술을 향상시키는데 초점을 맞추어야 한다(자세한 내용은 5장과 6장 참조).

(5) 앉은 자세와 섭식 도구(Seating and feeding tools)

식사 중 최적의 코어 안정성과 신체정렬을 촉진하는 지지적인 자세는 낮은 근 긴장도, 구강-운동 장애 또는 두 가지 모두를 가진 자폐스펙트럼장애 아동에게 중요하다. 가장 좋은 앉은 자세는 먹기, 씹기, 삼키기와 관련된 미세 운동, 구강-운동 과제에 집중할 수 있도록 한다. 자세를 수정하고 아동이 더 쉽고 안전하게 삼킬 수 있도록 하기 때문에 식사 시간 동안 적절한 도구를 사용하는 것 또한 필수적이다. 표 13.3은 앉은 자세와 섭식 도구 선택에 대한 지침을 제공한다.

8. 행동은 의사소통이다. BEHAVIOR IS COMMUNICATION

섭식과 식사 시간은 자폐스펙트럼장애 아동의 사회적인 의사소통 능력, 감각 조절, 그리고 행동의 유연성에 도전하는 구조적이고 반복적인 활동이 될 수 있다. 자폐스펙트럼장애 및 섭식 문제가 있는 아동은 사회적 기대치를 준수하고 다감각 자극에 대한 노출의 균형을 유지하는 것을 포함하여 식사 시간의 요구를 충족시키는데 상당한 어려움을 겪을 수 있다. 일상의 변화, 예상치 못한 소음, 형제자매 또는 다른 가족 구성원들의 반응과 같이 예측 불가능성에 적응하는 것은 자폐스펙트럼장애 아동에게 부담이 될 수 있으며 부적응 또는 파괴적인 행동을 초래할 수 있다(Curtin et al., 2015; Johnson et al., 2014; Patton et al., 2020). 또한 자폐스펙트럼장애 아동의 경우 먹는 것이 무섭거나 고통스럽거나 압도적으로 느껴지면 행동은 자기를 보호하기 위한 노력일 수도 있다. 섭식과 식사 시간 동안 증가된 도전적 행동은 감각-기반, 구강-운동, 그리고 위장 문제의 가능성 증가와 관련이 있는 것으로 밝혀졌다(Berry et al., 2015; Chaidez et al., 2014; Hubbard et al., 2014; Marí-Bauset et al., 2014).

식사 시간 행동은 종종 식사 시간에 요구되는 것들을 감당하기 어려움을 전달하는 아동들의 의사소통 방법이다. 아동의 부적응적이거나 파괴적인 식사 시간 행동에 초점을 맞춘 평가와 중재는 행동의 목적과 선행 요인을 확인하고 다루어야 하며, 식사 시간에 요구되는 것들을 관리하는 아동의 기술과 능력, 수용력에 대한 포괄적인 검토가 이루어져야 한다.

1) 임상적 징후(Clinical Presentation)

(1) 문제가 되는 식사 시간 행동(Problematic meal-time behaviors)

문제가 되는 식사 시간 행동(Problematic mealtime behaviors)은 자폐스펙트럼장애 및 섭식 문제가 있는 아동들에게 보편적으로 나타나며 테이블에 올라가는 것, 음식을 던지는 것, 화를 잘 내는 것, 다른 사람의 접시에서 음식을 가져가는 것, 일상적인 식사 시간 일과를 따르지 않는 것이 포함될 수 있다(Leader et al., 2020; Mayes & Zickgraf, 2019; Tanner et al., 2015). 이러한 행동은 변화된 식사 시간 일과나 구조, 선호하지 않거나 새로운 음식의 제시 또는 부모의 제한선 설정 및 지시와 같이 아동이 부정적으로 인식할 수 있는 자극에 대한 반응으로 종종 나타난다.

식사 시간 행동은 기침, 구역질, 토하거나, 뱉거나, 음식을 주머니에 넣는 것으로 나타날 수도 있다. 이러한 유형의 행동 반응은 아동이 구강-운동 기술에 어려움을 겪거나 음식이나 먹는 환경의 감각적 특성을 조절하는데 어려움을 겪는 경우 회피하기 위한 전략이 될 수 있다.

(2) 융통성 없는 식사 시간(Mealtime Rigidity)

융통성 없는 행동은 자폐스펙트럼장애의 핵심 특성이며 식사 시간 일과에서 자주 나타난다. **융통성 없는 식사 시간(Mealtime rigidity)** 또는 식사 시간의 일관성에 대한 아동의 요구는 아동의 특정 선호도와 경험에 따라 다양한 방식으로 나타날 수 있다. 예를 들어, 아동은 모든 가족

표 13.3. 앉은 자세와 섭식 도구

앉은 자세	
중요 고려 사항	• 발은 엉덩이, 무릎 및 발목 관절과 90°로 지지 • 각성과 소화를 돕는 바르게 세운 자세 • 산만하지 않고 편안하게 • 팔꿈치 높이의 테이블
앉은 자세	• 아동용 의자를 사용하거나 일반적인 의자에 앉았을 때 아동의 발을 안정적으로 받칠 수 있도록 두꺼운 책과 같은 생활용품 사용하기 • 수건을 접어 아동의 등 뒤에 두어 지지하기
섭식 도구	
중요 고려 사항	• 안전 • 비용 및 접근성 – 가족이 실제로 구입할 수 있는 아이템인가? • 주의산만함 – 이것이 아동의 섭식에 도움이 되는 것인가, 또는 주의를 산만하게 하는 것인가?
섭식 도구 예시	• 숟가락과 포크의 크기와 모양을 고려하여 음식덩어리의 크기를 조절하므로 아동의 흥미를 유발하기 • 마시는 속도를 조절하기 위해 작은 열린 컵(open cup)을 사용하기 • 마시는 동안 목의 굴곡을 유지하기 위해 빨대 사용 • 자율성 증진, 제공량에 대한 통제 허용, 제공되는 음식에 대한 아동의 관심을 키우기 위해 더 큰 접시에서 스스로 음식을 가져 오게 하는 것을 고려하기(뷔페형식) • 숟가락으로 퍼내기, 아동용 안전 칼로 자르기, 포크로 찌르기 연습을 위해 비식품 품목(예; 클레이) 도구를 이용한 놀이에 참여하기
구조화와 기대	• 재료(음식, 음료, 식기류)를 제공하기 위해 위치가 명확한 플레이스 매트 사용하기 • 새로운 음식에 대한 노출을 시도하기 위해 특정한 장소에서 적은 양의 음식을 새 접시에 담기 • 침 뱉는 통 사용하기(아동이 수용할 수 없는 음식을 뱉는 것을 허용할 수 있도록) • 예상되는 행동을 모델링하기
흥미 기반 구성	• 선호하는 색상이나 좋아하는 캐릭터 그릇 사용하기 • 아동의 관심사에 따라 테마가 있는 도구 사용하기(예; 건축물 또는 동물 모양의 도구, 아동이 좋아하는 색상의 도구 또는 좋아하는 캐릭터의 사진이 있는 도구) • 테이블 위에 놓인 음식에 대한 이야기 만들기

구성원들이 특정 장소에 앉도록 요구할 수 있으며, 먹기 전에 듣기 좋아하는 이야기를 하도록 요구하거나, 특정 식기나 도구로 제공되는 음식만 허용하거나, 어떻게 음식을 제공받을지에 대한 규칙을 가지고 있을 수 있다(예; 두 음식이 서로 닿지 않도록 하는 것).

(3) 연령에 부적절하거나 식사 시간 사회적 상호작용의 어려움(Age-inappropriate or impaired mealtime social interaction)

자페스펙트럼장애 아동은 사회적 상호작용에 어려움이 있으며 연령에 맞지 않는 사회적 의사소통을 보일 수 있다. 식사 시간 동안 자주 나타나는 사회적 요구로 인해 식사 시간은 특히 어려울 수 있으며 아동은 이러한 어려움에 대한 반응으로 테이블에서 일어나기, 불편함을 표현하기, 사회적 상호작용이나 접촉을 피하기와 같은 형태로 나타날 수 있다. 아동은 사회적 상호작용을 피하거나 줄이기 위해 가족과 따로 식사를 하는 것을 선호할 수 있다.

2) 중재 전략(Intervention Strategies)

엄격한 행동 치료 접근법(예; 조작적 조건화, 입 안의 음식을 씹기 위한 신체적 지원, 아동의 움직임 제어)은 식사 시간 맥락과 요구를 고려하지 않고 문제가 되는 식사 시간 행동을 해결하기 위해 자주 사용되었다(Ledford et al., 2018). 그러나 복잡한 행동 반응에 대한 선행 사례를 고려해 볼 때, 보다 포괄적인 접근 방법이 필요하다. 행동 문제에 영향을 미치는 요인을 이해하기 위해서는 아동의 기술, 이해 및 의사소통 능력, 양육 스타일, 가족의 가치와 식사 시간 맥락에 대한 고려가 필수적이며 가족의 양육 방식, 가치관, 목표에 부합하는 중재 접근방법을 파악하는 것이 성공적인 중재의 핵심이다(Berlin et al., 2009). 중재 접근법은 식사 참여 지원, 먹는 과정의 즐거움 증가, 아동의 근본적인 특정 문제 해결, 가족의 목표를 충족시키기 등의 근본적인 목표를 다루어야 한다. 표 13.4는 성공적인 식사 시간 참여 및 참여를 지원하는 전략을 설명한다.

(1) 의사소통 내용 확인(Identify what is being communicated)

경험적 결과와 보상뿐만 아니라 아동 행동의 선행 사례를 파악하기 위해 부모와 협력하고 면밀하게 관찰하는 것은 필수적이다. 가족과 협력하여 아동의 행동(예; 식사 시간에 대한 도전적 행동 감소, 고통스러운 자극 제거)을 통해 의사소통하는 것이 필요하며 건강, 위장, 감각 처리, 삼킴 및 구강-운동 장애가 어떤 원인에 의해 행동으로 관찰되는지 고려해야 한다.

(2) 도움이 되는 식사 시간 맥락 만들기(Create a supportive mealtime context)

아동은 식사 시간이 즐겁고 편안할 때 차분하게 더 잘 먹을 가능성이 크다. 가족과 협력하여 아동과 가족에게 너무 부담스럽거나 무섭거나 스트레스가 되지 않고 도움이 될 수 있는 식사 시간 맥락을 만든다. 가족이 식사 시간에 대한 예측이 가능하도록 지원하고, 가족의 목표와 요구를 충족시킬 수 있도록 일관되고 유연한 식사 시간 구조 또는 일과를 개발하도록 권장한다. 주의를 산만하게 하거나 예측할 수 없는 사건이나 소리와 같이 아동에게 불필요한 문제를 줄이기 위해 노력해야 한다.

표 13.4. 성공적인 식사 시간 지원

개념	중재 전략
모델링	• 식사에 함께 참여하는 사람들의 차분하고 통제된 감정을 모델링하기 • 식사에 함께 참여하는 사람들은 아동의 요구에 적합한 의사소통과 정서적 상태를 보여줌으로써 식사 행동 모델링하기
반복적 노출	• 아동이 준비될 때까지 먹을 것 이라는 기대 없이 단계적이고 반복적인 음식 노출 허용하기(예: 냄새, 핥기, 맛보기)
조절 및 예측 가능성	• 아동이 침착하고 감정적으로 조절될 수 있도록 도움 제공하기 • 섭취에 대한 기대를 개별의 요구에 맞추고 일관성 있게 적용하기 • 모든 식사에 함께 참여하는 사람들은 강요하거나 처벌하지 않고 환경 전반에 걸친 수행을 지원하기
아동의 수준에 맞는 음식 선택	• 식사 시간에 섭식에 대한 어려움을 고려하고 해결하기(예: 인지, 구강-운동, 감각, 성장, 의학적, 심리사회적) • 발달 및 기술 수준(질감, 1회 분량)과 적절하게 일치되는 음식을 제공하기 • 건강을 증진시키고 아동에게 적합한(체중, 진단) 음식 선택하기
아동의 자율성	• 아동에게 선택권과 통제권을 주어 성취감과 조절력을 형성하기 • 힘 싸움을 피하기 위하여 아동이 제시된 음식 중 일부를 거부할 수 있는 선택권을 제공하기 • 아동이 제공된 음식에서 무엇을 얼마나 먹을지 선택하게 하고, 먹는 것에 대한 부담감을 줄이고 받아들일 수 있도록 하기 위하여 제공된 음식을 탐색하도록 하기

(3) 도전 가능한 수준의 과제 구별과 명확한 기대치 설정(Identify the just-right challenge and set clear expectations)

식사 시간의 요구 사항이 아동의 능력과 일치할 때까지 수정하는 것이 필요하다. 아동이 식사 시간과 섭식 목표를 위해 노력할 때 작은 어려움을 겪는 것이 필요하지만, 제시된 과제는 달성 가능해야 하며 중재의 난이도는 점진적으로 증가시켜야 한다. 일부 자폐스펙트럼장애 아동들은 음식, 먹기, 또는 식사 시간의 불확실한 요구와 관련하여 우려, 걱정, 초조함과 같은 불안(anxiety)을 가지고 있다. 명확하고 달성 가능한 요구는 식사 시간의 예측 불가능성을 제거하고, 아동의 성공을 지원하며 불안을 감소시킬 것이다.

(4) 긍정적 행동 지원(Positive behavioral support)

하루 종일 긍정적 행동 지원을 하는 것은 식사 시간을 위한 기반을 마련할 수 있다. 원하는 행동을 칭찬하고 아동의 노력을 인정하는 것은 식사 시간까지 이어질 수 있다. 부모와 협력하여 식사 시간과 식사 시간 이외에 긍정적 행동 지원을 적용할 수 있는 방법과 시기를 확인해야 한다. 식사 시간 동안 부모는 잘 하고 있는 것들에 대해 이야기함으로써 긍정적인 행동을 칭찬하고 강화하도록 하며, 아동의 발전과 시도를 칭찬하고, 비판, 사회적 중요성, 가혹한 요구들을 최소화하여 긍정적인 식사 시간의 경험을 만든다.

(5) 선택과 조절 기반 형성(Build in choices and control)

아동이 과제의 수준을 선택할 때 주어진 시간 내에 해낼 수 있도록 하기 위하여 선택과 기회를 만들어 줌으로써 아동에게 조절력을 제공한다. 쇼핑에 아동을 참여시켜 식료품을 선택하게 하고, 식사를 계획하거나 준비하고, 가족에게 음식을 제공하도록 하는 것은 아동에게 식사 시간에 대한 조절력과 주인 의식을 제공하는 방법이다. 또한 이러한 전략은 아동이 식사 시간에 먹을 수도 있고 먹지 않을 수도 있는 음식에 일찍 노출되는데 도움이 된다. 아동을 대신하여 음식을 선택하는 것 보다 선호도가 낮은 두 가지 음식 중에서 스스로 선택하도록 하는 방법을 고려해 보아야 한다. 아동에게 새로운 음식이나 선호하지 않는 음식을 노출시킬 때, "싫어요, 감사합니다"라고 쓰여진 접시를 제공하고 아동이 음식을 그곳에 옮기도록 하는 등의 긍정적인 방법으로 음식을 거부할 수 있는 기회를 제공한다.

9. 영양과 건강 NUTRITION AND HEALTH

자폐스펙트럼장애 및 섭식 문제를 가진 아동을 치료할 때, 아동의 영양과 건강 상태(과거와 현재 모두)가 최우선 순위가 되며 현재의 영양 또는 의학적 중재의 필요성, 목표로 삼을 음식의 종류와 양, 적절한 치료 속도를 결정하게 될 것이다. 현재의 건강 상태는 아동의 섭식 어려움에 대한 현재 또는 과거의 원인에 의한 것일 수 있다. 예를 들어, 아동이 어렸을 때 위 식도 역류를 앓았다면 식사 시간을 불편함과 연관시켜 현재의 행동을 만들어 내었을 수도 있고, 현재 변비로 고생하고 있는 아동이라면 먹는 것을 불편함과 연관시키거나 배고픔을 느끼지 않을 수 있다(Berry et al., 2015; Chaidez et al., 2014; 위장 문제 및 구강 수유에 미치는 영향에 대한 자세한 내용은 제7장 "위 식도 역류 및 기타 위장 문제" 참조).

의학적 문제는 섭식 치료에 영향을 미치며 중재를 의뢰하는 원인이 될 수 있다. 섭식 치료의 목표는 아동의 영양학적 요구를 통합해야 하며, 작업치료사는 영양사 및 다른 팀 구성원과 협력하는 것이 중요하다. 아동은 동반 질환이나 알레르기로 인해 고도로 전문화된 식단이 필요할 수 있으며, 편차는 심각한 결과를 초래할 수 있다. 의학적 영양 치료는 음식으로 보상하는 것이나 보편적인 아동들의 음식(예; 푸딩, 과일, 스낵, 크래커)을 먹지 않는 것이 필요하며, 섭식 치료에 사용할 수 있는 식품의 유형을 제공해 줄 것이다. 특히 아동의 열량 요구량이 높은 경우, 섭식 치료의 목표는 성장 및 체중 증가에 대한 목표와 일치해야 한다. 어떤 신체적 장애에 대한 적극적인 치료는 섭식 치료를 제한하거나 서비스 중단으로 이어질 수 있다(Novak & Perez, 2017).

1) 임상적 징후(Clinical Presentation)

(1) 식이 섭취(Dietary intake)

자폐스펙트럼장애 아동은 영양 부족의 가능성이 매우 크며 아동의 개별적인 식습관에 따라 달라진다. 연구가 혼재되어 있지만, 자폐스펙트럼장애 아동들 사이에 일반적인 식이 문제에는 특정 비타민(D, A)과 미네랄(철, 아연)의 불충분한 섭취, 지방, 단백질 및 탄수화물의 칼로리 비율의 불균형, 과도한 탄수화물 섭취, 오메가3 지방산의 낮은 섭취로 인한 지방 섭취의 불균형, 낮은 섬유질 섭취, 가공 식품에 대한 과도한 의존성을 포함한다(Esteban-Figuerola et al., 2019; Hyman et al., 2020; Sharp et al., 2017). 많은 사례 연구에서 부모, 자녀 또는 의학적인 문제로 인해 제한된 종류의 음식을 정기적으로 섭취하는 **선택적 식이(selective diets)**의 극단적인 결과로 괴혈병(비타민 C), 시각 장애(비타민 A), 구루병(비타민 D), 골밀도 저하(칼슘), 펠라그라 등 영양소 결핍으로 인한 질환을 초래한다(niacin; Connor et al., 2019; Hartman & Silver, 2020; Neumeyer et al., 2019; Swed-Tobia et al., 2019; Zaenglein et al., 2020). 이러한 극단적인 사례의 경우 특히 제한된 식이요법 또는 흡수 장애나 대사 이상으로 인해 필요한 영양소가 변경될 때 식이 평가의 중요성이 강조된다.

음식의 안전 수준은 다양한 식단을 기반으로 하기 때문에 단조로운 식단(예; 과일 또는 채소 샐러드 등)은 살충제나 기타 독소에 더 많이 노출될 위험이 있다. 만약 곡물 분말과 같은 강화식품을 지나치게 섭취한다면, 영양소 섭취가 과도할 수 있으며 특히 식이 보충제와 함께 먹을 경우 안전하지 않을 수 있다. 열량(에너지) 측면에서 영양 과잉은 자폐스펙트럼장애 아동과 성인의 높은 비만율에 반영되며, 이는 보편적으로 발달하는 비만 인구보다 많다(Croen et al., 2015; Hand et al., 2020; Healy et al., 2019). 또한 가공된 탄수화물이 많은 선택적 식단, 감각적 요구를 충족시키기 위한 식단, 나쁜 수면의 질, 음식을 보상으로 사용, 장내 미생물군 유전체의 변화, 약물 사용 및 주로 앉아 있는 행동 등이 비만의 원인이 된다.

(2) 위장 및 면역 기능 장애(Gastrointestinal and immune dysfunction)

자폐스펙트럼장애 아동은 보편적인 발달을 하는 아동보다 위장 장애를 가질 가능성이 3배 더 높으며, 자폐스펙트럼장애 아동의 90%가 특정 유형의 위장 문제를 가지고 있다(Chaidez et al., 2014; Restrepo et al., 2020). 변비는 가장 흔한 문제이며 식욕 감소 및 섭식 문제와 관련된다(Chaidez et al., 2014). 위장 기능 장애의 대표적인 증상은 헛 배부름, 팽만감, 설사, 변비, 복통, 역류 및 구토를 포함하지만, 자폐스펙트럼장애 아동의 위장 불편은 수면부족, 공격성, 상동행동 증가 또는 사회적 고립으로 나타나는 경우가 많다(Chaidez et al., 2014; Restrepo et al., 2020). 협조의 어려움으로 인해 일반적인 방법으로 적절한 진단과 치료를 받는 것이 어려울 수 있다(Berry et al., 2015; Buie, 2015). 위장 기능장애의 원인은 여러 요인일 가능성이 높으며, 장내 미생물의 변화, 탄수화물 못견딤증, 면역 기능 장애, 무분별 탐식증, 섬유소 섭취가 적은 선택적 식이 및 감각 처리 관련 문제(예; 배변 참기, Berry et al., 2015; Chaidez et al., 2014; Restrepo et al., 2020; Rose et al., 2018; Shindler et al., 2020)가 포함될 수 있다.

면역 기능 장애 또한 일부 자폐스펙트럼장애 아동에게 영향을 미치며, 장내 투과성 증가 및 변형된 장내 미생물군 유전체 변화와 같은 위장 문제와 관련이 있다(Rose et al., 2018). 면역체계의 이상은 자폐스펙트럼장애 아동들이 일반 아동 인구에 비해 식품 알레르기,

못견딤증(불내증) 및 소아지방변증(celiac disease)이나 호산구증가성 식도염(eosinophilic esophagitis)과 같은 자가 면역 질환의 발병률 증가의 원인이 된다(Rose et al., 2018; Shindler et al., 2018; Shindler et al., 2020; Xu et al., 2018). 위장 문제와 유사하게 식품 관련 통증이나 문제는 식별하기 어려울 수 있으며, 음식 거부, 수면 장애 및 도전적 행동으로 이어질 수 있다(Hyman et al., 2020).

(3) 기타 의학적 상태(Other medical conditions)

자폐스펙트럼장애는 선천성 이상, 조산 또는 선천성 심장 질환과 같은 다른 의학적 진단과 함께 자주 발생한다. 다운 증후군, 취약 X 증후군 및 대사 장애를 포함한 자폐스펙트럼장애 및 기타 유전학적 이중 진단도 일반적이다(Hyman et al., 2020; Muskens et al., 2017). 이러한 진단의 대부분은 자폐스펙트럼장애와 관련된 섭식 문제로 인해 더욱 악화될 수 있는 영양학적 문제와 관련이 있다. 일반적으로 섭식에 영향을 미치는 자폐스펙트럼장애와 동반되는 다른 질환으로는 주의력 결핍 장애 또는 주의력 결핍 과잉행동 장애, 불안, 우울, 수면 장애, 뇌전증 및 치주질환 등이 있다(Hyman et al., 2020; Muskens et al., 2017; Neumeyer et al., 2019; Tye et al., 2019).

약물은 자폐스펙트럼장애와 관련된 행동을 조절하거나 다른 의학적 상태를 치료하기 위해 자주 처방되며, 이러한 약물 중 일부는 식욕 감소, 진정 작용, 신경 또는 근육 기능을 변화시킴으로써 구강 섭식에 영향을 미치고 섭식 치료를 방해할 수 있다. 또 다른 약물들은 불안 감소, 식욕 증가 또는 위장 장애를 완화함으로써 섭식 치료를 촉진할 수 있다(Howes et al., 2018; Hyman et al., 2020).

(4) 비식품류 먹기(Eating nonfood items)

무분별 탐식증(Pica) 또는 비식품류나 물질의 반복적인 섭취는 또래보다 자폐스펙트럼장애 아동에게서 더 흔하며(Mayes & Zickgraf, 2019), 자폐스펙트럼장애와 지적 장애를 가진 아동들이 그렇지 않은 아동들 보다 더 흔히 나타난다(Fields et al., 2019). 자폐스펙트럼장애 아동은 작은 장난감 조각, 종이, 크레용, 식물, 돌 또는 대변과 같이 먹을 수 없는 물건들을 먹을 수 있다. 아동은 소량을 물고 재빨리 삼키거나 소량의 비식품류를 오랫동안 입안에 물고 있다가 삼키거나 가끔 그냥 삼킬 수도 있다. 무분별 탐식증은 간염, 기생충 감염, 빈혈, 장폐색 등 심각한 건강 문제를 일으킬 수 있으므로(Hagopian et al., 2011) 아동의 주치의를 통한 신속한 평가와 치료가 필수적이다.

2) 중재 전략(Intervention Strategies)

영양 중재는 가정과 지역사회에서 사회적 통합을 허용하고, 건강 증진과 발달적으로 적합한 식단을 보장함으로써 건강을 최우선으로 한다. 자폐스펙트럼장애 아동에게 전문적인 식이요법(예; 알레르기 의심, 변비 또는 묽은 변의 병력, 부모의 요청)을 시도하는 경우가 많지만, 식단의 안정성, 위험성, 이로운 점을 영양사 또는 의사와 함께 검토하는 것이 중요하다(Hyman et al., 2020; Li et al., 2017). 섭식 치료 중재 동안, 키와 몸무게의 정기적인 측정과 음식 섭취량 평가(일반적으로 영양사 또는 내과의사)는 섭식 치료의 목표가 성장과 영양학적 목표를 지원하는 것을 확인하기 위해 중요하다.

(1) 식이 제한(Elimination diets)

어떤 음식이나 음식의 종류에 문제가 있는지 확인하기 위해 영양사 또는 의사는 **식이 제한(elimination diet)**을 시행할 수 있다. 이것은 잠재적인 유해 음식을 제거하고 반응을 관찰하면서 다시 추가하는 체계적인 방법이다. 보통 식단이 매우 제한적이며 반응이 임상적으로 평가되는 짧은 시간 동안 6~8가지의 음식만 허용하기도 한다. 식이 제한은 음식 반응을 평가하기 위한 표준기준치로 사용되며 혈액, 피부 또는 대변 검사보다 더 민감할 수 있다(Kattan & Sicherer, 2015). 아동의 징후와 가족력에 기초하여 어떤 종류의 음식을 제한하고, 어떤 종류의 의학적 검사가 필요한지 결정하기 위해 영양사, 소아과 의사, 소화기내과 의사, 알레르기 전문의 또는 이들 모두와의 협의가 필요하다(Sampson et al., 2014).

특정 음식을 피한다고 자폐스펙트럼장애가 치료되는 것은 아니나 식이 변화는 음식 알레르기, 역류, 변비 또는 묽은 변을 보는 것과 관련된 불편함을 완화하는데 도움이 될 수 있다(Li et al., 2017). 글루텐프리-카제인프리 식이요법(GF-CF)은 자폐스펙트럼장애를 진단받은 사람들에게 사용하도록 권고되었지만, 일반적인 치료법으로서 이를 뒷받침할 증거가 부족하다(González-Domenech et al., 2020; Lerner et al., 2019). 아동들이 선호하는 많은 음식에는 밀이나 유제품이 포함되어 있기 때문에 글루텐프리-카제인프리 식이요법은 영양학적으로나 사회적으로 어려울 수 있다.

위장 문제를 해결하기 위해 사용되는 또 다른 치료적 식이는 특정 탄수화물 식단과 유사한 포드맵 식이(FODMAPS diet)이다. 포드맵 식이는 유당(우유에 들어 있는 당), 밀, 일부 콩류, 과일 및 채소를 포함한 특정 탄수화물을 제한한다(Fisher et al., 2020). 이러한 식이 제한은 상당히 미묘한 차이를 보이므로 영양사의 지원이 필요하다. 게다가, 많은 자폐스펙트럼장애 아동들은 다양하지 않은 다른 음식들을 먹기 때문에 식이 제한을 할 경우 영양 결핍의 위험을 증가시키고 아동이 다른 사람들과 함께 식사를 하는 것을 매우 어렵게 만들 수 있다. 그러므로 식이 제한을 시행할 때, 위험요인과 이로운 점을 세밀하게 확인하고 영양사 또는 의사를 통해 영양학적 지원이 제공되도록 하는 것이 중요하다. 이 아이들과 함께 일하는 작업치료사는 그들이 치료 프로그램에 참여할 수 있도록 적용되는 모든 식이 제한에 대해 알고 있어야 할 필요가 있다.

(2) 보충제(Supplementation)

비타민, 미네랄, 아미노산 또는 허브와 같은 식이 보충제는 식이의 부족함으로 여겨지는 것을 보충하거나 생화학 이론적 또는 기능적 이상을 치료하기 위해 자폐스펙트럼장애 아동에게 종종 제공된다(Hyman et al., 2020). 자폐스펙트럼장애 아동의 식이 보충제 사용은 보편적으로 발달 중인 아동의 거의 두 배임에도 불구하고, 여러 연구에서 보충제 사용과 관련하여 행동의 개선이 일치하는 것을 발견하지 못했다(Li et al., 2017; Novak & Perez, 2017). 자폐스펙트럼장애 아동은 유전학, 생화학적 지표, 동반 질환 상태 및 행동을 기반으로 하는 뚜렷한 하위 그룹을 가진 매우 이질적인 집단이므로 식이 보충제 사용에 대한 보편적인 반응이 나타나지 않을 수 있다.

요약

자폐스펙트럼장애 아동이 섭식 및 식사 시간에 성공적으로 참여하는 능력에 여러 요인이 영향을 미친다. 숙련된 작업치료 평가와 중재는 아동이 다양하고 건강한 식단을 섭취하는데 필요한 기술과 능력을 개발하고 아동과 가족이 즐겁고 효과적인 식시 시간 역동을 만들어 갈 수 있도록 돕는데 중요한 역할을 한다. 자폐스펙트럼장애 아동과 그 가족들이 경험하는 복잡한 섭식 문제는 종종 건강과 영양학적 요소, 발달 및 감각의 차이, 행동과 사회적 역동을 적절하게 다루기 위해 전문가 간 접근이 필요하며, 부모와 보호자는 아동을 먹이는데 주된 역할을 하기 때문에 모든 중재 접근법의 중심에 있어야 한다.

섭식 및 식사 시간 참여에 영향을 미치는 모든 요인을 살펴보는 종합적인 평가는 아동을 위한 중재 전략 선택을 돕는다. 아동의 선호도와 각 가정의 고유한 문화를 바탕으로 중재 계획을 세우고 다른 전문가와 협력하면 섭식 및 식사 시간의 어려움이 줄어들 수 있다. 아동 요인, 가족 역동 및 최상의 중재 실행에 대한 철저한 이해를 기반으로 한 숙련된 임상 추론은 각 아동과 가족을 위한 최적의 결과로 이어질 것이다. 사례 연구 13.1은 자폐스펙트럼장애 및 섭식 문제를 가진 6세 남아에 대한 종합적인 평가 및 중재 계획을 보여준다.

사례연구 13.1. HUX: 자폐스펙트럼장애와 섭식 및 식사 시간의 도전적 행동

Hux는 28개월에 자폐스펙트럼장애 진단을 받은 6세 남자 아동으로 섭식 치료를 위해 작업치료사에게 의뢰되었다.

병력 및 섭식 이력

Hux는 유아기에 심한 역류가 있었으며 약 2세부터 증상이 완화되었다. 처음에는 모유 수유를 하였지만, Hux와 그의 어머니에게 수유는 어려웠다. Hux는 젖 물기가 어려워 젖을 입에서 자주 떼곤 하였고, 체중이 늘지 않는 것은 영유아기 동안의 문제였다. Hux가 생후 6개월에 이유식을 시작하자 강한 음식 선호도를 보였다. Hux는 처음 제공되는 음식을 일관되게 거부하였으며, Hux의 가족은 영유아들이 편식을 하는 것이 정상이라는 말을 들었기 때문에 처음에는 그의 음식 거부에 대해 걱정하지 않았다. Hux가 새로운 음식을 먹을 수 있도록 하기 위하여 그의 가족은 여러 번 음식을 제공하였다. 12 ~ 24개월 사이에 Hux는 익숙한 질감의 음식을 자주 먹었지만, 계속해서 강한 음식 선호와 새롭고 낯선 음식에 대한 거부감을 나타내었다.

Hux의 두 번째 생일이 다가오자, 가족들은 그가 이전에 즐겨 먹던 음식을 자주 먹지 않는다는 사실을 알아차리기 시작했다. 가족과 친구들은 영유아들은 유사한 행동(즐겨 먹던 음식을 먹지 않는 것)을 하고 결국 다시 음식을 먹게 될 것이라고 말했다. Hux의 가족은 Hux가 식단에서 음식을 빼면 다시 먹지 않는다는 것을 알게 되었고, 게다가 그의 식단에 새로운 음식을 추가하는 것이 점점 어려워지고 있었다. Hux의 식단은 점점 더 한정적 이어졌고, 새로운 음식에 대한 그의 반응은 더욱 극단적이게 되어 그의 가족을 힘들게 하였다. Hux는 선호하지 않는 음식이 그의 접시 위가 아닌 테이블 위에 있더라도 그것들을 보고 울기도 했다. 식사 시간에 새로운 음식이 제공되면 Hux는 울고, 소리를 지르며 접시나 음식을 던지기도 하였고, 새로운 음식이 제공되면 식사를 거르기도 하였다.

생후 28개월에 자폐스펙트럼장애 진단을 받은 후 Hux와 그의 가족은 섭식 및 식사 시간 문제를 포함하여 조기 중재 서비스 지원을 위해 의뢰되었다. 가족의 주된 관심사는 Hux의 한정적인 식단, 가족 식사 시간에 Hux를 위해 별도의 음식을 만들어야 하는 필요성, 그리고 섭식 및 식사 시간과 관련된 문제행동이었다. Hux는 조기 중재 서비스의 일환으로 8개월 동안 섭식 치료를 받았지만, 섭식문제가 해결되지 않아 3세가 되었을 때 치료를 종결하였다. Hux는 6세에 다시 섭식 치료를 의뢰하기 전까지 더 이상의 치료를 받지 못했다.

평가

Hux는 외래 소아치료 클리닉의 전문가 간 섭식 팀에 의뢰되었다. 그는 작업치료사, 영양사 및 언어 치료사에 의해 평가되었고, 전문가 간 팀은 Hux의 학교와 의료 전문가들에게 정보를 구했다. Hux의 가족은 평가 기간 동안 기초 정보들을 제공하였고 팀에 포괄적인 먹기와 발달력을 제공했다.

Hux의 섭식 평가는 부모 인터뷰, 지난 3일간의 식단 기록, 클리닉에서의 식사 시간 관찰이 포함되었다. 작업치료사는 Hux의 감각 반응과 발달 수준을 확인하기 위해 가정용 감각처리 평가(Parham & Ecker, 2007)와 바인랜드 적응 행동 검사(3rd ed.; Sparrow et al., 2016)를 시행하였다.

부모인터뷰

가족의 관심사와 우선순위, Hux의 현재 섭식 문제에 대한 설명, 건강과 섭식 이력에 대한 정보를 수집하기 위해 부모 인터뷰를 실시하였다. Hux는 다양한 음식을 즐기는 부모님과 누나(10세)와 함께 살고 있었다. Hux의 어머니는 풀타임으로 일하고, 아버지는 파트타임으로 일하며 Hux와 누나를 주로 돌본다. 테이블에서 가족 식사를 하지만 Hux는 거의 함께 하지 않고 혼자 방에서 소파에 앉아 식사하는 것을 선호하였다. 어머니는 Hux의 씹는 소리에 과민 반응을 보이기 때문에 종종 부모와 갈등을 겪는다고 보고하였다. 그의 부모는 Hux가 자신이 먹지 않는 음식이 포함된 가족 식사의 모습과 냄새에 신경이 쓰이기 때문에 혼자 식사를 한다고 생각하였다.

Hux의 가족은 그가 20가지 미만의 매우 한정된 음식을 먹는다고 보고하였다. 그는 우유를 더 좋아하지만 물도 잘 마시며 음식을 한 입 먹고 난 후에 물을 마셨다. Hux는 단단한 사과와 배, 모든 종류의 베리, 특정 바삭 바삭한 탄수화물(예: 플레인 토스트, 바삭한 플레인 와플, 몇 종류의 강화 크래커, 플레인 감자 칩), 초콜릿, 아이스크림, 그리고 특정 패스트푸드 체인점의 치킨 너겟과 감자튀김을 자주 먹는다고 하였다. 가끔 육포나 말린 망고처럼 쫄깃쫄깃하거나 질긴 음식을 빨거나 씹기 위해 달라고 하지만 완전히 씹지 못하고 삼키는 대신 조금씩 뱉었다. Hux가 먹는 유일한 채소는 메이플 시럽을 곁들인 부드럽게 익힌 찐 당근(가족이 좋아하는)이었다. Hux는 치킨 너겟과 가끔 육포를 먹는 것 이외의 다른 고기나 단백질을 자주 먹지는 않았다. Hux는 자신이 선호하는 음식을 작은 사이즈로 자주 먹지만, 선호하지 않거나 새로운 음식이 식사에 포함되거나 자신의 접시에 있으면 식사를 완전히 거부할 가능성이 높았다.

Hux의 어머니는 매일 밤 그가 선호하는 음식 중에서 아침과 저녁 식사를 다양하게 하려고 하였다. 아침식사는 시간이 부족할 때 빠르게 먹을 수 있는 우유와 와플이나 토스트로 준비하며, 저녁에는 패스트푸드 치킨 너겟과 감자튀김, 당근, 사과나 배가 준비된다. 만약 어머니가 치킨 너겟 5~6개를 준비하지 못하면, 우유와 함께 통밀 크래커도 먹는다. Hux는 초등학교 1학년으로 점심을 학교에 가지고 가며 어머니는 학교에서 정해진 시간 내에 식사를 할 수 있도록 항상 같은 도시락을 싸놓는다. 보통 Hux의 점심은 치킨 너겟 1개, 플레인 감자 칩 스낵 1봉

사례연구 13.1. HUX: 자폐스펙트럼장애와 섭식 및 식사 시간의 도전적 행동(Cont.)

지, 얇게 썬 사과 1개, 특정 브랜드의 같은 크기의 우유 3팩 이었다. 최근 선생님은 Hux의 부모에게 더 건강하고 다양한 음식을 학교에 보내달라고 요청하였다. 그의 부모는 다른 음식을 보낸다면 Hux가 낮에는 전혀 먹지 않고 오후에는 배가 고파서 더 불안해질 것이라고 생각하였다.

Hux는 하교 후 간식으로 아이스크림 반 컵을 먹으며, 이것이 학교에서 집으로 돌아오는데 도움이 된다고 어머니는 생각하였다.

가족의 관심사와 목표

Hux의 가족은 Hux의 식단이 얼마나 제한적이고 건강에 좋지 않은지와 식사를 하는데 걸리는 시간이 주된 관심사라고 공유하였다. Hux는 종종 다음 음식을 먹으라고 하거나 음식을 다 먹으라는 재촉을 받으며 보통 45~60분 동안 식사를 하였다. 그들은 또한 Hux가 식사 시간에 가족과 함께 식사하는 것을 보고 싶고 다른 가족과 같은 음식을 참고 먹는 것을 보고 싶다고 보고하였다.

전반적인 건강 및 영양 평가

소아과 진료기록에서 Hux의 건강에 큰 문제는 없었다. Hux는 3세 때 납, 빈혈 또는 다른 문제로 인해 혈액검사에서 음성을 받았으나 채혈에 대한 협조가 원활하지 않고 문제에 대한 임상적 지표가 없었기 때문에 다시 혈액 검사를 하지는 않았다.

Hux의 성장 지표는 체중 증가율과 함께 키도 지속적인 성장을 보였으며, 이것은 키 성장과 비교하여 체중의 비율 척도가 되는 체질량 지수의 점진적인 증가로 해석된다. Hux의 체질량 지수는 건강한 범위에 있었지만, 키가 자라는 속도 보다 더 빨리 체중이 증가하는 것으로 보였고, 이것은 식단 검토와 함께 그의 열량 섭취가 나이와 활동 수준에 비해 필요 이상임을 나타내므로 과체중이 될 위험이 있었다.

또한 Hux는 낮은 어조로 이야기 하면 필요 열량을 10~20%까지 줄일 수 있었다(Romano et al., 2017). 한정된 종류의 구강 섭취에도 불구하고, Hux는 주로 음식과 음료로 열량을 채웠기 때문에 비타민 및 미네랄의 대부분은 충족되었으나 나트륨은 권장량을 초과하였다. 열량 섭취는 탄수화물 45.5%, 단백질 17%, 지방 37.5%로 잘 나뉘어 졌지만, 섭취하는 탄수화물과 단백질이 다양하지 않아 유익한 섬유소와 지방 섭취에 제한이 있었다. 어머니는 섬유소를 제공하기 위해 와플, 토스트, 통밀 크래커와 같은 통 곡물 식품을 제공하려고 노력하지만, Hux의 섬유소 섭취는 권장 수준보다 낮은 약 75%만을 충족하였다. 단백질 섭취는 우유 2%(20~25oz)와 패스트푸트 체인점의 가공된 치킨 너겟으로만 한정되어 있기 때문에 Hux가 점심 식사를 거부한다면 평소 우유 섭취량의 두 배인 3팩의 우유를 마시게 될 것이다. Hux의 식단에서 지방 섭취의 우려되는 부분은 고도불포화 지방(가공 식품에서)을 과도하게 섭취하고 단일 불포화 지방(오메가 3 지방산)을 매우 적게 섭취하는 것이었다.

표준화된 평가

가정용 감각처리 평가(Parham & Ecker, 2007) 결과 Hux는 사회적 참여, 청각, 촉각, 미각 및 후각에서 분명한 감각적 차이를 가지고 있음이 나타났다. Hux의 감각 반응은 소리에 대한 강한 반응과 특정 촉각, 음식 및 질감에 대한 회피를 포함하여 주로 감각 자극에 대한 방어를 나타내었다. 또한 Hux는 움직임을 좋아하였고, 활동 전반에 걸쳐 전정 자극을 찾는 것으로 보고되었으며, 끊임없이 움직이고, 깡충깡충 뛰거나, 흔들거나, 올라가거나 달리는 것을 좋아하였다.

바인랜드 적응 행동 척도의 검사 결과 Hux가 연령에 적합한 독립적인 일상생활 기술 수행 수준을 가지고 있음이 확인되었으나 의사소통, 사회화 및 운동 기술 영역에서 지연을 보이고 있었다. 운동 문제는 균형의 어려움과 지지하지 않은 채로 앉은 자세 유지하는 것을 포함하여 주로 코어 근육의 약화로 나타났다. 마지막으로 Hux는 심각한 부적응 행동, 즉 짜증, 부주의, 충동을 포함하여 주로 외현화 행동이 반영되었다.

식사 시간 관찰

Hux의 가족은 식사 시간 관찰 동안 Hux가 먹을 수 있는 음식을 준비할 것을 요청받았고, 식사 후에 제공할 수 있는 선호하지 않는 음식을 하나 준비하도록 요청받았다. 식사 시간을 관찰하는 동안 Hux는 테이블 높이까지 높인 의자에 무릎을 꿇고 접시 가까이 몸을 숙여 식사를 하였다. Hux는 자주 자세를 바꾸었고 지지하기 위해 테이블에 팔꿈치를 기대기도 하였다. Hux는 배가 고픈 것처럼 보였고, 선호하는 음식인 특정 패스트푸드 체인점의 치킨 너겟 4개와 작은 감자튀김을 다른 소스 없이 먹었다. 또한 식사와 함께 제공된 얇게 썬 사과는 먹었지만 우유는 열려고 하지 않았다.

Hux의 어머니는 그가 좋아하는 브랜드의 우유와 물을 그가 좋아하는 물컵에 담아 음식을 먹으면서 마실 것을 제안하였다. Hux는 너겟을 통째로 한입에 넣거나 여러 개의 감자튀김을 한꺼번에 입에 넣고 있었다. 어머니는 Hux가 씹도록 재촉하였고, Hux는 씹는 동안 혀의 측면을 사용하여 음식덩어리를 입 중앙에서 옆쪽으로 옮기고, 씹는 동안에는 주로 턱을 상하로 움직이는 것이 관찰되었다. 종종 씹은 음식을 힘겹게 여러 번 삼켰다. Hux는 먹는 동안 음식 조각이 입에서 떨어지고, 마시는 동안 조금씩 흘리는 등 지저분하게 먹었다. 구역질이나 구토

사례연구 13.1. HUX: 자폐스펙트럼장애와 섭식 및 식사 시간의 도전적 행동(Cont.)

는 관찰되지 않았으며 음식을 먹는 동안 지속적으로 입술이 다물어지지 않았고, 입을 벌린 채 음식을 씹는 모습이 자주 관찰되었다.
Hux는 음식 조각을 만진 후 손을 닦아달라고 요청하였으며, 음식이 무릎에 떨어지면 몸을 흔들거리고 칭얼거렸다. 어머니는 아기 물티슈와 냅킨을 손에 들고 그가 먹는 동안 틈틈이 손가락 닦는 것을 도와주겠다고 제안하였다. 어머니는 Hux가 먹는 동안 주의집중하지 못하여 식사 시간이 오래 걸리는 것처럼 보였기 때문에 계속 음식을 먹고 한 입 더 먹으라고 지속적으로 재촉하였다.
Hux가 좋아하는 음실을 다 먹어 갈 때, 어머니는 껍질을 벗긴 오이 조각을 제공하였다. Hux는 오이를 외면하며 "오이는 아니야!"라고 소리치며 오이를 거부했다. Hux의 어머니는 Hux에게 먹으라고 계속해서 설득하였다. 어머니는 Hux가 가장 좋아하는 영상을 보는 활동이나 액션 피규어 장난감을 사는 대가로 한입 씩 먹도록 하였다. 어머니는 계속해서 오이 조각을 Hux에게 더 가까이 가져와 얼굴을 향해 들고, 스스로 한 입 베어 물며 열정적으로 이야기 하였다. "음! 오이 맛있어. Hux 너도 한번 먹어봐." Hux는 점점 더 불만스러워 졌고, 거절 의사를 계속 전달할수록 목소리가 커졌다. 오이가 접시에 놓이자 Hux는 접시를 던지며 큰소리로 "오이는 아니야!"라고 외치며 테이블에서 도망쳤다.

질문

이 사례에서 임상적 추론을 한다면 다음 질문을 고려해 보아야 한다. 분석 및 중재 부분을 검토하여 당신의 생각을 치료 계획과 비교해 본다.

1. Hux와 그의 가족은 식사 시간 및 섭식과 관련하여 어떤 강점을 가지고 있는가?
2. Hux의 섭식 문제에 영향을 미칠 수 있는 근본적인 원인은 무엇인가?
3. 가족이 이전에 성공하지 못한 데에는 어떤 어려움이 영향을 주었는가?
4. Hux의 섭식 문제를 평가하고 해결하는데 도움이 되는 전문 지식을 가진 다른 팀원이 있는가?
5. Hux의 식습관에 대한 설명을 살펴보면 어떤 논제가 보이는가? 어떤 감각 또는 운동 요인이 작용하고 있는가? 자폐스펙트럼장애의 어떠한 다른 핵심 기능이 그의 제한된 식단에 영향을 줄 수 있는가?
6. Hux의 식이 선호도를 기준으로 볼 때 식사 시간 중재 아이디어는 무엇인가? Hux에게 더 초점을 맞춘 전략이 있는가? 가족에게 초점을 맞춘 전략이 있는가?
7. Hux와 그의 가족을 위한 중재를 계획하기 전에 무엇을 더 알고 싶은가? 아직 확인해야 할 근본적인 문제가 있는가?

중재 초점 분석 및 선택

자폐스펙트럼장애의 핵심 특성이 심한 역류 및 먹는 것에 대한 불편함의 과거력과 결합하여 Hux의 현재 섭식 및 식사 시간 참여 패턴을 형성하였다. Hux의 전반적인 건강, 성장, 체중 증가는 보편적인 발달에 따라 적절하였고, 이는 향후 섭식 중재의 향상과 성장을 위한 강력한 토대를 마련한다. 그러나 Hux의 식단은 극도로 제한적이며 행동적인 긴장뿐만 아니라 감각 처리의 차이에도 많은 영향을 받는다. 가족들은 식사 시간에 대한 좌절과 스트레스를 오랫동안 받아왔기 때문에 Hux를 위해 이 분야 어려움을 해결하고자 하는 동기가 있었다. Hux는 구강 섭취를 위한 구강-운동 기술이 충분하지만 미성숙한 씹기 패턴을 사용하였고, 입술 닫힘의 감소, 구강-운동의 낮은 근력과 지구력으로 지저분하게 먹었다. 이것은 낮은 근 긴장도, 감각 입력에 대한 과민 반응, 다양한 음식에 대한 경험 부족과 관련이 있을 수 있다. 일부 식품과 특정 브랜드에 대한 Hux의 강한 선호는 감각 차이, 구강-운동 문제 및 행동적인 긴장의 조합의 결과일 가능성이 크다. 식사 시간에 수용할 수 있는 것을 바탕으로 익숙한 음식에 조금씩 변화를 주어 점차 그가 먹을 수 있는 음식의 종류를 확장해 나가고, 다양한 음식에 노출되면서 구강-운동 기술을 향상시키며, 변화가 가능하다는 것을 가족에게 보여줄 수 있을 것이다. 가능하다면 식사 시간이라는 자연스러운 맥락에서 지속적인 코칭과 교육은 부모들에게 제안된 변화를 수행하고 조정하는데 필요한 지원을 제공할 것이다. 이러한 맥락이 성공에 어떻게 영향을 미치는지 결정하는데 학교와의 협력은 매우 중요하다.
영양에 대한 문제는 가족의 명시된 목표였다. Hux를 위한 영양학적 노력은 특히 더 많은 식물성 단백질을 포함하도록 하기 위하여 다양한 지방과 단백질을 증가시키고, 가공 식품을 줄이고, 과일 채소를 다양화하는데 집중되어야 하지만, 이는 장기적인 목표가 될 가능성이 높다. 영양사는 Hux에 대한 특정한 영양학적 필요를 확인하고 가족별로 필요한 영양 목표를 달성하기 위해 가족을 지원할 수 있다.
다음 표는 비판적 분석과 문제 해결 접근법을 사용하여 발표한 Hux의 임상 관찰 분석을 제공한다. 임상 관찰은 잠재적인 문제에 따라 정리되었고 여러 부분으로 표시될 수 있다.

사례연구 13.1. HUX: 자폐스펙트럼장애와 섭식 및 식사 시간의 도전적 행동(Cont.)

비판적 분석과 문제-해결 접근

잠재적 문제	임상 징후(관찰, 기록)	분석
자세 조절	• 의자에 무릎 꿇기 • 팔꿈치 기대기 • 잦은 자세 변경	• 적절하지 못한 크기의 의자 선택 또는 식사 시간 참여에 필요한 지지 • 앉은 자세의 안정성에 영향을 미칠 수 있는 낮은 코어 긴장도
구강-운동	• 모유 수유와 자세의 어려움 • 쫄깃쫄깃하거나 질긴 음식을 씹고 삼키지 않기 • 낮은 얼굴 긴장도 • 혀의 편측화 • 씹는 동안 주로 수직적인 턱의 움직임 • 입술 다물기 감소 • 입속에 가득 머금기 • 구강-운동 지구력 감소 • 지저분하게 먹기 • 마시는 동안 흘림	• 먹고 마시는 동안 협응, 근력, 지구력에 영향을 미치는 낮은 얼굴 긴장도 • 선호하는 음식의 제한된 선택, 씹기의 어려움, 지저분하게 먹기에 대한 문제를 설명하는 미성숙한 구강-운동 기술 • 구강-운동 조절의 감소로 인한 입에 가득 머금기
행동	• 식사 중 주의 산만함 • 지속적으로 필요한 식사 중 주의사항 (예: 자주 씹어, 삼켜 등) • 선호하지 않는 음식이 제공되었을 때 화가 남 • 여러 음식 회피	• 행동으로 인한 식사 시간의 지연 • 식사 부족, 영양 결핍, 부정적인 행동의 증가를 초래하는 편식 • 행동은 제공된 음식과 관련된 과거경험이나 두려움을 전달하는 것일 수 있음 • 가족은 두려움과 행동반응을 줄이기 위해 익숙하지 않는 음식을 제공하는 방법을 변경해야 할 필요가 있음
감각	• 새롭거나 익숙하지 않은 음식 거부 • 입속에 가득 머금기 • 손을 자주 닦기 • 바삭한 특정 음식에 대한 선호 • 특정 질감의 음식 회피 • 특정 브랜드의 음식만 허용 • 음식을 한입 가득 머금은 후 물 마시기 • 특정한 빛, 냄새, 소리를 좋아하지 않음 • 식사 중 잦은 자세 변화 • 학교에서 먹기 위해 더 작고 특별한 음식이 필요	• 특히 질감과 관련하여 편식에 영향을 미치는 감각 처리 문제 • 구강 감각 저하로 인한 입속에 가득 머금기 • 가족 식사 시간에 참여하는 능력에 영향을 미치는 냄새와 소리에 대한 과민반응 • 잦은 자세 변화를 초래하는 감각 추구 행동 가능성 • 집보다 더 많이 먹는 것을 제한하는 학교에서의 감각 과부하 가능성
삼킴	• 섭식 중 기침, 질식 또는 젖은 숨소리가 나지 않음	• 명백한 삼킴 문제 없음
위장과 건강	• 영아기의 제한된 체중 증가 • 영아기 심한 역류의 과거력	• 현재의 편식과 식사 시간 동안의 행동에 영향을 주는 식사와 관련된 통증이나 불편함

중재

중재 계획과 실행에는 작업치료사 및 영양사뿐만 아니라 Hux와 그의 가족이 포함되었다. Hux와 가족이 목표를 달성할 수 있도록 지원하기 위해서는 유연하고 다각적인 접근 방식이 필요하였다. Hux의 가족과 중재 팀은 Hux의 장단기 목표를 확인하였다. Hux는 치료실에서 매주 작업치료를 받았고 그의 부모는 식사 시간 동안 가정에서 실행할 전략에 대한 교육을 받았다.

사례연구 13.1. HUX: 자폐스펙트럼장애와 섭식 및 식사 시간의 도전적 행동(Cont.)

단기 목표(1~2개월)

1. Hux는 식사 시간을 위해 가족과 함께 테이블에 앉을 것이다.
2. Hux는 가족 식사 시간 동안 음식을 보고 냄새 맡는 것을 포함하여 선호하지 않는 음식 근처에 있는 것을 참을 수 있을 것이다.
3. Hux는 그가 상호작용 하기를 원하지 않는 음식이 제공될 때 감정적이지 않고 조절된 음식거부를 타나낼 것이다(예; "아니오, 감사합니다." 또는 음식을 접시 가장자리로 옮기기).

장기 목표(4~6개월)

1. Hux는 그가 선호하는 음식의 모양, 색, 질감의 작은 변화를 견딜 것이다.
2. Hux는 새로운 음식이나 선호하지 않는 음식과 상호작용하는 것을 보여 줌으로써 새로운 음식을 탐색하는데 있어 향상된 유연성을 보여 줄 것이다.
3. Hux는 새로운 음식 5가지를 어린이가 먹을 수 있는 양을 자주 먹을 것이다(영양사와 작업치료사는 특히 대체 단백질과 지방 공급원, 다른 바삭바삭한 음식, 그리고 그의 가족이 일반적으로 먹는 음식을 추가하는 것을 목표로 할 것이다).

의학적 중재

Hux의 가족은 매주 외래 작업치료를 위해 그를 데려오기로 동의하였다. 개별 치료시간에 Hux와 작업치료사는 선호하는 음식에 대한 작은 변화를 허용하고, 새로운 음식과 상호작용하며 놀고, 강한 냄새가 나거나 지저분한 음식과 가까이 있는 것과 상호작용하는 것을 허용하며, 관심이 없는 음식을 거부하기 위해 중립적이고 규제된 의사소통을 사용하도록 노력하였다. Hux의 부모는 집에서 사용할 음식 놀이 및 음식 탐색 전략을 배우기 위해 치료시간에 참여하였다. 표 13.5는 Hux의 목표를 달성하기 위한 중재 활동 아이디어를 요약한 것이다.

표 13.5. 의학적 중재 활동

목표 또는 달성 기술	활동 예시
음식 종류의 확장을 지원하기 위해 선호하는 음식에 대한 작은 변화를 허용하기	• 음식을 이용한 감각 놀이(예; 강한 맛 또는 향이 나는 소스, 푸딩, 수프, 찜): 음식으로 그림 그리기, 음식 섞기, 음식의 색 바꾸기, 음식을 사용하여 장난감이나 게임 장면 만들기, 음식 부수고 바르기 • 선호하는 음식 변형: 선호하는 음식의 감각적 특성을 장난스럽게 변형하기(예; 자르기 또는 모양 만들기, 부수기 또는 으깨기, 섞기, 소스 또는 향신료 추가, 음식에 장식하거나 색을 바꾸기)
식사 시간 동안 테이블에서 가족과 함께 식사하는 것을 지원하기 위해 선호하지 않거나, 지저분하거나, 냄새가 강한 음식 근처에 있는 것을 허용하기	• 음식을 이용한 지저분한 감각 놀이: 다양한 참여 방법을 제공하기(예; 방 건너편에서 지켜보기, 도구로 휘젓기, 손 사용하기) • 치료사와 Hux는 냄새가 강하거나 지저분한 재료를 사용하여 다른 사람을 위해 식사를 준비한 후 맛보거나 탐색할 수 있는 기회를 제공하기 • 다른 사람들이 지저분하거나 강한 냄새가 나는 음식을 먹을 때 테이블에서 비식품 활동에 참여하기
관심이 없는 음식을 거절하기 위한 적절한 식사 시간 행동을 지원하기 위해 중립적이고 규제된 의사소통 사용	• 치료사는 음식을 거절할 때 사용할 수 있는 언어적 의사소통(예; "아니요, 감사합니다", "그거 먹고 싶지 않아요")을 제공하고 활동 중 의사소통을 사용하도록 촉구를 제공하기 • 도구를 이용하여 물리적으로 음식을 만지거나 움직이는 것은 선호하지 않는 음식과 상호작용하는 초기 단계이므로 Hux가 음식 탐색을 거부할 때 선호하지 않는 음식을 담을 수 있는 별도의 식기를 접시 근처에 제공하기
구강-운동 강화 활동	• Hux, 치료사, 가족은 구강-운동 활동을 위한 매뉴얼과 가정용 구강-운동 키트를 만들고, 집에서 함께 연습하도록 하기 • 피로를 느끼지 않고 식사나 간식 중에 충분한 칼로리를 섭취하는 Hux의 능력의 균형을 유지하며, 치료사는 구강-운동 활동을 잘 할 수 있도록 치료시간에 적용하는 동시에 구강-운동 활동을 배운 Hux의 부모가 가정에서도 할 수 있도록 하기

부모 교육 및 코칭

작업치료시간 이외에도 Hux의 부모는 작업치료사 및 영양사와 함께 부모 교육에 참여하였다. 작업치료사와 함께 하는 부모 코칭은 Hux의 부모에게 그의 식사와 식사 시간 참여에 영향을 미칠 수 있는 다양한 요인에 대해 교육하였다. Hux를 지원하기 위한 식사 시간 설정 및 일

사례연구 13.1. HUX: 자폐스펙트럼장애와 섭식 및 식사 시간의 도전적 행동(Cont.)

과의 변화를 파악하여 Hux가 선호하는 음식에서 새로운 음식으로 확장해 갈 수 있도록 계획을 세우기 위해 협력하는데 중점을 두었다. Hux의 부모는 영양사를 만나 Hux의 식단을 확장할 때 목표로 삼을 음식에 대해 논의하였다. 작업치료사와 영양사는 Hux와 가족에게 적합한 특정 음식과 전략을 알아내기 위해 협력하였다. 매주 약속한 시간에 Hux의 부모는 Hux가 다양한 음식과 식단에 대한 유연성을 높이기 위해 매일 식사 시간 동안 수행할 수 있는 1~3가지 전략 또는 음식 수정을 제공받았다. Hux의 부모는 일상생활에서 전략이 어떻게 적용되는지에 대한 피드백을 제공하였고, 필요에 따라 수정이 이루어졌다. 표 13.6에는 Hux의 부모에게 제공된 부모가 시도할 수 있는 많은 전략을 요약하였다.

표 13.6. 가정 전략

중재	예시
식사 시간 일과, 접근, 환경적 변화	
음식에 대한 긍정적인 참여향상 및 확장하기	• 새롭거나 선호하지 않는 음식과의 상호작용을 권장하기(예: 음식을 가지고 테이블에 있는 것, 보고, 냄새 맡고, 휘젓고, 만지고, 핥는 것을 허용) • 식료품 쇼핑, 식사 계획, 식사 차리기, 다른 가족 구성원을 위한 음식제공을 포함한 식사 준비에 Hux를 참여시키기 • 음식에 대한 장난스러운 참여는 아이들이 음식을 먹어야 한다는 부담감 없이 음식을 경험할 수 있도록 해주는 강력한 전략이 되므로 가족의 선호도에 따라 집에서의 식사 사이 또는 식사 중에 음식 놀이를 할 수 있도록 권고하기
가족과 함께 테이블에 있는 것 허용하기	• Hux가 가족과 함께 테이블에 앉아 식사를 시작하도록 하고 만일 조절을 위해 다른 곳에서 식사를 해야 한다면, 가족-선택 전략을 사용하여 테이블에서 일어나 다른 곳으로 갈 수 있도록 하며, 시간이 지남에 따라 테이블에서 시작하는 일상적인 노출을 통해 Hux가 가족과 함께 먹는 것을 견딜 수 있는 시간을 증가시키기 • 다른 가족 구성원이 음식을 지저분하게 먹을 때 시각적 차단 장치(예: 씨리얼 상자 또는 식물 등)를 사용하거나, 다른 음식 냄새로 힘들어 할 때 Hux가 선호하는 향이든 작은 용기를 테이블 위에 올려 두거나, Hux와 다른 가족 구성원 사이에 자리를 띄우고 앉아 소리와 냄새로부터 어느 정도 거리를 두는 등 테이블에서 고통스러운 감각 경험을 줄이기 위해 대체할 수 있는 휴식시간을 제공하기
지지하여 앉기	• Hux는 등받이에 기대고 동시에 발을 지탱할 수 있는 의자에 앉아야 하며, 가족은 이를 가능하게 하는 새로운 의자를 제공하거나 등받이에 베개를 넣어 앞으로 나오게 하고 상자나 스툴을 Hux의 발아래에 놓음으로 일반 의자 변형하기
구강-운동 활동 연습하기	• Hux의 구강-운동 조절을 향상시키고 특히 보다 성숙하고 효과적인 씹기 기술을 위하여 매일 2~3개의 구강-운동 활동을 목록에서 선택하기 • 부모는 활동이 재미있고, 흥미로우며, 장난스럽게 유지될 수 있도록 권장하기 • 활동이 일상에서 통합될 수 있도록 하기(예: 빨대를 사용하여 걸쭉한 음식을 먹거나 규칙적인 간식 시간 또는 매일 저녁 식사 전과 같은 시간에 구강 움직임을 연습)
Hux가 학교에서 집으로 돌아오는 것을 돕기 위해 아이스크림을 비식품 종류로 교체하기	• 책, 노래, 아이패드 게임 또는 피젯과 같은 전환 가능한 비식품 종류를 소개하기 • 처음에는 전환 가능한 활동이나 종류를 아이스크림과 연결하기 • 비식품으로 전환이 가능해질 때까지 제공되는 아이스크림의 양을 점진적으로 줄여나가기
부담 줄이기	• Hux가 자신의 접시를 탐색하도록 허용하고, 특히 처음 노출된 새로운 음식을 한입을 먹거나, 먹어야 하는 부담을 줄이고 그가 음식에 관심을 보이기 시작할 때 한입 물기까지 더 다양한 참여(예: 만지고, 냄새를 맡고, 핥고, 치아 자국 내기)를 제안하기 • 먹는 것에 더 많은 주의를 기울이도록 하면 스트레스를 받거나 압도적으로 느끼게 될 수 있으므로 접시에 담긴 음식을 먹는 것 이외의 식사시간 대화와 사회적 참여에 집중하도록 하기
가족과 함께 음식을 탐색하기	• 테이블에 있는 모든 사람들이 음식에 대해 다른 반응을 보일 수 있으므로, 온 가족에게 새로운 음식을 제공하고 함께 음식을 탐색하도록 하기

사례연구 13.1. HUX: 자폐스펙트럼장애와 섭식 및 식사 시간의 도전적 행동(Cont.)

Hux가 음식에 반응하는 방식을 통제하고 구조화 할 수 있도록 음식을 분류하는 등급 시스템을 사용하기	• 음식과 선호도의 변화를 명확히 하는데 도움이 될 수 있도록 음식을 녹색(항상 좋아함), 노란색(가끔 좋아함), 빨간색(좋아하지 않음)으로 분류하기 • 음식이 조리방법, 양념 또는 찍어먹는 소스에 따라 색이나 등급이 어떻게 바뀔 수 있는지 논의하여 분류하기 • 색 등급 시스템을 사용하여 새로운 음식에 대한 호기심을 키우기(예; 새로운 음식에 어떤 등급을 매길 수 있는지 함께 궁금해 하고 자신이 옳았는지 맛보도록 하며, 노란색(가끔 좋아함) 음식을 소스나 양념을 곁들인 녹색(항상 좋아함)으로 바꿀 수 있는지 확인하기)
음식을 접하도록 하거나 변경	
선호하는 음식과 함께 정기적으로 새로운 음식을 제공하기	• 식사에는 Hux가 좋아하거나 자주 먹는 음식뿐만 아니라 가끔 먹는 음식이나 새로운 음식을 포함하기 • 새롭거나 덜 선호하는 음식을 조금씩 제공하고, 새로운 용기(예; 라메킨, 소스 컵, 계량스푼)를 사용하여 새로운 음식을 신나고 흥미롭게 만들기
오메가 지방산 섭취를 높이기 위해 계란을 추가하여 홈 메이드 와플(미리 만들어서 냉동)로 바꾸기	• 와플에 대한 적응력을 높이기 위해 다양한 브랜드나 맛의 와플을 제공하는 것으로 시작하여, 새로운 와플을 제공할 때 가장 좋아하는 와플과 새로운 와플을 절반씩 주는 것을 고려하고, 새로운 와플과 상호작용(예; 만지기, 냄새 맡기, 핥기)을 격려하되 Hux가 한입 먹어야 한다는 부담을 주지 않기 • 홈메이트 와플에 대한 노출을 늘리기 위해 식사와 간식 시간에 다양한 브랜드와 종류의 와플을 계속 제공하고, 시간이 지남에 따라 천천히 새로운 와플을 수용할 수 있도록 하기 • 현재 그가 가장 좋아하는 와플과 크기와 바삭함이 비슷한 홈 메이드 와플을 접하도록 하기
단백질과 지방 섭취를 늘리기 위해 토스트, 와플, 통밀 크래커에 샌드위치처럼 견과류 버터(해바라기, 아몬드 또는 땅콩버터) 넣기	• 크래커나 토스트의 한쪽 가장자리에 견과류 버터를 얇게 바르는 것으로 시작하기 • 크래커나 토스트에 일관되게 1~2 테이블스푼을 바를 수 있게 될 때까지 주기적으로 견과류 버터의 양을 늘리기 • Hux가 토스트나 크래커에 견과류 버터를 듬뿍 얹어 먹을 수 있을 때, 일부 식사 중에 치킨 너겟을 대체할 견과류 버터 토스트 샌드위치를 접하게 하기 • 만약 가족이 굽지 않은 빵으로 샌드위치를 만들기 원한다면, 빵을 굽는 시간을 줄여 바삭함의 정도를 점차적으로 줄여가기
바삭한 간식의 종류 확대하기	• 감자 칩을 바삭한 동결 건조 과일이나 야채, 통밀 크래커 또는 정제하지 않은 곡물 크래커로 대체하여 나트륨과 고도불포화 지방을 줄이고, 섬유질과 비타민을 늘리기 • Hux에게 또 다른 건조 스낵과 함께 적은 양의 감자 칩을 제공하기 • 새로운 간식을 교대로 제공하여 Hux가 간식과 상호작용하는 수준을 기록하고, 그가 새로운 음식에 참여(만지기, 냄새 맡기, 가지고 놀기, 맛보기)하는지 확인하여 계속해서 여러 번 제공하기 • Hux가 새로운 간식 종류를 침착하게 거절하도록 허용하되 거절한 음식을 대체하기 위해 간식을 먹는 동안 감자 칩의 양을 늘리지 않기
그가 선호하는 것과 일치할 수 있는 음식 유형을 가족이 탐색하기	• 일반적으로 가족이 먹는 음식에서 Hux가 먹는 건조하고 바삭한 음식과 맛이 비슷한 음식을 찾아보기 • Hux가 치킨 너겟을 먹을 때 빵가루를 입힌 치킨 조각을 제공하는 것과 같이 새롭거나 선호하지 않는 음식을 식사와 함께 제공하고, 새로운 음식과 선호하는 음식 사이의 많은 특성을 일치시키기

요약

이 사례는 자폐스펙트럼장애 아동이 가진 섭식 문제는 다양한 원인이 있음을 보여주며, 성공적인 치료 중재를 실행하려면 유연성, 협업 및 여러 접근 방식과 전략의 통합이 필요하다는 것을 보여준다. 작업치료사는 전체적이고 구조적인 중재를 제공하는데 매우 적합하다. 단순히 행동, 감각 또는 운동 이상으로 섭식 문제에 접근하는 것은 인간의 다원적인 작업의 특성을 인식하지 못하게 된다. 개인(아동 및 가족), 환경, 작업 수준을 고려한 중재는 성공적인 식사 시간 참여를 지원하는 가장 좋은 방법이다.

참고문헌

Allen, S. L., Smith, I. M., Duku, E., Vaillancourt, T., Szatmari, P., Bryson, S., . . . Georgiades, S. (2015). Behavioral Pediatrics Feeding Assessment Scale in young children with autism spectrum disorder: Psychometrics and associations with child and parent variables. Journal of Pediatric Psychology, 40, 581–590. https://doi.org/10.1093/jpepsy/jsv006

Aponte, C. A., & Romanczyk, R. G. (2016). Assessment of feeding problems in children with autism spectrum disorder. Research in Autism Spectrum Disorders, 21, 61–72. https://doi.org/10.1016/j.rasd.2015.09.007

Ausderau, K. K., John, B. S., Kwaterski, K. N., Nieuwenhuis, B., & Bradley, E. (2019). Parents' strategies to support mealtime participation of their children with autism spectrum disorder. American Journal of Occupational Therapy, 73, 7301205070. https://doi.org/10.5014/ajot.2019.024612

Ausderau, K., & Juarez, M. (2013). The impact of autism spectrum disorders and eating challenges on family mealtimes. ICAN: Infant, Child, and Adolescent Nutrition, 5, 315–323. https://doi.org/10.1177/1941406413502808

Berlin, K., Davies, W. H., Lobato, D. J., & Silverman, A. H. (2009). A biopsychosocial model of normative and problematic pediatric feeding. Children's Health Care, 38, 263–282. https://doi.org/10.1080/02739610903235984

Berry, R. C., Novak, P., Withrow, N., Schmidt, B., Rarback, S., Feucht, S., . . . Sharp, W. G. (2015). Nutrition management of gastrointestinal symptoms in children with autism spectrum disorder: Guideline from an expert panel. Journal of the Academy of Nutrition and Dietetics, 115, 1919–1927. https://doi.org/10.1016/j.jand.2015.05.016

Buie, T. (2015). Potential etiologic factors of microbiome disruption in autism. Clinical Therapeutics, 37, 976–983. https://doi.org/10.1016/j.clinthera.2015.04.001

Castro, K., Faccioli, L. S., Baronio, D., Gottfried, C., Perry, I. S., & Riesgo, R. (2016). Feeding behavior and dietary intake of male children and adolescents with autism spectrum disorder: A case-control study. International Journal of Developmental Neuroscience, 53, 68–74. https://doi.org/10.1016/j.ijdevneu.2016.07.003

Cermak, S. A., Curtin, C., & Bandini, L. G. (2010). Food selectivity and sensory sensitivity in children with autism spectrum disorders.Journal of the American Dietetic Association, 110, 238–246. https://doi.org/10.1016/j.jada.2009.10.032

Chaidez, V., Hansen, R. L., & Hertz-Picciotto, I. (2014). Gastrointestinal problems in children with autism, developmental delays or typical development. Journal of Autism and Developmental Disorders, 44, 1117–1127. https://doi.org/10.1007/s10803-013-1973-x

Chistol, L. T., Bandini, L. G., Must, A., Phillips, S., Cermak, S. A., & Curtin, C. (2018). Sensory sensitivity and food selectivity in children with autism spectrum disorder. Journal of Autism and Developmental Disorders, 48, 583–591. https://doi.org/10.1007/s10803-017-3340-9

Connor, S., Diskin, C., Kyne, L., Fitzsimon, S., & McBrien, J. (2019). GP42 autism and vitamin a—Three eye-catching cases. Archives of Disease in Childhood, 104(Suppl. 3), A46.

Cosbey, J., & Muldoon, D. (2017). EAT-UPTM family-centered feeding intervention to promote food acceptance and decrease challenging behaviors: A single-case experimental design replicated across three families of children with autism spectrum disorder. Journal of Autism and Developmental Disorders, 47, 564–578. https://doi.org/10.1007/s10803-016-2977-0

Croen, L. A., Zerbo, O., Qian, Y., Massolo, M. L., Rich, S., Sidney, S., & Kripke, C. (2015). The health status of adults on the autism spectrum. Autism, 19, 814–823. https://doi.org/10.1177/1362361315577517

Curtin, C., Hubbard, K., Anderson, S. E., Mick, E., Must, A., & Bandini, L. G. (2015). Food selectivity, mealtime behavior problems, spousal stress, and family food choices in children with and without autism spectrum disorder. Journal of Autism and Developmental Disorders, 45, 3308–3315. https://doi.org/10.1007/s10803-015-2490-x

Curtiss, S. L. (2018). Integrating family ritual and sociocultural theories as a framework for understanding mealtimes of families with children on the autism spectrum. Journal of Family Theory and Review, 10, 749–764. https://doi.org/10.1111/jftr.12298

DeGrace, B. W. (2004). The everyday occupation of families with children with autism. American Journal of Occupational Therapy, 58, 543–550. https://doi.org/10.5014/ajot.58.5.543

Eddy, K. T., Harshman, S. G., Becker, K. R., Bern, E., Bryant-Waugh, R., Hilbert, A., . . . Thomas, J. J. (2019). Radcliffe ARFID Workgroup: Toward operationalization of research diagnostic criteria and directions for the field. International Journal of Eating Disorders, 52, 361–366. https://doi.org/10.1002/eat.23042

Esteban-Figuerola, P., Canals, J., Fernández-Cao, J. C., & Arija Val, V. (2019). Differences in food consumption and nutritional intake between children with autism spectrum disorders and typically developing children: A meta-analysis. Autism, 23, 1079–1095. https://doi.org/10.1177/1362361318794179

Fields, V., Soke, G., Reynolds, A., Tian, L., Wiggins, L., Maenner, M., . . . Schieve, L. (2019). Prevalence of pica in preschoolers with and without autism spectrum disorder, study to explore early development—United States, 2008-2016. Centers for Disease Control and Prevention.

Fisher, K., Hutcheon, D., & Ziegler, J. (2020). Elimination of fermentable carbohydrates to reduce gastrointestinal symptoms in pediatric patients with irritable bowel syndrome: A narrative review. Nutrition in Clinical Practice, 35, 231–245. https://doi.org/10.1002/ncp.10269

Fruh, S. M., Fulkerson, J. A., Mulekar, M. S., Kendrick, L. A. J., & Clanton, C. (2011). The surprising benefits of the family meal. Journal for Nurse Practitioners, 7, 18–22. https://doi.org/10.1016/j.nurpra.2010.04.017

Gahagan, S. (2012). Development of eating behavior: Biology and context. Journal of Developmental and Behavioral Pediatrics, 33, 261–

271. https://doi.org/10.1097/DBP.0b013e31824a7baa

González-Domenech, P. J., Díaz Atienza, F., García Pablos, C., Fernández Soto, M. L., Martínez-Ortega, J. M., & Gutiérrez-Rojas, L. (2020). Influence of a combined gluten-free and casein-free diet on behavior disorders in children and adolescents diagnosed with autism spectrum disorder: A 12-month follow-up clinical trial. Journal of Autism and Developmental Disorders, 50, 935–948. https://doi.org/10.1007/s10803-019-04333-1

Hagopian, L. P., Rooker, G. W., & Rolider, N. U. (2011). Identifying empirically supported treatments for pica in individuals with intellectual disabilities. Research in Developmental Disabilities, 32, 2114–2120. https://doi.org/10.1016/j.ridd.2011.07.042

Hand, B. N., Angell, A. M., Harris, L., & Carpenter, L. A. (2020). Prevalence of physical and mental health conditions in Medicare-enrolled, autistic older adults. Autism, 24, 755–764. https://doi.org/10.1177/1362361319890793

Hartman, J. S., & Silver, A. H. (2020). Nutritional rickets due to severe food selectivity in autism spectrum disorder. Journal of Developmental and Behavioral Pediatrics, 42, 66–72. https://doi.org/10.1097/DBP.0000000000000856

Hayes, S. A., & Watson, S. L. (2013). The impact of parenting stress: A meta-analysis of studies comparing the experience of parenting stress in parents of children with and without autism spectrum disorder. Journal of Autism and Developmental Disorders, 43, 629–642. https://doi.org/10.1007/s10803-012-1604-y

Healy, S., Aigner, C. J., & Haegele, J. A. (2019). Prevalence of overweight and obesity among US youth with autism spectrum disorder. Autism, 23, 1046–1050. https://doi.org/10.1177/1362361318791817

Howes, O. D., Rogdaki, M., Findon, J. L., Wichers, R. H., Charman, T., King, B. H., . . . Murphy, D. G. (2018). Autism spectrum disorder: Consensus guidelines on assessment, treatment and research from the British Association for Psychopharmacology. Journal of Psychopharmacology, 32, 3–29. https://doi.org/10.1177/0269881117741766

Hubbard, K. L., Anderson, S. E., Curtin, C., Must, A., & Bandini, L. G. (2014). A comparison of food refusal related to characteristics of food in children with autism spectrum disorder and typically developing children. Journal of the Academy of Nutrition and Dietetics, 114, 1981–1987. https://doi.org/10.1016/j.jand.2014.04.017

Hyman, S. L., Levy, S. E., Myers, S. M., & Council on Children With Disabilities, Section on Developmental and Behavioral Pediatrics. (2020). Identification, evaluation, and management of children with autism spectrum disorder. Pediatrics, 145, e20193447. https://doi.org/10.1542/peds.2019-3447

Johnson, C. R., Brown, K., Hyman, S. L., Brooks, M. M., Aponte, C., Levato, L., Schmidt, B . . . Smith, T. (2019). Parent training for feeding problems in children with autism spectrum disorder: Initial randomized trial. Journal of Pediatric Psychology, 44(2), 164–175. https://doi.org/10.1093/jpepsy/jsy063

Johnson, C. R., Turner, K., Stewart, P. A., Schmidt, B., Shui, A., Macklin, E., . . . Hyman, S. L. (2014). Relationships between feeding problems, behavioral characteristics and nutritional quality in children with ASD. Journal of Autism and Developmental Disorders, 44, 2175–2184. https://doi.org/10.1007/s10803-014-2095-9

Kattan, J. D., & Sicherer, S. H. (2015). Optimizing the diagnosis of food allergy. Immunology and Allergy Clinics of North America, 35, 61–76. https://doi.org/10.1016/j.iac.2014.09.009

Kuschner, E. S., Morton, H. E., Maddox, B. B., de Marchena, A., Anthony, L. G., & Reaven, J. (2017). The BUFFET Program: Development of a cognitive behavioral treatment for selective eating in youth with autism spectrum disorder. Clinical Child and Family Psychology Review, 20, 403–421. https://doi.org/10.1007/s10567-017-0236-3

Larson, E., & Miller-Bishoff, T. (2014). Family routines within the ecological niche: An analysis of the psychological well-being of U.S. caregivers of children with disabilities. Frontiers in Psychology, 5, 495. https://doi.org/10.3389/fpsyg.2014.00495

Leader, G., Tuohy, E., Chen, J. L., Mannion, A., & Gilroy, S. P. (2020). Feeding problems, gastrointestinal symptoms, challenging behavior and sensory issues in children and adolescents with autism spectrum disorder. Journal of Autism and Developmental Disorders, 50, 1401–1410. https://doi.org/10.1007/s10803-019-04357-7

Ledford, J. R., & Gast, D. (2006). Feeding problems in children with autism spectrum disorders: A review. Focus on Autism and Other Developmental Disabilities, 21, 153–166. https://doi.org/10.1177/1088 3576060210030401

Ledford, J. R., Whiteside, E., & Severini, K. E. (2018). A systematic review of interventions for feeding-related behaviors for individuals with autism spectrum disorders. Research in Autism Spectrum Disorders, 52, 69–80. https://doi.org/10.1016/j.rasd.2018.04.008

Lerner, B. A., Green, P. H. R., & Lebwohl, B. (2019). Going against the grains: Gluten-free diets in patients without celiac disease—Worthwhile or not? Digestive Diseases and Sciences, 64, 1740–1747. https://doi.org/10.1007/s10620-019-05663-x

Li, Y.-J., Ou, J.-J., Li, Y.-M., & Xiang, D.-X. (2017). Dietary supplement for core symptoms of autism spectrum disorder: Where are we now and where should we go? Frontiers in Psychiatry, 8, 155. https://doi.org/10.3389/fpsyt.2017.00155

Malhi, P., Venkatesh, L., Bharti, B., & Singhi, P. (2017). Feeding problems and nutrient intake in children with and without autism: A comparative study. Indian Journal of Pediatrics, 84, 283–288. https://doi.org/10.1007/s12098-016-2285-x

Marí-Bauset, S., Zazpe, I., Mari-Sanchis, A., Llopis-González, A., & Morales-Suárez-Varela, M. (2014). Food selectivity in autism spectrum disorders: A systematic review. Journal of Child Neurology, 29, 1554–1561. https://doi.org/10.1177/0883073813498821

Marquenie, K., Rodger, S., Mangohig, K., & Cronin, A. (2011). Dinnertime and bedtime routines and rituals in families with a young child with an autism spectrum disorder. Australian Occupational Therapy Journal,

58, 145–154. https://doi.org/10.1111/j.1440-1630.2010.00896.x

Marshall, J., Hill, R. J., & Dodrill, P. (2013). A survey of practice for clinicians working with children with autism spectrum disorders and feeding difficulties. International Journal of Speech-Language Pathology, 15, 279–285. https://doi.org/10.3109/17549507.2013.777972

Marshall, J., Hill, R. J., Ziviani, J., & Dodrill, P. (2014). Features of feeding difficulty in children with autism spectrum disorder. International Journal of Speech-Language Pathology, 16, 151–158. https://doi.org/10.3109/17549507.2013.808700

Mayes, S. D., & Zickgraf, H. (2019). Atypical eating behaviors in children and adolescents with autism, ADHD, other disorders, and typical development. Research in Autism Spectrum Disorders, 64, 76–83. https://doi.org/10.1016/j.rasd.2019.04.002

McAuliffe, T., Thomas, Y., Vaz, S., Falkmer, T., & Cordier, R. (2019). The experiences of mothers of children with autism spectrum disorder: Managing family routines and mothers' health and wellbeing. Australian Occupational Therapy Journal, 66, 68–76. https://doi.org/10.1111/1440-1630.12524

Milano, K., Chatoor, I., & Kerzner, B. (2019). A functional approach to feeding difficulties in children. Current Gastroenterology Reports, 21, 51. https://doi.org/10.1007/s11894-019-0719-0

Muesbeck, J., St. John, B. M., Kant, S., & Ausderau, K. K. (2018). Use of props during mealtime for children with autism spectrum disorders: Self-regulation and reinforcement. OTJR: Occupation, Participation and Health, 38, 254–260. https://doi.org/10.1177/1539449218778558

Muskens, J. B., Velders, F. P., & Staal, W. G. (2017). Medical comorbidities in children and adolescents with autism spectrum disorders and attention deficit hyperactivity disorders: A systematic review. European Child and Adolescent Psychiatry, 26, 1093–1103. https://doi.org/10.1007/s00787-017-1020-0

Nadon, G., Feldman, D. E., Dunn, W., & Gisel, E. (2011). Mealtime problems in children with autism spectrum disorder and their typically developing siblings: A comparison study. Autism, 15, 98–113. https://doi.org/10.1177/1362361309348943

Neumeyer, A. M., Anixt, J., Chan, J., Perrin, J. M., Murray, D., Coury, D. L., . . . Parker, R. A. (2019). Identifying associations among co-occurring medical conditions in children with autism spectrum disorders. Academic Pediatrics, 19, 300–306. https://doi.org/10.1016/j.acap.2018.06.014

Novak, P., & Perez, J. (2017). Nutrition and autism spectrum disorders: Obesity in ASD. Nutrition Focus, 32(5), 1–12. Parham, L. D., & Ecker, C. (2007). Sensory Processing Measure (SPM). Western Psychological Services.

Patton, S. R., Odar Stough, C., Pan, T. Y., Holcomb, L. O., & Dreyer Gillette, M. L. (2020). Associations between autism symptom severity and mealtime behaviors in young children presented with an unfamiliar food. Research in Developmental Disabilities, 103, 103676. https://doi.org/10.1016/j.ridd.2020.103676

Restrepo, B., Angkustsiri, K., Taylor, S. L., Rogers, S. J., Cabral, J., Heath, B., . . . Nordahl, C. W. (2020). Developmental–behavioral profiles in children with autism spectrum disorder and co-occurring gastrointestinal symptoms. Autism Research, 13, 1778–1789. https://doi.org/10.1002/aur.2354

Rodriguez, G., Hartley, S. L., & Bolt, D. (2019). Transactional relations between parenting stress and child autism symptoms and behavior problems. Journal of Autism and Developmental Disorders, 49, 1887–1898. https://doi.org/10.1007/s10803-018-3845-x

Romano, C., van Wynckel, M., Hulst, J., Broekaert, I., Bronsky, J., Dall'Oglio, L., . . . Gottrand, F. (2017). European Society for Paediatric Gastroenterology, Hepatology and Nutrition guidelines for the evaluation and treatment of gastrointestinal and nutritional complications in children with neurological impairment. Journal of Pediatric Gastroenterology and Nutrition, 65, 242–264. https://doi.org/10.1097/MPG.0000000000001646

Rose, D. R., Yang, H., Serena, G., Sturgeon, C., Ma, B., Careaga, M., . . . Ashwood, P. (2018). Differential immune responses and microbiota profiles in children with autism spectrum disorders and co-morbid gastrointestinal symptoms. Brain, Behavior, and Immunity, 70, 354–368. https://doi.org/10.1016/j.bbi.2018.03.025

Sampson, H. A., Aceves, S., Bock, S. A., James, J., Jones, S., Lang, D., . . . Wood, R. (2014). Food allergy: A practice parameter update-2014. Journal of Allergy and Clinical Immunology, 134, 1016-1025.e43. https://doi.org/10.1016/j.jaci.2014.05.013

Seiverling, L., Towle, P., Hendy, H. M., & Pantelides, J. (2018). Prevalence of feeding problems in young children with and without autism spectrum disorder: A chart review study. Journal of Early Intervention, 40, 335–346. https://doi.org/10.1177/1053815118789396

Seiverling, L. J., Williams, K. E., Hendy, H. M., Adams, K., Fernandez, A., Alaimo, C., . . . Hart, S. (2016). Validation of the Brief Assessment of Mealtime Behavior in Children (BAMBIC) for children in a nonclinical sample. Children's Health Care, 45, 165–176. https://doi.org/10.1080/02739615.2014.979925

Sharp, W. G., Burrell, T. L., & Jaquess, D. L. (2014). The Autism MEAL Plan: A parent-training curriculum to manage eating aversions and low intake among children with autism. Autism, 18, 712–722. https://doi.org/10.1177/1362361313489190

Sharp, W. G., Volkert, V. M., Scahill, L., McCracken, C. E., & McElhanon, B. (2017). A systematic review and meta-analysis of intensive multidisciplinary intervention for pediatric feeding disorders: How standard is the standard of care? Journal of Pediatrics, 181, 116–124. e4. https://doi.org/10.1016/j.jpeds.2016.10.002

Shindler, A. E., Hill-Yardin, E. L., Petrovski, S., Cunningham, A. C., Bishop, N., & Franks, A. E. (2020). Potential determinants of gastrointestinal dysfunction in autism spectrum disorders. Review Journal of Autism and Developmental Disorders, 7, 182–196. https://doi.org/10.1007/s40489-019-00187-6

Sparrow, S. S., Cicchetti, D. V., Saulnier, D. A. (2016). Vineland Adaptive Behavior Scales, Third Edition (Vineland-3). Pearson.

Suarez, M. A., Atchison, B. J., & Lagerwey, M. (2014). Phenomenological examination of the mealtime experience for mothers of children with autism and food selectivity. American Journal of Occupational Therapy, 68, 102–107. https://doi.org/10.5014/ajot.2014.008748

Swed-Tobia, R., Haj, A., Militianu, D., Eshach, O., Ravid, S., Weiss, R., & Aviel, Y. B. (2019). Highly selective eating in autism spectrum disorder leading to scurvy: A series of three patients. Pediatric Neurology, 94, 61–63. https://doi.org/10.1016/j.pediatrneurol.2018.12.011

Tanner, K., Case-Smith, J., Nahikian-Nelms, M., Ratliff-Schaub, K., Spees, C., & Darragh, A. R. (2015). Behavioral and physiological factors associated with selective eating in children with autism spectrum disorder. American Journal of Occupational Therapy, 69, 6906180030. https://doi.org/10.5014/ajot.2015.019273

Thullen, M., & Bonsall, A. (2017). Co-parenting quality, parenting stress, and feeding challenges in families with a child diagnosed with autism spectrum disorder. Journal of Autism and Developmental Disorders, 47, 878–886. https://doi.org/10.1007/s10803-016-2988-x

Toomey, K. A., & Ross, E. S. (2011). SOS approach to feeding. Perspectives on Swallowing and Swallowing Disorders, 20, 82–87. https://doi.org/10.1044/sasd20.3.82

Tye, C., Runicles, A. K., Whitehouse, A. J. O., & Alvares, G. A. (2019). Characterizing the interplay between autism spectrum disorder and comorbid medical conditions: An integrative review. Frontiers in Psychiatry, 9, 751. https://doi.org/10.3389/fpsyt.2018.00751

Vuong, H. E., & Hsiao, E. Y. (2017). Emerging roles for the gut microbiome in autism spectrum disorder. Biological Psychiatry, 81, 411–423. https://doi.org/10.1016/j.biopsych.2016.08.024

Winston, K. A., Dunbar, S. B., Reed, C. N., & Francis-Connolly, E. (2010). Mothering occupations when parenting children with feeding concerns: A mixed methods study. Canadian Journal of Occupational Therapy, 77, 181–189. https://doi.org/10.2182/cjot.2010.77.3.8

Xu, G., Snetselaar, L. G., Jing, J., Liu, B., Strathearn, L., & Bao, W. (2018). Association of food allergy and other allergic conditions with autism spectrum disorder in children. JAMA Network Open, 1, e180279. https://doi.org/10.1001/jamanetworkopen.2018.0279

Zaenglein, A., Martin, A., Carlson, L., & Williams, K. E. (2020). Pellagra secondary to selective eating in a child with autism. Pediatric Dermatology, 37, 698–700. https://doi.org/10.1111/pde.14176

Zhu, V., & Dalby-Payne, J. (2019). Feeding difficulties in children with autism spectrum disorder: Aetiology, health impacts and psychotherapeutic interventions. Journal of Paediatrics and Child Health, 55(11), 1304–1308. https://doi.org/10.1111/jpc.14638

Zimmer, M. H., Hart, L. C., Manning-Courtney, P., Murray, D. S., Bing, N. M., & Summer, S. (2012). Food variety as a predictor of nutritional status among children with autism. Journal of Autism and Developmental Disorders, 42(4), 549–556. https://doi.org/10.1007/s10803-011-1268-z

Zlomke, K., Rossetti, K., Murphy, J., Mallicoat, K., & Swingle, H. (2020). Feeding problems and maternal anxiety in children with autism spectrum disorder. Maternal and Child Health Journal, 24, 1278–1287. https://doi.org/10.1007/s10995-020-02966-8

찾아보기

ㅊ

ㅋ

ㅌ

A

B

C

H

I

J

K

L

숫자

공역자 소개

- **장기연** 우송대학교 보건복지대학 작업치료학과
- **김유진** 누리봄아동청소년발달센터
- **강미영** 우송대학교 보건복지대학 작업치료학과
- **김두규** 강북삼성병원 재활의학과 작업치료실
- **박상희** 화용언어학습연구소 정담
- **오혜원** 미래아이발달클리닉
- **이선희** 한결아동발달연구소
- **조남균** 미래아이발달클리닉
- **홍미영** 보다아동발달센터

영유아와 아동의 먹기와 삼키기

작업치료 평가와 중재 값 43,000원

2024년 4월 25일 제1판 인쇄
2024년 4월 30일 제1판 발행

저 자 : Sherna Marcus, Suzanne Breton
역 자 : 장기연, 김유진 외 공역
발행인 : 주 영 일
발행처 : **계 축 문 화 사**

서울특별시 종로구 통일로12길 16–17
우편번호 : 03029
TEL : 735–2257 · 738–9746
FAX : 723–9025
E–mail : gyechuk@hanmail.net
홈페이지 : http://gyechuk.co.kr
1973. 10. 31 등록번호 제300–1973–8호
ISBN 978–89–5629–772–9 93510